乡村全科执业助理医师资格考试
通关全攻略

主编 田磊

中国中医药出版社
·北京·

图书在版编目（CIP）数据

乡村全科执业助理医师资格考试通关全攻略/田磊主编. —北京：中国中医药出版社，2019.12
ISBN 978-7-5132-5429-8

Ⅰ.①乡… Ⅱ.①田… Ⅲ.①医师—资格考试—自学参考资料 Ⅳ.① R192.3

中国版本图书馆 CIP 数据核字（2018）第 299174 号

中国中医药出版社出版
北京经济技术开发区科创十三街 31 号院二区 8 号楼
邮政编码　100176
传　真　010-64405750
河北新华第二印刷有限责任公司印刷
各地新华书店经销

开本 880×1230　1/16　印张 36.25　字数 1170 千字
2019 年 12 月第 1 版　2019 年 12 月第 1 次印刷
书号　ISBN 978-7-5132-5429-8
定价　148.00 元
网址　www.cptcm.com

社 长 热 线　010-64405720
购 书 热 线　010-89535836
维 权 打 假　010-64405753

微信服务号　zgzyycbs
微商城网址　https://kdt.im/LIdUGr
官 方 微 博　http://e.weibo.com/cptcm
天猫旗舰店网址　https://zgzyycbs.tmall.com

如有印装质量问题请与本社出版部联系（010-64405510）
版权专有　侵权必究

乡村全科执业助理医师资格考试通关全攻略

编委会

主　编　田　磊

副主编　张　峦　郭琛英　曹粟满　刘　婷

编　委　胡丽鸽　张　超　田泾市　艾丹丹
　　　　　姚　梦　杨睿萱　朱啊荣　居传水
　　　　　胡振举　胡月玲　王军燕　王孝友
　　　　　王军峰　胡春萍　胡爱玲　田四杠
　　　　　郝欣茶

前　言

为建立乡村全科执业助理医师制度，做好乡村医生队伍建设和全科医生队伍建设的衔接，国家在2016年增设了乡村全科执业助理医师资格考试。

乡村全科执业助理医师资格考试紧密结合乡镇卫生院和村卫生室的工作实际，与国家医师资格考试同步组织，单独命题，单独划定合格线。取得乡村全科执业助理医师资格的人员可以按规定参加医师资格考试。

国家医学考试中心在充分调研的基础上，会同相关部门，组织专家拟定了乡村全科执业助理医师基本标准和乡村全科执业助理医师资格考试大纲，作为乡村全科执业助理医师资格考试命题和备考的依据。同时编写并出版了乡村全科执业助理医师资格考试指导用书，更加全面地规定了考试的具体内容。

因大纲细则内容丰富，重点却不甚突出，导致许多考生在复习过程中无法把握主次；同时由于没有对应的题目，使考生对考点及考查形式的理解不具体，总体复习效率低下。

为此我们编写了《乡村全科执业助理医师资格考试通关全攻略》。本书紧密结合考试形势，切合实用，具有以下特点：

一、明确大纲权重分布

根据考试大纲要求及历年考题的分布情况，我们将考点分为三个层次，用★的多少来表示：★★★表明考点非常重要，要求考生掌握；★★表明考点重要性稍减，要求考生熟悉；★表明考点重要性最低，只要求考生了解。考生在复习时要重点学习★★★考点，兼顾★★考点。

二、重点内容突出标示

通行的指导用书内容完备，但具体的考点不突出，使复习时如同雾里看花，容易失去耐心。而本书的一大特色就是靶向定位，重点突出，将重要考点用下划线标出，方便考生记忆重点，加深印象。

三、插图表格帮助记忆

由于医学知识的特殊性，很多内容以图表形式呈现，使考生更易理解。本书将一些繁杂的、难以理解的内容用插图、表格的形式进行归纳总结，使考生一目了然，便于记忆。

四、同步搭配精准习题

做题是应试复习中不可回避的步骤，但未经系统复习，奉行题海战术，则是一种效率低下的复习方法，往往事倍功半。本书在每个细目下均搭配相应经典习题，一方面帮助考生对所学知识进行巩固与检验，另一方面也有助于考生把握考试的命题规律。

相信有了本书的鼎力相助，加之广大考生的不懈努力，一定能够顺利通过乡村全科执业助理医师资格考试，从此成为一名合格的医生！

目 录

第一部分 医学人文

第一章 医学心理 ……………………………………………………… 2
- 第一节 概述 ………………………………………………………… 2
- 第二节 心理健康的概念与标准 …………………………………… 3
- 第三节 心理应激的应对 …………………………………………… 4
- 第四节 心身疾病 …………………………………………………… 6
- 第五节 心理干预的基本方法 ……………………………………… 7
- 第六节 医患沟通 …………………………………………………… 11

第二章 医学伦理 ……………………………………………………… 14
- 第一节 概述 ………………………………………………………… 14
- 第二节 医学伦理的基本原则 ……………………………………… 17
- 第三节 医患关系伦理 ……………………………………………… 18
- 第四节 乡村全科诊疗的伦理要求 ………………………………… 21
- 第五节 乡村公共卫生服务的伦理要求 …………………………… 23

第三章 卫生法规 ……………………………………………………… 25
- 第一节 传染病防治法 ……………………………………………… 25
- 第二节 突发公共卫生事件应急条例 ……………………………… 27
- 第三节 医疗废物管理条例 ………………………………………… 28
- 第四节 疫苗流通和预防接种管理条例 …………………………… 29
- 第五节 母婴保健法 ………………………………………………… 32
- 第六节 执业医师法 ………………………………………………… 32
- 第七节 侵权责任法（医疗损害责任）…………………………… 34
- 第八节 精神卫生法 ………………………………………………… 35

第九节　医疗机构管理条例 …… 36
第十节　医疗事故处理条例 …… 38
第十一节　乡村医生从业管理条例 …… 39
第十二节　医院感染管理办法 …… 40
第十三节　处方管理办法 …… 41
第十四节　抗菌药物临床应用管理办法 …… 44
第十五节　药品管理法 …… 46
第十六节　人口与计划生育法 …… 47
第十七节　中医药法 …… 48
第十八节　中医药条例 …… 53

第二部分　公共卫生

第一章　卫生管理和政策 …… 58
第一节　疾病预防策略 …… 58
第二节　基本公共卫生服务和重大公共卫生服务项目 …… 59
第三节　家庭医生签约服务 …… 60
第四节　中医预防与养生保健 …… 61

第二章　卫生统计学和流行病学基本知识 …… 64
第一节　卫生统计学概述 …… 64
第二节　统计表 …… 65
第三节　算术平均数 …… 67
第四节　常用人口统计指标 …… 69
第五节　常用流行病学方法 …… 71
第六节　疾病的分布与影响因素 …… 72
第七节　公共卫生监测 …… 75

第三章　健康教育与健康促进 …… 77
第一节　概述 …… 77
第二节　健康教育内容 …… 79
第三节　健康教育服务形式和要求 …… 85

第四章　传染病及突发公共卫生事件 …… 88

第一节	传染病流行过程	88
第二节	传染病及突发公共卫生事件报告和处理	90
第三节	预防接种	96

第五章 居民健康管理 ... 102
第一节　居民健康档案管理 ... 102
第二节　0~6岁儿童健康管理 ... 104
第三节　孕产妇健康管理 ... 115
第四节　老年人健康管理 ... 124
第五节　高血压患者健康管理 ... 129
第六节　2型糖尿病健康管理 ... 131
第七节　结核病患者健康管理 ... 134
第八节　严重精神障碍患者健康管理 ... 136
第九节　中医药健康管理 ... 140
第十节　中风、痹证的中医健康管理 ... 147

第六章 卫生监督协管 ... 149
第一节　基本知识 ... 149
第二节　服务内容和要求 ... 152

第三部分　全科医疗

第一章 全科医学基本知识 ... 156
第一节　全科医疗 ... 156
第二节　全科医生 ... 162

第二章 常见症状 ... 167
第一节　发热 ... 167
第二节　皮疹 ... 170
第三节　水肿 ... 173
第四节　发绀 ... 175
第五节　结膜充血 ... 177
第六节　耳鸣与耳聋 ... 178
第七节　鼻出血 ... 181

第八节　口腔溃疡 …… 183

第九节　牙痛 …… 184

第十节　咽痛 …… 185

第十一节　吞咽困难 …… 188

第十二节　咳嗽与咳痰 …… 190

第十三节　咯血 …… 193

第十四节　呼吸困难 …… 196

第十五节　胸痛 …… 199

第十六节　心悸 …… 202

第十七节　恶心与呕吐 …… 204

第十八节　黄疸 …… 206

第十九节　腹痛 …… 209

第二十节　腹泻 …… 213

第二十一节　便秘 …… 216

第二十二节　呕血与便血 …… 218

第二十三节　尿频、尿急与尿痛 …… 221

第二十四节　血尿 …… 223

第二十五节　阴道出血 …… 225

第二十六节　腰腿痛 …… 227

第二十七节　关节痛 …… 230

第二十八节　头痛 …… 232

第二十九节　抽搐 …… 234

第三十节　眩晕 …… 236

第三十一节　晕厥 …… 238

第三十二节　意识障碍 …… 240

第三十三节　失眠 …… 242

第三章　常见病与多发病 …… 245

第一单元　呼吸系统 …… 245

第一节　急性上呼吸道感染 …… 245

第二节　急性支气管炎 …… 249

第三节　慢性阻塞性肺疾病 …… 250

第四节　支气管哮喘 …… 253

第五节　肺炎 …… 255

目　录

　　第六节　肺结核 …………………………………………………………… 260

第二单元　心血管系统 …………………………………………………………… 262

　　第一节　慢性心力衰竭 …………………………………………………… 262

　　第二节　心律失常 ………………………………………………………… 265

　　第三节　原发性高血压 …………………………………………………… 267

　　第四节　冠状动脉粥样硬化性心脏病 …………………………………… 271

第三单元　消化系统 ……………………………………………………………… 274

　　第一节　胃食管反流病 …………………………………………………… 274

　　第二节　急性胃炎 ………………………………………………………… 276

　　第三节　慢性胃炎 ………………………………………………………… 277

　　第四节　消化性溃疡 ……………………………………………………… 279

　　第五节　肝硬化 …………………………………………………………… 283

　　第六节　急性阑尾炎 ……………………………………………………… 287

　　第七节　胆石症 …………………………………………………………… 289

　　第八节　急性胆囊炎 ……………………………………………………… 292

　　第九节　急性胰腺炎 ……………………………………………………… 294

第四单元　泌尿与生殖系统 ……………………………………………………… 296

　　第一节　尿路感染 ………………………………………………………… 296

　　第二节　慢性肾小球肾炎 ………………………………………………… 299

　　第三节　慢性肾衰竭 ……………………………………………………… 300

　　第四节　前列腺增生 ……………………………………………………… 302

　　第五节　尿路结石 ………………………………………………………… 304

　　第六节　异位妊娠 ………………………………………………………… 305

　　第七节　阴道炎 …………………………………………………………… 307

　　第八节　痛经 ……………………………………………………………… 310

第五单元　血液、代谢、内分泌系统 …………………………………………… 311

　　第一节　缺铁性贫血 ……………………………………………………… 311

　　第二节　血小板减少性紫癜 ……………………………………………… 314

　　第三节　甲状腺功能亢进症 ……………………………………………… 316

　　第四节　甲状腺功能减退症 ……………………………………………… 318

　　第五节　糖尿病 …………………………………………………………… 320

　　第六节　血脂异常 ………………………………………………………… 324

第六单元　精神、神经系统 ……………………………………………………… 326

　　第一节　脑血管疾病 ……………………………………………………… 326

第二节　癫痫 …………………………………………………… 332

第三节　精神分裂症 …………………………………………… 335

第四节　抑郁症 ………………………………………………… 336

第七单元　运动系统 …………………………………………………… 337

第一节　颈椎病 ………………………………………………… 337

第二节　粘连性肩关节囊炎 …………………………………… 339

第三节　类风湿关节炎 ………………………………………… 340

第四节　骨关节炎 ……………………………………………… 341

第八单元　小儿疾病 …………………………………………………… 343

第一节　先天性心脏病 ………………………………………… 343

第二节　小儿腹泻 ……………………………………………… 344

第三节　小儿急性肾小球肾炎 ………………………………… 348

第四节　营养性维生素D缺乏性佝偻病 ……………………… 349

第五节　新生儿黄疸 …………………………………………… 352

第六节　小儿热性惊厥 ………………………………………… 354

第七节　常见发疹性疾病 ……………………………………… 355

第九单元　传染病与性病、寄生虫病 ………………………………… 360

第一节　病毒性肝炎 …………………………………………… 360

第二节　流行性脑脊髓膜炎 …………………………………… 363

第三节　狂犬病 ………………………………………………… 365

第四节　艾滋病 ………………………………………………… 366

第五节　性传播疾病 …………………………………………… 368

第六节　肠道寄生虫病 ………………………………………… 371

第十单元　五官、皮肤及其他 ………………………………………… 372

第一节　结膜炎 ………………………………………………… 372

第二节　中耳炎 ………………………………………………… 375

第三节　鼻炎与鼻窦炎 ………………………………………… 377

第四节　牙周炎 ………………………………………………… 379

第五节　过敏性皮肤病 ………………………………………… 380

第六节　真菌性皮肤病 ………………………………………… 383

第七节　浅表软组织急性化脓性感染 ………………………… 386

第八节　急性乳腺炎 …………………………………………… 389

第九节　腹股沟疝 ……………………………………………… 390

第十节　痔 ……………………………………………………… 392

第十一节　破伤风 …… 394

第十一单元　常见肿瘤 …… 395

 第一节　肺癌 …… 395

 第二节　食管癌 …… 398

 第三节　胃癌 …… 399

 第四节　结、直肠癌 …… 400

 第五节　乳腺癌 …… 402

 第六节　子宫颈癌 …… 404

第四章　合理用药 …… 406

第五章　急诊与急救 …… 414

第一单元　急、危、重症 …… 414

 第一节　休克 …… 414

 第二节　自发性气胸 …… 417

 第三节　气道异物 …… 418

 第四节　心脏骤停 …… 421

 第五节　急性心肌梗死 …… 423

 第六节　高血压急症 …… 424

 第七节　糖尿病酮症酸中毒 …… 425

 第八节　低血糖症 …… 426

 第九节　癫痫持续状态 …… 427

第二单元　常见损伤与骨折 …… 428

 第一节　颅脑损伤 …… 428

 第二节　腹部损伤 …… 433

 第三节　常见的骨折 …… 435

 第四节　关节脱位 …… 439

第三单元　意外 …… 443

 第一节　急性农药中毒 …… 443

 第二节　急性一氧化碳中毒 …… 446

 第三节　急性酒精中毒 …… 448

 第四节　镇静催眠药中毒 …… 449

 第五节　中暑 …… 451

 第六节　窒息 …… 452

第七节　淹溺 ……………………………………………………… 453
　　第八节　热烧伤 …………………………………………………… 455
　　第九节　冻伤 ……………………………………………………… 457
　　第十节　坠落伤 …………………………………………………… 459
　　第十一节　电击伤 ………………………………………………… 460
　　第十二节　毒蛇咬伤 ……………………………………………… 462
　　第十三节　蜂蜇伤 ………………………………………………… 464

第六章　中医辨证施治和适宜技术应用 …………………………… 465
第一单元　中医学基本概念 ………………………………………… 465
　　第一节　整体观念 ………………………………………………… 465
　　第二节　辨证论治 ………………………………………………… 465
　　第三节　阴阳 ……………………………………………………… 466
第二单元　诊法 ……………………………………………………… 467
　　第一节　望诊 ……………………………………………………… 467
　　第二节　闻诊 ……………………………………………………… 471
　　第三节　问诊 ……………………………………………………… 473
　　第四节　切诊 ……………………………………………………… 480
第三单元　八纲辨证 ………………………………………………… 481
　　第一节　表里辨证 ………………………………………………… 482
　　第二节　寒热辨证 ………………………………………………… 483
　　第三节　虚实辨证 ………………………………………………… 484
　　第四节　阴阳辨证 ………………………………………………… 485
第四单元　脏腑辨证 ………………………………………………… 486
　　第一节　肝与胆病辨证 …………………………………………… 486
　　第二节　心与小肠病辨证 ………………………………………… 489
　　第三节　脾与胃病辨证 …………………………………………… 491
　　第四节　肺与大肠病辨证 ………………………………………… 495
　　第五节　肾与膀胱病辨证 ………………………………………… 498
第五单元　经络腧穴、刺灸法总论 ………………………………… 500
　　第一节　经络腧穴总论 …………………………………………… 500
　　第二节　刺法灸法总论 …………………………………………… 502
第六单元　常见病、多发病 ………………………………………… 504
　　第一节　感冒 ……………………………………………………… 504

第二节　咳嗽 ………………………………………………………… 505

　　第三节　胸痹 ………………………………………………………… 506

　　第四节　不寐 ………………………………………………………… 507

　　第五节　中风 ………………………………………………………… 508

　　第六节　头痛 ………………………………………………………… 509

　　第七节　眩晕 ………………………………………………………… 510

　　第八节　胁痛 ………………………………………………………… 511

　　第九节　胃痛 ………………………………………………………… 512

　　第十节　呕吐 ………………………………………………………… 513

　　第十一节　泄泻 ……………………………………………………… 514

　　第十二节　便秘 ……………………………………………………… 515

　　第十三节　内伤发热 ………………………………………………… 516

　　第十四节　腰痛 ……………………………………………………… 517

　　第十五节　痹证 ……………………………………………………… 518

　　第十六节　疖 ………………………………………………………… 519

　　第十七节　痔 ………………………………………………………… 520

　　第十八节　湿疮 ……………………………………………………… 522

　　第十九节　痛经 ……………………………………………………… 523

　　第二十节　月经先后无定期 ………………………………………… 524

　　第二十一节　带下病 ………………………………………………… 525

　　第二十二节　肺炎喘嗽（小儿咳嗽）……………………………… 526

　　第二十三节　小儿泄泻 ……………………………………………… 527

　　第二十四节　面瘫 …………………………………………………… 528

　　第二十五节　漏肩风 ………………………………………………… 529

第七单元　中成药应用 …………………………………………………… 531

　　第一节　应用禁忌 …………………………………………………… 531

　　第二节　用法 ………………………………………………………… 534

　　第三节　肺系病证常用中成药 ……………………………………… 536

　　第四节　心脑系病证常用中成药 …………………………………… 540

　　第五节　脾胃系病证常用中成药 …………………………………… 545

　　第六节　肝胆系病证常用中成药 …………………………………… 548

　　第七节　肾系病证常用中成药 ……………………………………… 550

　　第八节　其他病证常用中成药 ……………………………………… 552

　　第九节　调经类常用中成药 ………………………………………… 553

第十节　止带类常用中成药 …………………………………… 555
第十一节　小儿肺系病证常用中成药 …………………………… 556
第十二节　小儿脾胃系病证常用中成药 ………………………… 557
第十三节　皮肤与外科常用中成药 ……………………………… 558
第十四节　骨伤科常用中成药 …………………………………… 559
第十五节　五官科常用中成药 …………………………………… 560

第一部分

医学人文

医学人文是大纲要求的第一部分内容,包含医学心理、医学伦理和卫生法规三部分内容,占总分的5%~10%。这部分内容在考试中权重较小,考点分散,覆盖面广,但与实际工作关系比较密切,有许多常识性的知识。学习过程中以理解为主,并注意联系实际。对于特定知识点,尤其是卫生法规部分重要、常用的法规内容,需要进行记忆。

第一章 医学心理

第一节 概 述

	医学心理学的概念	★
概述	医学模式的转化	★★
	医学心理学的基本观点	★★

一、医学心理学的概念

医学心理学（medical psychology）是心理学与医学相结合的交叉学科，是心理学在医学领域中的应用。它是研究心理因素在人体健康以及疾病的发生、发展、诊断、治疗、预防与护理中的作用的一门学科。医学心理学在性质上是一门在心理学及医学领域的交叉学科。我国在学科门类上将其列入应用心理学。

二、医学模式的转化

医学模式（medical model）是指一定时期内人们对疾病和健康的总体认识，并成为医学发展的指导思想，也可以说是哲学观在医学上的反映。

人类对健康需求的不断变化与提高，使得医学模式不断发展和完善。医学模式在历史上经历了神灵主义模式、自然哲学模式、生物医学模式和生物-心理-社会医学模式四种医学模式阶段，其主要的区别在于对心身关系的认识不同。

（一）神灵主义医学模式

大约形成于1万年以前的原始社会。由于当时的生产力水平极为低下，人们对健康和疾病的理解是超自然的，相信"万物有灵"，认为人类的生命和健康由神灵所主宰，疾病和灾祸是天谴神罚。因此，当时治疗疾病的方法是祈求神灵和巫医、巫术。

（二）自然哲学医学模式

公元前3000年前后开始出现。例如，我国中医学就是在这一阶段发展起来的，中医著作中有关"天人合一""天人相应"的观点，正是这一模式的反映。在古希腊，医学之父希波克拉底（Hippocrates）指出"治病先治人""一是语言，二是药物"的治疗观，也是自然哲学医学模式的观点。这些观点至今仍有一定的指导意义。

（三）生物医学模式

从15世纪文艺复兴以后，哈维（Harvey）等人提出的血液循环学说，把医学推向了一个新的时期，这就是以生物躯体为中心的医学整体观的时期。

（四）生物-心理-社会医学模式

1977年，美国医生恩格尔（Engle G.L.）提出了生物-心理-社会医学模式（bio-psycho-social

medical model）的观点。这一模式认为，对于疾病和健康问题来说，无论是致病、治病、预防及康复，都应将人视为一个整体，充分考虑到患者的心理因素和社会因素的特点，综合考虑各方面因素的交互作用，而不能机械地将它们分割开。20世纪90年代，中国有些专家学者又提出了"整体医学模式"（holistic medical model），这是医学发展更新的观点。

三、医学心理学的基本观点

（一）心身统一的观点

一个完整的个体应包括心、身两个部分，两者相互影响。对外界环境的刺激，心、身是作为一个整体来反应的。因此，在医学心理学的研究中，心、身或者说精神与躯体是相辅相成的。

（二）社会对个体影响的观点

一个完整的个体不仅是生物的人，而且是社会的人。在医学心理学的研究中，不能忽视社会对个体的影响。

（三）认知评价的观点

在相当程度上，认知评价可能决定是否发生疾病以及疾病的预后。

（四）主动适应与调节的观点

心理的主动适应和调节是使个体行为与外界保持相对和谐一致的主要因素，是个体保持健康和抵御疾病的重要力量。

（五）情绪因素作用的观点

情绪与健康有着十分密切的关系。良好的情绪是健康的基础，不良的情绪是造成疾病的原因之一。

（六）人格特征作用的观点

面对同样的社会应激，有的人得病，难以适应，有的人则"游刃有余"，很快渡过"难关"，这与人格特征有着十分密切的关系。对人格的研究使医学心理学更具特色。

上述6个观点贯穿于医学心理学各个领域，指导着医学心理学各个方面的工作和研究。

【经典习题】

1. 患病后找巫医驱邪治病的行为可以追溯到的医学模式是
   A. 生物医学模式　　　　B. 机械论医学模式　　　　C. 神灵主义医学模式
   D. 自然哲学医学模式　　E. 生物–心理–社会医学模式

答案：C。

第二节　心理健康的概念与标准

心理健康的概念与标准	心理健康的意义	★★
	心理健康的标准	★★★

心理健康（mental health）也称心理卫生，指以积极有益的教育和措施，维护和改进人们的心理状态，去适应当前和发展的社会环境。现代医学模式强调健康包括躯体健康与心理健康两方面。

一、心理健康的意义

1. 有助于心理疾病的防治。
2. 有助于人们心理健康的发展。
3. 有助于推动精神文明的建设。

二、心理健康的标准

心理学家研究心理健康常常从病理学、统计学、文化学等角度观察分析。关于心理健康的标准具有相对性，诸多的心理学家提出了自己的看法，其中美国心理学家马斯洛（Maslow）的十项标准得到了较多的认可。这十项标准是：①有充分的适应能力；②充分了解自己，并对自己的能力做恰当的估计；③生活目标能切合实际；④与现实环境保持接触；⑤能保持人格的完整和谐；⑥有从经验中学习的能力；⑦能保持良好的人际关系；⑧适度的情绪发泄与控制；⑨在不违背集体意志的前提下，有限度地发挥个性；⑩在不违背社会规范的情况下，个人基本需求能恰当满足。

此外，我国的心理学家还从适应能力、耐受力、控制力、意识水平、社会交往能力、康复力、愉快胜于痛苦等方面阐述了心理健康的标准。其中，以下五条标准值得重视：

1. 智力正常 智力是一个人的观察力、注意力、想象力、思维力等能力的综合。智力正常是人正常生活的最基本的心理条件，是心理健康的首要标准。凡是在智力正态分布曲线之内以及能对日常生活作出正常反应的智力超常者均应属于心理健康的人。美国的《精神疾病诊断与统计手册》（DSM-V），世界卫生组织的《国际疾病分类》（ICD-10）以及中国的《精神疾病分类标准》（CCMD-3），均把智力发育不全或阻滞视为一种心理障碍和变态行为。

2. 情绪良好 情绪在人的心理健康中起着核心的作用。心理健康者能经常保持愉快、开朗、自信的心情，善于从生活中寻求乐趣，对生活充满希望。当然，并非一个人不能有喜怒哀乐的情绪变化，而是一旦有了负性的情绪，能够并善于从不良情绪状态中调整过来，即具有情绪的稳定性是非常重要的。

3. 人际和谐 和谐的人际关系是心理健康必不可少的条件，也是获得心理健康的重要途径。个体的心理健康状况主要是在与他人的交往中表现出来的。人际和谐表现在：一是乐于与人交往，既有稳定而广泛的人际关系，又有知己；二是在交往中保持独立而完整的人格，有自知之明，不卑不亢；三是能客观评价别人，取人之长补己之短，宽以待人，友好相处，乐于助人；四是在交往中积极态度多于消极态度。

4. 适应环境 能否适应变化的社会环境是判断一个人心理上是否健康的重要基础。不能有效地处理与周围现实环境的关系是导致心理障碍的重要原因。能适应环境主要指具有积极的处世态度，与社会广泛接触，对社会现状有较清晰正确的认识，其心理行为能顺应社会改革变化的进步趋势，勇于改造现实环境，以达到自我实现与社会奉献的协调统一。

5. 人格完整 心理健康的最终目标是使成人保持人格的完整，培养健全的人格。人格障碍是精神障碍中常见的形式。个体人格形成的标志是自我意识的确立和社会化。人格完整主要表现在：①人格的各个结构要求不存在明显的缺陷与偏差；②具有清醒的自我意识，不产生自我同一性混乱；③以积极进取的人生观作为人格的核心；④有相对完整统一的心理特征。

【经典习题】

2. 一个人应处于开朗、自信、对生活充满希望的状态。此状态所指的心理健康标准是
   A. 情绪良好   B. 智力正常   C. 人际和谐
   D. 适应环境   E. 人格完整
   答案：A。

第三节 心理应激的应对

心理应激的应对	应激源	★★
	心理应激对健康的影响	★★★
	影响心理应激的中介因素	★★
	心理应激的应对方法	★★★

心理应激（psychological stress）是指个体在"察觉"到环境刺激构成威胁或挑战、必须作出适应或应对时，出现的生理、心理及行为的适应性反应过程。

一、应激源

应激源是指引起应激反应的各种内外刺激因素。应激源是引起应激的原因，一般分类如下：

1. 社会性应激源 指生活事件、日常困扰、重大变故和文化冲突等。

2. 职业性应激源 指与工作有关的应激源，常常由于个体与工作岗位的要求不相适应而造成。当然，不良的作业环境、人际关系障碍、组织的激励机制与组织结构问题也是重要的应激源。

3. 环境性应激源 指各种特殊环境、理化和生物学刺激物。

4. 心理性应激源 指挫折与心理冲突等。挫折是由于各种障碍造成动机行为不能达到目的或趋向目标的进程受阻而延搁时产生的紧张状态和情绪反应。心理冲突包括双趋冲突、双避冲突、趋避冲突和多重趋避冲突。

二、心理应激对健康的影响

心理应激对健康的影响既有积极意义，也会产生消极作用。

1. 积极意义 适度的心理应激是人成长和发展的必要条件。早年的心理应激经历，可以丰富个体应对资源，提高在后来生活中的应对和适应能力，更好地耐受各种紧张性刺激物和致病因素的影响。

适度的心理应激是维持人正常功能活动的必要条件。适当的刺激和心理应激，有助于维持人的生理、心理和社会功能，可以消除厌烦情绪，激励人们投入行动，克服前进道路上的困难。缺乏适当的环境刺激会损害人的心身功能。

2. 消极作用 应激的生理与心理反应一般是作为一个整体同时发生的。长期的或强烈的应激反应会引起心身疾病和心理障碍。心理应激下的心理和生理反应，特别是较强烈的消极反应，可加重一个人已有的疾病，或造成疾病复发。

三、影响心理应激的中介因素

中介因素或调节因素是指介于刺激和反应之间起中介和调节作用的因素。个体对应激源的反应方式和强度存在很大的差异。应激的心理反应类型和强度取决于三类因素：应激源的强度、当事人本身的心身特点和环境因素。

四、心理应激的应对方法

应对应激的方法多种多样，其中比较常用的方法有：

1. 消除、逃避或回避应激源。
2. 调整对刺激事件的认知。
3. 增加可控性和可预测性。
4. 提高自身心理素质与应对经验。
5. 采用自我防御机制。
6. 学会放松和自我调节。
7. 取得社会支持和安慰，利用各种有效的应对资源。
8. 请心理治疗师帮助，必要时选用适当药物。

【经典习题】

3. 下列不属于心理应激对健康的消极影响的是
    A. 使已有的疾病加重　　　B. 适应性调整，恢复内稳态　　　C. 使原有的疾病复发
    D. 引发心身疾病　　　E. 引起心理障碍

答案：B。

第四节 心身疾病

心身疾病	心身疾病的概念	★★★
	影响心身疾病的心理社会因素	★★★
	心身疾病的诊断要点	★★

一、心身疾病的概念

心身疾病（psychosomatic diseases）是指心理社会因素在疾病发生、发展、转归和防治过程中起重要作用的躯体器质性疾病和躯体功能性障碍。心身疾病分布于各个系统，种类甚多，范围很广，主要包括由情绪因素引起，以躯体症状为主要表现，受自主神经支配的系统与器官的疾病。常见的心身疾病有：原发性高血压、冠心病、消化性溃疡、哮喘、功能性子宫出血、癌症等。

二、影响心身疾病的心理社会因素

1. 社会文化因素 一般指人们的生活和工作环境与事件、人际关系、家庭状况、经济条件、职业、道德规范、行为准则、风俗习惯、宗教信仰、社会制度、社会地位、个体理想信念、世界观等。个体在社会生活过程中，总是根据从社会获得的信息不断调整自己的心理、行为和生理功能，以便适应社会的要求，当适应性行为一旦失败，必然会导致人们心理上出现冲突或困扰，进而引起个体的应激反应，产生不良情绪，最终导致疾病的发生。

2. 情绪因素 个体在社会生活中总有一定的情绪反应，正性情绪和负性情绪是人类适应环境的正常心理反应，而情绪活动总伴有相应的生理、生化反应。当社会刺激是个体所能承受或经过调整能够应对时，由刺激带来的情绪对个体的躯体健康不会有太大的影响。而当应激源太强，使个体产生持久的负性情绪时，会使个体的心理失衡，引起神经功能失调，则易造成生理功能紊乱，导致心身疾病的发生。如愤怒、焦虑、恐惧等消极情绪持续会导致心血管系统功能紊乱，出现心律不齐、高血压、冠心病等，而长期处于忧伤、悲哀等情绪状态下，会影响胃肠功能，从而可能会导致消化性溃疡和癌症的发生。

3. 人格特征 许多研究证实，人格特征对心身疾病的发生、发展和转归产生重要的影响。同样的心理社会因素作用于不同人格特征的人，可导致不同的生理、生化改变，引起不同类型的心身疾病。研究发现，一些心身疾病与一定的人格有相关性。美国心理学家Friedman等在对冠心病的研究基础上提出"A型行为类型"（这类人格特征的特点是竞争性强、办事急躁、时间紧迫感、常具有敌意），认为这种人格类型与冠心病的发病密切相关。英国学者Career等人经过大量研究，提出"C型行为类型"（这类人格特征的特点为过度的忍耐、压抑、过分合作、谨慎、过分自我克制）为癌症易患人格。C型行为的人癌症发生率比非C型行为的人高3倍以上。

三、心身疾病的诊断要点

心身疾病的诊断上包括躯体诊断和心理诊断两方面，主要依据以下几方面的要点：
1. 确定心理社会因素存在，其与患者的躯体症状有明确的时间关系。
2. 躯体症状有明确的器质性病理改变，或存在已知的病理生理学变化。
3. 病情的加剧与缓解与情绪因素密切相关。
4. 排除神经症或精神病。

【经典习题】

4. 下列疾病中，不属于心身疾病的是

A. 十二指肠溃疡　　　B. 精神分裂症　　　C. 癌症
D. 冠心病　　　　　　E. 支气管哮喘

答案：B。

第五节　心理干预的基本方法

心理干预的基本方法	心理治疗的性质与适应证	★★
	心理治疗的主要方法	★★
	心理治疗的原则	★★★
	心理咨询	★

心理干预包括心理治疗、心理咨询等概念。心理治疗（psychotherapy）也称精神治疗，是以一定的理论体系为指导，以良好的医患关系为桥梁，应用心理学的方法，影响或改变患者的认识、情绪及行为，调整个体与环境之间的平衡，从而达到治疗目的的一种方法。心理咨询（psychological counseling）是给来访者以心理上的指导和帮助的过程。通过心理咨询与治疗，能够帮助来访者解决心理上的疑难问题，解脱心理上的苦恼，改善人际关系，提高应对各种事件的能力，从而促进其主动调节与适应环境能力的提高，促进身心健康的发展。

一、心理治疗的性质与适应证

1. 性质　心理治疗要完成对人的思维、行为以及人格的改造与纠正，其治疗过程不同于传统的医学治疗。主要的治疗过程具有以下特点：

（1）自主性：心理治疗的关键是帮助患者自己改变自己。在心理治疗过程中的医患关系不是传统意义上的关系，而是一种合作努力、伙伴或同盟的关系。患者从一开始就发挥主动的作用。通过治疗，患者变得越来越具有自主性和自我导向能力，对自己的情感和行为更负责任。

（2）学习性：心理治疗的过程就是一个学习的过程。心理治疗的一个基本假设就是个体的情感、认识以及行为都是个体过去生活经历的产物。它们是"学习"而来的。因此，心理治疗需要具备三个条件：其一是患者自愿主动并且配合治疗，应有强烈的求助动机；其二是有一个可能提供转变的外环境，环境允许他的改变；其三是能克服学习的内部阻碍，这需要转变其防御机制，放弃其"面具"，与治疗师取得密切配合。

（3）实效性：心理治疗是一项有实效的工作，它是有效的，可以从许多实际的观察中发现，心理治疗后人体有确切的生理、生化或免疫方面的改变。心理治疗同时也是有益的，而且是人道的。

2. 适应证　心理治疗可以广泛地应用于临床与心理的许多疾病与问题。最常应用在神经症、儿童与成人的行为障碍，包括性心理障碍、应激或挫折后的情绪反应、重性精神病的恢复期、心身疾病的辅助治疗、学习问题、人格问题以及某些慢性病患者的康复治疗等。

二、心理治疗的主要方法

1. 行为疗法（behavior therapy）　又称为行为矫正或学习疗法。它是根据行为学习及条件反射理论，消除和纠正异常并建立一种新的条件反射和行为的治疗方法。行为疗法认为一切心理失常现象都是习得的行为，所以这种治疗方法的理论基础是学习理论，治疗对象是外显行为，目的是修改不良的行为模式，主要方法是控制外部行为模式，进而重建或恢复良好的行为模式。

行为疗法从注重条件化作用和奖惩刺激对行为的影响，扩展到强调行为改变中的意识和认知的作用。治疗对象已不局限于患者本身，而扩大到其家庭及社会环境方面。应用范围包括神经症、心身疾病、人格障碍、性功能障碍（如系统脱敏疗法解决女性的性交疼痛等问题）、性行为偏离、各种疾病的康复期、弱智教育以及多种不良行为（如遗尿、口吃、毒瘾、酒瘾等）的矫治。应用场所是医疗单位、疗养院、学校、工读学校等。

行为治疗的具体方法如下：

（1）系统脱敏法（systematic desensitization）：又名对抗条件疗法、交互抑制法等。这一疗法是南非心理学家沃帕于1958年从治疗动物实验性神经症获得成功而创立的。实验是在猫吃食物时给予电击，多次进行后，猫不仅见食物就恐惧，且泛化为对猫笼与实验室环境的恐惧，形成了实验性神经症。随后将猫放入自然环境，给猫食物时不予电击，待它能正常进食后，再逐步将猫放入笼中与实验室中，只要不再重复电击，最后猫能恢复到在实验室笼中也能正常进食的状态。

沃帕认为人的神经症与动物相似，也是通过条件反射形成的，同样可以通过去条件作用而治疗。系统脱敏法在临床应用获得了成功，其实施的程序是：①制定焦虑等级值：根据引起症状的体验与生理多导记录仪或生物反馈治疗仪的监测数据综合判断，将引起症状的相应情绪由弱到强排序。如恐蛇症者的恐惧情绪是0～4级，相应的情绪是安静、看到"蛇"字、听到谈论蛇、见到真蛇、触及真蛇。②放松训练：学会使自身保持轻松。③脱敏治疗：根据两种相反的情绪或行为不能同时并存，且可相互抵消的交互抑制论点，学习用放松的心身状态去克服恐惧、焦虑。<u>关键是由轻到重、有顺序（系统）地进行</u>。在门诊做完脱敏后，还要带到实地去进行脱敏。

（2）冲击疗法（flooding therapy）：又名满灌法。它与脱敏法虽都是将患者置于（暴露于）他所惧怕的情境中，但前者是采取缓和的、逐步消除恐惧的方法，而本疗法是治疗开始即将患者处于他最怕的情境中，如果并没有真正可怕的事情发生，那么紧张、焦虑不安便会明显减轻。如将怕水的孩子推入水中，由于他已在水中就使原来怕水的心理逐渐消退。一般患者只要在其所怕的情境中待上2小时，症状就会明显减轻，因此要劝说甚至命令患者坚持。为防止过度强烈的心身反应对原本有心血管疾病患者的危害，<u>应用此方法前应严格做必要的检查，且征得患者同意</u>。治疗时医生应在现场严密观察与适时终止。本法也可多次应用，逐渐延长暴露时间。

（3）厌恶疗法（aversion therapy）：是将令患者厌恶的刺激与对患者有吸引力的不良刺激相结合形成条件反射，以消退不良刺激对患者的吸引力，使症状消退。例如，在酒中加戒酒药，使酗酒者饮用后痛苦地恶心、呕吐，抵消了饮酒的欣快感，促进戒酒。

常用的厌恶刺激有电击法、橡皮筋法、氨水法、阿扑吗啡法、厌恶想象法等。由于此法是给患者带来不愉快的体验，甚至是痛苦，因而应将此疗法作为其他疗法无效后的选择。<u>应用前要征得患者同意及配合</u>。

2. 以人为中心疗法（person-centered psychotherapy） 是美国的心理治疗家罗杰斯所创建的一种心理疗法，是人本主义疗法的代表。人本主义疗法是现代心理治疗中的"第三种势力"。

（1）以人为中心疗法的特点：①以来访者为中心；②把心理治疗看成一个转变过程；③非指令性治疗的技巧。

（2）以人为中心疗法的主要技术：①真诚：是指真实，或治疗者自身的和谐一致。治疗师在与当事人沟通时，要跟随自身内部的感受和态度开诚布公地表达和流露，使当事人感受到治疗师对自己的真诚态度，不怀疑治疗师有任何保留，就能使当事人发生内在的改变，并向建设性方向转化。②无条件积极关注：是指不带价值判断地表达对人的基本尊重，接纳人有权产生自己的感受，对当事人的接纳与关怀是无条件的。由此创造一种有利于当事人转变自我概念的气氛，无论当事人当时的感受如何，治疗师都应予以理解，甚至是珍视。③同感的了解：是一种能深入当事人主观世界了解其感受的能力。同感的了解开始于全神贯注地倾听。治疗师的倾听和日常生活中的听是不同的，有经验的治疗师能完全进入当事人的内心世界，不仅能理解当事人自己意识到的部分，甚至对当事人自己尚未察觉的潜意识层的意思也能觉察出来，并把这种理解传达给当事人本人。

三、心理治疗的原则

1. 治疗关系的建立原则

（1）单向性：心理治疗关系一旦建立，就是单向性的，一切为了患者的利益。它不同于友谊的双向互利关系。

（2）系统性：心理治疗有着明确的目的和对象。治疗者要采取一系列有计划、明确、针对性强的措施帮助患者解决问题，增进自我理解、改善行为以及更有效地适应与应对环境。

（3）正式性：治疗者的目的和职责就是给患者提供帮助。这种关系既非儿戏，也不是为了寻开心。它是正式建立的关系，一切活动均不能超出这种关系约定的目标与范围。

（4）时限性：治疗关系要以目标达到为终结，以后如果再有问题，还可以重新建立治疗关系。

2. 心理治疗的原则

（1）保密原则：心理治疗往往涉及患者的各种隐私。为保证材料的真实性，保证患者得到正确及时的指导，同时也为了维护心理治疗本身的声誉及权威性，必须在心理治疗工作中坚持保密原则。医生不得将患者的具体材料公布于众。即使在学术交流中不得不详细介绍患者的材料时，也应隐去其真实姓名。

（2）真诚原则：这是心理治疗的一个重要条件。医生对患者要真诚。在此基础上，患者才能不断接受医生提供的各种信息，逐步建立治疗动机，并能无保留地吐露个人心理问题的细节，为医生的准确诊断及设计、修正治疗方案提供可靠的依据，同时医生向患者提出的各种治疗要求也能得到遵守和认真执行。

（3）"中立"原则：心理治疗的目的是要帮助患者自我成长。心理治疗师不是"救世主"，因此在心理治疗过程中，不能替患者做选择，而应保持某种程度的"中立"。例如，当遇到来访者询问："我该与谁结婚？""我应该离婚吗？"等问题时要让来访者自己做出决定。"中立"原则并非是"价值中立"，遇到违反原则、触犯法律等问题，治疗师则应表明自己的态度，而不是"模棱两可"。

（4）回避原则：心理治疗中往往要涉及个人的隐私，交谈是十分深入的。因此不宜在熟人之间做此项工作。亲人与熟人均应在治疗中回避。

四、心理咨询

1. 心理咨询的方式

（1）门诊心理咨询：在综合医院、精神卫生中心和卫生保健部门均可设置心理咨询门诊，接待来访者。这种形式与来访者直接见面，能进行面对面的对话，故咨询较深入，效果较好。

（2）信函心理咨询：多为外地要求心理咨询者，或本地要求咨询者出于暂时保密或试探心理以信函开路。通过这种形式，只能初步了解情况，对咨询者进行安抚和稳定情绪，却无法面对面深入磋商，故最终还是会来门诊咨询。

（3）电话心理咨询：多为处于急性情绪危象、濒于精神崩溃或企图自杀的人，拨专用电话向心理咨询门诊告急、诉苦和求援。对一些不愿面谈和怕暴露身份的人，通过电话咨询也比较方便。目前，在国内许多城市都已设立了一些热线电话为咨询者服务。

（4）专题心理咨询：针对公众关心的心理问题，在报纸、杂志、电台、电视台进行专题讨论和答疑。国内有些报刊已经开辟了心理咨询专栏，系列讨论和回答群众质疑。这种形式具有心理卫生宣传性质。

（5）互联网心理咨询：通过互联网心理咨询可以突破地域的限制，还可以凭借行之有效的软件程序进行心理问题的评估与测量，同时将心理咨询过程全程记录下来，以便深入分析求助者的问题并进行案例讨论等。

2. 心理咨询的主要手段

（1）宣泄：指来访者将其郁积已久的情绪烦恼与变态行为倾诉给咨询人员的过程。

（2）领悟：指来访者在咨询人员的帮助下，全面深刻地认识其心理不适与情绪障碍的过程。

（3）强化自我控制：在心理咨询中，任何形式的"痛"都是自我控制不力的表现。强化自我控制可使来访者解除某种不良情绪状态与行为方式对自我的禁锢，协调个人与环境的关系，从而获得内心的和谐。

（4）增强自信心：是心理"通"的最高表现。它能使来访者在战胜恶劣心境、摆脱情绪不良的基础上，积极面对生活矛盾，调节自我与环境的不协调，以乐观的态度对待人生。

3. 心理咨询的常用技巧　心理咨询的技术很多，目的都是帮助来访者自我成长的。最基本的技术有倾听、同感、真诚、询问、解释、面质等。

（1）倾听技术：倾听是咨询师获取和理解来访者所表达信息的过程，是心理咨询的基本技术，也是建立良好咨访关系的基本要求。倾听既可以表达对来访者的尊重，也可使对方在比较宽松和信任的氛围下诉说自己的烦恼，有助于来访者不良情绪的宣泄，也有利于咨询师了解来访者的情况。

在咨询过程中，咨询师要能设身处地地倾听，态度认真、有兴趣，并适当地表示理解；不带偏见；不随意打断来访者的诉说；不急于下结论；要给予倾诉者充分的尊重和接纳。咨询师可以通过言语和非言语的方式对来访者的倾诉做出反应，比如"嗯""噢""是的""真有意思"，更重要的是能回应出深层次的分析反馈等；必要时以点头、目光注视、微笑等回应。

（2）同感技术：按照罗杰斯的观点，同感是体验别人内心世界，就好像是自己内心世界一样的能力。可以理解为：①咨询师从来访者内心的参照体系出发，设身处地地体验来访者的精神世界；②运用咨询技巧把自己对来访者内心体验的理解准确地传达给对方；③引导来访者对其感受做进一步思考。

同感被认为是心理咨询中影响咨访关系建立和发展的首要因素，是心理咨询的基本特质，也被认为是一种治疗要素。咨询师使用同感技术时，所表达的内容通常包括三部分：一部分为简述来访者所叙述的内容；另一部分是来访者所感受到的情绪；第三部分是来访者情绪的程度。咨询中缺乏同感或同感水平过低容易使咨询过程出现障碍。

（3）真诚技术：真诚是指在咨询过程中，咨询师应以"真正的我"出现，表里如一、真实可信。主要表现为开诚布公，言行一致，表达自我，不怕暴露自己的短处，不戴面具，大方自然。真诚在咨询过程中具有重要意义：一方面，可以为来访者提供一个安全自由的氛围，能让来访者知道可以表露自己的软弱、失败、过错，切实感到被接纳和关爱；另一方面，咨询师的真诚坦白可向来访者提供一个良好的榜样，使来访者受到鼓励，以真实的自我和咨询师交流，更好地宣泄情感，从而发现和认识自我，并在咨询师的帮助下做相应改变。

（4）询问技术：询问是心理咨询最常用的技术之一。通过询问，可以促进与来访者的交流，提高来访者的内省。询问可分为开放式和封闭式两种类型。开放式询问常使用"什么""怎样""为什么"等词来发问，要求来访者对有关的问题、事件、情感给予较为详细的解释和说明的一种询问方式。这种询问的目的在于扩大叙述信息，获得深层次、更详细的材料，被认为是最有用的了解来访者的技巧。封闭式询问常使用"是不是""对不对""有没有"等词，而回答也是"是""否"等简单答案。这种询问常用来收集资料并加以条理化，澄清事实，获取重点，缩小谈话范围，控制谈话主题，在咨询过程中，应将两种询问方式结合起来使用，但不宜过多使用封闭式询问，否则会剥夺来访者充分表达自己的机会。

【经典习题】

5.有一位患者，在心理治疗期间询问医生自己是否要与朋友合作开展某个项目，而心理医生并未对此进行回答。该医生遵循的是

A.保密原则　　　　　　　B.真诚原则　　　　　　　C."中立"原则

D.回避原则　　　　　　　E.单项性原则

6.患者，女，37岁。因与婆婆发生争执而心情郁闷，到村卫生室就诊。患者见到医生后开始抱怨，诉说自己生活中的种种不易，医生没有太多地打断，结束时该女士感到舒服多了。医生此次主要采用的心理咨询手段是

A.宣泄　　　　　　　　　B.领悟　　　　　　　　　C.改变认知

D.增强自信心　　　　　　E.强化自我控制

（7~8题共用题干）

患者，女，19岁。到村医务室寻求医疗帮助，自述近3年来害怕见人，特别是陌生人，不知如何说话，紧张脸红。村医诊断该患者为社交恐惧症。

7.针对该患者的心理疾病，医生宜采用的心理治疗方法为

A.系统脱敏　　　　　　　B.厌恶疗法　　　　　　　C.冲击疗法

D. 梦的解析　　　　　　E. 自由联想
8. 该心理治疗方法所属的类型是
   A. 以人为中心疗法　　B. 精神分析疗法　　C. 行为疗法
   D. 支持疗法　　　　　E. 认知疗法
答案：5.C；6.A；7.A；8.C。

第六节　医患沟通

医患沟通	医患沟通的技巧	★★★
	医患交往的障碍与处理	★★★

一、医患沟通的技巧

医患沟通过程主要是以言语沟通和非言语沟通两种方式进行的。

1. 言语沟通　言语沟通是信息交流的一个重要方式，主要指以口头言语为主的沟通方式，即交谈或称晤谈（interview），而书面语的形式虽然较少使用，但在签署某些重要医疗文书（如术前知情同意书）的时候却必不可少。交谈能准确地表达和传递信息，只要沟通双方对语言及语境理解一致，沟通中损失的信息最少。交谈是医患之间最主要的沟通方式，医务人员询问病情、了解病史、进行治疗及健康指导一般都是通过交谈来完成的。

（1）交谈的原则

1）尊重患者：交谈要在平等和谐的医患关系中进行。在医患关系中，患者一方常处于弱势地位，因而在医疗过程中经常会出现医务人员居高临下、患者被动服从的情形，这时患者信息往往不能很好地表达，产生沟通障碍。

2）有针对性：医患沟通毕竟是医疗活动的一部分，交谈应该有目的、有计划地进行。在交谈之前，医务人员应做充分的准备，明确交谈的目的、步骤、方式。

3）及时反馈：在交谈过程中应及时反馈，采用插话、点头肯定、表情等手段对患者的谈话进行应答。及时反馈有利于交谈过程顺利进行，也有利于医患间的双向信息交流。另外，对交谈中获得的信息也应及时整理分析，并将有关内容反馈给患者，如对疾病的诊断、病情的进展、治疗方案的实施、疾病的预后等。

（2）交谈的技巧

1）注意运用倾听：在医患交流中，"听"往往比"说"更重要。听的过程，既是获得患者有关信息的过程，同时又是对这些信息进行归纳、总结的过程。倾听时，也有一定的技巧和需求，比如应与患者有一定的目光接触，而不能一边做其他事一边听。倾听的过程是让患者表达自己思想感情的过程。患者向医务人员"倾诉"还可以起到消除心理紧张的作用。

2）体会患者感受：患者谈到的许多感受，都是医务人员没有亲身经历过的，如不能很好体会，容易导致理解的偏差。因此，在交谈中医务人员应学会"心理换位"，设身处地地从患者的角度去理解、体会他所谈的问题，做到"同感"。这样会促进医患双方的认识及情感交流，加强交谈的效果。

3）抓住主要问题：交谈中应广泛思索，思考患者讲了什么内容，这些内容说明什么问题，并理解患者谈话中的感情色彩、心理倾向等弦外之音。结合交谈目的和提纲，抓住主要问题做进一步深入地了解，以节省时间、提高交谈效率。

4）善于引导话题：交谈过程必须围绕交谈目的，既要充分交流，又要简单明了。运用提问引导话题有利于抓住核心问题。但在提问时切忌生硬地打断患者，而应在恰当的时机，比如患者谈话的间隙，礼貌地提出问题或转移话题。

5）恰当应对反应：根据谈话的内容和情景，医务人员可用点头、微笑、沉默、重复患者谈话、使用"是""好""是吗"等语言来应答患者的谈话。例如，患者谈到生病后出现家庭矛盾，此时医生可以注视患者，说"家庭矛盾？"暗示患者谈出家庭矛盾的内容。交谈中的反应可以起到鼓励患者交谈的作用，是交谈顺利进行的保障。

2. 非言语沟通 非言语沟通在人际沟通中亦占有重要地位，因为人们相互沟通在许多情况下不可能全部以言语的方式来表达，但可以通过表情动作、目光接触、周围环境信息等手段表达自己的情感，从而达到沟通的目的。非言语沟通可分为动态与静态两种。动态主要包括面部表情、身段表情和人际距离等。静态包括衣着打扮、环境信息等。

（1）面部表情：面部表情动作包括眼、嘴、颜面肌肉的变化。面部表情的变化是医生获得患者变化的一个重要信息来源，同时也是患者了解医生心灵的窗口。医生既要有善于表达情感的面部表情，也要细心体察患者的面部表情。

（2）身段表情：身段表情是身体各部分的姿势动作，如沉痛时肃立低头、惧怕时手足无措。此外，挥手、耸肩、点头等方式都表达一定的意思。临床活动中，医务人员诚恳友善地点头，患者的温暖和安全感就油然而生。

（3）目光接触："眼睛是心灵的窗口"，它既可以表达和传递情感，也可以揭示某些人格的心理特征，是非言语沟通中的主要信息渠道。临床上，医务人员与患者交谈，双方往往通过目光接触判断对方的心理状态和信息接收的程度。

（4）人际距离：两人沟通的距离取决于彼此间会见亲密的程度，它在沟通初期就显得十分重要，直接影响到双方继续沟通的程度。医患之间的距离一般在 0.5～1.2m。心理医生与来访者或患者交谈的距离，一般可以设置在 1.2～1.5m。医生对孤独自怜的患者、儿童和老年患者，可以适当地缩短人际距离，促进情感间的沟通。

二、医患交往的障碍与处理

医患双方在医疗活动中围绕患者的疾病和健康问题进行不断深化的信息交流，交流的信息既包括同疾病诊治直接有关的内容，也包括医患双方的思想、情感、愿望和要求等方面的表达。医患沟通是为了增加相互了解，但由于信息传递与理解上的差异，使医患交往不尽如人意，以致影响医患关系。

1. 医患交往的障碍 导致医患沟通不良的因素可来自于医患双方。对患者来说，主要是认为自己获得的信息不足、听不懂医生的术语、医生同情心差、记不住医嘱等。医生方面则认为患者的依从性差、提供信息有误等。

（1）信息缺乏或不足：患者就医的动机主要是希望从医生那里了解自己患了什么病，病情严重程度如何，需要采用怎样的治疗手段，效果如何，预后怎样，这些信息本可以在医患沟通中获得。然而，在医疗活动中，由于医生往往只看到"病"而没有看到"患者"，漠视医患沟通的现象极为普遍。首先，医生只重视仪器的检测与观察，而忽视体验层面的叙述。其次，医生对症状的理解指向生物化、机械化，而漠视症状后丰富、动态的心理、社会内涵，没有诉说，没有故事，没有鲜活的诊断素材。最后，医患之间信息严重隔离，交流不畅，这些都是导致医患沟通障碍的原因。

（2）沟通方式有误：医患之间有时虽有信息往来，但是这些信息并未被对方理解，甚至造成双方误解。例如，患者对医务人员经常使用的"行话"难以理解，像"流脑"（流行性脑脊髓膜炎）、"传单"（传染性单核细胞增多症）、"腔梗"（腔隙性脑梗死）等缩略语令患者不知所云。当然，患者用"土话""方言"描述症状也常使医生困惑不解，以致无法在病历中用规范的文字记录，如"脑袋迷糊"（北方话，指头晕）等。对同一医学名词由于双方认识上的差异，可能产生不同的理解。医生书写病历字迹潦草，可能产生误解，甚至导致意外事故的发生。

（3）记不住医嘱：研究发现，患者离开诊所后5分钟就有约一半的信息丢失，这是因为人类的短时记忆容量有限，若要长期保存信息，则需要对所接受的信息进行编码。因此，医生在给患者医嘱时应考虑恰当的方法，以便帮助患者记忆。研究表明，医生采用以下措施有助于患者的记忆：①将医嘱内容进行归纳：所患疾病的名称；病情可能出现的变化；需要进一步做的检查；要进行的处理；生活方式应做哪些改变等。②指导力求具体：对需要患者进行配合的要求应明确、具体，不要一般而言或模糊笼统。如要求糖尿病患者"每天食量应控制在六两（300g）"，而不是笼统地说"您必须进行饮食控制"。③重要的医嘱首先提出。④语句表达通俗易懂，简洁明了。⑤复述可以增强记忆。在患者离开前让其将医嘱复述一遍，有利于增强记忆。

（4）同情心不够：我国自古就把医学定义为"仁术"，其内涵主要包括爱人、尊生、重义、轻利等几个方面。爱人就是同情、关怀患者，所以同情心是医务人员应具备的道德素质之一。同时，富有同情心也是患者对医生角色期待的重要内容。在技术权威与富有同情心的医生之间，多数患者更愿意选择后者。

（5）依从性差：依从性又称为遵医行为，是指患者对医嘱的执行率。有人用如下公式来强调依从性的重要性：

治疗效果 = 医生的临床知识与技能 × 患者的依从性

依从性低的常见原因有两个方面，一方面是患者的原因：①患者对病情的认知与医务人员不同，由于症状不明显或自以为病情已好转时，患者常不愿意执行医嘱；②医嘱的经济费用过高或对患者的工作造成不良影响时，患者往往不遵医嘱；③医嘱过于复杂，患者难以理解，导致文化水平较低的患者不遵从；④患者不遵医嘱最常见的原因是医疗措施和药物治疗给患者带来较大的痛苦和不良反应，导致患者拒绝治疗。依从性低的另一个常见原因来自于医务人员的行为：①医务人员冷漠、粗暴等态度引起患者不信任，这是患者不遵医的主要原因；②医嘱要求难以执行，如服药的种类较多，时间不一，患者难以把握。患者依从性差是医患沟通中的最大障碍，医务人员应及时查找原因，提高患者的遵医依从性。

2. 建立良好的医患关系 良好的医患关系是医患双方共同努力的结果，两者缺一不可。然而，医疗部门与医务人员在提供医疗保健服务的过程中仍起主导作用。所以，改善医患关系的措施应当主要着眼于对医务人员的要求。

（1）树立新的医学模式下的医学观：现代生物-心理-社会医学模式认为患病不仅仅是一个生物学过程，也是一种心理体验和社会文化体验。患者对自身疾病的认知、体验，对疾病症状意义的解释等各方面都是一种个人体验，这种体验是由社会文化、个人经历、心理特征等多种因素决定的。因此，医生在诊治患者时不能只见疾病不见患者，只注意局部忽略全身，而应该从单纯的生物学诊治转向生物-心理-社会的立体诊治。

（2）具备广博的专业知识和精湛的技术：医学是一门极为深奥、广博的科学，要求医者博学多才，"上知天文，中知人事，下知地理"。清代著名医学家赵晴初在《存存斋医话稿·序》中指出："医非博不能通，非通不能精，非精不能专，必精而专，始能博而约。"在诊治患者的过程中，医生高超的医术、娴熟的技能容易使医患之间在技术水平上的沟通获得成功，进而有利于非技术水平上的沟通和良好医患关系的建立。

（3）培养良好的道德品质和心理素质：医务工作者要自觉进行道德品质的塑造，把符合社会要求的医德规范，如爱惜生命、尊重患者、恪尽职守、不谋私利等内化为自身的医德要求。医德信念的树立是一个长期积累、强化的过程。医务人员应经常自觉地自我省察，经过长期的自我教育，将社会要求的各种医德规范变成自己稳固的观念。同时，医务人员应具备良好的心理素质，困难面前百折不挠，应对从容，培养对应激与挫折的承受能力，以饱满的精神、积极的情绪，激励患者树立战胜疾病的信心。

【经典习题】

9.患者，女，72岁。因消化性溃疡到医院就诊，医生为患者开出处方和化验单。因医嘱内容较多，为了更好地帮助患者记住医嘱要求，医生采取的措施不恰当的是

A.将医嘱内容进行归纳　　　　　　　　B.重要的医嘱首先提出

C.请患者离开前复述医嘱　　　　　　　D.尽量使用专业术语叙述医嘱

E.明确、具体地提出患者需进行的配合

答案：D。

第二章 医学伦理

第一节 概 述

概述	医学伦理的概念	★
	中医学的道德传统	★★★
	医师行为规范	★★★

一、医学伦理的概念

要了解医学伦理,首先必须知道什么是伦理,而这又需要知道什么是道德以及伦理与道德有什么不同等问题。

(一)什么是道德

马克思主义经典作家认为:"道德是人们在社会生活实践中形成并由经济基础决定的,用善恶作为评价标准,依靠社会舆论、内心信念和传统习俗为指导的人格完善及调节人与人、人与自然关系的行为规范体系。"

道德往往与具体的现象相联系,并以特定的事实表现出来,道德现象即"有关善恶是非的现象"。道德现象同政治、法律、文化等现象一样,都是由经济基础决定的,同属于上层建筑,这是道德现象的一般本质。道德现象的特殊本质则是其特殊的规范性和实践精神;特殊规范性表明其不同于政治、法律规范,而是一种非制度化或内化的规范,不使用强制性手段为自己的实现开辟道路;实践精神表明它是以指导人类的实践行动为目的,是形成人们正确行为方式的具体实践活动。

(二)什么是伦理

伦理与道德都以善为追求目标,但是道德追求具有较强的主观性和层次性,最高层次的道德是善的理想形式,而伦理则是善在现实社会生活中的展现,具体化为普遍的道德规范或道德规范体系,以不同的方式规定在某些社会场景中人们应该如何行动或应该做什么等,具有较强的普遍性和现实性。相较于道德,伦理具有某种更强的约束性。如医生在医疗活动中若违背知情同意的伦理要求,需要承担其应有的道德甚至法律责任。

(三)什么是医学伦理

医学伦理是伦理学在医疗实践中的具体应用,即运用伦理学的一般理论来分析和解决医学实践、医学科学发展中各种关系之间的道德问题而形成的一门学科。它属于应用规范伦理学。而伦理学就是以道德现象作为研究客体的学科,即研究道德的起源、本质、作用及其发展规律的学科。

在中西方的社会文化传承中,医学伦理大致经历了医德学、医学伦理学和生命伦理学三个历史发展阶段。医德学关注医生应有的美德及对待患者的正当态度。医学伦理学关注变化了的医患关系、医师对患者的责任,规范不断发展的医院和医生的职业行为。生命伦理学则主要关注现代生物医学对传统医学道德价值观念的挑战及其所引发的伦理问题。

二、中医学的道德传统

（一）对待患者——至亲之想

中国古代医家认为，医生应从患者的痛苦出发，把患者当作亲人来对待。"不得问其贵贱贫富，长幼妍媸，怨亲善友，华夷愚智，普同一等，皆如至亲之想。""凡病家大小贫富人等，请视者便可往之，勿得迟延厌弃，欲往而不往，不为平易。"

（二）治学态度——至精至微

中国古代医家注重道德的一个重要特征是精于医术。"博极医源，精勤不倦。"省疾问病，要"至意深心，详察形候，纤毫勿失，处判汤药，无得参差"。

（三）服务态度——一心赴救

中国古代医家把及时地抢救患者作为自己的天职。"见彼苦恼，若己有之，深心凄怆，勿避险巇、昼夜、寒暑、饥渴、疲劳，一心赴救。"

（四）医疗作风——端正纯良

中国古代医家十分重视医生的作风和仪表。医生要"正己正物"。"正己"指精通医理，严肃医风；"正物"指诊断正确，用药恰当。

（五）对待同道——谦和谨慎

谦和谨慎是古代医家处理同道关系的道德原则。认为"道说是非，议论人物，炫耀声名，訾毁诸医，自矜己德。偶然治瘥一病，则昂首戴面而有自许之貌，谓天下无双，此医人之膏肓也。"

三、医师行为规范

2012年，原国家卫生部、国家食品药品监督管理局和国家中医药管理局联合发布《医疗机构从业人员行为规范》，对医师的行为规范提出了如下具体要求。

（一）尊重科学

所谓尊重科学，就是要求医师遵循医学科学规律，不断更新医学理念和知识，保证医疗技术应用的科学性、合理性。

医师是医学的传承者、践行者和创新者。在执业过程中，医师遵循的首要原则就是尊重医学科学规律，保证医疗技术应用的科学合理，同时应不断更新医学理念和知识，积极探索新的医学规律，使之为人类的健康服务。

（二）规范行医

所谓规范行医，就是要求医师严格遵循临床诊疗和技术规范，使用适宜的诊疗技术和药物，因病施治，合理诊疗，不隐瞒、误导或夸大病情，不实施过度医疗。

规范行医，要求医师要充分认识疾病发生发展规律、疾病中人体各部分之间的相互联系及所导致的机体状态变化规律，遵循诊疗规范，在患者知情同意的前提下，采取科学合理的医疗技术手段诊疗疾病，因病施治，合理医疗，实现患者利益最大化。

规范行医是提高医疗服务质量和安全的重要保障，可减少治疗过程的随意化，降低医疗风险，提高医疗资源的利用率。

（三）重视人文

所谓重视人文，就是要求医师学习掌握医学人文知识，提高人文素养，对患者实行人文关怀，真诚、耐心地与患者沟通，具有医学人义执业精神和能力。

人文是医学的灵魂。医师在临床工作中，不但要拥有高超的医疗技能，更应具备人文意识；不仅要关注疾病治疗过程，更应关注患者体验，耐心地与患者沟通，增强患者战胜疾病的信心。

医患沟通是医患之间信息的传递与交流，不仅是交换意见和观点，更是传递感情的过程。医师应掌握医患沟通技能，对患者充分尊重、耐心倾听，使用语言和肢体、目光和表情等传递出尊重与仁爱、真诚与温情。

(四) 规范文书

所谓规范文书，就是要求医师认真执行医疗文书书写与管理制度，规范书写、妥善保存病历材料，不隐匿、伪造或违规涂改、销毁医学文书及有关资料，不违规签署医学证明文件。

医疗文书是医师对患者诊疗过程的书面记载，是临床活动的真实记录，是探索医学科学规律、进行医学科学研究的基础资料。在发生医疗纠纷时，医疗文书又是证明医疗行为是否正确的主要甚至唯一证据。规范医疗文书的书写、保管，确保医疗文件的客观、真实、准确、及时、完整，对保护医务人员的自身权益和防范、解决医患纠纷都具有重要的法律意义。

(五) 严格报告

所谓严格报告，就是要求医师依法履行医疗质量安全事件、传染病疫情、药品不良反应、食源性疾病和涉嫌伤害事件或非正常死亡等法定报告职责。

依法履行报告职责，既是医师应尽的工作职责，更是医师必须承担的法律义务和社会责任。及时准确的报告，不仅可以提供科学、有效的防治决策信息，便于指导医疗机构及相关部门妥善处置相关事件，还可以切实保障医疗安全，有效预防、控制和消除事件危害，保障公众身体健康与生命安全。

(六) 救死扶伤

所谓救死扶伤，就是要求医师认真履行医师职责，积极救治，尽职尽责为患者服务，增强责任安全意识，努力防范和控制医疗责任差错事件。

每一位医师应牢记自身职责，以高度的责任心贯穿执业全过程，担负起救死扶伤、保护人民健康的神圣使命。责任心是医师职业道德的核心。责任心保障了医疗技术的实现和对有可能发生的医疗风险的预判，它要求医务人员要用心去发现和处理患者每一点细微的病情变化。具有责任心的医师，不需强制，无须监督，责任心也会成为医师不断进步的动力和成功的基石。

(七) 严格权限

所谓严格权限，就是要求医师严格按照执业类别、执业范围进行执业。遵守医疗技术临床应用管理规范和单位内部规定的医师执业等级权限，不越权使用特殊药品，不违规应用新的临床医疗技术。

(八) 规范试验

所谓规范试验，就是要求医师严格按照药物、医疗新技术等涉及人的生物医学研究的有关规定开展试验性临床医疗，充分保障患者本人或其家属的知情同意权。

试验性医疗在推动医学发展的同时，也存在一定的风险性。医师参与的试验性临床医疗是医学创新技术在临床应用的最后一道关卡。医师要本着对患者不伤害、有利、尊重和数据真实的原则，恪守医学伦理规范，在患方充分知情并同意的条件下，按照已确定的临床试验方案进行临床试验，尽力减小试验性医疗的风险，维护患者的安全和健康，促进医学的进步。

【经典习题】

1. 下列关于中医学道德传统的叙述，错误的是
   A. 谦和谨慎是古代医家处理同道关系的道德原则
   B. 中国古代医家注重道德的一个重要特征是精于医术
   C. 医生要"正己正物"，"正己"指诊断正确，用药恰当；"正物"指精通医理，严肃医风
   D. 中国古代医家把及时抢救患者作为自己的天职
   E. 中国古代医家十分重视医生的作风和仪表
2. "博极医源，精勤不倦"反映了中医学道德传统中的哪项内容
   A. 治学态度至精至微　　　B. 对待同道谦和谨慎　　　C. 对待患者至亲之想
   D. 医疗作风端正纯良　　　E. 服务态度一心赴救

答案：1.C；2.A。

第二节 医学伦理的基本原则

基本原则	尊重原则	★★★
	不伤害原则	★★★
	有利原则	★★★
	公正原则	★★★

医学伦理的基本原则是指在医学实践活动中调节医疗人际关系以及医务人员、医疗卫生保健机构与社会关系的最基本的出发点和指导准则，具体包括尊重、有利、不伤害、公正四个原则。

一、尊重原则

尊重原则，强调在医护实践中对患者的人格尊严、隐私及其自主性等权利予以尊重。人格尊严是人生来就有的、不被侵犯和污辱的权利，不管是什么样的人，其人格尊严就应得到肯定和保护；隐私包括患者的姓名、年龄、身份证号码、家庭情况、疾病状况等信息；自主性是指患者对有关自己的医护问题，经过深思熟虑所作出的合乎理性的决定并据此采取的行动。知情同意、知情选择等均是患者自主性的体现。

但是，患者的自主性不是绝对的，而是有条件的，这包括：①它是建立在医务人员为患者提供适量的、正确的且患者能够理解的信息基础之上的。②患者必须具有一定的自主能力。对于丧失自主能力的患者（如处于精神病发作期的患者、昏迷状态和植物状态的患者等）或缺乏自主能力的患者（如婴幼儿、少年患者，先天性严重智力低下的患者等）是不适用的，这些患者的自主权需要由家属、监护人或代理人代理。③患者作出决定时情绪必须处于稳定状态，是基于理性的考量。④患者的自主性决定必须是经过深思熟虑、完全自愿的。也就是说，患者在作出决定时，能够理解和明白各种可能的医疗选择、医护问题的种种方案及其可能后果，能够对这些后果作出利弊评价，其选择是经权衡或与家属商讨后作出的抉择。⑤患者自主性决定不会与他人、社会的利益发生严重冲突。也就是说，当患者的自主性会对他人、社会利益构成严重危害时，也应受到必要的限制。

尊重原则要求医务人员：①平等尊重患者及其家属的人格与尊严。②尊重患者知情同意和选择的权利，而对于缺乏或丧失知情同意和选择能力的患者，应该尊重其家属或监护人代理知情同意和选择的权利。然而，在生命的危急时刻，家属或监护人不在场而又来不及赶到医疗机构时，医务人员出于患者利益考虑和医学责任，可以按照相关规定和程序行使"特殊干涉权"。③要履行帮助、劝导甚至限制患者选择的责任。为了维护患者知情同意的权利，医务人员要帮助患者，如提供正确、适量、适度的信息，并让患者能够理解，在此前提下让患者自主地同意和选择。当患者的选择不当时，应劝导患者，不能采取听之任之、出现问题后果自负的态度。当然，在劝导无效时仍应尊重患者或其家属的自主权并请其签字以示负责。同时，当患者的选择与他人、社会的利益发生矛盾时，医务人员要协助患者进行调整，以履行对他人、对社会的责任，使患者的损失降到最低限度。如果患者的选择会对其本人或他人的健康和生命构成威胁、对社会造成严重危害，医务人员对患者的选择进行适当限制或特殊干涉是符合伦理的。

二、不伤害原则

在医学实践中，不伤害是指在诊治、护理过程中不使患者的躯体、精神、经济等方面受到损害。一般来说，凡是在医疗、护理上必需的或者是属于适应证范围内的，则所实施的诊治、护理手段是符合不伤害原则的。相反，如果实施的诊治、护理手段对患者是无益的、不必要的或是禁忌的，而有意或无意地去勉强实施，从而使患者受到伤害，也就违背了不伤害原则。但是，符合适应证并不意味着可以忽视对患者的伤害，应努力避免各种伤害的可能或将伤害减少到最低限度。

为预防对患者的蓄意伤害，或为使伤害减少到最低限度，对医务人员有以下要求：①培养为患者利益和健康着想的动机和意识，杜绝有意伤害和责任伤害；②尽力提供最佳的诊治、护理手段，防范无意但却可知的伤害，把不可避免但可控的伤害控制在最低限度；③对有危险或有伤害的医护措施要进行评价，要选择利大于弊的措施等。

三、有利原则

在医学实践中，<u>有利原则有狭义和广义之分。</u><u>狭义的有利原则是医务人员的诊治、护理行为应当对患者确有助益，要能够减轻患者的痛苦，促进其康复；</u><u>广义的有利原则不仅对患者有利</u>，而且医务人员的行为<u>还应当有利于医学事业和医学科学的发展</u>，有利于促进人群、人类的健康和福利。

为使医务人员的行为对患者确有助益，对医务人员有以下要求：①医务人员的行为应尽可能减轻或解除患者的痛苦；②对患者利害共存时，要尽力使医护行为给患者带来最大的益处和最小的危害；③在使患者受益的同时而不会给他人带来太大的伤害等。

四、公正原则

公正即公平与正义。公正包括形式公正和实质公正。形式公正是指分配负担和收益时，相同的人给予同样对待，不同的人给予不同对待；在医护实践中，形式公正是指类似的个案以同样的准则处理，不同的个案以不同的准则处理，一般说来形式公正主要限于基本医疗护理及基本公共卫生服务。实质公正是指应当根据个人的需要、能力、对社会的贡献、在家庭中的角色地位等分配负担和收益。现阶段我国稀有卫生资源、非基本医疗卫生服务的分配，依据的就是实质公正。

这一原则要求医务人员：①公正地分配卫生资源。医务人员应根据形式公正和实质公正的要求，根据自己的职责和权利，尽力实现患者基本医疗和护理的平等。②不仅在卫生资源分配上，而且在服务态度上能够公正地对待患者，特别是老年患者、精神病患者、残疾患者、年幼患者等。③在医患纠纷、医护差错事故的处理中，要坚持实事求是，站在公正的立场上。

上述四个基本原则，在具体运用过程中相互间可能会发生冲突，此时需要进行权衡。一般来说，<u>尊重原则与不伤害原则是最底线原则</u>。

【经典习题】

3.患者，男，35岁。咳嗽1周到村卫生室就诊。患者取药后，询问药物的不良反应，该医生回答："跟你说了你也不懂，回去照着药袋上写的方法按时服药就行了"。该医生违背的医学伦理原则是
A.尊重原则　　　　　　B.公正原则　　　　　　C.有利原则
D.不伤害原则　　　　　E.信息公开原则

4.一足部患有严重溃疡的糖尿病患者，经治疗病情未减轻，且有发生败血症的危险，此时为了保证患者的生命而需要对其截肢。其中包含的冲突是
A.有利原则与公正原则的冲突　　　　B.有利原则与尊重原则的冲突
C.不伤害原则与有利原则的冲突　　　D.不伤害原则与公正原则的冲突
E.不伤害原则与尊重原则的冲突

答案：3.A；4.C。

第三节　医患关系伦理

医患关系伦理	医患关系的含义	★★
	医患关系模式	★★
	医患双方的道德权利与义务	★★★
	构建和谐医患关系的伦理要求	★

一、医患关系的含义

一般认为医患关系是指医师与患者在诊疗活动中形成的人际关系。事实上，在医患关系中的"医"不仅指医师，还包括护士、药学技术人员、医技人员，以及在医疗机构中从事行政、后勤管理和服务的其他人员；"患"也不只是患有疾病的人，还包括有求医行为的健康者，以及与患者有关联的亲属、监护人、组织等群体，尤其是当患者不具备或失去行为能力时（如婴儿、昏迷的患者等），与患者有密切关系的人可能会成为患者利益的直接代理人。故从广义上说，医患关系是指以医师为中心的群体（医方）与以患者为中心的群体（患方）在医疗活动中所建立起来的人际关系。

二、医患关系模式

医患关系模式是医患之间相互影响、相互作用的基本行为模式。1956年，美国医生萨斯与荷伦德，依据医师和患者在医疗方案的决定和执行中各自主动性的大小，将狭义医患关系分为三种模式：主动-被动模式、指导-合作模式和共同参与模式。

1. 主动-被动模式 是在医疗活动中，医师处于主动地位，患者处于被动地位并以服从为前提的模式，该模式类似于父母与婴儿的关系。它主要适用于昏迷、休克、精神病患者发作期、严重智力低下者以及婴幼儿等一些难以表达主观意志的患者及需要立即抢救的急危重症患者。

2. 指导-合作模式 是在医疗活动中，患者具有一定的主动性，能够主动述说病情，但医者仍居于主导地位的模式，该模式类似于父母与未成年人的关系，适用于大多数有自主能力的患者。它有助于发挥患者的积极性，提高诊治效果，也是医疗活动中较普遍存在的一种医患关系模式。

3. 共同参与模式 是在医疗活动中，医患双方共同参与医疗方案的决定与实施，该模式类似于成人与成人之间的关系。它主要适用于具有一定医学知识背景的患者或长期的慢性病患者。理论上说，这种医患关系模式是最理想的，不但可以提高诊治水平，而且有利于建立和谐的医患关系。

以上三种医患关系模式各有其特点，在其特定的范围内都是适当的、有效的，但对大多数患者来说应当按照指导-合作模式或共同参与模式来实施诊疗。

三、医患双方的道德权利与义务

权利与义务有法律和道德维度之区别，法律维度的权利、义务带有强制性，而道德维度的权利、义务并不具有强制性，其依赖于行动者的自觉。道德权利是道德主体依据道德所应享有的正当权力和利益；道德义务就是道德主体依据道德对他人、群体和社会应当负有的责任。

（一）医师的道德权利和义务

医师的道德权利是在医疗活动中，医师在道德上享有的正当权力和利益。它是医师正当从事执业活动、维护和促进人类健康应有的权力以及应得的利益。医师的道德权利主要包括：①在注册的执业范围内，进行医学检查、疾病调查、医学处置，出具相应的医学证明文件，选择合理的医疗、预防、保健方案；②按照国务院卫生行政部门规定的标准，获得与本人执业活动相当的医疗设备基本条件；③从事医学研究、学术交流，参加专业学术团体；④参加专业培训，接受医学继续教育；⑤在执业活动中，人格尊严、人身安全不受侵犯；⑥获取工资报酬和津贴，享受国家规定的福利待遇；⑦对所在机构的医疗、预防、保健工作和卫生行政部门的工作提出意见和建议，依法参与所在医疗机构的管理。以上既是医师的法律权利，也是其道德权利。此外，医师还有要求患者和家属配合诊治、在特殊情况下干涉患者及其家属不当就医行为和行为选择的道德权利。

在医疗活动中，医师的道德义务主要包括：①遵守法律、法规，遵守技术操作规范；②树立敬业精神，遵守职业道德，履行医师职责，尽职尽责为患者服务；③关心、爱护、尊重患者，保护患者的隐私；④努力钻研业务，更新知识，提高专业技术水平；⑤宣传卫生保健知识，对患者进行健康教育。以上既是医师的法律义务，也是医师的道德义务。此外，医师的道德义务还要求把对患者应尽义务与对他人、社会应尽义务统一起来，并且把维护和促进患者权利的实现也视为应尽的义务。

（二）患者的道德权利与道德义务

患者的道德权利是患者在医疗活动中在道德上享有的正当权力和利益。它主要包括：①平等医疗权：即要求医务人员平等对待每一位患者，一视同仁，在分配医疗卫生资源时，要坚持公平公正。②知情同意权：知情同意是尊重患者自主性的具体体现，是指在临床过程中，医务人员为患者作出诊断和治疗方案后，应当向患者提供包括诊断结论、治疗决策、病情预后以及诊治费用等方面的真实、充分的信息，尤其是诊疗方案的性质、作用、依据、损伤、风险以及不可预测的意外等情况，使患者或其家属经过深思熟虑自主地作出选择，并以相应的方式表达其接受或者拒绝此种诊疗方案的意愿和承诺。在得到患者明确承诺后，才可最终确定和实施拟定的诊治方案。③隐私保护权：为了诊治的需要，患者有义务将自己与疾病有关的隐私如实地告知医务人员，但是患者也有权维护自己的隐私不受侵害。对于医务人员已经了解的患者隐私，患者享有不被擅自公开的权利。④损害索赔权：在医疗活动中，因医疗机构及其医务人员过错造成患者人身损害、精神损害或财产损失时，患者及其家属有权提出经济赔偿的要求，并有权依法追究有关人员或单位的法律责任。⑤医疗监督权：在就医过程中，患者及其家属有权对医疗活动的合理性、公正性等进行监督；有权检举、控告侵害患者权益的医疗机构及其工作人员的违法失职行为；有权对保护患者权益方面的工作提出批评、咨询和建议。

患者的道德义务是在医疗活动中，患者在道德上对自身、医疗机构及其医务人员、他人和社会所负有的道德责任。主要包括：①配合医者诊疗的义务：在医患关系中，患者应如实陈述病史、病情，按医嘱进行各项检查并按医师的指示接受治疗。②遵守医院规章制度，尊重医务人员及其劳动的义务：患者应自觉遵守医疗卫生机构各种规章制度，尊重医务人员的辛勤劳动，尊重医务人员的人格尊严。③给付医疗费用的义务：医疗服务不以治疗是否有效或是否成功作为收取费用的前提，哪怕是治疗失败，只要医师付出了劳动，并且尽职尽责、尽心尽力，不存在过错，就应当得到报酬。患者不能以无效或失败为理由拒付医疗费。④保持和恢复健康的义务：每一个人都有保持自身健康且不危害他人健康，并为他人健康积极行动的义务。那种"健康是自己的事，他人无权干涉"的观点，是对健康道德的背离。⑤支持临床实习和医学发展的义务：医学科学的发展和医学生的培养离不开患者的配合和支持，支持医学生临床实习和医学人体试验，是提高医学生培养质量、促进医学进步的需要，应成为每一个患者的道德义务。但是，作为一种道德义务必须以患者的知情同意为前提。医学实践中任何人都不能假借社会、医学的名义，侵犯他人的人身权利。

四、构建和谐医患关系的伦理要求

和谐医患关系的基础是医患之间的信任，这种信任是建立在医师行为的"诚"与患者态度的"信"基础之上的。为构建和谐医患关系，双方做到以下几个方面：

1. 医患双方应密切地沟通与交流。
2. 医患双方应自觉维护对方的权利。
3. 医患双方应自觉履行各自的义务。
4. 医患双方应加强道德自律并遵守共同的医学道德规范。

【经典习题】

5. 对于长期的慢性病患者，宜采取的医患关系模式是
   A. 主动－被动型　　　　B. 被动－主动型　　　　C. 指导－合作型
   D. 共同参与型　　　　　E. 合作－指导型

6. 最能体现知情同意准则的是
   A. 医生为患者选用疗效相当但价格低廉的药物
   B. 医生为患者提供完全、真实的信息，供其选择表态
   C. 医生使用艾滋病患者病情资料时，应作隐去姓名等处理
   D. 医生诊断时考虑患者的各方面因素
   E. 医生治疗时应努力使患者受益

答案：5.D；6.B。

第四节 乡村全科诊疗的伦理要求

乡村全科诊疗的伦理要求	病史采集的伦理要求	★★
	体格检查的伦理要求	★★
	药物治疗的伦理要求	★★
	转诊的伦理要求	★★

一、病史采集的伦理要求

病史采集是乡村全科医生进行疾病临床诊断的第一步。询问病史是医生通过与患者、患者家属或有关人员的交谈，了解疾病的发生和发展过程、患者既往的健康状况及治疗情况等，也是获得患者病情资料的首要环节和疾病诊断的主要依据之一。因此，能否取得尽可能全面、可靠的病史，直接关系到下一步的检查、诊断、治疗手段的选择和护理措施的运用等。

在询问病史过程中，乡村全科医生应遵循以下伦理要求：

1. 举止端庄，态度热情 在询问病史时，医生的举止、态度都会影响与患者的沟通和交流。医生举止端庄、态度热情，可以使患者产生信赖感和亲切感。这不仅能使患者就诊时的紧张心理得以缓解，而且有利于倾诉病情、告知与疾病有关的隐私，从而获得全面、可靠的病史资料。相反，医生的衣冠不整、举止轻浮、态度冷淡或傲慢，患者就容易产生不安全感或心理压抑情绪。

2. 全神贯注，语言得当。

3. 耐心倾听，正确引导。

二、体格检查的伦理要求

体格检查是乡村全科医生运用自己的感官和简便的诊断工具对患者的身体状况进行检查的方法。中医体格检查包括望诊、闻诊、问诊、切诊，而西医的包括视诊、触诊、叩诊、听诊。这些都是简便、经济的诊断方法，也是确定诊断的重要环节。在体格检查过程中，乡村全科医生应遵循以下伦理要求：

1. 全面系统，认真细致。

2. 关心体贴，减少痛苦 检查动作要敏捷，手法要轻柔，敏感部位要用语言转移患者注意力，不要长时间检查一个部位和让患者频繁改换体位，更不能我行我素、动作粗暴，以免增加患者的痛苦。

3. 尊重患者，心正无私。

在体格检查中，乡村全科医生也会借助一些辅助检查手段，对于辅助检查的使用，乡村全科医生应遵循的伦理要求有：①综合考虑确定检查项目，目的纯正。辅助检查要根据患者的诊疗需要、患者耐受性、患者支付费用的能力等综合考虑确定检查项目。②患者知情同意，医生尽职尽责。医生一定要向患者或患者家属讲清楚检查的目的、意义、费用和风险，在其理解并表示同意后再行检查。③综合分析检查结果，切忌片面性。

三、药物治疗的伦理要求

药物是医务人员维护和促进人类健康的有力工具，它不仅能控制疾病的发生和发展，而且也能提高人体抵御疾病的能力。乡村全科医生在使用药物进行治疗时，应遵循以下伦理要求：

1. 对症下药，剂量安全 对症下药是医生根据临床诊断选择相适应的药物进行治疗。为此，医生必须首先明确疾病的诊断和药物的适应证和禁忌证，然后选择治本或标本兼治的药物。如果疾病诊断未明且病情较为严重时，或者诊断明确而暂时还没有可供选择的治本或标本兼治的药物，可暂时应用治标药物，以减轻病痛和避免并发症。但是，医生要警惕药物对症状掩盖的假象，以防止给诊断带来困难和延误病情及发生意外。剂量安全是指医生在对症用药的前提下，要因人而异地掌握药物剂量。因为用药剂量与患者的年龄、体重、体质、重要脏器的功能状况、用药史等多种因素有关。医生应具体了解患者的以上情况，有针对性地灵活用药，努力使给药量在体内既达到最佳治疗量而又不至于发生蓄积中毒，即防止用药不足或过量给患者带来的危害。

2. 合理配伍，细致观察　在联合用药时，合理配伍可以提高药物抵御疾病的能力，也可以克服或对抗一些药物的副作用，从而使药物发挥更大的疗效。但是，要达到合理配伍首先要掌握药物的配伍禁忌，其次要限制药味数。否则，滥用联合用药，由于药物的拮抗作用有可能近期给患者带来危害，而且由于耐药性的发生也会给日后的治疗设置障碍。在用药过程中，不管是联合或单独用药，都应细致观察，了解药物的疗效和毒副作用，并随着病情的变化调整药物的种类和剂量，以取得较好的治疗效果和预防药源性疾病的发生。

3. 节约费用，公正分配　在使用药物治疗时，乡村全科医生应在确保疗效的前提下，尽量节约患者的费用。医生应尽可能地选用常规药品、医疗目录中的药品。

4. 严格用药，避免滥用　对乡村全科医生来说，必须要严格按照用药目录的规定实施药物治疗，认真执行基本药物统一调拨和配送的相关规定，并执行零差率销售政策，不得从非正当渠道购买任何药品。同时，能够服药解决的疾病问题，尽量不要打针；能够打针治疗的疾病，尽量不要静脉输液，特别要避免抗生素滥用的问题。严格按照用药规范用药不仅是伦理的要求，也是乡村全科医师执业法律规范的要求。

四、转诊的伦理要求

乡村全科医生在诊疗活动中，如果遇到村民患有疑难、急危重症或受条件限制自身不能施治的患者，应该积极向上级医疗机构转诊。为确保患者的生命健康利益，在转诊中乡村全科医生应遵循以下伦理要求：

1. 患者健康利益为重，果断、及时转诊。
2. 积极配合患者家属转诊患者，准确提供安全指导。
3. 改变服务模式，不断提高医疗技术水平与能力。

【经典习题】

7. 患者，女，57岁。在邻村参加婚礼时突发恶心、呕吐等症状，到该村卫生室就诊。医生怀疑其为心脏病，但家人坚持认为是由不洁饮食所致，要求对症治疗。该医生正确的做法是
   A. 开具治疗心脏病的药物　　　　　　B. 拒绝给患者提供任何治疗
   C. 让患者回本村村卫生室治疗　　　　D. 按照家属要求进行对症处理
   E. 说服并指导患者转诊到上级医院

8. 村医在询问病史时大声接听朋友打来的电话，且边说边笑。患者对此感到不悦。本案例中，该医生违背的伦理要求是
   A. 举止端庄，态度热情　　B. 全神贯注，耐心倾听　　C. 语言得当，正确引导
   D. 全面系统，认真细致　　E. 关心体贴，减少痛苦

9. 村医在考虑患者为病毒性感冒后，便嘱其静脉滴注头孢菌素、口服阿莫西林及罗红霉素。本案例中，该医生主要违背的药物治疗伦理要求是
   A. 严格用药，避免滥用　　B. 对症下药，剂量安全　　C. 节约费用，公正分配
   D. 操作正规，称量精确　　E. 审方认真，调配迅速

10. 医生在体格检查时应遵循的道德要求是
    A. 全面系统，频换体位
    B. 动作要敏捷，手法可粗暴，我行我素
    C. 偶遇不合作或拒绝检查的患者时应强行检查
    D. 为全面细致检查，可长时间检查一个部位
    E. 尊重患者，心正无私

答案：7.E；8.B；9.A；10.E。

第五节　乡村公共卫生服务的伦理要求

乡村公共卫生服务的伦理要求	疾病防控的伦理要求	★★
	健康教育与健康促进的伦理要求	★★
	特殊人群公共卫生服务的伦理要求	★

一、疾病防控的伦理要求

（一）传染病防控的伦理要求

传染病是对人类健康危害最大的疾病，具有起病急、传播快、死亡率高的特点。农村传染病的防控工作主要包括两个方面，即传染病的预防和管理。前者主要是通过免疫接种、健康教育、卫生环境改善以及提高农民的卫生和健康意识与能力来实现；后者主要是通过对传染病患者和易感人群的治疗、隔离等以避免疫情进一步扩散。对于乡村全科医生来说，为了做好传染病防控工作，应遵循以下伦理要求：①要具有对居民健康负责的意识，积极开展传染病防控；②要认真做好传染病的监测和报告，履行法定的传染病防控责任；③尊重科学，掌握传染病防控的知识，具有职业奉献精神；④在传染病防控中，尊重传染病患者的权利和人格尊严。

（二）慢性非传染性疾病防控的伦理要求

慢性非传染性疾病简称"慢性病"，已成为导致当今人类过早死亡和影响健康水平的主要原因。作为防控慢性非传染性疾病中坚力量的乡村全科医生，在从事慢性病防控的工作中应遵循以下伦理要求：①对健康或处于亚健康状态的居民，要积极开展健康教育，促进人们健康行为、生活方式的转变。②对处于健康风险中的人群，要加强慢性病的监测、筛查和普查工作，履行早发现、早诊断和早治疗的职业责任。

二、健康教育与健康促进的伦理要求

健康教育是指通过有计划、有组织的社会性教育活动，促进人们能够自觉地采取有益于身心健康的行为和生活方式，消除或减轻影响健康的危险因素，以达到从群体的角度预防疾病、促进人群健康和提高人们生活质量的目的。健康教育从改变人群的生活方式入手，注重人群健康意识与健康技能的培养，帮助人们建立起健康的生活方式。行之有效的健康教育须依赖或借助一系列致力于健康促进的相关政策、制度和社会环境等支持系统。

健康教育本身是一项复杂、艰巨而长期的任务。在健康教育和健康促进工作中，乡村全科医生应遵循以下伦理要求：①要认识到健康教育是一项法律义务，乡村全科医生要充分利用一切机会和场合积极主动地开展健康教育。②乡村全科医生在农村健康教育的第一线，要积极参与有利于健康促进的公共政策的制定、支持性环境的创建和卫生保健体系的建立。③深入农村居民中间，将健康教育工作渗透到初级卫生保健等日常工作中。④不断完善自我，提高个人的健康观念和健康知识水平，并以科学的态度和群众喜闻乐见的形式开展健康教育工作。比如借用现代媒体以及农村居民易于接受的健康教育形式，逐步提高农村居民的健康认知水平和自我健康管理能力。

三、特殊人群公共卫生服务的伦理要求

乡村全科医生在公共卫生服务工作中涉及老年人、儿童、孕产妇、精神病人等群体时，应意识到其与普通农村居民有所不同，具有各自的特点，在为他们提供公共卫生服务时需要遵循相应的伦理要求。

（一）儿童公共卫生服务的伦理要求

针对儿童的公共卫生服务主要是预防接种和 0～6 岁儿童健康管理两项工作。工作项目虽然只有两项，但工作内容较多，并且责任重大。为确保工作质量，需要遵循的伦理要求如下：

1. 关爱儿童，树立对儿童终身负责的精神。

2. 细致入微，一丝不苟。

3. 精益求精，努力提高业务能力。

（二）孕产妇健康管理服务中的伦理要求

孕产妇健康管理服务主要包括为孕产妇建立保健手册、提供产前检查、孕期健康指导、产后访视等工作，需要遵循的伦理要求主要有以下几方面：

1. 转变观念，提高认识，重视孕产妇保健工作。

2. 提高业务能力，赢得公众信任。

3. 加强健康教育，提高孕产妇的健康意识。

4. 尊重孕产妇，注意保护隐私。

（三）老年人健康管理服务中的伦理要求

老年人健康管理服务的对象是65岁及以上的老人。老年人健康管理服务包括生活方式和健康状况评估、体格检查、辅助检查及健康指导等。由于老年人的器官、组织、细胞的自然老化，致使生理功能逐渐衰退，伴随着生理变化，老年人的心理也有很大变化，比如智力和情绪的改变、人格特征的变化等。在老年人健康服务工作中主要遵循以下伦理要求：

1. 充分认识老年人的健康权利，积极开展老年人的健康管理工作。

2. 理解和尊重老年人。

3. 关心和帮助老年人。

（四）严重精神障碍患者健康管理服务中的伦理要求。

严重精神障碍患者健康管理服务的对象是辖区内诊断明确、在家居住的严重精神障碍患者。包括精神分裂症、偏执性精神病、癫痫所致精神障碍、精神发育迟滞伴发精神障碍等患者。开展此项服务工作应遵循以下伦理要求：

1. 尊重患者的人格和权利。

2. 同情和关怀患者。

3. 关心和帮助患者家属。

4. 培养认真负责的态度和奉献精神。

【经典习题】

11. 健康教育和健康促进的伦理要求不包括

　　A. 履行义务，参加充分利用一切机会和场合积极主动地开展健康教育

　　B. 积极参与有利于健康促进的公共政策的制定

　　C. 深入农村、社区，将健康教育与健康促进工作渗透到初级卫生保健工作中

　　D. 不断完善自我，以科学的态度和群众喜闻乐见的形式开展健康教育和健康促进工作

　　E. 依法开展卫生监督和管理，从源头控制职业性损害，对劳动者的安全和健康负责

答案：E。

第三章 卫生法规

第一节 传染病防治法

传染病防治法	概述	★
	传染病的分类	★★★
	医疗机构在传染病预防中的职责	★★
	传染病疫情的报告	★★★
	医疗机构在传染病疫情控制中应当采取的措施	★★★
	医疗机构应当开展的医疗救治活动	★★

一、概述

传染病，是指由于具有传染性的致病性微生物，如细菌、病毒、立克次体、寄生虫等侵入人体，使人体健康受到某种损害以致危及不特定的多数人生命健康甚至整个社会的疾病。传染病种类很多，可通过不同方式，直接或者间接地传播，造成人群中传染病的发生或者流行。

《传染病防治法》有总则，传染病预防，疫情报告、通报和公布，疫情控制，医疗救治，监督管理，保障措施，法律责任，附则9章，共80条。

二、传染病的分类

根据传染病病种的传播方式、传播速度、流行强度以及对人类健康危害程度的不同，参照国际统一分类标准，《传染病防治法》将37种急性和慢性传染病列为法定管理的传染病，并分为甲、乙、丙3类。

1. 甲类传染病 是指鼠疫、霍乱。

2. 乙类传染病 是指传染性非典型肺炎、艾滋病、病毒性肝炎、脊髓灰质炎、人感染高致病性禽流感、麻疹、流行性出血热、狂犬病、流行性乙型脑炎、登革热、炭疽、细菌性和阿米巴痢疾、肺结核、伤寒和副伤寒、流行性脑脊髓膜炎、百日咳、白喉、新生儿破伤风、猩红热、布氏菌病、淋病、梅毒、钩端螺旋体病、血吸虫病、疟疾。

3. 丙类传染病 是指流行性感冒、流行性腮腺炎、风疹、急性出血性结膜炎、麻风病、流行性和地方性斑疹伤寒、黑热病、棘球蚴病（包虫病）、丝虫病，以及除霍乱、细菌性和阿米巴痢疾、伤寒和副伤寒以外的感染性腹泻病。

上述规定以外的其他传染病，根据其暴发、流行情况和危害程度，需要列入乙类、丙类传染病的，由国务院卫生行政部门决定并予以公布。2008年5月2日，卫生部决定将手足口病列入传染病防治法规定的丙类传染病进行管理。

《传染病防治法》规定，对乙类传染病中传染性非典型肺炎、炭疽中的肺炭疽和人感染高致病性禽流感，采取《传染病防治法》所称甲类传染病的预防、控制措施。其他乙类传染病和突发原因不明的传染病需要采取《传染病防治法》所称甲类传染病的预防、控制措施的，由国务院卫生行政部门及时报经国务院批准后予以公布、实施。2009年4月30日，卫生部经国务院批准，将甲型H1N1流感纳入乙类传染病，并采取甲类传染病的预防、控制措施。

2013年10月28日，国家卫生计生委发出《关于调整部分法定传染病病种管理工作的通知》，将人感染H7N9禽流感纳入法定乙类传染病；将甲型H1N1流感从乙类调整为丙类，并纳入现有流行性感冒进行管理；解除对人感染高致病性禽流感采取的《传染病防治法》规定的甲类传染病预防、控制措施。目前，我国共有法定传染病39种，其中甲类2种、乙类26种、丙类11种。

三、医疗机构在传染病预防中的职责

《传染病防治法》规定，医疗机构承担与医疗救治有关的传染病防治工作和责任区域内的传染病预防工作。城市社区和农村基层医疗机构在疾病预防控制机构的指导下，承担城市社区、农村基层相应的传染病防治工作。

医疗机构必须严格执行国务院卫生行政部门规定的管理制度、操作规范，防止传染病的医源性感染和医院感染。

医疗机构应当确定专门的部门或者人员，承担传染病疫情报告、本单位的传染病预防、控制以及责任区域内的传染病预防工作；承担医疗活动中与医院感染有关的危险因素监测、安全防护、消毒、隔离和医疗废物处置工作。

四、传染病疫情的报告

《传染病防治法》规定，医疗机构及其执行职务的人员发现规定的传染病疫情或者发现其他传染病暴发、流行以及突发原因不明的传染病时，应当遵循疫情报告属地管理原则，按照国务院规定的或者国务院卫生行政部门规定的内容、程序、方式和时限报告。依法负有传染病疫情报告职责的医疗机构及其工作人员不得隐瞒、谎报、缓报传染病疫情。

五、医疗机构在传染病疫情控制中应当采取的措施

《传染病防治法》规定，医疗机构发现甲类传染病时，应当及时采取下列措施：

1. 对病人、病原携带者，予以隔离治疗，隔离期限根据医学检查结果确定。
2. 对疑似病人，确诊前在指定场所单独隔离治疗。
3. 对医疗机构内的病人、病原携带者、疑似病人的密切接触者，在指定场所进行医学观察和采取其他必要的预防措施。

拒绝隔离治疗或者隔离期未满擅自脱离隔离治疗的，可以由公安机关协助医疗机构采取强制隔离治疗措施。

医疗机构发现乙类或者丙类传染病病人，应当根据病情采取必要的治疗和控制传播措施。

医疗机构对本单位内被传染病病原体污染的场所、物品以及医疗废物，必须依照法律法规的规定实施消毒和无害化处置。

六、医疗机构应当开展的医疗救治活动

《传染病防治法》规定，国家和社会关心、帮助传染病病人、病原携带者和疑似传染病病人，使其得到及时救治。任何单位和个人不得歧视传染病病人、病原携带者和疑似传染病病人。

医疗机构应当按照国务院卫生行政部门规定的传染病诊断标准和治疗要求，采取相应措施，提高传染病医疗救治能力。

《传染病防治法》规定，医疗机构应当对传染病病人或者疑似传染病病人提供医疗救护、现场救援和接诊治疗，书写病历记录以及其他有关资料，并妥善保管。

医疗机构应当实行传染病预检、分诊制度；对传染病病人、疑似传染病病人，应当引导至相对隔离的分诊点进行初诊。医疗机构不具备相应救治能力的，应当将病人及其病历记录复印件一并转至具备相应救治能力的医疗机构。

【经典习题】
1. 我国《传染病防治法》规定的甲类传染病包括
   A. 鼠疫、艾滋病
   B. 鼠疫、霍乱
   C. 鼠疫、霍乱、艾滋病
   D. 鼠疫、霍乱、伤寒和副伤寒
   E. 鼠疫、霍乱、艾滋病、伤寒和副伤寒
2. 当医疗机构发现甲类传染病时，应采取相应措施。下列措施中错误的是
   A. 对病人、病原携带者，予以隔离治疗
   B. 对疑似病人，确诊前在指定场所单独隔离治疗
   C. 对医疗机构内的病人、病原携带者，在指定场所进行医学观察和采取其他必要的预防措施
   D. 对疑似病人的密切接触者，确诊前在指定场所单独隔离治疗
   E. 对于拒绝隔离治疗的，可由公安机关协助医疗机构进行强制隔离治疗

答案：1.B；2.D。

第二节 突发公共卫生事件应急条例

突发公共卫生事件应急条例	概述	★
	医疗卫生机构发现突发公共卫生事件的报告	★★★
	医疗卫生机构在突发事件发生时的应急措施	★★

一、概述

突发公共卫生事件，是指突然发生，造成或者可能造成社会公众健康严重损害的重大传染病疫情、群体性不明原因疾病、重大食物和职业中毒以及其他严重影响公众健康的事件。

《突发公共卫生事件应急条例》有总则、预防与应急准备、报告与信息发布、应急处理、法律责任、附则6章，共54条。

二、医疗卫生机构发现突发公共卫生事件的报告

《突发公共卫生事件应急条例》规定，突发事件监测机构、医疗卫生机构和有关单位发现有下列情形之一的，应当在2小时内向所在地县级人民政府卫生行政主管部门报告：
1. 发生或者可能发生传染病暴发、流行的。
2. 发生或者发现不明原因的群体性疾病的。
3. 发生传染病菌种、毒种丢失的。
4. 发生或者可能发生重大食物和职业中毒事件的。

任何单位和个人对突发事件，不得隐瞒、缓报、谎报或授意他人隐瞒、缓报、谎报。

三、医疗卫生机构在突发事件发生时的应急措施

（一）提供医疗救治

《突发公共卫生事件应急条例》规定，医疗卫生机构应当对因突发事件致病的人员提供医疗救护和现场救援，对就诊病人必须接诊治疗，并书写详细、完整的病历记录；对需要转送的病人，应当按照规定将病人及其病历记录的复印件转送至接诊的或者指定的医疗机构。

（二）防止交叉感染和污染

《突发公共卫生事件应急条例》规定，医疗卫生机构内应当采取卫生防护措施，防止交叉感染和

污染。

(三) 采取医学观察措施

《突发公共卫生事件应急条例》规定，医疗卫生机构应当对传染病病人密切接触者采取医学观察措施，传染病病人密切接触者应当予以配合。

(四) 依法报告

《突发公共卫生事件应急条例》规定，医疗机构收治传染病病人、疑似传染病病人，应当依法报告所在地的疾病预防控制机构。接到报告的疾病预防控制机构应当立即对可能受到危害的人员进行调查，根据需要采取必要的控制措施。

【经典习题】

3.《突发公共卫生事件应急条例》规定，突发事件监测机构、医疗卫生机构和有关单位发现突发公共卫生事件，应当在多长时间内向所在地县级人民政府卫生行政主管部门报告
　　A.30 分钟　　　　　B.1 小时　　　　　C.2 小时
　　D.6 小时　　　　　E.12 小时

4.下列哪项不属于突发公共卫生事件
　　A.重大传染病疫情　　B.群体性不明原因疾病　　C.重大食物中毒
　　D.严重车祸　　　　　E.重大职业中毒

5.下列不属于医疗卫生机构对突发事件发生时的应急措施的是
　　A.提供医疗救治　　　B.防止交叉感染和污染　　C.采取医疗观察措施
　　D.及时隔离　　　　　E.依法报告

答案：3.C；4.D；5.D。

第三节　医疗废物管理条例

医疗废物管理条例	概述	★
	医疗卫生机构对医疗废物的管理	★★★

一、概述

医疗废物，是指医疗卫生机构在医疗、预防、保健以及其他相关活动中产生的具有直接或者间接感染性、毒性以及其他危害性的废物。

《医疗废物管理条例》有总则、医疗废物管理的一般规定、医疗卫生机构对医疗废物的管理、医疗废物的集中处置、监督管理、法律责任、附则 7 章，共 57 条。

二、医疗卫生机构对医疗废物的管理

(一) 及时收集本单位产生的医疗废物

《医疗废物管理条例》规定，医疗卫生机构应当及时收集本单位产生的医疗废物，并按照类别分置于防渗漏、防锐器穿透的专用包装物或者密闭的容器内。医疗废物专用包装物、容器，应当有明显的警示标识和警示说明。

(二) 建立医疗废物暂时贮存设施、设备

《医疗废物管理条例》规定，医疗卫生机构应当建立医疗废物的暂时贮存设施、设备，不得露天存放医疗废物；医疗废物暂时贮存的时间不得超过 2 天。

医疗废物的暂时贮存设施、设备应当远离医疗区、食品加工区和人员活动区以及生活垃圾存放场所，

并设置明显的警示标识和防渗漏、防鼠、防蚊蝇、防蟑螂、防盗以及预防儿童接触等安全措施。医疗废物的暂时贮存设施、设备应当定期消毒和清洁。

（三）使用专用运送工具

《医疗废物管理条例》规定，医疗卫生机构应当使用防渗漏、防遗撒的专用运送工具，按照本单位确定的内部医疗废物运送时间、路线，将医疗废物收集、运送至暂时贮存地点。运送工具使用后应当在医疗卫生机构内的指定地点及时消毒和清洁。

（四）及时交由医疗废物集中处置单位处置

《医疗废物管理条例》规定，医疗卫生机构应当根据就近集中处置的原则，及时将医疗废物交由医疗废物集中处置单位处置。医疗废物中病原体的培养基、标本和菌种、毒种保存液等高危险废物，在交医疗废物集中处置单位处置前应当就地消毒。

（五）污水的排放

《医疗废物管理条例》规定，医疗卫生机构产生的污水、传染病病人或者疑似传染病病人的排泄物，应当按照国家规定严格消毒；达到国家规定的排放标准后，方可排入污水处理系统。

（六）自行处置医疗废物的基本要求

《医疗废物管理条例》规定，不具备集中处置医疗废物条件的农村，医疗卫生机构应当按照县级人民政府卫生行政主管部门、环境保护行政主管部门的要求，自行就地处置其产生的医疗废物。自行处置医疗废物的，应当符合下列基本要求：

1. 使用后的一次性医疗器具和容易致人损伤的医疗废物，应当消毒并作毁形处理。
2. 能够焚烧的，应当及时焚烧。
3. 不能焚烧的，消毒后集中填埋。

【经典习题】

6. 医疗废物暂时贮存的时间不得超过
   A.24 小时　　　　　　　　B.2 天　　　　　　　　C.3 天
   D.5 天　　　　　　　　　E.1 周

7. 关于医疗卫生机构对医疗废物的管理，下列说法不正确的是
   A. 及时收集本单位的医疗废物　　　　B. 建立医疗废物暂时贮存设施
   C. 使用专用运送工具　　　　　　　　D. 及时交由医疗废物集中处置单位处置
   E. 医疗废物不可焚烧或掩埋

答案：6.B；7.E。

第四节　疫苗流通和预防接种管理条例

疫苗流通和预防接种管理条例	概述	★
	疫苗的分类	★★
	疫苗接种	★★★
	预防接种异常反应的处理	★★★

一、概述

疫苗，是指为了预防、控制传染病的发生、流行，用于人体预防接种的疫苗类预防性生物制品。预防接种是控制和消除某些传染病的有效手段之一，是国家贯彻预防为主方针、保护易感人群的重要措施。

《疫苗流通和预防接种管理条例》有总则、疫苗流通、疫苗接种、保障措施、预防接种异常反应的处理、监督管理、法律责任、附则 8 章，共 76 条。

二、疫苗的分类

（一）疫苗的分类

《疫苗流通和预防接种管理条例》规定，疫苗分为两类。第一类疫苗，是指政府免费向公民提供，公民应当依照政府的规定受种的疫苗，包括国家免疫规划确定的疫苗，省、自治区、直辖市人民政府在执行国家免疫规划时增加的疫苗，以及县级以上人民政府或者其卫生主管部门组织的应急接种或者群体性预防接种所使用的疫苗。第二类疫苗，是指由公民自费并且自愿受种的其他疫苗。接种第一类疫苗由政府承担费用。接种第二类疫苗由受种者或者其监护人承担费用。

《疫苗流通和预防接种管理条例》规定，国务院卫生主管部门：①根据全国范围内的传染病流行情况、人群免疫状况等因素，制定国家免疫规划，即按照国家或者省、自治区、直辖市确定的疫苗品种、免疫程序或者接种方案，在人群中有计划地进行预防接种，以预防和控制特定传染病的发生和流行。②会同国务院财政部门拟订纳入国家免疫规划的疫苗种类，报国务院批准后公布。省、自治区、直辖市人民政府在执行国家免疫规划时，根据本行政区域的传染病流行情况、人群免疫状况等因素，可以增加免费向公民提供的疫苗种类，并报国务院卫生主管部门备案。

（二）第一类疫苗的分发

省级疾病预防控制机构应当做好分发第一类疫苗的组织工作，并按使用计划将第一类疫苗组织分发到设区的市级疾病预防控制机构或者县级疾病预防控制机构。县级疾病预防控制机构应当按照使用计划将第一类疫苗分发到接种单位和乡级医疗卫生机构。乡级医疗卫生机构应当将第一类疫苗分发到承担预防接种工作的村医疗卫生机构。医疗卫生机构不得向其他单位或者个人分发第一类疫苗；分发第一类疫苗，不得收取任何费用。

三、疫苗接种

（一）预防接种单位

1. 预防接种单位的条件　《疫苗流通和预防接种管理条例》规定，接种单位应当具备下列条件：①具有医疗机构执业许可证件；②具有经过县级人民政府卫生主管部门组织的预防接种专业培训并考核合格的执业医师、执业助理医师、护士或者乡村医生；③具有符合疫苗储存、运输管理规范的冷藏设施、设备和冷藏保管制度。

承担预防接种工作的城镇医疗卫生机构，应当设立预防接种门诊。接种单位应当承担责任区域内预防接种工作，并接受所在地的县级疾病预防控制机构的技术指导。

2. 疫苗的接收或购进　《疫苗流通和预防接种管理条例》规定，接种单位接收第一类疫苗或者购进第二类疫苗，应当索要疫苗储存、运输全过程的温度监测记录，建立并保存真实、完整的接收、购进记录，做到票、账、货、款一致。对不能提供全过程温度监测记录或者温度控制不符合要求的，接种单位不得接收或者购进，并应当立即向所在地县级人民政府药品监督管理部门、卫生主管部门报告。

3. 遵守预防接种工作规范　《疫苗流通和预防接种管理条例》规定，接种单位接种疫苗，应当遵守预防接种工作规范、免疫程序、疫苗使用指导原则和接种方案，并在其接种场所的显著位置公示第一类疫苗的品种和接种方法。接种单位接种第一类疫苗不得收取任何费用；接种第二类疫苗可以收取服务费、接种耗材费。

（二）医疗卫生人员

《疫苗流通和预防接种管理条例》规定，医疗卫生人员在实施接种前，应当告知受种者或者其监护人所接种疫苗的品种、作用、禁忌、不良反应以及注意事项，询问受种者的健康状况以及是否有接种禁忌等情况，并如实记录告知和询问情况。受种者或者其监护人应当了解预防接种的相关知识，并如实提供受种者的健康状况和接种禁忌等情况。

医疗卫生人员应当对符合接种条件的受种者实施接种，并依照国务院卫生主管部门的规定，记录疫苗的品种、生产企业、最小包装单位的识别信息、有效期、接种时间、实施接种的医疗卫生人员、受种者等内容。接种记录保存时间不得少于 5 年。

对于因有接种禁忌而不能接种的受种者，医疗卫生人员应当对受种者或者其监护人提出医学建议。

（三）儿童预防接种

《疫苗流通和预防接种管理条例》规定，国家对儿童实行预防接种证制度。在儿童出生后 1 个月内，其监护人应当到儿童居住地承担预防接种工作的接种单位为其办理预防接种证。接种单位对儿童实施接种时，应当查验预防接种证，并做好记录。儿童离开原居住地期间，由现居住地承担预防接种工作的接种单位负责对其实施接种。

儿童入托、入学时，托幼机构、学校应当查验预防接种证，发现未依照国家免疫规划受种的儿童，应当向所在地县级疾病预防控制机构或者儿童居住地承担预防接种工作的接种单位报告，并配合疾病预防控制机构或者接种单位督促其监护人在儿童入托、入学后及时到接种单位补种。

四、预防接种异常反应的处理

（一）预防接种异常反应的概念

预防接种异常反应，是指合格的疫苗在实施规范接种过程中或者实施规范接种后造成受种者机体组织器官、功能损害，相关各方均无过错的药品不良反应。

（二）预防接种异常反应的报告和处理

《疫苗流通和预防接种管理条例》规定，接种单位及其医疗卫生人员发现预防接种异常反应、疑似预防接种异常反应或者接到相关报告的，应当依照预防接种工作规范及时处理，并立即报告所在地的县级人民政府卫生主管部门、药品监督管理部门。接到报告的卫生主管部门、药品监督管理部门应当立即组织调查处理。

（三）不属于疫苗接种异常反应的情形

《疫苗流通和预防接种管理条例》规定，下列情形不属于预防接种异常反应：

1. 因疫苗本身特性引起的接种后一般反应。
2. 因疫苗质量不合格给受种者造成的损害。
3. 因接种单位违反预防接种工作规范、免疫程序、疫苗使用指导原则、接种方案给受种者造成的损害。
4. 受种者在接种时正处于某种疾病的潜伏期或者前驱期，接种后偶合发病。
5. 受种者有疫苗说明书规定的接种禁忌，在接种前受种者或者其监护人未如实提供受种者的健康状况和接种禁忌等情况，接种后受种者原有疾病急性复发或者病情加重。
6. 因心理因素发生的个体或者群体的心因性反应。

（四）预防接种异常反应受种者的补偿

《疫苗流通和预防接种管理条例》规定，因预防接种异常反应造成受种者死亡、严重残疾或者器官组织损伤的，应当给予一次性补偿。因接种第一类疫苗引起预防接种异常反应需要对受种者予以补偿的，补偿费用由省、自治区、直辖市人民政府财政部门在预防接种工作经费中安排。因接种第二类疫苗引起预防接种异常反应需要对受种者予以补偿的，补偿费用由相关的疫苗生产企业承担。国家鼓励建立通过商业保险等形式对预防接种异常反应受种者予以补偿的机制。

【经典习题】

8. 下列属于疫苗接种异常反应的是
   A. 疫苗本身特性引起的接种后一般反应
   B. 疫苗质量不合格
   C. 接种单位违反预防接种工作规范
   D. 合格疫苗在实施规范接种过程中造成机体器官功能损害
   E. 受种者在接种时正处于某种疾病的潜伏期或前驱期，接种后偶合发病

9. 儿童出生后，其监护人应当到儿童居住地承担预防接种工作的接种单位为其办理预防接种证。其办理时限为
   A. 1 周内　　　　　　　　B. 2 周内　　　　　　　　C. 3 周内

D.1个月内 E.2个月内

答案：8.D；9.D。

第五节　母婴保健法

母婴保健法	概述	★
	母婴保健专项技术许可	★★★

一、概述

母婴保健，是指以保健为中心，以保障生殖健康为目的，为母亲和婴儿提供的医疗保健服务。

《母婴保健法》有总则、婚前保健、孕产期保健、技术鉴定、行政管理、法律责任、附则7章，共39条。

二、母婴保健专项技术许可

（一）医疗保健机构开展专项技术的许可

医疗保健机构依照《母婴保健法》规定开展婚前医学检查、遗传病诊断、产前诊断以及施行结扎手术和终止妊娠手术的，必须符合国务院卫生行政部门规定的条件和技术标准，并经县级以上地方人民政府卫生行政部门许可。严禁采用技术手段对胎儿进行性别鉴定，但医学上确有需要的除外。

（二）母婴保健人员从事专项技术的许可

从事《母婴保健法》规定的遗传病诊断、产前诊断的人员，必须经过省、自治区、直辖市人民政府卫生行政部门的考核，并取得相应的合格证书。从事婚前医学检查、施行结扎手术和终止妊娠手术的人员，必须经过县级以上地方人民政府卫生行政部门的考核，并取得相应的合格证书。

【经典习题】

10.在母婴保健专项检查中，某医疗保健机构因未达到规定的条件和技术标准而开展产前诊断，被当地卫生行政部门责令改正。制定该规定条件和技术标准的部门是
A.县级卫生行政部门　　B.省级卫生行政部门　　C.国务院卫生行政部门
D.设区的市级卫生行政部门　E.县级以上地方人民政府卫生行政部门

11.某县医院妇产科医师欲开展结扎手术业务，按照规定参加了相关培训。培训结束后，有关单位负责对其进行了考核并颁发相应的合格证书。该相关单位是指
A.所在医疗保健机构　　B.县级以上地方人民政府卫生行政部门
C.国务院卫生行政部门　D.地方医学会　　E.地方医师协会

答案：10.C；11.B。

第六节　执业医师法

执业医师法	概述	★
	医师的基本要求及职责	★
	医师执业规则	★★★
	执业助理医师执业范围与要求	★★★

一、概述

医师，是指依法取得执业医师资格或者执业助理医师资格，经注册在医疗、预防、保健机构中执业的专业医务人员。

《执业医师法》有总则、考试和注册、执业规则、考核和培训、法律责任、附则6章，共48条。

二、医师的基本要求及职责

《执业医师法》规定，医师的基本要求与职责是应当具备良好的职业道德和医疗执业水平，发扬人道主义精神，履行防病治病、救死扶伤、保护人民健康的神圣职责。

三、医师执业规则

（一）医师在执业活动中享有的权利

《执业医师法》规定，医师在执业活动中享有下列权利：

1. 在注册的执业范围内，进行医学诊查、疾病调查、医学处置、出具相应的医学证明文件，选择合理的医疗、预防、保健方案。
2. 按照国务院卫生行政部门规定的标准，获得与本人执业活动相当的医疗设备基本条件。
3. 从事医学研究、学术交流，参加医师协会和专业学术团体。
4. 参加专业培训，接受继续医学教育。
5. 在执业活动中，人格尊严、人身安全不受侵犯。
6. 获取工资报酬和津贴，享受国家规定的福利待遇。
7. 对所在机构的医疗、预防、保健工作和卫生行政部门的工作提出意见和建议，依法参与所在机构的民主管理。

（二）医师在执业活动中履行的义务

《执业医师法》规定，医师在执业活动中履行下列义务：

1. 遵守法律、法规，遵守技术操作规范。
2. 树立敬业精神，遵守职业道德，履行医师职责，尽职尽责为患者服务。
3. 关心、爱护、尊重患者，保护患者的隐私。
4. 努力钻研业务，更新知识，提高专业技术水平。
5. 宣传卫生保健知识，对患者进行健康教育。

（三）医师执业要求

1. 医师实施医疗、预防、保健措施，签署有关医学证明文件，必须亲自诊查、调查，并按照规定及时填写医学文书，不得隐匿、伪造或者销毁医学文书及有关资料，不得出具与自己执业范围无关或者执业类别不相符的医学证明文件。
2. 对急危患者，医师应当采取紧急措施进行诊治；不得拒绝急救处置。
3. 医师应当使用经国家有关部门批准使用的药品、消毒药剂和医疗器械。除正当诊断治疗外，不得使用麻醉药品、医疗用毒性药品、精神药品和放射性药品。
4. 医师应当如实向患者或家属介绍病情，但应注意避免对患者产生不利后果。医师进行实验性临床医疗，应当经医院批准并征得患者本人或者家属同意。
5. 医师不得利用职务之便，索取、非法收受患者财物或者牟取其他不正当利益。
6. 遇有自然灾害、传染病流行、突发重大伤亡事故及其他严重威胁人民生命健康的紧急情况时，医师应当服从县级以上人民政府卫生行政部门的调遣。
7. 医师发生医疗事故或者发现传染病疫情时，应当按照有关规定及时向所在机构或者卫生行政部门报告。医师发现患者涉嫌伤害事件或者非正常死亡时，应当按照有关规定向有关部门报告。

四、执业助理医师执业范围与要求

《执业医师法》规定，执业助理医师应当在执业医师的指导下，在医疗、预防、保健机构中按照其注册的执业类别、执业范围执业。在乡、民族乡、镇的医疗、预防、保健机构中工作的执业助理医师，可以根据医疗诊治的情况和需要，<u>按照其注册的执业类别、执业范围独立从事一般的执业活动。</u>

【经典习题】

12. 医师在执业活动中应当履行的义务是
    A. 参加专业培训　　　　B. 从事医学研究　　　　C. 宣传卫生保健知识
    D. 参与所在机构的民主管理　　E. 参加医师协会和专业学术团体
13. 医师在执业活动中享有的权利是
    A. 履行医师职责　　　　B. 遵守职业道德　　　　C. 从事医学研究
    D. 遵守技术规范　　　　E. 保护患者隐私

答案：12.C；13.C。

第七节　侵权责任法（医疗损害责任）

侵权责任法（医疗损害责任）	概述	★
	医疗机构承担赔偿责任的情形	★★★
	推定医疗机构有过错的情形	★★
	医疗机构不承担赔偿责任的情形	★★
	紧急情况下医疗措施的实施	★★★
	对医疗行为的限制	★

一、概述

医疗损害，既包括有过错的诊疗行为引起的患者损害，也包括有缺陷的产品和不合格血液引起的患者损害。

2009年12月26日，第十一届全国人大常委会第十二次会议通过了《中华人民共和国侵权责任法》（以下简称《侵权责任法》），自2010年7月1日起施行。其中，第七章是"医疗损害责任"。

二、医疗机构承担赔偿责任的情形

《侵权责任法》规定，<u>患者在诊疗活动中受到损害，医疗机构及其医务人员有过错的，由医疗机构承担赔偿责任。</u>因药品、消毒药剂、医疗器械的缺陷，或者输入不合格的血液造成患者损害的，患者可以向生产者或者血液提供机构请求赔偿，也可以向医疗机构请求赔偿。患者向医疗机构请求赔偿的，医疗机构赔偿后，有权向负有责任的生产者或者血液提供机构追偿。

（一）未尽到说明义务

《侵权责任法》规定，医务人员在诊疗活动中应向患者说明病情和医疗措施。需要实施手术、特殊检查、特殊治疗的，医务人员应及时向患者说明医疗风险、替代医疗方案等情况，并取得其书面同意；不宜向患者说明的，应当向患者的近亲属说明，并取得其书面同意。医务人员未尽到前述义务，造成患者损害的，医疗机构应当承担赔偿责任。

（二）未尽到与当时医疗水平相应的诊疗义务

《侵权责任法》规定，医务人员在诊疗活动中未尽到与当时的医疗水平相应的诊疗义务，造成患者损害的，医疗机构应当承担赔偿责任。

（三）泄露患者隐私

《侵权责任法》规定，医疗机构及其医务人员应当对患者的隐私保密。泄露患者隐私或者未经患者同意公开其病历资料，造成患者损害的，应当承担侵权责任。

三、推定医疗机构有过错的情形

《侵权责任法》规定，患者有损害，因下列情形之一的，推定医疗机构有过错：
1. 违反法律、行政法规、规章以及其他有关诊疗规范的规定。
2. 隐匿或者拒绝提供与纠纷有关的病历资料。
3. 伪造、篡改或者销毁病历资料。

四、医疗机构不承担赔偿责任的情形

《侵权责任法》规定，患者有损害，因下列情形之一的，医疗机构不承担赔偿责任：
1. 患者或者其近亲属不配合医疗机构进行符合诊疗规范的诊疗。
2. 医务人员在抢救生命垂危的患者等紧急情况下已经尽到合理诊疗义务。
3. 限于当时的医疗水平难以诊疗。

在患者或者其近亲属不配合医疗机构进行符合诊疗规范的诊疗情形中，医疗机构及其医务人员也有过错的，应当承担相应的赔偿责任。

五、紧急情况下医疗措施的实施

《侵权责任法》规定，因抢救生命垂危的患者等紧急情况，不能取得患者或者其近亲属意见的，经医疗机构负责人或者授权的负责人批准，可以立即实施相应的医疗措施。

六、对医疗行为的限制

《侵权责任法》规定，医疗机构及其医务人员不得违反诊疗规范实施不必要的检查。

【经典习题】

14. 下列情形中，医疗机构不承担赔偿责任的是
    A. 需要实施手术时，医务人员未及时向患者说明替代医疗方案
    B. 医务人员未尽到与当时医疗水平相应的诊疗义务，造成患者损害的
    C. 需要进行特殊检查时，医务人员未及时向患者说明医疗风险
    D. 泄露患者隐私
    E. 限于当时的医疗水平难以诊疗

答案：E。

第八节　精神卫生法

精神卫生法	概述	★
	精神障碍患者权益保护	★
	基层卫生机构对于严重精神障碍患者康复的义务	★★

一、概述

精神障碍，是指由各种原因引起的感知、情感和思维等精神活动的紊乱或者异常，导致患者明显的心理痛苦或者社会适应等功能损害。

《精神卫生法》有总则、心理健康促进和精神障碍预防、精神障碍的诊断和治疗、精神障碍的康复、保障措施、法律责任、附则7章，共85条。

二、精神障碍患者权益保护

《精神卫生法》规定，精神障碍患者的人格尊严、人身和财产安全不受侵犯。精神障碍患者的教育、劳动、医疗以及从国家和社会获得物质帮助等方面的合法权益受法律保护。有关单位和个人应当对精神障碍患者的姓名、肖像、住址、工作单位、病历资料以及其他可能推断出其身份的信息予以保密；但是，依法履行职责需要公开的除外。

全社会应当尊重、理解、关爱精神障碍患者。任何组织或者个人不得歧视、侮辱、虐待精神障碍患者，不得非法限制精神障碍患者的人身自由。新闻报道和文学艺术作品等不得含有歧视、侮辱精神障碍患者的内容。

医疗机构不得因就诊者是精神障碍患者，推诿或者拒绝为其治疗属于本医疗机构诊疗范围的其他疾病。

三、基层卫生机构对于严重精神障碍患者康复的义务

精神障碍康复，是指对精神障碍患者尽可能利用药物、社会、执业、经济和教育的方法使残疾的风险减少到最低程度。《精神卫生法》规定，医疗机构应当为在家居住的严重精神障碍患者提供精神科基本药物维持治疗，并为社区康复机构提供有关精神障碍康复的技术指导和支持。

《精神卫生法》规定，社区卫生服务机构、乡镇卫生院、村卫生室<u>应当建立严重精神障碍患者的健康档案，对在家居住的严重精神障碍患者进行定期随访，指导患者服药和开展康复训练，并对患者的监护人进行精神卫生知识和看护知识的培训</u>。

【经典习题】

15.《精神卫生法》规定，社区卫生服务机构、乡镇卫生院、村卫生室对在家居住的严重精神障碍患者应做到的康复义务。除外下列哪项

A.建立健康档案　　　　B.进行定期随访　　　　C.指导患者服药和开展康复训练

D.对患者的监护人进行精神卫生知识和看护知识的培训　　　　E.对患者进行体检

答案：E。

第九节　医疗机构管理条例

医疗机构管理条例	概述	★
	医疗机构执业规则	★★★

一、概述

医疗机构，是指依法定程序设立，取得《医疗机构执业许可证》从事疾病诊断、治疗活动的卫生机

构的总称。

《医疗机构管理条例》有总则、规划布局和设置审批、登记、执业、监督管理、罚则、附则 7 章，共 55 条。

二、医疗机构执业规则

《医疗机构管理条例》规定，任何单位或者个人，未取得《医疗机构执业许可证》，不得开展诊疗活动。医疗机构执业，必须遵守有关法律、法规和医疗技术规范。

1. 医疗机构必须将《医疗机构执业许可证》、诊疗科目、诊疗时间和收费标准悬挂于明显处所。
2. 医疗机构必须按照核准登记的诊疗科目开展诊疗活动。
3. 医疗机构不得使用非卫生技术人员从事医疗卫生技术工作。
4. 医疗机构应当加强对医务人员的医德教育。
5. 医疗机构工作人员上岗工作，必须佩戴载有本人姓名、职务或者职称的标牌。
6. 医疗机构对危重病人应当立即抢救，对限于设备或者技术条件不能诊治的病人，应当及时转诊。
7. 未经医师（士）亲自诊查病人，医疗机构不得出具疾病诊断书、健康证明书或者死亡证明书等证明文件；未经医师（士）、助产人员亲自接产，医疗机构不得出具出生证明书或者死产报告书。
8. 医疗机构施行手术、特殊检查或者特殊治疗时，必须征得患者同意，并应当取得其家属或者关系人同意并签字；无法取得患者意见时，应当取得家属或者关系人同意并签字；无法取得患者意见又无家属或者关系人在场，或者遇到其他特殊情况时，经治医师应当提出医疗处置方案，在取得医疗机构负责人或者被授权负责人员的批准后实施。
9. 医疗机构发生医疗事故，按照国家有关规定处理。
10. 医疗机构对传染病、精神病、职业病等患者的特殊诊治和处理，应当按照国家有关法律、法规的规定办理。
11. 医疗机构必须按照有关药品管理的法律、法规，加强药品管理。
12. 医疗机构必须按照人民政府或者物价部门的有关规定收取医疗费用，详列细项，并出具收据。
13. 医疗机构必须承担相应的预防保健工作，承担县级以上人民政府卫生行政部门委托的支援农村、指导基层医疗卫生工作等任务。
14. 发生重大灾害、事故、疾病流行或者其他意外情况时，医疗机构及其卫生技术人员必须服从县级以上人民政府卫生行政部门的调遣。

【经典习题】

16. 个人门诊在开展诊疗活动前，必须依法取得
    A.《设置医疗机构批准书》 B.《设置医疗机构备案回执》
    C.《医疗机构执业许可证》 D.《医疗机构校验申请书》
    E.《医疗机构申请变更登记注册书》
17. 某市一拾荒人员病危，入院后发现其属三无患者（无钱，无身份证明，无陪伴），则医疗机构应
    A. 先采取必要措施维持生命，待交费后进行转诊治疗
    B. 先采取必要措施维持生命，报告当地公安、民政部门决定解决办法
    C. 待交费后立即抢救
    D. 立即抢救，限于设备或者技术条件不能诊治的病人，应当及时转诊
    E. 接诊医务人员在报请院领导批准后转诊

答案：16.C；17.D。

第十节 医疗事故处理条例

医疗事故处理条例	概述	★
	病历资料的书写、复印或复制	★★★
	疑似引起不良后果医疗物品的封存和启封	★★★
	尸检的时限和拒绝尸检的责任	★★
	不属于医疗事故的情形	★★

一、概述

医疗事故，是指医疗机构及其医务人员在医疗活动中，违反医疗卫生管理法律、行政法规、部门规章和诊疗护理规范、常规，过失造成患者人身损害的事故。

《医疗事故处理条例》有总则、医疗事故的预防与处置、医疗事故的技术鉴定、医疗事故的行政处理与监督、医疗事故的赔偿、罚则、附则7章，共63条。

二、病历资料的书写、复印或复制

（一）病历书写

病历是指医务人员在医疗活动过程中形成的文字、符号、图表、影像、切片等资料的总和，包括门（急）诊病历和住院病历。病历书写是指医务人员通过问诊、查体、辅助检查、诊断、治疗、护理等医疗活动获得有关资料，并进行归纳、分析、整理形成医疗活动记录的行为。

《医疗事故处理条例》规定，医疗机构应当按照国务院卫生行政部门规定的要求，书写并妥善保管病历资料。因抢救急危患者，未能及时书写病历的，有关医务人员应当在抢救结束后6小时内据实补记，并加以注明。

严禁涂改、伪造、隐匿、销毁或者抢夺病历资料。

（二）病历资料复印、复制

《医疗事故处理条例》规定，患者有权复印或者复制其门诊病历、住院志、体温单、医嘱单、化验单（检验报告）、医学影像检查资料、特殊检查同意书、手术同意书、手术及麻醉记录单、病理资料、护理记录以及国务院卫生行政部门规定的其他病历资料。

患者依照规定要求复印或者复制上述病历资料的，医疗机构应当提供复印或者复制服务并在复印或者复制的病历资料上加盖证明印记。复印或者复制病历资料时，应当有患者在场。医疗机构应患者的要求，为其复印或者复制病历资料，可以按照规定收取工本费。

（三）病历资料的封存与启封

《医疗事故处理条例》规定，发生医疗事故争议时，死亡病例讨论记录、疑难病例讨论记录、上级医师查房记录、会诊意见、病程记录应当在医患双方在场的情况下封存和启封。封存的病历资料可以是复印件，由医疗机构保管。

三、疑似引起不良后果医疗物品的封存和启封

《医疗事故处理条例》规定，疑似输液、输血、注射、药物等引起不良后果的，医患双方应当共同对现场实物进行封存和启封，封存的现场实物由医疗机构保管；需要检验的，应当由双方共同指定的、依法具有检验资格的检验机构进行检验；双方无法共同指定时，由卫生行政部门指定。疑似输血引起不良后果，需要对血液进行封存保留的，医疗机构应当通知提供该血液的采供血机构派员到场。

四、尸检的时限和拒绝尸检的责任

（一）尸检的时限

《医疗事故处理条例》规定，患者死亡，医患双方当事人不能确定死因或者对死因有异议的，应当在患者死亡后48小时内进行尸检；具备尸体冻存条件的，可以延长至7日。尸检应当经死者近亲属同意并签字。

（二）拒绝尸检的责任

《医疗事故处理条例》规定，尸检应当由按照国家有关规定取得相应资格的机构和病理解剖专业技术人员进行。承担尸检任务的机构和病理解剖专业技术人员有进行尸检的义务。

医疗事故争议双方当事人可以请法医病理学人员参加尸检，也可以委派代表观察尸检过程。拒绝或者拖延尸检，超过规定时间，影响对死因判定的，由拒绝或者拖延的一方承担责任。

五、不属于医疗事故的情形

《医疗事故处理条例》规定，有下列情形之一的，不属于医疗事故：
1. 在紧急情况下为抢救垂危患者生命而采取紧急医学措施造成不良后果的。
2. 在医疗活动中由于患者病情异常或者患者体质特殊而发生医疗意外的。
3. 在现有医学科学技术条件下，发生无法预料或者不能防范的不良后果的。
4. 无过错输血感染造成不良后果的。
5. 因患方原因延误诊疗导致不良后果的。
6. 因不可抗力造成不良后果的。

【经典习题】

18. 尸检应当经谁同意并签字
    A. 主管医师　　　　　　B. 科室主任　　　　　　C. 患者企业单位领导
    D. 院方领导　　　　　　E. 死者近亲属
19. 患者死亡，医患双方当事人不能确定死因或者对死因有异议的，应当在患者死亡后多长时间内进行尸检
    A. 12小时　　　　　　　B. 24小时　　　　　　　C. 48小时
    D. 72小时　　　　　　　E. 1周
20. 因抢救急危患者，未能及时书写病历的，有关医务人员应当在抢救结束后几小时内据实补记，并加以注明
    A. 2小时　　　　　　　 B. 3小时　　　　　　　 C. 5小时
    D. 6小时　　　　　　　 E. 12小时

答案：18.E；19.C；20.D。

第十一节　乡村医生从业管理条例

乡村医生从业管理条例	概述	★
	乡村医生执业规则	★★★

一、概述

乡村医生，是指尚未取得执业医师资格或者执业助理医师资格，经注册在村医疗卫生机构从事预防、保健和一般医疗服务的卫生技术人员。

《乡村医生从业管理条例》有总则、执业注册、执业规则、培训与考核、法律责任、附则6章，共49条。

二、乡村医生执业规则

（一）乡村医生在执业活动中享有的权利

《乡村医生从业管理条例》规定，乡村医生在执业活动中享有下列权利：

1. 进行一般医学处置，出具相应的医学证明。
2. 参与医学经验交流，参加专业学术团体。
3. 参加业务培训和教育。
4. 在执业活动中，人格尊严、人身安全不受侵犯。
5. 获取报酬。
6. 对当地的预防、保健、医疗工作和卫生行政主管部门的工作提出意见和建议。

（二）乡村医生在执业活动中履行的义务

《乡村医生从业管理条例》规定，乡村医生在执业活动中应当履行下列义务：

1. 遵守法律、法规、规章和诊疗护理技术规范、常规。
2. 树立敬业精神，遵守职业道德，履行乡村医生职责，为村民健康服务。
3. 关心、爱护、尊重患者，保护患者的隐私。
4. 努力钻研业务，更新知识，提高专业技术水平。
5. 向村民宣传卫生保健知识，对患者进行健康教育。

（三）乡村医生执业要求

1. 乡村医生应当协助有关部门做好初级卫生保健服务工作；按照规定及时报告传染病疫情和中毒事件，如实填写并上报有关卫生统计报表，妥善保管有关资料。
2. 乡村医生在执业活动中，不得重复使用一次性医疗器械和卫生材料。对使用过的一次性医疗器械和卫生材料，应当按照规定处置。
3. 乡村医生应当如实向患者或者其家属介绍病情，对超出一般医疗服务范围或者限于医疗条件和技术水平不能诊治的病人，应当及时转诊；情况紧急不能转诊的，应当先行抢救并及时向有抢救条件的医疗卫生机构求助。
4. 乡村医生不得出具与执业范围无关或者与执业范围不相符的医学证明，不得进行实验性临床医疗活动。
5. 乡村医生应当在乡村医生基本用药目录规定的范围内用药。

【经典习题】

21. 关于乡村医生执业要求，下列说法不正确的是
    A. 乡村医生应当协助有关部门做好初级卫生保健服务工作
    B. 不得重复使用一次性医疗器械和卫生材料
    C. 患者情况紧急不能转诊的，应当先行抢救并及时向有抢救条件的医疗卫生机构求助
    D. 乡村医生可以出具与执业范围无关或者与执业范围不相符的医学证明
    E. 乡村医生应当在乡村医生基本用药目录规定的范围内用药
    答案：D。

第十二节 医院感染管理办法

	概述	★
医院感染管理办法	执行医疗器械、器具的消毒工作技术规范	★★★
	控制医院感染危险因素	★★★

一、概述

医院感染，是指住院病人在医院内获得的感染，包括在住院期间发生的感染和在医院内获得出院后发生的感染，但不包括入院前已开始或者入院时已处于潜伏期的感染。医院工作人员在医院内获得的感染也属医院感染。

《医院感染管理办法》有总则、组织管理、预防与控制、人员培训、监督管理、罚则、附则7章，共39条。

二、执行医疗器械、器具的消毒工作技术规范

消毒，是指用化学、物理、生物的方法杀灭或者消除环境中的病原微生物。灭菌，是指杀灭或者消除传播媒介上的一切微生物，包括致病微生物和非致病微生物，也包括细菌芽孢和真菌孢子。《医院感染管理办法》规定，医疗机构应当按照《消毒管理办法》，严格执行医疗器械、器具的消毒工作技术规范，并达到以下要求：

1. 进入人体组织、无菌器官的医疗器械、器具和物品必须达到灭菌水平。
2. 接触皮肤、黏膜的医疗器械、器具和物品必须达到消毒水平。
3. 各种用于注射、穿刺、采血等有创操作的医疗器具必须一用一灭菌。

医疗机构使用的消毒药械、一次性医疗器械和器具应当符合国家有关规定。一次性使用的医疗器械、器具不得重复使用。

三、控制医院感染危险因素

《医院感染管理办法》规定，医疗机构应当制定具体措施，保证医务人员的手卫生、诊疗环境条件、无菌操作技术和职业卫生防护工作符合规定要求，对医院感染的危险因素进行控制。

【经典习题】

22. 有关医疗器械、器具的消毒工作技术规范，下列说法错误的是
    A. 进入人体组织的医疗器械、器具和物品必须达到消毒水平
    B. 进入人体无菌器官的医疗器械、器具和物品必须达到灭菌水平
    C. 接触皮肤、黏膜的医疗器械、器具和物品必须达到消毒水平
    D. 各种用于注射、穿刺、采血等有创操作的医疗器具必须一用一灭菌
    E. 一次性使用的医疗器械、器具不得重复使用

答案：A。

第十三节 处方管理办法

处方管理办法	概述	★
	处方书写的规则	★★★
	处方的开具	★★★
	处方的管理	★★★

一、概述

处方，是指由注册的执业医师和执业助理医师在诊疗活动中为患者开具的、由取得药学专业技术职务任职资格的药学专业技术人员审核、调配、核对，并作为患者用药凭证的医疗文书。处方包括医疗机

构病区用药医嘱单。

《处方管理办法》有总则、处方管理的一般规定、处方权的获得、处方的开具、处方的调剂、监督管理、法律责任、附则8章，共63条。

二、处方书写的规则

（一）处方书写

《处方管理办法》规定，处方书写应当符合下列规则：

1. 患者一般情况、临床诊断填写清晰、完整，并与病历记载相一致。
2. 每张处方限于1名患者的用药。
3. 字迹清楚，不得涂改；如需修改，应当在修改处签名并注明修改日期。
4. 药品名称应当使用规范的中文名称书写，没有中文名称的可以使用规范的英文名称书写；医疗机构或者医师、药师不得自行编制药品缩写名称或者使用代号；书写药品名称、剂量、规格、用法、用量要准确规范，药品用法可用规范的中文、英文、拉丁文或者缩写体书写，但不得使用"遵医嘱""自用"等含混不清的字句。
5. 患者年龄应填写实足年龄，新生儿、婴幼儿写日、月龄，必要时要注明体重。
6. 西药和中成药可以分别开具处方，也可以开具一张处方；中药饮片应当单独开具处方。
7. 开具西药、中成药处方，每一种药品应另起一行，每张处方不得超过5种药品。
8. 中药饮片处方的书写，一般应当按照"君、臣、佐、使"的顺序排列；调剂、煎煮的特殊要求注明在药品右上方，并加括号，如布包、先煎、后下等；对饮片的产地、炮制有特殊要求的，应当在药品名称之前写明。
9. 药品用法用量应当按照药品说明书规定的常规用法用量使用，特殊情况需要超剂量使用时，应当注明原因并再次签名。
10. 除特殊情况外，应当注明临床诊断。
11. 开具处方后的空白处画一斜线以示处方完毕。
12. 处方医师的签名式样和专用签章应当与院内药学部门留样备查的式样相一致，不得任意改动，否则应当重新登记留样备案。

（二）药品剂量与数量的书写

《处方管理办法》规定，药品剂量与数量用阿拉伯数字书写。

1. 剂量应当使用法定剂量单位。重量以克（g）、毫克（mg）、微克（μg）、纳克（ng）为单位；容量以升（L）、毫升（mL）为单位；国际单位（IU）、单位（U）；中药饮片以克（g）为单位。
2. 片剂、丸剂、胶囊剂、颗粒剂分别以片、丸、粒、袋为单位；溶液剂以支、瓶为单位；软膏及乳膏剂以支、盒为单位；注射剂以支、瓶为单位，应当注明含量；中药饮片以剂为单位。

三、处方的开具

（一）开具处方的规则

《处方管理办法》规定，医师开具处方应当遵守以下规则：

1. 医师应当根据医疗、预防、保健需要，按照诊疗规范、药品说明书中的药品适应证、药理作用、用法、用量、禁忌、不良反应和注意事项等开具处方。开具医疗用毒性药品、放射性药品的处方应当严格遵守有关法律、法规和规章的规定。
2. 医师开具处方应当使用经药品监督管理部门批准并公布的药品通用名称、新活性化合物的专利药品名称和复方制剂药品名称；开具院内制剂处方时应当使用经省级卫生行政部门审核、药品监督管理部门批准的名称；可以使用由国家卫生健康委员会（卫生部）公布的药品习惯名称开具处方。
3. 医师利用计算机开具、传递普通处方时，应当同时打印出纸质处方，其格式与手写处方一致；打印的纸质处方经签名或者加盖签章后有效。药师核发药品时，应当核对打印的纸质处方，无误后发给药品，并将打印的纸质处方与计算机传递处方同时收存备查。

（二）开具处方的要求

《处方管理办法》规定，医师开具处方应当符合以下要求：

1. 处方开具当日有效。特殊情况下需延长有效期的，由开具处方的医师注明有效期限，但有效期最长不得超过3天。
2. 处方一般不得超过7日用量；急诊处方一般不得超过3日用量；对于某些慢性病、老年病或特殊情况，处方用量可适当延长，但医师应当注明理由。医疗用毒性药品、放射性药品的处方用量应当严格按照国家有关规定执行。
3. 医师应当按照国家卫生健康委员会（卫生部）制定的麻醉药品和精神药品临床应用指导原则，开具麻醉药品、第一类精神药品处方。
4. 门（急）诊癌症疼痛患者和中、重度慢性疼痛患者需长期使用麻醉药品和第一类精神药品的，首诊医师应当亲自诊查患者，建立相应的病历，要求其签署《知情同意书》。病历中应当留存下列材料复印件：①二级以上医院开具的诊断证明；②患者户籍簿、身份证或者其他相关有效身份证明文件；③为患者代办人员身份证明文件。
5. 除需长期使用麻醉药品和第一类精神药品的门（急）诊癌症疼痛患者和中、重度慢性疼痛患者外，麻醉药品注射剂仅限于医疗机构内使用。
6. 为门（急）诊患者开具的麻醉药品注射剂，每张处方为一次常用量；控缓释制剂，每张处方不得超过7日常用量；其他剂型，每张处方不得超过3日常用量。

第一类精神药品注射剂，每张处方为一次常用量；控缓释制剂，每张处方不得超过7日常用量；其他剂型，每张处方不得超过3日常用量。哌甲酯用于治疗儿童多动症时，每张处方不得超过15日常用量。

第二类精神药品一般每张处方不得超过7日常用量；对于慢性病或某些特殊情况的患者，处方用量可以适当延长，医师应当注明理由。

7. 为门（急）诊癌症疼痛患者和中、重度慢性疼痛患者开具的麻醉药品、第一类精神药品注射剂，每张处方不得超过3日常用量；控缓释制剂，每张处方不得超过15日常用量；其他剂型，每张处方不得超过7日常用量。
8. 为住院患者开具的麻醉药品和第一类精神药品处方应当逐日开具，每张处方为1日常用量。
9. 对于需要特别加强管制的麻醉药品，盐酸二氢埃托啡处方为一次常用量，仅限于二级以上医院内使用；盐酸哌替啶处方为一次常用量，仅限于医疗机构内使用。
10. 医疗机构应当要求长期使用麻醉药品和第一类精神药品的门（急）诊癌症患者和中、重度慢性疼痛患者，每3个月复诊或者随诊一次。

四、处方的管理

（一）限制和取消处方权

《处方管理办法》规定，医疗机构应加强对本机构处方开具、调剂和保管的管理。

1. 医疗机构应当建立处方点评制度，填写处方评价表，对处方实施动态监测及超常预警，登记并通报不合理处方，对不合理用药及时予以干预。
2. 医疗机构应对出现超常处方3次以上且无正当理由的医师提出警告，限制其处方权；限制处方权后，仍连续2次以上出现超常处方且无正当理由的，取消其处方权。
3. 医师出现下列情形之一的，处方权由其所在医疗机构予以取消：①被责令暂停执业；②考核不合格离岗培训期间；③被注销、吊销执业证书；④不按照规定开具处方，造成严重后果的；⑤不按照规定使用药品，造成严重后果的；⑥因开具处方牟取私利。
4. 未取得处方权的人员及被取消处方权的医师不得开具处方。未取得麻醉药品和第一类精神药品处方资格的医师不得开具麻醉药品和第一类精神药品处方。
5. 除治疗需要外，医师不得开具麻醉药品、精神药品、医疗用毒性药品和放射性药品处方。

（二）处方的保存

《处方管理办法》规定，处方由调剂处方药品的医疗机构妥善保存。

1. 普通处方、急诊处方、儿科处方保存期限为1年，医疗用毒性药品、第二类精神药品处方保存期限为2年，麻醉药品和第一类精神药品处方保存期限为3年。处方保存期满后，经医疗机构主要负责人批准、登记备案，方可销毁。

2. 医疗机构应当根据麻醉药品和精神药品处方开具情况，按照麻醉药品和精神药品品种、规格对其消耗量进行专册登记，登记内容包括发药日期、患者姓名、用药数量。专册保存期限为3年。

【经典习题】

23. 根据《处方管理办法》，下列不符合处方书写规定的是
    A. 中药饮片应当单独开具处方
    B. 患者的临床诊断填写清晰、完整，并与病历记载一致
    C. 中药饮片，调剂、煎煮的特殊要求应注明
    D. 书写时如需修改，应在修改处签名并注明修改日期
    E. 医疗机构或医师、药师可以使用自行编制的缩写名称或代号

24. 处方一般不得超过几日用量
    A. 3日　　　　　　　　B. 5日　　　　　　　　C. 7日
    D. 10日　　　　　　　 E. 1个月

25. 特殊情况下需延长处方有效期，依法可延长的最长天数是
    A. 1天　　　　　　　　B. 2天　　　　　　　　C. 3天
    D. 4天　　　　　　　　E. 5天

26. 某医师，无正当理由出现3次以上的超常处方，则医师所在的医疗机构应当
    A. 实施动态监测　　　　　　　　B. 对该医师提出警告，限制其处方权
    C. 取消其处方权　　　　　　　　D. 责令暂停执业
    E. 注销其执业证书

答案：23.E；24.C；25.C；26.B。

第十四节　抗菌药物临床应用管理办法

抗菌药物临床应用管理办法	概述	★★
	抗菌药物临床应用的原则	★★
	抗菌药物处方权的授予	★★
	基层医疗卫生机构抗菌药物的选用	★★
	村卫生室使用抗菌药物开展静脉输注活动的要求	★★★
	基层医疗卫生机构抗菌药物使用情况监督	★★

一、概述

抗菌药物，是指治疗细菌、支原体、衣原体、立克次体、螺旋体、真菌等病原微生物所致感染性疾病病原的药物，不包括治疗结核病、寄生虫病和各种病毒所致感染性疾病的药物以及具有抗菌作用的中药制剂。

《抗菌药物临床应用管理办法》有总则、组织机构和职责、抗菌药物临床应用管理、监督管理、法律责任、附则6章，共59条。

二、抗菌药物临床应用的原则

《抗菌药物临床应用管理办法》规定，抗菌药物临床应用应当遵循安全、有效、经济的原则。

三、抗菌药物处方权的授予

《抗菌药物临床应用管理办法》规定，具有高级专业技术职务任职资格的医师，可授予特殊使用级抗菌药物处方权；具有中级以上专业技术职务任职资格的医师，可授予限制使用级抗菌药物处方权；具有初级专业技术职务任职资格的医师，在乡、民族乡、镇、村的医疗机构独立从事一般执业活动的执业助理医师以及乡村医生，可授予非限制使用级抗菌药物处方权。药师经培训并考核合格后，方可获得抗菌药物调剂资格。

二级以上医院应当定期对医师和药师进行抗菌药物临床应用知识和规范化管理的培训。医师经本机构培训并考核合格后，方可获得相应的处方权。

其他医疗机构依法享有处方权的医师、乡村医生和从事处方调剂工作的药师，由县级以上地方卫生行政部门组织相关培训、考核。经考核合格的，授予相应的抗菌药物处方权或者抗菌药物调剂资格。

根据《抗菌药物临床应用管理办法》关于抗菌药物的具体划分标准，非限制使用级抗菌药物是指经长期临床应用证明安全、有效，对细菌耐药性影响较小，价格相对较低的抗菌药物。限制使用级抗菌药物是指经长期临床应用证明安全、有效，对细菌耐药性影响较大，或者价格相对较高的抗菌药物。特殊使用级抗菌药物是指具有以下情形之一的抗菌药物：①具有明显或者严重不良反应，不宜随意使用的抗菌药物；②需要严格控制使用，避免细菌过快产生耐药的抗菌药物；③疗效、安全性方面的临床资料较少的抗菌药物；④价格昂贵的抗菌药物。

四、基层医疗卫生机构抗菌药物的选用

《抗菌药物临床应用管理办法》规定，医疗机构应当按照国家药品监督管理部门批准并公布的药品通用名称购进抗菌药物，优先选用《国家基本药物目录》《国家处方集》和《国家基本医疗保险、工伤保险和生育保险药品目录》收录的抗菌药物品种。

基层医疗卫生机构只能选用基本药物（包括各省、区、市增补品种）中的抗菌药物品种。

五、村卫生室使用抗菌药物开展静脉输注活动的要求

《抗菌药物临床应用管理办法》规定，医疗机构应当制定并严格控制门诊患者静脉输注使用抗菌药物的比例。村卫生室、诊所和社区卫生服务站使用抗菌药物开展静脉输注活动，应当经县级卫生行政部门核准。

六、基层医疗卫生机构抗菌药物使用情况监督

《抗菌药物临床应用管理办法》规定，县级卫生行政部门负责对辖区内乡镇卫生院、社区卫生服务中心（站）抗菌药物使用量、使用率等情况进行排名并予以公示。

受县级卫生行政部门委托，乡镇卫生院负责对辖区内村卫生室抗菌药物使用量、使用率等情况进行排名并予以公示，并向县级卫生行政部门报告。

【经典习题】

27. 下列哪种情形不属于特殊使用级抗菌药物
    A. 不具有不良反应
    B. 需要严格控制使用，避免细菌过快产生耐药
    C. 有关其疗效的临床资料较少
    D. 价格昂贵
    E. 安全性方面的临床资料较少

28. 下列属于抗菌药物的是
    A. 抗立克次体药物 B. 抗结核药物 C. 抗寄生虫药物
    D. 抗病毒药物 E. 具有抗菌作用的中药制剂

答案：27.A；28.A。

第十五节 药品管理法

药品管理法	概述	★
	假药和劣药以及按照假药、劣药论处的情形	★★★
	药品不良反应报告	★★★

一、概述

药品，是指用于预防、治疗、诊断人的疾病，有目的地调节人的生理功能并规定有适应证或者功能主治、用法和用量的物质，包括中药材、中药饮片、中成药、化学原料药及其制剂、抗生素、生化药品、放射性药品、血清、疫苗、血液制品和诊断药品等。

《药品管理法》有总则、药品生产企业管理、药品经营企业管理、医疗机构的药剂管理、药品管理、药品包装的管理、药品价格和广告的管理、药品监督、法律责任、附则10章，共106条。

二、假药和劣药以及按照假药、劣药论处的情形

（一）假药

《药品管理法》规定，禁止生产（包括配制）、销售假药。有下列情形之一的，为假药：

1. 药品所含成分与国家药品标准规定的成分不符的。
2. 以非药品冒充药品或者以他种药品冒充此种药品的。

有下列情形之一的药品，按假药论处：

1. 国务院药品监督管理部门规定禁止使用的。
2. 依照本法必须批准而未经批准生产、进口，或者依照本法必须检验而未经检验即销售的。
3. 变质的。
4. 被污染的。
5. 使用依照本法必须取得批准文号而未取得批准文号的原料药生产的。
6. 所标明的适应证或者功能主治超出规定范围的。

（二）劣药

《药品管理法》规定，禁止生产、销售劣药。药品成分的含量不符合国家药品标准的，为劣药。

有下列情形之一的药品，按劣药论处：

1. 未标明有效期或者更改有效期的。
2. 不注明或者更改生产批号的。
3. 超过有效期的。
4. 直接接触药品的包装材料和容器未经批准的。
5. 擅自添加着色剂、防腐剂、香料、矫味剂及辅料的。
6. 其他不符合药品标准规定的。

三、药品不良反应报告

药品不良反应，是指合格药品在正常用法用量下出现的与用药目的无关的或意外的有害反应。

《药品管理法》规定，国家实行药品不良反应报告制度。药品生产企业、药品经营企业和医疗机构必须经常考察本单位所生产、经营、使用的药品质量、疗效和反应。发现可能与用药有关的严重不良反应，必须及时向当地省、自治区、直辖市人民政府药品监督管理部门和卫生行政部门报告。

<u>对已确认发生严重不良反应的药品</u>，国务院或者省、自治区、直辖市人民政府的药品监督管理部门可以采取停止生产、销售、使用的紧急控制措施，并<u>应当在5日内组织鉴定</u>，自鉴定结论作出之日起15日内依法作出行政处理决定。

【经典习题】

29. 发现严重不良反应的药品，国家及省级药品监督管理部门可采取停止生产、销售、使用的紧急控制措施，并应当在几日内组织鉴定

  A.1日   B.2日   C.3日

  D.4日   E.5日

30. 某药品零售企业擅自将过期药品出售，患者在使用该过期药品后造成轻度残疾。该药品零售企业销售的过期药品为

  A. 假药   B. 劣药   C. 按假药论处

  D. 按劣药论处   E. 不合格药物

31. 下列属于假药的是

  A. 以非药品冒充药物 B. 未标明有效期 C. 更改有效期

  D. 更改生产批号 E. 擅自添加着色剂

答案：29.E；30.D；31.A。

第十六节　人口与计划生育法

	概述	★
人口与计划生育法	医疗保健机构计划生育技术服务	★
	严禁非医学需要的胎儿性别鉴定和选择性别的人工终止妊娠	★★★

一、概述

《人口与计划生育法》有总则、人口发展规划的制定与实施、生育调节、奖励与社会保障、计划生育技术服务、法律责任、附则7章，共47条。

二、医疗保健机构计划生育技术服务

《人口与计划生育法》规定，国家建立婚前保健、孕产期保健制度，防止或者减少出生缺陷，提高出生婴儿健康水平。计划生育技术服务机构和从事计划生育技术服务的医疗、保健机构应当在各自的职责范围内，针对育龄人群开展人口与计划生育基础知识宣传教育，对已婚育龄妇女开展孕情检查、随访服务工作，承担计划生育、生殖保健的咨询、指导和技术服务。

计划生育技术服务人员应当指导实行计划生育的公民选择安全、有效、适宜的避孕措施。对已生育子女的夫妻，提倡选择长效避孕措施。

三、严禁非医学需要的胎儿性别鉴定和选择性别的人工终止妊娠

非医学需要的胎儿性别鉴定和选择性别人工终止妊娠，是指除经医学诊断胎儿可能为伴性遗传病等需要进行胎儿性别鉴定和选择性别人工终止妊娠以外所进行的胎儿性别鉴定和选择性别人工终止妊娠。

《人口与计划生育法》规定，严禁利用超声技术和其他技术手段进行非医学需要的胎儿性别鉴定；严禁非医学需要的选择性别的人工终止妊娠。

【经典习题】

32.《人口与计划生育法》规定，计划生育技术服务机构和从事计划生育技术服务的医疗、保健机构应当开展如下工作，除了

　　A.人口与计划生育基础知识宣传教育　　B.对已婚妇女开展孕情检查
　　C.计划生育　　D.生殖保健的咨询
　　E.非医学需要的胎儿性别鉴定
　　答案：E。

第十七节　中医药法

中医药法	中医药事业发展方针	★
	中医药工作的管理部门	★
	中医药服务	★★★
	中药保护与发展	★★★
	中医药人才培养	★★★
	中医药科学研究	★★★
	中医药传承与文化传播	★★★
	保障措施	★★★
	法律责任	★★★

《中医药法》包括总则、中医药服务、中药保护与发展、中医药人才培养、中医药科学研究、中医药传承与文化传播、保障措施、法律责任、附则9章，共63条。

一、中医药事业发展方针

《中医药法》规定，发展中医药事业应当遵循中医药发展规律，坚持继承和创新相结合，保持和发挥中医药特色和优势，运用现代科学技术，促进中医药理论和实践的发展。国家鼓励中医、西医相互学习，相互补充，协调发展，发挥各自优势，促进中西医结合。

二、中医药工作的管理部门

（一）**国务院中医药主管部门**

国务院中医药主管部门负责全国的中医药管理工作；国务院其他有关部门在各自职责范围内负责与中医药管理有关的工作。

（二）**县级以上人民政府**

县级以上人民政府应当将中医药事业纳入国民经济和社会发展规划，建立健全中医药管理体系，统筹推进中医药事业发展。

（三）**县级以上地方人民政府中医药主管部门**

县级以上地方人民政府中医药主管部门负责本行政区域的中医药管理工作；县级以上地方人民政府其他有关部门在各自职责范围内负责与中医药管理有关的工作。

三、中医药服务

(一) 中医医疗机构管理

举办中医医疗机构应当按照国家有关医疗机构管理的规定办理审批手续，并遵守医疗机构管理的有关规定。

1. 政府举办的中医医疗机构 县级以上人民政府应当将中医医疗机构建设纳入医疗机构设置规划，举办规模适宜的中医医疗机构，扶持有中医药特色和优势的医疗机构发展。

合并、撤销政府举办的中医医疗机构或者改变其中医医疗性质，应当征求上一级人民政府中医药主管部门的意见。

政府举办的综合医院、妇幼保健机构和有条件的专科医院、社区卫生服务中心、乡镇卫生院，应当设置中医药科室。县级以上人民政府应当采取措施，增强社区卫生服务站和村卫生室提供中医药服务的能力。

2. 社会力量举办中医医疗机构 国家支持社会力量举办中医医疗机构。社会力量举办的中医医疗机构在准入、执业、基本医疗保险、科研教学、医务人员职称评定等方面享有与政府举办的中医医疗机构同等的权利。

3. 中医诊所 举办中医诊所，将诊所的名称、地址、诊疗范围、人员配备情况等报所在地县级人民政府中医药主管部门备案后即可开展执业活动。中医诊所应当将本诊所的诊疗范围、中医医师的姓名及其执业范围在诊所的明显位置公示，不得超出备案范围开展医疗活动。中医诊所备案和管理的具体办法由国务院中医药主管部门拟订，报国务院卫生行政部门审核、发布。

(二) 中医从业人员管理

1. 中医从业人员的执业资格 从事中医医疗活动的人员应当依照《执业医师法》规定，通过中医医师资格考试取得中医医师资格，并进行执业注册。中医医师资格考试的内容应当体现中医药特点。

以师承方式学习中医或者经多年实践，医术确有专长的人员，由至少两名中医医师推荐，经省、自治区、直辖市人民政府中医药主管部门组织实践技能和效果考核合格后，即可取得中医医师资格；按照考核内容进行执业注册后，即可在注册的执业范围内，以个人开业的方式或者在医疗机构内从事中医医疗活动。国务院中医药主管部门根据中医药技术方法的安全风险拟订上述人员的分类考核办法，报国务院卫生行政部门审核、发布。

2. 中医从业人员的配备与服务 开展中医药服务，应当以中医药理论为指导，运用中医药技术方法，并符合国务院中医药主管部门制定的中医药服务基本要求。

中医医疗机构配备医务人员应当以中医药专业技术人员为主，主要提供中医药服务；经考试取得医师资格的中医医师按照国家有关规定，经培训、考核合格后，可以在执业活动中采用与其专业相关的现代科学技术方法。在医疗活动中采用现代科学技术方法的，应当有利于保持和发挥中医药特色和优势。

社区卫生服务中心、乡镇卫生院、社区卫生服务站以及有条件的村卫生室应当合理配备中医药专业技术人员，并运用和推广适宜的中医药技术方法。

(三) 中医药公共卫生服务

县级以上人民政府应当发展中医药预防、保健服务，并按照国家有关规定将其纳入基本公共卫生服务项目统筹实施；应当发挥中医药在突发公共卫生事件应急工作中的作用，加强中医药应急物资、设备、设施、技术与人才资源储备。

医疗卫生机构应当在疾病预防与控制中积极运用中医药理论和技术方法。

(四) 中医医疗广告

医疗机构发布中医医疗广告，应当经所在地省、自治区、直辖市人民政府中医药主管部门审查批准。发布的中医医疗广告内容应当与经审查批准的内容相符合，并符合《中华人民共和国广告法》的有关规定。

(五) 中医药服务的监督检查

县级以上人民政府中医药主管部门应当加强对中医药服务的监督检查。监督检查的重点包括下列事项：中医医疗机构、中医医师是否超出规定的范围开展医疗活动；开展中医药服务是否符合国务院中医药主管部门制定的中医药服务基本要求；中医医疗广告发布行为是否符合本法的规定。

中医药主管部门依法开展监督检查，有关单位和个人应当予以配合，不得拒绝或者阻挠。

四、中药保护与发展

（一）中药材保护与发展

国家制定中药材种植养殖、采集、贮存和初加工的技术规范、标准，加强对中药材生产流通全过程的质量监督管理，保障中药材质量安全。

1. 中药材规范化种植 国家鼓励发展中药材规范化种植养殖，严格管理农药、肥料等农业投入品的使用，禁止在中药材种植过程中使用剧毒、高毒农药，支持中药材良种繁育，提高中药材质量。

2. 道地药材 道地中药材，是指经过中医临床长期应用优选出来的，产在特定地域，与其他地区所产同种中药材相比，品质和疗效更好，且质量稳定，具有较高知名度的中药材。

国家建立道地中药材评价体系，支持道地中药材品种选育，扶持道地中药材生产基地建设，加强道地中药材生产基地生态环境保护，鼓励采取地理标志产品保护等措施保护道地中药材。

3. 中药材质量监测 采集、贮存中药材以及对中药材进行初加工，应当符合国家有关技术规范、标准和管理规定。国务院药品监督管理部门组织并加强对中药材质量的监测，定期向社会公布监测结果。国务院有关部门协助中药材质量监测有关工作。

4. 中药材流通体系 国家鼓励发展中药材现代流通体系，提高中药材包装、仓储等技术水平，建立中药材流通追溯体系。药品生产企业购进中药材应当建立进货查验记录制度。中药材经营者应当建立进货查验和购销记录制度，并标明中药材产地。

5. 药用野生动植物资源保护 国家保护药用野生动植物资源，对药用野生动植物资源实行动态监测和定期普查，建立药用野生动植物资源种质基因库，鼓励发展人工种植养殖，支持依法开展珍贵、濒危药用野生动植物的保护、繁育及其相关研究。

6. 乡村医生使用中药材 在村医疗机构执业的中医医师、具备中药材知识和识别能力的乡村医生，按照国家有关规定可以自种、自采地产中药材并在其执业活动中使用。具体来讲，根据当地实际工作需要，<u>乡村中医药技术人员自种、自采、自用的中草药，只限于其所在的村医疗机构内使用，不得上市流通，不得加工成中药制剂</u>。

（二）中药饮片保护与发展

国家保护中药饮片传统炮制技术和工艺，支持应用传统工艺炮制中药饮片，鼓励运用现代科学技术开展中药饮片炮制技术研究。

根据临床用药需要，医疗机构可以凭本医疗机构医师的处方对中药饮片进行再加工。对市场上没有供应的中药饮片，医疗机构可以根据本医疗机构医师处方的需要，在本医疗机构内炮制、使用。医疗机构应当遵守中药饮片炮制的有关规定，对其炮制的中药饮片的质量负责，保证药品安全。医疗机构炮制中药饮片，应当向所在地设区的市级人民政府药品监督管理部门备案。

（三）中成药保护与发展

国家鼓励和支持中药新药的研制和生产。保护传统中药加工技术和工艺，支持传统剂型中成药的生产，鼓励运用现代科学技术研究开发传统中成药。

1. 古代经典名方 古代经典名方，是指至今仍广泛应用、疗效确切、具有明显特色与优势的古代中医典籍所记载的方剂。具体目录由国务院中医药主管部门会同药品监督管理部门制定。生产符合国家规定条件的来源于古代经典名方的中药复方制剂，在申请药品批准文号时，可以仅提供非临床安全性研究资料。具体管理办法由国务院药品监督管理部门会同中医药主管部门制定。

2. 医疗机构配制的中药制剂 国家鼓励医疗机构根据本医疗机构临床用药需要配制和使用中药制剂，支持应用传统工艺配制中药制剂，支持以中药制剂为基础研制中药新药。

医疗机构配制的中药制剂品种，应当依法取得制剂批准文号。但是，仅应用传统工艺配制的中药制剂品种，向医疗机构所在地省、自治区、直辖市人民政府药品监督管理部门备案后即可配制，不需要取得制剂批准文号。

医疗机构配制中药制剂，应当依照《药品管理法》的规定取得"医疗机构制剂许可证"，或者委托取得"药品生产许可证"的药品生产企业、取得"医疗机构制剂许可证"的其他医疗机构配制中药制剂。委托配制中药制剂，应当向委托方所在地省、自治区、直辖市人民政府药品监督管理部门备案。

医疗机构对其配制的中药制剂的质量负责；委托配制中药制剂的，委托方和受托方对所配制的中药制剂的质量分别承担相应责任。

医疗机构应当加强对备案的中药制剂品种的不良反应监测，并按照国家有关规定进行报告。药品监督管理部门应当加强对备案的中药制剂品种配制、使用的监督检查。

五、中医药人才培养

（一）中医药学校教育

国家完善中医药学校教育体系，支持专门实施中医药教育的高等学校、中等职业学校和其他教育机构的发展。中医药学校教育的培养目标、修业年限、教学形式、教学内容、教学评价及学术水平评价标准等，应当体现中医药学科特色，符合中医药学科发展规律。

国家发展中西医结合教育，培养高层次的中西医结合人才。

（二）中医药师承教育

国家发展中医药师承教育，支持有丰富临床经验和技术专长的中医医师、中药专业技术人员在执业、业务活动中带徒授业，传授中医药理论和技术方法，培养中医药专业技术人员。

（三）中医药人才培训

国家加强对中医医师和城乡基层中医药专业技术人员的培养和培训。

县级以上地方人民政府中医药主管部门应当组织开展中医药继续教育，加强对医务人员，特别是城乡基层医务人员中医药基本知识和技能的培训。

中医药专业技术人员应当按照规定参加继续教育，所在机构应当为其接受继续教育创造条件。

六、中医药科学研究

国家鼓励科研机构、高等学校、医疗机构和药品生产企业等，运用现代科学技术和传统中医药研究方法，开展中医药科学研究，加强中西医结合研究，促进中医药理论和技术方法的继承和创新。

（一）中医药文献资料管理

国家采取措施支持对中医药古籍文献、著名中医药专家的学术思想和诊疗经验以及民间中医药技术方法的整理、研究和利用；鼓励组织和个人捐献有科学研究和临床应用价值的中医药文献、秘方、验方、诊疗方法和技术。

（二）中医药创新措施

国家建立和完善符合中医药特点的科学技术创新体系、评价体系和管理体制，推动中医药科学技术进步与创新。

国家采取措施，加强对中医药基础理论和辨证论治方法，常见病、多发病、慢性病和重大疑难疾病、重大传染病的中医药防治，以及其他对中医药理论和实践发展有重大促进作用的项目的科学研究。

七、中医药传承与文化传播

（一）中医药传承

对具有重要学术价值的中医药理论和技术方法，省级以上人民政府中医药主管部门应当组织遴选本行政区域内的中医药学术传承项目和传承人，并为传承活动提供必要的条件。传承人应当开展传承活动，培养后继人才，收集整理并妥善保存相关的学术资料。属于非物质文化遗产代表性项目的，依照《中华人民共和国非物质文化遗产法》的有关规定开展传承活动。

国家建立中医药传统知识保护数据库、保护名录和保护制度。中医药传统知识持有人对其持有的中医药传统知识享有传承使用的权利,对他人获取、利用其持有的中医药传统知识享有知情同意和利益分享等权利。

国家对经依法认定属于国家秘密的传统中药处方组成和生产工艺实行特殊保护。

国家发展中医养生保健服务,支持社会力量举办规范的中医养生保健机构。中医养生保健服务规范、标准由国务院中医药主管部门制定。

（二）中医药文化传播

县级以上人民政府应当加强中医药文化宣传,普及中医药知识,鼓励组织和个人创作中医药文化和科普作品。

开展中医药文化宣传和知识普及活动,应当遵守国家有关规定。任何组织或者个人不得对中医药做虚假、夸大宣传,不得冒用中医药名义牟取不正当利益。

广播、电视、报刊、互联网等媒体开展中医药知识宣传,应当聘请中医药专业技术人员进行。

八、保障措施

（一）政策支持

县级以上人民政府应当为中医药事业发展提供政策支持和条件保障,将中医药事业发展经费纳入本级财政预算。

县级以上人民政府及其有关部门制定基本医疗保险支付政策、药物政策等医药卫生政策,应当有中医药主管部门参加,注重发挥中医药的优势,支持提供和利用中医药服务。应当按照国家规定,将符合条件的中医医疗机构纳入基本医疗保险定点医疗机构范围,将符合条件的中医诊疗项目、中药饮片、中成药和医疗机构中药制剂纳入基本医疗保险基金支付范围。应当按照法定价格管理权限,合理确定中医医疗服务的收费项目和标准,体现中医医疗服务成本和专业技术价值。

（二）中医药标准体系建设

国家加强中医药标准体系建设,根据中医药特点对需要统一的技术要求制定标准并及时修订。推动建立中医药国际标准体系。

中医药国家标准、行业标准由国务院有关部门依据职责制定或者修订,并在其网站上公布,供公众免费查阅。

（三）与中医药有关的评审或者鉴定

开展法律、行政法规规定的与中医药有关的评审、评估、鉴定活动,应当成立中医药评审、评估、鉴定的专门组织,或者有中医药专家参加。

（四）少数民族医药发展

国家采取措施,加大对少数民族医药传承创新、应用发展和人才培养的扶持力度,加强少数民族医疗机构和医师队伍建设,促进和规范少数民族医药事业发展。

九、法律责任

（一）县级以上人民政府中医药主管部门及其他有关部门未履行职责

县级以上人民政府中医药主管部门及其他有关部门未履行本法规定的职责的,由本级人民政府或者上级人民政府有关部门责令改正；情节严重的,对直接负责的主管人员和其他直接责任人员,依法给予处分。

（二）超范围执业

1. 诊所超范围开展医疗活动 <u>中医诊所违反《中医药法》的规定,超出备案范围开展医疗活动的,由所在地县级人民政府中医药主管部门责令改正,没收违法所得,并处一万元以上三万元以下罚款；情节严重的,责令停止执业活动。</u>

中医诊所被责令停止执业活动的,其直接负责的主管人员自处罚决定做出之日起五年内不得在医疗机构内从事管理工作。医疗机构聘用上述不得从事管理工作的人员从事管理工作的,由原发证部门吊销执业许可证或者由原备案部门责令停止执业活动。

2. 医师超范围执业 经考核取得医师资格的中医医师违反《中医药法》规定，超出注册的执业范围从事医疗活动的，由县级以上人民政府中医药主管部门责令暂停六个月以上一年以下执业活动，并处一万元以上三万元以下罚款；情节严重的，吊销执业证书。

（三）未依法备案

违反《中医药法》规定，举办中医诊所、炮制中药饮片、委托配制中药制剂应当备案而未备案，或者备案时提供虚假材料的，由中医药主管部门和药品监督管理部门按照各自职责分工责令改正，没收违法所得，并处三万元以下罚款，向社会公告相关信息；拒不改正的，责令停止执业活动或者责令停止炮制中药饮片、委托配制中药制剂活动，其直接责任人员五年内不得从事中医药相关活动。

医疗机构应用传统工艺配制中药制剂未依照本法规定备案，或者未按照备案材料载明的要求配制中药制剂的，按生产假药给予处罚。

（四）中医医疗广告违法

违反《中医药法》规定，发布的中医医疗广告内容与经审查批准的内容不相符的，由原审查部门撤销该广告的审查批准文件，一年内不受理该医疗机构的广告审查申请。发布中医医疗广告其他违法行为，依照《中华人民共和国广告法》的规定给予处罚。

（五）中药材种植过程违法

违反《中医药法》规定，在中药材种植过程中使用剧毒、高毒农药的，依照有关法律、法规规定给予处罚；情节严重的，可以由公安机关对其直接负责的主管人员和其他直接责任人员处五日以上十五日以下拘留。

（六）其他法律责任

违反《中医药法》规定，造成人身、财产损害的，依法承担民事责任；构成犯罪的，依法追究刑事责任。

【经典习题】

33. 违反《中医药法》规定，超出备案范围开展医疗活动的中医诊所。以下处置方法不正确的是
    A. 由所在地县级人民政府中医药主管部门责令改正
    B. 吊销《医疗机构执业许可证》
    C. 情节严重的，责令停止执业活动
    D. 没收违法所得
    E. 处一万元以上三万元以下罚款

答案：B。

第十八节　中医药条例

中医药条例	中医医疗机构与从业人员	★★★
	保障措施	★★★
	法律责任	★★★

《中医药条例》有总则、中医医疗机构与从业人员、中医药教育与科研、保障措施、法律责任、附则6章，共39条。

一、中医医疗机构与从业人员

（一）中医医疗机构

《中医药条例》规定，开办中医医疗机构，应当符合国务院卫生行政部门制定的中医医疗机构设置标

准和当地区域卫生规划，并按照《医疗机构管理条例》的规定办理审批手续，取得《医疗机构执业许可证》后，方可从事中医医疗活动。

中医医疗机构从事医疗服务活动，应当充分发挥中医药特色和优势，遵循中医药自身发展规律，运用传统理论和方法，结合现代科学技术手段，发挥中医药在防治疾病、保健、康复中的作用，为群众提供价格合理、质量优良的中医药服务。

依法设立的社区卫生服务中心（站）、乡镇卫生院等城乡基层卫生服务机构，应当能够提供中医医疗服务。

（二）中医从业人员

《中医药条例》规定，中医从业人员，应当依照有关卫生管理的法律、行政法规、部门规章的规定通过资格考试，并经注册取得执业证书后，方可从事中医服务活动。

以师承方式学习中医学的人员以及确有专长的人员，应当按照国务院卫生行政部门的规定，通过执业医师或者执业助理医师资格考核考试，并经注册取得医师执业证书后，方可从事中医医疗活动。

国家鼓励开展中医药专家学术经验和技术专长继承工作，培养高层次的中医临床人才和中药技术人才。

承担中医药专家学术经验和技术专长继承工作的指导老师应当具备下列条件：具有较高学术水平和丰富的实践经验、技术专长和良好的职业品德；从事中医药专业工作30年以上并担任高级专业技术职务10年以上。

中医药专家学术经验和技术专长继承工作的继承人应当具备下列条件：具有大学本科以上学历和良好的职业品德；受聘于医疗卫生机构或者医学教育、科研机构从事中医药工作，并担任中级以上专业技术职务。

中医从业人员应当遵守相应的中医诊断治疗原则、医疗技术标准和技术操作规范。

全科医师和乡村医生应当具备中医药基本知识以及运用中医诊疗知识、技术，处理常见病和多发病的基本技能。

二、保障措施

1. 扶持中医药事业发展的投入措施 《中医药条例》规定，县级以上地方人民政府应当根据中医药事业发展的需要以及本地区国民经济和社会发展情况，逐步增加对中医药事业的投入，扶持中医药事业的发展。

任何单位和个人不得将中医药事业经费挪作他用。

国家鼓励境内外组织和个人通过捐资、投资等方式扶持中医药事业发展。

非营利性中医医疗机构，依照国家有关规定享受财政补贴、税收减免等优惠政策。

2. 定点中医医疗机构 县级以上地方人民政府劳动保障行政部门确定的城镇职工基本医疗保险定点医疗机构，应当包括符合条件的中医医疗机构。

获得定点资格的中医医疗机构，应当按照规定向参保人员提供基本医疗服务。

3. 文献的收集、整理、研究和保护 《中医药条例》规定，县级以上各级人民政府应当采取措施加强对中医药文献的收集、整理、研究和保护工作。

有关单位和中医医疗机构应当加强重要中医药文献资料的管理、保护和利用。

4. 保护野生中药材资源 《中医药条例》规定，国家保护野生中药材资源，扶持濒危动植物中药材人工代用品的研究和开发利用。

县级以上地方人民政府应当加强中药材的合理开发和利用，鼓励建立中药材种植、培育基地，促进短缺中药材的开发、生产。

5. 与中医药有关的评审或者鉴定 《中医药条例》规定，与中医药有关的评审或者鉴定活动，应当体现中医药特色，遵循中医药自身的发展规律。

中医药专业技术职务任职资格的评审，中医医疗、教育、科研机构的评审、评估，中医药科研课题的立项和成果鉴定，应当成立专门的中医药评审、鉴定组织或者由中医药专家参加评审、鉴定。

三、法律责任

《中医药条例》规定，中医医疗机构违反规定，有下列情形之一的，由县级以上地方人民政府负责中医药管理的部门责令限期改正；逾期不改正的，责令停业整顿，直至由原审批机关吊销其医疗机构执业许可证、取消其城镇职工基本医疗保险定点医疗机构资格，并对负有责任的主管人员和其他直接责任人员依法给予纪律处分：

1. 不符合中医医疗机构设置标准的。
2. 获得城镇职工基本医疗保险定点医疗机构资格，未按照规定向参保人员提供基本医疗服务的。

【经典习题】

34. 某人在医院以师承方式进行中医学习已近 5 年，他想从事中医医疗活动，需具备的条件是
    A. 证明学习满 5 年即可　　　　　　B. 通过医院考核
    C. 患者评议良好　　　　　　　　　D. 通过医师资格考试并注册取得执业证书
    E. 通过市级考核

    答案：D。

第二部分

公共卫生

公共卫生包含卫生管理政策、卫生统计学和流行病学基础知识、健康教育与促进、传染病及突发公共卫生事件、居民健康管理以及卫生监督协管等内容，占总分的 30% ~ 35%。考虑到乡村全科执业助理医师在执业过程中有基本公共卫生服务的职能定位，因此在大纲中融入了公共卫生部分的内容。这部分内容对乡村全科执业助理医师的工作有直接指导意义，故所占分值较多。复习中应以理解为主，注意联系日常实际，并且应更加重视对特定知识点的记忆。

第一章 卫生管理和政策

第一节 疾病预防策略

疾病预防策略	第一级预防	★★
	第二级预防	★★
	第三级预防	★★

在疾病发生发展的不同阶段,采取相应的预防措施来延缓或者阻止疾病发生发展的策略称为疾病预防策略。根据疾病自然过程,将预防水平分为三级,即三级预防策略。

一、第一级预防

第一级预防又称病因预防或者发病前期预防,是指在疾病尚未发生时针对疾病"易感期"的致病因素(或危险因素)采取措施,是积极预防疾病的根本措施。第一级预防包括个体预防和社区预防。

个体预防措施是针对个人实施的预防措施,如个体化健康教育,提倡自主健康和自我保健,按照合理膳食、适量运动、戒烟限酒、心理平衡的健康基本原则,改变不良的行为和生活方式,建立可行的有益于健康的行为与生活方式,如开展婚育咨询、妊娠和儿童营养咨询等。

社区预防措施是针对社区人群实施的预防措施,如社区居民的健康教育活动、利用各种媒体普及常见病预防常识、举行趣味健身比赛、长期供应碘盐预防地方性甲状腺肿、预防接种、高危人群预防服药、职业人群健康监护、卫生立法、改善社区环境卫生、禁止公共场所吸烟及乱扔垃圾。

社区卫生服务中的一级预防必须以个体预防和社区预防并重。对群体的普遍预防和对高危人群的重点预防结合起来,全人群策略和高危人群策略的互相补充就形成一级预防双向策略。

二、第二级预防

第二级预防又称"三早"预防或者临床前期预防,是在疾病的临床前期做好早期发现、早期诊断、早期治疗的"三早"预防工作,为防止或者减缓疾病发展而采取的措施。对于传染病,除了"三早",尚需做到疫情早报告及患者早隔离,即"五早"。在疾病的早期阶段进行诊断和治疗,可以控制疾病进一步发展,提高治疗效果,减少治疗费用,改善疾病预后,有利于合理利用卫生资源。早期发现疾病可通过普查、筛检、病例发现、定期健康检查、高危人群重点项目检查、自我检查等方法实现。筛查是早期发现疾病的主要方法,要达到"三早",就是要向群众宣传疾病的早期表现和有病早治的好处,提高医务人员的诊断水平,开发适宜的筛检方法与检测技术。早期诊断是慢性病预防的关键环节,基层遇到的大部分问题都处于早期未分化阶段,基层可以利用对居民个人及家庭的熟悉了解和健康管理等优势做出早期诊断,并负责连续照顾和处理。

三、第三级预防

第三级预防又称发病后期预防,指在疾病的"临床期"针对患者采取积极的对症治疗和康复治疗措施，及时有效地防止病情恶化，预防并发症和残疾。对已经丧失劳动力和伤残者，通过功能康复、心理康复、家庭护理指导等，使患者尽快恢复生活和劳动能力，提高生活质量，延长生存期，降低死亡率。

在三级预防策略中，一级预防最为重要。一级预防是积极、主动、有效、经济、无痛苦的预防措施。对不同类型的疾病，有不同的三级预防策略。慢性病的预防控制要从源头抓起，以一级预防为主，还应兼顾二、三级预防。如糖尿病的一级预防，应以糖尿病的易感人群为对象展开，以健康教育为主，使易感人群及早改变生活方式，降体重、降血压、降血脂，以减少糖尿病的发生。糖尿病的二级预防应在社区开展高危人群筛查，及早发现无症状的糖尿病及糖耐量降低者，并给予干预治疗，以降低糖尿病发病率和减少并发症的发生。加强对糖尿病患者的治疗，使其血糖、血脂、血压、体征达标，以减少其并发症的发生。糖尿病三级预防则以保护糖尿病患者的劳动能力、提高生活质量、延长寿命为主。

【经典习题】

1. 下列属于疾病预防策略中一级预防的是
   A. 流感流行期间主动接受预防注射　　B. 发现霍乱疫情及时报告
   C. 高血压患者坚持正规治疗　　　　　D. 发现乳腺肿块及时就医
   E. 给晚期患者以临终关怀
2. 对吸烟人群进行肺癌筛查属于
   A. 一级预防　　　　　　B. 二级预防　　　　　　C. 三级预防
   D. 一级、二级预防均可　　E. 二级、三级预防均可
3. 关于三级预防，下列说法正确的是
   A. 第二级预防又称病因预防
   B. 第一级预防是指做好"三早"预防工作
   C. 第三级预防包括非特异性和特异性措施两大类
   D. 第三极预防也称临床前期预防
   E. 高危人群预防服药属第一级预防

答案：1.A；2.B；3.E。

第二节　基本公共卫生服务和重大公共卫生服务项目

基本公共卫生服务和重大公共卫生服务项目	实施项目的目的和意义	★★
	项目的主要内容	★★★

一、实施项目的目的和意义

国家基本公共项目和重大公共卫生项目是促进基本公共卫生服务逐步均等化的重要内容，是深化医药卫生体制改革的重要工作。基本公共卫生服务项目是针对当前城乡居民存在的主要健康问题，以儿童、孕产妇、老年人、慢性病患者、严重精神障碍患者和肺结核患者为重点人群，由基层医疗机构（乡镇卫生院、村卫生室、社区服务中心、社区服务站）组织实施，面向全体居民免费提供的最基本的公共卫生服务。

通过实施国家基本公共卫生服务项目和重大公共卫生服务项目，明确政府责任，对城乡居民健康问题实施干预措施，减少主要健康危险因素，有效预防和控制主要传染病及慢性病，提高公共卫生服务和突发公共卫生事件应急处置能力，使城乡居民逐步享有均等化的公共卫生服务。到2020年，基本公共卫

生服务逐步均等化的机制基本完善，重大疾病和主要健康危险因素得到有效控制，城乡居民健康水平得到进一步提高。

二、项目的主要内容

（一）基本公共卫生服务项目的内容

根据经济社会发展状况、主要公共卫生问题和干预措施效果，确定国家基本公共卫生项目并随着经济社会发展、公共卫生服务需要和财政承受能力适时调整。地方政府根据当地公共卫生问题、经济发展水平和财政承受能力等因素，可在国家基本公共卫生服务项目基础上增加服务内容。到2017年，由基层医疗机构正在实施的国家基本公共卫生服务项目有12项内容，包括居民健康档案管理、健康教育、预防接种、0~6岁儿童健康管理、孕产妇健康管理、老年人健康管理、慢性病患者健康管理（包括高血压患者健康管理和2型糖尿病患者健康管理）、严重精神障碍患者管理、肺结核患者健康管理、中医药健康管理、传染病及突发公共卫生事件报告和处理、卫生计生监督协管。

（二）重大公共卫生服务项目的内容

针对主要传染病、慢性病、地方病、职业病等重大疾病和严重威胁妇女、儿童等重点人群的健康问题以及突发公共卫生事件预防和处置需要，制定和实施重大公共卫生服务项目，并适时充实调整。目前，重大公共卫生服务项目包括：艾滋病等重大疾病防控、农村孕产妇住院分娩、贫困白内障患者复明、农村改水改厕、消除燃煤型氟中毒、15岁以下人群补种乙肝疫苗、农村妇女孕前和孕早期增补叶酸预防出生缺陷，以及农村妇女乳腺癌、宫颈癌检查等项目。

【经典习题】

4.目前不属于国家基本公共卫生服务项目的是
   A.卫生计生监督协管　　　　B.建立居民健康档案　　　　C.0~6岁儿童健康管理
   D.1型糖尿病患者健康管理　　E.传染病和突发公共卫生事件报告和处理
   答案：D。

第三节　家庭医生签约服务

家庭医生签约服务	主要目标与签约对象	★★
	家庭医生签约服务内容	★★
	签约服务主体	★★

一、主要目标与签约对象

要求到2017年，家庭医生签约服务覆盖率达到30%以上，重点人群签约服务覆盖率达到60%以上。到2020年，力争将签约服务扩大到全人群，形成长期稳定的契约服务关系，基本实现家庭医生签约服务制度的全覆盖。其中老年人、孕产妇、儿童、残疾人等人群以及高血压、糖尿病、结核病等慢性疾病和严重精神障碍患者等为重点签约人群，力争实现全部建档立卡的农村贫困人口和计划生育特殊家庭的家庭医生签约服务全覆盖。

二、家庭医生签约服务内容

家庭医生团队为签约居民提供基本医疗、公共卫生和约定的健康管理服务。基本医疗服务涵盖常见病和多发病的中西医诊治、合理用药、就医路径指导和转诊预约等。公共卫生服务要涵盖国家基本公共卫生服务项目和规定的其他公共卫生服务，包括：建立电子健康档案、优先预约就诊、转诊绿色通道、慢性病长处方、健康教育和健康促进、预防接种、重点疾病健康管理，以及儿童、老年人、孕产妇重点人群健康管理等服务。约定的健康管理服务包括健康评估、康复指导、家庭病床服务、家庭护理、远程健康监测以及特定人群和特殊疾病健康管理等服务，满足居民多样化的健康服务需求。

三、签约服务主体

家庭医生为签约服务第一责任人，现阶段家庭医生主要包括基层医疗卫生机构注册全科医生（含助理全科医生和中医类别全科医生），以及具备能力的乡镇卫生院医师和乡村医生等以及公立医院医师和中级以上职称的退休临床医师。签约服务原则上应当采取团队服务形式，家庭医生团队主要由家庭医生、社区护士、公共卫生医师（含助公共卫生医师）等组成，二级以上医院选派医师（含中医类别医师），有条件的地区可吸收药师、健康管理师、心理咨询师、社（义）工等加入团队。

【经典习题】

5. 家庭医生签约服务的重点签约人群，不包括
   A. 老年人　　　　　　B. 孕产妇　　　　　　C. 儿童
   D. 残疾人　　　　　　E. 健康的中年人

答案：E。

第四节　中医预防与养生保健

中医预防与养生保健	基本原则	★
	服务方式	★★
	主要内容	★★

一、基本原则

1. 天人相应，顺应自然。
2. 形神合一，形神共养。
3. 动静互涵，协调平衡。
4. 重视先兆，防微杜渐。

二、服务方式

中医药预防与养生保健的主要服务方式：

1. 针灸、推拿、刮痧、拔罐及经络养生　针灸、推拿、刮痧、拔罐等都可以作用于经络，具有活血止痛、疏通经络、调整脏腑机能、调和阴阳、消除疲劳、缓解压力、养生保健、预防疾病等功效，是"简、验、便、廉"的养生保健方式。

2. 四时养生　四时养生是按一年四季气候阴阳变化的规律和特点，来调摄人体阴阳平衡，调理起居、饮食、精神，以达到健康长寿的方法。

3. 食疗与药膳　食疗又称"食养"，即利用食物来影响机体各方面的功能，使其获得健康或愈疾防病的一种养生方法。药膳是在中医学、烹饪学和营养学理论指导下，严格按药膳配方，将中药与某些具有药用价值的食物相配伍，采用我国独特的饮食烹调技术和现代科学方法制作而成的具有一定色、香、味、形的美味食品。

4. 冬病夏治　冬病夏治是指对于一些在冬季容易发生或加重的疾病，在夏季给予针对性的治疗，提

高机体的抗病能力,从而使冬季易发生或加重的病证减轻或消失,<u>是中医学"天人合一"的整体观和"未病先防"的疾病预防观的具体运用</u>。常用的治疗方法包括穴位敷贴、针刺、药物内服等,通过在夏季自然界阳气最旺盛的时间对人体进行药物或非药物疗法,益气温阳、散寒通络,从而达到防治冬季易发疾病的目的。

5. 五禽戏、八段锦、太极拳及气功导引等 五禽戏、八段锦、太极拳及气功导引等均为中医传统养生技法,在运动中调和气血,健身强体。

6. 调摄情志 情志泛指喜、怒、忧、思、悲、恐、惊七种情绪变化,简称七情,是人们对外界客观事物的反映。中医认为情志是由五脏之气化生的,若情志失调,则容易损伤脏腑气血,影响人体健康。历代养生家非常重视情志对人体健康的影响,主张调和七情,延年益寿。

7. 体质养生 体质,即机体素质,是指人体秉承先天(指父母)遗传、受后天多种因素影响,所形成的与自然、社会环境相适应的功能和形态上相对稳定的固有特性。针对不同体质进行养生调摄是中医养生的特色之一。

三、主要内容

1. 制定中医预防与养生保健方案 针对当地的气候条件、地理环境、风俗习惯,结合人群体质状况、生活方式、多发疾病谱等,制定适合本地区实际情况的中医预防与养生保健方案,为不同人群提供相应的中医养生保健服务。

2. 易感疾病和传染性疾病的健康教育与健康干预 针对季节性易感疾病和传染性疾病的易感人群,开展中医药健康教育,并采取中医药干预措施,如<u>在流感易发期,发放艾叶燃熏,板蓝根等中药煎水服用;在过敏性疾病易发期,采用中药熏鼻、喷喉等方法延缓发作</u>;在节假日前后进行脾胃调理等。

3. 孕产妇中医保健 针对孕产妇,运用中医药知识开展孕期、产褥期、哺乳期保健服务,如饮食起居指导、常见病食疗、康复训练指导、产后心理辅导等。

(1)孕期保健:普及孕期中医保健知识及分期保健要点,包括情志调摄、饮食起居、健康检查、用药指导等保健服务。

(2)产后饮食起居指导:产后宜易消化、富营养的饮食,适当饮用补血、祛瘀、下乳的药膳;多吃流质食物,促进乳汁分泌。<u>产妇忌食刺激性食品,忌辛辣或肥甘厚味,免伤脾胃;勿滥用补品。</u>

(3)产后常见病食疗:<u>脾胃虚弱者,可服山药扁豆粳米粥;肾虚腰疼者,食用猪腰子菜末粥;产后恶露不净者,可服当归生姜羊肉汤、益母草红糖水或醪糟。</u>

(4)产后康复训练指导:通过中医手法刺激穴位和专人指导运动训练,防治产后病。

(5)产后心理辅导:预防产后抑郁症,主要表现是产妇在产褥早期出现的以哭泣、忧郁、烦闷为主的情绪障碍,此时应进行心理疏导,并加服补血养肝、疏肝理气的中药。

(6)哺乳期饮食指导:<u>若乳汁不足,可多喝鱼汤、鸡汤、猪蹄汤等。断乳可采用中药的方法回乳,用炒麦芽加水煎服</u>,每日1剂,连服3日;乳房局部做湿热敷。

4. 其他重点人群的健康教育与健康干预 通过健康教育,向中年人群、妇女、儿童、老年人等社区居民宣传相应的中医药预防保健、养生调摄知识以及中医药慢性病防治和传染病防治知识,包括饮食起居、健身运动、心理调适、疾病预防、调护等。

5. 社区开展中医"治未病"服务 应用《中医基本体质分类量表》《中医体质分类判定标准》开展中医体质辨识,对平和质、气虚质、阳虚质、阴虚质、痰湿质、湿热质、血瘀质、气郁质、特禀质九种体质类型的不同人群指导个体化调护方案,指导居民的起居调养、药膳食疗、情志调摄、动静养生和经络腧穴针灸、刮痧、拔罐以及按摩保健等。

6. 在社区开展中医药养生保健科普活动 传授养生保健和健康生活方式,推广普及五禽戏、八段锦、太极拳、扇舞运动等运动。

【经典习题】

6.在流感易发季节为预防流感的发病可采取的中医干预措施是

  A. 情志调摄   B. 中药熏鼻、喷喉   C. 发放板蓝根等中药煎水服用
  D. 开展食疗   E. 指导运动训练

7. 产妇应忌食的是

  A. 鲫鱼   B. 羊肉   C. 山药
  D. 辣椒   E. 醪糟

8. 患者产后出现腰酸、腰痛，不能久站，可服用的药膳是

  A. 山药扁豆粳米粥   B. 猪腰子菜末粥   C. 当归生姜羊肉汤
  D. 益母草红糖水   E. 醪糟

答案：6.C；7.D；8.B。

第二章　卫生统计学和流行病学基本知识

第一节　卫生统计学概述

卫生统计学概述	同质与变异	★
	总体与样本	★★
	统计工作的基本步骤	★
	统计资料的类型	★★

统计学是关于数据收集、整理、分析、表达和解释的普通原理与方法，目的是求得可靠的结果。

一、同质与变异

1. 同质　指观察单位间被研究指标的影响因素相同。

2. 变异　指即使从具有同质性总体中搜集的一批观察数据，表现在各个体之间也是有差异的。引起变异的原因在于生物体内、外环境中多种因素综合作用的结果。

二、总体与样本

1. 总体　是根据研究目的确定的同质观察单位某种观察值（变量值）的集合。如某地某年所有40岁以上健康成年男性的血压值就构成一个总体。

2. 样本　是指从总体中随机抽取的一部分有代表性的观察单位的测量值集合。抽取的样本包含的观察单位数称为该样本的样本含量（用n表示）。

例如：欲了解某年某市全部活产新生儿出生时的平均体重，可从该市各医疗卫生机构随机抽取在该年出生的部分活产新生儿，其出生时的体重值的集合就构成了样本。计算此样本体重值平均数，即可代表某年某市全部活产新生儿出生时的平均体重。

三、统计工作的基本步骤

统计设计、收集资料、整理资料和分析资料是统计工作的四个基本步骤。这四个步骤密切联系，任何一个步骤的缺陷和失误都会影响统计分析结果。

1. 统计设计　是在广泛查阅文献、全面了解现状、充分调研的基础上，对将要进行的研究工作所做的全面设想。设计的内容包括：明确研究目的和研究假说；确定研究对象、抽样方法和样本含量；拟定研究内容、设计调查问卷、研究方法和技术路线、预期研究结果、质量控制方法、研究进度与费用预算等。

2. 收集资料　是根据研究目的和设计的要求，准确获取可靠的原始资料。原始数据是统计工作的基本依据，及时、准确、完整地收集足够数量的原始数据是收集资料的基本原则。

医疗卫生工作中的原始数据主要来自三个方面：统计报表、经常性工作记录、专题调查或实验。

3. 整理资料　是将收集的原始资料去伪存真、归类整理汇总的过程。

（1）数据净化：通过检查、核对，对数据进行纠错、改正的方法。

（2）分组和汇总：常用的分组方式有两种：①质量分组：将观察单位按照类别、属性分组，这种分组方式通常适用于计数资料和等级资料。例如，按照性别、职业、疗效、血型等分组。②数量分组：将观察单位根据数值大小进行分组，该分组方式多适用于数值变量资料。例如，按照年龄的大小、按照血红蛋白数值分组。

4. 分析资料 统计分析包括统计描述和统计推断两个方面。

（1）统计描述：指用适当的统计指标、统计图表对资料的数量特征及其分布规律进行描述。统计描述是统计推断的基础。

（2）统计推断：指用样本信息推断总体特征。包括：①参数估计，指由样本统计量来推断总体参数；②假设检验，即由样本的差异来推断样本与总体之间、总体与总体之间是否存在差异。

四、统计资料的类型

变量值构成了统计数据或统计资料。不同类型的统计资料采用不同的统计分析方法。

1. 计量资料 计量资料亦称为定量资料或数值变量资料，指对每个观察单位的某个变量用测量的方法准确获得的定量结果，表现为数值大小，一般有度量衡单位，如身高（cm）、体重（kg）、血压（mmHg）、脉搏（次/分）等。例如，测得某乡镇40岁以上健康成年男性脉搏次数（次/分）所获得的资料就是数值变量资料。

2. 计数资料 计数资料亦称为定性资料或无序分类变量资料，是将观察单位按某种属性进行分组计数的定性观察结果。计数资料的分组是互不相容的类别或属性，且各组之间无程度和顺序的差别。

3. 等级资料 等级资料亦称为有序分类变量资料，指将观察单位按某种属性的不同程度或次序分成等级后分组计数的观察结果。例如，将某种疾病的疗效资料按无效、好转、显效、治愈分组后对各组进行计数；将疾病病情分为轻度、中度、重度三个等级后分组计数。

【经典习题】

1. 某年某市计划计算全部活产新生儿出生时的平均体重，因此从该市各医疗卫生机构内，按随机抽样方法，抽取在该年出生的部分活产新生儿，其出生时的体重值的集合就构成了

　　A. 同质　　　　　　　　B. 总体　　　　　　　　C. 样本
　　D. 频数　　　　　　　　E. 变异

2. 下列不属于定量资料的是

　　A. 身高　　　　　　　　B. 白蛋白与球蛋白比值　　C. 疾病有无疗效
　　D. 血压值　　　　　　　E. 中学生中吸烟人数

答案：1.C；2.C。

第二节　统 计 表

	统计表的编制原则	★
统计表	统计表的基本结构	★★
	常用统计表的种类	★★

统计表是将统计分析资料及其指标以表格列出，代替繁冗的文字叙述。

一、统计表的编制原则

1. 重点突出，简单明了。

2. 主谓分明,层次清楚。

3. 结构完整。

二、统计表的基本结构

统计表一般由标题、标目、线条、数字和备注五个部分构成(图2-2-1)。

	表号 标题	
横标目名称	纵标目	合计
横标目		
合计		

* 备注

图 2-2-1 统计表的基本结构

1. 标题 标题应概括说明表的主要内容,通常包括研究的时间、地点和主要内容等。标题写在表的上方正中,当正文中有两个或两个以上统计表时,应在标题前标明序号。

2. 标目 用以说明表内纵、横方向的内容。一般将资料中被研究事物分组作为横标目,位于表格左侧,说明表中同横行数字的含义;将统计分析指标作为纵标目,位于表格上端,说明表中纵列数字的含义。纵标目有单位时在其后加括号注明计量单位。设计标目时应遵循主谓分明、层次清楚的原则,横、纵标目的顺序可按惯例、时间先后、数值大小、重要程度等排列。

3. 线条 统计表通常有三条最基本的线条,因此又称为三线表,即顶线、底线和纵标目下的横线。如果数据有合计,则可加画合计线,其余线条尽量简化、省略,尤其不能有竖线、斜线,表格两端不能封口。

4. 数字 统计表中的数字必须准确无误。要求用阿拉伯数字表示,同一指标小数位数要保持一致,小数点要对齐。表中不能留空格,数字不存在或数字无意义的用"–"表示,数字缺省或未记录用"…"表示,数字为零则填写"0"。

5. 备注 备注不是统计表的固有组成部分,一般不列入表内。如需要对表内某个指标或数字做出特殊说明时,在表格下方做注释说明。

三、常用统计表的种类

按分组标志多少分为简单表与复合表。

1. 简单表 研究对象只按一种标志或特征分组的统计表称为简单表。例如,某年某乡镇慢性病筛查情况资料,研究对象按病种分组(表2-2-1)。

表 2-2-1 某年某乡镇慢性病累计筛查情况

病种	筛查例数
高血压	1634
糖尿病	572
冠心病	28
合计	2234

2. 复合表 将研究对象按两种或两种以上的标志或特征分组的统计表。例如,某年某县城乡居民健康档案建档情况(表2-2-2)。

表 2-2-2 某年某县城乡居民健康档案建档率

	城市		乡镇	
	建档数	建档率（%）	建档数	建档率（%）
A 地	7021	80.5	24 106	96.2
B 地	4082	88.3	21 657	89.3
C 地	9438	92.2	38 924	94.5
合计	20 541	87.1	84 687	93.6

【经典习题】

3.统计表中一般不列入表内的部分是
　　A.标题　　　　　　　B.标目　　　　　　　C.线条
　　D.数字　　　　　　　E.备注
答案：E。

第三节　算术平均数

算术平均数	频数与频数分布表	★
	算术平均数的定义及计算方法	★★
	医学参考值范围	★★

一、频数与频数分布表

1.频数　即相同变量值的个数，常用 f 表示。

2.频数分布表　就是对数据进行归类整理并能反映出数据分布情况的一种表格。该表的编制过程是首先把资料的取值范围分割成若干个互不相交的组段，然后用划记"正"字的方法统计每个组段观察值的个数作为对应的频数。各组段的范围与对应的频数就构成了频数分布表。例如，将某年某乡镇 130 名 14 岁女孩身高（cm）编制成频数分布表（表 2-2-3）。

表 2-2-3　某年某乡镇 14 岁女孩身高频数分布表

身高组段（cm）	划记	频数（f）
125.00 ~	丅	2
128.00 ~	下	3
131.00 ~	下	3
134.00 ~	正正	9
137.00 ~	正正正正一	21
140.00 ~	正正正正正正	30
143.00 ~	正正正正一	21
146.00 ~	正正正正一	21
149.00 ~	正正	10

续表

身高组段（cm）	划记	频数（f）
152.00 ~	正	5
155.00 ~	丅	2
158.00 ~	丅	2
161.00 ~ 164.00	一	1
合计	—	130

二、算术平均数的定义及计算方法

1. 算术平均数 简称均数，是描述一个变量的所有观察值的平均水平。适用于数值资料呈对称分布或呈正态分布、近似正态分布的资料。临床上大多数同年龄、同性别正常人的生理、生化指标（如身高、体重、胸围、血红蛋白、红细胞数等）都适合用均数表达平均水平。通常用希腊字母 μ 表示总体算术平均数，用 $\bar{x}$ 表示样本算术平均数。

2. 算术平均数计算方法 计算公式是所有观察值之和除以观察值个数所得的商。

（1）小样本资料（n < 30）：$\bar{X} = \dfrac{\sum X}{n}$

$\sum X = X_1 + X_2 + X_3 + \cdots + X_n$（X 为观察值）

（2）大样本资料（n ≥ 30）：$\bar{X} = \dfrac{\sum fX}{\sum f}$

$\sum fX = \sum f_1 X_1 + \sum f_2 X_2 + \sum f_3 X_3 + \cdots + \sum f_n X_n$（X 为各组的组中值）

【例1】某医师测得某社区10名女性空腹血糖值分别为 5.72，5.05，5.15，5.70，6.04，5.30，5.86，5.05，5.24，6.04（mmol/L），求平均血糖值（mmol/L）。

解：$\bar{X} = \dfrac{\sum X}{n} = \dfrac{(X_1 + X_2 + X_3 + \cdots + X_{10})}{10} = 5.515$（mmol/L）

【例2】根据某年某乡镇14岁女性身高频数分布表（表2-2-3），求平均身高。

解：根据频数分布表2-2-3，列出算术平均数的计算表（表2-2-4）。

表2-2-4 某年某乡镇14岁女性身高平均数计算表

身高组段（cm）	组中值（X）	频数（f）	fX
125.00 ~	126.5	2	253.0
128.00 ~	129.5	3	388.5
131.00 ~	132.5	3	397.5
134.00 ~	135.5	9	1219.5
137.00 ~	138.5	21	2908.5
140.00 ~	141.5	30	4245.0
143.00 ~	144.5	21	3034.5
146.00 ~	147.5	21	3097.5
149.00 ~	150.5	10	1505.0
152.00 ~	153.5	5	767.5

身高组段（cm）	组中值（X）	频数（f）	fX
155.00 ~	156.5	2	313.0
158.00 ~	159.5	2	319.0
161.00 ~ 164.00	162.5	1	162.5
合计	—	130	18611.0

$$\bar{X}=\frac{\Sigma fX}{\Sigma f}=\frac{18611.0}{130}=143.1615（cm）$$

3. 标准差 标准差是用于描述观察值变异程度大小的指标之一。在两组（或几组）均数相近、度量单位相同的条件下，标准差越小，表示观察值变异程度小，数据大多集中在均数周围，则样本均数的代表性较好。反之，标准差越大，表示观察值变异程度大，数据较分散，则样本均数的代表性较差。

三、医学参考值范围

医学参考值就是指正常人（特指排除了影响所研究指标的有关疾病和有关因素的同质人群）的各种解剖、生理、生化指标及组织代谢产物成分含量正常与否的参考值。在医疗卫生服务工作中，常将平均数与标准差结合，描述呈正态分布资料的频数分布特征；制定医学参考值范围，用于判断人群的健康状况。医学参考值范围估计步骤如下：

1. 确定参考值范围是单侧或双侧 首先要根据医学知识确定医学参考值范围是单侧或双侧。根据医学知识，如果该指标过大或过小（如血红蛋白值、白细胞计数、体内的必需元素含量等）均为异常，则需要确定既有上限又有下限的双侧医学参考值范围，称为双侧范围（例如，特定年龄段健康人的体重值不能过低也不能过高，即此医学参考值范围是双侧）；若一个指标值过大为异常（或过小为异常），则只需要确定仅有上限的医学参考值范围（或仅有下限的医学参考值范围），称为单侧范围。

2. 确定适当的百分范围值 根据需要选择适当的医学参考值范围的百分值。通常选择95%或99%。若选95%的百分值，表示包含了95%的医学参考值波动范围，不包含在此范围的仅为5%。

3. 选择适当的计算公式 医学参考值的频数分布往往呈正态分布，医学统计工作者可以利用正态分布的面积分布规律估计医学参考值的波动范围。

【经典习题】

4. 表示儿童体重资料的平均水平，最常用的指标是
   A. 算术平均数　　　　B. 中位数　　　　C. 几何均数
   D. 变异系数　　　　　E. 百分位数

答案：A。

第四节 常用人口统计指标

	人口总数	★★
常用人口统计指标	人口构成	★★
	人口生育	★★
	人口死亡	★★
	人口寿命	★★

人口统计指标主要用于人口普查、人口抽样调查和人口登记的统计计算。

一、人口总数

人口总数指一个国家或地区在某一特定时间的人口数。例如,我国第六次人口普查时,规定以2010年11月1日零时作为普查标准时点,统计该标准时点的全国人口总数为13.39亿。

二、人口构成

人口构成属于统计学中的构成比指标,是指一个国家或地区的人口总数中,按年龄、性别、职业、文化程度等人口学基本特征计算其在总人口中的分布情况。如年龄构成比、性别比、老少比、老年人口系数等。

【例3】据统计2013年我国人口总数达136072万人,其中男性69728万人,女性66344万人。

则:
$$男性构成比 = \frac{69728}{136072} \times 100\% = 51.24\%$$

则:
$$男女性别比 = \frac{男性人数}{女性人数} = \frac{69728}{66344} = 1.051$$

三、人口生育

人口生育是反映人口生育状况的统计指标。如粗出生率、总生育率、人工流产率、人口自然增长率等。

$$粗出生率 = \frac{同年活产数}{某年年平均人口数} \times ‰$$

$$人口自然增长率 = 粗出生率 - 粗死亡率$$

【例4】据统计,2014年我国出生人口1640万人,出生率为12.08‰,死亡人口972万人,死亡率为7.16‰,计算人口自然增长率。

$$人口自然增长率 = 粗出生率 - 粗死亡率 = 12.08‰ - 7.16‰ = 4.92‰$$

四、人口死亡

人口死亡是反映社会卫生状况和居民健康水平的重要基础指标。如粗死亡率、年龄别死亡率、婴儿死亡率、死因别死亡率、死因构成比、死因顺位等。

$$粗死亡率 = \frac{同年粗死亡人数}{某年年平均人口数} \times ‰$$

死因顺位:是将各类死因构成比的大小按由高到低排列的位次。

五、人口寿命

人口寿命是指一个人从出生到死亡所经历的时间。人口寿命指标反映了人群的健康状况和经济发展水平。如期望寿命、平均寿命等。

【经典习题】

5.与粗出生率计算公式分母相同的指标是
A.婴儿死亡率   B.新生儿死亡率   C.粗死亡率
D.总生育率   E.生存率

6.2005年某市年平均人口数为200000人。该年该市因各种原因死亡2000人，其中心脏病患者712人，死亡104人。则该市的粗死亡率为

A.104/200000　　　　　　B.712/200000　　　　　　C.2000/200000
D.104/712　　　　　　　　E.104/2000

答案：5.C；6.C。

第五节　常用流行病学方法

常用流行病学方法	流行病学的定义	★
	流行病学研究方法	★★
	描述流行病学的定义与方法	★
	个案调查的内容与方法	★★

一、流行病学的定义

流行病学是研究疾病与健康状态在人群中的分布及其影响因素，借以制订和评价预防、控制和消灭疾病及促进健康的策略与措施的科学。

二、流行病学研究方法

流行病学的研究方法根据是否由研究者控制研究的条件，或者是否有人为的干预分为两大类，即观察性研究（或观察流行病学）与实验性研究（或实验流行病学）。值得一提的是，传统的流行病学研究方法分为三大类，即观察性研究（观察法）、实验性研究（实验法）和理论性研究（理论法）。

在社区公共卫生服务中，主要是应用观察性研究。又根据是否设立对照组而分为描述性研究（不设立对照组）与分析性研究（设立对照组）。

三、描述流行病学的定义与方法

（一）定义

描述流行病学又称描述性研究，是指利用已有的资料或专门调查获取的资料，按照不同地区、不同时间及不同人群特征进行分组，描述疾病或健康状况在"三间"分布的特征，进而提出病因假设或线索。

（二）方法

描述性研究是流行病学调查的第一步，也是分析流行病学研究的基础。描述性研究最常用的方法有个案调查、病例报告、现况调查与生态学研究等。在社区卫生服务机构以开展个案调查为主。

四、个案调查的内容与方法

个案调查也称病家调查，是指对个别发生的病例、病例的家庭及周围环境进行的流行病调查。被调查的病例一般为传染病患者，也可为非传染病患者或病因未明的病例。

（一）目的

1.对病例的调查　是查明患者患病的原因及其可能传播的范围，从而确定疫源地的范围和接触者，指导医疗护理、隔离消毒、检疫接触者、开展健康教育等一系列紧急措施，防止或减少类似病例的发生。

2.总结疾病分布特征　对某种疾病多次个案调查积累形成的资料，可用于描述疾病的"三间"分布特征，有助于掌握疫情，为疾病监测提供资料。

（二）内容

1.人口统计学信息　包括姓名、性别、年龄、民族、职业、住址、联系方式等。

2. 主要临床表现 开始发病的时间、症状（首发症状、全身症状）、体征，诊疗情况及疾病预后，已进行的实验室检验项目及结果；隔离日期、隔离方式、转归等。

3. 疾病流行病学史 感染日期、感染地点、传播方式、传播因素、预防接种史、居住条件、个人卫生状况、饮食卫生状况、有害因素暴露史（接触史）等。

4. 其他个人高危因素信息 外出史、与类似病例的接触史、动物接触史、基础疾病史及过敏史等。

（三）方法

主要有访问和现场调查。

1. 访问 访问包括面访、信访、电话访问、自填问卷调查。

（1）面访：即访谈法，调查者与被调查者面对面访谈。通过口头交流的方式获取信息，双方互动，互相影响，互相作用的过程。此法可获得较高的应答率。但是费时，人力、物力、财力花费也较大。

（2）信访：即通过信件（传统信件或电子邮件）获取调查对象信息。由调查对象自行填写调查问卷后邮寄回调查者。该方法较面访而言，在人力、财力、物力方面比较节省，但应答率不高，获取数据的质量也较难控制。目前，借助互联网开展网络调查的方式也越来越普遍，优势是更加低成本、快捷，数据统计方便，缺点与信访类似。

（3）电话访问：就是通过电话向被调查者提问，根据其回答进行记录后获取调查信息。效果介于面访和信访之间。方法灵活，省时省力。前提是被调查者愿意接受，调查者事先有电话联系号码。

（4）自填问卷式调查：是调查者把设计好的问卷集中分发给被调查者，由被调查者或知情人填答问卷。优点是调查者可以对问卷进行集中讲解，实施方便，省时省力。缺点是需要调查对象相对集中，不利于某些传染性疾病的控制。

2. 现场调查 调查人员在事件发生后应尽快到达现场，观察现场环境、采集标本、收集事件第一手资料，以有利于对事件进行三间分布的判断。

【经典习题】

7. 个案调查的方法不包括

A. 面谈　　　　　　　　B. 信访　　　　　　　　C. 电话访问

D. 网络搜索　　　　　　E. 现场调查

答案：D。

第六节　疾病的分布与影响因素

疾病的分布与影响因素	疾病分布常用的测量指标	★★
	疾病流行强度	★★
	疾病的三间分布	★

疾病分布是描述疾病在不同地区、不同时间、不同人群的分布特征，简称"三间分布"。研究疾病分布常用的测量指标有发病指标（发病率、患病率、罹患率、续发率、感染率等）、死亡指标（死亡率、病死率等）。

一、疾病分布常用的测量指标

（一）发病率

发病率是指在一定期间内（一般为一年）特定人群中某病新病例出现的频率。常用于描述死亡率极低或不致死的疾病的发病情况。

$$发病率 = \frac{一定期间内某人群中某病新病例数}{同时期暴露人口数} \times K$$

K=100%、1000‰，或 10000/万、100000/10 万

发病率的分子是一定时期内新发病例数。新发病例是指在该观察期间内新发或初次诊断的病例。例如，某人在一年内患 3 次感冒，即计为 3 例感冒新病例。若某人在该年第一次确诊为高血压，则计为 1 例高血压新病例，若该患者在首次确诊后因高血压而多次复诊，则不再计为新发病例。

发病率的分母是指在该观察期间内，可能发生新病例的全部暴露人口数，也可理解为该病的易感人群的数量。通常情况下常用年平均人口数作为分母。年平均人口指某年 7 月 1 日零时人口数，或年初、年末人口数之和除以 2 作为年平均人口。例如，计算某镇流感发病率，可以当年的流感新发病例为分子，以当年 7 月 1 日零时人口数为分母（或以当年年初、年末人口数之和除以 2 作为分母）进行计算。

发病率可按照年龄、性别、职业、种族、婚姻状况等分别计算，也就是发病专率，如儿童麻疹发病率、矿工硅肺（矽肺）发病率。

(二) **患病率**

患病率也称现患率，指某观察期间内总人口中现患某病者所占的比例。主要用于描述病程较长的慢性病的发生和流行情况，如冠心病、糖尿病、肺结核等。

$$患病率 = \frac{观察期间一定人群中现患某病的新旧病例数}{同期的平均人口数} \times K$$

K=100%、1000‰，或 10000/万、100000/10 万

患病率的分子是指观察期间内被观察人群中所有的病例，包括新、旧病例，即只要在该期间内处于患病状态就应纳入病例数。

患病率分母为被观察人群的总人口数或该人群的平均人口数。

按照观察时间的不同，患病率又可分为时点患病率和期间患病率。时点患病率指的时间一般很短，最长不超过 1 个月；期间患病率的时间范围较长，通常在 1 个月至 1 年之间。

$$时点患病率 = \frac{某一时点一定人群中现患某病的新旧病例数}{该时点人口数} \times K$$

$$期间患病率 = \frac{某观察期间一定人群中现患某病的新旧病例数}{同期的平均人口数} \times K$$

发病率与患病率的主要区别：发病率是衡量疾病发生情况的动态指标，观察期间较长，一般为一年或更长。患病率是衡量疾病的存在或流行情况的静态指标，观察期间较短，一般为一个月或几个月。发病率常用于描述死亡率极低或不致死的疾病的发病情况。患病率常用于描述病程较长的慢性病的发生和流行情况。发病率分子为暴露人群新发病例。患病率分子为观察人群新、旧病例。

(三) **死亡率**

死亡率是指某人群在一定期间内死亡的人数在该人群中所占的比例，反映人群的健康状况和卫生保健水平。死亡率是测量人群死亡危险常用的指标。

$$死亡率 = \frac{某期间内死于所有原因的死亡总数}{同期平均人口数} \times K$$

K=100%、1000‰，或 10000/万、100000/10 万

若以一年内某人群因各种原因死亡的总数为分子计算出来的死亡率，叫全死因死亡率或粗死亡率。

按年龄、性别、病种等不同特征分别计算的死亡率，叫死亡专率。疾病死亡专率可描述某病在时间、地点和人群中的死亡变化情况。

（四）病死率

病死率表示一定期间内，患某病的全部病人中因该病而死亡的比例。

$$病死率 = \frac{一定期间内某病死亡人数}{同期确诊患某病病例数} \times 100\%$$

病死率多用于病程短的急性病，以衡量该病对生命威胁的程度，也可用于评价医院的医疗水平。病死率越高，说明该疾病对生命的威胁越大。

二、疾病流行强度

疾病的流行强度，是指某疾病在某地区、某人群中，一定时期内发病数量的变化及各病例间联系的程度。常用散发、暴发、流行和大流行等术语来表示。

（一）散发

散发，是指某病在某地区人群中呈历年的一般发病率水平，病例在人群中散在发生或零星出现，病例间无明显联系。散发用于描述较大范围（如区、县以上）人群的某病流行强度，而不适用于人口较少的居民区或单位（如工厂、学校等）。

判断某病是否散发，通常以该病在该地区前三年的发病率水平为参考，如当年的发病率未明显超过当地前三年发病率水平则为散发。疾病呈散发的原因有：

1. 传播机制较难实现的传染病，如虱传回归热。
2. 以隐性感染为主的疾病，如脊髓灰质炎。
3. 潜伏期较长的传染病，如麻风、炭疽。
4. 该病常年流行，人群有一定的免疫力或因为预防接种人群维持较高免疫力，如结核、麻疹。

（二）流行

流行，是指某地区某病在某时间的发病率显著超过历年该病的散发发病率水平。流行与散发是两个相对的概念。

（三）暴发

暴发，是流行的特例情况，指在一个局部地区或集体单位的人群中，短时间内突然出现许多临床症状相似的病人。暴发具有时间集中、空间聚集的特点，往往是通过共同的传播途径感染或由共同的传染源引起，如常因聚餐或食堂就餐引起食物中毒暴发，托幼机构、学校出现麻疹暴发，暴发时大多数病人常同时出现在该病的最长潜伏期内。

三、疾病的三间分布

疾病的三间分布是流行病学研究的重要内容，是描述性研究的核心，是分析性研究的基础，是制定疾病防制策略和措施的依据。

（一）时间分布

无论传染病或慢性疾病，其流行均有随时间推移而不断变化的特点，有些由散发到流行，有些由流行到散发，甚至消灭。分析疾病的时间分布特点可了解疾病的流行动态，有助于验证可能的致病因素与疾病的关系，为制定疾病防制措施提供依据。

1. 短期波动 又称暴发或时点流行，是疾病在一定地区或较大数量的人群中发病率突然增高的现象，一般是由于短时间内大量人员接触同一致病因素所致，且大多数病人集中在最短和最长潜伏期之间，发病高峰与该病的平均潜伏期基本一致，如流行性脑脊髓膜炎等。

2. 季节性 疾病在一定季节内发病频率升高的现象，称为季节性。不同的疾病表现不同的季节特征。如呼吸道传染病虽然一年四季都发生，但冬春季高发，肠道传染病则多发于夏秋季。了解疾病的季节性变化有助于提前有针对性地采取措施控制疾病发生。

3. 周期性 是指疾病有规律地每隔一段时间发生一次流行的现象。在应用有效疫苗预防疾病之前，多数呼吸道传染病具有周期性。例如，麻疹在人类应用有效疫苗前常常在城市表现为两年一次流行高峰；

流行性脑脊髓膜炎 7～9 年流行一次。

4. 长期变异 是指经过相当长的时期（通常为几年或几十年），疾病的发病率、死亡率或临床表现等的变化趋势，也称长期变异。

（二）地区分布

由于地理因素、环境条件、气象条件、特殊风俗习惯及其遗传特征、社会文化背景等因素的影响，有些疾病分布存在地域上的差异。研究疾病的地区分布时，常根据研究目的来划分地区。一方面可按行政区域划分（如国家、省、市、区、街道、乡等），另一方面可依据自然地理因素进行地区划分（如高原、平原、山区、湖泊、森林、热带等）。

（三）人群分布

疾病发生在不同年龄、性别、职业、民族、婚姻状况等人群中呈现不同。研究疾病在人群的分布，可以有助于确定高危险人群，提前采取干预措施预防疾病发生。

1. 年龄 年龄与疾病之间的关系极为密切，几乎所有疾病的发病率、死亡率都与年龄有关。易于传播且病后有较巩固免疫力的传染病（如麻疹、腮腺炎）儿童时期发病率高，慢性病（如心脑血管病）随年龄增长发病率增加，性传播疾病（如淋病）则在青壮年为发病高峰。

2. 性别 一些疾病的发病率、死亡率有性别差异。主要原因是由于男、女的解剖和生理不同，内在素质、致病因子暴露特点的不同以及社会角色不同，从事职业不同以及生活方式的差异等，造成某些疾病在性别分布上呈现差异性。

3. 职业 职业是劳动者所处的作业环境、社会经济地位、卫生文化水平、体力劳动强度和精神紧张程度等因素的综合指标。从事不同职业的人群因为接触的环境因素和工作方式不同，造成感染机会或暴露于致病因素的机会不同，发生的疾病也不同，甚至某些疾病只与职业因素相关，如矽肺。

4. 其他 种族、婚姻、阶层、行为、流动人口等因素都会对疾病的发生产生影响。疾病在种族（民族）分布的差异主要与遗传因素、风俗习惯、生活习惯和饮食习惯、定居点的地理环境、自然条件及社会条件、社会经济状况、医疗卫生质量和水平等因素有关；流动人口使儿童计划免疫难以落实，造成流动人口中儿童的免疫相关疾病发病率上升。

【经典习题】

8. 计算某年某病的发病率，其分子为
   A. 当年该病的所有病例　　B. 当年该病的新发病例　　C. 当年该病的治疗病例
   D. 当年该病的死亡病例　　E. 当年该病的已治愈病例
9. 以下病例的流行强度，属于散发的是
   A. 某单位聚餐后发生食物中毒　　B. 某小学 3 天内新增 23 例风疹
   C. 某村 1 天内确诊 12 例结核新发病例　　D. 某县病毒性肝炎发病率与近 3 年基本相近
   E. 某国埃博拉病毒短期内病例骤增

答案：8.B；9.D。

第七节　公共卫生监测

公共卫生监测	公共卫生监测的定义	★
	公共卫生监测的种类和内容	★

一、公共卫生监测的定义

公共卫生监测，是指长期、连续、系统地收集有关健康事件、卫生问题的资料，经过科学分析和解释后获得重要的公共卫生信息,并及时将信息反馈给相关机构,用以指导制定、完善和评价公共卫生干预措施与策略的过程。

收集整理、分析解释、反馈利用是公共卫生监测的三个阶段。信息收集是基础,利用是目的。

二、公共卫生监测的种类和内容

（一）疾病监测

疾病监测包括传染病监测、慢性非传染性疾病监测、死因监测等。

1. 传染病监测 传染病监测最普遍。监测的内容包括疾病的发生和诊断,病例三间分布的动态变化情况,人群免疫水平,病原体的血清型和（或）基因型、毒力、耐药性,动物宿主和媒介昆虫的种类、分布、病原体携带状况,干预措施的效果等。

2. 慢性非传染性疾病监测 包括恶性肿瘤、心脑血管病、出生缺陷等监测项目。

3. 死因监测 目的是了解人群死亡率和死因分布,反映人群健康水平,确定不同时期主要死因及疾病防治重点。如全国的孕产妇和5岁以下儿童的死亡监测。

（二）症状监测

1. 临床症状或症候群监测 如流感症状监测、发热监测、胃肠道症状监测。

2. 与疾病相关的现象监测 如门诊就医情况,药店非处方药、医疗相关用品销售量,学生或职工的缺勤率。起到早期探查预警的作用。

（三）行为及行为危险因素监测

行为监测有利于探讨病因。行为危险因素监测有助于预测疾病的发生或制定实施针对性的干预措施。如对吸烟、饮酒、不良饮食习惯、不安全行为等进行监测。

（四）其他公共卫生监测

其他公共监测包括环境监测、食品卫生监测、学校卫生监测、药物不良反应监测等方面。有些是对指标进行监测（如室内环境甲醛的监测、大气中PM 2.5的监测等),有些是基于事件的监测（如食物中毒事件等）。

【经典习题】

10. 下述不属于疾病监测的种类与内容的是
    A. 传染病监测　　　　　　B. 慢性非传染性疾病监测　　　　C. 死因监测
    D. 环境监测　　　　　　　E. 人群免疫水平监测
    答案：D。

第三章 健康教育与健康促进

第一节 概述

概述	健康教育与健康促进的定义	★
	健康的决定因素	★★★
	健康相关行为	★★

一、健康教育与健康促进的定义

1. 健康教育的定义 健康教育是通过传播、教育和干预，帮助个人和群体掌握卫生保健知识，树立健康观念，自愿采纳有利于健康的行为和生活方式的一系列活动与过程。健康教育的核心目标是帮助人们建立健康行为，它追求的是"知-信-行"的统一，知识是基础，信念是动力，行为是目标。其目的是消除或减轻影响健康的危险因素，预防疾病，促进健康。

2. 健康促进的定义 世界卫生组织定义："健康促进是促进人们维护和提高他们自身健康的过程，是协调人类与他们环境之间的战略，规定个人与社会对健康各自所负的责任。"美国健康教育学家劳伦斯·格林指出："健康促进是指一切能促使行为和生活条件向有益于健康改变的教育与环境支持的综合体。"其中教育指健康教育；环境包括社会的、政治的、经济的和自然的环境；而支持即指政策、立法、财政、组织、社会开发等各个系统。

3. 健康教育与健康促进的区别与联系

（1）健康教育要求人们通过自身认知态度和价值观念的改变而自觉采取有益于健康的行为和生活方式。因此，从原则上讲，健康教育最适于那些有改变自身行为愿望的人群。而健康促进是在组织、政策、经济、法律上提供支持环境，它对行为改变带有约束性。

（2）健康教育的对象针对个体和人群，其内容也往往是某一或某些与疾病相关的危险因素，侧重于行为与生活方式因素。健康促进涉及整个人群和社会生活的各个方面，侧重于影响健康的社会、环境等方面的因素的改变。

（3）健康教育是健康促进的核心，健康促进需要健康教育的推动和落实，营造健康促进的氛围，没有健康教育，健康促进就缺乏基础。而健康教育必须有健康促进支持，并逐步向健康促进发展，否则其作用会受到极大的限制。

（4）与健康教育相比，健康促进融客观支持与主观参与于一体。健康促进包括健康教育和环境支持，健康教育是个人与群体的知识、信念和行为的改变。

二、健康的决定因素

影响健康的因素分为以下四类。

1. 行为与生活方式因素 是指由于人们自身的不良行为和生活方式给个人、群体乃至社会的健康带来直接或间接的危害，它对机体具有潜袭性、累积性和广泛影响性的特点。健康的四大基石是合理膳食、适量运动、戒烟限酒、心理平衡。

2. 环境因素 是指以人为主体的外部世界围绕人们的客观事物的总和，包括<u>自然环境和社会环境</u>。自然环境包括阳光、空气、水、气候、地理等，是人类赖以生存的物质基础，是人类健康的根本。<u>社会环境又称文化-社会环境，包括社会制度、法律、经济、文化、教育、人口、民族、职业等，也包括工作环境、家庭环境、人际关系</u>等。疾病的发生和转化直接或间接地受社会因素的影响和制约，环境因素影响人们生活方式的选择。对健康起着决定性作用的因素有：收入和社会地位、社会支持网络、教育文化、就业和工作环境、社会与自然环境。

3. 生物学因素 包括病原微生物、遗传、生长发育、衰老、个人生物学特征（包括年龄、性别、形态和健康状况等）。

4. 卫生服务因素 卫生服务系指卫生机构和卫生专业人员为了防治疾病、增进健康，运用卫生资源和各种手段，有计划、有目的地向个人、群体和社会提供必要服务的活动过程。

三、健康相关行为

健康相关行为指个体或团体与健康和疾病有关的行为。按照行为对行为者自身和他人健康状况的影响，健康相关行为可分为促进健康行为和危害健康行为两大类。

（一）促进健康行为

1. 概念及特点 促进健康行为是指个体或群体表现出的、客观上有益于自身和他人健康的一组行为。其具有五个特征：

（1）有利性：行为有利于自身和他人健康。

（2）规律性：行为有规律的方式而不是偶然行为。

（3）和谐性：个体行为表现与其所处的环境和谐，即个体根据整体环境随时调整自身行为。

（4）一致性：个体外在的行为表现与其内在的心理情绪一致，没有冲突。

（5）适宜性：行为强度适宜，有理性控制，无明显冲动表现。

2. 促进健康行为分类 可以分为五大类：

（1）基本健康行为：指日常生活中一系列有益于健康的基本行为，如合理营养、平衡膳食、适当的身体活动、积极的休息与适量睡眠等。

（2）戒除不良嗜好：不良嗜好指的是对健康有危害的个人偏好，如吸烟、酗酒与滥用药品等。戒烟、戒毒及戒除酗酒、滥用药品、网络成瘾等属于戒除不良嗜好行为。

（3）预警行为：指对可能发生的危害健康的事件预先采取预防措施从而预防事故发生，以及能在事故发生后正确处置的行为，如驾车使用安全带，溺水、车祸、火灾等意外事故发生后的自救和他救行为。

（4）避开环境危害行为：这里的环境危害是广义的，包括了人们生活和工作的自然环境与心理社会环境中对健康有害的各种因素。

（5）合理利用卫生服务：指有效、合理地利用现有卫生保健服务，以实现三级预防，维护自身健康的行为，包括定期体检、预防接种、患病后及时就诊、遵从医嘱、配合治疗、积极康复等。其包括：<u>①求医行为：指人们感到不适，或察觉到自己患有疾病时，主动寻求科学可靠的医疗帮助的行为；②遵医行为：指个体在确诊患有疾病后，积极遵从医嘱检查、用药，配合治疗的一系列行为。</u>

（二）危害健康行为

1. 概念及特点 危害健康行为指偏离个人、他人乃至社会的健康期望，客观上不利于健康的一组行为。其主要特点为：

（1）危害性：行为对个体、他人乃至社会的健康有直接或间接的危害。

（2）稳定性：行为非偶然发生，有一定强度的行为维持需保持相当的时间。

（3）习得性：危害健康的行为都是在个体后天的生活经历中学会的。

2. 危害健康行为分类 可以分为四类：

（1）不良生活方式与习惯：它是一组习以为常的、对健康有害的行为习惯，包括能导致各种成年期慢性退行性病变的生活方式，如吸烟、酗酒、缺乏运动锻炼、高盐高脂饮食、不良进食习惯等。不良的生活方式与肥胖、心血管系统疾病、早衰、癌症等的发生关系密切。

（2）致病行为模式：是导致特异性疾病发生的行为模式，较多见的是A型行为模式和C型行为模式。

A型行为模式是一种与冠心病密切相关的行为模式，表现为争强好胜，工作节奏快，有时间紧迫感；警戒性和敌对意识较强，勇于接受挑战并主动出击，而一旦受挫就容易不耐烦。有关研究表明，具有A型行为者冠心病的发生率、复发率和死亡率均显著高于非A型行为者。

C型行为模式是一种与肿瘤发生有关的行为模式，其核心行为表现是情绪过分压抑和自我克制，爱生闷气，表面隐忍而内在情绪起伏大。研究表明：C型行为者患宫颈癌、胃癌、结肠癌、肝癌、恶性黑色素瘤的发生率高出其他人三倍左右。

（3）不良疾病行为：指个体从感知到自身有病到疾病康复全过程所表现出来的一系列行为。不良疾病行为可能发生在上述过程的任何阶段，常见的行为表现形式有：疑病、恐惧、讳疾忌医、不及时就诊、不遵从医嘱、迷信，乃至自暴自弃等。

（4）违反社会法律、道德的危害健康行为：如国家法律、条例等禁止吸毒贩毒、性乱，公共场所禁止吸烟等。

【经典习题】

1. 患病后及时就诊在促进健康行为中属于
   A. 预警行为　　　　　　B. 基本健康行为　　　　　　C. 合理利用卫生服务
   D. 致病行为模式　　　　E. 戒除不良嗜好

2. 一个人的家庭环境在健康的决定因素中属于
   A. 卫生服务因素　　　　B. 生物遗传因素　　　　　　C. 个人生物学特征
   D. 文化－社会环境因素　E. 行为和生活方式因素

3. 某大学生参加朋友聚会，席间不少人吸烟，整个房间烟雾缭绕。劝阻不成后，只好找个借口先行离开，该大学生的这一行为属于
   A. 致病行为　　　　　　B. 不良疾病行为　　　　　　C. 基本健康行为
   D. 避开环境危害行为　　E. 违反社会道德的行为

答案：1.C；2.D；3.D。

第二节　健康教育内容

健康教育内容	特殊人群的健康教育	★★★
	重点疾病的健康教育	★★★
	重点公共卫生问题的健康教育	★★★
	健康素养基本知识与技能	★★

一、特殊人群的健康教育

1. 妇女健康教育的基本内容

（1）各生理周期健康教育要点

1）月经期：包括对青春期少女进行月经初潮教育、月经的生理知识、经期卫生保健的重要性与心理卫生教育等。

2）妊娠前期：为胎儿孕育创造健康的环境是预防胎儿畸形的重要环节。从计划怀孕开始，夫妻双方就应按孕前须知去做，这样才能做到孕前心中有数，才能预防因夫妻双方的疏忽生育缺陷儿（畸形儿）

的不幸。

孕前需注意的要点如下：①向生命负责，做到计划受孕，孕前须做保健咨询，从孕前3个月开始，建议每天口服叶酸0.4mg；②受孕前要排除遗传和环境因素，二者是影响优生的两大因素；③处于最佳健康状态和情绪、不吸烟不饮酒时怀孕；④避孕药停服半年、取节育器半年方可怀孕；⑤不要饲养宠物和经常接触宠物；⑥不吸毒，不洗桑拿，不泡温泉或用太热的水洗澡；⑦尽量少化妆，不染发，不烫发；⑧避免使用电褥子，减少使用电磁炉和微波炉等家用电器，卧室内减少电器的使用；⑨合理安排饮食，均衡膳食，不偏食、不挑食；⑩生活规律，做力所能及的运动，尽量减少静坐看电视和玩电脑的时间；⑪女性若患肝炎、肾炎、结核、心脏病等重要脏器疾病，应暂时避孕，在有资质的医疗机构进行检查和评估后决定是否妊娠；⑫女性若在有毒有害的环境工作，应调离并进行相应检查后方可怀孕。

3）妊娠期：包括妊娠的生理卫生知识，妊娠期母体的变化，妊娠期劳动、休息、营养等保健知识，孕期用药及性生活注意事项，孕期的自我监护和胎教，定期产前检查及胎教的意义。

4）围生期和哺乳期：围生期的生理和心理知识、分娩的先兆、临产和分娩的过程、产褥期的卫生保健常识、产后常见病的预防、新生儿护理、喂养、保健及教育等。

5）更年期：更年期生理、心理及社会适应的健康教育，帮助女性正确对待更年期，学习心理调节的方法。

（2）合理膳食教育：妇女多承担家庭主妇的角色，应学习营养学知识，根据家人的健康状况科学、合理地安排饮食，注意营养与平衡膳食、饮食规律，把好病从口入关。

（3）科学育儿：应掌握妊娠期的保健知识，做好孕期保健，掌握母乳喂养和婴幼儿喂养的知识等。

（4）妇女常见病的教育：常见妇科病的防治知识，乳腺癌和妇科肿瘤的定期普查和早期发现。

（5）心理健康教育：妇女在社会上往往处于弱势状态，社会应给予她们以情感和教育支持，使她们掌握行之有效的情绪转移、疏导及心理调节的方法。

（6）美容保健知识教育：指导女性正确选择使用化妆品，正确选择美容院及美容医院，美容手术应注意的事项以及健康的美容观念等。

2. 0～6岁儿童健康教育内容　教育对象不是儿童本人，而是儿童的照料者。此阶段根据儿童发育特点大致分为两个阶段：出生～18个月和19个月～6岁。

（1）出生～18个月的教育重点：先天缺陷的筛查、母乳喂养、辅食添加、预防接种、智力开发等。

（2）19个月～6岁的教育重点：传染病和意外伤害的预防，同时对贫血、营养缺乏、佝偻病、发育迟缓、智力落后、语言障碍等防治进行教育。

3. 老年人健康教育内容

（1）行为指导：指导老年人科学规律的生活起居，良好的生活习惯；纠正不良的行为和生活方式，限制吸烟、饮酒。

（2）心理卫生教育：鼓励老人多参加社会活动、参加力所能及的活动，与子女相互适应、相互支持，合理安排作息时间，保持乐观的情绪，加强健脑锻炼，避免孤独，减少焦虑情绪。

（3）生活卫生：提倡科学合理的平衡膳食，以富含蛋白质、低脂肪、低胆固醇、少盐、少糖、富含维生素和微量元素的食物为主；少吃多餐，定时定量；正确选择保健品。

（4）常见病防治：心脑血管疾病、糖尿病、白内障、青光眼、腰腿痛、关节炎等疾病的防治知识和自我护理方法。

（5）体能活动：根据自身特点选择适合自己的体育活动项目，运动不过量。

二、重点疾病的健康教育

（一）高血压的健康教育

1. 高血压健康教育的内容

（1）控制体重：超重与肥胖是高血压病的一个重要的独立危险因素。根据中国人体重指数（BMI）的标准，BMI在18.5～23.9kg/m²范围者为正常体重；≥24kg/m²者为超重；≥28kg/m²者为肥胖。我国24

万成人数据分析结果表明，BMI ≥ 24kg/m² 者患高血压的危险是正常体重者的 3 ~ 4 倍。男性腰围 ≥ 85cm、女性 ≥ 80cm 者患高血压的危险为腰围低于此界限者的 3.5 倍。

（2）合理膳食：膳食中摄入过量油脂可导致高血压、动脉粥样硬化等疾病。过多摄入的钠盐是导致高血压病的重要原因。WHO 推荐我国每人每日食盐摄入量不应超过 6g。膳食中的钾可以对抗钠的升血压作用。钾的来源是蔬菜水果。高盐而蔬菜水果少的膳食会造成体内高钠低钾，会更加促进高血压病的发生。故提倡少摄入盐，多摄入新鲜蔬菜水果。

（3）控制饮酒：长期大量饮酒是高血压的重要危险因素。

（4）戒烟：研究证明吸烟是心血管病的重要危险因素。

（5）适量锻炼：有规律、中等强度的有氧耐力运动是预防高血压风险的良好方法之一。

（6）应对紧张刺激：各种内外紧张刺激因子会引起人体明显的主观紧迫感觉、相应的紧张行为和伴随的生理和心理变化，这些最终会导致血压升高。

（7）提高依从性：药物不能根治高血压，只能控制血压，患者需终生服用药物，切忌忽停忽用，特别是中度以上患者，即使症状暂缓解也不能停止使用药物。

2. 目标人群与健康教育重点内容

（1）目标人群

1）高血压患者及其家属。

2）高血压高危人群：具有数项行为危险因素或有遗传因素者。

3）一般健康人群。

4）社区领导者和决策者。

（2）不同目标人群的健康教育重点内容

1）高血压患者及其家属的健康教育：加强随访和管理，使其知道坚持从医行为的重要性；提高个人和家庭自我保健能力，预防病程恶化。

2）高危人群的健康教育：矫正不良的行为习惯，消除或减少高血压病的行为危险因素；定期测量血压，做到早诊断、早治疗；减少可避免的高血压患病风险。

3）社区人群的健康教育：使儿童青少年树立全面的健康观念，养成良好的行为习惯，防患于未然；使成年人的知、信、行向有利于全身心健康的方向发展，发现并矫正不良行为习惯。

4）社区领导和决策者的健康教育：提供必要的信息，让其了解高血压预防的重要性，预防工作的社会效益、经济效益、可行方法，促使领导决策，使高血压预防成为全社会的行动，获得政策、组织协调、环境、舆论和经费支持。

（二）糖尿病的健康教育

糖尿病是一种代谢紊乱的终生性疾病，由于多种原因引起人体内胰岛素分泌绝对或相对不足，导致糖、脂肪和蛋白质代谢障碍，以血糖升高为主要临床表现。

1. 糖尿病的危险因素

（1）遗传因素：父母皆患糖尿病的子女其发病率在 50% 以上。

（2）病毒感染与自身感染：病毒感染后糖尿病的患病率增加。

（3）肥胖：是 2 型糖尿病的主要易患因素之一。

（4）饮食与体力活动：长期进食高热量、低纤维的食物，同时体力活动过少能导致肥胖，促进糖尿病的发生。

2. 糖尿病的干预措施

（1）普及防治知识：动员高危人群积极参加糖尿病的筛查。

（2）积极治疗糖尿病：发现糖尿病应积极治疗，患者应按医嘱服药。需指导患者进行饮食控制和适宜的运动，控制体重。同时对患者进行心理疏导，减少其焦虑和悲观的思想。患者需坚持自我监测血糖。

（3）预防并发症：让患者和家属了解糖尿病并发症的相关症状，定期进行血糖和尿糖监测，控制血压和血脂水平，定期检查眼底、眼压。鞋袜要合脚、卫生、透气，防治神经和血管病变，不用热水烫脚。要防止低血糖的发生。

(三)艾滋病的健康教育

艾滋病是由人类免疫缺陷病毒(HIV)引起的,以人体免疫系统全面崩溃为特征的传染性疾病,艾滋病的全称为"获得性免疫缺陷综合征"。

1. 艾滋病健康教育目标人群

(1)艾滋病病毒感染者、艾滋病患者。

(2)高危人群:一般指卖淫嫖娼者、吸毒者、同性恋者、受劳动教养的人员以及性病患者、艾滋病病毒感染者和艾滋病患者的亲属。

(3)重点人群:指年轻人、流动人口、宾馆或服务行业人员、长途汽车司机;其余则属一般人群。

2. 艾滋病健康教育内容

(1)危害的严重性:①普遍的易感性;②威胁的长期性;③控制与治疗的困难性;④资源的消耗性。

(2)可预防性:艾滋病虽然可怕,但它是可以预防的"行为性"疾病,导致该病传播的最主要原因是由人类自身酿造的不良性行为、吸毒行为等。

(3)艾滋病传播途径的预防

1)<u>性传播:</u>经性传播的途径可分为异性传播和同性传播两类。预防性传播应提供以下基本信息,即所谓"ABC"措施:① A——禁欲。主要指的是不发生婚前性行为,而不是要求人们终生不与人发生性关系。② B——忠诚。指忠于配偶,不与配偶以外的人发生性关系。在双方均没有感染HIV的情况下,忠诚是关键性的措施。③ C——安全套使用。一贯地、正确地使用高质量的安全套是在难以做到禁欲、忠诚的情况下,保护性伴双方,减少HIV感染机会的一种有效方法。

2)<u>血液途径传播:</u>①尽量减少输血和使用血制品,必须输血时要使用经过HIV抗体检测的血液和经过严格消毒的输液器。有关方面应严把血源关。②避免不必要的静脉注射。静脉注射要使用一次性注射器具。有静脉吸毒行为的人不要与他人共用注射器具。③不与他人共用刮脸刀、剃须刀、牙刷等,不在消毒不严格的理发店、美容店等处刮胡子、修鬓角、美容、穿耳、文身、修脚等。尽可能避免使用容易刺破皮肤而又公用的工具。④从事人工授精、接触血制品、治疗和护理艾滋病患者的医务人员应认识到其工作有感染HIV的危险性,必须严格遵守操作规程,避免医源性感染。

3)<u>母婴传播:</u>感染艾滋病病毒的母亲在妊娠后,血液中的病毒可以通过胎盘直接到达婴儿体内,也可在分娩、母乳喂养过程中将艾滋病病毒传染给婴儿。预防母婴垂直传播应提供以下基本信息:① HIV感染妇女要使用高质量安全套,避免意外妊娠;② HIV感染妇女要在孕期、产时和产后使用抗病毒药物;③ HIV感染妇女所生婴儿出生后要使用抗病毒药物;④提倡人工喂养。

在教育公众认识传染途径及其预防的同时,必须让公众了解不会感染艾滋病的途径:①在工作和生活中与艾滋病患者和艾滋病病毒感染者的一般接触(如握手、拥抱、共同进餐、共用工具、共用办公用具等)不会感染艾滋病;② HIV不会通过马桶、电话机、餐饮具、卧具、游泳池或公共浴池等公共设施传播;③咳嗽和打喷嚏不传播艾滋病;④蚊虫叮咬不传播艾滋病。

4)关爱和不歧视:关爱和不歧视艾滋病病毒感染者及艾滋病患者是预防与控制艾滋病的重要策略。歧视的行为包括:①强制性HIV抗体检测;②拒绝为HIV感染者提供相应的医疗;③拒绝为HIV感染者提供就业、教育、住房、医疗保险、社会福利及其他社会性服务;④拒绝HIV感染者为求学深造或寻求庇护而旅游和移民的自由;⑤对HIV感染者强行隔离或拘留;⑥有意地泄密,如不经本人同意将情况告诉他人;⑦强迫感染HIV的孕妇堕胎。

5)自愿性艾滋病病毒咨询和检测:指人们在经过咨询后能对HIV检测与否做出明智选择的过程。它包括检测前的咨询、自愿性检测、检测后咨询、检测后医疗关怀服务及精神关怀与社会支持服务。

三、重点公共卫生问题的健康教育

(一)控制吸烟的健康教育

1. 烟草的主要有害成分 纸烟烟雾中含有3800多种已知的化学物质,主要有害成分包括尼古丁、焦油、潜在性致癌物、一氧化碳和烟尘。

国际上评价烟草有害物质的含量,通常采用烟焦油、尼古丁和一氧化碳三项指标。

2. 吸烟对健康的危害

（1）吸烟是肺癌的最主要病因，危险程度与每天吸烟量、持续吸烟时间和烟草中焦油和尼古丁的含量有直接关系。

（2）吸烟是冠心病的主要危险因素，吸烟者缺血性心脏病的发病率和死亡率比不吸烟者高70%。

（3）80%～90%的慢性阻塞性肺疾病由吸烟引起。

（4）吸烟与口腔、喉、食管癌的发病密切相关，与膀胱癌、胃癌、胰腺癌等癌症有关。

（5）吸烟与消化道溃疡和脑卒中、动脉硬化、外周血管病及其他血管疾病有关。

3. 被动吸烟的危害　被动吸烟是指不吸烟者每天暴露于烟雾环境之中，无意或被动吸入由于烟草燃烧所产生的烟雾15分钟。其危害在于：

（1）母亲吸烟对胎儿的影响：吸烟妇女导致低出生体重婴儿、流产、早产及胎儿、新生儿死亡的增加；导致胎盘早期剥离、早期出血等并发症的增加。

（2）对儿童的影响：父母吸烟与其2岁以下儿童的呼吸道疾病有密切关系；影响儿童生长发育；增加儿童猝死的概率；是中耳炎的危险因素。

（3）对成年人的影响：引起眼刺激、头痛、鼻部症状、咳嗽及过敏反应；加剧患有心、肺疾病和过敏反应患者的症状。被动吸烟者可增加患肺癌的危险。

（二）戒酒的健康教育

酗酒的危害：当血液中酒精含量达0.1%时，人的动作协调、视觉、言谈及平衡会受损，出现中毒现象。当血液中酒精含量达0.5%时，神经生理平衡会严重受损而且失去意识。酗酒造成对肝脏伤害、胃溃疡更是常见。孕妇酗酒会产生酒精性胎儿症候群。司机酗酒也是造成交通不安全的重要因素。总之，长期无节制地饮酒给酒精依赖者自己的身体、精神、家庭和社会带来的危害性是不能低估的。

四、健康素养基本知识与技能

健康素养是指人的一种能力，它使一个人能够获得和理解基本的健康信息和服务，并运用这些信息和服务做出正确的判断和决定，以维持并促进自己的健康。《中国公民健康素养基本知识与技能》（2015版）列出了我国居民应该知晓和掌握的基本健康知识与技能，共有66条。

（一）基本知识和理念

1. 健康不仅仅是没有疾病或虚弱，而是身体、心理和社会适应的完好状态。
2. 每个人都有维护自身和他人健康的责任，健康的生活方式能够维护和促进自身健康。
3. 健康生活方式主要包括合理膳食、适量运动、戒烟限酒、心理平衡4个方面。
4. 劳逸结合，每天保证7～8小时睡眠。
5. 吸烟和被动吸烟会导致癌症、心血管疾病、呼吸系统疾病等多种疾病。
6. 戒烟越早越好，什么时候戒烟都为时不晚。
7. 保健食品不能代替药品。
8. 环境与健康息息相关，保护环境能促进健康。
9. 献血助人利己，提倡无偿献血。
10. 成人的正常血压为收缩压低于140mmHg，舒张压低于90mmHg；腋下体温36～37℃；平静呼吸16～20次/分；脉搏60～100次/分。
11. 避免不必要的注射和输液，注射时必须做到一人一针一管。
12. 从事有毒有害工种的劳动者享有职业保护的权利。
13. 接种疫苗是预防一些传染病最有效、最经济的措施。
14. 肺结核主要通过病人咳嗽、打喷嚏、大声说话等产生的飞沫传播。
15. 出现咳嗽、咳痰2周以上，或痰中带血，应及时检查是否得了肺结核。
16. 坚持正规治疗，绝大部分肺结核病人能够治愈。
17. 艾滋病、乙肝和丙肝通过性接触、血液和母婴3种途径传播，日常生活和工作接触不会传播。
18. 蚊子、苍蝇、老鼠、蟑螂等会传播疾病。

19. 异常肿块、肠腔出血、体重骤然减轻是癌症重要的早期报警信号。
20. 遇到呼吸、心搏骤停的伤病员，可通过人工呼吸和胸外心脏按压急救。
21. 应该重视和维护心理健康，遇到心理问题时应主动寻求帮助。
22. 每个人都应当关爱、帮助、不歧视病残人员。
23. 在流感流行季节前接种流感疫苗可减少患流感的机会或减轻流感的症状。
24. 妥善存放农药和药品等有毒药物品，谨防儿童接触。
25. 发生创伤性出血，尤其是大出血时，应立即包扎止血；对骨折的伤员不应轻易搬动。

(二) 健康生活方式与行为

26. 勤洗手，常洗澡，不共用毛巾和洗漱用具。
27. 每天刷牙，饭后漱口。
28. 咳嗽、打喷嚏时遮掩口鼻，不随地吐痰。
29. 不在公共场所吸烟，尊重不吸烟者免于被动吸烟的权利。
30. 少饮酒，不酗酒。
31. 不滥用镇静催眠药和镇痛剂等成瘾性药物。
32. 拒绝毒品。
33. 使用卫生厕所，管理好人畜粪便。
34. 讲究饮水卫生，注意饮水安全。
35. 经常开窗通风。
36. 膳食应以谷类为主，多吃蔬菜、水果和薯类，注意荤素搭配。
37. 经常食用乳类、豆类及其制品。
38. 膳食要清淡少盐。
39. 保持正常体重，避免超重与肥胖。
40. 生病后要及时就诊，配合医生治疗，按照医嘱用药。
41. 不滥用抗生素。
42. 饭菜要做熟；生吃蔬菜、水果要洗净。
43. 生、熟食品要分开存放和加工。
44. 不吃变质、超过保质期的食品。
46. 孩子出生后应尽早开始母乳喂养，6个月后合理添加辅食。
47. 儿童青少年应培养良好的用眼习惯，预防近视的发生和发展。
48. 劳动者要了解工作岗位存在的危害因素，遵守操作规程，注意个人防护，养成良好习惯。
49. 孩子出生后要按照计划免疫程序进行预防接种。
50. 正确使用安全套，可以减少感染艾滋病、性病的危险。
51. 发现病死禽畜要报告，不加工、不食用病死禽畜。
52. 家养犬应接种狂犬病疫苗；人被犬、猫抓伤、咬伤后，应立即冲洗伤口，并尽快注射抗血清和狂犬病疫苗。
53. 在血吸虫病疫区，应尽量避免接触疫水；接触疫水后，应及时进行预防性服药。
54. 食用合格碘盐，预防碘缺乏病。
55. 每年做一次健康体检。
56. 系安全带（或戴头盔）、不超速、不酒后驾车能有效减少道路交通伤害。
57. 避免儿童接近危险水域，预防溺水。
58. 安全存放农药，依照说明书使用农药。
59. 冬季取暖注意通风，谨防煤气中毒。

(三) 基本技能

60. 需要紧急医疗救助时拨打"120"急救电话。
61. 能看懂食品、药品、化妆品、保健品的标签和说明书。

62. 会测量腋下体温。
63. 会测量脉搏。
64. 会识别日常的危险标志，如高压、易燃、易爆、剧毒、放射性、生物安全等，远离危险物。
65. 抢救触电者时，不直接接触触电者身体，会首先切断电源。
66. 发生火灾时，会隔离烟雾、用湿毛巾捂住口鼻、低姿逃生；会拨打火警电话"119"。

【经典习题】

4. 关于高血压的健康教育内容，下列说法不正确的是
   A. 提倡高强度体育运动　　　　　　B. 增加新鲜蔬菜和水果摄入
   C. 限制能量摄入，控制体重　　　　D. 禁止吸烟，控制饮酒
   E. 限制钠盐摄入
5. 关于合理用药的描述，下列说法错误的是
   A. 药品能不用就不用　　　　　　　B. 药品能少用就不多用
   C. 药品能口服就不肌注　　　　　　D. 药品能肌注就不输液
   E. 保健食品能替代药品
6. 某地区在开展艾滋病的防治工作中，发现该地区艾滋病的传播途径以血液传播为主，因此计划针对预防艾滋病血液传播的有关内容开展健康教育。下列属于本次健康活动重点宣传内容的是
   A. 可以与艾滋病感染者共用马桶　　B. 可以与艾滋病感染者共同进餐
   C. 可以与艾滋病感染者拥抱　　　　D. 可以与艾滋病感染者握手
   E. 不与他人共用剃须刀

答案：4.A；5.E；6.E。

第三节　健康教育服务形式和要求

服务形式和要求	健康教育材料的种类和使用方法	★★
	健康教育的常用方法	★★★
	健康教育的服务形式及要求	★★★

一、健康教育材料的种类和使用方法

（一）健康教育处方

健康教育处方是以医嘱形式提供的健康教育材料，供医护人员在随诊时发放使用。健康教育处方针对某种疾病的特点，对前来就诊的群众进行防治知识、用药及生活方式方面的指导。主要配合各种疾病的药物处方使用，针对性地提供健康教育指导，如饮食指导、运动指导、用药指导、康复指导等。应该在医生的讲解和指导下使用，以提高医嘱的依从性和疾病控制效果。一般适用于基层卫生服务机构。

（二）折页

常用的折页有二折页和三折页，通常彩色印刷、图文并茂、简单明了、通俗易懂、吸引力强，适合文化程度较低的居民，可以宣传知识、倡导理念，也可以具体指导某项操作技能，便于携带和保存。

（三）传单

传单主要由文字形成简单的信息。一般放置于社区卫生服务机构，当居民来就诊时发放到他们手中；直接入户发放，每户一份；在开展义诊、举行大型健康讲座时发放；特殊情况时集中发放。

（四）小册子

小册子大多由专业卫生机构编写、印刷，发放至社区等基层卫生服务机构。其形式类似于书籍，以

文字为主，信息量大，内容丰富，通常包含较多的健康知识、健康行为指导等。可读性强，适合初中及以上文化程度的居民系统地学习某一方面的知识、技能。一般放置在就诊机构的候诊区、诊室、咨询台，供居民自取，也可以门诊咨询或入户访视时发给居民，并进行讲解或演示。

（五）黑板报／宣传栏

在农村，黑板报、宣传栏仍然是比较普遍采用的健康信息传播方式。板报和宣传栏内容的设计要有文字和插图，能够提出明确、正确的行为建议，并具有针对性和时效性。宣传栏要设置在群众经常经过、光线较好，易于驻足观看的地方。

（六）招贴画／海报

招贴画／海报的画面通常由少量文字和较为突出的主题图构成。既可以在培训活动时用于讲解，也可以张贴在宣传栏或社区内醒目的地方供居民阅读。

（七）标语／横幅

标语是用简短文字写出的有宣传鼓动作用的口号。一般都是用于制造舆论和渲染气氛，在卫生科普活动中除了可以通过这种形式在当地制造舆论、引起群众关注外，还可以用来传播卫生知识中的关键信息。

（八）VCD/DVD 光碟

VCD/DVD 的特点是直观、生动，以声音和影像的形式传播健康知识、技能，指导人们的行为。此外，光碟／录像带材料可以重复使用，传播的信息稳定，避免在人际传播中信息的损失或由于传播者自己理解的局限性而造成的信息偏误。VCD/DVD 适用于健康行为、操作技能的教育、培训与指导，当然也可以用于健康知识的传播、教育。VCD/DVD 适用在卫生服务机构的候诊区域、健康教育室播放；发放至企事业单位、学校、社区等场所组织播放；还可以发放至目标人群家庭使用。

（九）电子显示屏

电子显示屏适用于简单信息的传播。电子显示屏可以设立在卫生服务机构的大厅、门诊的候诊区域及社区、学校等场所。设立位置应该便于人群观看，由于显示屏亮度高、字号较大，可悬挂在位置稍高（高于头顶）的地方，注意控制好滚动播放的速度。

二、健康教育的常用方法

（一）讲座

讲座就是通常所说的讲课，适用于健康知识的讲解、发病机制的讲解与分析及健康技能的传授等。讲座前首先要了解目标人群关注哪些健康问题，目前的健康知识、相关技能水平等。根据目标人群的特点，设计讲座内容和方法。

（二）小组讨论

一般将目标人群 6~8 人分为一个小组，小组成员可以围绕一个健康问题展开讨论，共同学习，也可以从组内其他人那里寻求帮助和建议。讨论中小组的每个成员都应有发言的机会。小组讨论的适用范围较为广泛，可以单独进行，也可以和其他方法结合使用，主要用于知识、技能的传授，适宜于讨论目标人群不太了解的内容或主题。

（三）同伴教育

同伴教育就是以同伴关系为基础开展的信息交流和分享，可用于劝阻吸烟、预防和控制药物滥用、促进住院分娩、营养改善计划、社会教育和语言教育、艾滋病／性病预防教育等诸多领域。

（四）演示／示范

演示／示范大多与讲座结合进行。讲座者结合培训内容，采用实物或模型，进行实际操作演示，使目标人群学习掌握规范的操作步骤的培训方法，所以演示／示范的目的是帮助人们学习新的技能。主要适用于操作技能的学习。目标人群通过观察演示者的演示，能够将理论和方法运用于实际操作中，学会新的技能，纠正以往不规范的操作。

（五）门诊个体健康教育

门诊个体健康教育是指医务人员在门诊诊治患者的同时，针对就诊者个体的具体情况开展的，主要面对就诊患者。患者教育对象存在着更多的个体差异，为满足不同的健康需求，必须强调由医护人员结合医疗护理过程，为患者及其家属提供连续、系统、个性化的健康教育服务，在诊疗过程中有针对性地实施。

（六）入户健康教育

入户健康教育是指卫生服务机构医务人员主动入户开展的针对个体的健康教育。主要对象是新生儿、产妇、儿童及看护人、老年人、重症护理病人、残疾人等重点人群。在提供医疗卫生服务的同时，对患者及其家属进行健康指导，促使其采纳有益于健康的行为及生活方式，提高依从性，使疾病早日康复。

（七）电话和网络咨询

患者和普通人群都可以是电话和网络咨询的指导对象，尤其是对于路途远、身体不方便前来当面咨询的人群来说更方便。

三、健康教育的服务形式及要求

乡镇卫生院、村卫生室和社区卫生服务中心（站）等城乡基层医疗卫生机构提供的健康教育服务的形式及要求如下：

1. 提供健康教育资料

（1）发放印刷资料：印刷资料包括健康教育折页、健康教育处方和健康手册等。放置在乡镇卫生院、村卫生室、社区卫生服务中心（站）的候诊区、诊室、咨询台等处。每个机构每年提供不少于12种内容的印刷资料，并及时更新补充，保障使用。

（2）播放音像资料：音像资料包括VCD、DVD等视听传播资料，机构正常应诊的时间内，在乡镇卫生院、社区卫生服务中心门诊候诊区、观察室、健教室等场所或宣传活动现场播放。每个机构每年播放音像资料不少于6种。

2. 设置健康教育宣传栏　乡镇卫生院和社区卫生服务中心宣传栏不少于2个，村卫生室和社区卫生服务站宣传栏不少于1个，每个宣传栏的面积不少于 $2m^2$。宣传栏一般设置在机构的户外、健康教育室、候诊室、输液室或收费大厅的明显位置。宣传栏中心位置距地面 1.5～1.6m。每个机构每2个月最少更换1次健康教育宣传栏内容。

3. 开展公众健康咨询活动　利用各种健康主题日或针对辖区重点健康问题，开展健康咨询活动并发放宣传资料。每个乡镇卫生院、社区卫生服务中心每年至少开展9次公众健康咨询活动。

4. 举办健康知识讲座　定期举办健康知识讲座，引导居民学习、掌握健康知识及必要的健康技能，促进辖区内居民的身心健康。每个乡镇卫生院和社区卫生服务中心每月至少举办1次健康知识讲座；村卫生室和社区卫生服务站每2个月至少举办1次健康知识讲座。

5. 开展个体化健康教育　乡镇卫生院、村卫生室和社区卫生服务中心（站）的医务人员在提供门诊医疗、上门访视等医疗卫生服务时，要开展有针对性的个体化健康知识和健康技能的教育。

【经典习题】

7. 某村地处偏僻，村民的文化水平较低，卫生常识欠缺，甚至存在很多认识误区。乡村医生为了针对产妇及儿童开展健康管理，最恰当的健康教育方式是

　　A. 同伴教育　　　　　　B. 电话访问　　　　　　C. 入户健康教育
　　D. 发放健康指导手册　　E. 门诊个体健康教育

答案：C。

第四章 传染病及突发公共卫生事件

第一节 传染病流行过程

传染病流行过程	传染源	★
	传播途径	★★
	人群易感性	★★
	影响流行过程的因素	★★

流行过程是指传染病在人群中发生、蔓延的过程，即病原体从感染者体内排出，经过一定的传播途径，侵入易感者机体而形成的新感染，并不断发生、发展的过程。传染病的流行必须具备三个基本环节，即传染源、传播途径和人群易感性。三个环节必须同时存在，方能构成传染病流行，缺少其中的任何一个环节，新的传染不会发生，不可能形成流行。

一、传染源

传染源是指体内有病原体生长、繁殖并能将病原体排出体外的人和动物，包括患者、隐性感染者、病原携带者、受感染动物。

（一）潜伏期

1. 定义 潜伏期是指病原体侵入机体至最早出现临床症状的这段时间。潜伏期的长短需要病原学检查和流行病学调查确定。

2. 潜伏期的流行病学意义 ①判断患者受感染的时间，以追踪传染源，确定传播途径；②确定接触者的留验、检疫和医学观察期限，一般以常见潜伏期或平均潜伏期增加1~2天为准，危害严重者可按该病的最长潜伏期予以留验；③确定免疫接种时间；④评价预防措施效果：一项预防措施实施后经过一个潜伏期，如果发病数明显下降，则认为可能与措施有关；⑤潜伏期长短还可影响疾病的流行特征，一般潜伏期短的传染病来势猛，病例成簇出现，常呈现暴发，而潜伏期长的传染病流行持续时间可能较长。

（二）传染期

1. 定义 传染期指患者排出病原体的整个时期。

2. 传染期的流行病学意义 传染期是决定传染病患者隔离期限的重要依据。传染期在一定程度上也影响疾病的流行特征，传染期短的疾病，续发病例成簇发生，持续时间较短；传染期长的疾病，续发病例陆续发生，持续时间较长。

二、传播途径

传播途径是指病原体离开传染源排出至侵入宿主前，在外界环境中停留和转移所经历的全过程。病原体停留和转移必须依附于各种媒介物，这种参与传播病原体的媒介物，称为传播媒介或传播因素。

1. 经空气传播 包括飞沫传播、飞沫核传播和尘埃传播。
2. 经水传播 包括经饮用水传播和经疫水传播。
3. 经食物传播。
4. 经接触传播 包括直接接触传播和间接接触传播。
5. 虫媒传播 包括机械性传播和生物性传播。
6. 经土壤传播。
7. 医源性传播。
8. 垂直传播或母婴传播 包括经胎盘传播、上行性传播和分娩时传播。

三、人群易感性

人群易感性是指人群作为一个整体对传染病的易感程度。影响人群易感性升高的主要因素有新生儿增加、易感人口迁入、免疫人口免疫力自然消退和免疫人口死亡等。影响人群易感性降低的主要因素有计划免疫、传染病流行和隐性感染等。

疫源地指传染源及其排出的病原体向四周播散所能波及的范围，即可能发生新病例和新感染的范围。一般将范围较小的或单个传染源所构成的疫源地称为疫点，经常以有患者的住户或附近几户作为疫点。较大范围疫源地或疫源地连成片时称为疫区。

1. 形成疫源地的条件 传染源、传播途径和易感人群的存在。
2. 疫源地的范围 因病而异，主要取决于传染源的活动范围、传播途径的特点和周围人群的免疫状况。当传染源活动范围较大、传播距离较远、周围易感者比例较高时，疫源地的范围也相应较大。
3. 疫源地消灭的条件 ①传染源被移走（住院或死亡）或不再排出病原体；②传染源散播在外环境中的病原体被彻底消灭；③所有的易感接触者经过了该病最长潜伏期未出现新病例或被证明未受到感染。

四、影响流行过程的因素

（一）自然因素

自然因素包括地理、气候、土壤和动植物等，对传染病流行因素影响最明显的是气候因素和地理因素。

（二）社会因素

社会因素包括社会制度及人类的一切活动，如生活条件、居住环境、医疗卫生、文化水平、卫生习惯、人口移动、社会动荡、风俗习惯、宗教信仰等。近年来，新发、再发传染病的流行，很大程度上受到社会因素的影响。

【经典习题】

1. 传染病流行过程的基本条件是
    A. 病原体、人体和它们所处的环境
    B. 病原体、感菌动物、易感人群
    C. 传染源、传播途径、人群易感性
    D. 传染源、传播途径
    E. 社会环节、自然环节
2. 影响传染病流行的自然因素是
    A. 日常气候
    B. 生活条件
    C. 居住环境
    D. 卫生习惯
    E. 人口移动

答案：1.C；2.A。

第二节 传染病及突发公共卫生事件报告和处理

传染病及突发公共卫生事件报告和处理	风险管理	★★
	发现和登记	★★★
	信息报告	★★★
	调查处理	★★
	服务要求	★★

突发公共卫生事件是指突然发生，造成或者可能造成社会公众健康严重损害的重大传染病疫情、群体性不明原因疾病、重大食物和职业中毒以及其他严重影响公众健康的事件。

《国家突发公共卫生事件应急预案》规定，根据突发公共卫生事件性质、危害程度、涉及范围，将突发公共卫生事件划分为特别重大（Ⅰ级）、重大（Ⅱ级）、较大（Ⅲ级）和一般（Ⅳ级）四级。

一、风险管理

在疾病预防控制机构和其他专业机构指导下，乡镇卫生院、村卫生室和社区卫生服务中心（站）协助开展传染病疫情和突发公共卫生事件风险排查、收集和提供风险信息，参与风险评估和应急预案制（修）订。

公共卫生风险评估是指利用风险评估的理论和方法，对疾病或事件的公共卫生风险进行识别、分析和评价，确定其公共卫生风险等级，指导公共卫生风险的管理与控制。

二、发现和登记

医疗机构执行首诊负责制，依法依规及时发现、登记和报告法定传染病，负责传染病信息报告管理要求的落实。

（一）法定传染病

1. 病种 根据《中华人民共和国传染病防治》及国家卫生健康委员会相关法律法规规定，法定传染病分为甲类、乙类和丙类共39种。

甲类（2种）：鼠疫、霍乱。

乙类（26种）：传染性非典型肺炎、艾滋病（艾滋病病毒感染者）、病毒性肝炎、脊髓灰质炎、人感染高致病性禽流感、麻疹、流行性出血热、狂犬病、流行性乙型脑炎、登革热、炭疽、细菌性和阿米巴痢疾、肺结核、伤寒和副伤寒、流行性脑脊髓膜炎、百日咳、白喉、新生儿破伤风、猩红热、布鲁菌病、淋病、梅毒、钩端螺旋体病、血吸虫病、疟疾、人感染H7N9禽流感。

丙类（11种）：流行性感冒、流行性腮腺炎、风疹、急性出血性结膜炎、麻风病、流行性和地方性斑疹伤寒、黑热病、棘球蚴病、丝虫病，除霍乱、细菌性和阿米巴痢疾、伤寒和副伤寒以外的感染性腹泻病、手足口病。

国家卫生健康委员会决定列入乙类、丙类传染病管理的其他传染病和按照甲类管理开展应急监测报告的其他传染病。目前，乙类按甲类管理的传染病为传染性非典型肺炎和肺炭疽。

2. 诊断及分类 责任报告人应按照传染病诊断标准（卫生行业标准）及时对传染病病人或疑似病人进行诊断。根据不同传染病诊断分类，分为疑似病例、临床诊断病例、确诊病例和病原携带者四类。其中，需报告病原携带者的病种包括霍乱、脊髓灰质炎以及国家卫生健康委员会规定的其他传染病。

（1）传染病按传播方式分类

1）呼吸道传染病：指病原体从人体的鼻腔、咽喉、气管和支气管等部位侵入后引起的有传染性的疾病。经呼吸道传播的疾病主要有：肺鼠疫、非典型肺炎、人感染高致病性禽流感、麻疹、肺炭疽、肺结核、流脑、百日咳、白喉、流行性感冒、流行性腮腺炎、风疹等法定管理的传染病，以及军团菌、腺病毒、呼吸道合胞病毒感染、水痘等非法定管理的传染病。

2）消化道传染病：主要是通过病人的排泄物（如呕吐物、粪便等）传播的，是属于病从口入的疾病，病原体随排泄物排出病人或携带者体外，经过生活接触污染了手、水、食品和食具吃入体内而感染。常见的消化道传染病有细菌性痢疾、脊髓灰质炎（即小儿麻痹症）、伤寒、副伤寒、霍乱、副霍乱、阿米巴痢疾、各种肠道病毒感染（如柯萨奇病毒、埃可病毒等），以及各种肠道寄生虫病（如蛔虫病、绦虫病、蛲虫病、姜片虫病）等。

3）血源性传染疾病：是通过血液传播的疾病，包括临床输血、共用注射器、医疗过程中的体液交换（包括患者用过的针头刺破皮肤）等。<u>典型血液传染疾病就是艾滋病、乙型肝炎、丙型肝炎。</u>

4）性传播疾病：是以性接触为主要传播方式的一组疾病。较常见的性病有淋病、梅毒、非淋菌性尿道炎、尖锐湿疣、沙眼衣原体、软下疳、生殖器疱疹、滴虫病、乙型肝炎、丙型肝炎和艾滋病等。

5）虫媒传染病：是由病媒生物传播的自然疫源性疾病，<u>常见的有流行性乙型脑炎、鼠疫、莱姆病、疟疾、登革热</u>等。

6）自然疫源性传染病：是在同一个地区内，可有许多种属的野生动物成为同一病原体的储存宿主并通过一定的传播途径引起的传染病，<u>如狂犬病等。</u>

（2）法定传染病按病原学分类

1）细菌性疾病（17种）：鼠疫、霍乱、炭疽、细菌性痢疾、肺结核、伤寒和副伤寒、流行性脑脊髓膜炎、百日咳、白喉、新生儿破伤风、猩红热、布鲁菌病、淋病、梅毒、麻风病、流行性和地方性斑疹伤寒、钩端螺旋体病。

2）病毒性疾病（16种）：传染性非典型肺炎、艾滋病、病毒性肝炎、脊髓灰质炎、人感染高致病性禽流感、麻疹、流行性出血热、狂犬病、流行性乙型脑炎、登革热、人感染H7N9禽流感、流行性感冒、流行性腮腺炎、风疹、急性出血性结膜炎、手足口病。

3）寄生虫病性疾病（6种）：<u>阿米巴痢疾、血吸虫病、疟疾、丝虫病、棘球蚴病、黑热病。</u>

未包含"除霍乱、细菌性和阿米巴痢疾、伤寒和副伤寒以外的感染性腹泻病"。

3. 疫情报告工作指标

（1）传染病疫情报告率 $= \dfrac{\text{网络报告的传染病病例数}}{\text{登记传染病病例数}} \times 100\%$。

（2）传染病疫情报告及时率 $= \dfrac{\text{报告及时的病例数}}{\text{报告传染病病例数}} \times 100\%$。

（3）突发公共卫生事件相关信息报告率 $= \dfrac{\text{及时报告的突发公共卫生事件相关信息数}}{\text{报告突发公共卫生事件相关信息数}} \times 100\%$。

（二）传染病疫情的发现和登记

乡镇卫生院、村卫生室和社区卫生服务中心（站）应规范填写分诊记录、门诊日志、入/出院登记本、X线检查和实验室检测结果登记本或由电子病历、电子健康档案自动生成规范的分诊记录、门诊日志、入/出院登记、检测检验和放射登记。首诊医生在诊疗过程中发现传染病病人及疑似病人后，<u>按要求填写"中华人民共和国传染病报告卡"（以下简称"传染病报告卡"）</u>或通过电子病历、电子健康档案自动抽取符合交换文档标准的电子传染病报告卡。

三、信息报告

（一）传染病相关信息的报告

各级各类医疗机构、疾病预防控制机构、采供血机构均为责任报告单位；其执行职务的人员和乡村医生、个体开业医生均为责任疫情报告人，必须按照传染病防治法的规定进行疫情报告，履行法律规定的义务。

1. 报告程序与方式 具备网络直报条件的机构，在规定时间内进行传染病网络直报；不具备网络直报条件的，按相关要求通过电话、传真等方式进行报告，同时向辖区县级疾病预防控制机构报送"传染病报告卡"。

2. 报告时限　发现甲类传染病和乙类传染病中的肺炭疽、传染性非典型肺炎，及埃博拉出血热、人感染禽流感、寨卡病毒病、黄热病、拉沙热、裂谷热、西尼罗病毒等新发输入传染病病人和疑似病人，或发现其他传染病、不明原因疾病暴发时，应按有关要求于 2 小时内报告。

发现其他乙、丙类传染病病人、疑似病人和规定报告的传染病病原携带者，应于 24 小时内报告。

3. 订正报告和补报　发现报告错误，或报告病例转归，或诊断情况发生变化时，应及时对"传染病报告卡"等进行订正；对漏报的传染病病例应及时进行补报。

（二）突发公共卫生事件信息报告

1. 报告内容　报告内容包括事件名称、事件类别、发生时间、地点、涉及的地域范围、发病人数、死亡人数、年龄、性别和职业分布、主要症状和体征、可能的原因、已经采取的措施、事件的发展趋势等。

2. 报告范围与标准　报告范围包括可能构成或已发生的突发公共卫生事件相关信息。为了及时、准确掌握突发公共卫生事件相关信息，快速有效地处置各种突发公共卫生事件，原卫生部印发了《国家突发公共卫生事件相关信息报告管理工作规范（试行）》（2005 年），规定的报告范围与标准如下：

（1）传染病

1）鼠疫：发现 1 例及以上鼠疫病例。

2）霍乱：发现 1 例及以上霍乱病例。

3）传染性非典型肺炎：发现 1 例及以上传染性非典型肺炎病例或疑似病例。

4）人感染高致病性禽流感：发现 1 例及以上人感染高致病性禽流感。

5）炭疽：发生 1 例及以上肺炭疽病例；或 1 周内，同一学校、幼儿园、自然村寨、社区、建筑工地等集体单位发生 3 例及以上皮肤炭疽或肠炭疽病例，或 1 例及以上职业性炭疽病例。

6）甲型肝炎/戊型肝炎：1 周内，同一学校、幼儿园、自然村寨、社区、建筑工地等集体单位发生 5 例及以上甲型肝炎/戊型肝炎病例。

7）伤寒（副伤寒）：1 周内，同一学校、幼儿园、自然村寨、社区、建筑工地等集体单位发生 5 例及以上伤寒（副伤寒）病例，或出现 2 例及以上死亡。

8）细菌性和阿米巴痢疾：3 天内，同一学校、幼儿园、自然村寨、社区、建筑工地等集体单位发生 10 例及以上细菌性和阿米巴痢疾病例，或出现 2 例及以上死亡。

9）麻疹：1 周内，同一学校、幼儿园、自然村寨、社区、建筑工地等集体单位发生 10 例及以上麻疹病例。

10）风疹：1 周内，同一学校、幼儿园、自然村寨、社区等集体单位发生 10 例及以上风疹病例。

11）流行性脑脊髓膜炎（流脑）：3 天内，同一学校、幼儿园、自然村寨、社区、建筑工地等集体单位发生 3 例及以上流脑病例，或者有 2 例及以上死亡。

12）登革热：1 周内，一个县（市、区）发生 5 例及以上登革热病例；或首次发现病例。

13）流行性出血热：1 周内，同一自然村寨、社区、建筑工地、学校等集体单位发生 5 例（高发地区 10 例）及以上流行性出血热病例，或者死亡 1 例及以上。

14）钩端螺旋体病：1 周内，同一自然村寨、建筑工地等集体单位发生 5 例及以上钩端螺旋体病病例，或者死亡 1 例及以上。

15）流行性乙型脑炎（乙脑）：1 周内，同一乡镇、街道等发生 5 例及以上乙脑病例，或者死亡 1 例及以上。

16）疟疾：以行政村为单位，1 个月内发现 5 例（高发地区 10 例）及以上当地感染的病例；或在近 3 年内无当地感染病例报告的乡镇，以行政村为单位，1 个月内发现 5 例及以上当地感染的病例；在恶性疟流行地区，以乡（镇）为单位，1 个月内发现 2 例及以上恶性疟死亡病例；在非恶性疟流行地区，出现输入性恶性疟感染病例。

17）血吸虫病：在未控制地区，以行政村为单位，2 周内发生急性血吸虫病病例 10 例及以上，或在同一感染地点 1 周内连续发生急性血吸虫病病例 5 例及以上；在传播控制地区，以行政村为单位，2 周内发生急性血吸虫病病例 5 例及以上，或在同一感染地点 1 周内连续发生急性血吸虫病病例 3 例及以上；

在传播阻断地区或非流行区，发现当地感染的患者、病牛或感染性钉螺。

18）流感：1周内，在同一学校、幼儿园或其他集体单位发生30例及以上流感样病例，或5例及以上因流感样症状住院病例，或发生1例及以上流感样病例死亡。

19）流行性腮腺炎：1周内，同一学校、幼儿园等集体单位中发生10例及以上流行性腮腺炎病例。

20）感染性腹泻（除霍乱、痢疾、伤寒和副伤寒以外）：1周内，同一学校、幼儿园、自然村寨、社区、建筑工地等集体单位中发生20例及以上感染性腹泻病例，或死亡1例及以上。

21）猩红热：1周内，同一学校，幼儿园等集体单位中，发生10例及以上猩红热病例。

22）水痘：1周内，同一学校、幼儿园等集体单位中，发生10例及以上水痘病例。

23）输血性乙型肝炎、丙型肝炎、HIV：医疗机构、采供血机构发生3例及以上输血性乙型肝炎、丙型肝炎病例或疑似病例或HIV感染病例。

24）新发或再发传染病：发现本县（区）从未发生过的传染病或发生本县近5年从未报告的或国家宣布已消灭的传染病。

25）不明原因的肺炎：发现不明原因肺炎病例。

（2）食物中毒

1）一次食物中毒人数30人及以上，或死亡1人及以上。

2）学校、幼儿园、建筑工地等集体单位发生食物中毒，一次中毒人数5人及以上或死亡1人及以上。

3）地区性或全国性重要活动期间发生食物中毒，一次中毒人数5人及以上或死亡1人及以上。

（3）职业中毒：发生急性职业中毒10人及以上或者死亡1人及以上。

（4）其他中毒：出现食物中毒、职业中毒以外的急性中毒病例3例及以上的事件。

（5）环境因素事件：发生环境因素改变所致的急性病例3例及以上。

（6）意外辐射照射事件：出现意外辐射照射人员1例及以上。

（7）传染病菌、毒种丢失：发生鼠疫、炭疽、非典、艾滋病、霍乱、脊髓灰质炎等菌毒种丢失事件。

（8）预防接种和预防服药群体性不良反应

1）群体性预防接种反应：一个预防接种单位一次预防接种活动中出现群体性疑似异常反应，或发生死亡。

2）群体预防性服药反应：一个预防服药点一次预防服药活动中出现不良反应（或心因性反应）10例及以上，或死亡1例及以上。

（9）医源性感染事件：医源性、实验室和医院感染暴发。

（10）群体性不明原因疾病：2周内，一个医疗机构或同一自然村寨、社区、建筑工地、学校等集体单位发生有相同临床症状的不明原因疾病3例及以上。

（11）各级人民政府卫生行政部门认定的其他突发公共卫生事件。

3. 报告方式 各级、各类医疗卫生机构发现或怀疑为突发公共卫生事件时，按要求填写"突发公共卫生事件相关信息报告卡"。具备网络直报条件的机构，在规定时间内进行突发公共卫生事件相关信息的网络直报；不具备网络直报条件的，按相关要求通过电话、传真等方式进行报告，同时向辖区县级疾病预防控制机构报送"突发公共卫生事件相关信息报告卡"。

发现报告错误，应及时对"突发公共卫生事件相关信息报告卡"等进行订正；对漏报的突发公共卫生事件，应及时进行补报。

突发公共卫生事件报告分为首次报告、进程报告和结案报告。应根据事件的严重程度、事态发展、控制情况，及时报告事件的进程。不同类别的突发公共卫生事件应分别填写基本信息报表和相应类别的事件分类信息报表。

4. 报告时限和程序 突发公共卫生事件监测机构、医疗卫生机构及有关单位发现突发公共卫生事件，应在2小时内向所在地区县级人民政府的卫生行政部门报告。

四、调查处理

（一）主要内容

1. 病人医疗救治和管理 按照有关规范要求，对传染病病人、疑似病人采取隔离、医学观察等措施，对突发公共卫生事件伤者进行急救,及时转诊,书写医学记录及其他有关资料并妥善保管,尤其是要按规定做好个人防护和感染控制,严防疫情传播。

2.传染病密切接触者和健康危害暴露人员的管理 协助开展传染病接触者或其他健康危害暴露人员的追踪、查找,对集中或居家医学观察者提供必要的基本医疗和预防服务。

3.流行病学调查 协助对本辖区病人、疑似病人和突发公共卫生事件开展流行病学调查,收集和提供病人、密切接触者、其他健康危害暴露人员的相关信息。

4.疫点疫区处理 做好医疗机构内现场控制、消毒隔离、个人防护、医疗垃圾和污水的处理工作。协助对被污染的场所进行卫生处理,开展杀虫、灭鼠等工作。

5.应急接种和预防性服药 协助开展应急接种、预防性服药、应急药品和防护用品分发等工作,并提供指导。

6.宣传教育 根据辖区传染病和突发公共卫生事件的性质和特点,开展相关知识技能和法律法规的宣传教育。

(二)传染病的预防和控制措施

1.经常性预防措施 经常性预防措施包括改善卫生条件、健康教育、预防接种、国境卫生检疫和传染病报告等。

2.传染病暴发、流行的紧急措施 为了有效预防、及时控制和消除传染病暴发、流行,减少突发公共卫生事件的危害,根据《中华人民共和国传染病防治法》及《突发公共卫生事件条例》的规定,在有传染病暴发、流行时,除立即组织力量进行防治外,当地政府及相关部门报经上一级单位决定,可采取系列紧急措施:①限制或停止集市、集会、影剧院演出或者其他人群聚集活动;②停工、停业、停课;③临时征用房屋、交通工具;④封闭被传染病病原体污染的公共饮用水源。对拒绝或未依照规定配合疫情控制的单位或个人,其行为一旦造成传染病传播、流行或者对公众健康造成严重危害后果的,依法给予行政处分或追究法律责任。

3.针对传染源的措施

(1)对病人的措施:早发现、早诊断、早报告、早隔离、早治疗。甲类传染病必须实施隔离治疗;乙类传染病病人根据病情可在医院或家中隔离,直至病人痊愈为止;对某些疾病(如肾综合性出血热、钩端螺旋体病、布鲁菌病)病人,由于一般的接触传播可能性极小,可不必隔离。传染病疑似病人必须接受医学检查、随访和隔离措施。

(2)对病原携带者的措施:对重要疾病的病原携带者应做好登记、管理和随访,直至病原体检测2~3次阴性为止。对饮食行业工作的病原携带者需暂时离开工作岗位,艾滋病、乙型和丙型病毒性肝炎、疟疾携带者严禁做献血员。

(3)对接触者的措施:凡与传染源有过接触并有受感染可能者都应接受检疫。根据病种及接触者的免疫状态,采取应急接种、药物预防、医学观察、隔离或留验等不同措施。

1)留验:即隔离观察。对甲类传染病的接触者应进行留验。

2)医学观察:对乙类和丙类传染病的接触者应施行医学观察,即在正常工作、学习的情况下,接受体格检查、病原学检查和必要的卫生处理。

3)应急接种:对潜伏期较长的传染病,如脊髓灰质炎、麻疹、白喉等,可对接触者施行预防接种。

4)药物预防:某些有特效预防药物的传染病,必要时可采用药物预防。

(4)对动物传染源的措施:对危害大的病畜和野生动物予以捕杀、焚烧或深埋;对危害不大且有经济价值的病畜可予以隔离治疗。此外,要做好家畜和宠物的预防接种和检疫。

4.针对传播途径的措施 针对传播途径的措施主要是切断传播途径。肠道传染病主要由粪便排出病原体而污染环境,对污染品和环境消毒、饮水消毒和培养个人良好卫生习惯十分重要;呼吸道传染病主要通过空气污染环境,则通风、戴口罩和空气消毒非常重要;虫媒传染病可根据不同媒介昆虫的生态习性特点采取不同的杀虫方法。消毒、杀虫是切断传播途径的有效措施,可防止传染病扩散和蔓延。

(1)消毒:是用化学、物理、生物的方法杀灭和消除环境中致病性微生物的一种措施。一般分为预防性消毒和疫源地消毒两大类。

1）预防性消毒：是指在没有发现明确传染源时，对可能受到病原微生物污染的场所和物品实行的消毒，属于预防性措施。

2）疫源地消毒：是对现有或曾经有传染源存在的场所进行的消毒，属防疫措施，其目的是杀灭传染源排出的病原体。疫源地消毒又分为随时消毒和终末消毒。

<u>随时消毒</u>是当传染源还存在于疫源地时进行的消毒，对传染源的排泄物、分泌物或被污染的物品、场所进行的及时消毒。

传染病病家随时消毒的要求：在接到病人诊断和原驻地隔离卡后，消毒人员应立即到病家指导随时消毒，必要时提供所需药品，并标明药品名称及使用方法。病人家属和护理人员除做好病人的随时消毒外，还应做好本人的卫生防护，特别是护理病人后要消毒双手。

<u>终末消毒</u>指当<u>传染源痊愈、死亡或离开</u>以后对疫源地进行的彻底消毒，目的是完全消灭传染源播散在外环境中的病原体。只有对外环境抵抗力较强的病原体才需要进行终末消毒，如鼠疫、霍乱、炭疽、伤寒、副伤寒、痢疾、病毒性肝炎、脊髓灰质炎、结核、白喉、猩红热等。对外环境抵抗力较弱的病原体，如麻疹、水痘、流行性感冒等，一般不需终末消毒。

3）常用消毒剂：碘制剂（如0.5%碘伏溶液、碘酊）、乙醇（如75%乙醇）、含氯制剂、二氧化氯、过氧乙酸等。

还可以采用煮沸消毒、紫外线消毒等方法。

（2）杀虫：目的是预防疾病、消除危害。根据防治对象，选择合适的杀虫剂。室内主要使用除虫菊酯类杀虫剂，室外可以使用有机磷杀虫剂、氨基甲酸酯类和除虫菊酯类杀虫剂。

5. 针对易感人群的措施

（1）免疫预防：包括主动免疫和被动免疫。

（2）药物预防：可作为一种应急措施来预防传染病的传播。

（3）个人防护：要养成良好的个人卫生习惯，在传染病发生流行时，易感者的个人防护措施也是非常重要的。

（三）乡镇卫生院、村卫生室应协助上级专业防治机构做好结核病和艾滋病病人的宣传、指导服务以及非住院病人的治疗管理工作。

五、服务要求

1. 乡镇卫生院、村卫生室和社区卫生服务中心（站）应按照《中华人民共和国传染病防治法》《突发公共卫生事件应急条例》《国家突发公共卫生事件应急预案》等法律法规要求，建立健全传染病和突发公共卫生事件报告管理制度，协助开展传染病和突发公共卫生事件的报告和处置。

2. 乡镇卫生院、村卫生室和社区卫生服务中心（站）要配备专（兼）职人员负责传染病疫情及突发公共卫生报告管理工作，定期对工作人员进行相关知识和技能的培训。

3. 乡镇卫生院、村卫生室和社区卫生服务中心（站）要做好相关服务记录，"传染病报告卡"和"突发公共卫生事件相关信息报告卡"应至少保留3年。

【经典习题】

3. 经血源传播的传染病是

A. 伤寒 B. 丙型肝炎 C. 流行性感冒

D. 流行性乙型脑炎 E. 流行性脑脊髓膜炎

4. 某镇卫生院收治了镇中心小学30名食物中毒的学生，在采取一系列紧急救治措施的同时，还按规定时限向县卫生行政部门进行了报告。该时限是

A. 1小时 B. 2小时 C. 3小时

D. 4小时 E. 5小时

5. 患者，男，40岁，家禽养殖户。因接触死禽后出现发热、咳嗽等症状，随后出现呼吸困难到村卫生室就诊。医生初步诊断为疑似人感染高致病性禽流感。该医生正确的处理措施是

A. 就地治疗，治疗无效再转诊　　　　　B. 让家属接回家，居家隔离
C. 立即进行疫情报告并转诊　　　　　　D. 立即转诊，不用报告疫情
E. 疑似病例等确诊后再转诊

6. 某村民被诊断为伤寒，在乡卫生院隔离治疗。随后，该院工作人员对该村民家进行了彻底消毒。此行为属于

A. 日常消毒　　　　　　B. 随时消毒　　　　　　C. 中间消毒
D. 终末消毒　　　　　　E. 预防性消毒

7. 2018年4月，某乡小学发生5例麻疹病例，均为学生。针对该校未发病学生最有效的预防措施是

A. 隔离治疗　　　　　　B. 健康教育　　　　　　C. 开窗通风
D. 彻底消毒　　　　　　E. 应急接种

答案：3.B；4.B；5.C；6.D；7.E。

第三节　预防接种

预防接种	国家免疫规划、免疫程序	★★★
	疫苗使用管理	★★★
	冷链系统管理	★★★
	预防接种服务	★★★
	疑似预防接种异常反应	★★★
	疫苗针对性传染病的监测与控制	★★

一、国家免疫规划、免疫程序

国家免疫规划是指根据国家传染病防治规划，使用有效疫苗对易感人群进行预防接种所制定的规划、计划和策略。

国家免疫规划疫苗儿童免疫程序表（表2-4-1）

表2-4-1　国家免疫规划疫苗儿童免疫程序表（2016年版）

疫苗种类		接种年（月）龄													
名称	缩写	出生时	1月	2月	3月	4月	5月	6月	8月	9月	18月	2岁	3岁	4岁	5岁	6岁
乙肝疫苗	HepB	1	2					3								
卡介苗	BCG	1														
脊灰灭活疫苗	IPV				1											
脊灰减毒活疫苗	OPV					1	2								3	
百白破疫苗	DTaP				1	2	3				4					
白破疫苗	DT															1
麻风疫苗	MR								1							
麻腮风疫苗	MMR										1					
乙脑减毒活疫苗	JE-L								1			2				
或乙脑灭活疫苗[1]	JE-I								1、2			3			4	

续表

疫苗种类		接种年（月）龄														
名称	缩写	出生时	1月	2月	3月	4月	5月	6月	8月	9月	18月	2岁	3岁	4岁	5岁	6岁
A群流脑多糖疫苗	MPSV-A							1		2						
A群C群流脑多糖疫苗	MPSV-AC												1			2
甲肝减毒活疫苗	HepA-L										1					
或甲肝灭活疫苗[2]	HepA-I										1	2				

注：1. 选择乙脑减毒活疫苗接种时，采用两剂次接种程序。选择乙脑灭活疫苗接种时，采用四剂次接种程序；乙脑灭活疫苗第1、2剂间隔7～10天

2. 选择甲肝减毒活疫苗接种时，采用一剂次接种程序。选择甲肝灭活疫苗接种时，采用两剂次接种程序

二、疫苗使用管理

1. 根据《疫苗流通和预防接种管理条例》，将疫苗分为第一类疫苗和第二类疫苗。第一类疫苗是指政府免费向公民提供，公民应当依照政府的规定受种的疫苗。第二类疫苗是指由公民自费并且自愿受种的其他疫苗。

2. 根据疫苗的性质可分为减毒活疫苗和灭活疫苗。目前使用的减毒活疫苗有：卡介苗，脊髓灰质炎、麻疹、风疹、腮腺炎、甲型肝炎、乙脑等活疫苗。

三、冷链系统管理

1. 疫苗和稀释液储存温度要求

（1）疫苗应按品种、批号分类码放。采用冷库和大容量冰箱存放疫苗时，底部应留有一定的空间。疫苗要摆放整齐，疫苗与箱壁、疫苗与疫苗之间应留有1～2cm的空隙。疫苗不应放置冰箱门内搁架上，含吸附剂的疫苗不可贴壁放置。

（2）使用冰箱储存疫苗时，应将可冷冻保存的疫苗存放在底部、冷藏保存的疫苗放在冰箱上部，避免冻结。

（3）乙肝疫苗、卡介苗、脊灰灭活疫苗、百白破疫苗、白破疫苗、麻疹疫苗、麻腮风疫苗、麻风疫苗、乙肝疫苗、A群流脑多糖疫苗、A群C群流脑多糖疫苗、甲肝疫苗、钩体疫苗、出血热疫苗、炭疽疫苗等在2～8℃条件下避光储存和运输。

（4）脊灰减毒活疫苗在-20℃以下保存，运输过程可在冷藏条件下进行。

2. 疫苗储存温度监测 冷库、冰箱等储存设备在使用时，应配备温度测量器材，每天进行温度记录。管理人员每天应至少2次（上午和下午各1次）查看并填写温度记录表。保证设备的正常运转，确保疫苗质量的合格稳定。

接种点疫苗温度监测：在预防接种现场，对疫苗批号、开始时间、环境温度、开始接种时疫苗保存温度、完成接种时疫苗保存温度、累计接种时间进行监测记录，并填写接种点疫苗温度记录表。

四、预防接种服务

（一）预防接种分类

1. 常规接种 是指接种单位按照国家免疫规划疫苗儿童免疫程序、疫苗使用指导原则、疫苗使用说明书，在相对固定的接种服务周期时间内，为接种对象提供的预防接种服务。

2. 临时接种 在出现自然灾害、控制疫苗针对传染病流行等情况，开展应急接种、补充免疫或其他群体性预防接种时，按应急接种、补充免疫或群体性预防接种方案，在适宜的地点和时间，设立临时预防接种点，对目标人群开展的预防接种服务。

3. 群体性预防接种 是指在特定范围和时间内，针对可能受某种传染病威胁的特定人群，有组织地集中实施的预防接种活动。补充免疫（原称为"强化免疫"）是一种较常采用的群体性预防接种形式。

4. 应急接种 是指在传染病疫情开始或有流行趋势时，为控制传染病疫情蔓延，对目标人群开展的预防接种活动。

（二）预防接种管理

1. 及时为辖区内所有居住满3个月的0～6岁儿童建立预防接种证和预防接种卡（簿）等儿童预防接种档案。

2. 采取预约、通知单、电话、手机短信、网络、广播通知等适宜方式，通知儿童监护人，告知接种疫苗种类、时间、地点和相关要求。在边远山区、海岛、牧区等交通不便的地区，可采取入户巡回的方式进行预防接种。

3. 每半年对辖区内儿童的预防接种卡（簿）进行1次整理，查漏补缺，并及时进行补种。

（三）预防接种实施

1. 接种前的工作 接种工作人员在对儿童接种前应查验儿童预防接种证（卡、簿）或电子档案，核对受种者姓名、性别、出生日期及接种记录，确定本次受种对象、接种疫苗的品种。询问受种者的健康状况以及是否有预防接种禁忌等。告知受种者或其监护人所接种疫苗的品种、作用、禁忌、不良反应以及注意事项，可采用书面或（和）口头告知的形式，并如实记录告知和询问的情况。

2. 接种时的工作 接种工作人员在预防接种操作时再次查验并核对受种者姓名、预防接种证、接种凭证和本次接种的疫苗品种，核对无误后严格按照《预防接种工作规范》规定的接种月（年）龄、接种部位、接种途径、安全注射等要求予以接种。接种工作人员在接种操作时再次进行"三查七对"，无误后予以预防接种。"三查"：检查受种者健康状况和接种禁忌证，查对预防接种卡（簿）与儿童预防接种证，检查疫苗、注射器外观与批号、有效期；"七对"：核对受种对象姓名、年龄、疫苗品名、规格、剂量、接种部位、接种途径。

3. 接种后的工作 告知儿童监护人，受种者在接种后应留观室观察30分钟。接种后及时在预防接种证、卡（簿）做好记录，与儿童监护人预约下次接种疫苗的种类、时间和地点。有条件的地区录入计算机并进行网络报告。

五、疑似预防接种异常反应

（一）预防接种一般反应及处理

预防接种一般反应是指在预防接种后发生的，由疫苗本身所固有的特性引起的，对机体只会造成一过性生理功能障碍的反应，主要有发热和局部红肿，同时可能伴有全身不适、倦怠、食欲不振、乏力等综合症状。

1. 全身反应

（1）发热：分为轻度（37.1～37.5℃）、中度（37.6～38.5℃）、重度（≥38.6℃）。部分受种者接种灭活疫苗数小时到24小时或稍后可能出现发热，一般持续1～2天，很少超过3天。接种减毒活疫苗后，出现发热的时间比接种灭活疫苗稍晚，如接种麻疹疫苗后6～10天可能会出现发热，个别受种者可伴有轻型麻疹样症状。

（2）其他反应：少数受种者接种疫苗后，除出现发热症状外，还可能出现头痛、头晕、乏力、全身不适等情况，一般持续1～2天。个别受种者可出现恶心、呕吐、腹泻等胃肠道症状，一般以接种当天多见，很少超过2～3天。

（3）处置原则

1）受种者发热在≤37.5℃时，应加强观察，适当休息，多饮水，防止继发其他疾病。

2）受种者发热＞37.5℃或≤37.5℃并伴有其他全身症状、异常哭闹等情况，应及时到医院诊治。

2. 局部反应

（1）少数受种者在接种疫苗后数小时至24小时或稍后，局部出现红肿，伴疼痛。红肿范围一般不大，仅有少数人红肿直径＞30mm，一般在24～48小时逐步消退。

（2）接种卡介苗2周左右，局部可出现红肿浸润，随后化脓，形成小溃疡，大多在8～12周后结痂（卡疤），一般不需处理，但要注意局部清洁，防止继发感染。

（3）接种含吸附剂的疫苗，会出现因注射部位吸附剂未完全吸收，刺激结缔组织增生而形成硬结。

（4）处置原则

1）红肿直径和硬结<15mm的局部反应，一般不需任何处理。

2）红肿直径和硬结在15～30mm的局部反应，可用干净的毛巾先冷敷，出现硬结者可热敷，每日数次，每次10～15分钟。

3）红肿和硬结直径≥30mm的局部反应，应及时到医院就诊。

4）接种卡介苗出现的局部红肿，不能热敷。

（二）预防接种异常反应及处理原则

预防接种异常反应是指合格的疫苗在实施规范预防接种过程中或者实施规范预防接种后造成受种者机体组织器官、功能损害，相关各方均无过错的药品不良反应。

1. 无菌性脓肿

（1）注射局部先有较大红晕，2～3周后接种部位出现大小不等的硬结、肿胀、疼痛。炎症表现并不剧烈，可持续数周至数月。轻者可在原注射针眼处流出略带粉红色的稀薄脓液，较重者可形成溃疡，溃疡呈暗红色，周围皮肤呈紫红色。溃疡未破溃前，有波动感，轻者经数周至数月可自行吸收；严重者破溃排脓，创口和创面长期不能愈合，有时表面虽然愈合，但深部仍在溃烂，形成脓腔，甚至经久不愈。

（2）治疗处置原则：①干热敷以促进局部脓肿吸收，每日2～3次，每次15分钟左右；②脓肿未破溃前可用注射器抽取脓液，并可注入适量抗生素；③脓肿如已破溃或发生潜行性脓肿且已形成空腔需切开排脓，必要时还需扩创，将坏死组织剔除；④有继发感染时加用抗生素等药物治疗。

2. 热性惊厥

（1）先发热，后有惊厥，体温一般在38℃以上，惊厥多发生在发热开始12小时之内、体温骤升之时。发作突然，时间短暂，肌肉阵发痉挛，四肢抽动，两眼上翻，口角牵动，牙关紧闭，口吐白沫，呼吸不规则或暂停，面部与口唇发绀，可伴有短暂的意识丧失，大小便失禁。预防接种引起的惊厥，多数只发生1次，发作持续数分钟，很少有超过20分钟者。有些儿童可表现为多次短暂惊厥。

（2）治疗处置原则：①静卧，防咬伤舌头，保持呼吸道通畅，必要时给氧；②止痉，紧急情况下也可针刺人中；③可用物理降温和药物治疗退热。

3. 过敏性休克

（1）出现以周围循环衰竭为主要特征的症候群，发病呈急性经过，一般在输入抗原（致敏原）后数分钟至1小时内发病，出现胸闷、气急、面色潮红、皮肤发痒，全身出现皮疹，甚至由于喉头水肿、支气管痉挛而导致呼吸困难、缺氧、发绀、面色苍白、四肢冰冷、脉搏细而弱、血压下降，呈昏迷状。

（2）治疗处置原则：①使病人平卧、头部放低，保持安静，注意保暖；②立即皮下注射1:1000肾上腺素；③用肾上腺素15～30分钟后血压仍不回升者，宜用地塞米松、氢化可的松等；④发生呼吸衰竭，给予插管给氧，或肌内注射洛贝林（山梗菜碱）或尼可刹米等。基层单位做上述处理后，待病情稍有好转立即转院以便进一步处理，或至少留观12小时，以防晚期过敏反应的出现。

4. 过敏性皮疹

（1）可出现皮疹，如荨麻疹、麻疹、猩红热样皮疹、大疱型多形红斑等。有些可伴同侧淋巴结肿大，还可出现呼吸系统、消化系统、神经系统等症状。

（2）治疗处置原则：①轻症仅口服抗组胺药如氯苯那敏（扑尔敏）、西替利嗪等即可；②重症给予1:1000肾上腺素；③必要时用10%葡萄糖酸钙10mL，加于25%葡萄糖溶液20mL中缓慢静脉注射；④出现以下情况应给予特殊处理：伴支气管痉挛应吸入或口服支气管扩张剂，喉水肿者立即喷入或雾化吸入1:1000肾上腺素，并可考虑皮质激素治疗，抽搐者尽快用适当药物镇静；⑤病情稍有好转立即转院以便进一步处理，或至少留观12小时，以防晚期过敏反应的出现。

5. 过敏性紫癜

（1）一般在接种某些疫苗1～7天在接种部位发生紫癜。皮肤紫癜多对称分布于双下肢，双膝关节以下为多，也可见于双上肢、臀部。呈大小不等的红色斑疹、荨麻疹样丘疹，初起时可为淡红色，压之褪色，数小时即成为深紫色红斑，中心点状出血或融成片状，稍凸出于皮肤，压之不褪色，少数病例可见出血性疱疹。紫癜分批出现，多于1～4周自然消退。部分病例于数日内，甚至数年内反复出现。有时可伴头面部、手足皮肤血管性水肿，也可表现为腹部症状、关节及肾脏损害。腹部症状表现为腹痛、呕吐，甚至血便。腹痛也可出现于皮肤紫癜以前数日或数周。可有一过性关节肿痛，多见于膝、踝、肘、腕关节。肾脏损害可有血尿，甚至水肿、高血压。少数病例呈肾病综合征或慢性肾功能不全表现。血小板计数及出凝血时间均正常，嗜酸性粒细胞可增高。

（2）治疗处置原则：①给予大剂量维生素C、维生素PP等改善血管脆性；②糖皮质激素治疗；③免疫抑制剂等药物联合应用；④重症紫癜肾炎宜早期使用甲泼尼龙冲击治疗，可使肾小球损伤恢复。

6. 血小板减少性紫癜

（1）一般在疫苗接种后2周发生，主要表现为皮肤黏膜广泛出血，多为针尖大小的出血点，也可见皮肤瘀点或瘀斑，重者有消化道、泌尿道或颅内出血。出血严重者可有贫血或失血性休克表现。血小板减少多在 50×10^9/L 以下。

（2）治疗处置原则：①适当限制活动，避免外伤；②糖皮质激素治疗；③严重出血者可用丙种球蛋白；④难治性血小板减少性紫癜可用免疫抑制剂；⑤危及生命的严重出血可以输注血小板。

7. 局部过敏性反应（Arthus反应）

（1）重复注射某种疫苗后易于发生。在注射局部发生急性小血管炎症为特征，其表现为局部组织变硬，并有明显红肿，轻者直径在5.0cm以上，严重者扩展到整个上臂。一般持续时间可达月余，愈后不留痕迹；严重者在注射部位有轻度坏死，深部组织变硬；个别严重者局部组织、皮肤和肌肉发生坏死和溃烂。

（2）治疗处置原则：反应范围较小，仅有红肿或硬块，一般不需处理，可以逐渐消退；症状较重者可以予抗过敏药治疗；若坏死，局部保持清洁，防止感染，促使坏死组织更新。

8. 血管性水肿

（1）注射疫苗后不久或最迟于1～2天内产生。注射局部的红肿范围逐渐扩大，皮肤光亮、不痛，仅有瘙痒、麻木、胀感。重者肿胀范围可以显著扩大至肘关节及整个上臂。水肿在全身各个部位均可发生，出现的部位可引起不同的症状和后果。发生在皮肤，表现为荨麻疹或水肿；发生在眼睑或眼结膜，则严重妨碍视觉；发生在视神经周围，可导致视力减退或暂时性失明；发生在尿道可引起尿闭；发生在咽喉或气管可引起窒息；发生在肠壁、肠系膜可引起腹痛等症。如无其他症状，一般不会造成严重或持久的损害，消退后不留痕迹。

（2）治疗处置原则：用干净毛巾热敷；抗过敏治疗。

六、疫苗针对性传染病的监测与控制

疫苗针对性传染病主要是乙型肝炎、结核病、脊髓灰质炎、百日咳、白喉、破伤风、麻疹、甲型肝炎、流行性脑脊髓膜炎、流行性乙型脑炎、风疹、流行性腮腺炎、流行性出血热、炭疽和钩端螺旋体病等15种传染病，要及时进行诊断、报告和控制，并做好常规监测工作。

【经典习题】

8. 国家免疫规划疫苗中，儿童免疫程序规定，4月龄接种的疫苗是
   A. 乙肝疫苗　　　　　　　　B. 脊髓灰质炎减毒活疫苗　　　　C. 乙脑减毒活疫苗
   D. 甲肝灭活疫苗　　　　　　E. 流行性感冒疫苗

9. 下列关于卡介苗接种的说法，错误的是
   A. 接种2周后，局部可出现红肿浸润　　　B. 出现局部红肿，可以热敷
   C. 红肿随后化脓，形成小溃疡　　　　　　D. 小溃疡大多在8～12周结痂（卡疤）
   E. 要注意局部清洁，防止继发感染

10. 男童，17月龄。由家长带到村卫生室咨询。医生了解到该幼儿已按程序完成疫苗接种，预约18

月龄时接种的疫苗是

  A. 卡介苗   B. 麻腮风疫苗   C. 乙型脑炎疫苗

  D. 脊髓灰质炎疫苗   E. 乙型病毒性肝炎疫苗

(11~13题共用题干)

患儿,2岁。2天前出现发热,当日病情加重,伴头痛、喷射状呕吐、嗜睡。患儿家属喂养有猪、犬、鸡,蚊子较多,未接种乙脑疫苗。村医诊断为疑似流行性乙型脑炎。

11. 该患儿最可能的传染源是

  A. 病人   B. 蚊子   C. 猪

  D. 犬   E. 鸡

12. 为防止流行性乙型脑炎在本村传播,针对该病传播途径应采取的措施是

  A. 饮用水消毒   B. 灭蚊和防蚊   C. 乙脑疫苗接种

  D. 加强饮食卫生   E. 捕杀犬只

13. 疫苗接种是预防流行性乙型脑炎的重要措施之一,其常规免疫程序是

  A.3月龄、2岁接种   B.6月龄、2岁接种   C.8月龄、2岁接种

  D.1岁、6岁接种   E.2岁、6岁接种

答案:8.B;9.B;10.B;11.B;12.B;13.C。

第五章 居民健康管理

第一节 居民健康档案管理

居民健康档案管理	服务对象	★★★
	居民健康档案的内容、建立、使用、终止和保存服务内容	★★★
	服务要求	★★★

一、服务对象

辖区内常住居民（指居住半年以上的户籍及非户籍居民），以 0～6 岁儿童、孕产妇、老年人、慢性病患者、严重精神障碍患者和肺结核患者等人群为重点。

二、居民健康档案的内容、建立、使用、终止和保存服务内容

（一）居民健康档案的内容

居民健康档案的内容包括个人基本信息、健康体检、重点人群健康管理记录和其他医疗卫生服务记录。

1. 个人基本信息表 包括姓名、性别等基础信息和既往史、家族史等基本健康信息。

（1）本表用于居民首次建立健康档案时填写。如果居民的个人信息有所变动，可在原条目处修改，并注明修改时间或重新填写。若失访，在空白处写明失访原因；若死亡，写明死亡日期和死亡原因。若迁出，记录迁往地点基本情况、档案交接记录。0～6 岁儿童无须填写该表。

（2）既往史的疾病是指现在和过去曾经患过的某种疾病，包括建档时还未治愈的慢性病或某些反复发作的疾病。

2. 健康体检 包括一般健康检查、生活方式、健康状况及其疾病用药情况、健康评价等。

（1）健康体检表用于老年人以及高血压、2 型糖尿病和严重精神障碍患者等的年度健康检查。肺结核患者、孕产妇和 0～6 岁儿童无须填写该表，一般居民的健康检查可参考使用。

（2）一般状况栏中"体质指数（BMI）"是目前国际上常用的衡量人体胖瘦程度以及是否健康的一个重要指标，计算公式是体质指数=体重（kg）/身高的平方（m^2）。中国成年人的正常值范围为 18.5 ≤ BMI < 24.0，小于 18.5 为偏瘦，24.0～27.9 为偏胖，28.0～31.9 为肥胖，大于 32 为重度肥胖。

（3）老年人生活自理能力评估：65 岁及以上老年人须填写此项。

（4）生活方式栏中的"体育锻炼"指主动锻炼，即有意识地为强体健身而进行的活动。不包括因工作或其他需要而必须进行的活动，如为上班骑自行车、做强体力工作等。

（5）查体栏中"足背动脉搏动"，糖尿病患者必须进行此项检查。

（6）健康评价栏中的"无异常"指无新发疾病，原有疾病控制良好，无加重或进展，否则为有异常。填写具体异常情况，包括高血压、糖尿病、生活能力、情感筛查等身体和心理的异常情况。

（7）健康指导栏中"纳入慢性病患者健康管理"是指高血压、糖尿病、严重精神障碍患者等重点人群定期随访和健康体检。

3. 重点人群健康管理记录 包括国家基本公共卫生服务项目要求的 0～6 岁儿童、孕产妇、老年人，以及慢性病、严重精神障碍和肺结核患者等各类重点人群的健康管理记录。

4. 其他医疗卫生服务记录 包括上述记录之外的其他接诊、转诊、会诊记录等。

(二) 居民健康档案的建立

1. 辖区居民到乡镇卫生院、村卫生室、社区卫生服务中心（站）接受服务时，由医务人员负责为其建立居民健康档案，并根据其主要健康问题和服务提供情况填写相应记录，同时为服务对象填写并发放居民健康档案信息卡。建立电子健康档案的地区，逐步为服务对象制作发放居民健康卡，替代居民健康档案信息卡，作为电子健康档案进行身份识别和调阅更新的凭证。

2. 通过入户服务（调查）、疾病筛查、健康体检等多种方式，由乡镇卫生院、村卫生室、社区卫生服务中心（站）组织医务人员为居民建立健康档案，并根据其主要健康问题和服务提供情况填写相应记录。

3. 已建立居民电子健康档案信息系统的地区应由乡镇卫生院、村卫生室、社区卫生服务中心（站）通过上述方式为个人建立居民电子健康档案，并按照标准规范上传区域人口健康卫生信息平台，实现电子健康档案数据的规范上报。

4. 将医疗卫生服务过程中填写的健康档案相关记录表单，装入居民健康档案袋统一存放。居民电子健康档案的数据存放在电子健康档案数据中心。

(三) 居民健康档案的使用

1. 已建档居民到乡镇卫生院、村卫生室、社区卫生服务中心（站）复诊时，在调取其健康档案后，由接诊医生根据复诊情况，及时更新、补充相应记录内容。

2. 入户开展医疗卫生服务时，应事先查阅服务对象的健康档案并携带相应表单，在服务过程中记录、补充相应内容。已建立电子健康档案信息系统的机构应同时更新电子健康档案。

3. 对于需要转诊、会诊的服务对象，由接诊医生填写转诊、会诊记录。

4. 所有的服务记录由责任医务人员或档案管理人员统一汇总，及时归档。

(四) 居民健康档案的终止和保存

1. 居民健康档案的终止缘由包括死亡、迁出、失访等，均需记录日期。对于迁出辖区的还要记录迁往地点的基本情况、档案交接记录等。

2. 纸质健康档案应逐步过渡到电子健康档案。纸质和电子健康档案，由健康档案管理单位（即居民死亡或失访前管理其健康档案的单位）参照现有规定中病历的保存年限、方式负责保存。

三、服务要求

1. 乡镇卫生院、村卫生室、社区卫生服务中心（站）负责首次建立居民健康档案、更新信息、保存档案；其他医疗卫生机构负责将相关医疗卫生服务信息及时汇总、更新至健康档案；各级卫生计生行政部门负责健康档案的监督与管理。

2. 健康档案的建立要遵循自愿与引导相结合的原则，在使用过程中要注意保护服务对象的个人隐私，建立电子健康档案的地区，要注意保护信息系统的数据安全。

3. 乡镇卫生院、村卫生室、社区卫生服务中心（站）应通过多种信息采集方式建立居民健康档案，及时更新健康档案信息。已建立电子健康档案的地区应保证居民接受医疗卫生服务的信息能汇总到电子健康档案中，保持资料的连续性。

4. 统一为居民健康档案进行编码，采用17位编码制，以国家统一的行政区划编码为基础，以村（居）委会为单位，编制居民健康档案唯一编码。同时将建档居民的身份证号作为身份识别码，为在信息平台上实现资源共享奠定基础。居民健康档案编码采用17位编码制，第一段为6位数字，表示县及县以上的行政区划，统一使用《中华人民共和国行政区划代码》（GB 2260）；第二段为3位数字，表示乡镇（街道）级行政区划，按照国家标准《县以下行政区划代码编码规则》（GB/T 10114—2003）编制；第三段为3位数字，表示村（居）民委员会等，具体划分为：001～099表示居委会，101～199表示村委会，901～999表示其他组织；第四段为5位数字，表示居民个人序号，由建档机构根据建档顺序编制。在填写健康档案的其他表格时，必须填写居民健康档案编号，只需填写后8位编码。

5. 按照国家有关专项服务规范要求记录相关内容，记录内容应齐全完整、真实准确、书写规范、基础内容无缺失。各类检查报告单据和转、会诊的相关记录应粘贴留存归档，如果服务对象需要，可提供副本。已建立电子版化验和检查报告单据的机构，化验及检查的报告单据交居民留存。

6. 健康档案管理要具有必需的档案保管设施设备，按照防盗、防晒、防高温、防火、防潮、防尘、防鼠和防虫等要求妥善保管健康档案，指定专（兼）职人员负责健康档案管理工作，保证健康档案完整、安全。电子健康档案应有专（兼）职人员维护。

7. 积极应用中医药方法为居民提供健康服务，记录相关信息纳入健康档案管理。

8. 电子健康档案在建立完善、信息系统开发、信息传输全过程中应遵循国家统一的相关数据标准与规范。电子健康档案信息系统应与新农合、城镇基本医疗保险等医疗保障系统相衔接，逐步实现健康管理数据与医疗信息以及各医疗卫生机构间数据互联互通，实现居民跨机构、跨地域就医行为的信息共享。

9. 对于同一个居民患有多种疾病的，其随访服务记录表可以通过电子健康档案实现信息整合，避免重复询问和录入。

10. 工作指标

（1）健康档案建档率 = $\dfrac{\text{建档人数}}{\text{辖区内常住居民数}} \times 100\%$。

注：建档指完成健康档案封面和个人基本信息表，其中0～6岁儿童不需要填写个人基本信息表，其基本信息填写在"新生儿家庭访视记录表"上。

（2）电子健康档案建档率 = $\dfrac{\text{建立电子健康档案人数}}{\text{辖区内常住居民数}} \times 100\%$。

（3）健康档案使用率 = $\dfrac{\text{档案中有动态记录的档案份数}}{\text{档案总份数}} \times 100\%$。

注：有动态记录的档案是指1年内与患者的医疗记录相关联和（或）有符合对应服务规范要求的相关服务记录的健康档案。

【经典习题】

1. 居民健康档案"健康体检表"生活方式栏中，不属于体育锻炼的是
   A. 跑步　　　　　　　　B. 游泳　　　　　　　　C. 扭秧歌
   D. 打太极拳　　　　　　E. 骑自行车上班

2. 居民健康管理中的重点人群，不包括
   A. 0～6岁儿童　　　　　B. 6～10岁儿童　　　　　C. 老年人
   D. 孕产妇　　　　　　　E. 严重精神障碍患者

答案：1.E；2.B。

第二节　0～6岁儿童健康管理

0～6岁儿童健康管理	儿童年龄分期及各期特点	★★
	儿童生长发育指标及评价	★★
	服务对象	★★★
	新生儿家庭访视	★★★
	婴幼儿健康管理	★★★
	学龄前儿童健康管理	★★★
	常见儿童健康问题处理	★★
	常见儿童伤害的预防	★★
	服务要求	★★★
	考核指标	★★

一、儿童年龄分期及各期特点

儿童的生长发育是生命连续渐进发展的动态过程,根据解剖、生理和心理的发育特点,一般分为胎儿期、新生儿期、婴儿期、幼儿期、学龄前期、学龄期、青春期七个阶段,在每一阶段均表现出与年龄相关的生长发育规律。

(一)胎儿期

从受精卵形成到胎儿娩出前,称为胎儿期。胎儿的周龄即为胎龄,正常孕期约为 40 周。妊娠期间,感染、创伤、毒品、药物滥用、放射性物质、营养不良、严重疾病或心理创伤均可影响胚胎及胎儿的正常发育,引起流产、早产、畸形或宫内发育不良等问题。因此,应做好孕前、孕期的保健,定期监测胎儿的生长发育,必要时做产前诊断,以保证胎儿的正常发育。

(二)新生儿期

自胎儿娩出至生后 28 天,属于婴儿期的一个阶段。此期在生长发育和疾病方面具有其特殊性,发病率及死亡率与其他阶段相比均较高。新生儿死亡率是衡量一个国家和地区的卫生水平、评价妇幼卫生工作的一项重要指标。

(三)婴儿期

自出生后 28 天至 1 岁的时期,包含新生儿期。婴儿期是生长发育极其旺盛的阶段,对营养的需求量相对较高,并因其生长发育的特殊性,食物的添加具有一定的要求和规律。在此期,各系统器官的生长发育持续进行,但不够成熟完善,尤其消化系统容易发生功能紊乱,造成营养问题,发生佝偻病、贫血、腹泻等疾病。此期来自母体的免疫抗体逐渐消失,自身免疫系统尚未完全成熟,易患传染病和感染性疾病。保健重点在于提倡母乳喂养、指导及时合理添加辅食、实施预防接种和预防感染、指导适宜心理发育的养育方法、早期各类发育迟缓与残疾筛查和早期干预。良好生活习惯培养和心理卫生的养成需要从此期开始。

(四)幼儿期

自 1 岁至满 3 周岁为幼儿期。此期儿童体格生长发育速度较前期减慢,但智能发育速度加速。活动范围增大,接触社会及事物增多,社会性明显发展。此阶段消化系统功能较前阶段明显成熟但还不完善,由于营养需求量仍然相对较高,食物转换仍然在进行中,所以适宜的喂养仍然是保持正常生长发育的重要内容。因为此期小儿对危险的识别和自我保护能力有限,要注意预防伤害的发生。

(五)学龄前期

自满 3 周岁至 6~7 岁。体格生长速度减慢,智能发育增快,理解能力、语言表达能力增强,好奇,自我意识快速发展,伙伴关系发展。此期小儿的可塑性很强,应重视良好生活习惯的培训,注重社会性良好发展,注意眼和口腔的保健,预防传染病、伤害事故等。

(六)学龄期

自 6~7 岁至青春期前。除生殖系统外,各器官系统与成人接近,智能发育更加成熟,可接受系统的文化学习。此期应保证营养,注意心理保健、体育锻炼和保证充足的睡眠,做好眼及口腔的保健,预防伤害的发生。

(七)青春期

女孩从 10~12 岁开始到 17~18 岁,男孩从 13~14 岁开始至 18~20 岁结束,开始与结束年龄可相差 2~4 岁。体格生长再次加速,出现第二高峰。生殖系统快速发育趋于成熟,至本期结束,各系统器官发育已成熟。精神、行为和心理方面的问题开始增加。因此需加强良好社会适应的教育与生理、心理卫生知识教育(包括性知识教育),保证营养,做好高血压和肥胖的防治工作。

二、儿童生长发育指标及评价

目前使用体格生长和神经心理发育两大方面的指标对儿童的生长发育状况进行评价。

(一)儿童体格生长常用发育指标

常用反映儿童体格生长的指标有体重、身高和头围等。

1. 体重 是评价儿童生长最为重要的指标之一。新生儿期有体重的生理性下降，多在生后 3～4 日达到最低点，以后逐渐回升，至生后第 7～10 日，重新达到出生时的体重，但早产儿生理性体重下降恢复的速度较慢。体重在前 3 个月增长最快，一般为每月平均增长 600～1000g，3～6 个月每月平均增长 600～800g，1 岁以内是体重增加的最快速时期，是"第一个生长高峰"。1 岁时体重可达出生体重的 3 倍，2 岁时为出生体重的 4 倍。

儿童体重的简单估算公式：

＜6 月龄婴儿体重 = 出生体重（kg）+ 月龄 × 0.7

7～12 月龄婴儿体重 = 6（kg）+ 月龄 × 0.25

2 岁至青春前期儿童体重（kg）= 年龄（岁）× 2+7（或 8）

2. 身高（身长） 是指头、脊柱与下肢长度的总和，主要反映长期的营养状况，受遗传、种族和环境的影响较为明显。出生时平均身长为 50cm，生后第一年增长最快，1 岁时可达 75cm，2 岁时可达 85cm。

2～12 岁儿童身高的简单估算公式：

身长（cm）= 年龄（岁）× 6+77

2 岁以下儿童立位测量不易准确，应仰卧位测量，称为身长。2 岁以上儿童立位测量时称为身高，立位测量值比仰卧位少 1～2cm。

3. 头围 自眉弓上缘经枕骨结节绕头一周的长度，反应颅骨生长和脑发育的一个重要指标。2 岁以内测量头围最有监测价值，连续测量更为重要。头围过小常提示脑发育不良，过大或增长过快则需考虑有无脑积水及脑肿瘤的可能。

（二）体格生长发育评价

生长发育评价内容包括发育水平、生长速度和匀称程度三个方面。目前用 WHO 2006 年数据为参照人群值。目前体格生长常用的评价方法有曲线图法、指数法、百分位数法、等级评价法等。实际工作中最常用等级评价法。

等级划分：利用均值加减标准差或直接用百分位数进行分级，可分为三等级、五等级等。三等级划分法见表 2-5-1。

表 2-5-1 三等级划分方法

等级	离差法	百分位数法
上	＞均值 +2SD	＞P_{97}
中	均值 ±2SD	P_3～P_{97}
下	＜均值 -2SD	＜P_3

曲线图法：以儿童的年龄或身长（身高）为横坐标，以生长指标为纵坐标，绘制成曲线图，从而能直观、快速地了解儿童的生长情况。通过追踪观察可以清楚地看到生长趋势和变化情况，及时发现生长偏离的现象。

（三）儿童神经心理发育与评价

儿童神经心理的正常发育与体格生长具有同等重要意义。发育内容包括感知、运动、语言、情感、思维、判断和意志性格等方面。神经心理发育异常可能是某些系统疾病的早期表现。对于神经心理的评价，目前有许许多多测验和量表，临床将这些方法分为筛查性和诊断性测验两大类。筛查性测验国内使用较为普遍的方法有丹佛发育筛查测验（DDST）、0～6 岁儿童发育筛查量表（DST）、儿童心理行为发育问题预警征象、图片词汇测验（PPVT）等。这些量表只用于评价儿童神经心理发育水平，不能诊断疾病，不能完全预示以后能力的高低。

三、服务对象

辖区内常住的 0～6 岁儿童。

四、新生儿家庭访视

（一）访视次数

1. 正常足月新生儿 访视次数不少于 2 次。首次访视在出院后 7 日之内进行，如发现问题应酌情增加访视次数，必要时转诊。满月访视应在出生后 28 ~ 30 日进行，满 28 天后结合接种乙肝疫苗第 2 针，在乡镇卫生院进行随访。

2. 高危新生儿 根据具体情况酌情增加访视次数。高危因素如下之一：

（1）早产儿（胎龄 < 37 周）或低出生体重儿（出生儿体重 < 2500g）。

（2）宫内、产时或产后窒息儿，缺氧缺血性脑病及颅内出血者。

（3）高胆红素血症。

（4）新生儿肺炎、败血症等严重感染。

（5）新生儿患有各种影响生活能力的出生缺陷（如唇裂、腭裂、先天性心脏病等）以及遗传代谢性疾病。

（6）母亲有异常妊娠及分娩史、高龄分娩（≥ 35 岁）、患有残疾（视、听、智力、肢体、精神）并影响养育能力者等。

（二）访视内容

1. 询问 需了解孕期及出生情况、一般情况、喂养情况。

（1）孕期及出生情况：了解母亲妊娠期患病及药物使用情况，孕周、分娩方式、双胎或多胎、窒息、产伤、畸形等情况，出生体重、身长及新生儿听力筛查、遗传代谢性疾病筛查情况等。

（2）一般情况：睡眠，有无呕吐、惊厥，大小便次数、性状及预防接种情况。

（3）喂养情况：喂养方式、吃奶次数、奶量及其他存在问题。

2. 测量 内容包括体重及体温。

（1）体重：每次测量体重前需校正体重计零点。排空大小便，脱去外衣、袜子、尿布等。称重时新生儿取卧位，不接触其他物体。记录时以千克（kg）为单位，至小数点后 2 位。

（2）体温：测量前，体温表水银柱在 35℃以下。用腋表测量，保持 5 分钟后读数。

3. 体格检查 包括一般情况、头颈部、眼、耳等内容。

（1）一般情况：精神状态、面色、吸吮行为、哭声等。

（2）皮肤黏膜：有无黄染，有无发绀或苍白（口唇、指/趾甲床、睑结膜），皮疹、出血点、糜烂、硬肿、水肿等。

（3）头颈部：前囟大小及张力，有无血肿，有无包块。

（4）眼：外观有无异常，结膜有无充血和分泌物，巩膜有无黄染，检查光刺激反应。

（5）耳：外观有无畸形，外耳道是否有异常分泌物，是否有湿疹等。

（6）鼻：外观有无畸形，呼吸是否通畅，有无鼻翼扇动。

（7）口腔：有无唇腭裂，口腔黏膜有无异常等。

（8）胸部：外观有无畸形，有无呼吸困难和胸凹陷，1 分钟呼吸次数和心率，心脏听诊有无杂音，肺部呼吸音是否对称，有无异常。

（9）腹部：有无膨隆、包块，肝脾有无肿大，重点观察脐带是否脱落，脐部有无红肿、渗出。

（10）外生殖器及肛门：有无畸形，检查男孩睾丸位置、大小，有无阴囊水肿、包块。

（11）脊柱四肢：有无畸形，臀部、腹股沟和双下肢皮纹是否对称，双下肢是否等长等粗。

（12）神经系统：四肢活动度、对称性、肌张力和原始反射。

4. 指导 包括居住环境、母乳喂养、护理、疾病预防、伤害预防、促进母婴交流等内容。

（1）居住环境：卧室应安静，阳光充足，室内温度在 22 ~ 26℃为宜，湿度适宜。

（2）母乳喂养：观察和评估母乳喂养的体位。新生儿含接及吸吮情况等，喂养前母亲可洗手后将手指放入新生儿口中，刺激和促进吸吮反射的建立，以便主动吸吮乳头。

（3）护理：衣着宽松，质地柔软，保持皮肤清洁。脐带未脱落前，每天用 75% 的酒精擦拭脐部一次，保持脐部干燥清洁。若有头部血肿、口炎或鹅口疮、皮肤皱褶处潮红或糜烂，给予针对性指导。对生理性黄疸、生理性体重下降、"马牙""螳螂嘴"、乳房肿胀、假月经等现象无需特殊处理。早产儿应注意保暖，在换尿布时注意先将尿布加温，必要时可放入成人怀中，直接贴紧成人皮肤保暖。

（4）疾病预防：注意并保持家庭卫生，接触新生儿前要洗手，减少探视，家人患有呼吸道感染时要戴口罩，以避免交叉感染。生后数天开始补充维生素 D，足月儿每日口服 400IU，早产儿每日口服 800IU。对未接种卡介苗和第 1 剂乙肝疫苗的新生儿，提醒家长尽快补种。未接受新生儿疾病筛查的新生儿，告知家长到具备筛查条件的医疗保健机构补筛。有吸氧治疗史的早产儿，在生后 4～6 周或矫正胎龄 32 周转诊到开展早产儿视网膜病变（ROP）筛查的指定医院进行眼底病变筛查。

（5）伤害预防：注意喂养姿势、喂养后的体位，预防乳汁吸入和窒息。保暖时避免烫伤，预防伤害的发生。

（6）促进母婴交流：母亲及家人多与新生儿说话、微笑和皮肤接触，促进新生儿感知觉发展。

5. 转诊

（1）立即转诊：若新生儿出现下列情况之一，应立即转诊至上级医疗保健机构。

1）体温 ≥ 37.5℃ 或 ≤ 35.5℃。

2）反应差伴面色发灰、吸吮无力。

3）呼吸频率 < 20 次/分或 > 60 次/分，呼吸困难（鼻翼扇动、呼气性呻吟、胸凹陷），呼吸暂停伴发绀。

4）心率 < 100 次/分或 > 160 次/分，有明显的心律不齐。

5）皮肤严重黄染（手掌或足跖）、苍白、发绀和厥冷，有出血点和瘀斑，皮肤硬肿，皮肤脓疱达到 5 个或很严重。

6）惊厥（反复眨眼、凝视、面部肌肉抽动、四肢痉挛性抽动或强直、角弓反张、牙关紧闭等），囟门张力高。

7）四肢无自主运动，双下肢/双上肢活动不对称；肌张力消失或无法引出握持反射等原始反射。

8）眼窝或前囟凹陷、皮肤弹性差、尿少等脱水征象。

9）眼睑高度肿胀，结膜重度充血，有大量脓性分泌物；耳部有脓性分泌物。

10）腹胀明显伴呕吐。

11）脐部脓性分泌物多，有肉芽或黏膜样物，脐轮周围皮肤发红和肿胀。

（2）建议转诊：若新生儿出现下列情况之一，建议转诊至上级医疗保健机构。

1）喂养困难。

2）躯干或四肢皮肤明显黄染、皮疹，指（趾）甲周红肿。

3）单眼或双眼溢泪，黏性分泌物增多或红肿。

4）颈部有包块。

5）心脏杂音。

6）肝大。

7）首次发现五官、胸廓、脊柱、四肢畸形并未到医院就诊者。

在检查中，发现任何不能处理的情况，均应转诊。

（三）工作要求

1. 新生儿访视人员应经过专业技术培训。访视时应携带新生儿访视包，出示相关工作证件。

2. 新生儿访视包应包括：体温计、新生儿杠杆式体重秤（电子体重秤）、听诊器、手电筒、消毒压舌板、75% 酒精、消毒棉签、新生儿访视卡、笔等。新生儿杠杆式体重秤（电子体重秤）最大载重为 10kg，最小分度值为 50g。

3. 注意医疗安全，预防交叉感染。检查前清洁双手，检查时注意保暖，动作轻柔，使用杠杆秤时注意不要离床或地面过高。

4. 加强宣教和健康指导。告知访视目的和服务内容，反馈访视结果，提供新生儿喂养、护理和疾病防治等健康指导，对新生儿疾病筛查的情况进行随访。

5. 发现新生儿危重征象，应向家长说明情况，立即转上级医疗保健机构治疗。

6. 保证工作质量，按要求询问相关信息，认真完成测量和体检。完整、准确填写新生儿家庭访视记录表，并纳入儿童健康档案。

五、婴幼儿健康管理

满月后婴幼儿健康管理均应在乡镇卫生院进行，偏远地区可在村卫生室进行，时间分别在3、6、8、12、18、24、30、36月龄时，共8次。有条件的地区，建议结合儿童预防接种时间增加随访次数。服务内容包括询问上次随访到本次随访之间的婴幼儿喂养、患病等情况，进行体格检查，做生长发育和心理行为发育评估，进行母乳喂养、辅食添加、心理行为发育、预防伤害、口腔保健、常见疾病防治等健康指导，每次健康检查时间不应少于5~10分钟。在婴幼儿6~8、18、30月龄时分别进行1次血常规检测。在6、12、24、36月龄时分别进行1次听力筛查。在每次进行预防接种前均要检查有无禁忌证，若无，体检结束后接受疫苗接种。

（一）健康检查内容

1. 询问

（1）喂养及饮食史：喂养方式，食物转换（辅食添加）情况，食物品种、餐次和量，饮食行为及环境，营养素补充剂的添加等情况。

（2）生长发育史：既往体格生长、心理行为发育情况。

（3）生活习惯：睡眠、排泄、卫生习惯等情况。

（4）过敏史：药物、食物等过敏情况。

（5）患病情况：两次健康检查之间患病情况。

2. 体格测量

（1）体重：测量时需除去衣服重量。体重记录以千克（kg）为单位，至小数点后1位。

（2）身长（身高）：2岁及以下儿童测量身长，2岁以上儿童测量身高。儿童身长（身高）记录以厘米（cm）为单位，至小数点后1位。

（3）头围：头围记录以厘米（cm）为单位，至小数点后1位。

3. 体格检查

（1）一般情况：观察儿童精神状态、面容、表情和步态。

（2）皮肤：有无黄染、苍白、发绀（口唇、指/趾甲床）、皮疹、出血点、瘀斑、血管瘤，颈部、腋下、腹股沟部、臀部等皮肤皱褶处有无潮红或糜烂。

（3）淋巴结：全身浅表淋巴结的大小、个数、质地、活动度、有无压痛。

（4）头颈部：有无方颅、颅骨软化，前囟大小及张力，颅缝，有无特殊面容、颈部活动受限或颈部包块。

（5）眼：外观有无异常，有无结膜充血和分泌物，眼球有无震颤。婴儿是否有注视、追视情况。

（6）耳：外观有无异常，耳道有无异常分泌物。

（7）鼻：外观有无异常，有无异常分泌物。

（8）口腔：有无唇腭裂，口腔黏膜有无异常，扁桃体是否肿大，乳牙数，有无龋齿及龋齿数。

（9）胸部：胸廓外形是否对称，有无漏斗胸、鸡胸、肋骨串珠、肋软骨沟等，心脏听诊有无心律不齐及心脏杂音，肺部呼吸音有无异常。

（10）腹部：有无腹胀、疝、包块、触痛，检查肝、脾大小。

（11）外生殖器：有无畸形、阴囊水肿、包块，检查睾丸位置及大小。

（12）脊柱四肢：脊柱有无侧弯或后突，四肢是否对称、有无畸形，有条件者可进行发育性髋关节发育不良筛查。

（13）神经系统：四肢活动对称性、活动度和肌张力。

4. 心理行为发育监测 婴幼儿每次进行健康检查时，按照儿童生长发育监测图的运动发育指标进行发育监测，定期了解儿童心理行为发育情况，及时发现发育偏离儿童。开展儿童心理行为发育筛查。

5. 实验室及其他检查

（1）血常规检查：婴幼儿分别在 6～8、18、30 月龄检查 1 次。

（2）听力筛查：在儿童 6、12、24 和 36 月龄各进行 1 次听力筛查，对有听力损失高危因素的儿童，采用便携式听觉评估仪及筛查型耳声发射仪。

（二）健康评价

1. 体格生长评价

（1）评价指标：体重/年龄、身长（身高）/年龄和体重/身长（身高）。

（2）评价方法

1）可采用三等级划分法和五等级划分法。

2）百分位数法。

3）曲线图法。

（3）评价内容

1）生长水平：指个体儿童在同年龄、同性别人群中所处的位置，为该儿童生长的现况水平。

2）匀称度：包括体型匀称和身材匀称，通过体重/身长（身高）可反映儿童的体型和人体各部分的比例关系（表 2-5-2）。

表 2-5-2　生长水平和匀称度的评价

指标	测量值		评价
	百分位法	标准差法	
体重/年龄	$<P_3$	$<M-2SD$	低体重
身长（身高）/年龄	$<P_3$	$<M-2SD$	生长迟缓
体重/身长（身高）	$<P_3$	$<M-2SD$	消瘦
	$P_{85}\sim P_{97}$	$M+1SD\sim M+2SD$	超重
	$>P_{97}$	$\geq M+2SD$	肥胖

3）生长速度：将个体儿童不同年龄时点的测量值在生长曲线图上描记并连接成一条曲线，与生长曲线图中的参照曲线比较，即可判断该儿童在此段时间的生长速度是正常、增长不良或过速。

A. 正常增长：与参照曲线相比，儿童的自身生长曲线与参照曲线平行上升即为正常增长。

B. 增长不良：与参照曲线相比，儿童的自身生长曲线上升缓慢（增长不足：增长值为正数，但低于参照速度标准）、持平（不增：增长值为零）或下降（增长值为负数）。

C. 增长过速：与参照曲线相比，儿童的自身生长曲线上升迅速（增长值超过参照速度标准）。

2. 心理行为发育评价　采用儿童生长发育监测图、儿童神经心理发育预警征象监测婴幼儿心理行为发育。未通过者，需进行心理行为发育筛查或转诊。

（三）指导

1. 喂养与营养　提倡母乳喂养，指导家长进行科学的食物转换、均衡膳食营养、培养儿童良好的进食行为、注意食品安全。预防儿童蛋白质-能量营养不良、营养性缺铁性贫血、维生素 D 缺乏性佝偻病、超重/肥胖等常见营养性疾病的发生。

2. 体格生长　告知定期测量儿童体重、身长（身高）、头围的重要性，反馈测评结果，指导家长正确使用儿童生长发育监测图进行生长发育监测。

3. 心理行为发育　根据儿童发育年龄进行预见性指导，促进儿童心理行为发育。

4. 伤害预防　重视儿童伤害预防，针对不同地区、不同年龄儿童伤害发生特点，对溺水、跌落伤、道路交通伤害等进行预防指导。

5. 疾病预防　指导家长积极预防儿童消化道、呼吸道等常见疾病，按时预防接种，加强体格锻炼，培养良好卫生习惯。

（四）转诊

1. 对低体重、生长迟缓、消瘦、肥胖、营养性缺铁性贫血及维生素 D 缺乏性佝偻病儿童进行登记，并转入儿童营养性疾病管理。

2. 对儿童心理行为发育筛查结果可疑或异常的儿童进行登记并转诊。

3. <u>出现下列情况之一，且无条件诊治者应转诊：</u>

（1）皮肤有皮疹、糜烂、出血点等，淋巴结肿大、压痛。

（2）头围过大或过小，前囟张力过高，颈部活动受限或颈部包块。

（3）眼外观异常，溢泪或溢脓，结膜充血，眼球震颤，婴儿不注视、不追视。

（4）耳、鼻有异常分泌物，龋齿。

（5）听力筛查未通过。

（6）心脏杂音，心律不齐，肺部呼吸音异常。

（7）肝脾肿大，腹部触及包块。

（8）脊柱侧弯或后突，四肢不对称、活动度和肌张力异常，疑有发育性髋关节发育不良。

（9）外生殖器畸形，睾丸未降，阴囊水肿或包块。

在健康检查中，发现任何不能处理的情况均应转诊。

（五）儿童喂养与营养指导

1. 纯母乳喂养　婴儿 6 月龄内应纯母乳喂养，无需给婴儿添加水、果汁等液体和固体食物，以免减少婴儿的母乳摄入，进而影响母亲乳汁分泌。<u>从 6 月龄起，在合理添加其他食物的基础上，继续母乳喂养至 2 岁</u>。

2. 食物转换　随着婴儿消化能力逐渐提高，需要由纯乳类的液体食物向固体食物逐渐转换，这个过程称为食物转换或辅食添加。<u>在这个食物过渡的过程中，仍需维持婴儿总乳量每天 800mL 左右</u>。婴幼儿喂养根据食物的性状，可分为液体食物喂养阶段、泥糊状食物引入阶段和固体食物进食阶段。此过渡过程中，不仅要考虑营养素摄入，还需考虑喂养或进食行为、饮食环境，使婴幼儿在获得充足、均衡营养素的同时，养成良好的饮食习惯。在资源缺乏、日常饮食无法满足婴儿营养需要时，可使用营养素补充剂或以大豆、谷类为基质的高密度营养素强化食品。

六、学龄前儿童健康管理

为 4~6 岁儿童每年提供一次健康管理服务。散居儿童的健康管理服务应在乡镇卫生院进行，集居儿童可在托幼机构进行。每次服务内容包括询问上次随访到本次随访之间的饮食、患病等情况，进行体格检查和心理行为发育评估，血常规检查和视力筛查，进行合理膳食、生长发育、疾病预防、预防伤害、口腔保健等健康指导。在每次进行预防接种前均要检查有无禁忌证，若无，体检结束后接受疫苗接种。

（一）询问

询问上次随访到本次随访之间的饮食、过敏、患病、体格生长和心理行为发育、生活习惯等情况，便于体检中有针对性地检查和进行相应的健康教育。

1. 饮食　儿童摄入食物的品种、餐次和量，饮食行为及环境，营养素补充剂的添加等情况。

2. 过敏　儿童药物、食物等过敏情况。

3. 患病　儿童两次健康检查之间的患病情况。儿童在视物时是否有异常的行为表现，例如不会与家人对视或对外界反应差，对前方障碍避让迟缓，暗处行走困难，视物明显歪头或距离近，畏光或眯眼，眼球震颤等。

4. 生长发育　体格生长、心理行为发育情况。

5. 生活习惯　睡眠、排泄、卫生习惯等情况。

（二）体格检查

1. 体格测量　测量身高和体重，方法同婴幼儿健康管理。

2. 一般状态　观察儿童精神状态、面容、表情和步态。

3. 眼及视力

（1）眼睛：检查结膜是否充血，有无分泌物、畏光、流泪等。

（2）视力

1）检查对象：4岁、5岁、6岁儿童。

2）检查方法：采用国际标准视力表或对数视力表检查儿童视力。

3）结果判定和处理：对4岁视力≤0.6，5岁和6岁视力≤0.8的视力低常儿童，或两眼视力相差两行及以上的儿童，都应当在2周~1个月复查一次。

4. 耳　检查耳道有无异常分泌物。

5. 口腔

（1）检查牙齿数目：检查儿童20颗乳牙是否全部萌出。6岁儿童第一恒磨牙是否完全萌出。记录牙齿数目，并注意牙齿的形态、颜色、排列、替换及咬合情况。

（2）检查龋齿数目：检查牙齿是否有褐色或黑褐色斑点或斑块，或者出现明显的龋洞。记录已经治疗和未治疗的龋齿数目。

6. 胸部　确定心率是否在正常范围，心律是否规则，有无心音异常及心脏杂音，肺部呼吸音有无异常。

7. 腹部　检查有无肝、脾肿大等。

（三）血常规检查

每年检查1次。记录血红蛋白值，判定是否为贫血及贫血的程度。

（四）指导

1. 合理膳食

（1）食物品种及量：每天应摄入300~400mL牛乳及乳制品、180~260g谷类、120~140g肉蛋类动物性食物、25g豆类及豆制品、200~250g蔬菜、150~300g水果、25~30g植物油。

（2）饮水量：根据季节和儿童活动量决定饮水量，以白开水为好。幼儿园可安排每日上、下午各1~2次集中饮水，每次饮水量100~150mL，保证儿童按需饮水。

（3）饮食安排：每天的进食可安排三餐主食、2~3次乳类与营养点心，餐间控制零食。家庭和幼儿园负责为儿童提供安全、营养、易于消化和美味的健康食物，注意食物的均衡和营养，多提供富含铁的食物，鼓励进食蔬菜和水果，促进肠道铁吸收，少提供高脂、高糖食物、快餐食品、碳酸饮料及含糖饮料。

（4）培养良好的饮食习惯：良好的饮食习惯包括定时、定量进食，不偏食，不挑食，不过量进食，不贪吃零食，进餐时专心致志，不在进餐时看电视、看书或边玩边吃，要固定进餐地点，在餐桌边进食，进餐时充分咀嚼，不狼吞虎咽。

2. 生长发育

（1）体格生长评价：告知家长定期测量儿童体重、身高的重要性，检查后及时反馈测评结果。当发现体格生长偏离、发育异常及可疑异常者，询问进食及患病情况，分析儿童生长发育不良的原因，针对原因进行个体化指导。对存在进食行为问题的儿童，指导家长合理喂养和行为矫治，使儿童体格生长恢复正常速度。对于反复患消化道、呼吸道感染及影响生长发育的慢性疾病儿童，应及时嘱家长带儿童到医院进一步诊断和治疗。

（2）体格锻炼：利用日光、空气、水和器械，有计划地进行儿童体格锻炼。做好运动前的准备工作。运动中注意观察儿童面色、精神状态、呼吸、出汗量和儿童对锻炼的反应，若有不良反应要及时采取措施或停止锻炼；加强运动中的保护，避免运动伤害。运动后注意观察儿童的精神、食欲、睡眠等状况。

3. 预防伤害　学龄前期缺乏对危险的认识，易发生伤害事故。加强对儿童安全教育，如要遵守交通规则，不要在马路上玩耍；不玩弄电器和电器开关，以防触电；不玩弄火柴、打火机，远离热水、热汤等热液，防止烧烫伤；避免到河边或池塘边玩，以防溺水等。同时，做好室内和户外活动的安全防护，如尖锐的器具、热水瓶等安全放置，对操场活动器具及场地进行定期安全检查。

4. 口腔保健　包括养成饮食习惯、纠正不良习惯、做好口腔清洁、定期检查及预防龋齿。

5. 疾病预防　包括预防传染性疾病及眼部疾病等。

七、常见儿童健康问题处理

(一) 营养不良

主要是由于能量摄入不足或消化吸收不良或消耗过多引起的一种慢性营养缺乏性疾病。

1. 评估及分类 分别以体重/年龄、身长（身高）/年龄和体重/身长（身高）为评估指标，采用标准差法进行评估和分类，测量值低于中位数减2个标准差分别为低体重、生长迟缓和消瘦。

（1）低体重：多为较短时间能量缺乏为主或生长迟缓所致。体重/年龄处于中位数减2个标准差至中位数减3个标准差之间为中度低体重，小于中位数减3个标准差为重度低体重。此指标主要反映儿童近期营养不良或急性营养不良。

（2）生长迟缓：多为较长时间蛋白质缺乏为主所致。身长（身高）/年龄处于中位数减2个标准差至中位数减3个标准差之间为中度生长迟缓，小于中位数减3个标准差为重度生长迟缓。此指标主要反映过去或长期慢性营养不良。

（3）消瘦：多为急性能量缺乏为主所致。体重/身长（高）处于中位数减2个标准差至中位数减3个标准差之间为中度消瘦，小于中位数减3个标准差为重度消瘦。此指标主要反映儿童近期急性营养不良。

2. 处理

（1）喂养指导：进行喂养咨询和病因分析，指导家长为儿童提供满足其恢复正常生长需要的膳食，纠正偏食、挑食的习惯。

（2）对患儿进行登记管理，每月进行营养监测、生长发育评估和指导，直至恢复正常生长。

（3）转诊：重度营养不良儿童，中度营养不良儿童连续2次治疗体重增长不良或营养改善3~6个月后身长（身高）仍增长不良者，需及时转上级妇幼保健机构或专科门诊进行会诊或治疗。转诊后，应定期了解儿童转归情况，出院后及时纳入专案管理，按上级妇幼保健机构或专科门诊的治疗意见协助恢复期治疗，直至恢复正常生长。

(二) 营养性缺铁性贫血

营养性缺铁性贫血是小儿时期危害健康的常见病，多发生在6个月~3岁的婴幼儿，可显著影响儿童的体格发育、智力发育、抗感染能力、学习行为能力、协调平衡能力以及人际交流能力等各方面。缺铁对婴幼儿早期脑发育造成的损害是不可逆转的。

1. 评估及分度 血常规或血红蛋白（Hb）检查结果为Hb值降低：6月龄~6岁<110g/L。Hb值90~109g/L为轻度贫血，60~89g/L为中度贫血，<60g/L为重度贫血。由于海拔高度对Hb值的影响，海拔每升高1000m，Hb值上升约4%。

2. 处理

（1）喂养指导：对轻度贫血患儿家长进行合理喂养指导，给予含铁丰富且易吸收的食物，如动物肝脏、血及瘦肉。多吃富含维生素C的蔬菜水果，帮助食物中铁的吸收。

（2）病因治疗：分析可能的病因，采取相应的干预措施。

（3）药物治疗：补充铁剂和维生素C制剂，服药1个月后复查Hb，如果Hb恢复正常，继续服药4~6周。也可补充叶酸、维生素B12（Vit B12）等微量营养素。

（4）转诊：中、重度贫血患儿，轻度贫血患儿经铁剂正规治疗1个月后无改善或进行性加重者，应及时转上级妇幼保健机构或专科门诊会诊或转诊治疗。

(三) 龋齿

1. 儿童易患龋齿的原因 龋齿是在多因素共同作用下导致的疾病，主要因素有：附着在牙齿表面的致龋细菌及其毒素，可以被细菌利用的糖和含糖食品，机体的抵抗能力（包括牙齿本身的矿化程度和结构、唾液的质和量、机体的免疫力等）。

（1）儿童牙齿抵抗力低：乳牙硬组织薄，矿化程度低，抗酸作用较恒牙弱，对龋齿的抵抗力低。

（2）儿童睡眠时间长，睡眠时唾液分泌量较少，对牙齿清洁冲刷作用减弱，有利于细菌繁殖。

（3）儿童不能很好地刷牙，正餐之间的加餐又较多，食物、软垢易滞留在牙面上，使乳牙处于卫生条件不良的环境中。如果睡觉时含乳头入睡，使得牙齿浸泡在乳液中，会导致牙齿破坏进展快速，造成多个牙齿患龋。

（4）儿童喜欢吃甜食，且以软性食物为主，黏稠性强，含糖量高，易发酵产酸。频繁地摄入含糖食物，即使每次的摄入量有限，但是口腔环境会长期处于酸性状态，非常有利于龋齿的发生。

2. 乳牙龋齿的处理

（1）如果孩子频繁抱怨吃饭塞牙，家长除了要及时用牙线清除嵌塞的食物外，还要警惕乳磨牙之间牙齿相邻面龋，应及时去医院检查诊治。

（2）因乳牙牙髓的神经纤维尚未成熟，各种感觉反应不敏感，儿童乳牙患龋后的自觉症状不明显，不易早期发现。因此，提倡养成定期到医院进行口腔检查的习惯，做到早发现、早诊断、早治疗。

（3）乳牙龋齿会引起牙根周围组织的炎症，孩子经常会出现牙龈肿痛的症状。因此，对于经常牙疼的孩子，家长绝不可认为是"上火"而自行处理，应及时去医院进行诊治。

（4）及时治疗乳牙龋齿。乳牙对学龄前儿童咀嚼功能、营养摄入有很重要的作用，同时乳牙龋齿很可能对恒牙的发育、萌出及患龋风险都产生影响。因此，一旦发现乳牙龋齿，应告知家长及时到口腔专科医院进行治疗。纠正有些家长"孩子的乳牙迟早要替换的，龋齿没有必要治疗"的错误认识。

（四）视力低常

从出生起至 7 岁是儿童视觉发育最为关键的时期，此期如果受到各种不利因素影响，会造成视功能终生损害。定期检查视力，早期发现和早期治疗眼部疾病可以减轻对儿童视觉发育的影响和避免终身缺陷。

对 4 岁视力 ≤ 0.6，5 岁及以上视力 ≤ 0.8 的视力低常儿童，或两眼视力相差两行及以上的儿童，都应当在 2 周~1 个月复查一次。复查后视力，4 岁儿童 ≤ 0.6，5 岁及以上儿童 ≤ 0.8，或两眼视力相差两行及以上，应转诊至相关专科门诊进一步诊治。

八、常见儿童伤害的预防

儿童伤害主要高发的类型包括溺水、道路交通伤害、跌落、中毒、烧烫伤等，需要提醒家长做好预防。

九、服务要求

1. 开展儿童健康管理的乡镇卫生院、村卫生室应当具备所需的基本设备和条件，包括儿童体重秤、量床、身高计、软尺、听诊器、手电筒、消毒压舌板、听力和视力筛查工具、儿童生长发育监测图（表）和必要的实验室检查设备。

2. 从事儿童健康管理工作的乡村医生应取得相应的执业资格，并接受过儿童保健专业技术培训，按照国家儿童保健有关规范的要求进行儿童健康管理。

3. 乡镇卫生院、村卫生室应通过妇幼卫生网络、预防接种系统以及日常医疗卫生服务等多种途径掌握辖区中的适龄儿童数，并加强与托幼机构的联系，取得配合，做好儿童的健康管理。

4. 加强宣传，向儿童监护人告知服务内容，使更多的儿童家长愿意接受服务。

5. 儿童健康管理服务在时间上应与预防接种时间相结合。鼓励在儿童每次接受免疫规划范围内的预防接种时，对其进行体重、身长（身高）测量，并提供健康指导服务。

6. 每次服务后及时记录相关信息，纳入儿童健康档案。

7. 积极应用中医药方法，为儿童提供生长发育与疾病预防等健康指导。

十、考核指标

1. 新生儿访视率 = $\dfrac{\text{年度辖区内接受 1 次及以上访视的新生儿人数}}{\text{年度辖区内活产数}} \times 100\%$

2. 儿童健康管理率 = $\dfrac{\text{年度辖区内接受 1 次及以上随访的 0~6 岁儿童数}}{\text{年度辖区内应管理的 0~6 岁儿童数}} \times 100\%$

【经典习题】

3. 世界卫生组织建议婴儿纯母乳喂养的月龄为
   A. 4 月龄以内   B. 5 月龄以内   C. 6 月龄以内
   D. 7 月龄以内   E. 8 月龄以内

4. 女婴，6 月龄，母乳喂养。体检时面色略苍白，血红蛋白（Hb）91g/L。医生指导家长首先应添加的辅食是
   A. 米粥   B. 菜泥   C. 鱼泥
   D. 水果泥   E. 强化铁米粉

5. 新生儿，出生 15 天。胎龄 36 周自然分娩。纯母乳喂养，乳量充足，为预防佝偻病，每日应补充的制剂及剂量是
   A. 钙剂 200mg   B. 维生素 D 400IU
   C. 维生素 D 800IU   D. 钙剂 200mg + 维生素 D 400IU
   E. 钙剂 200mg + 维生素 D 800IU

6. 新生儿，38 周顺产，出生体重 3000g，生后 3 天体重降至 2800g，生后 7 天恢复至出生体重，且无其他异常体重，应考虑该新生儿为
   A. 早产   B. 生长迟缓   C. 体重低下
   D. 低出生体重   E. 生理性体重下降

答案：3.C；4.E；5.C；6.E。

第三节 孕产妇健康管理

孕产妇健康管理	妊娠的判定	★★★
	孕早期健康管理	★★★
	孕中期健康管理	★★★
	孕晚期健康管理	★★★
	产后访视	★★★
	产后 42 天健康检查	★★★
	服务要求	★★★

一、妊娠的判定

（一）早期妊娠的判定

1. 停经 生育年龄有性生活史的健康妇女，月经规律，一旦月经过期，应考虑妊娠可能，出现月经过期 10 日以上应高度怀疑妊娠。若停经 2 个月以上，则妊娠的可能性更大。需注意的是，停经是妊娠最早的症状，但不是妊娠的特有症状。

2. 早孕反应 早孕反应在停经 6 周左右出现，包括畏寒、头晕、乏力、嗜睡、缺乏食欲、喜食酸物、厌恶油腻、恶心、晨起呕吐等症状。当出现停经并伴有早孕反应时应进行妊娠确认。早孕反应多在停经

12周左右逐渐自行消失。

3. 尿频 前倾增大的子宫在盆腔内压迫膀胱导致孕妇产生尿频。当子宫增大超出盆腔后，症状自行消失。

4. 乳房变化 乳房胀痛，乳房体积逐渐增大，有明显的静脉显露，乳头增大，乳头乳晕着色加深。乳晕周围皮脂腺增生出现的深褐色结节称为蒙氏结节。

5. 妇科检查 妊娠期阴道黏膜和宫颈阴道部充血，呈紫蓝色。停经5～6周时子宫增大、饱满，呈球形。停经6～8周时子宫峡部极软，感觉宫颈与宫体之间似不相连，称为黑加征。停经8周时子宫为非孕时2倍，停经12周时为非孕时3倍，在耻骨联合上方可以触及。

6. 妊娠试验 临床上多用早孕试纸法检测受检者尿液，结果阳性结合临床表现可以判定妊娠。

7. 超声检查 妊娠早期超声检查的主要目的是确定宫内妊娠，估计孕龄及胎数，排除异位妊娠和滋养细胞疾病，排除盆腔肿块或子宫异常。在停经4～5周时可见妊娠囊，在停经6周时可见胚芽和原始心管搏动。

8. 胎心音 在停经11～12周时，可以通过超声多普勒仪听到胎心音。

（二）中、晚期妊娠的判定

1. 子宫增大 腹部检查时见增大子宫，子宫底高度因孕妇的脐耻间距离、胎儿发育情况、羊水量、单胎、多胎等而产生差异。不同孕周的子宫底增长速度不同，妊娠20～24周时增长速度较快，平均每周增长1.6cm，而妊娠36～40周增长速度减慢，平均每周增长0.25cm。正常情况下子宫高度在妊娠36周时最高，而后略有下降。

2. 胎动 指胎儿的躯体活动。妊娠17～19周孕妇可开始感到胎动，时间因孕妇的个人感觉敏感度不同而略有差异。有时在腹部检查时可以看到或触到胎动。

3. 胎体 妊娠20周后经腹壁可触到子宫内的胎体。妊娠24周后能够区分胎头、胎背、胎臀和胎儿肢体。

4. 胎心音 妊娠18～20周用听诊器经孕妇腹壁能够听到胎心音。胎心音呈双音，似钟表"嘀嗒"声，正常时每分钟110～160次。

5. 超声检查 可了解胎儿生长发育、羊水和胎盘等情况。在妊娠18～24周可使用超声对胎儿进行系统检查以筛查出胎儿的结构畸形。

二、孕早期健康管理

从怀孕开始到怀孕13周前（12^{+6}周前）的孕妇为孕早期健康管理对象。基层医疗卫生机构为孕早期孕妇建立《母子健康手册》，进行孕早期健康教育和指导，同时进行第1次产前检查服务。

（一）进行健康教育与指导

（二）建立母子保健手册

（三）孕妇健康状况评估

1. 询问

（1）月经史：了解末次月经，此为怀孕前最后一次月经的第一天。计算预产期，计算方法为末次月经日期的月份加9或减3，为预产期月份数；天数加7，为预产期日。

（2）孕产史：了解孕次，即怀孕的次数，包括本次妊娠。了解产次，即指此次怀孕前，孕期超过28周的分娩次数。了解有无自然流产、人工流产、死胎、死产、新生儿死亡及出生缺陷儿等情况。

（3）既往史：了解既往是否有心脏病、肾脏病、肝脏病、高血压、贫血、糖尿病等。

（4）家族史：了解孕妇的父亲、母亲、丈夫、兄弟姐妹或其他子女中是否曾患遗传性疾病或精神疾病。

（5）个人史：了解吸烟、饮酒、服用药物、接触有毒有害物质及接触放射线等情况。

（6）妇产科手术史：孕妇曾经接受过的妇科手术和剖宫产手术。

2. 一般检查

（1）测量身高和体重，计算体质指数（BMI）。

（2）测量血压。

（3）听诊：心肺听诊，了解有无异常。

3. 妇科检查 检查外阴、阴道、宫颈、子宫及附件有无异常情况。

4. 辅助检查

（1）基本检查项目

1）血常规：了解血红蛋白值、白细胞数值、血小板数值等。

2）尿常规：了解尿蛋白、尿糖、尿酮体、尿潜血等。

3）血型：了解 ABO 血型和 Rh 血型。

4）肝功能：了解血清谷丙转氨酶、血清谷草转氨酶、白蛋白、总胆红素、结合胆红素等。

5）肾功能：了解血清肌酐和血尿素等。

6）乙型肝炎：了解乙型肝炎表面抗原、表面抗体、e 抗原、e 抗体及核心抗体。

（2）有条件地区建议进行如下检查

1）血糖：了解空腹血糖。

2）阴道分泌物：了解滴虫、假丝酵母菌及阴道清洁度等。

3）梅毒血清学试验、HIV 抗体检测：了解阴性或是阳性。

4）B 超：了解胚胎的发育情况。

5. 妊娠风险筛查及筛查结果处理 首诊医疗机构应当对首次建册的孕产妇进行妊娠风险筛查（孕产妇妊娠风险筛查表见本节末表 2-5-3），孕产妇符合筛查表中 1 项及以上情形的即认为筛查阳性。

（1）对于筛查未见异常的孕妇，应当在其《母子健康手册》上标注绿色标识，按照要求进行管理。

（2）对于筛查结果阳性的孕妇，应当在其《母子健康手册》上标注筛查阳性。筛查机构为基层医疗卫生机构的，应当填写"妊娠风险筛查阳性孕产妇转诊单"，并告知筛查阳性孕妇在 2 周内至上级医疗机构接受妊娠风险评估，由接诊机构完成风险评估并填写转诊单后，反馈筛查机构。

6. 分类和处理

（1）未发现异常：提供孕早期保健指导，同时告知和督促孕妇进行产前筛查和产前诊断。

（2）发现异常：有下列情况之一，及时转诊，两周内随访转诊结果：①妊娠剧吐；②阴道出血或腹痛；③妊娠期合并内科疾病、精神神经疾病、传染性疾病等情况者；④辅助检查异常等。

7. 保健指导 主要包括生活方式指导、营养指导、心理保健指导、避免致畸因素和疾病对胚胎的影响。

（1）生活方式指导：指导孕妇建立良好的生活习惯，生活起居要规律，保障充足的睡眠，进行适宜的运动，控制不良嗜好，戒烟戒酒。

（2）营养指导：膳食清淡、适口；少食多餐；保证摄入足量富含碳水化合物的食物；多摄入富含叶酸的食物并补充叶酸，建议怀孕后继续每日补充叶酸 0.4mg。

（3）心理保健指导：鼓励孕妇通过看书和听讲座等学习途径，了解妊娠及分娩等知识，减轻孕妇焦虑等不良心理反应。

（4）避免致畸因素和疾病对胚胎的影响：预防病毒（风疹病毒、巨细胞病毒、单纯疱疹病毒）和弓形虫感染；远离有毒有害的作业和环境，避免接触高温、电离辐射、有机溶剂、农药等有毒有害因素的影响；谨慎用药（如抗癌药、性激素、抗癫痫药、抗甲状腺药和降糖药等对胚胎有致畸作用）。

三、孕中期健康管理

孕 13 周到 27 周末的孕妇为孕中期健康管理对象。孕中期保健至少 2 次，可分别在孕 16～20 周、孕 21～24 周各检查 1 次。没有助产技术服务资质的基层医疗卫生机构督促孕妇于孕 16～20 周、21～24 周前往有助产技术服务资质的机构进行相关随访，并记录督促的日期。有助产技术服务资质的基层医疗卫生机构提供 2 次随访。

（一）进行健康教育与指导
（二）孕妇健康状况评估

1. 确认随访时孕妇的孕周。

2. 询问 了解胎动开始时间，胎动情况，有无异常的主诉，包括有无头晕、头痛或视物不清、水肿、心悸、气短、有无腹痛、阴道流血、流液及阴道分泌物异常等症状。

3. 称体重、测血压。

4. 产科检查 用皮尺测量宫高和腹围，听胎心。

5. 辅助检查 进行血常规及尿常规检查，了解血红蛋白及尿蛋白情况。

6. 特殊辅助检查 在妊娠16～24周，应进行超声检查，了解胎儿发育、胎盘及羊水情况，筛查胎儿有否严重的形态和结构畸形。在妊娠16～20周，知情选择进行唐氏综合征筛查。在妊娠24～28周，对有糖尿病危险因素的孕妇需进行妊娠期糖尿病筛查，主要是采取75g糖耐量筛查。

7. 妊娠风险评估与管理 落实《孕产妇妊娠风险评估与管理工作规范》的要求，对妊娠风险筛查阳性的孕妇，医疗机构应当对照《孕产妇妊娠风险评估表》，进行首次妊娠风险评估，根据孕产妇妊娠风险评估结果，在《母子健康手册》上标注评估结果和评估日期。医疗机构应当结合孕产期保健服务，发现孕产妇健康状况有变化时，立即进行妊娠风险动态评估，根据病情变化及时调整妊娠风险分级和相应管理措施，并在《母子健康手册》上顺序标注评估结果和评估日期。

（三）分类和处理

1. 未发现异常 在孕中期健康管理中未发现异常要提供孕中期保健指导，进行预防出生缺陷的产前筛查和产前诊断的宣传告知。

2. 发现异常 有下列情况之一，应及时转诊，2周内随访转诊结果：①头晕、头痛、心悸、气短、多食、消瘦、易疲劳；②阴道出血或腹痛；③体重和宫高增长异常；④胎儿发育异常；⑤辅助检查异常等。

（四）保健指导

保健指导包括生活方式、营养、心理、运动等的指导，自我监护和母乳喂养保健指导内容。

1. 营养指导 孕中期在妊娠早期基础上增加食物摄入量保障能量及营养素所需量的增加。适当增加鱼、禽、蛋、瘦肉、海产品等优质蛋白的摄入量；适当增加乳类摄入；常吃含铁丰富的食物；适当增加主粮摄入。禁烟戒酒，少吃刺激性食物。浓茶、咖啡也应尽量避免，刺激性食物尽量少吃。

2. 心理保健指导 指导孕妇按照自己喜爱的方式放松紧张与焦虑情绪；指导家庭提供支持，学会照料和体贴孕妇，疏导孕妇紧张情绪，创造温暖和谐的环境，并引导孕妇学会自我放松，督促并陪伴孕妇及时进行孕产期保健。

3. 运动指导 孕妇应适量运动，维持体重的适宜增长，每天进行不少于30分钟的中等强度的身体活动，如散步、孕妇操、游泳、瑜伽等，有利于体重适宜增长和自然分娩。不要做剧烈的运动，如跳动、踢球、打球等。

4. 孕妇自我监护指导

（1）自我监测胎动：让孕妇掌握在孕晚期开始自我监测胎动的方法。孕妇应于每天早晨、中午、晚上固定一个时间，分别数3次胎动，每次数1小时。3次的胎动数相加再乘4，即为12小时胎动数。正常胎动次数每小时3～5次以上，12小时应在30～40次。12小时胎动数小于20次，或每小时小于3次，提示胎儿有异常。12小时胎动数小于10次则提示胎儿宫内明显缺氧，应及时去医院进一步检查。

（2）体重自我管理：对孕妇进行体重管理的目的是保持孕妇在孕期合理的体重增长。孕期的合理体重增长是孕期总的增重和每周的增重都在正常范围。孕前妇女是在理想体重范围内，推荐孕期总的增长范围是11～16kg，孕中、晚期每周体重增长在0.35～0.50kg。

（3）指导孕妇能识别异常症状：在孕期主要异常症状有阴道出血、腹痛、流水，胎动异常如胎动减少、消失或增加,有双下肢水肿,头晕、头痛或视物不清、心悸、气短或夜间不能平卧,恶心、呕吐,上腹不适等。孕妇如有异常症状要及时就医。

5. 母乳喂养指导

(1) 介绍母乳喂养的好处

1) 对婴儿的好处:①含有婴儿所需要的全部营养物质,容易消化吸收,有利于婴儿生长发育;②含有丰富的免疫物质,可以增强婴儿的抗病能力;③有利于增进母子感情,促进婴儿健康的心理行为发育等。

2) 对母亲的好处:①促使子宫收缩,有利于产后恢复;②有利于减少卵巢癌和乳腺癌的发生;③母乳经济、方便、省钱等。

(2) 树立母乳喂养的信心:①哺乳不会影响母亲的体型;②乳房大小与乳汁量无关;③坚信自身能够分泌足够的乳汁,满足喂养需求;④坚持做到纯母乳喂养6个月等。

四、孕晚期健康管理

孕28周以后至临产前的孕妇为孕晚期健康管理对象。孕晚期保健至少2次,可分别在孕28～36周、37～40周前各检查1次,没有助产技术服务资质的基层医疗卫生机构督促孕妇于孕28～36周、37～40周前往有助产技术服务资质的机构进行相关随访,并记录督促的日期。有助产技术服务资质的基层医疗卫生机构提供2次随访。

(一) 进行健康教育与指导

(二) 孕妇健康状况评估

1. 确认随访时孕妇的孕周。

2. 询问 有没有异常的主诉,包括有无头晕、头痛、眼花或视物不清、水肿,有无恶心、厌油腻、心慌、气短、胸闷、尿频、尿少等症状,有无胎动减少或频繁,有无腹痛、阴道流血、流液等情况。

3. 称体重、测血压。

4. 产科检查 用皮尺测量宫高和腹围,听胎心,检查胎位。

5. 辅助检查 进行血常规及尿常规检查,了解血红蛋白及尿蛋白情况,或需要增加的其他辅助检查项目。

6. 妊娠风险评估与管理 落实《孕产妇妊娠风险评估与管理工作规范》要求,医疗机构应当结合孕产期保健服务,发现孕产妇健康状况有变化时,立即进行妊娠风险动态评估,根据病情变化及时调整妊娠风险分级和相应管理措施,并在《母子健康手册》上顺序标注评估结果和评估日期。

(三) 分类和处理

1. 未发现异常 提供孕晚期保健指导,开展孕产妇自我监护方法、促进自然分娩、母乳喂养以及孕期并发症、合并症的防治指导。

2. 发现异常 有下列情况之一,应及时转诊,2周内随访转诊结果:①头晕、头痛、心悸、气短、多食、消瘦、易疲劳;②阴道出血或腹痛;③体重和宫高增长异常;④胎儿发育异常;⑤胎动异常;⑥辅助检查异常等。

(四) 保健指导

健康指导包括生活方式、营养、心理及运动、自我监护、母乳喂养及分娩准备等指导内容。

1. 生活方式指导 最后1个月避免性生活,以免发生早产、胎膜早破或感染。

2. 营养指导 同孕中期。

3. 心理保健指导 宣传分娩相关知识,做好心理和生理准备,让孕妇了解分娩是自然的生理过程,做好分娩前的充分准备,有助于减轻孕妇的焦虑等不良心理反应。鼓励家庭及社会支持:对孕妇家庭成员进行有关心理卫生宣教,预防或减轻孕妇的不良情绪,鼓励孕妇树立自然分娩的信心。

4. 运动指导 适当运动可以促进血液循环及肌肉运动,减少因胃肠蠕动缓慢所致的腹胀、便秘等不适。如无并发症,可适当运动直到分娩,如散步。

5. 自我监护指导 指导孕妇自我监测胎动、自我体重管理、异常症状的识别。告知孕妇出现以下异常之一，及时就诊：①阴道出血、腹痛、流水、胎动异常；②双下肢水肿、自感头晕、头痛或视物不清；③有心悸、气短或夜间不能平卧；④恶心、呕吐或上腹不适；⑤孕41周仍未有临产征兆等异常情况要及时到医院检查。

6. 分娩准备指导

（1）提倡自然分娩，树立自然分娩的信心。当产妇具备自然分娩的条件时，应给予积极的鼓励和指导，引导产妇选用对母婴都有利的自然分娩的方式。

（2）做好住院分娩的物质准备，在临近预产期4~5周时要将住院所需物品（孕妇、婴儿用品）集中备好。告知临产先兆及入院时间，临产先兆为不规律腹痛、见红（少量阴道出血，褐色或红色）。

7. 母乳喂养指导 介绍母乳喂养的好处、树立母乳喂养的信心的同时，还要提供如下指导：

（1）产前乳房准备：①不要用肥皂等洗剂清洗乳头；②不推荐挤初乳。

（2）早吸吮的重要性：①初乳可使婴儿获得首次免疫；②可以刺激催乳素分泌，保证早开奶；③增强母婴情感交流；④促进子宫收缩，预防和减少产后出血。

（3）掌握母乳喂养技能。

五、产后访视

产后28天内的产妇为产后访视对象。乡镇卫生院、村卫生室和社区卫生服务中心（站）在收到分娩医院转来的产妇分娩信息后应于产妇出院后1周内到产妇家中进行产后访视，进行产褥期健康管理，加强母乳喂养和新生儿护理指导，同时进行新生儿访视。

（一）产妇健康状况评估

1. 询问 分娩日期及出院日期，会阴切开或腹部伤口情况，有无产后出血及感染等异常情况。

2. 观察 产妇的面色、精神状态、是否有产后抑郁症状，观察产妇喂奶的全过程。

3. 检查 测量体温和血压，检查乳房、子宫、恶露、会阴或腹部伤口恢复等情况。

4. 风险评估 通过检查应再次对产妇进行风险评估，如发现阳性症状和体征，应当及时进行干预。

（二）分类和处理

1. 未发现异常 进行产褥期保健指导，主要包括个人卫生、心理、营养、母乳喂养、新生儿护理与喂养等内容。

2. 发现异常

（1）对产妇母乳喂养困难、产后便秘、痔疮、会阴或腹部伤口等问题进行处理。

（2）发现有产褥感染、产后出血、子宫复旧不佳、妊娠合并症未恢复者以及妊娠产后抑郁状态等问题的产妇，应及时转至分娩或上级医疗卫生机构进一步检查、诊断和治疗，两周内随访转诊结果。

（三）保健指导

1. 个人卫生 注意皮肤、外阴的清洁、干燥，宜淋浴，勿盆浴，勤换衣服和被褥单。注意口腔卫生，早晚刷牙，每次进食后要漱口。

2. 营养指导 增加富含优质蛋白的食物及水产品的摄入。适当增加乳类，多喝汤；乳母除了每天摄入足量的水分以外，还要进食汤类食物。食物多样，不过量，以利于乳母健康，保证乳汁的质与量。

3. 心理保健指导 家人、亲人多给予产妇心理关爱，为产妇创造安静、闲适、健康的居住环境，及时了解和帮助解决产妇在哺育新生儿时的问题和困难。为产妇准备清淡而营养的产后饮食，有利于产妇身心的健康。适度运动，做适量的家务劳动和体育锻炼可调节产妇心理状态。

4. 母乳喂养指导 参照0~6岁儿童健康管理有关内容。

5. 新生儿护理与喂养指导 参照0~6岁儿童健康管理有关内容。

（四）新生儿健康状况评估

见0~6岁儿童健康管理有关内容。

六、产后 42 天健康检查

产后 42 天的产妇为产后 42 天健康检查对象。乡镇卫生院、社区卫生服务中心为正常产妇做产后健康检查,异常产妇到原分娩医疗卫生机构检查。检查时间为产后第 42 天。

(一)产妇健康状况评估

1. 询问 分娩日期及出院日期,产后康复及母乳喂养情况,对患有内科合并症者了解其疾病的症状。

2. 观察 产妇的面色、精神状态,以及是否有产后抑郁症状。

3. 一般体检 量血压,检查乳房,如剖宫产者检查腹部切口。

4. 妇科检查 了解会阴伤口愈合情况、阴道分泌物情况、子宫是否恢复至非孕状态等。

5. 辅助检查 针对异常情况应进行必要的辅助检查。

6. 风险评估 通过询问、观察及检查等对产妇是否已恢复进行评估;应再次对产妇进行风险评估,如发现阳性症状和体征,应当及时进行干预。

(二)分类和处理

1. 恢复正常者 进行健康指导,填写产后健康检查记录表并结案。

2. 尚未恢复正常者 生殖系统尚未恢复正常或检查中发现有异常情况者,需转至原分娩医疗卫生机构或上一级医疗卫生机构,两周内随访转诊结果。

(三)保健指导

对产妇应进行心理保健、性保健与避孕、预防生殖道感染、纯母乳喂养 6 个月、产妇和婴幼儿营养等方面的指导。

1. 性保健指导 产后健康检查未发现异常者可恢复性生活,同时采取避孕措施。如有异常应避免性生活。

2. 避孕指导 避孕方法的选择:

(1)哺乳避孕:如持续纯母乳喂养、婴儿不满 6 个月、月经未来潮,可采用此方法,不推荐单独使用。

(2)工具避孕:安全可靠。

(3)宫内节育器:阴道分娩 3 个月后、剖宫产 6 个月后可放置。

(4)避孕药:哺乳期不推荐口服避孕药。不哺乳的妇女可根据个人情况选用口服避孕药或针剂。

七、服务要求

(一)机构服务条件及人员要求

1. 开展孕产妇健康管理的乡镇卫生院和社区卫生服务中心应当具备服务所需的基本设备和条件。

2. 从事孕产妇健康管理服务工作的人员应取得相应的执业资格,并接受过孕产妇保健专业技术培训。

(二)健康管理服务的工作要求

1. 按照国家孕产妇保健有关规范要求,进行孕产妇全程追踪与管理工作。

2. 加强与村(居)委会、妇联相关部门的联系,掌握辖区内孕产妇人口信息。

3. 加强宣传,在基层医疗卫生机构公示免费服务内容,使更多的育龄妇女愿意接受服务,提高早孕建册率。

4. 每次服务后及时记录相关信息,纳入孕产妇健康档案。

5. 积极运用中医药方法(如饮食起居、情志调摄、食疗药膳、产后康复等),开展孕期、产褥期、哺乳期保健服务。

(三)机构部门职责分工要求

1. 有助产技术服务资质的基层医疗卫生机构在孕中期和孕晚期对孕产妇各进行 2 次随访。

2. 没有助产技术服务资质的基层医疗卫生机构督促孕产妇前往有资质的机构进行相关随访。

(四) 孕产妇健康管理的工作指标

1. 早孕建册率

$$早孕建册率 = \frac{辖区内孕13周之前建册并进行第一次产前检查的产妇人数}{该地该时间内活产数} \times 100\%$$

"早孕建册人数"是指在辖区内怀孕13周之前（12周加6天）建册，并进行第一次产前检查的产妇人数。

"该地该时间内活产数"是指该地区统计时间段内妊娠满28周及以上（如孕周不清楚，可参考出生体重达1000g及以上），娩出后有心跳、呼吸、脐带搏动、随意肌收缩4项生命指标之一的新生儿数。

2. 产后访视率

$$产后访视率 = \frac{辖区内产妇出院后28天内接受过产后访视的产妇人数}{该地该时间内活产数} \times 100\%$$

"产后访视人数"是指产妇出院后28天内接受过到产妇家进行产后访视的产妇人数。

表 2-5-3 孕产妇妊娠风险筛查表

项目	筛查阳性内容
1. 基本情况	1.1 周岁≥35 或≤18 岁 1.2 身高≤145cm，或对生育可能有影响的躯体残疾 1.3 体重指数（BMI）＞25 或＜18.5 1.4 RH 血型阴性
2. 异常妊娠及分娩史	2.1 生育间隔＜18 个月或＞5 年 2.2 剖宫产史 2.3 不孕史 2.4 不良孕产史（各类流产≥3 次、早产史、围生儿死亡史、出生缺陷、异位妊娠、滋养细胞疾病史、既往妊娠并发症及合并症史） 2.5 本次妊娠异常情况（如多胎妊娠、辅助生殖妊娠等）
3. 妇产科疾病手术史	3.1 生殖道畸形 3.2 子宫肌瘤或卵巢囊肿≥5cm 3.3 阴道及宫颈锥切手术史 3.4 宫（腹）腔镜手术史 3.5 瘢痕子宫（如子宫肌瘤挖除后、子宫肌腺瘤挖除术后、子宫整形术后、宫角妊娠后、子宫穿孔史等） 3.6 附件恶性肿瘤手术史
4. 家族史	4.1 高血压家族史且孕妇目前血压≥140/90mmHg 4.2 糖尿病（直系亲属） 4.3 凝血因子缺乏 4.4 严重的遗传性疾病（如遗传性高脂血症、血友病、地中海贫血等）
5. 既往疾病及手术史	5.1 各种重要脏器疾病史 5.2 恶性肿瘤病史 5.3 其他特殊、重大手术史，药物过敏史
6. 辅助检查*	6.1 血红蛋白＜110g/L 6.2 血小板计数≤100X10^9/L 6.3 梅毒筛查阳性 6.4 HIV 筛查阳性 6.5 乙肝筛查阳性 6.6 清洁中段尿常规异常（如蛋白质、管型、红细胞、白细胞）持续两次以上 6.7 尿糖阳性且空腹血糖异常（妊娠24 周前≥7.0mmol/L；妊娠24 周起≥5.1mmol/L） 6.8 血清铁蛋白＜20μg/L

续表

项目	筛查阳性内容
7.需要关注的表现特征及病史	7.1 提示心血管系统及呼吸系统疾病： 7.1.1 心悸、胸闷、胸痛或背部牵涉痛、气促、夜间不能平卧 7.1.2 哮喘及哮喘史、咳嗽、咯血等 7.1.3 长期低热、消瘦、盗汗 7.1.4 心肺听诊异常 7.1.5 高血压，BP≥140/90mmHg 7.1.6 心脏病史、心力衰竭史、心脏手术史 7.1.7 胸廓畸形 7.2 提示消化系统疾病： 7.2.1 严重纳差、乏力、剧吐 7.2.2 上腹疼痛、肝脾肿大 7.2.3 皮肤巩膜黄染 7.2.4 便血 7.3 提示泌尿系统疾病： 7.3.1 眼睑水肿、少尿、蛋白尿、血尿、管型尿 7.3.2 慢性肾炎、肾病史 7.4 提示血液系统疾病： 7.4.1 牙龈出血、鼻出血 7.4.2 出血不凝、全身多处瘀点瘀斑 7.4.3 血小板减少、再障等血液病史 7.5 提示内分泌及免疫系统疾病： 7.5.1 多饮、多尿、多食 7.5.2 烦渴、心悸、烦躁、多汗 7.5.3 明显关节酸痛、脸部蝶形或盘形红斑、不明原因高热 7.5.4 口干（无唾液）、眼干（眼内有摩擦异物或无泪） 7.6 提示性传播疾病： 7.6.1 外生殖器溃疡、赘生物或水疱 7.6.2 阴道或尿道流脓 7.6.3 性病史 7.7 提示精神、神经系统疾病 7.7.1 言语交流困难、智力障碍、精神抑郁、精神躁狂 7.7.2 反复出现头痛、恶心、呕吐 7.7.3 癫痫史 7.7.4 不明原因晕厥史 7.8 其他 7.8.1 吸毒史

注：带*的项目为建议项目，由筛查机构根据自身医疗保健服务水平提供

【经典习题】

7. 最易引起胎儿畸形的病毒是
   A. 麻疹病毒　　　　　　B. 风疹病毒　　　　　　C. 流感病毒
   D. 轮状病毒　　　　　　E. 流脑病毒
8. 纳入孕早期健康管理基本检查免费项目的是
   A. 唐氏综合征筛查　　　B. 心电图检查　　　　　C. 染色体检查
   D. 血常规检查　　　　　E. 支原体培养
9. 女，27岁，停经45天。3天来，晨起恶心、轻度呕吐，诊断为早期妊娠。该孕妇曾分娩1早产儿。查体：身高150cm，血压110/70mmHg。实验室检查：血红蛋白112g/L。以下属于该孕妇高危因素的是
   A. 身高　　　　　　　　B. 血压　　　　　　　　C. 早产史
   D. 血红蛋白　　　　　　E. 早孕反应

10. 女，27岁。孕足月剖宫产分娩，产后第28天。医生产后访视发现产妇体温38.5℃，血性恶露有异味，伴下腹压痛。以下处理中，正确的是

　　A. 在家观察　　　　　　　　　　　B. 在家服用退热药物
　　C. 到村卫生室给予止血药物　　　　D. 到村卫生室静脉滴注抗菌药物
　　E. 及时转至上级医疗保健机构诊疗

11. 已婚妇女，38岁。自诉最近5个月没来月经，下腹部逐渐膨隆，医生用听诊器在其腹部听到频率145次/分的似钟表的"嘀嗒"声。该妇女最可能的诊断是

　　A. 更年期综合征　　　B. 原发性闭经　　　C. 心动过速
　　D. 腹水　　　　　　　E. 妊娠

12. 孕妇，妊娠32周，胎动正常。近2天偶有头晕，到乡镇卫生院进行产科检查，血压150/90mmHg，血红蛋白（Hb）112g/L，血糖及尿常规正常，双眼检查正常。该孕妇最可能的诊断是

　　A. 青光眼　　　　　　B. 肾小球肾炎　　　C. 妊娠期贫血
　　D. 妊娠期糖尿病　　　E. 妊娠期高血压综合征

答案：7.B；8.D；9.C；10.E；11.E；12.E。

第四节　老年人健康管理

老年人健康管理	服务对象	★★★
	生活方式和健康状况评估	★★
	体格检查和辅助检查	★★
	健康指导	★★
	服务要求	★★★

一、服务对象

辖区内65岁及以上常住居民，包括居住半年以上的户籍及非户籍居民。

二、生活方式和健康状况评估

通过问诊及老年人健康状态自评了解其基本健康状况、体育锻炼、饮食、吸烟、饮酒、慢性疾病常见症状、既往所患疾病、治疗及目前用药和生活自理能力等情况。

（一）生活方式的评估

1. 评估目的和意义　对老年人生活方式的评估，可了解老年人是否存在引起疾病的行为危险因子，为生活方式指导提供依据。

2. 评估内容

（1）饮食行为评估：膳食热量及其来源比例，食物多样，脂肪、食盐、蔬菜水果、酒精等的摄入量。

（2）运动锻炼评估：运动形式和运动量。

（3）体重控制情况：体质指数和体重分类、腰围和是否为中心型肥胖、是否控制体重、控制体重采取的方法等。

（4）吸烟行为的评估：是否吸烟、开始吸烟年龄、目前吸烟量、烟的种类，以及对戒烟的态度、是否曾经戒烟等。

（5）饮酒行为的评估：是否饮酒、饮酒量、饮酒种类、是否有酒精依赖等。

（6）慢性疾病常见症状、既往所患疾病、治疗及目前用药，以及遵医嘱行为的评估，老年人中的各

种慢性病患者是否遵医嘱服药，是否遵医嘱监测血压、血糖等。

3. 评估方法 乡村医生可通过以下途径获得信息，对生活方式进行评估：

（1）健康体检时对健康体检表中生活方式要求的内容逐项询问。

（2）使用调查问卷，以询问的方式对评估内容逐项询问。

（3）日常诊疗和随访工作中，根据老年人健康状况进行针对性询问。

（4）开展健康教育工作中沟通交流获得相关信息。

（二）老年人生活自理能力评估

1. 评估目的和意义 通过生活自理能力评估，可了解老年人的生活自理能力，为针对性提供健康管理提供相关信息，为老年人生活照料和支持提供依据。有助于进行针对性的健康管理，提高老年人的健康水平和生活质量。

2. 评估内容 包括进餐、梳洗、穿衣、如厕、身体活动等生活自理能力的评估。详见表2-5-4。

表 2-5-4 老年人生活自理能力评估表

评估事项、内容与评分	程度等级				判断评分
	可自理	轻度依赖	中度依赖	不能自理	
（1）进餐：使用餐具将饭菜送入口、咀嚼、吞咽等活动	独立完成	–	需要协助，如切碎、搅拌食物等	完全需要帮助	
评分	0	0	3	5	
（2）梳洗：梳头、洗脸、刷牙、剃须、洗澡等活动	独立完成	能独立洗头、梳头、洗脸、刷牙、剃须等；洗澡需要协助	在协助下和适当的时间内，能完成部分梳洗活动	完全需要帮助	
评分	0	1	3	7	
（3）穿衣：穿衣裤、袜子、鞋子等活动	独立完成	–	需要协助，在适当的时间内完成部分穿衣	完全需要帮助	
评分	0	0	3	5	
（4）如厕：小便、大便等活动及自控	不需协助，可自控	偶尔失禁，但基本上能如厕或使用便具	经常失禁，在很多提示和协助下尚能如厕或使用便具	完全失禁，完全需要帮助	
评分	0	1	5	10	
（5）活动：站立、室内行走、上下楼梯、户外活动	独立完成所有活动	借助较小的外力或辅助装置能完成站立、行走、上下楼梯等	借助较大的外力才能完成站立、行走，不能上下楼梯	卧床不起，活动完全需要帮助	
评分	0	1	5	10	
总评分					

3. 评估方法

（1）老年人生活自理能力评估表为自评表，由老年人自己完成评估；对于阅读能力、理解能力不能满足要求的老年人，可由了解老年人生活情况和健康情况的家人代为进行评估。

（2）评估时要对评估表中五个方面的评估事项进行自理能力程度等级的选择。

（3）自评完成后由医务人员判断评分，并计算总评分。

（4）根据总评分判断老年人生活自理能力的程度。判断依据是：0~3分者为可自理；4~8分者为轻度依赖；9~18分者为中度依赖；19分者为不能自理。

（三）健康状况的评估

对于已建立居民健康档案的老年人，除了通过问诊、体格检查和辅助检查获得及时的健康状况信息外，还可通过健康档案获得老年人既往的健康状况信息。从卫生资源和信息有效利用的角度看，应首先利用健康档案已有的信息，在此基础上，再通过进行健康检查获得新的健康信息，作为老年人健康管理的依据。

1. 健康档案可提供的信息 居民健康档案内容包括个人基本信息、健康体检、重点人群健康管理记录和其他医疗卫生服务记录。

（1）个人基本信息表：可提供姓名、年龄、性别等个人基础信息和疾病的现病史、既往史、家族史，以及残疾情况、生活环境、有害物质暴露史、药物过敏史，同时还可提供文化程度、婚姻、医疗费用支付方式等社会经济特征等信息。

（2）健康体检表：可提供老年人既往的以下信息：①一般状况，包括身高、腰围、老年人健康状况自我评价、老年人认知功能、老年人情感状况；②生活方式，包括吸烟、饮酒、职业危害因素接触史等；③脏器功能：口腔、视力、听力、运动功能；④身体检查记录：全身各系统相关检查的记录；⑤辅助检查，包括血常规、尿常规、空腹血糖、心电图、尿微量白蛋白、大便潜血、肝功能、肾功能、血脂、胸部 X 线片、B 超等信息；⑥存在的健康问题：包括心血管、神经系统等身体各系统出现的健康问题等；⑦住院治疗和主要用药情况，以及既往提供的健康指导等重要信息等。上述信息可为老年人健康状况的全面了解提供重要的参考。

（3）重点人群健康管理记录表：包括：①高血压患者随访服务记录表。②2 型糖尿病患者随访服务记录表。二者分别可提供高血压患者、2 型糖尿病患者的症状、体征、生活方式指导、辅助检查、用药情况、服药依从性、药物不良反应等随访信息。③重性精神疾病患者管理记录表：重性精神疾病患者个人信息表提供诊断、治疗、治疗效果、监护人信息等；重性精神疾病患者随访服务记录表提供精神病患者危险性评级、目前症状、自制力、睡眠、饮食、社会功能、患者对家庭社会的影响、住院、服药依从性等随访信息。

2. 问诊 可了解老年人患病的相关症状。

三、体格检查和辅助检查

1. 体格检查 包括体温、脉搏、呼吸、血压、身高、体重、腰围、皮肤、浅表淋巴结、心脏、肺部、腹部等常规体格检查，并对口腔、视力、听力和运动功能等进行粗测判断。

2. 辅助检查 包括血常规、尿常规、肝功能（血清谷草转氨酶、血清谷丙转氨酶和总胆红素）、肾功能（血清肌酐和血尿素氮）、空腹血糖、血脂（总胆固醇、甘油三酯、低密度脂蛋白胆固醇、高密度脂蛋白胆固醇）、心电图和腹部 B 超（肝、胆、胰、脾）检查。

四、健康指导

（一）健康指导原则

告知健康评价结果，并进行相应健康指导。

1. 对发现已确诊的原发性高血压患者、2 型糖尿病患者，同时开展相应的慢性病患者健康管理。
2. 对患有其他疾病的（非高血压或糖尿病），应及时治疗或转诊。
3. 对发现有异常的老年人建议定期复查或向上级医疗机构转诊。
4. 进行健康生活方式以及疫苗接种、骨质疏松预防、防跌倒措施、意外伤害预防和自救、认知和情感等健康指导。
5. 告知或预约下一次健康管理服务的时间。

（二）健康指导方法

根据世界卫生组织"5A"方法，针对健康生活方式中行为改变的指导方法如下：

1. 评估 首先针对评估对象个体的生活方式进行评价，了解其行为改变的状况、知识和态度，确定其最主要的危险因子。评估内容包括饮食、运动锻炼、体重控制、吸烟、饮酒、遵医嘱等行为及精神压力等因素。

2. 建议 根据评估对象个体的行为危险因子水平，提出有针对性的行为改变建议，使评估对象了解生活方式干预对健康的重要性。建议内容为：

（1）合理膳食

1)《中国居民膳食指南》引用世界卫生组织推荐的适宜膳食能量的构成是：来自碳水化合物能量

占总能量的 55%～65%，来自脂肪的能量为 20%～30%，来自蛋白质的能量为 11%～15%。《中国居民膳食指南》中合理膳食包括：①食物多样，谷类为主，粗细搭配；②多吃蔬菜水果和薯类；③每天吃乳类、大豆或其制品；④常吃适量的鱼、禽、蛋和瘦肉；⑤减少烹调油用量，吃清淡少盐膳食：每天烹调油摄入不超过 25g，食用盐摄入不超过 6g；⑥食不过量，天天运动，保持健康体重；⑦三餐分配要合理，零食要适当；⑧每天足量饮水，合理选择饮料；⑨如饮酒，应限量；⑩吃新鲜卫生的食物。

2）《中国老年人膳食指南》提出的合理膳食建议：①食物要粗细搭配、松软、易于消化吸收；②合理安排饮食，提高生活质量；③重视预防营养不良和贫血；④多做户外活动，维持健康体重。

（2）增加运动：根据老年人身体状况，提出针对性的运动建议，包括选择适宜的运动形式和运动量，循序渐进，并提出注意事项，防止运动损伤和意外。《中国老年人膳食指南》提出老年人运动的四项原则包括：

1）安全：参加运动时首先要考虑安全，避免有危险性的项目和动作，运动强度和幅度不能太大，动作要简单、舒缓。

2）全面：尽量选择多种运动项目和能活动全身的项目，使全身各关节、肌肉群和身体多个部位得到锻炼。

3）自然：老年人运动方式应自然、简便，不宜做负重憋气、过分用力、头部旋转摇晃的运动，尤其对有动脉硬化和高血压的老年人，更应避免。

4）适度：老年人应根据自己的生理特点和健康状况选择适当的运动强度、时间和频率。最好坚持每天锻炼，每周至少锻炼 3～5 次，每天户外活动时间至少 30 分钟，最好 60 分钟。老年人进行锻炼一定要量力而行，运动强度以轻微出汗、自我感觉舒适为度。另外，老年人运动要尽量选择空气清新、场地宽敞、设施齐全、锻炼气氛好的场所锻炼。

（3）戒烟：戒烟或减少吸烟量。

（4）适量饮酒：《中国居民膳食指南》建议成年男性一天饮用酒的酒精量不超过 25g，相当于啤酒 750mL，或葡萄酒 250mL，或 38°的白酒 75g，或高度白酒 50g；成年女性一天饮用酒的酒精量不超过 15g，相当于啤酒 450mL，或葡萄酒 150mL，或 38°的白酒 5g。

（5）心理平衡、缓解精神压力：鼓励参加各种活动来进行自我调节和放松心情。

（6）监测血压和血糖：对老年人中的高血压患者和糖尿病患者，建议遵医嘱监测血压和血糖，并教会患者检测血糖、血压的方法。

3. 服务对象的认同 提高老年人的参与程度，与老年人共同制定个体化、切实可行的目标和健康改善行动计划，为老年人提供感兴趣的活动形式，提高他们的依从性和可行性。内容包括：

（1）了解老年人喜欢的活动形式与预计目标。

（2）帮助老年人制定一个符合其意愿的目标，而不应是医生主观地设定目标。

4. 支持 创造社区支持性环境并为患者提供保健指导。支持的内容为：

（1）了解老年人达到目标面临的最大挑战。

（2）了解老年人克服困难曾经采取的措施。

（3）为老年人制定书面的行为干预计划，方便患者对照实施。

（4）为老年人实现目标提供咨询、指导和运动场所等社区支持性环境。

5. 计划 制订随访计划，通过家庭访视、电话随访、短信通知和门诊随访等方式进行生活方式调整的随访。计划的内容为：

（1）预约下次随访时间。

（2）了解老年人在接受指导期间合理膳食、体力活动、控制体重、戒烟限酒等的执行情况。

（3）了解老年人利用社区资源的情况。

（4）随时调整和改进个体干预方案。

五、服务要求

（一）服务流程

为辖区内老年人提供健康管理的服务流程包括"预约—信息采集和健康状况评估—评估结果的分类—老年人的分类管理"共四个环节。服务流程体现以下特点：①信息采集不仅包含体检，还包括生活方式和健康状况评估；②健康管理的服务对象不仅包括患者，还包括健康的人和具有危险因子的人；③不仅针对疾病进行管理，还针对生活方式进行管理；④老年人健康管理不是孤立开展的，而是与慢性病患者和其他疾病的健康管理相结合开展的；⑤关注老年人骨质疏松预防、意外伤害预防和疫苗接种。

（二）服务要求

1. 每年为老年人提供一次健康管理服务，包括生活方式和健康状况评估、体格检查、辅助检查和健康指导。

2. 开展老年人健康管理服务的乡镇卫生院应当具备服务内容所需的基本设备和条件。

3. 加强与村（居）委会、派出所等相关部门的联系，掌握辖区内老年人口信息变化。加强宣传，告知服务内容，使更多的老年人愿意接受服务。

4. 每次健康检查后及时将相关信息记入健康档案，具体内容详见《城乡居民健康档案管理服务规范》健康体检表。对于已纳入相应慢病健康管理的老年人，本次健康管理服务可作为一次随访服务。

5. 积极应用中医药方法为老年人提供养生保健、疾病防治等健康指导。

（三）工作指标

老年人健康管理率：是指一年中辖区内65岁及以上常住居民中接受健康管理人数的比例。

1. 计算公式

$$老年人健康管理率 = \frac{年内接受健康管理人数}{年内辖区内65岁及以上常住居民数} \times 100\%$$

注：接受健康管理是指建立了健康档案，接受了健康体检、健康指导，健康体检表填写完整。

2. 相关概念

（1）年内辖区内65岁及以上常住居民数：通常来源于村（居）委会、派出所等相关部门提供的65岁及65岁以上老年人的人口数，可采用每年6月30日的人口数，也可采用上一年年初人口数与本年度年末人口数的平均数，如上一年1月1日人口数+本年12月31日人口数除2计算而来。

（2）年内接受健康管理的人数：指一年中辖区内接受健康管理服务的人数。严格地说，至少是接受了服务流程中"信息采集和健康状况评估""评估结果的分类""分类管理"服务的人数。

3. 指标的用途和意义　老年人的健康管理率是反映老年人健康管理工作开展的强度指标，也可用于计算健康管理工作量的大小。

【经典习题】

13. 目前老年人健康管理服务辅助检查的免费项目，不包括
    A. 血常规　　　　　　　　B. 尿常规　　　　　　　　C. 血脂
    D. 骨密度　　　　　　　　E. 心电图

14. 女，80岁。在老年人生活自理能力评估表中，得分为7分。该老人生活自理能力评估程度为
    A. 可自理　　　　　　　　B. 轻度依赖　　　　　　　C. 中度依赖
    D. 重度依赖　　　　　　　E. 不能自理

答案：13.D；14.B。

第五节 高血压患者健康管理

高血压患者健康管理	服务对象	★★★
	筛查	★★★
	随访评估	★★★
	分类干预	★★★
	健康检查	★★
	服务要求	★★★

一、服务对象

辖区内 35 岁及以上常住居民中原发性高血压患者。

二、筛查

1. 对辖区内 35 岁及以上常住居民，每年为其免费测量一次血压（非同日 3 次测量）。注意测量血压正确的方法：要安静休息 5 分钟以上开始测量；测量时裸露右（左）上臂或只隔件单衣，不能卷起衣袖测量；测量过程中不要说话或是移动，保持测量过程安静；测量稳定状态下的血压值，多次测量确认。

2. 对第一次发现收缩压 ≥ 140mmHg 和（或）舒张压 ≥ 90mmHg 的居民在去除可能引起血压升高的因素后预约其复查。非同日 3 次测量血压均高于正常，可初步诊断为高血压，建议转诊到有条件的上级医院确诊并取得治疗方案，2 周内随访转诊结果。对已确诊的原发性高血压患者纳入高血压患者健康管理。对可疑继发性高血压患者，及时转诊。

3. 建议高危人群每半年至少测量 1 次血压，并接受医务人员的生活方式指导。对于如有以下六项指标中的任一项高危因素，建议每半年至少测量 1 次血压，并接受医务人员的生活方式指导：

（1）血压高值［收缩压 130 ~ 139mmHg 和（或）舒张压 85 ~ 89mmHg］。

（2）超重或肥胖和（或）腹型肥胖：超重：$24kg/m^2 ≤ BMI ≤ 28kg/m^2$；肥胖：$BMI ≥ 28kg/m^2$；腰围：男 ≥ 90cm（2.7 尺），女 ≥ 85cm（2.6 尺）为腹型肥胖。

（3）高血压家族史（一、二级亲属）。

（4）长期膳食高盐。

（5）长期过量饮酒（每日饮白酒 ≥ 100mL）；白酒与其他类型酒折算为：白酒 1 两相当于葡萄酒 4 两、黄酒半斤、啤酒 1 瓶、果酒 4 两。

（6）年龄 ≥ 55 岁。

生活方式指导主要包括：合理膳食，提倡少摄入盐（每人每日食盐摄入量不应超过 6g），多摄入新鲜蔬菜、水果；适量运动，保持有规律中等强度的有氧耐力运动，控制体重，将体质指数（BMI）争取控制在正常范围内（18.5 ~ 23.9）；戒烟限酒，每日饮白酒小于 100mL（2 两）；心理平衡，注意心理调整，减少内外刺激因素，避免血压升高；遵医行为，患者遵照医生的指导去改善生活方式。

三、随访评估

对原发性高血压患者，每年要提供至少 4 次面对面的随访。

1. 测量血压并评估是否存在危险情况，如出现收缩压 ≥ 180mmHg 和（或）舒张压 ≥ 110mmHg；意识改变、剧烈头痛或头晕、恶心呕吐、视物模糊、眼痛、心悸、胸闷、喘憋不能平卧及处于妊娠期或哺乳期同时血压高于正常等危急情况之一，或存在不能处理的其他疾病时，须在处理后紧急转诊。对于紧急转诊者，乡镇卫生院、村卫生室、社区卫生服务中心（站）应在 2 周内主动随访转诊情况。

2. 若不需紧急转诊，询问上次随访到此次随访期间的症状。

3. 测量体重、心率，计算体质指数（BMI）。

4. 询问患者疾病情况和生活方式，包括心脑血管疾病、糖尿病、吸烟、饮酒、运动、摄盐情况等。

5. 了解患者服药情况。

四、分类干预

1. 对血压控制满意（一般高血压患者血压降至 140/90mmHg 以下；≥ 65 岁老年高血压患者的血压降至 150/90mmHg 以下，如果能耐受，可进一步降至 140/90mmHg 以下；一般糖尿病或慢性肾脏病患者的血压目标可以在 140/90mmHg 基础上再适当降低）、无药物不良反应、无新发并发症或原有并发症无加重的患者，预约下一次随访时间。

2. 对第一次出现血压控制不满意，或出现药物不良反应的患者，结合其服药依从性，必要时增加现用药物剂量、更换或增加不同类的降压药物，2 周内随访。

3. 连续两次出现血压控制不满意或药物不良反应难以控制以及出现新的并发症或原有并发症加重的患者，建议其转诊到上级医院，2 周内主动随访转诊情况。

4. 对所有患者进行有针对性的健康教育，与患者一起制定生活方式改进目标并在下一次随访时评估进展。告诉患者出现哪些异常时应立即就诊。

五、健康体检

对原发性高血压患者，每年进行 1 次较全面的健康检查，可与随访相结合。内容包括体温、脉搏、呼吸、血压、身高、体重、腰围、皮肤、浅表淋巴结、心脏、肺部、腹部等常规体格检查，并对口腔、视力、听力和运动功能等进行判断。具体内容参照《居民健康档案管理服务规范》健康体检表。

六、服务要求

1. 高血压患者的健康管理由医生负责，应与门诊服务相结合。对未能按照管理要求接受随访的患者，乡镇卫生院、村卫生室、社区卫生服务中心（站）医务人员应主动与患者联系，保证管理的连续性。

2. 随访包括预约患者到门诊就诊、电话追踪和家庭访视等方式。

3. 乡镇卫生院、村卫生室、社区卫生服务中心（站）可通过本地区社区卫生诊断和门诊服务等途径筛查和发现高血压患者。有条件的地区，对人员进行规范培训后，可参考《中国高血压防治指南》对高血压患者进行健康管理。

4. 发挥中医药在改善临床症状、提高生活质量、防治并发症中的特色和作用，积极应用中医药方法开展高血压患者健康管理服务。

5. 加强宣传，告知服务内容，使更多的患者和居民愿意接受服务。

6. 每次提供服务后及时将相关信息记入患者的健康档案。

7. 工作指标

（1）高血压患者规范管理率 $= \dfrac{\text{按照规范要求进行高血压患者管理的人数}}{\text{已管理的高血压人数}} \times 100\%$

（2）管理人群血压控制率 $= \dfrac{\text{年内最近一次随访血压达标人数}}{\text{已管理的高血压人数}} \times 100\%$

注：最近一次随访血压指的是按照规范要求最近一次随访的血压，若失访则判断为未达标，血压控制

是指收缩压＜140mmHg和舒张压＜90mmHg（65岁及以上患者收缩压＜150mmHg和舒张压＜90mmHg），即收缩压和舒张压同时达标。

【经典习题】

15. 男，56岁，村民。反复头痛6年，确诊高血压5年。每当头痛难忍时即去县医院就诊，服药后症状消失便自行停药。平时未监测血压，嗜好烟酒40余年。为预防其发生心脑血管疾病，不需要采取的措施是

　　A. 接受临床预防服务　　　　　　　　B. 参加规范化高血压管理
　　C. 接受全科医疗持续性照护　　　　　D. 充分利用乡村第一线医疗照护
　　E. 每月到县医院专科门诊就诊1次

16. 男，40岁。第一次测量血压，收缩压为145mmHg，在排除可能引起血压升高的因素后预约其复查。以下可初步诊断为高血压的情况是

　　A. 当天再测1次，收缩压高于140mmHg
　　B. 当天再测2次，收缩压均高于140mmHg
　　C. 当天再测3次，收缩压均高于140mmHg
　　D. 第2天再测3次，收缩压均高于140mmHg
　　E. 第2、3天各测1次，收缩压均高于140mmHg

17. 男，68岁。吸烟30年，喜食油腻食品，自认为身体健康，体检发现血压为160/94mmHg，之后于第2天、第5天到乡镇卫生院测量血压，分别为164/100mmHg和168/104mmHg。后到县医院进一步检查，排除了继发性高血压。按照国家基本公共卫生服务规范要求，对该男子应进行的健康管理是

　　A. 膳食管理　　　　　B. 运动管理　　　　　C. 高血压患者管理
　　D. 戒烟管理　　　　　E. 体重管理

答案：15.E；16.E；17.C。

第六节　2型糖尿病健康管理

2型糖尿病健康管理	服务对象	★★★
	筛查	★★★
	随访评估	★★★
	分类干预	★★★
	健康体检	★★
	服务要求	★★★

一、服务对象

辖区内35岁及以上常住居民中2型糖尿病患者。

二、筛查

1. 对工作中发现的2型糖尿病高危人群进行有针对性的健康教育，建议其每年至少测量1次空腹血糖，并接受医务人员的健康指导。

2. **2型糖尿病高危人群主要包括**：年龄≥40岁；体质指数（BMI）≥24；男性腰围≥90cm，女性≥85cm；有糖尿病家族史者；以往有空腹血糖处在6.1~6.9mmol/L状态（IFG）者或餐后2小时血糖处在7.8~11.0mmol/L状态者（IGT）；有高密度脂蛋白胆固醇降低和（或）高甘油三酯血症者；有高血压和（或）心脑血管病变者；严重精神病和抑郁症。

3. **健康指导主要包括**：饮食治疗、运动治疗、控制体重、保持良好的心理状态及支持性环境。糖尿病患者治疗要采取综合治疗，包括饮食治疗、运动治疗、血糖监测、健康教育和药物治疗。其中饮食治疗的基本原则是控制总能量，达到或维持合理体重；平衡膳食，合理安排各种营养素比例；避免高脂肪、适量蛋白质、适宜碳水化合物，增加膳食纤维摄入；清淡饮食、减少钠盐摄入；坚持少量多餐，定时定量；保持饮食摄入和身体活动的平衡。

三、随访评估

对确诊的2型糖尿病患者，每年提供4次免费空腹血糖检测，至少进行4次面对面随访，每3个月至少随访1次。

1. 测量空腹血糖和血压，并评估是否存在危急情况，如出现血糖≥16.7mmol/L或≤3.9mmol/L；收缩压≥180mmHg和（或）舒张压≥110mmHg；有意识或行为改变、呼气有烂苹果样丙酮味、心悸、出汗、食欲减退、恶心、呕吐、多饮、多尿、腹痛、有深大呼吸、皮肤潮红；持续性心动过速（心率超过100次/分）；体温超过39℃或有其他突发异常情况，如视力突然骤降、妊娠期及哺乳期血糖高于正常等危险情况之一，或存在不能处理的其他疾病时，须在处理后紧急转诊。对于紧急转诊者，乡镇卫生院、村卫生室、社区卫生服务中心（站）应在2周内主动随访转诊情况。

2. 若不需紧急转诊，询问上次随访到此次随访期间的症状。

3. 测量体重，计算体质指数（BMI），检查足背动脉搏动。

4. 询问患者疾病情况和生活方式，包括心脑血管疾病、吸烟、饮酒、运动、主食摄入情况等。

5. 了解患者服药情况。

四、分类干预

1. 对血糖控制满意（空腹血糖值＜7.0mmol/L），无药物不良反应、无新发并发症或原有并发症无加重的患者，预约进行下一次随访。

2. 对第一次出现空腹血糖控制不满意（空腹血糖值≥7.0mmol/L）或药物不良反应的患者，结合其服药依从情况进行指导，必要时增加现有药物剂量、更换或增加不同类的降糖药物，2周内随访。

3. 对连续两次出现空腹血糖控制不满意，或药物不良反应难以控制以及出现新的并发症或原有并发症加重的患者，建议其转诊到上级医院，2周内主动随访转诊情况。

4. 对所有患者进行有针对性的健康教育，与患者一起制定生活方式改进目标，并在下一次随访时评估进展。告诉患者出现哪些异常时应立即就诊。

五、健康体检

对确诊的2型糖尿病患者，每年组织或协助组织1次较全面的健康体检，体检可与随访相结合。内容包括体温、脉搏、呼吸、血压、空腹血糖、身高、体重、腰围、皮肤、浅表淋巴结、心脏、肺部、腹部等常规体格检查，并对口腔、视力、听力和运动功能等进行初步判断。具体内容参照《城乡居民健康档案管理服务规范》健康体检表。

六、服务要求

1. 2型糖尿病患者的健康管理由医生负责，与门诊服务相结合，对未按照健康管理要求接受随访的患者,能按照健康管理要求接受随访的患者,乡镇卫生院、村卫生室、社区卫生服务中心(站)应主动与患者联系,保证管理的连续性。

2. 随访包括预约患者到诊室就诊、电话追踪和家庭访视等方式。

3. 乡镇卫生院、村卫生室、社区卫生服务中心(站)要通过本地区社区卫生诊断和门诊服务等途径筛查和发现2型糖尿病患者,掌握辖区内居民2型糖尿病的患病情况。

4. 发挥中医药在改善临床症状、提高生活质量、防治并发症中的特色和作用,积极应用中医药方法开展糖尿病患者健康管理服务。

5. 加强宣传,告知服务内容,使更多的患者愿意接受服务。

6. 每次提供服务后及时将相关信息记入患者的健康档案。

7. 考核指标

(1) 糖尿病患者规范健康管理率 = $\dfrac{\text{按照要求进行2型糖尿病患者健康管理的人数}}{\text{年内已管理2型糖尿病患者人数}} \times 100\%$

(2) 管理人群血糖控制率 = $\dfrac{\text{年内最后一次随访空腹血糖达标人数}}{\text{年内已管理的糖尿病患者人数}} \times 100\%$

注:最近一次随访血糖指的是按照规范要求最近一次随访的血糖,若失访则判断为未达标,空腹血糖达标是指空腹血糖< 7mmol/L。

【经典习题】

18. 针对2型糖尿病高危人群,测量空腹血糖的建议是
    A. 每季度至少测量1次　　B. 每半年至少测量1次　　C. 每年至少测量1次
    D. 每2年至少测量1次　　E. 每3年至少测量1次

19. 对确诊的2型糖尿病患者,不属于健康管理要求的随访内容是
    A. 询问上次随访到此次随访期间的症状
    B. 测量体重,计算体质指数(BMI)
    C. 测量空腹血糖和血压
    D. 检查足背动脉搏动
    E. 检查眼底视网膜

20. 女,62岁。确诊2型糖尿病4年,在村卫生室进行健康管理。3个月前查空腹血糖为6.7mmol/L,告知患者按期随访。今晨自测空腹血糖为10.37mmol/L,到乡卫生院就诊,测空腹血糖为9.8mmol/L。患者能遵医嘱服药、控制饮食和运动。根据患者病情,医生应做的处置是
    A. 药量不变,按期随访
    B. 转诊至上级医疗机构,2周内随访
    C. 转诊至上级医疗机构,2个月内随访
    D. 调整药物,2周内随访
    E. 调整药物,2个月后随访

21. 某乡镇居民5000人,糖尿病患者500人,其中150人参加了2型糖尿病患者的健康管理,达到规范管理要求的50人。该乡镇的糖尿病患者规范健康管理率是
    A. 50/150×100%　　B. 50/500×100%　　C. 150/500×100%
    D. 50/5000×100%　　E. 150/5000×100%

答案:18.C;19.E;20.D;21.A。

第七节 结核病患者健康管理

	服务对象	★★★
	筛查及推介转诊	★★★
	第一次入户随访	★★★
结核病患者健康管理	督导服药和随访管理	★★★
	结案评估	★★★
	服务要求	★★★
	考核指标	★★

肺结核是由结核分枝杆菌引起的肺部感染，多呈慢性过程，属慢性呼吸道传染病。根据传染病疫情网络报告，我国肺结核患者中约 3/4 发病集中于青壮年，且农村患者较多，主要集中在中西部地区。肺结核的主要传染源是排菌的肺结核病人（尤其是痰涂片阳性、未经治疗的患者），呼吸道感染是肺结核的主要感染途径，飞沫感染为最常见的方式。当病人咳嗽、喷嚏或大声说话时，肺部病灶中的结核杆菌随呼吸道分泌物排到空气中，健康人吸入后可发生结核感染。影响结核杆菌传播的主要因素有菌株毒力、排菌量的多少、排出飞沫的大小、与患者接触的密切程度、接触者自身免疫功能、环境因素等。其他感染途径，如消化道、皮肤、子宫、泌尿生殖系统等，均很少见。其中控制传染源是结核病控制的首要措施。

一、服务对象

辖区内确诊的肺结核患者。

二、筛查及推介转诊

对辖区内前来就诊的居民或患者，如发现有慢性咳嗽、咳痰≥ 2 周，咯血、血痰，或发热、盗汗、胸痛或不明原因消瘦等肺结核可疑症状者，在鉴别诊断的基础上，填写"双向转诊单"。推荐其到结核病定点医疗机构进行结核病检查。1 周内进行电话随访，看是否前去就诊，督促其及时就医。

三. 第一次入户随访

乡镇卫生院、村卫生室接到上级专业机构管理肺结核患者的通知单后，要在 72 小时内第一次入户访视患者，具体内容如下：

1. 确定督导人员，督导人员优先为医务人员，也可为患者家属。若选择家属，则必须对家属进行培训。同时与患者确定服药地点和服药时间。按照化疗方案，告知督导人员患者的"肺结核患者治疗记录卡"或"耐多药肺结核患者服药卡"的填写方法、取药的时间和地点，提醒患者按时取药和复诊。

2. 对患者的居住环境进行评估，告诉患者及家属做好防护工作，防止传染。

3. 对患者及家属进行结核病防治知识宣传教育。

（1）肺结核治疗疗程：只要配合医生、遵从医嘱，严格坚持规律服药，绝大多数肺结核是可以彻底治愈的。服用抗结核药物 1 个月以后，传染性一般就会消失。一般情况下，初治肺结核患者的治疗疗程为 6 个月，复治肺结核患者为 8 个月，耐多药肺结核患者为 24 个月。

（2）不规律服药危害：如果不遵从医嘱，不按时服药，不完成全疗程治疗，就会导致初次治疗失败，严重者会发展为耐多药结核病。治疗疗程明显延长，治愈率也会大大降低，甚至终生不愈。治疗费用也会大幅度增加。如果传染给其他人，被传染者一旦发病也是耐药结核病。

（3）服药方法及药品存放：抗结核药物宜采用空腹顿服的服药方式，一日的药量要在同一时间一次服用。应放在阴凉干燥、孩子接触不到的地方。夏天宜放在冰箱的冷藏室。

（4）服药后不良反应及处理：常见的不良反应有胃肠道不舒服、恶心、皮肤瘙痒、关节痛、手脚麻木等,严重者可能会呕吐、视物不清、皮疹、听力下降等。当出现上述任何情况时,应及时和医生联系,不要自行停药或更改治疗方案。服用利福平后出现尿液变红、红色眼泪现象为正常现象,不必担心。为及时发现并干预不良反应,每月应到定点医疗机构进行血常规、肝肾功能复查。

(5)治疗期间复诊查痰:查痰的目的是让医生及时了解患者的治疗状况、是否有效、是否需要调整治疗方案。初治肺结核患者应在治疗满2、5、6个月时,复治肺结核患者在治疗满2、5、8个月时,耐多药肺结核患者注射期每个月、非注射期每两个月均需复查痰涂片和培养。正确的留痰方法是:深呼吸2~3次,用力从肺部深处咳出痰液,将咳出的痰液留置在痰盒中,并拧紧痰盒盖。复查的肺结核患者应收集两个痰标本(夜间痰、清晨痰)。夜间痰:送痰前一日,患者晚间咳出的痰液;清晨痰:患者晨起立即用清水漱口后,留存咳出的第2口、第3口痰液。

如果患者在留痰前吃过东西,则应先用清水漱口,再留存咳出的第2口、第3口痰液;装有义齿的患者在留取痰标本前应先将义齿取出。唾液或口水为不合格标本。

(6)外出期间如何坚持服药:如果患者需要短时间外出,应告知医生,并带够足量的药品继续按时服药,同时要注意将药品低温、避光保存;如果改变居住地,应及时告知医生,以便能够延续治疗。

(7)生活习惯及注意事项:患者应注意保持良好的卫生习惯,避免将疾病传染他人。最好住在单独的光线充足的房间,经常开窗通风。不能随地吐痰,也不要下咽,应把痰吐在纸中包好后焚烧,或吐在有消毒液的痰盂中。不要对着他人大声说话、咳嗽或打喷嚏。传染期内应尽量少去公共场所,如需外出应佩戴口罩。吸烟会加重咳嗽、咳痰、咯血等症状,大量咯血可危及生命。抗结核药物大部分经肝脏代谢,并且对肝脏有不同程度的损害。饮酒会加重药物对肝脏的损害,降低药物疗效,因此在治疗期间应严格戒烟、禁酒。要注意休息,避免重体力活动,加强营养,多吃乳类、蛋类、瘦肉等高蛋白食物,还应多吃绿叶蔬菜、水果以及杂粮等富含维生素和无机盐的食品,避免吃过于刺激的食物。

(8)密切接触者检查:建议患者的家人、同班及同宿舍同学、同办公室同事或经常接触的好友等密切接触者,及时到定点医疗机构进行结核菌感染和肺结核筛查。

4.告诉患者出现病情加重、严重不良反应、并发症等异常情况时,要及时就诊。

5.若72小时内2次访视均未见到患者,则将访视结果向上级专业机构报告。

四、督导服药和随访管理

(一)督导服药

1.医务人员督导 患者服药日,医务人员对患者进行直接面视下督导服药。

2.家庭成员督导 患者每次服药要在家属的面视下进行。

(二)随访评估

对于由医务人员督导的患者,医务人员至少每月记录1次对患者的随访评估结果;对于由家庭成员督导的患者,基层医疗卫生机构要在患者的强化期或注射期内每10天随访1次,继续期或非注射期内每1个月随访1次。

1.评估是否存在危急情况,如有则紧急转诊,2周内主动随访转诊情况。

2.对无需紧急转诊的,了解患者服药情况(包括服药是否规律、是否有不良反应),询问上次随访至此次随访期间的症状,询问其他疾病状况、用药史和生活方式。

(三)分类干预

1.对于能够按时服药,无不良反应的患者,则继续督导其服药,并预约下一次随访时间。

2.患者未按定点医疗机构的医嘱服药,要查明原因。若是由不良反应引起的,则转诊;若其他原因,则要对患者强化健康教育。若患者漏服药次数超过1周及以上,要及时向上级专业机构进行报告。

3.对出现药物不良反应、并发症或合并症的患者,要立即转诊,2周内随访。

4.提醒并督促患者按时到定点医疗机构进行复诊。

五、结案评估

当患者停止抗结核治疗后,要对其进行结案评估,包括:记录患者停止治疗的时间及原因;对其全程服药管理情况进行评估；收集和上报患者的"肺结核患者治疗记录卡"或"耐多药肺结核患者服药卡"。同时，将患者转诊至结核病定点医疗机构进行治疗转归评估，2周内进行电话随访，看是否前去就诊及确诊结果。

六、服务要求

1. 在农村地区，主要由村医开展肺结核患者的健康管理服务。
2. 肺结核患者健康管理医务人员需接受上级专业机构的培训和技术指导。
3. 患者服药后，督导人员按上级专业机构的要求，在"肺结核患者治疗记录卡""耐多药肺结核患者服药卡"中记录服药情况。患者完成疗程后，要将"肺结核患者治疗记录卡""耐多药肺结核患者服药卡"交上级专业机构留存。
4. 提供服务后及时将相关信息记入"肺结核患者随访服务记录表"，每月记入1次，存入患者的健康档案，并将该信息与上级专业机构共享。
5. 管理期间如发现患者从本辖区居住地迁出，要及时向上级专业机构报告。

七、考核指标

1. 肺结核患者管理率 = $\dfrac{\text{已管理的肺结核患者人数}}{\text{辖区同期内经上级定点医疗机构确诊并通知基层医疗卫生机构管理的肺结核患者人数}} \times 100\%$

2. 肺结核患者规则服药率 = $\dfrac{\text{按照要求规则服药的肺结核患者人数}}{\text{同期辖区内已完成治疗的肺结核患者人数}} \times 100\%$

规则服药：在整个疗程中，患者在规定的服药时间实际服药次数占应服药次数的90%以上。

【经典习题】

22. 肺结核的主要感染途径
    A. 呼吸道感染 B. 虫媒传播 C. 性传播
    D. 消化道感染 E. 血源性感染
23. 对肺结核患者随访的内容，不包括
    A. 了解患者服药情况 B. 询问是否有不良反应 C. 评估是否存在危急情况
    D. 检查尿量 E. 询问生活方式

答案：22.A；23.D。

第八节　严重精神障碍患者健康管理

严重精神障碍患者健康管理	服务对象	★★★
	患者信息管理	★★★
	随访评估	★★★
	分类干预	★★
	健康检查	★★★
	服务要求	★★★
	考核指标	★★

严重精神障碍患者健康管理是基本公共卫生服务的主要内容之一，由基层医疗卫生机构在精神卫生专业机构指导下具体承担。

一、服务对象

严重精神障碍的定义在不同情况下有所差异，《中华人民共和国精神卫生法》第八十三条规定为"疾病症状严重，导致患者社会适应等功能严重损害、对自身健康状况或者客观现实不能完整认识，或者不能处理自身事务的精神障碍"。

基本公共卫生服务中所指的严重精神障碍，是指临床表现有幻觉、妄想、严重思维障碍、行为紊乱等精神病性症状，且患者社会生活能力严重受损的一组精神疾病。具体包括精神分裂症、分裂情感性障碍、偏执性精神病、双相障碍、癫痫所致精神障碍、精神发育迟滞伴发精神障碍等6种精神疾病。强调要具有精神病性症状，因此要注意精神发育迟滞不伴发精神障碍不包括在内。

服务对象的诊断要由精神科执业医师做出。诊断明确的患者才可纳入健康管理，疑似患者不是基本公共卫生健康管理的对象。

服务对象应为辖区常住患者，即在本辖区内有固定居所，并且连续居住至少半年以上，不论是否具有辖区户籍。固定居所包括家庭、疗养院、养老院、护理院等康复与照料机构等，但不包括精神专科医院和综合医院。

二、患者信息管理

在将严重精神障碍患者纳入管理时，需由家属提供患者在精神卫生专业机构（包括精神专科医院和综合医院精神科）进行诊断治疗的相关信息，或者由精神卫生专业机构直接将相关信息转给基层医疗卫生机构。同时，基层医疗卫生人员须为患者进行一次全面评估，为其建立一般居民健康档案，并按照要求填写严重精神障碍患者个人信息补充表。在每次随访时还应填写严重精神障碍患者随访服务记录表。各项信息的填写应详实。上述信息还应及时录入国家严重精神障碍信息系统中。

（一）个人信息补充表

为严重精神障碍患者建立居民健康档案时，除填写个人基本信息表外，还应填写此表，包括监护人信息、病情、治疗情况等。随访中如发现个人信息有变化时，应及时更新。

1. 监护人姓名、电话、住址以及与患者的关系　监护人指法律规定的、目前行使监护职责的人。监护人住址应填写目前的居住地址，电话应为可以及时联系到的电话。

2. 患者所在辖区村（居）委会的联系人及电话　以便在联系不到监护人或需要与居委会沟通患者信息时使用。

3. 知情同意　为患者建立居民健康档案时，须同时告知患者本人和（或）其家属将进一步对其进行随访管理，在获得同意后方可进行随访。不论是否同意参加随访管理，此项均须由患者或其监护人署名签字，并填写签字时间。有一种情况下例外，即由精神卫生专业机构转来的符合《严重精神障碍发病报告管理办法（试行）》规定的患者，不论患者及其监护人是否同意，乡村医生在向患者本人或监护人告知后与民警、居委会人员等共同对患者进行随访服务和管理。

4. 初次发病时间　为患者首次出现精神症状的时间，应尽可能精确。如因时间久远等各种原因无法提供详细日期时，可只填写到年份。

5. 既往主要症状和治疗情况　根据患者从第一次发病到填写此表时的情况，勾选及填写患者曾出现过的主要症状；存在多个症状时，可选择多项。治疗情况根据患者接受的门诊和住院治疗情况填写。首次抗精神病药治疗时间应尽可能精确，无法填全时可只填写到年份。若未住过精神专科医院或综合医院精神科，住院次数填写"0"，住过院的填写具体次数。

6. 目前诊断和治疗效果　根据家属提供或精神卫生专业机构转来的诊疗资料填写患者目前所患精神障碍的诊断名称，并填写确诊医院的名称和确诊日期。

7. 患病对家庭社会的影响　根据患者从第一次发病到填写此表之时的情况，若未发生过，填写"0"并选择"无"；若发生过，填写相应的次数。其中轻度滋事是指公安机关出警但仅做一般教育等处理的案情,例如患者打、骂他人或者扰乱秩序,但没有造成生命财产损害的;肇事是指患者的行为触犯了我国《治安管理处罚法》但未触犯《刑法》,例如患者有行凶伤人毁物等,但未导致被害人轻、重伤的;肇祸是指患者的行为触犯了《刑法》,属于犯罪行为的。

8. 关锁情况 根据患者从第一次发病到填写此表时的情况。关锁是指出于非医疗目的,使用某种工具(如绳索、铁链、铁笼等)限制患者的行动自由。

9. 经济状况 根据患者本人而非家庭的经济状况进行填写。贫困指低保户。

10. 专科医生意见 是指建档时由家属或精神卫生专业机构提供的精神专科医生的意见。此项为可选项,如没有相关信息则填写"无"。

(二)随访服务记录表

每次随访时,根据上次随访到本次随访期间发生的情况填写此表,包括患者病情、危险性评估、服药依从性、不良反应、康复措施、躯体情况、生活事件等。

1. 自知力 指患者对其自身精神状态的认识能力。"自知力完全"指患者真正认识到自己有病,能透彻认识到哪些是病态表现,并认为需要治疗;"自知力不全"指患者承认有病,但缺乏正确认识和分析自己病态表现的能力;"自知力缺失"指患者否认自己有病。

2. 社会功能情况 包括个人生活料理、家务劳动、生产劳动及工作、学习能力、社会人际交往五个方面。社会功能评价是建议采取何种康复措施的依据之一。

3. 实验室检查 包括在上级医院或其他医院所做的检查。

4. 服药依从性 是指医嘱需服药患者的依从情况。"规律"指按照医嘱服药,包括剂量、时间等;"间断"指虽然服药但未按医嘱,包括服药频次或数量不足等;"不服药"则为医生开了处方需要服药,但患者实际未使用此药。

5. 药物不良反应 如果患者服用的药物有明显的药物不良反应,应具体描述哪种药物,以及何种不良反应。

6. 是否转诊 此项是根据患者此次随访的情况做出是否需要转诊的判断。若建议患者转诊,需填写转诊原因和转诊医院的具体名称。

7. 用药情况 此项需注意,是根据本次随访掌握的患者总体情况,填写患者即将服用的抗精神病药物名称,并写明用法,而不仅是正在服用的药物。

8. 康复措施 根据患者此次随访的情况给出建议,下一步应采取何种康复措施,可多选。

9. 本次随访分类 根据从上次随访到此次随访期间患者的总体情况进行选择。未访到指本次随访阶段因各种情况未能直接或间接访问到患者。

10. 下次随访日期 根据患者的情况确定下次随访时间,并告知患者和家属。

三、随访评估

根据应管理严重精神障碍患者的病情分类开展随访工作,依病情变化及时调整随访周期。至少每3个月随访1次,全年至少随访4次。每次随访应从危险性、精神状况、躯体状况三个方面对患者进行全面评估、检查和询问。

(一)危险性

危险性经评估共分为6级。

1. 0级 无符合以下1~5级中的任何行为。

2. 1级 口头威胁,喊叫,但没有打砸行为。强调危险性仅限口头,无具体的攻击行为。

3. 2级 打砸行为,局限在家里,针对财物,能被劝说制止。重点在患者虽然有攻击行为,但仅在自己家中,未到公共场合,同时仅针对财物,未攻击人。

4. 3级 明显打砸行为,不分场合,针对财物,不能接受劝说而停止。重点在患者的攻击行为已经发生在家庭以外的场合,同时劝说无效。

5. 4级 持续的打砸行为,不分场合,针对财物或人,不能接受劝说而停止。包括自伤、自杀。伤害自身的行为均属于危险性4级。

6.5级 持管制性危险武器针对人的任何暴力行为，或者纵火、爆炸等行为，无论在家里还是公共场合。如患者发生持械伤害他人的行为，即使在家中、针对家人，同样属于危险性5级。

（二）精神状况

包括患者上次随访到本次随访期间的精神症状（从感觉、知觉、思维、情感和意志行为等多个方面询问）、自知力、社会功能、服药及不良反应情况、住院情况等。

（三）躯体状况

包括患者上次随访到本次随访期间的睡眠、饮食等一般情况，以及躯体疾病及相关实验室检查结果等。

四、分类干预

根据患者的危险性分级、精神症状是否消失、自知力是否完全恢复，工作、社会功能是否恢复，以及患者是否存在药物不良反应或躯体疾病情况，将患者病情分为不稳定、基本稳定、稳定3类，并依此对患者进行分类干预。

每次随访均应根据患者病情的控制情况，对患者及其家属进行有针对性的健康教育和生活技能训练等方面的康复指导，如日常生活技能、社交技能、体重控制等。同时应对家属提供心理支持和帮助。

（一）病情不稳定患者

1. 定义 指危险性为3~5级；或患者的精神症状、自知力、社会功能状况、躯体状态等多个方面均较差，如存在明显的精神病性症状、自知力缺乏、有急性药物不良反应或严重躯体疾病。

2. 处理 对症处理后立即转诊至精神卫生专业机构接受治疗。必要时请当地公安部门予以协助。住院治疗者2周内随访，居家治疗者应协助精神专科医师进行应急医疗处置，并至少每2周在居委会人员、民警的共同协助下随访1次。

（二）病情基本稳定患者

1. 定义 指危险性为1~2级；或患者的精神症状、自知力、社会功能状况至少有一方面较差。

2. 处理 首先应判断是病情波动或药物疗效不佳，还是伴有药物不良反应或躯体症状恶化。分别采取在规定剂量范围内调整现用药物剂量和查找原因对症治疗的措施，必要时与患者原主管医生联系，或在精神专科医师指导下治疗，经初步处理后观察2周，若情况趋于稳定，可维持目前治疗方案，3个月时随访；经初步处理无效，应请精神专科医师进行技术指导，或转诊到上级医院，2周内随访转诊情况；对居家治疗者应每2周随访1次至病情稳定。

（三）病情稳定患者

1. 定义 指危险性为0级，同时，患者精神症状基本消失，自知力基本恢复，社会功能处于一般或良好，无严重药物不良反应，躯体疾病稳定，无其他异常。

2. 处理 继续执行上级医院制定的治疗方案，3个月时随访。

五、健康检查

健康检查为免费项目，针对所有管理的严重精神障碍患者开展，每年进行1次。在进行前需征得监护人与患者本人同意，并且要考虑患者病情的实际情况，在存在明显冲动攻击行为等情况时可能要暂缓。

健康检查可单独进行，也可与随访相结合。健康检查的内容包括检查和化验等。检查包括一般体格检查、测血压、量体重、心电图；抽血化验包括血常规（含白细胞分类）、转氨酶和血糖。

如患者病情有需要，应增加相应检查项目，如尿常规、B超等，费用由医保、医疗救助、个人负担等其他方式或渠道解决。

六、服务要求

基本公共卫生健康管理应由接受过严重精神障碍管理相关培训的专职或兼职人员开展。管理需要与公安、民政、残联、村（居）委会等相关部门加强联系，及时为辖区内新发现的严重精神障碍患者建立健康档案并及时更新。

健康管理的随访形式包括三种：预约患者到门诊就诊、通过电话随访患者情况，以及入户进行家庭访视。原则上要求当面随访患者本人，包括门诊就诊随访和到患者家进行访视等。对拒绝当面随访者，乡村医生可采用电话随访，但应保证至少每半年当面随访一次。电话随访发现患者病情有波动时要尽早面访或建议至精神卫生专业机构就诊。

基本公共卫生健康管理工作还需加强宣传，鼓励和帮助患者进行生活功能康复训练，指导患者参与社会活动、接受职业训练，促进患者回归社会。

七、考核指标

1. 严重精神障碍患者管理率 = $\dfrac{\text{所有登记在册的确诊严重精神障碍患者数}}{\text{辖区内 15 岁及以上人口总数} \times \text{患病率}} \times 100\%$

2. 严重精神障碍患者规范管理率 = $\dfrac{\text{每年按照规范要求进行管理的确诊严重精神障碍患者数}}{\text{所有登记在册的确诊严重精神障碍患者数}} \times 100\%$

3. 严重精神障碍患者稳定率 = $\dfrac{\text{最近一次随访时分类为病情稳定的患者数}}{\text{所有登记在册的确诊严重精神障碍患者数}} \times 100\%$

【经典习题】

24. 患者，男，25岁。当地县医院中医科医生怀疑其有精神病，患者母亲希望其接受健康管理。依据严重精神障碍患者健康管理要求，村医正确的做法是

　　A. 向村委会汇报病情　　　　　　　　B. 通知派出所和主管民警
　　C. 请家属签署健康管理知情同意　　　D. 暂不纳入严重精神障碍患者健康管理
　　E. 将患者上报国家严重精神障碍信息系统

25. 患者，男，52岁。精神分裂症患者。1年前接受健康管理，病情稳定，危险性评估为0级。根据病情，第二年管理该患者，村医全年至少应安排随访的次数是

　　A. 4次　　　　　　　　B. 3次　　　　　　　　C. 2次
　　D. 1次　　　　　　　　E. 无需随访

26. 患者，女，25岁。双相情感障碍患者，已纳入严重精神障碍患者健康管理2年。今年健康检查可以不纳入的内容是

　　A. 乙肝表面抗原　　　　B. 心电图　　　　　　C. 血常规
　　D. 血压　　　　　　　　E. 血糖

27. 患者，男，35岁。双相情感障碍患者，居家治疗10年。社区医生电话随访时其父称药物由患者母亲负责管理，且目前患者状况"还行"。随访表应记录为

　　A. 危险行为等级为0级　　B. 服药依从性为规律　　C. 患者自知力为完全
　　D. 本次随访分类为稳定　　E. 需进一步询问后再填写

答案：24.D；25.A；26.A；27.E。

第九节　中医药健康管理

中医药健康管理	体质的概念和构成	★★
	中医药保健指导	★★★
	儿童中医体质调养	★★★
	老年人中医体质辨识及健康管理	★★★

一、体质的概念和构成

(一)体质的概念

体质是在遗传变异的基础上,人体所表现出来的形态和功能方面相对稳定的特征。具体指:

1. 身体形态发育水平 体型、身体姿态、营养状况等。

2. 生理生化功能水平 即机体新陈代谢功能及人体各系统、器官的工作效能。

3. 身体素质和运动能力 即身体在生活、劳动和运动中所表现出来的力量、速度、耐力、灵敏、柔韧等身体素质以及走、跑、跳跃、投掷、攀登、爬越、悬垂、支撑等运动能力。

4. 心理状态 包括本体感知觉能力、个性、人际关系、意志力、判断力等。

5. 适应能力 对外界环境以及抗寒耐暑的能力,对疾病的抵抗能力。

影响人的体质的因素很多,如遗传、环境、营养、教育、体育锻炼、卫生保健、生活方式等,在这些因素中学校教育,特别是学校体育锻炼,对增强学生体质有重要影响。

2009年,《中医体质分类与判定》标准正式发布,该标准是我国第一部指导和规范中医体质研究及应用的文件,旨在为体质辨识及与中医体质相关疾病的防治、养生保健、健康管理提供依据,使体质分类科学化、规范化。

(二)体质的类型

《中医体质分类与判定》标准将体质分为平和质、气虚质、阳虚质、阴虚质、痰湿质、湿热质、血瘀质、气郁质、特禀质九个类型。

1. 平和质(A型)

总体特征:阴阳气血调和,以体态适中、面色红润、精力充沛等为主要特征。

形体特征:体形匀称健壮。

常见表现:面色、肤色润泽,头发稠密、有光泽,目光有神,鼻色明润,嗅觉通利,唇色红润,不易疲劳,精力充沛,耐受寒热,睡眠良好,胃纳佳,大小便正常,舌色淡红,苔薄白,脉和缓有力。

心理特征:性格随和开朗。

发病倾向:平素患病较少。

对外界环境适应能力:对自然环境和社会环境适应能力较强。

2. 气虚质(B型)

总体特征:元气不足,以疲乏、气短、自汗等气虚表现为主要特征。

形体特征:肌肉松软不实。

常见表现:平素语音低弱,气短懒言,容易疲乏,精神不振,易出汗,舌淡红,舌边有齿痕,脉弱。

发病倾向:易患感冒、内脏下垂等病;病后康复缓慢。

对外界环境适应能力:不耐受风、寒、暑、湿邪。

3. 阳虚质(C型)

总体特征:阳气不足,以畏寒怕冷、手足不温等虚寒表现为主要特征。

形体特征:肌肉松软不实。

常见表现:平素畏冷,手足不温,喜热饮食,精神不振,舌淡胖嫩,脉沉迟。

发病倾向:易患痰饮、肿胀、泄泻等病;感邪易从寒化。

对外界环境适应能力:耐夏不耐冬;易感风、寒、湿邪。

4. 阴虚质(D型)

总体特征:阴液亏少,以口燥咽干、手足心热等虚热表现为主要特征。

形体特征:体形偏瘦。

常见表现:手足心热,口燥咽干,鼻微干,喜冷饮,大便干燥,舌红少津,脉细数。

发病倾向:易患虚劳、失精、不寐等病;感邪易从热化。

对外界环境适应能力:耐冬不耐夏;不耐受暑、热、燥邪。

5. 痰湿质（E型）

总体特征：痰湿凝聚，以形体肥胖、腹部肥满、口黏苔腻等痰湿表现为主要特征。

形体特征：体形肥胖，腹部肥满松软。

常见表现：面部皮肤油脂较多，多汗且黏，胸闷，痰多，口黏腻或甜，喜食肥甘甜黏，苔腻，脉滑。

发病倾向：易患消渴、中风、胸痹等病。

对外界环境适应能力：对梅雨季节及湿重环境适应能力差。

6. 湿热质（F型）

总体特征：湿热内蕴，以面垢油光、口苦、苔黄腻等湿热表现为主要特征。

形体特征：形体中等或偏瘦。

常见表现：面垢油光，易生痤疮，口苦口干，身重困倦，大便黏滞不畅或燥结，小便短黄，男性易阴囊潮湿，女性易带下增多，舌质偏红，苔黄腻，脉滑数。

发病倾向：易患疮疖、黄疸、热淋等病。

对外界环境适应能力：对夏末秋初湿热气候、湿重或气温偏高环境较难适应。

7. 血瘀质（G型）

总体特征：血行不畅，以肤色晦暗、舌质紫暗等血瘀表现为主要特征。

形体特征：胖瘦均见。

常见表现：肤色晦暗，色素沉着，容易出现瘀斑，口唇暗淡，舌暗或有瘀点，舌下络脉紫暗或增粗，脉涩。

发病倾向：易患癥瘕及痛证、血证等。

对外界环境适应能力：不耐受寒邪。

8. 气郁质（H型）

总体特征：气机郁滞，以神情抑郁、忧虑脆弱等气郁表现为主要特征。

形体特征：形体瘦者为多。

常见表现：神情抑郁，情感脆弱，烦闷不乐，舌淡红，苔薄白，脉弦。

心理特征：性格内向不稳定、敏感多虑。

发病倾向：易患脏躁、梅核气、百合病及郁证等。

对外界环境适应能力：对精神刺激适应能力较差；不适应阴雨天气。

9. 特禀质（I型）

总体特征：先天失常，以生理缺陷、过敏反应等为主要特征。

形体特征：过敏体质者一般无特殊；先天禀赋异常者或有畸形，或有生理缺陷。

常见表现：过敏体质者常见哮喘、风团、咽痒、鼻塞、喷嚏等；患遗传性疾病者有垂直遗传、先天性、家族性特征；患胎传性疾病者具有母体影响胎儿个体生长发育及相关疾病特征。

心理特征：随禀质不同情况各异。

发病倾向：过敏体质者易患哮喘、荨麻疹、花粉症及药物过敏等；遗传性疾病如血友病、唐氏综合征等；胎传性疾病如五迟（立迟、行迟、发迟、齿迟和语迟）、五软（头软、项软、手足软、肌肉软、口软）、解颅、胎惊等。

对外界环境适应能力：适应能力差，如过敏体质者对易致过敏季节适应能力差，易引发宿疾。

二、中医药保健指导

中医药保健指导多依据体质类型，从生活起居、饮食、运动等方面开展工作。

1. 平和质的保健指导 注意节制饮食，粗细粮搭配。起居有节律，劳逸结合。保持充足睡眠时间，参加适度运动，积极、乐观、开朗。不要常吃过冷、过热或不干净的食物，粗细粮食要合理搭配。

2. 气虚质的保健指导 气虚体质的人注意避免外感，避免过劳，保持充足睡眠时间，参加适度运动，积极、乐观、开朗。不宜多食生冷苦寒、辛辣燥热的食物，不宜选择过于滋腻、难于消化的食品。宜常食糯米、小米、山药、红薯、马铃薯、胡萝卜、鸡肉、牛肉、黄鱼、鲢鱼、桂圆肉、大枣等，也可通过药膳来调补，如当归黄芪炖鸡、参芪大枣粥等。多食用具有益气健脾作用的食物，如黄豆、白扁豆、鸡肉等。少食空心菜、生萝卜等。

3. 阳虚质的保健指导 阳虚体质的人可多食有温补阳气作用的食品，如羊肉、狗肉、带鱼、虾、核桃、生姜、干姜、洋葱、韭菜、辣椒、花椒、胡椒等，不宜过食生冷，少饮绿茶。可做一些舒缓柔和的运动，如慢跑、散步、打太极拳、做广播操。秋冬季节注意保暖，尤其是手足、背部及下腹部丹田处的防寒保暖。夏季避免直接吹空调、电扇。自行按摩气海、足三里、涌泉等穴位，或艾灸足三里、关元，可适当洗桑拿、泡温泉。

4. 阴虚质的保健指导 阴虚体质的人饮食宜清淡，远肥腻厚味、燥烈之品（包括葱、姜、蒜之类），可常用枸杞子、麦冬泡茶饮或食枸杞菊花粥，宜多食黑木耳、黑芝麻、绿豆、糯米、乌贼、龟、鳖、螃蟹、牡蛎、鸭肉、猪皮、豆腐、牛奶等性寒凉食物，多食瘦猪肉、鸭肉、冬瓜等甘凉滋润之品，少食羊肉、韭菜、辣椒、葵花子等性温燥烈之品。适合太极拳、太极剑、气功等运动项目。

5. 血瘀质的保健指导 血瘀体质的人可常食山楂、桃仁、油菜、大豆、黄豆、香菇等具有活血祛瘀作用的食物，可少量常饮黄酒、葡萄酒或白酒，醋可多吃，多食山楂、醋、玫瑰花等，少食肥肉等滋腻之品。可参加各种舞蹈、步行健身法、徒手健身操等项目。

6. 痰湿质的保健指导 痰湿体质的人饮食宜清淡，少食肥甘厚腻、生冷之品，酒类也不宜多饮，且勿过饱。多吃蔬菜、水果，尤其是一些具有健脾利湿、化痰祛痰作用的食物，宜多食山药、薏米、扁豆、萝卜、洋葱、冬瓜、红小豆；药膳可选择白茯苓粥、薏米粥、赤小豆粥，都具有健脾利湿之效。饮食应以清淡为主，可多食冬瓜等。因体形肥胖，易于困倦，故应根据自己的具体情况循序渐进，长期坚持锻炼。

7. 湿热质的保健指导 湿热体质的人应减少饮酒，可选择的食物有薏米、莲子、红小豆、绿豆、鸭肉、鲫鱼、芹菜、莲藕等，减少辛辣食物，少食牛肉、羊肉。饮食以清淡为主，可多食赤小豆、绿豆、芹菜、黄瓜、藕等甘寒的食物。适合中长跑、游泳、爬山、各种球类、武术等运动项目。

8. 气郁质的保健指导 气郁体质的人宜多食能行气的食物，如高粱、蘑菇、柑橘、荞麦、洋葱、萝卜、大蒜、苦瓜等；可少量饮酒，以活动血脉、提高情绪；多食黄花菜、海带、山楂、玫瑰花等具有行气、解郁、消食、醒神作用的食物。气郁体质的人不要总待在家里，要多参加群众性的体育项目。

9. 特禀质的保健指导 特禀体质的人饮食宜清淡，少食辛辣刺激食物，忌过敏原食物，多食益气固表的食物，少食荞麦（含致敏物质荞麦荧光素）、蚕豆等。居室宜通风良好。保持室内清洁，被褥、床单要经常洗晒，可防止尘螨过敏。

三、儿童中医体质调养

（一）概述

小儿具有生机旺盛而又稚嫩柔软的生理特点，一方面生机蓬勃，发育旺盛；另一方面脏腑娇嫩，形气未充。其"发病容易，传变迅速"而又"脏气清灵，易趋康复"。

0～36个月儿童中医药健康管理服务主要是针对小儿的生理病理特点和主要健康问题，通过对家长开展中医饮食起居指导、传授中医穴位按揉方法，改善儿童健康状况，促进儿童生长发育。

（二）服务流程及说明

1. 预约 儿童家长在儿童6、12、18、24、30、36月龄时，结合儿童健康体检和预防接种的时间，预约儿童家长来基层医疗卫生机构接受儿童中医药健康指导。

2. 儿童中医饮食起居指导 根据不同月龄儿童的特点，向家长提供儿童中医饮食调养、起居活动指导。

3. 传授中医穴位按揉方法 在儿童6、12月龄时，向家长传授摩腹和捏脊的方法；在18、24月龄时，向家长传授按揉迎香、足三里穴的方法；在30、36月龄时，向家长传授按揉四神聪穴的方法。

（三）儿童中医保健方法和技术

1. 饮食调养

（1）养成良好的哺乳习惯，尽量延长夜间喂奶的间隔时间。

（2）养成良好饮食习惯，避免偏食，节制零食，按时进食，提倡"三分饥"，防止乳食无度。

（3）食物宜细、软、烂、碎，而且应品种多样。

（4）严格控制冷饮，寒凉食物要适度。

2. 起居调摄

（1）保证充足的睡眠时间，逐步养成夜间睡眠、白天活动的作息习惯。

（2）养成良好的小便习惯，适时把尿；培养每日定时大便的习惯。

（3）衣着要宽松，不可紧束而妨碍气血流通，影响骨骼生长发育。

（4）春季注意保暖，正确理解"春捂"；夏季纳凉要适度，避免直吹电风扇，空调温度不宜过低；秋季避免保暖过度，提倡"三分寒"，正确理解"秋冻"；冬季室内不宜过度密闭保暖，应适当通风，保持空气新鲜。

（5）经常到户外活动，多见风日，以增强体质。

3. 推拿方法

（1）摩腹

1）位置：腹部。

2）操作：操作者用手掌掌面或示指、中指、环指的指面附着于小儿腹部，以腕关节连同前臂反复做环形有节律地移动，每次3分钟。

3）功效：具有改善脾胃功能，促进消化吸收的作用。

（2）捏脊

1）位置：背脊正中，督脉两侧的大椎至尾骨末端处。

2）操作：操作者用双手的中指、环指和小指握成空拳状，示指半屈，拇指伸直并对准示指的前半段。施术从长强穴开始，操作用双手示指与拇指合作，在示指向前轻推患儿皮肤的基础上与拇指一起将长强穴的皮肤捏拿起来，然后沿督脉两侧，自下而上，左右两手交替合作，按照推、捏、捻、放、提的前后顺序，自长强穴向前捏拿至脊背上端的大椎穴。如此循环，根据病情及体质可捏拿4~6遍。从第二遍开始的任何一遍中，操作者可根据不同脏腑出现的症状，采用"重提"的手法，有针对性地刺激背部的脏腑背俞穴，以便加强疗效。在第五遍捏拿儿童脊背时，在儿童督脉两旁的脏腑背俞穴处，用双手的拇指与示指合作分别将脏腑背俞穴的皮肤，用较重的力量在捏拿的基础上，提拉一下。捏拿第六遍结束后，用双手拇指指腹按在儿童腰部的肾俞穴处，在原处揉动的动作中，用拇指适当地向下施以一定的压力，揉按结合。

3）功效：具有消食积、健脾胃、通经络的作用。

（3）穴位按揉

1）足三里穴

①位置：在小腿前外侧，当犊鼻下3寸，距胫骨前缘一横指处。

②操作：操作者用拇指端按揉，每次3分钟。

③功效：具有健脾益胃、强壮体质的作用。

2）迎香穴

①位置：在鼻翼外缘中点旁，当鼻唇沟中。

②操作：双手拇指分别按于同侧下颌部，中指分别按于同侧迎香穴，其余3指则向手心方向弯曲，然后使中指在迎香穴处做顺时针方向按揉，每次3分钟。

③功效：具有宣通鼻窍的作用。

3）四神聪穴

①位置：在头顶部，百会前后左右各旁开1寸处，共4穴。

②操作：用手指逐一按揉，先按左右神聪穴，再按前后神聪穴，每次3分钟。

③功效：具有醒神益智的作用。

（4）注意事项

1）根据需要准备滑石粉、爽身粉或冬青膏等介质。

2）操作者应双手保持清洁，指甲修剪圆润，防止操作时划伤小儿皮肤。

3）天气寒冷时，要保持双手温暖，可搓热后再操作，以免凉手刺激小儿，造成紧张，影响推拿。

4）手法应柔和，争取小儿配合。

5）局部皮肤破损、骨折不宜按揉。

四、老年人中医体质辨识及健康管理

1. 概述 人体处于不同的年龄阶段，在结构、功能、代谢以及对外界刺激反应等方面可表现出体质差异性。老年人机体生理功能衰退，随着阴阳气血、津液代谢和情志活动的变化，老年性疾病逐渐增多，平和体质相对较少，偏颇体质较多。因此，老年人中医药健康管理服务可根据老年人的体质特点从情志调摄、饮食调养、起居调摄、运动保健和穴位保健等方面进行相应的中医药保健指导。

对65岁及以上居民，在其知情同意下开展老年人中医药健康管理服务。主要内容包括：①中医体质信息采集；②中医体质辨识；③中医药保健指导。

2. 老年人中医体质的特征与判定

（1）平和质

总体特征：阴阳气血调和，以体态适中、面色润泽、精力充沛等为主要特征。

形体特征：体形匀称，无明显驼背。

常见表现：面色、肤色润泽，头发较密，目光有神，不易疲劳，精力充沛，耐受寒热，睡眠良好，胃纳佳，大小便正常，舌色淡红，苔薄白，脉和缓有力。

心理特征：性格随和开朗。

发病倾向：平素患病较少。

对外界环境适应能力：对自然环境和社会环境适应能力较强。

（2）气虚质

总体特征：元气不足，以疲乏、气短、自汗等表现为主要特征。

形体特征：形体偏胖，肌肉松软不实。

常见表现：平素语音低弱，气短懒言，容易疲乏，精神不振，易出汗，易头晕，活动量减少，舌淡红，舌边有齿痕，脉弱。

心理特征：性格偏内向，喜安静。

发病倾向：易患感冒、内脏下垂等病；病后康复缓慢。

对外界环境适应能力：不耐受风、寒、暑、湿邪。

（3）阳虚质

总体特征：阳气不足，以畏寒怕冷、手足不温等表现为主要特征。

形体特征：肌肉松软不实。

常见表现：平素畏冷，以胃脘、背部、腰膝多见，手足不温，喜热饮食，精神不振，舌淡胖嫩，脉沉迟。

心理特征：性格内向，多沉静。

发病倾向：易患痹证、咳喘、泄泻等病；感邪易从寒化。

对外界环境适应能力：耐夏不耐冬；易感风、寒、湿邪。

（4）阴虚质

总体特征：阴津亏少，以口燥咽干、手足心热等表现为主要特征。

形体特征：形体偏瘦。

常见表现：眼睛干涩，口燥咽干，鼻微干，皮肤干燥、脱屑，偏好冷饮，大便干燥，舌红少津，脉细数。

心理特征：性格外向，易急躁。

发病倾向：易患便秘、燥证、消渴等病；感邪易从热化。

对外界环境适应能力：耐冬不耐夏；不耐受暑、热、燥邪。

(5)痰湿质

总体特征：痰湿凝聚，以形体肥胖、腹部肥满、口黏苔腻等表现为主要特征。

形体特征：体形肥胖，腹部肥满松软。

常见表现：面部皮肤油脂较多，多汗且黏，胸闷，痰多，口黏腻或甜，喜食肥甘甜黏，苔腻，脉滑。

心理特征：性格温和、稳重，善于忍耐。

发病倾向：易患鼾症、中风、胸痹等病。

对外界环境适应能力：对梅雨季节及湿重环境适应能力差。

(6)湿热质

总体特征：湿热内蕴，以面垢油光、口苦、苔黄腻等表现为主要特征。

形体特征：形体中等或偏瘦。

常见表现：面垢油光，口苦，口中异味，身重困倦，大便黏滞不畅，小便短黄，男性易阴囊潮湿，女性易带下发黄，舌质偏红，苔黄腻，脉滑数。

心理特征：性格多变，易烦恼。

发病倾向：易患皮肤湿疹、疮疖、口疮、黄疸等病。

对外界环境适应能力：对夏末秋初湿热气候、湿重或气温偏高环境较难适应。

(7)血瘀质

总体特征：血行不畅，以肤色晦暗、舌质紫暗等表现为主要特征。

形体特征：胖瘦均见。

常见表现：肤色、目眶晦暗，色素沉着，容易出现瘀斑，肢体麻木，好卧，口唇暗淡，舌暗或有瘀点，舌下络脉紫暗或增粗，脉涩。

心理特征：性格偏浮躁，易健忘。

发病倾向：易患胸痹、癥瘕及痛证、血证等。

对外界环境适应能力：不耐受寒邪。

(8)气郁质

总体特征：气机郁滞，以神情抑郁、紧张焦虑等表现为主要特征。

形体特征：形体瘦者为多。

常见表现：神情抑郁，紧张焦虑，烦闷不乐，有孤独感，容易受到惊吓，舌淡红，苔薄白，脉弦。

心理特征：性格不稳定，敏感多虑。

发病倾向：易患不寐、郁证等。

对外界环境适应能力：对精神刺激适应能力较差；不适应阴雨天气。

(9)特禀质

总体特征：过敏体质者，禀赋不耐、异气外侵，以过敏反应等为主要特征；先天失常者为另一类特禀质，以禀赋异常为主要特征。

形体特征：过敏体质者一般无特殊；先天失常者或有畸形，或有生理缺陷。

常见表现：过敏体质者常见哮喘、风团、咽痒、鼻塞、喷嚏等；先天失常者患遗传性疾病者，有垂直遗传、先天性、家族性特征。

心理特征：随禀质不同情况各异。

发病倾向：过敏体质者易患哮喘、荨麻疹、过敏性鼻炎及药物过敏等；遗传疾病如血友病等。

对外界环境适应能力：适应能力差，如过敏体质者对季节变化、异气外侵适应能力差，易引发宿疾。

根据老年人中医药健康管理服务记录表前33项问题采集信息，每一问题按5级评分，依据体质判定标准判定体质类型。

【经典习题】

28.气虚质的发病倾向是

    A.易患痰饮、肿胀、泄泻等病　　　　　　B.易患感冒、内脏下垂等病

C. 易患虚劳、失精、不寐等病 　　　　　　D. 易患消渴、中风、胸痹等病

E. 易患黄疸、热淋、疮疖等病

29. 老年人中医药健康教育，不包括

　　A. 社交指导　　　　　　B. 情志调摄　　　　　　C. 饮食调养

　　D. 运动保健　　　　　　E. 起居调摄

30. 湿热质老年人对外界环境的适应能力表现为

　　A. 耐冬不耐夏；不耐受暑、热、燥邪

　　B. 对梅雨季节及湿重环境适应能力差

　　C. 对夏末秋初湿热气候，湿重或气温偏高环境较难适应

　　D. 不耐受寒邪

　　E. 对精神刺激适应能力较差；不适应阴雨天气

31. 推拿小儿四神聪穴的功效是

　　A. 消食化积　　　　　　B. 醒神益智　　　　　　C. 健脾和胃

　　D. 疏通经络　　　　　　E. 宣通鼻窍

32. 平时经常口燥咽干、手足心热者，其发病倾向是

　　A. 易患癥瘕及痛证、血证等　　　　　　B. 易患脏躁、梅核气、百合病及郁证等

　　C. 易患疮疖、黄疸、热淋等病　　　　　　D. 易患消渴、中风、胸痹等病

　　E. 易患虚劳、失精、不寐等病

答案：28.B；29.A；30.C；31.B；32.E。

第十节　中风、痹证的中医健康管理

中风、痹证的中医健康管理	中风、痹证的发病特点	★★
	中风、痹证的常见病因	★★★
	中风、痹证的辨证干预	★★

一、中风

1. 发病特点　具有突然昏仆、不省人事、半身不遂、偏身麻木、口眼歪斜、言语謇涩等特定的临床表现。轻证仅见眩晕、偏身麻木、口眼歪斜、半身不遂等；多急性起病，好发于40岁以上；发病之前多有头晕、头痛、肢体一侧麻木等先兆症状，常有眩晕、头痛、心悸等病史，病发多有情志失调、饮食不当或劳累等诱因。

2. 常见病因　本病多是在内伤积损的基础上，复因劳逸失度、情志不遂、饮酒饱食或外邪侵袭等原因，引起脑脉痹阻或血溢脑脉之外，最终导致脑髓神机受损，从而发生猝然昏仆、半身不遂诸症。

3. 辨证干预　中风的中医健康干预主要是早期重视发病先兆，及时通过情志调摄、中药针灸等综合干预措施防治发病，恢复期与康复期发挥中医核心作用，促进患者早日康复。就辨证干预方面，中经络以平肝息风、化痰祛瘀通络为主。恢复期及后遗症期，多为虚实兼夹，当扶正祛邪、标本兼顾、平肝息风、化痰祛瘀与滋养肝肾、益气养血并用。结合辨病，评估其预后并适当采取必要措施。腔隙性脑梗死、脑血管痉挛虽多表现为中经络，仍应重点监控，防其病情恶化。正确使用通下之法、凉血化瘀法，但应注意活血而不破血、动血。中风后遗症，可配合针灸及康复治疗。

二、痹证

1. 发病特点　本病不分年龄、性别，但青壮年和体力劳动者、运动员以及体育爱好者易于罹患。同

时，发病及病情的轻重与寒冷、潮湿、劳累以及天气变化、节气等有关。

2. 常见病因 痹证的发生是由于风寒湿热之邪，侵袭肢体经络，引起气血运行不畅，经络阻滞所致。

（1）外邪侵袭：居处、劳动环境寒冷潮湿；或阴雨潮湿季节，感受风、寒、湿邪则成风寒湿痹。风寒湿痹，郁久化热，而致风、湿、热合邪痹阻经络为患。

（2）正气不足：素体虚弱，或病后、产后气血亏虚；或劳倦过度，正气不足，卫外不固，外邪乘虚而入致病。

3. 辨证干预 痹证的健康干预要从预防致病因素着手，重在缓解疼痛症状，恢复患者活动能力，提高患者生活质量。痹证的治疗应以祛邪通络为基本原则，并根据邪气的偏盛，分别予以祛风、散寒、胜湿、清热、祛痰、化瘀。痹证的治疗，还宜重视养血活血，即所谓"治风先治血，血行风自灭"；治寒宜结合温阳补火；治湿宜结合健脾益气。久痹正虚者，应重视扶正，补肝肾、益气血是常用之法。还可配合针灸、推拿、外治等方法。

【经典习题】

33. 下列各项，不属于中风发病病因或诱因的是
    A. 情志失调　　　　　　　B. 久居潮湿之所　　　　　　C. 劳逸失度
    D. 饮食不当　　　　　　　E. 饮酒失当

34. 下列各项，不属于中风发病特点的是
    A. 具有突然昏仆、不省人事、半身不遂、口舌㖞斜等临床表现
    B. 多慢性起病，好发于60岁以上
    C. 轻证仅见眩晕、偏身麻木等临床表现
    D. 常有眩晕、头痛、心悸等病史
    E. 病发多有情志失调、饮食不当或劳累等诱因

35. 痹证治疗的基本原则是
    A. 健脾益气　　　　　　　B. 养血活血　　　　　　　　C. 祛邪通络
    D. 温阳补火　　　　　　　E. 化痰祛瘀

答案：33.B；34.B；35.C。

第六章 卫生监督协管

第一节 基本知识

基本知识	食源性疾病、食物中毒的概念	★★
	食物中毒的发病特点及预防控制措施	★★
	常见食品的卫生问题	★
	水源选择与卫生防护、饮用水常用消毒方法	★★
	室内空气污染	★
	土壤污染	★

一、食源性疾病、食物中毒的概念

食源性疾病：是指通过食物摄入的方式和途径致使病原物质进入人体并引起的中毒性或感染性疾病。食源性疾病除了包括传统的食物中毒之外，还包括经食物而感染的肠道传染病、食源性寄生虫病、人畜共患传染病、食物过敏以及因摄入食物中的有毒有害物质引起的人体慢性损害等。

食物中毒：是指人摄入了含有生物性、化学性有毒有害物质的食物或把有毒有害物质当作食品摄入后出现的非传染性的急性、亚急性疾病。

食物中毒一般按病原物不同分为五类：细菌性食物中毒、真菌及其毒素食物中毒、动物性食物中毒、植物性食物中毒、化学性食物中毒。

二、食物中毒的发病特点及预防控制措施

（一）发病的特点

1. 食物中毒发生的原因和临床表现 各不相同，但其发病具有以下共同特点：

（1）发病潜伏期短，来势急剧，短时间内可能有多数人发病，发病曲线呈突然上升趋势。

（2）发病与食物有关，病人有食用同一污染食物史，流行波及范围与污染食物供应范围相一致，停止污染食物供应后，流行即告终止。

（3）中毒病人临床表现基本相似，以恶心、呕吐、腹痛、腹泻等消化道症状为主。

（4）中毒病人对健康人不具有传染性，人与人之间不直接传染。

2. 细菌性食物中毒的特点 四季都可发生，尤以夏秋季为主；发病率高，病死率低，恢复快；各类食物均可发生；临床症状分胃肠型和神经型，以消化道症状为主。常见的细菌性食物中毒有沙门菌食物中毒、变形杆菌食物中毒、葡萄球菌肠毒素食物中毒、副溶血性弧菌食物中毒、肉毒梭菌食物中毒等。

3. 真菌及其毒素食物中毒的特点 食品被真菌污染；一般的烹调和加热处理不能破坏食品中的真菌毒素；没有传染性或免疫性；有明显的季节性和地区性；常见的真菌及其毒素食物中毒有霉变谷物（黄曲霉素）、霉变甘蔗（3-硝基丙酸）引起的中毒。

4. 动物性食物中毒的特点　诊断的主要依据是流行病学资料、病人的潜伏期和特有的临床表现、形态学鉴定资料、实验室结果，必要时进行毒理学试验。常见的动物性食物中毒有河豚，含高组胺的鱼类、鱼胆、贝类。

5. 植物性食物中毒的特点　误食有毒植物或有毒植物种子；发病季节性、地区性比较明显；临床表现各异。常见的植物性食物中毒有毒蘑菇、发芽马铃薯、菜豆、白果、苦杏仁等。

6. 化学性食物中毒的特点　发病与进食时间、进食量有关；发病有群体性，有相同的临床表现；无地域性、季节性、传染性。常见的化学性食物中毒有有机磷、亚硝酸盐、鼠药、甲醇中毒等。

（二）细菌性食物中毒的预防原则

1. 防止致病菌污染食品。

2. 控制致病菌在食品中生长繁殖和产生毒素。

3. 彻底加热食品，杀灭病原菌和破坏毒素。

（三）食物中毒的处理

食物中毒技术处理包括：对病人采取紧急处理；对中毒食品进行控制处理；对中毒场所采取消毒处理。

1. 对病人采取紧急处理

（1）立即停止食用中毒或可疑中毒食品。

（2）组织有关医疗机构紧急救治病人，根据病人具体情况进行排毒、对症治疗和特殊治疗。

（3）采取病人吐泻物、血液、尿液等标本备检。

2. 对中毒食品的控制处理

（1）保护现场，立即封存中毒或可疑中毒食品。

（2）采集中毒或可疑中毒食品备检。

（3）调查被污染食物的流向，尽快通过各种方式追回已售出的中毒或可疑中毒食品，并向可能受到中毒或可疑中毒食品影响地区的卫生行政部门或相关部门通报，采取相应的控制和预防措施。

（4）对中毒食品进行无害化处理或销毁。

对造成细菌性食物中毒的食品，如果是固体的应煮沸15分钟后掩埋或焚烧，液体的可与漂白粉混合消毒。真菌性、化学性、动植物性中毒的食品应焚烧或深埋，不得作食品用原料或饲料。对可利用的原料应提出安全的指导处理原则。

3. 对中毒场所采取消毒处理　立即封存被污染的食品工具、用具和设备，并对其进行清洗消毒。对接触了细菌性中毒食品的餐具、容器、用具、设备等用1%～2%碱水煮沸或用0.2%～0.5%漂白粉溶液浸泡、擦拭消毒。对被污染的冰箱、冰柜以及墙壁、地面等可用漂白粉溶液擦拭消毒。如果是接触化学性有害物质的，应将接触的物品彻底清洗以消除污染或按照相关规定进行废弃处理。

三、常见食品的卫生问题

粮谷类的主要卫生问题是真菌和真菌毒素的污染、农药残留、有毒有害物质的污染、仓储害虫，以及无机夹杂物、有毒种子的污染、掺假等。

果蔬类的主要卫生问题是细菌和寄生虫的污染、有毒化学物质的污染（如农药污染、工业废水、不恰当存放或腌制导致亚硝酸盐含量增加等）。

豆类及豆类制品的主要卫生问题是豆类中有害物质、微生物、添加剂和化肥的残留污染。

油脂类的主要卫生问题是油脂酸败、微生物污染和天然存在的有害物质。

肉类及其制品的主要卫生问题是肉类的腐败变质、易受人畜共患传染病污染、药物残留。

蛋类及其制品的主要卫生问题是微生物污染、化学性污染。

水产品类的主要卫生问题是腐败变质、寄生虫病、工业废水污染。

乳类的主要卫生问题是腐败变质、致病菌污染（如结核菌、炭疽、布氏菌、沙门菌等）。

酒类的主要卫生问题是酒中的有害物质，常见的有甲醇、醛类、氰化物、铅、锰、微生物污染等。

四、水源选择与卫生防护、饮用水常用消毒方法

（一）水源的种类

水源分为地表水（江河水、湖水、塘水、水库水等）、地下水（可分为浅层地下水、深层地下水、泉水）及降水（雨、雪、雹水）。

（二）水源选择的条件

1. 水量充足 应能满足城镇或居民点的总用水量，并考虑到近期和远期的发展。

2. 水质良好 经净化处理后水源水的感观性状、化学指标、细菌学指标、毒理学指标、放射性指标都应符合生活饮用水水质标准。

3. 便于防护 水源周围环境条件较好，取水点应设在城镇和工矿企业的上游。

4. 技术和经济上合理 技术上不存在问题，经济上可支撑，群众方便取用。

（三）生活饮用水卫生要求

1. 水中不得含有病原微生物和寄生虫虫卵，以保证不发生和传播介水传染病。
2. 水中所含化学物质及放射性物质不得危害人体健康。
3. 水的感官性状良好。
4. 应经消毒处理，并符合出厂水消毒剂限值及出厂水和管网末梢水消毒剂余量的要求。

（四）水源水的卫生防护

1. 集中式给水的卫生防护 采用地表水水源作饮用水应设置卫生防护带，在取水点周围半径100米的水域内，严禁捕捞、网箱养殖、停靠船只、游泳和从事其他可能污染水源的任何活动；河流取水点上游1000米至下游100米的水域，不得排入工业废水和生活污水，其沿岸防护范围内不得堆放污染水源的废渣、垃圾、有毒物品，不得从事放牧等有可能污染该段水域水质的活动。采用地下水作饮用水源时，要注意井壁的结构应当严密不漏水，井周围应有一定距离的卫生防护带，在这个区域内不得有污染源存在。

2. 分散式给水的卫生防护 采用井水作水源时，井应设在污染源上游，地势较高不易积水处，周围30米内不得有渗水厕所、渗水坑、粪坑、垃圾堆和废渣堆等污染物。如规定不得在井台上洗菜、洗衣服、喂饮牲畜，严禁向井内扔东西，将井口加高，加井盖，设置公用提水桶，定期掏挖污泥，加强消毒等。

（五）农村饮用水常用消毒方法

1. 煮沸消毒 是农村家庭分散式供水（或农村家庭自备水）最安全有效的消毒方法。

2. 氯化消毒 是在水中加入氯制剂，通过制剂中有效氯的作用杀灭水中的致病微生物。常用的氯制剂有液态氯、漂白粉、漂白粉精片等。在农村家庭饮水消毒中以漂白粉、漂白粉精片使用最多。

五、室内空气污染

室内空气污染来源很多，主要污染源为室外来源和室内来源。

室外来源的污染物主要为室外空气、建筑物自身的有害物质、人为带入室内造成污染，以及生活水污染以水雾形式喷入到室内空气中等；室内来源的污染物主要为室内燃料燃烧、人的活动、室内建筑装饰材料、生物性污染、家用电器等。

防治措施：使用空气净化技术，合理布局及分配室内外的污染源，加强室内通风换气。

六、土壤污染

土壤污染是指人类生产和生活活动中排出的有害物质进入土壤中，超过一定限量，直接或间接地危害人畜健康的现象。

土壤污染的来源：主要有农业污染、工业污染、生活污染、交通污染、灾害污染、电子垃圾污染等。污染物污染土壤的方式主要有气型污染、水型污染、固体废弃物型污染等。

土壤污染的危害：土壤的生物性污染可能引起多种传染病和寄生虫病；土壤的化学性污染物，可通过农作物和水引起重金属和农药中毒。

土壤卫生防护：主要为工业废渣、污水处理，粪便和垃圾无害化处理，合理施用农药化肥等。

【经典习题】

1. 食物中毒的发病特点是
   A. 较长时间才可能有多数人发病　　B. 波及范围与污染食物供应范围一致
   C. 人与人之间能直接传染　　　　　D. 临床表现各不相同
   E. 发病潜伏期长
2. 某村医陆续接诊了3例腹泻病人，初步诊断均为食用霉变甘蔗中毒所致。该村医采取的预防措施中错误的是
   A. 及时报告当地食品卫生监督机构　　B. 对患者进行隔离治疗
   C. 告知患者停止食用霉变甘蔗　　　　D. 协助采取患者标本以备送检
   E. 对当地村民进行卫生知识宣传

答案：1.B；2.B。

第二节　服务内容和要求

服务内容和要求	服务对象	★★★
	服务内容	★★★
	服务要求	★★★

卫生计生监督协管是指乡镇卫生院、村卫生室及社区卫生服务中心（站）等基层医疗卫生机构，协助区（县）卫生计生监督执法机构，在辖区内依法开展食源性疾病及相关信息报告、饮用水卫生安全巡查、学校卫生服务、非法行医和非法采供血信息报告、计划生育相关信息报告等工作。

一、服务对象

辖区内居民。

二、服务内容

（一）食源性疾病及相关信息报告

发现或怀疑有食源性疾病、食品污染等对人体健康造成危害或可能造成危害的线索和事件，及时报告。

（二）饮用水卫生安全巡查

1. 协助卫生计生监督执法机构对农村集中式供水、城市二次供水和学校供水进行巡查。
2. 协助卫生计生监督执法机构开展饮用水水质抽检。
3. 发现辖区内饮用水出现异常情况，及时报告卫生计生监督执法机构。
4. 协助有关专业机构对供水单位从业人员开展业务培训。

（三）学校卫生服务

1. 协助卫生计生监督执法机构定期对学校传染病防控开展巡访，发现问题隐患及时报告。
2. 指导学校设立卫生宣传栏，协助开展学生健康教育。
3. 协助有关专业机构对校医（保健教师）开展业务培训。

（四）非法行医和非法采供血信息报告

定期对辖区内非法行医、非法采供血行为开展巡访，发现相关信息及时向卫生计生监督执法机构报告。

（五）计划生育相关信息报告

1. 协助卫生计生监督执法机构定期对辖区内计划生育机构计划生育工作进行巡查。
2. 协助卫生计生监督执法机构对辖区内与计划生育相关的活动开展巡访，发现相关信息及时报告。

三、服务要求

1. 县（区）级卫生计生行政部门要建立健全各项协管工作制度和管理规定，为基层医疗卫生机构开展卫生计生监督协管工作创造良好的条件。
2. 县（区）卫生计生监督执法机构要采用在乡镇、社区设派出机构或派出人员等多种方式，加强对基层医疗卫生机构开展卫生计生监督协管的指导、培训并参与考核评估。
3. 乡镇卫生院、社区卫生服务中心要建立健全卫生计生监督协管服务有关工作制度，配备专（兼）职人员负责卫生计生监督协管服务工作，明确责任分工。有条件的地区可以实行零报告制度。
4. 要按照国家法律、法规及有关管理规范的要求提供卫生计生监督协管服务，及时做好相关工作记录，记录内容应齐全完整、真实准确、书写规范。

四、考核指标

1. 卫生计生监督协管信息报告率 $= \dfrac{\text{报告的事件或线索次数}}{\text{发现的事件或线索次数}} \times 100\%$

注：报告事件或线索包括食源性疾病、饮用水卫生安全、学校卫生、非法行医和非法采供血、计划生育。

2. 协助开展的食源性疾病、饮用水卫生安全、学校卫生、非法行医和非法采供血、计划生育实地巡查次数。

【经典习题】

3. 某村医发现有人到本村组织村民卖血，这些人无采血资质，但给予卖血者较高补助，村民普遍乐意前往。该医生正确的做法是

  A. 对村民有利，给予支持   C. 把采血地点放在村卫生室
  B. 村民乐意，可以不管   D. 要求采血者尽快办理相关资质
  E. 及时向卫生计生监督执法机构报告

答案：E。

第三部分

全科医疗

全科医疗部分是考试的主题部分，包括基本知识、常见症状、常见病与多发病、合理用药、急诊与急救、中医辨证施治和适宜技术应用等方面的内容，涉及乡村助理医师日常诊疗工作的方方面面，占总分的55%~65%，其中中医辨证施治和适宜技术应用又占30%。这部分内容绝大多数需要记忆，但死记硬背效率较差，必须在理解的基础上记忆，同时善用对比、图表等方式，方可达到事半功倍的效果。又因中医辨证施治和适宜技术占比较高，且在日常临床工作中十分实用，在复习时尤应重点把握。

第一章 全科医学基本知识

第一节 全科医疗

	全科医学和全科医疗的概念	★★
	全科医疗的服务模式	★★★
全科医疗	全科医疗与专科医疗的区别和联系	★★
	临床预防	★★
	全科医疗的常用工具	★★★

一、全科医学和全科医疗的概念

全科医学又称家庭医学,是一个面向社区与家庭,整合临床医学、预防医学、康复医学以及人文社会学科相关内容于一体的综合性医学专业学科,其范围涵盖了各种年龄、性别、器官系统以及各类疾病。它是在西方国家通科医生长期实践经验的基础上,综合了现代生物医学、行为科学和社会科学的最新研究成果,用以指导全科医生从事基层医疗保健的知识技能体系。这一新型学科于20世纪80年代后期引入中国内地。1997年1月,中共中央、国务院在《关于卫生改革与发展的决定》中明确指出,要加快发展全科医学,大力培养全科医生。

全科/家庭医疗(以下简称全科医疗)是将全科/家庭医学理论应用于病人、家庭和社区卫生服务的一种基层健康照护专业服务,是一种综合了许多学科领域内容的一体化的临床专业。

二、全科医疗的服务模式

全科医疗针对社区居民的健康问题与常见疾病,无论年龄、性别与疾患类型,都提供以人为本、以健康为中心、主动性、连续性、综合性、个体化的长期负责式医疗保健服务,并将个体与群体健康照护融为一体。全科医疗充分体现了现代生物-心理-社会医学模式,以及卫生资源利用的成本效益最大化。

全科医疗的服务模式具体体现为以下特征:

1. 基层医疗照护 全科医疗是一种以门诊为主体的第一线医疗照护,也称为首诊服务。全科医疗以相对简便、经济而有效的手段解决社区居民70%以上的健康问题,并根据需要安排病人及时、恰当地利用医院和其他类型的医疗保健服务;同时关心未就医的病人以及未患病者的健康需求。

2. 人性化照护 全科医疗重视人胜于重视疾病,即:将病人看作有个性、有情感需求的人,而不仅是疾病的载体;其服务目标不仅是要寻找有病的器官,更重要的是维护服务对象的整体健康。为达到这一目标,全科医疗服务者必须视服务对象为重要合作伙伴,熟悉其生活、工作、社会背景和个性类型,从"整体人"的角度全面考虑其生理需求、心理需求与社会需求,以便提供适当的服务,使其积极参与健康维护和疾病控制的过程。

3. 综合性照护 这一特征是全科医学的"全方位"或"立体性"的体现,即:就服务对象而言,不分年龄、性别和疾患类型;就服务内容而言,包括医疗、预防、康复和健康促进;就服务层面而言,涉及生理、心理和社会文化各个方面；就服务范围而言，涵盖个人、家庭与社区，无论其在种族、社会文化背景、经济情况和居住环境等方面有何不同；就服务手段而言，可利用一切对服务对象有利的方式与工具，包括现代医学与传统医学。因此，全科医疗又被称为一体化服务。

4. 持续性照护　全科医疗是从生到死的全过程服务。其持续性可包括：第一，人生的各个阶段，从婚育咨询开始，经过孕期、产期、新生儿期、婴幼儿期、少儿期、青春期、中年期、老年期，直至濒死期，都覆盖在全科医疗服务之下；当病人去世后，还要顾及其家属居丧期的健康照护，乃至某些遗传危险因素和疾病的持续性管理问题。第二，疾病发生发展的各个阶段，全科医疗对疾病特别是慢性疾病负有一、二、三级预防的不间断责任，从健康促进、危险因素的监控，到疾病的早、中、晚各期的长期管理。第三，任何时间、地点，包括服务对象出差或旅游期间，甚至住院或会诊期间，全科医疗都有可能根据病人需要事先或随时提供服务。

由于持续性服务是全科医疗的一个十分重要而独有的特征，需要通过一些特定途径来实现这种服务，包括：签订家庭保健协议，用以固定医患双方的长期关系；预约就诊制度，保证病人就诊时能见到自己的家庭医生；慢性病的随访制度，使任何一个慢性病病人可获得规范化的管理而不致失控；急诊或24小时电话值班制度，使对病人的"首诊"得到保证；完整的健康档案，使每个服务对象的健康与疾病资料获得完整准确的记录和充分利用。

5. 协调性照护　全科医疗还是动员多种资源服务于病人及其家庭的枢纽，如：掌握各类专科医疗的信息和转会诊专家的名单，需要时可为病人提供适当的转会诊服务；了解社区健康资源，如健康促进协会、志愿者队伍、托幼托老机构、营养餐厅、护工队伍等，可为病人联系到有效的社区支持；熟悉病人及其家庭，在健康维护与疾病管理，尤其是慢性病管理中充分发挥家庭资源的作用。这种协调与动员作用使全科医疗立足基层、指挥全盘，根据需求为病人提供医疗、护理、精神、社会等多方面的援助。

6. 可及性照护　全科医疗是方便、可及的基层医疗照护，它对服务对象应体现出地理上的接近、使用上的方便、关系上的亲切、结果上的有效，以及价格上的合理等一系列使人易于利用的特点。任何地区建立全科医疗机构时，应在服务地点、内容、时间、质量、人员结构以及价格与收费方式等方面考虑当地民众的可及性，使百姓感受到这种服务值得自己充分利用。在全科医疗中充分发挥医生基本功与基础检验设备的作用，可以获得比一般专科医疗更好的成本效益。

三、全科医疗与专科医疗的区别和联系

1. 全科医疗与专科医疗的区别　专科医疗负责疾病形成以后一段时期的诊治，是根据科学对人体生命与疾病本质的研究成果来认识与对抗疾病；并承担深入研究病因、病理等微观机制的责任。其对病人的管理责任是间断性的，一旦病人出院或就诊结束，这种管理责任随即终止。因此，病人回家以后的遵医行为如何，就不再属于医生的管理范围。专科医疗处理的多为疑难重症，往往需要动用昂贵的医疗资源。专科医生是运用越来越复杂而精密的仪器设备救治病人的技术权威，而病人往往是高技术手段的被动受体。

全科医疗负责健康时期、疾病早期乃至经专科诊疗后无法治愈的各种病患的长期照护，其关注的中心是人而不是病。无论其服务对象有无疾病或病患，全科医疗都要为其提供令人满意的服务，即对自己的"当事人"有关健康的一切事务负有不可推卸的责任。全科医疗对病人负有全面的管理责任，只要病人信任，医生就应关照其健康问题而无论时间、地点；病人回家以后的遵医行为，其家庭或社区环境是否有利于治疗与康复，仍然属于医生的管理范围。全科医疗处理的多为常见健康疾患与慢性病，利用的手段多为中西医适宜技术。在全科医疗服务团队中，病人是医护人员得力的合作伙伴。全科医疗与专科医疗在具体特性上的区别见表3-1-1。

表3-1-1　全科医疗与专科医疗在具体特性上的区别

特性	全科医疗	专科医疗
服务人口	较少而稳定（1∶2500±）	大而流动性强［1∶（5万~50万）］
照顾范围	宽（生物-心理-社会功能）	窄（某系统/器官/细胞）

续表

特性	全科医疗	专科医疗
疾患类型	常见问题	疑难急重问题
技术	基本技术，不昂贵	高新技术，昂贵
方法	综合	分科
责任	持续性，生前→死后	间断性
服务内容	综合性一体化健康服务	医疗为主
态度/宗旨	以健康为中心，全面管理 以人为中心，病人主动参与	以疾病为中心，救死扶伤 以医生为中心，病人被动服从

2. 全科医疗与专科医疗的联系 两者既各司其职，又互补互利。实行分级诊疗后，专科医生将主要精力用于少数疑难杂症的确诊和危急重症的抢救，以及与之相关的高科技研究和医学教育，大医院的门诊部主要功能是在特定的时间内根据预约接待基层转诊的病人；全科医生则以经济有效和高情感的方式处理大批日常病人的一般健康问题，并能筛选或发现少数疑难危重病例，及时转、会诊。全科医生提供的有关病人的早期信息有利于专科医生对疑难问题的诊治；专科医生提供的继续医学教育有利于全科医生及时更新知识、利用新技术，更好地与专科医疗衔接。这种联系将根据病人需要，组织起家庭、社区和医院之间的"一条龙"服务系统，提供"无缝式"的医疗照护。

3. 全科医疗与中医学的联系 <u>中医学在缜密的哲学思维体系指导下积累了大量的实践经验，其整体论（"天人合一""心身相关""脏腑经络学说"等）、养生预防康复的原则和措施、个体化的辨证论治、因时因地制宜的处理、简便经济有效的诊治方法以及强调医德和医患关系等</u>，不仅与全科医学如出一辙，而且更具可操作性，也更适合中国人的文化传统、思维方式和健康信念。此外，中医学还有许多优势可作为现代医学的补充，特别是对病毒感染、老年病、慢性病和各种功能性疾患这类现代医学感到棘手的问题，可以根据其整体状况和舌、脉等表象做出中医学的功能性诊断并开出适当的中药方剂，或施以针灸、按摩、食疗、体疗等综合有效的干预；从而在符合医学要求的前提下尽量满足病人的各种期望，也更容易得到病人的信任而改善其遵医行为。因此，把中医学的适用成分引进全科医疗服务，将不仅使中国的全科医生迅速得到群众的承认，还有可能对全科医学在世界的发展提供有益的工具和启示。

四、临床预防

1. 临床预防的概念 临床预防又称个体预防，是预防医学的重要组成部分，是医生、护士在临床医疗服务过程中对导致健康损害的主要危险因素进行评价的基础上，对病人、早期无症状者和健康人实施的个体预防干预措施，是在临床环境条件下向他们提供的以第一级预防和第二级预防为主的、治疗与预防一体化的卫生保健服务。在具体实施中，尤其注重不良行为生活方式等危险因素的采集和纠正，强调医患双方以相互尊重的方式进行健康咨询并共同决策，以及疾病临床前期的早期诊断和早期治疗，推行临床医学与预防医学一体化的、连续性的卫生保健服务，以达到减少或消除致病危险因素、维护与促进健康的目的。

2. 临床预防的实施

（1）健康教育与咨询：对就医者进行教育是一种特定的干预方式，强调病人参与。

1）病人评估：为了加强针对性，必须首先评估病人的需要，包括：①病人的性别及其处于生命周期的哪个阶段；②病人的家庭/社会角色；③病人对疾病的认识与观念；④病人与疾病有关的不良生活方式与行为；⑤病人对教育内容的理解程度；⑥病人的主观需求和客观需要；⑦病人有什么可利用的资源；⑧教育内容的优先顺序。

2）讨论发现适宜的管理目标：包括正确用药、适当休息、降压、降糖、降脂、戒/减烟、减重（通过合理运动与膳食）、预防各种伤害、改善心情、改善家庭关系、家庭环境和社交状况等，每次应使之个体化、可操作、重点突出、循序渐进；同时要重视病人自主权，关注相应的经济因素；并争取家庭、亲友及社区的支持。

3）教育方式：①面谈：是最直接和最基本的病人教育方式，通过面谈，评估病人生理上和情绪上的需要；②健康教育处方：以医嘱形式印制的文字材料，对病人进行用药和生活方式指导；③环境与媒体：是间接的病人教育方式，以壁报、专栏、录像播放和各种通俗读物布置诊所环境，吸引候诊病人的注意力并激发其兴趣，进行知识的熏陶，为针对性教育提供信息基础。

（2）筛检与周期性健康检查

1）概念：筛检是应用快速简便的检验、检查或其他手段，对未识别的疾病或缺陷做出推断性鉴定，从外表健康者中查出可能患某病者。筛检试验不是诊断，对阳性和可疑阳性者应当指导就医，以进一步诊断并做必要的治疗。筛检不仅可早期发现可疑疾病，还可发现高危人群，以便及早控制危险因素，避免疾病发生。周期性健康检查是运用筛检项目系列组合，针对不同年龄、性别对象而编制的终身健康检查计划。它比筛检更具科学性、系统性和针对性，是各国全科医生日常诊疗中的重要工作内容。

2）确定筛检项目的原则：①该疾病和健康问题是当前重大的卫生问题（如患病率高或危害严重）；②该疾病有效的诊断治疗方法；③对该疾病自然史了解较清楚，早期治疗效果好；④有适当的检测技术，安全、方便、易行，易于被接受；⑤检验费用低廉，符合成本－效益原则。

3）周期性健康检查内容：周期性健康检查是按年龄和性别而进行的以预防为导向的措施，对于老年人、儿童和妇女围生期保健都有相应的特殊检查内容。目前我国大陆地区还没有全人群统一的周期性健康检查的内容要求。

（3）免疫预防。

（4）化学预防：是指对无症状的人群使用药物、营养素（包括矿物质）、生物制剂或其他天然物质作为第一级预防措施，提高人群抵抗疾病的能力，以防止某些疾病的发生。常用的化学预防方法有：对有特效防治药物的传染病，给易感者采用的预防性服药措施，如在疟疾流行时，易感者服用抗疟疾药乙胺嘧啶、伯氨喹等；给育龄或妊娠的妇女和幼儿补充含铁物质来降低罹患缺铁性贫血的危险；孕期妇女补充叶酸降低神经管缺陷婴儿出生的危险；绝经后妇女使用雌激素预防骨质疏松症和心脏病（目前尚有争议）；补充氟化物降低龋齿患病率；用低剂量阿司匹林预防心肌梗死、心脏病、脑卒中以及可能的肿瘤等。但是化学性预防必须在医生指导下进行。使用雌激素和阿司匹林等药物尤其应注意其禁忌证和不良反应。

（5）临床营养指导：合理营养是健康的物质基础，营养不足或过剩都可以引起或加速疾病的发生与发展。因此，做好临床营养指导是全科医生实施临床预防的重要内容之一。

五、全科医疗的常用工具

1. 全科医疗特色的健康档案（病历） 全科医疗本身具有的各种特征，要求其健康档案也有别于传统的专科医疗记录，体现出以人为本、以健康为中心进行全方位、全过程管理的鲜明特色。全科医疗健康档案在记录上采用以问题为导向的记录方式。以问题为导向的医疗记录（POMR）能够较全面地反映病人的生理、心理、行为和社会各方面的情况，以及未分化疾病和慢性疾病的进展情况，为全科医生进行综合性、连续性、协调性的服务提供记录空间和备查依据。POMR式健康档案由基本资料、问题目录、问题描述、病情流程表等组成。具体内容为：

（1）基本资料：包括人口学资料、健康行为资料、临床基本资料（既往史、家族史、生物医学基础资料、临床预防操作资料及药物过敏史等）。

（2）主要问题目录：一般以表格形式填写主要问题目录，放在健康档案的开始部分、个人一般情况之后；健康问题按诊断日期的顺序编号排序。其中所记录的问题一般指过去影响、现在正在影响或将来还会影响个人健康的异常情况；内容包括已明确诊断的慢性生理或心理疾患、手术、社会问题、家庭问题、行为问题、卫生经济问题、异常的体征或化验检查结果、难以解释的症状、危险因素，或虽常见但医生认为是较为重要的问题等。

(3) SOAP 式问题描述

1) S，主观资料：是由病人或其就医陪伴者提供的主诉、症状、疾病史、家族史和社会生活史等。对以上情况的描述尽量使用（或贴近）病人的语言。

2) O，客观资料：包括医生查体发现、实验室检查结果、心理行为测量结果，以及医生观察到的病人的态度、行为等。

3) A，对健康问题的评估：完整的评估应包括初步判断、鉴别诊断、问题的轻重程度及预后判断等。"评价"内容超出了以往的疾病诊断，其内容可以是疾病、生理问题、心理问题、社会问题，以及未明确原因的症状和（或）主诉。

4) P，对问题的处理计划：计划内容应包括诊断计划、治疗策略（包括用药和非药物治疗方式）、病人教育等。

有关病人教育要记录所需要的教育内容，包括饮食控制、运动指导、去除疾病的相关危险因素等。对于长期接受医疗照护的慢性病病人，健康教育通常包括解释治疗结果、药物可能发生的不良反应及药物的交互作用、在什么情况下必须马上就医等。由于这些内容与病人的连续性管理和预后密切相关，并体现了医生的伦理、法律责任，所以都应一一记录在案，以便日后继续评价管理。

此外，POMR 式健康档案还包括规范化的慢性病随访记录和转、会诊记录等（略）。

2. 以家庭为单位的照护 家庭医生要善于了解并评价家庭对健康的影响、家庭类型、功能与周期，发现其中对家庭成员健康的潜在威胁，并通过适当的咨询干预使之及时化解，改善其家庭功能；还要善于动员家庭资源，协助对疾病的诊断与长期管理。

(1) 家庭对健康和疾病的影响：①遗传方面；②儿童发育方面；③疾病传播方面；④成人发病和死亡方面；⑤疾病预后方面；⑥就医行为与生活方式方面。

(2) 家庭的类型

1) 核心家庭：由父母及其未婚子女组成的家庭，也包括无子女夫妇家庭和养父母及其养子女组成的家庭。

2) 扩展家庭：由两对或两对以上的夫妇及其未婚子女组成的家庭。是由核心家庭及夫妇单、双方的父母或亲属共同构成的。又可分为主干家庭与联合家庭。①主干家庭：由一对已婚子女及其父母、未婚子女或未婚兄弟姐妹构成的家庭；②联合家庭：又称复式家庭，由至少两对或两对以上同代夫妇及其未婚子女组成的家庭，包括父母与几对已婚子女及孙子女构成的家庭。

3) 其他家庭类型：包括单身家庭、单亲家庭、同居家庭、同性恋及混合家庭等。这些家庭虽然不具备传统的家庭形式，但也表现出家庭的主要特征。

(3) 家庭的功能

1) 抚养和赡养：通过供给成员饮食、衣服、住所、温暖、保护、休息等，满足成员最基本的生理需要。

2) 满足感情需要：满足人的爱与被爱的需要，成员之间维系着用血缘和姻缘关系加固的情感纽带。

3) 满足生殖和性需要：生育子女，传宗接代，延续种族，此外还满足人的性需要，调节控制性行为。

4) 社会化：将家庭成员培养成合格的社会成员，如传授社会技巧和知识，发展建立人际关系的能力，学会与人相处，胜任社会角色。

5) 经济功能：家庭是社会经济分配与消费的最基本单位，只有具备充分的经济资源，才能满足家庭成员各种需要，包括医疗保健、健康促进的需要。

6) 赋予成员地位：父母的合法婚姻给予子女合法地位。此外还为成员提供社会、经济、教育、职业等方面的地位。

(4) 家庭生活周期：家庭也像个人一样，有其发生、发展和结束的过程，其中的任何重大事件都会给其成员的心理和生理健康造成影响。家庭生活周期各阶段见表 3-1-2。

表 3-1-2 家庭生活周期各阶段

阶段	定义	重要事项
1. 新婚	男女结合	双方适应沟通（亲密 – 独立、自由 – 责任感的平衡）；性生活协调及计划生育
2. 第一个孩子出生	最大孩子介于 0~30 个月	父母角色适应；经济及幼儿照顾的压力；母亲产后恢复；计划免疫
3. 有学龄前儿童	最大孩子介于 30 个月~6 岁	儿童身心发育；孩子与父母部分分离（如上幼儿园）
4. 有学龄儿童	最大孩子介于 6~13 岁	儿童身心发展；上学问题；终身健康生活习惯与行为的养成
5. 有青少年	最大孩子介于 13 岁~离家	青少年教育与沟通；自我认知问题；青少年性教育，与异性交往和恋爱
6. 孩子离家创业	最大孩子离家至最小孩子离家	父母与子女关系改为成人间关系；父母渐有孤独感
7. 空巢期	父母独处至退休	恢复夫妻两人生活，重新适应婚姻关系
8. 退休	退休至死亡	计划退休生活；适应与新家庭成员的关系；经济及生活依赖性高；面临病患、衰老、丧偶、死亡

（5）家庭资源：为维持家庭基本功能，应对紧张事件和危机状态所需要的物质和精神上的支持被称为家庭资源。家庭资源的充足与否，直接关系到家庭及其成员对压力及危机的适应能力。家庭资源可分为家庭内资源和家庭外资源。

家庭内资源包括：①经济支持：家庭对成员提供的各种金钱、财物的支持；②维护支持：家庭对其成员名誉、地位、权利和健康的维护与支持；③医疗处理：为家人提供及安排医疗照护；④爱的支持：家庭对成员的关怀及精神支持，满足家人感情需要；⑤信息和教育：为家人提供医疗信息、建议及家庭内部的健康教育；⑥结构支持：家庭住所或设施的改变，以适应患病成员需求。

家庭外资源包括：①社会资源：亲朋好友及社会团体的关怀与支持；②文化资源：文化、传统、习俗教育等方面的支持；③宗教资源：宗教信仰、宗教团体的支持；④经济资源：来自家庭之外的收入、赞助、保险、福利等；⑤教育资源：教育制度、方式、水平等；⑥环境资源：居住区环境、社区设施、公共环境等；⑦医疗资源：医疗保健机构、卫生保健制度及卫生服务的可及性和可用性。

当家庭内资源不足或缺乏时，家庭医生应帮助病人及家庭寻找和利用家庭外资源。

（6）家系图编制：家系图可用来描述家庭结构、家庭遗传问题、家庭成员相互关系、家庭重要事件等情况。家系图比较稳定，可作为家庭档案的基本资料存于病历中。家系图一般由三代组成。长辈在上，子孙在下；同辈中，长者在左，幼者在右；夫妇双方的家庭都应包含在内。个人的符号旁边，可按需要加注年龄、病历、婚姻、死亡等生活事件。一般可在 5~15 分钟内完成。

3. 以社区为基础的照护 全科医疗是立足于社区的卫生服务，其特征表现为：第一，社区的概念体现于地域和人群，即以一定的地域为基础，以该人群的卫生需求为导向，全科医疗服务内容与形式都应适合当地人群的需求，并充分利用社区资源，为社区民众提供服务。因此"社区卫生诊断"就成为开展全科医疗必要的基础环节。第二，以社区为导向的基层医疗，将全科医疗中个体和群体健康照护紧密结合，互相促进。全科医生在诊疗服务中，既要利用其对社区背景的熟悉去把握个别病人的相关问题，又要对从个体病人身上反映出来的群体问题有足够的敏感性。因为全科医生的就医人群是相对固定的，各类疾病发生的概率也相对固定，一旦疾病概率有明显变化，就表明出现了足以影响群体健康的某些因素。此时医生就要去追踪病人的来龙去脉，了解其所属组织或住宅区域可能发生的重大生活事件，评估其对病人的负面影响，并提出合理的社区干预计划。

4. 以预防为导向的照护 全科医疗要求落实"预防为主"的思想，即在人健康时、由健康向疾病转化过程中以及疾病发生早期（无症状期）就主动关注，其服务对象除了患病者外还包括高危人群与健康人群。全科医疗注重并实施"全生命周期健康管理"，根据服务对象生命周期的不同阶段中可能存在的危险因素和健康问题，提供一、二、三级全程预防。全科医生从事的预防多属于"临床预防"，即在日常临床诊疗活动中对个体病人及其家庭提供随时随地的个体化预防照顾；同时还根据需要与可能，协助其团队成员提供某些公共卫生服务。

5. 团队合作式服务 全科医生通过与他人协调配合，形成了卓有成效的综合性工作团队。在基层医疗本身，存在着门诊团队、社区团队、医疗-社会工作团队及康复团队等，由社区护士、公共卫生护士、康复医师、营养医师、心理医师、口腔医师、其他专科医师（如外科、骨科、儿科、五官科等）、中医师、理疗师、接诊员、社会工作者、护工人员等与全科医生协同工作，改善个体与群体健康状况和生活质量。其中，社区护士是全科医生完成社区/家庭医疗工作的主要助手，其主要服务对象是需要在社区长期管理的慢性病病人、老年病人、出院病人及残疾人等，服务内容包括家庭访视、家庭护理、病人小组活动指导、病人教育督导等。社区护士和全科医生的比例一般为2∶1，甚至更多，即护士的数量超过医生。

【经典习题】

1. 下列不属于全科医疗中的基层医疗服务特点的是
   A. 服务手段简便、经济、有效
   B. 既服务于就医患者又关注未就医者
   C. 根据需要负责安排其他相关医疗服务
   D. 一种以门诊为主体的第一线医疗服务
   E. 主要任务是为行动不便的患者上门服务
2. 下列各项，不属于中医综合有效干预的是
   A. 针灸
   B. 按摩
   C. 食疗
   D. 体疗
   E. 放疗
3. 下列各项，不属于把中医学的适用成分引进全科医疗服务依据的是
   A. 中医学在缜密的哲学思维体系指导下积累了大量的实践经验
   B. 中医与全科医学服务对象与内容完全一致
   C. 养生预防康复的原则与全科医学如出一辙
   D. 个体化的辨证论治与全科医学如出一辙
   E. 因时因地制宜的处理与全科医学如出一辙

答案：1.E；2.E；3.B。

第二节 全科医生

全科医生	全科医生的概念	★★★
	全科医生的签约服务	★★
	全科医生的诊疗思维	★★★
	全科医生的应诊任务与接诊技巧	★★★

一、全科医生的概念

1. 全科医生的定义 全科医生又称全科/家庭医师或家庭医生，是执行全科医疗卫生服务的提供者。全科医生是对个人、家庭和社区提供优质、方便、经济有效、一体化的基本医疗保健服务，进行生命、健康与疾病的全过程、全方位负责式管理的医生。

2. 我国全科医生发展的总体目标 2011年在《国务院关于建立全科医生制度的指导意见》中提出的全科医生发展总体目标是：到2020年，在我国初步建立起充满生机和活力的全科医生制度，基本形成统一规范的全科医生培养模式和"首诊在基层"的服务模式，全科医生与城乡居民基本建立比较稳定的服务关系，基本实现城乡每万名居民有2~3名合格的全科医生，全科医生服务水平全面提高，基本适应人民群众基本医疗卫生服务需求。

3. 全科医生的角色

（1）对个人与家庭：①医生；②健康管理者；③咨询者；④教育者；⑤卫生服务协调者。

（2）对医疗保健与保险体系：①守门人；②团队管理与教育者。

（3）对社会：①社区或家庭成员；②社区健康组织与监测者。

4. 全科医生的素质

（1）强烈的人文情感：全科医生必须具有对人类和社会生活的热爱与持久兴趣，具有服务于社区人群、与人交流和相互理解的强烈愿望；对病人具有高度同情心和责任感。

（2）扎实的业务技能：全科医生应具有为"整体人"服务的知识；既善于处理暂时性健康问题，又能对慢性病病人、高危人群与健康人提供持续性保健。因此，涉及社区常见疾病的各临床学科（包括中医学等传统医学）乃至遗传学、心理学、行为科学、预防医学、伦理学、经济学等学科中的相关知识技能，都是不可缺少的。

（3）出色的管理能力：全科医生工作处处涉及病人、家庭与社区健康管理，以及社区卫生服务团队管理等，因此必须有自信心、自控力和决断力，敢于并善于独立承担责任、控制局面；在集体环境中具有协调意识、合作精神和足够的灵活性、包容性，从而成为团队的核心，与各方面保持和谐的人际关系；又能随时平衡个人生活与工作的关系，以保障自己的身心健康与服务质量。

（4）执着的科学态度：科学态度和学习能力是全科医生的关键素质之一，必须严谨、敏锐、孜孜不倦地对待业务工作，抓紧相关继续医学教育的机会；能运用循证思维，批判性地评价新知识和信息，并将其结合于日常服务实践中。善于通过各种方法评价自身技能与行为，不断获得自我发展。

二、全科医生的签约服务

国务院医改办、国家卫生计生委等七部门在2016年5月发布了《关于推进家庭医生签约服务的指导意见》，其中将家庭医生签约服务作为转变基层医疗卫生服务模式、深化医药卫生体制改革的重要任务。习近平总书记在2017年新年贺词中特别指出："很多群众有了自己的家庭医生"。乡村医生对此应予以充分重视。

1. 签约服务的目的 通过推进家庭医生签约服务，强化全科医生制度建设，鼓励群众增加对基层医疗卫生服务的利用，促进基层首诊、分级诊疗的实现，落实健康中国规划和人人享有基本医疗卫生服务的目标。同时结合医保支付机制改革（按病种付费、按人头预付制、医联体总额付费等），发挥家庭医生在防控慢性病、减少医疗浪费、合理引导双向转诊方面的守门人作用。

2. 签约服务的方式

（1）家庭医生为签约服务的第一责任人。现阶段家庭医生主要包括全科医生（含助理和中医类别全科医生）、乡镇卫生院医生和村医，以及参与基层服务的符合条件的专科医生。

（2）实行团队签约服务。家庭医生团队主要由家庭医生、社区护士、公共卫生医生等组成，有条件的地区可吸收药师、健康管理师、心理咨询师、社（义）工等加入团队，合理分工，密切合作。

（3）签订服务协议。根据服务半径和人口，合理划分签约服务责任区域，居民或家庭自愿选择一个家庭医生团队签订服务协议，明确服务内容、方式、期限和医患双方的责任、权利、义务及其他有关事项。签约期限一般为一年，期满后居民可续约或另择其他团队签约。鼓励和引导居民就近签约，也可跨区域签约，建立有序竞争机制。

（4）鼓励组合式签约。加强医院与基层医疗机构对接，让居民自愿选择家庭医生团队＋一个二级医院＋一个三级医院，或村医＋一个卫生院＋一个县医院，即"1+1+1"组合签约服务模式，在组合之内可自行选择就医机构，逐步过渡到基层首诊；在组合外就诊应通过家庭医生转诊。

3. 签约服务的内涵

（1）明确签约服务内容。①基本医疗服务：常见病、多发病的中西医诊治、合理用药，慢性病精细化管理，就医路径指导和转诊预约等；②公共卫生服务：涵盖国家基本公共卫生服务项目和规定的其他公共卫生服务（根据服务能力和需求提供）；③健康管理服务：可包括健康评估与指导、康复指导、家庭病床与家庭护理、中医药治未病、高危人群的疾病筛查、全生命周期健康管理、远程健康监测等个性化服务内容。

（2）制定实施签约服务包。签约服务提供的内容丰富，应根据服务对象的需求有针对性地提供。例如，对于老、病、残、孤等弱势群体，妇女、儿童等高需求群体，慢性病病人以及各类高风险职业群体，都可以根据其年龄、性别、遗传、经济、文化、习俗、社会角色、职业压力、多发疾病、主要健康问题等不同特点，将所需服务和适宜技术进行组合，并制定合理的收费价格，组织团队内外人力和其他资源提供服务，便于服务对象选择利用。

（3）体现对签约服务对象的优惠。对于签约者可以在选择服务人员、服务预约、用药指导、自我监测指导、检查结果咨询、专家会诊预约、参与慢性病病人俱乐部等各类互动式健康管理、必要的上门服务等方面，从服务的时间、数量、品质乃至价格上给予适当的优惠，使之易于感受签约的益处；并通过医患双方在维护健康、控制疾病方面的有效沟通与充分合作，增强签约服务的效果和吸引力。

4. 签约服务的激励机制 家庭医生签约服务需要新的考核、分配和激励机制与之配套。签约团队成员的收入应主要来自签约服务费（包括医保基金、公卫经费和签约居民付费等），而不是传统的"按服务项目收费"和药品收费。要建立以签约服务对象数量与构成、服务质量、健康/疾病管理效果、居民满意度（包括续签率）、医药费用控制、签约居民基层就诊比例等为核心的签约服务评价考核指标体系，定期对服务团队开展评价考核，将结果及时向社会公开，并与医保支付、基本公共卫生服务经费拨付以及团队和个人绩效分配挂钩。

三、全科医生的诊疗思维

1. 以病人为中心的全人性化照护 在诊疗中体现现代医学模式，不仅看病，还要把病人看作完整的人，提供全方位的照护。除了要执行医师的工作，如问病史、查体、辅助检查之外，还要了解病人的就医目的、对医生的期望、就诊时的情感状态、对自己的病患有无恐惧及担忧等，以及病人及其家庭的经济文化背景和相关生活方式，了解疾病对病人工作与家庭生活的影响，从中寻找某些发病原因方面的资料；并从生理、心理、社会三维角度做出整体评价和恰当的干预。基层医疗病人常有多种躯体方面的非特异性症状（病痛），却没有明显的阳性体征和实验室检查结果。这些问题往往是由心理、社会方面的因素引起的，被称为"躯体化问题"。所以医生应考虑到精神与躯体之间的相互影响，以及提供整体性服务的重要性。全科医生的诊治目标要从缓解症状、治愈疾病扩大到预防疾病、满足病人的需要；利用的资源应从医疗资源延伸到广泛的社会资源；医患间的交往也从接诊看病转为一种不受时空、疾患类型、患病和就诊与否等因素限制的伙伴式、连续性的交流——由此发挥出医生的技术魅力和人格魅力，体现出"医生本身就是药"，向民众提供有温度的长期陪伴。

2. 以解决问题为导向的诊疗思维方法

（1）全科医疗常见临床问题：在基层医疗服务中，大多数病人都是以症状（问题）而不是疾病就诊，并且大多数症状是由亚健康状态、早期未分化疾病、自限性疾病或心理社会因素引起的，往往无须也不可能做出病理和病因学的诊断。对于这类问题，专科医生可以告诉病人"你现在没有大问题，观察一段时间再说吧"。而在全科医生这里，却应该在做出初步健康评价后及时给予全方位的健康干预，对机体不平衡状态予以调整。此时医生干预的理由：一是适应就诊者需求，为其解决健康问题；二是"治未病"的成本–效果远高于"治已病"。

全科医疗中常见症状大致为：发热、皮疹、水肿、发绀、结膜充血、耳鸣与耳聋、鼻出血、口腔溃疡、牙痛、咽痛、吞咽困难、咳嗽与咳痰、咯血、呼吸困难、胸痛、心悸、恶心与呕吐、黄疸、腹痛、腹泻、便秘、呕血与便血、尿急、尿频与尿痛、血尿、阴道出血、腰腿痛、关节痛、头痛、抽搐、眩晕、晕厥、意识障碍、失眠等。全科医生必须熟知如何妥善地判断和处理这些症状，以及与之相关的常见疾病。

（2）全科医生的诊疗思维方法：<u>可以描述为"小病善治，大病善识，急病善转，慢病善管"</u>。

1）病情初步判断：①首先要识别或排除威胁生命的严重疾病；②多考虑社区常见疾病；③症状不典型、非特异时考虑全身性疾病（内分泌、免疫、血液系统疾病等）；④从生理–心理–社会角度鉴别亚健康与心身问题。

2）治疗与健康问题处理：①一般问题可做试验性即刻治疗；②病情需要时及时转诊；③慢性病及健康问题进行全方位长期管理。

相比专科医生的疾病诊断，全科医生更经常使用"分类诊断处理"。即接诊病人时，要在得出正确的诊断之前，根据病史或查体的结果判断病情的轻重缓急，随即进行相应处理。首先，分辨问题类型，根据症状的性质与发作过程，区分这些症状是否由危急的疾病引起，是器质性的还是功能性的。然后，分辨是急性还是慢性，是重症还是轻症。最后，决定是否转诊。根据问题类型与严重程度，将病人分为3类：①在基层可直接判断/处理的；②可以/需要进一步观察的；③需要紧急转/会诊的。对于留下来继续观察和治疗的病人，如有重要的疑点（"红旗问题"），一定要告知同事和病人，并记录在案。已明确或怀疑有危险问题而自己又无法处理的病人，一定要及时转诊，避免损害病人的生命健康。

四、全科医生的应诊任务与接诊技巧

1. 全科医生的应诊任务

（1）确认并处理现患问题：日常诊疗中多为常见疾患、未分化和自限性问题，但也要对可能危及生命的重病有足够的警惕性；并在诊疗活动中体现以病人为中心的原则（详见本章"全科医生的诊疗思维"）。

（2）对慢性活动性问题进行处理：全科医生对服务对象的长期责任体现在每一次与病人的接触中。由于社区有大量的慢性病病人，无论病人以何种问题就诊，都应关注其暂时性问题与慢性疾患的相互作用，或借此机会顺便对慢性病病人进行规范性随访（详见本部分第三章中"原发性高血压""糖尿病""冠状动脉粥样硬化性心脏病"等）。

（3）根据需要提供预防性照顾：病人就诊时是提供个体化预防的最佳时机。在接诊时，应根据三级预防的要求，适时地向处于某种健康风险（包括特殊生物与社会环境、特定年龄段、特殊人格及心理状态或特殊历史时期等）的病人提供预防服务。

（4）改善病人的就医和遵医行为：就医过多或利用医疗种类不当，导致医疗资源浪费且对病人身心健康无益；就医过少则易延误诊治。能否遵医与各类疾患的预后密切相关。在每次接诊中应教育病人形成正确的就医和遵医行为，使其对医疗服务的利用达到最佳效果，并避免医源性疾病（详见本节"改善遵医行为"）。

2. 全科医生的接诊技巧

（1）程序化沟通：全科医生的接诊过程是不断与就诊者沟通的过程，一般包括5个环节。

1）观察-询问：医生在本环节应表达出自己对病人的高度关切。

2）倾听-反馈：医生在本环节应持同理心，力求客观，不评判、不争辩、不急于劝告或说服患者。

3）查体-辅助检查：在本环节应体现出医生的细致、体贴和娴熟的临床技能。

4）解释-讨论：这是接诊过程中医患互动最集中的环节。本环节医生要把握住平等讨论的心态。

5）总结-约定：本环节的落实将把医生的诊疗服务转化为病人生活的重要成分，从而有利于医患双方携手实现可行的健康目标。

（2）改善遵医行为

1）遵医行为的影响因素：①病人知识（误解）；②病人健康信念（动力）；③用药；④经济因素和人际支持；⑤医患关系和医疗照护方式。表3-1-3概括了影响遵医行为的因素。

表 3-1-3 影响病人遵医行为的因素

加强因素	减弱因素
对医生信任，满意其接诊和处理	对病程进展或用药方法误解
医患交流清楚、直接，并涉及所有重要问题	遵医动力不足：不恰当健康信念所致
遵医动力充足	用药剂量或不良反应问题
无经济问题	经济上不能承受
家庭支持有力	不满意医生接诊（太短或缺少人情味）
	医患间力量抗衡，试图否定对方
	缺少家庭支持
	团队成员间缺乏共同目标和沟通，指导病人不够

2）改善遵医行为的策略：包括：①医生方面：若发生患者不遵医，医生应引导其纠正不良行为。此外，医生应在指导病人行为方面进行自我调整，做到：第一，以能够使病人听懂的方式解释问题；第二，最重要的内容最先提供；第三，对于重要的内容必须强调2~3遍；第四，每次给予的内容尽量少而要点集中，便于理解和记忆；第五，较复杂的内容应写在纸上或让病人复述，以保证其正确理解。②医疗行政方面：检查管理政策和教育目标，强调以"整体人"为服务对象，注意保护病人权益。向医护人员提供行为科学和人际交流训练，使医患间沟通顺畅。适当组织特定病人团体（如癌症病人、糖尿病病人协会等），加强医患间的整体交流和病人的自我教育等。

【经典习题】

4. 全科医生是指
   A. 已经跟患者签约的各类医生　　　　B. 在乡村一线长期执业的医生
   C. 主要执行公共卫生服务的医生　　　D. 熟练处理临床各科疾病的医生
   E. 全方位负责式管理居民健康的医生

5. 以下哪类人不适合做全科医生
   A. 具有自信心、自控力和决断力　　　B. 喜欢与人交往，热爱生活，兴趣广泛
   C. 敢于和善于独立承担责任、控制局面　D. 个性刻板，不喜欢与人沟通
   E. 知识技能兼顾现代医学与相关人文科学

答案：4.E；5.D。

第二章 常见症状

第一节 发热

	概述	★★
发热	常见病因和临床特点	★★★
	诊断思路	★★★
	处理原则	★★★
	转诊指征	★★★

一、概述

发热是指人的体温超过正常高限，是各种原因引起体温调节异常的结果。人的正常体温随测量部位不同而异，腋表为 36～37℃，口表为 36.3～37.2℃，肛表为 36.5～37.7℃。正常人体温在不同个体之间略有差异，且可有变异，一般下午较上午略高，但 24 小时内波动不超过 1℃；妇女排卵后较高，月经期较低；运动或进食后略高；老年人略低。另外，在高温环境下体温也可稍升高。

二、常见病因和临床特点

发热的病因多种多样，临床特点除有皮肤灼热而潮红、呼吸和心率加速等发热的一般表现外，主要是引起发热的原发疾病表现（具体见各相关疾病），而且这也是发热疾病诊断和鉴别诊断的重要依据。

1. 根据是否有感染 发热的病因常分为感染性和非感染性两类，以感染性更常见。

（1）感染性发热：主要见于：①急、慢性传染病；②急、慢性全身或局灶性感染：各种病原体包括细菌、病毒、真菌、支原体、立克次体、螺旋体、原虫、寄生虫等。

（2）非感染性发热：主要见于：①风湿性疾病：如风湿热、系统性红斑狼疮等；②恶性肿瘤：如各种恶性实体瘤、血液系统恶性肿瘤（淋巴瘤）；③无菌性组织坏死：如心肌梗死、肺栓塞、烧伤、大手术等；④内分泌及代谢性疾病：如甲状腺功能亢进症（包括甲状腺危象）、严重脱水等；⑤中枢神经系统疾病：如脑出血、外伤、肿瘤等；⑥物理因素：如中暑等；⑦变态反应：如药物热、药物引起的溶血和血型不合输血引起的溶血等；⑧其他：如自主神经功能紊乱产生的功能性发热，包括感染后热和神经功能性低热。

2. 热度 热度不同病因各异，随热度增高发热症状会加重。

（1）低热（37.3～38℃）：慢性低热（病程持续 1 个月以上），可为结核、肝炎、局灶性化脓性感染；也可为非感染性，如风湿性疾病、甲状腺功能亢进症、恶性肿瘤、功能性发热。

（2）中等度热（38.1～39℃）和高热（39.1～41℃）：急性（病程＜2 周）主要由感染引起，也可能是全身疾病的早期表现。长期（病程≥2 周）多由急性中等度热或高热迁延而来，常由感染、肿瘤、结缔组织病和变态反应性疾病引起，但仍以感染为主。

（3）超高热（＞41℃）：多见于中暑、热射病、丘脑病变、婴幼儿急性感染病、输液反应。常急性起病，干热无汗，可伴昏迷、惊厥。

3. 热型 即体温曲线，因病因不同而异，不同疾病有不同的特殊热型，临床上常见的热型有以下几种：

（1）稽留热：体温持续在39～40℃以上达数天或数周，24小时内波动不超过1℃。常见于肺炎链球菌肺炎和伤寒等。

（2）弛张热：因常见于败血症，故又称败血症热型，体温常在39℃以上，24小时内波动范围达2℃以上，但最低体温仍高于正常水平。见于败血症、风湿热、重症肺结核和化脓性炎症等。

（3）间歇热：体温骤升达高峰，持续数小时后，骤降至正常水平，经过1天至数天后又骤升，如此高热期与无热期反复交替发作。常见于疟疾、急性肾盂肾炎等。

（4）波状热：体温逐渐升高达39℃或以上，持续数天后逐渐下降至正常水平，数天后又逐渐上升，如此反复交替发作多次。常见于布鲁菌病。

（5）回归热：体温骤升达39℃或以上，持续数天后又骤降至正常水平，数天后又骤升，持续数天后又骤降，如此反复发作。可见于回归热、霍奇金淋巴瘤、周期热等。

（6）不规则热：发热的体温曲线无一定规律。可见于结核病、风湿热、支气管肺炎等。

三、诊断思路

1. 病史采集

（1）现病史

1）针对发热本身的问诊：①询问发热的可能诱因。②起病的缓急、病程的长短：可有急性发热、长期发热和慢性低热。③询问热度和发热的特点，以确定热型。热型对发热的诊断和鉴别诊断有帮助，不同的发热性疾病均具有其相应的热型。但由于抗生素、糖皮质激素和解热药的应用及个体差异等，有时可使热型变得不典型。

2）相关鉴别问诊：①伴明显头痛：见于颅内感染、出血等。②伴寒战：一次性寒战见于肺炎链球菌肺炎、输血反应、输液反应；反复性寒战则见于疟疾、败血症、急性胆囊炎、感染性心内膜炎、淋巴瘤。③伴出血：见于肾综合征出血热、某些血液病（如急性白血病、急性再生障碍性贫血）、弥散性血管内凝血等。④伴胸痛：见于肺炎链球菌肺炎、胸膜炎、肺脓肿及心包炎、心肌炎、急性心肌梗死。⑤伴腹痛：见于急性细菌性痢疾、急性胆囊炎、急性阑尾炎、肺炎、肠结核、肝脓肿、急性病毒性肝炎、急性腹膜炎及淋巴瘤、肝癌、结肠癌等。⑥伴尿痛、尿频、尿急：见于急、慢性肾盂肾炎以及急性膀胱炎、肾结核等。⑦伴肌肉痛：见于多发性肌炎、皮肌炎、军团菌病等。⑧伴皮疹：见于发疹性传染病，如水痘、猩红热、天花、麻疹、斑疹伤寒、伤寒；非传染性疾病，如风湿热、药物热、系统性红斑狼疮、败血症等。⑨伴黄疸：见于病毒性肝炎、淋巴瘤、急性溶血、胆囊炎、化脓性胆管炎、败血症等。

3）诊疗经过问诊：①患病以来是否曾到医院就诊和检查，检查结果如何。②治疗和用药情况，疗效如何。

4）患病以来的一般情况问诊：包括饮食、睡眠、大便、小便和体重变化等，以了解全身一般情况。

（2）其他相关病史问诊：①既往有无结核病、肝炎、结缔组织病、糖尿病和肿瘤等疾病史，有无传染病接触史，有无药物和食物过敏史，有无外伤、手术史。②有无长期疫区居住史，有无烟、酒嗜好，有无性病和冶游史。③婚姻和配偶健康状况，女性月经、生育情况，有无流产史等。④有无遗传性疾病家族史。

2. 体格检查

（1）测量体温，必要时测肛温：连续每日记录4次体温，以观察热型，特别对长期不明原因的发热有诊断价值。

（2）全面系统的体格检查：包括皮疹、黄疸、淋巴结（局部或全身肿大）、局部感染灶、心肺异常体征及有无肝脾大和腹部其他异常体征等，对发热病因有诊断价值。

3. 辅助检查

（1）血象：①血白细胞增高伴核左移和中性粒细胞碱性磷酸酶（NAP）积分增高，见于急性化脓性细菌感染。②白细胞不增高或降低可见于伤寒、副伤寒、疟疾、病毒感染及革兰阴性杆菌感染等。③淋巴细胞增高且异型淋巴细胞大于10%，对传染性单核细胞增多症有诊断价值。④嗜酸性粒细胞增高常见于寄生虫病及变态反应性疾病。⑤贫血伴大量原始和幼稚细胞，则最可能是急性白血病或淋巴瘤骨髓侵犯。

（2）尿常规：①发热本身可有轻度蛋白尿，不一定提示肾脏疾病。②明显尿常规异常可由尿路感染、肿瘤或结缔组织病引起。

（3）粪常规和隐血：对肠道感染和肿瘤性疾病有诊断价值。

（4）血沉：对结核病、自身免疫病、肿瘤性疾病的诊断有帮助。

（5）胸部X线片：对了解心、肺、纵隔情况及对结核或肿瘤的诊断有重要价值。

（6）腹部B超：对了解腹部脏器病变和腹腔淋巴结是否肿大有重要价值。

（7）细菌学检查：①血培养：有利于伤寒、败血症、感染性心内膜炎的确诊。②痰培养：有利于呼吸道感染的诊断。③尿培养：有利于尿路感染的诊断。④粪培养：有利于肠道感染的诊断。

（8）其他针对性的辅助检查：如血清学试验（肥达、外斐反应）、自身抗体（抗核抗体谱等）检测、各种穿刺液（胸腔积液、腹水、脑脊液、骨髓液）检查、各种组织（淋巴结、肝、肾及各种病变组织）活检等。

四、处理原则

关键是针对原发病治疗，如明确为细菌性感染者应在完善必要的实验室检查和各种培养标本的采集后，给予相应有效的抗生素治疗，局部感染应做好感染灶的清除。遇有下列情况应做紧急降温处理：①体温超过40℃；②高热伴惊厥或谵妄；③高热伴休克或心功能不全；④高温中暑。紧急降温措施如下：

1. 首选物理降温　包括冰袋或冷毛巾湿敷、35%左右酒精擦浴。

2. 退热药物　若物理降温效果欠佳，可根据发热程度及患者耐受情况联合口服或静脉用药，临床常用布洛芬、对乙酰氨基酚等退热药物。但有严重感染者，在未应用有效抗生素前，不应使用退热药，以免引起或加重休克。糖皮质激素一定不能作为退热药物应用，但在严重感染引起的脓毒性休克时，可与有效抗生素同时应用。在高度怀疑药物热及变态反应性疾病等少数情况下，也可谨慎使用。

3. 对超高热或高热伴惊厥、谵妄者，还可应用冬眠疗法（氯丙嗪50mg、异丙嗪50mg加入5%葡萄糖或生理盐水中静脉滴注）。

五、转诊指征

1. 经处理高热不退，伴有某种危重病征，如昏迷、抽搐、剧痛、呼吸困难、发绀、休克、重度心律失常等。

2. 经初步检查，对发热诊断不清，需要做进一步检查的患者。

3. 疑为风湿、肿瘤、血液系统疾病导致的发热。

【经典习题】

1. 患者，男，40岁。高热4天，自测体温常在39℃以上，24小时内波动达2℃以上，但最低体温仍高于正常水平。该患者最可能的热型是

　　A. 波状热　　　　　　　　B. 弛张热　　　　　　　　C. 稽留热
　　D. 间歇热　　　　　　　　E. 不规则热

2. 出现弛张热的常见疾病是

　　A. 疟疾　　　　　　　　　B. 伤寒　　　　　　　　　C. 败血症
　　D. 淋巴瘤　　　　　　　　E. 大叶性肺炎

3. 属于非感染性发热的疾病是

　　A. 疟疾　　　　　　　　　B. 风湿热　　　　　　　　C. 急性阑尾炎
　　D. 急性胆囊炎　　　　　　E. 急性肾盂肾炎

答案：1.B；2.C；3.B。

第二节 皮 疹

	概述	★★
皮疹	常见病因	★★
	临床特点	★★★
	诊断思路	★★★
	处理和转诊	★★★

一、概述

皮疹亦称皮肤损害或皮损，是指客观存在、可通过视诊或触诊检查出来的皮肤及黏膜的病变。

二、常见病因

皮疹发生的病因多种多样，包括：

1. 一般因素 年龄、性别、种族、遗传、职业、个人卫生等。

2. 外因 日光照射等物理性因素，昆虫叮咬等动物性因素，花粉等植物性因素，生活日化用品等化学性因素，病毒、真菌等微生物感染等。

3. 内因 遗传、代谢障碍、内分泌紊乱、血液及淋巴循环障碍、精神因素、内脏疾病等。

三、临床特点

皮疹分为原发性和继发性两大类。原发性皮疹是由皮肤组织病理变化直接产生的。继发性皮疹可由原发性皮疹演变而来，或因搔抓、治疗不当等引起，但两者有时难以截然分开。

1. 原发性皮疹

（1）斑疹：局限性皮肤颜色变化，既不高起也不凹陷，一般直径不超过 1cm。

（2）丘疹：局限性、实质性、隆起性损害，一般直径不超过 1cm。

（3）斑块：丘疹扩大或融合而成，扁平、隆起，直径大于 1cm。

（4）水疱：高出皮面、内含液体的局限性腔隙性损害，直径一般＜1cm；≥1cm 者称为大疱。

（5）脓疱：内含脓液的疱，可见于脓疱疮。

（6）结节：累及真皮及皮下组织的局限性、实质性损害，多呈圆形或椭圆形。

（7）囊肿：内含液体、黏稠物质和细胞成分的局限性囊性损害，如皮脂腺囊肿。

（8）风团：真皮浅层水肿性、暂时性、局限性、隆起性损害，颜色可呈淡红色或苍白色，大小不等，形态不一，边缘不规则，周围有红晕，常突然发生，短时间内消退，消退后不留痕迹，自觉剧痒，最常见于荨麻疹。

（9）紫癜：血管内血液外溢所致皮损，针尖样局限性出血为瘀点，较大的出血融合斑为瘀斑，如果大量出血并积聚于皮肤及皮下组织则称为血肿。

2. 继发性皮疹

（1）鳞屑：即将脱落的角质层，大小、厚薄及形态不一。

（2）浸渍：皮肤长时间处于潮湿状态，角质层含水量较多后出现变软、发白、起皱。

（3）抓痕：搔抓或摩擦所致的表皮或真皮浅层点状或线状缺损。

（4）糜烂：表皮或黏膜上皮的缺损。

（5）溃疡：深达真皮、皮下组织的局限性缺损。

（6）裂隙：亦称皲裂，指皮肤的线条状裂口。

（7）痂：创面上渗液、脓液、血液、药物、上皮细胞等混合干涸而成的附着物。

（8）苔藓样变：亦称苔藓样化，为皮肤局限性浸润肥厚，皮沟加深，皮嵴隆起，表面粗糙，似皮革样，边缘清楚．多伴剧痒，可见于慢性湿疹。

（9）萎缩：皮肤的一种退行性变引起的皮肤变薄，可发生于表皮、真皮及皮下组织。

3. 常见疾病

（1）过敏性皮肤病

1）接触性皮炎、湿疹、荨麻疹：详见过敏性皮肤病。

2）药疹：有用药史，出现水肿性红斑等多种类型皮疹，严重者伴有不同程度的发热、关节痛、淋巴结肿大、内脏损害等全身表现。

（2）伴有皮疹的急性传染病

1）麻疹：多见于6个月～5岁小儿，发热2～3日出现口腔颊黏膜科氏斑，继而1～2日后自耳后出现淡红色斑丘疹，自上而下，自躯干向四肢扩展，遍及全身，有流涕、咳嗽、结膜充血。

2）风疹：多见于1～5岁儿童，发热1～2日最先于面部出现淡红色斑疹、斑丘疹，1日左右遍及全身，常伴有耳后、枕部淋巴结肿大，2～3日后皮疹消退。

3）猩红热：发热第2日自耳后出疹，自上而下数小时可遍及全身，为全身皮肤充血发红基础上弥漫性针头大小鲜红色点状红斑，压之褪色，热度高低与皮疹轻重变化一致，伴有咽峡炎，舌乳头红肿呈草莓样舌、杨梅样舌。

4）流行性脑脊髓膜炎：多见于15岁以下儿童，发热、头痛、呕吐、皮肤黏膜出现鲜红色或紫红色瘀点或瘀斑，颈项强直、凯尔尼格征（Kernig sign）阳性、布鲁津斯基征（Brudzinski sign）阳性。

5）水痘：多见于儿童，有病人接触史，低热、头痛、乏力、全身不适，1～2日出现斑疹、丘疹、水疱，皮疹向心性分布，躯干最多，皮疹最后结痂。

6）其他：如伤寒（发热6～8日，躯干出现玫瑰疹，伴有脾大、肥达反应阳性等）、流行性出血热、皮肤脓疱疮等。

（3）其他类型伴有皮疹的疾病

1）系统性红斑狼疮：20～40岁女性多见，面颊和鼻梁部出现蝶形红斑、盘状红斑，可伴有发热、关节痛、乏力、消瘦、口腔溃疡、胸膜炎或心包炎、神经精神症状、肾脏受损、血液及免疫学检查异常等。

2）其他：如败血症、血小板减少性紫癜、白血病等。

四、诊断思路

1. 病史采集

（1）性别和年龄。

（2）诱因：如异常接触物品或病人、用药、日晒、呼吸道感染、发热等。

（3）部位：皮疹始发部位、扩展部位。

（4）特点：皮疹的形态、色泽、大小、界限、分布及出疹顺序、皮疹是否高于或低于皮表、有无渗液等。

（5）发作形式：突发或缓慢起病。

（6）发作时间：急性（数小时至数天），见于湿疹、荨麻疹、特应性皮炎、变应性接触性皮炎、虫咬皮炎、药疹、疱疹、病毒疹；亚急性（数天或数周），如湿疹、特应性皮炎、脓疱疮、疥疮、虱病、药疹、玫瑰糠疹、银屑病、癣、念珠菌病；慢性（数周或数月），多见于湿疹、银屑病、特应性皮炎、癣、神经性皮炎。

（7）加重及缓解因素。

（8）伴随症状：皮疹伴发热多见于病毒疹、脓疱疮、药疹等；皮疹伴瘙痒见于荨麻疹、特应性皮炎、疥疮、虱病、虫咬、水痘、疱疹样皮炎、丘疹性棘层松解性皮病（Grover综合征）、癣、银屑病、药疹、玫瑰糠疹、念珠菌病、应激性瘙痒或单纯性苔藓等。

（9）既往史：有无全身系统性疾病，有无皮疹、湿疹、哮喘史或过敏倾向。

（10）药物过敏史。

（11）家族史。

2. 体格检查

（1）皮疹检查：皮疹的形态、色泽、大小、界限、是否高于或低于皮表、是否渗液、是否触痛。

（2）全身检查：体温、脉搏、呼吸、血压、眼结膜、口舌咽部黏膜、心、肺、肝、脾、淋巴结、关节等。

3. 其他实验室检查

（1）血常规：嗜酸性粒细胞升高见于变态反应性疾病、寄生虫性皮肤病；中性粒细胞升高见于细菌性皮肤病，减少见于系统性红斑狼疮。

（2）皮肤免疫病理检查：适用于天疱疮、类天疱疮、红斑狼疮、皮肌炎、皮肤血管炎等免疫皮肤病。请转专科。

（3）显微镜检查：可发现疥疮、螨虫、真菌菌丝、细菌等。

（4）斑贴试验：检测变应性接触性皮炎的变应原。

（5）<u>皮肤划痕试验：用于诊断荨麻疹</u>。

4. 诊断与鉴别　对于病情简单、皮疹形态明显的疾病，可直接根据"<u>病史＋症状＋皮损特点＋辅助检查</u>"综合分析做出诊断。例如，环状皮损伴瘙痒＋鳞屑镜检菌丝，提示体癣；单侧沿神经分布斑丘疹性水疱＋明显疼痛，提示带状疱疹；脓疱疱液沉积呈半月形，提示大疱型脓疱疮；指缝、外生殖器好发＋夜间剧烈瘙痒＋隧道和丘疱疹，提示疥疮；强烈日光照射＋急性红斑、水疱＋瘙痒、灼痛，提示日光性皮炎。

对于表现复杂的疾病，综合上述诊断要点，抓住主要特征，也可加以鉴别。

五、处理和转诊

1. 皮疹的治疗原则

（1）<u>首先应明确是单纯皮肤病变还是合并有其他系统病变</u>。

（2）重视皮肤病与环境、精神因素的关系。

（3）根据病因与发病机制等选择药物，如化脓性皮肤病宜选抗生素类药物，真菌性皮肤病选用抗真菌药物，变态反应性疾病选用糖皮质激素或抗组胺药，瘙痒者选用止痒剂。

（4）根据皮损特点选用外用药物的剂型。

（5）注意药物的使用方法、时间、部位、次数和可能出现的不良反应。

2. 皮疹的药物治疗

（1）内用药物治疗：包括抗组胺药物、糖皮质激素、抗生素、抗病毒药物、抗真菌药物、维生素类药物等。

（2）皮疹的外用药物

1）选择正确的药物：根据不同的病因、临床表现选择不同的药物，如真菌性皮肤病选用抗真菌药，过敏性皮肤病可选用糖皮质激素类药等。

2）选择正确的剂型：根据皮疹特点进行选择。①急性期：有糜烂，渗液多，选用溶液湿敷，湿敷期间可用油剂保护皮疹；仅有红斑、丘疹，无糜烂渗出，选用粉剂、洗剂。急性期忌用软膏或有刺激性的药物。②亚急性期：有糜烂，渗液少，有结痂，选用油剂、糊剂；无糜烂，选用乳剂、糊剂。③慢性期：角化过度，增厚，苔藓样变，选用软膏、硬膏、乳剂等。④仅有瘙痒而无皮疹，可用酊剂或醑剂、乳剂、洗剂等，<u>小儿以后两种为宜</u>。

3）使用注意事项：①必须询问病人有无药物过敏史，并告知病人外用药引起过敏反应或刺激时应立即停用。②根据病情选择适宜的剂型。③向病人或家属详细告知用法，如湿敷需用六层纱布浸湿溶液，以不滴水为度，紧贴于患处；分泌物多者，宜勤换湿敷；大面积湿敷时需浓度低些，以免吸收中毒。④用药应根据病人性别、年龄、皮损部位而有所不同。⑤刺激性强的药物，如高浓度水杨酸不宜用于婴幼儿、面部或会阴部。⑥外用药物浓度应由低至高；药物久用易产生耐受，故需经常变更药物。⑦一般先用作用较温和、浓度较低的药物。

3. 转诊 遇皮疹无法明确诊断、皮疹伴全身表现严重者（如严重药疹出现大片糜烂、表皮棘层细胞松解等）、皮疹经过初期治疗效果不佳者，需及时转诊到上级医院就诊。

【经典习题】

4. 下列属于麻疹典型临床表现的是
   A. 口腔颊黏膜科氏斑　　　　B. 耳后淋巴结肿大　　　　C. 草莓样舌
   D. 皮肤瘀点　　　　　　　　E. 水疱
5. 下列关于皮疹转诊的描述，错误的是
   A. 皮疹无法明确诊断的需转诊　　　　B. 皮疹伴全身表现严重者需转诊
   C. 严重药疹出现大片糜烂的需转诊　　D. 表皮棘层细胞松解的需转诊
   E. 皮疹经过初期治疗效果不佳者可以期待疗法，不必转诊

答案：4.A；5.E。

第三节　水　肿

水肿	概述	★
	常见病因和临床特点	★★
	诊断思路	★★★
	处理原则	★★★
	转诊指征	★★★

一、概述

人体组织间隙中过多液体积聚致组织肿胀，称为水肿。水肿按范围分为全身性水肿与局部性水肿。体腔内液积聚过多称为积液，包括胸腔积液（胸水）、腹腔积液（腹水）和心包积液等。通常意义的水肿不包括脑水肿、肺水肿等内脏器官水肿。

二、常见病因和临床特点

（一）全身性水肿

液体在机体组织间隙呈弥漫性分布，称全身性水肿。好发于皮下组织较疏松处和身体最低部位（能活动者最早出现在踝内侧，卧床者则以腰骶部明显）。

1. 心源性水肿　主要是右心功能衰竭的表现，常见于瓣膜、心肌等病变引起的充血性心力衰竭、缩窄性心包炎等。水肿严重者甚至出现胸水、腹水或心包积液。

2. 肾源性水肿　主要见于各类肾脏疾病。肾病综合征病人则可有"三高一低"表现（高度水肿、大量蛋白尿、高脂血症、低蛋白血症）。心源性水肿和肾源性水肿的鉴别见表3-2-1。

表3-2-1　心源性水肿与肾源性水肿特征鉴别

鉴别要点	心源性水肿	肾源性水肿
开始部位	足部开始，向上延及全身	眼睑、颜面开始，后延及全身
发生快慢	发展较缓慢，水肿逐步形成	迅速，开始即有全身性水肿
性质	比较坚实，移动性较小	软而移动性大
伴随表现	伴有心力衰竭体征，如心脏增大、心脏杂音、肝大、颈静脉怒张、肝-颈静脉回流征阳性、静脉压升高等	伴有其他肾脏病症，如高血压、蛋白尿、血尿、管型尿、眼底改变等

3. 肝源性水肿　见于肝硬化失代偿期、肝癌等。<u>主要为腹水，可出现下肢或全身性水肿。</u>其水肿发展慢，先出现于足、踝部，呈上行性，渐至全身，头面部及上肢常无水肿。

4. 营养不良性水肿　常见于慢性消耗性疾病、长期营养缺乏、严重烧伤及维生素 B_1 缺乏等。水肿呈上行性，出现前先有消瘦及体重下降等，可有浆膜腔积液及低蛋白血症。

5. 其他原因

（1）黏液性水肿：<u>由甲状腺功能减退引起</u>，水肿以颜面、下肢的胫前较明显，<u>为非凹陷性水肿</u>。

（2）经前期紧张综合征：月经前 7～14 天出现眼睑、踝部与手轻度水肿，伴乳房胀痛及盆腔沉重感，经后排尿增加，水肿消退。

（3）皮质醇增多症：因水钠潴留引起。

（4）妊娠高血压：多见于初产妇，24 周后出现。

（5）特发性水肿：原因不明，绝大多数为女性，多出现于颜面或下肢，呈昼夜变化，可能与毛细血管通透性增加或雌激素引起水钠潴留有关。

（6）药物因素：如肾上腺皮质激素、雌激素、胰岛素等，也可发生水肿。

（二）局限性水肿

液体局限性积聚于身体局部组织间隙，称为局限性水肿。常见原因为局部静脉或淋巴回流受阻、毛细血管通透性增加等。如局部炎症、上腔或下腔静脉阻塞综合征、肢体静脉血栓形成或栓塞性静脉炎、象皮腿、血管过敏反应等。

三、诊断思路

1. 病史采集

（1）现病史

1）针对水肿本身的问诊：①发病诱因，有无激烈运动、劳累、精神紧张、感染；②水肿特点，水肿出现的时间、持续时间，水肿发生的缓急、程度，水肿开始的部位，与体位的关系，是否为凹陷性及对称性，加重或缓解因素。

2）<u>相关的鉴别问诊</u>：①伴有呼吸困难、心悸、不能平卧，并有颈静脉怒张、肝大等表现，考虑心源性水肿；②伴有尿少、尿常规改变、高血压、肾功能损害等，考虑肾源性水肿；③伴有黄疸、腹水、蜘蛛痣、腹部静脉曲张、肝功能异常等，考虑肝源性水肿；④伴有消瘦、体重减轻等，考虑营养不良性水肿；⑤伴乏力、怕冷、心率慢、非凹陷性水肿，考虑甲状腺功能减退；⑥与月经周期有明显关系者，考虑经前期紧张综合征；⑦局部发热、疼痛，考虑炎症性水肿。

3）诊疗经过问诊：①患病以来是否曾到医院就诊和检查，是否检查过血常规、尿常规、肝肾功能、胸部 X 线片、心电图、超声心动图、胸腹部 B 超或 CT 等，检查结果如何；②治疗和用药情况，如是否用过利尿剂，疗效如何。

4）患病以来的一般情况问诊：包括饮食、睡眠、大便和体重变化情况等。

（2）其他相关病史问诊

1）既往有无高血压、心脏病、糖尿病、慢性肾病、肝病病史，有无肺部疾病、甲状腺疾病、肿瘤、营养不良性疾病。

2）是否酗酒及吸烟，有无药物过敏史，用药史，有无外伤和手术史。

3）配偶健康状况，女性病人的月经与婚育史。

4）有无心脏病家族史。

2. 体格检查

（1）水肿分布：<u>全身性水肿</u>常见于低蛋白血症或心、肾、肝脏的严重病变及内分泌紊乱等；<u>局限性水肿</u>见于局部静脉或淋巴回流受阻、炎症或变态反应等；<u>非凹陷性水肿</u>提示淋巴系梗阻性水肿或甲状腺功能低下所致的黏液性水肿；水肿局部有压痛和红肿者，常属炎症性。

（2）<u>颈静脉怒张</u>：见于右心衰竭、上腔静脉受压（如纵隔肿瘤、动脉瘤、血栓）等。

（3）心脏有病理性杂音、心脏扩大、心律不齐等，应除外心源性水肿。

（4）肺部啰音：应除外肺淤血及心源性水肿。
（5）肝脾大、腹壁静脉曲张、蜘蛛痣和肝掌者应考虑肝硬化。
（6）下肢水肿：双侧对称性水肿者，多见于心、肝、肾疾病或低蛋白血症，也可为大量腹水、巨大卵巢囊肿及妊娠子宫等压迫静脉所致；单侧下肢水肿者，应除外静脉血栓、淋巴回流受阻、静脉曲张或局部感染等。

3. 辅助检查
（1）必须要做的检查：血、尿常规及肝、肾功能测定。
（2）可选择做的检查：粪便隐血、甲状腺功能、24小时尿蛋白定量、血/尿渗透压测定、心电图、超声心动图、胸部X线片及胸腹部B超、CT等。

四、处理原则

1. 治疗原发病　如心脏病、肾脏病、肝硬化、营养不良、甲状腺功能低下等。
2. 对症处理　主要是限钠（2～3g/d）利尿。利尿剂可依据血清电解质情况选用：保钾利尿剂，如螺内酯（安体舒通）、氨苯蝶啶；排钾利尿剂，如氢氯噻嗪、呋塞米（速尿）等。
3. 低白蛋白血症者可输注白蛋白。
4. 严重水肿利尿效果不佳或不宜使用利尿剂者，可行血液透析治疗；腹水严重有压迫症状者可行腹腔穿刺放腹水（需到有条件医院治疗）。

五、转诊指征

1. 伴有"危险信号"者，如：①昏迷；②呼吸困难；③消化道出血；④大量胸水、腹水、心包积液。
2. 不明原因水肿者。
3. 病因明确但水肿进行性加重者。
4. 原发病加重者，如肾功能进行性恶化、肝硬化出现肝性脑病等。
5. 经治疗后水肿症状无明显好转者。

【经典习题】

6. 患者，女，35岁。双下肢反复水肿2年，查体：BP 160/95mmHg。实验室检查：尿蛋白（++），尿沉渣镜检RBC 20～30个/高倍视野。该患者的水肿属于
　　A. 心源性水肿　　　　B. 肾源性水肿　　　　C. 肝源性水肿
　　D. 黏液性水肿　　　　E. 营养不良性水肿
7. 在下列水肿类型中，不常出现凹陷性水肿的是
　　A. 心源性水肿　　　　B. 肝源性水肿　　　　C. 肾源性水肿
　　D. 黏液性水肿　　　　E. 营养不良性水肿
答案：6.B；7.D。

第四节　发　绀

	概述	★★
发绀	常见病因和临床特点	★★
	诊断思路	★★★
	处理	★★★
	转诊	★★★

一、概述

发绀是指由于血液中还原血红蛋白增多或异常血红蛋白衍生物增加，使皮肤、黏膜呈青紫色。常发生在毛细血管丰富、皮肤较薄、色素较少的口唇、鼻尖、耳垂、颊部及指（趾）甲床等部位。发绀的严重程度并不能完全反映动脉血氧下降的严重程度。

二、常见病因和临床特点

（一）血液中还原血红蛋白增多

1. 中心型发绀 由于呼吸系统、心脏疾病，导致血氧饱和度降低，临床表现为弥漫性发绀。

（1）呼吸系统疾病：因通气或换气功能障碍所致，见于慢性阻塞性肺疾病、重症哮喘、重症肺炎、气胸、大量胸腔积液等。

（2）心脏疾病：常见于心力衰竭和先天性心脏病，如法洛四联症。前者主要由于肺内气体交换障碍；后者主要由于部分静脉血未通过肺进行氧合而直接进入体循环动脉血中，如分流量超过左心搏出量的1/3即引起发绀。

2. 周围型发绀 由于周围循环障碍所致，临床表现的特点是发绀常出现于肢体的末端。见于：

（1）静脉淤血：如下肢静脉栓塞、静脉曲张。

（2）心排血量减少：如严重休克时，周围血管血流缓慢及血管收缩导致组织缺血及缺氧。

（3）动脉供血不足：如血栓闭塞性脉管炎、雷诺病、闭塞性周围动脉粥样硬化等。

3. 混合型发绀 中心型和周围型发绀同时存在，见于心力衰竭（左心、右心和全心衰竭）或前述心肺疾病合并周围循环衰竭者。

（二）血液中存在异常血红蛋白衍生物

1. 高铁血红蛋白血症 摄入亚硝酸盐（如大量进食变质蔬菜）、磺胺类、苯胺、硝基苯等，可引起血液中高铁血红蛋白增加，出现发绀。特点为发病急、病情重，氧疗后发绀症状不减轻。

2. 硫化血红蛋白血症 患者便秘或服用硫化物后，在肠内形成硫化氢，硫化氢作用于血红蛋白生成硫化血红蛋白，出现发绀。特点为发绀持续时间长，可达几个月或更长的时间。

三、诊断思路

（一）病史采集

1. 现病史

（1）针对发绀本身的问诊：发病年龄、发病时间、出现的缓急、发病的诱因。

（2）相关鉴别问诊

1）伴呼吸困难：常见于心源性或肺源性发绀。高铁血红蛋白血症和硫化血红蛋白血症一般呼吸困难症状不明显。

2）伴杵状指（趾）：病程较长，见于发绀型先天性心脏病、肺动静脉瘘和某些慢性肺部疾病，如慢性阻塞性肺疾病、肺纤维化等。

3）肢体发绀伴同侧肢体肿胀：常见于深静脉血栓形成。

4）肢体发绀伴间歇性跛行：常见于周围动脉疾病。

5）伴意识障碍：常见于某些药物或化学物质急性中毒、休克、急性呼吸衰竭或急性心力衰竭等。

（3）诊疗经过问诊

1）患病以来是否曾到医院就诊和检查，如是否检查过血常规、尿常规、粪常规和粪便隐血、肝肾功能及生化、血气分析、胸部X线片、超声心动图，检查结果如何。

2）治疗和用药情况，如是否用过抗生素、利尿药、扩血管药等。

（4）近期一般情况：包括饮食、睡眠、精神、大便、小便和体重变化等。

2. 其他相关病史问诊 有无与发绀相关的病史或药物、化学物质、变质蔬菜摄入史。

（二）体格检查及辅助检查要点

1. 观察生命体征有无异常。
2. 观察发绀分布范围是全身性还是局部性。
3. 肺部有无异常体征，心脏有无异常心音、附加音或杂音，有无杵状指（趾）。
4. 血气分析。<u>中心型发绀时血氧饱和度下降，周围型发绀时正常。</u>怀疑异常血红蛋白衍生物引起的发绀，可行分光镜检查。怀疑心、肺疾病时，可行胸部 X 线片、心电图、超声心动图检查。

四、处理

应特别提醒有慢性心、肺疾病的病人，发绀是严重疾病的表现，应尽快接受急救治疗。

1. <u>关键是针对原发病治疗，维持生命体征稳定。</u>
2. 呼吸系统疾病　休息、吸氧（二氧化碳潴留病人吸氧浓度不能太高）。哮喘病人予扩张支气管药物雾化吸入及糖皮质激素治疗；气胸病人可进行胸穿抽气或闭式引流；胸腔积液患者可进行胸腔穿刺引流。
3. 心脏疾病　端坐位、休息、吸氧，必要时予血管活性药物维持生命体征；对先天性心脏病病人需考虑转诊至上级医院评价手术指征。
4. 周围型发绀　<u>局部保暖，避免应用缩血管药物，改善局部循环</u>。

五、转诊

1. 生命体征不稳定者。
2. 发绀进行性加重者。
3. 异常血红蛋白衍生物增加者。
4. 发绀原因不明者。

【经典习题】

8. 患者，男，45岁。误食富含亚硝酸盐的食物后出现全身皮肤黏膜发绀伴胸闷、头晕、恶心半天。既往体健。该患者发绀最可能的原因是

  A. 支气管哮喘　　　　　　B. 高铁血红蛋白血症　　　　　C. 体循环淤血
  D. 急性肺栓塞　　　　　　E. 急性呼吸衰竭

答案：B。

第五节　结膜充血

结膜充血	概述及常见病因	★★
	临床特点及意义	★★★

一、概述及常见病因

基层全科医生经常接诊主诉"红眼"的病人。"红眼"是指任何造成眼睛局部或全部充血而发红的情形，结膜充血是最常见的"红眼"之一。球结膜充血是眼球表层结膜血管的充血，结膜充血形态为网状，颜色为鲜红色，愈近穹隆部充血愈明显，而愈近角膜缘充血愈轻。这些表层血管可随结膜机械性移动而移动，并于局部滴用肾上腺素等血管收缩剂后充血消失。一般都由结膜疾病或者是比较表浅的刺激引起，包括感染、外伤、异物、化学性烟雾、风、紫外线和长期局部用药等。

二、临床特点及意义

1. 结膜炎 是结膜充血最常见的病因，常见感染性（细菌、衣原体、病毒）和非感染性（过敏、异物）等引起表浅血管扩张、充血、水肿、有分泌物等，具体见"第三章结膜炎"一节。

2. 结膜下出血 目视可见单侧、局限性、边缘清楚的出血。通常不痛，视力也不受影响。如无特殊原因，大部分不需要治疗，避免诱因如高血压、剧烈咳嗽等，只需观察。

3. 角膜炎 常见于戴隐形眼镜的病人，有细菌性、病毒性角膜炎。常有眼球充血、畏光、疼痛不适等症状。需要转诊眼科就诊。

4. 全科医生接诊结膜充血病人时，一定要详细询问病史，尤其注意：①症状是迅速发展还是缓慢发展，这点特别重要，因为不同疾病的起病方式不同。如异物性结膜炎结膜迅速充血，而病毒性结膜炎、虹膜炎则结膜充血较缓慢。②是否有眼痛、畏光。畏光提示可能有角膜炎、虹膜炎或闭角型青光眼，单纯结膜炎病人一般不会畏光。③仔细观察眼分泌物，分泌物的不同提示不同疾病。详见"第三章结膜炎"一节。

"眼红"可能是不同的眼部疾病的临床表现，临床上要特别注意鉴别。同时，不能简单地认为眼越红，病情越重，眼红不明显，病情就轻，因为有些严重的眼部疾病，眼红并不明显。当"眼红"的病人在检查、治疗的过程中发现眼痛加重、视力下降时，可能出现比较严重的眼部疾病，要注意及时转诊。

【经典习题】

9. 结膜充血的病人需要转诊的情况，不包括
   A. 治疗中眼痛加重 B. 视力下降 C. 治疗效果不佳
   D. 畏光 E. 失明
   答案：D。

第六节　耳鸣与耳聋

耳鸣与耳聋	概述	★
	常见病因	★
	临床特点及意义	★★

一、概述

耳鸣是指在无任何外界声源或刺激存在时，患者耳内或头部感知到声音的一种主观感觉。耳鸣既是一种症状也是一种疾病，如将耳鸣持续时间不超过5分钟者计算在内，人群中约60%的人在一生中曾经有过耳鸣。耳鸣不包括幻听和体声。幻听表现为听到有意义的声音，如言语、音乐或警笛声等。体声指来自身体其他部位的声音，如血管搏动声。

耳聋则是指由于人体听觉系统中的传音、感音、听神经或（和）各级中枢的任何结构或功能障碍所引起的不同程度的听力下降，轻者称为重听，重者听不清或听不到外界声响时则称为聋，临床上则将两者统称为聋。根据病变部位不同分为传导性聋、感音神经性聋和混合性聋；按出生时间可分为先天性聋和后天性聋；按语言发育程度分为语前聋和语后聋；此外还有功能性聋和伪聋。若耳聋发生在学习语言之前，则可由于耳聋使患儿不能学习语言而成为聋哑，所以聋哑的本质是耳聋。耳鸣和耳聋可同时存在，也可单独发生。

二、常见病因

(一) 耳鸣的常见病因

耳鸣的常见病因见表 3-2-2。

表 3-2-2 耳鸣的常见病因

分类	常见疾病
外耳性耳鸣	外耳道耵聍、异物、湿疹
中耳性耳鸣	分泌性中耳炎、慢性中耳炎
内耳性耳鸣	梅尼埃病、突发性耳聋、耳毒性药物损伤、急性噪声伤害
神经性耳鸣	听神经瘤、病毒性听神经炎
中枢性耳鸣	严重中枢供血障碍、颅脑外伤、神经外科术后
听觉系统以外病变引起的耳鸣	高血压、糖尿病、贫血、白血病、甲状腺功能亢进或减退

(二) 耳聋的病因

耳聋的常见病因见表 3-2-3。

表 3-2-3 耳聋的常见病因

分类		原因
功能性耳聋		无器质性变化，又称精神性聋、癔症性聋
器质性耳聋	传导性耳聋	耵聍、骨瘤、外耳道炎、慢性中耳炎、咽鼓管功能障碍、鼓膜穿孔、胆脂瘤
	感音神经性聋	感音性聋（耳蜗性聋）：外伤、病毒感染、老年性聋、噪音性聋、耳毒性药物、梅尼埃病、先天性耳蜗性聋
		神经性聋（蜗后聋）：听神经瘤、中枢性疾病、带状疱疹病毒感染等
	混合性聋	化脓性中耳炎合并迷路炎、耳毒性药物渗入内耳、老年性耳聋合并慢性中耳炎等

三、临床特点及意义

1. 耳鸣的听功能障碍部位分类（表 3-2-4）

表 3-2-4 耳鸣的听功能障碍部位分类

听功能障碍部位分类	病变部位	耳鸣特点	常见疾病
传导性耳鸣	外耳、中耳	低频、宽频带、持续性或搏动性	耵聍栓塞、鼓膜外伤、急性中耳炎
感音神经性耳鸣	耳蜗、听神经	高频、窄频带耳鸣	梅尼埃病、听神经瘤
中枢性耳鸣	脑干或听觉中枢	自觉为双侧同频耳鸣	脑缺血病变、颅脑外伤或肿瘤

2. 耳聋

（1）传导性聋：分泌性中耳炎、急性和慢性化脓性中耳炎、粘连性中耳炎、急性乳突炎、急性外耳道炎或耳疖、颞骨外伤累及中耳、外耳道机械性阻塞（耵聍、异物、肿瘤、外耳道胆脂瘤等）、先天性外耳道闭锁等病变使声波经外耳道和中耳传导时受到阻碍，使到达内耳的声能减弱，致不同程度的听力下降，称为传导性聋。病因明确，诊断不难。

（2）感音神经性聋：内耳听毛细胞、血管纹、螺旋神经节、听神经或听觉中枢病变均可阻碍声音的感受、分析或影响声音信息传递，由此引起的听力减退或听力丧失称为感音神经性聋。感音神经性聋可由多种不同原因引起。

1）药物性聋：又称药物中毒性聋，指误用某些药物或长期接触某些化学制品造成内耳损害所致的耳聋。常见的中毒药物有：氨基糖苷类抗生素，如链霉素、庆大霉素、卡那霉素、新霉素、妥布霉素等；多肽类抗生素，如万古霉素、多黏菌素等；抗肿瘤药物，如氮芥、卡铂、顺铂等；利尿类药物，如呋塞米等袢利尿剂；水杨酸类止痛药；抗疟药，如奎宁、氯喹等；含砷剂。此外，酒精、烟草、磷、苯、砷、铅、一氧化碳中毒等亦可损害听觉系统。药物性聋的发病机制尚未完全阐明。一般认为，药物中毒致聋除取决于药物种类、用药剂量、用药时间及给药途径等以外，还与家族、遗传及个体差异有关。药物性聋的症状以耳鸣、耳聋和眩晕为主，可出现在用药过程中，也可发生于停药后数日、数周甚至数月。应用上述药物的过程中一旦出现耳鸣、听力下降的现象，应立即到耳鼻咽喉科进行听力检查。

2）先天性聋和遗传性聋：先天性聋是由于妊娠期母体因素或分娩因素引起的听力障碍。病毒感染、产伤、核黄疸，母体患梅毒、艾滋病或在妊娠期大量应用耳毒性药物可导致胎儿耳聋。遗传性聋是指基因或染色体异常等造成听觉器官发育缺陷而导致的耳聋，出生时即存在听力障碍者称为先天性遗传性聋，出生后某一时期开始出现听力障碍者称为获得性遗传性聋。遗传性聋患者多伴有其他部位或系统畸形等异常。

3）突发性聋：突然发生的原因不明的感音神经性聋，多在72小时内听力急剧下降，无明显波动，多单耳发病，常伴耳鸣，也可伴有眩晕；为基层医疗急症之一，经积极治疗部分患者可挽救听力。

4）老年性聋：为伴随年龄老化（一般发生在60岁以上）而发生的听觉系统退行性变导致的耳聋。临床表现为双耳同时或先后出现的双侧听觉障碍，常逐渐发生，两侧耳聋程度可相似，亦可轻重不一。

5）噪声性聋：指急性或慢性强声刺激损伤听觉器官而引起的听力障碍。若长期在噪声环境中工作，则为职业性疾病。

6）其他常见的感音神经性聋：听神经瘤，梅尼埃病，病毒或细菌感染，创伤因素，自身免疫性疾病，全身疾病相关性聋如高血压、糖尿病、慢性肾炎、系统性红斑狼疮、甲状腺功能低下、多发性硬化均可能引起耳聋。

（3）混合性聋：耳的传音与感音系统同时受累所致的耳聋称混合性聋。如化脓性中耳炎合并迷路炎或细菌毒素、耳毒药物经蜗窗膜渗入内耳造成内耳损害，进而引起混合性听力下降。听力曲线的特点是既有气导下降，又有骨导下降，曲线呈缓降型，低频区有气骨导间距而高频区不明显。

（4）功能性聋：又称精神性聋或癔症性聋，属非器质性聋。常由精神心理受创伤引起，表现为单侧或双侧听力突然严重丧失，无耳鸣和眩晕。说话的音调与强弱和发病前相同，但多有缄默、四肢震颤麻木、过度凝视等癔症症状。反复测听结果变异较大。患者可突然自愈或经暗示治疗而快速恢复，助听器常有奇效，治愈后有复发倾向。

（5）伪聋：又称诈聋，指听觉系统无病而自称失去听觉，对声音不作搭理者的表现，严格地说，不能称为疾病。伪聋者多机警，有的还很熟悉常规的测听方法。应用主观测听方法如听性脑干诱发电位、耳声发射和声导抗等可较容易鉴别。

全科医生接诊耳鸣、耳聋病人时，要详细了解病史，常规体检，发现严重疾病请转诊专科。

【经典习题】

10.患者，男，17岁。双耳聋4年，诉出生后至12岁时听力、说话正常。12岁时因患急性扁桃体炎，在当地医疗机构接受庆大霉素治疗。此后，患者听力逐渐下降至完全不能与人交流。该患者最可能的诊断是

  A.药物性聋   B.突发性聋   C.遗传性聋
  D.感染性聋   E.功能性聋

答案：A。

第七节 鼻出血

鼻出血	概述	★
	常见病因和临床特点	★★
	诊断思路	★★★
	处理	★★★
	转诊	★★★

一、概述

鼻出血是临床常见症状之一。儿童和青少年的鼻出血部位多数在鼻中隔前下方的易出血区；中、老年人的鼻出血多发生在鼻腔后段。

二、常见病因和临床特点

鼻出血的病因包括局部病因和全身病因。鼻出血的临床特点主要是鼻腔出血，可以单侧出血，亦可双侧出血；可表现为间歇性反复出血，亦可为持续性出血；出血量多少不一，轻者仅涕中带血或倒吸血涕，重者可达数百毫升以上，甚至危及生命。

1. 局部病因

（1）鼻外伤或医源性损伤：包括挖鼻、用力擤涕等外力均可致鼻黏膜损伤出血，鼻骨、鼻中隔或鼻窦骨折及鼻窦气压骤变等损伤黏膜或血管出血，鼻腔鼻窦手术等损伤血管导致出血。

（2）鼻腔及鼻窦炎症：各种炎症都可使鼻腔鼻窦的局部黏膜发生改变而出血。

（3）肿瘤：鼻腔、鼻窦及鼻咽部肿瘤溃烂出血经鼻流出，如鼻腔血管瘤、鼻咽纤维血管瘤、鼻咽癌等均可表现有鼻出血的症状。

（4）其他：①鼻中隔疾病：鼻中隔偏曲、鼻中隔糜烂等易导致鼻出血；②鼻腔异物：鼻腔异物多为一侧鼻腔出血或血涕。

2. 全身病因 凡能引起血压增高、凝血功能障碍或血管张力改变的全身性疾病均可发生鼻出血。

（1）心血管疾病：高血压、血管硬化或充血性心力衰竭等。

（2）血液病：血友病、急性白血病、再生障碍性贫血等。

（3）某些急性传染病：流感、出血热、麻疹等。

（4）肝、肾等慢性疾病和风湿热：肝功能损害可致凝血障碍，尿毒症可致小血管异常，风湿热患儿常有鼻出血症状。

（5）中毒：磷、汞、砷、苯等可破坏造血系统，长期服用水杨酸类药物可致血液内凝血酶原减少。

（6）使用抗凝药物及抗血小板药物。

（7）其他：遗传性出血性毛细血管扩张症、内分泌功能失调等。

3. 不同出血血管的临床特点（表3-2-5）

表3-2-5 鼻出血不同出血血管的临床特点

分类	临床特点
动脉性鼻出血	呈鲜红色，出血猛烈，似喷泉样冒出或射出
静脉性鼻出血	常呈暗红色，出血不间断，均匀地向外流出
毛细血管渗血	多处或弥漫性渗血，常合并凝血功能障碍

三、诊断思路

1. 病史采集

（1）现病史

1）针对鼻出血本身的问诊：询问哪侧鼻腔出血或哪侧鼻腔首先出血；询问鼻出血的可能诱因，如是否有挖鼻史、打喷嚏、外伤史等；询问鼻出血量的多少，以便做出正确的出血量估计；询问出血的频率；询问是否有伴随症状及伴随症状的特点，如伴有鼻涕、鼻塞，可见于鼻腔鼻窦炎症等，如为<u>一侧脓血性涕，小儿可能为鼻腔异物，成人可能为鼻腔鼻窦的恶性肿瘤</u>。

2）相关鉴别问诊：在问诊过程中，还应注意与全身性疾病的鉴别。如鼻出血伴有高热，要注意与急性传染病的鉴别；如鼻出血伴有头晕、头痛，要注意与心血管疾病的鉴别；如鼻出血为双侧性、持续性反复渗血，要注意与血液病的鉴别。

3）诊疗经过的问诊：患病以来是否到医院就诊和检查。有无检查过血常规，有无进行鼻腔检查，有无止血，用什么方法止血，有无用药，效果如何。

4）患病以来的一般情况问诊：包括饮食、睡眠、大小便和体重变化情况，以了解全身一般情况。

（2）其他相关病史问诊：有无鼻外伤史，有无鼻炎、鼻窦炎史，有无心血管疾病史，有无血液病史，有无长期使用抗凝药及抗血小板药的用药史等。

2. 鼻腔检查 患者取坐位或半卧位，进行前鼻镜检查，如出血量较多，可先用指压法压迫止血或0.1%肾上腺素棉片暂时止血，然后查找出血部位；必要时在鼻内镜下寻找。

3. 辅助检查 主要针对原发病进行检查。在止血以后进行病因分析时进行必要的辅助检查，如<u>血压的测量、血常规检查、出血时间及凝血时间测定、血小板计数及毛细血管脆性试验等检查</u>。

四、处理

鼻出血是急诊，患者常因出血而情绪紧张、恐惧。对此，医生应沉着冷静，安慰病人及家属。在进行局部处理前要注意全身情况，防治休克，仔细检查鼻腔，并选择适宜的止血方法达到止血的目的。

1. 一般处理

（1）<u>患者取坐位或半卧位</u>。语言安慰患者，必要时给予镇静剂，并<u>嘱患者勿将血液咽下，以免恶心呕吐</u>。

（2）<u>有休克症状的患者，则先按休克处理</u>，选平卧低头位，及时吸氧，进行静脉输液，必要时输血。

2. 局部处理 根据出血情况和出血部位，选用合适的方法进行止血。

（1）简易止血法：多数患者出血部位在鼻中隔前下部（易出血区），且一般出血量较少。<u>嘱患者用手指捏紧两侧鼻翼10～15分钟，同时冷敷前额和后颈，使血管收缩，减少出血</u>。

（2）烧灼法：适用于反复少量且出血点明确者。传统的烧灼方法是用化学药物或电灼。近年来采用YAG激光、射频或微波烧灼。

（3）填塞法：适用于出血较剧、渗血面较大或出血部位不明者。<u>可用鼻腔可吸收性材料填塞、鼻腔纱条填塞、后鼻孔填塞和鼻腔或鼻咽部气囊或水囊压迫</u>。

3. 全身处理 对于鼻腔、鼻窦有复杂病变或因全身疾病引起的鼻出血以及出血量较大者，应视病情采取必要的全身治疗。

五、转诊

转诊指征：

1. 出血量大、渗血面广或出血部位不明者，应用各种填塞方法无效，需上级医院进一步止血。
2. 出血量不大，<u>但是疑为肿瘤、异物或其他原因导致出血者，需要治疗原发疾病</u>。
3. 严重全身疾病所致的鼻出血。
4. 病因诊断不明的鼻出血。

【经典习题】

11. 男童，7岁。右侧鼻腔反复出血2个月，量少，无其他不适。平时不爱喝水，喜挖鼻。既往体健，无家族遗传病史。该患者鼻出血时的最佳应急处理措施是

    A. 输血   B. 口服止血药   C. 静脉输止血药

    D. 手指按压鼻翼止血   E. 鼻腔填塞法止血

12. 儿童鼻出血部位多数在

    A. 鼻中隔前下方   B. 鼻中隔前上方   C. 鼻腔后段

    D. 左鼻腔   E. 右鼻腔

答案：11.D；12.A。

第八节 口腔溃疡

口腔溃疡	概述	★
	常见病因	★
	临床特点及意义	★★

一、概述

溃疡是口腔黏膜最常见的疾病。常见口腔溃疡有复发性阿弗他溃疡和创伤性溃疡。复发性阿弗他溃疡又称复发性口腔溃疡或复发性口疮，患病率居口腔黏膜病之首，无论男女、任何年龄、任何人种均可发生。本病具有周期性、复发性和自限性的特征。创伤性溃疡与慢性机械损伤因子有关，除去创伤因子后，损害可逐渐好转。

二、常见病因

复发性口腔溃疡的病因目前尚不清楚，与该病有关的因素有细胞免疫异常、遗传因素、系统性疾病因素（如胃、十二指肠溃疡等消化道疾病或功能紊乱）、感染因素、环境因素、微循环障碍等。有的复发性溃疡与微量元素缺乏有关，如缺铁性贫血。创伤性溃疡的病因是口内持久的机械刺激，如残冠、残根、不良修复体、锐利的牙齿边缘等。口腔肿瘤如舌癌、唇癌也是口腔溃疡的病因之一。

三、临床特点及意义

1. 复发性口腔溃疡　一般表现为反复发作的圆形或椭圆形溃疡，具有"黄、红、凹、痛"的临床特征（即病损面覆盖黄色假膜，周边有充血红晕带，中央凹陷，灼痛明显）和长短不一的"发作期、愈合期、间歇期"周期规律，并且有不治而愈的自限性。临床分为三型：轻型口疮、重型口疮及口炎型口疮。

（1）轻型口疮：约占80%。患者初发时多数为此型。溃疡好于唇、舌、颊、软腭等无角化或角化较差的黏膜。初起为局灶性黏膜充血水肿，呈粟粒状红点，灼痛明显，继而形成浅表溃疡，圆形或椭圆形，直径<5mm。约5天溃疡开始愈合。10～14天溃疡愈合，不留瘢痕。溃疡一般为3～5个，散在分布。溃疡复发的间隙期从半月至数月不等。有些患者有较规则的发病周期如月经前后，有的患者常在劳累之后发病。一般无明显全身症状与体征。

（2）重型口疮：约占8%。溃疡大而深，似"弹坑"，直径可大于1cm，周围组织红肿微隆起，基底微硬，表面有灰黄色假膜或灰白色坏死组织。溃疡期持续时间较长，可达1～2个月或更长。通常是1～2个溃疡。疼痛剧烈，愈合后可留瘢痕。发生于舌腭弓、软硬腭交界处等口腔后部时可造成组织缺损，影响言语及吞咽。常伴低热、乏力等全身不适症状和病损局部的淋巴结肿痛。

（3）口炎型口疮：约占10%。多发于成年女性。溃疡直径较小，约2mm，溃疡数目可达十几个或几十个，散在分布，似"满天星"。相邻的溃疡可融合成片，黏膜充血发红，疼痛最重，唾液分泌增加。可伴有头痛、低热等全身不适及病损局部淋巴结肿痛等症状。

复发性口腔溃疡需要与白塞病相鉴别：白塞病又称口、眼、生殖器三联症，临床表现为反复发作有自限性的口腔溃疡；可有虹膜睫状体炎、脉络膜炎、结膜炎、角膜炎等眼病部病变；生殖器病损，男女生殖器官黏膜均可出现溃疡，也有同时出现肛门直肠损害的情况；皮肤损害较常见，表现为结节性红斑、毛囊炎及针刺反应阳性。白塞病还可伴有关节、心血管、消化道、神经系统等全身症状或损害。所以在诊断治疗复发性口腔溃疡时一定要问清病史，一旦发现白塞病患者，建议其及时到风湿性疾病科治疗。

2. 创伤性溃疡 口内残根、残冠的尖锐边缘，不良修复物、尖锐牙尖等可使相对应的黏膜形成溃疡或糜烂面，溃疡的大小、部位、深浅不一，但与刺激物相适应。对造成创伤的刺激物应及时处理并去除。

全科医生接诊口腔溃疡病人时，第一要素是识别恶性溃疡。恶性溃疡常常是口腔肿瘤的早期表现，如舌癌、唇癌、白斑（癌前病变）。溃疡位置固定、痊愈时间长（一般超过30天）、反复发作的口腔溃疡一定要高度重视，应随访，跟进病情，及时转诊口腔科。

【经典习题】

13.患者，女，18岁。2个月内4次出现进食时口腔疼痛。检查发现唇、颊、舌黏膜有多个直径小于5mm的溃疡，呈圆形或椭圆形，散在分布。该患者最可能的诊断是

A.口腔癌　　　　　　　B.慢性唇炎　　　　　　C.复发性口疮
D.口腔黏膜白斑　　　　E.念珠菌性口炎

答案：C。

第九节　牙　痛

牙痛	常见病因	★★
	临床特点	★★★
	处理和转诊	★★

一、常见病因

牙痛是口腔科患者就诊最常见的原因。引起牙痛常见的口腔疾病有：因感染、磨损或磨耗、创伤等因素导致牙体硬组织不同程度缺损的疾病，如龋病、牙外伤、牙齿磨损等；还有牙髓疾病，根尖周病，牙周疾病如急性龈乳头炎、牙周脓肿等。

二、临床特点

1. 龋病 牙痛是龋病的常见症状。龋病分为浅、中、深龋。浅龋的龋损在牙釉质和根面牙骨质层内，患者一般无明显自觉症状。中龋为龋损进展到牙本质浅层，临床检查已有龋洞形成，患者表现为进食冷、热或酸、甜食品时有一过性敏感症状，去除刺激后症状随即消失。深龋为龋损进展到牙本质深层，有明显龋洞形成，患者有明显的遇冷、热、酸、甜食品刺激敏感症状，也可有食物嵌塞时的短暂疼痛症状，但没有自发性疼痛。

2. 牙髓疾病 是指因感染、创伤、物理或化学因素等引起牙髓组织的一系列病变，临床上以急性牙髓炎或慢性牙髓炎急性发作最为常见。尖锐、剧烈疼痛是牙髓炎的主要症状，典型症状如下：①阵发性

的自发性痛；②温度刺激引起或加重疼痛；③疼痛不能定位，有发散性痛（沿三叉神经分布区放散）；④疼痛常在夜间发作或加重。临床检查可找到引起牙髓炎的致病因素，如近髓深龋、非龋牙体疾病、充填体、深牙周袋等。温度测试反应敏感或激发痛，疼痛持续或出现热痛冷缓解。

3. 根尖周病 临床分为急性根尖周炎和慢性根尖周炎。

（1）急性根尖周炎：早期患牙有轻度疼痛，此时患牙咬紧，疼痛可以暂时缓解，随炎症加重，病人患牙浮出和伸长的感觉逐渐加重，轻叩患牙即疼痛。<u>根尖周炎时疼痛为自发性、持续性痛，且范围局限，病人能明确指出患牙。</u>如果急性根尖周炎炎症继续发展，形成急性根尖脓肿，则疼痛加剧，叩痛明显，且有持续性跳痛。脓液扩散至骨膜下，疼痛、肿胀均很明显，脓液一旦穿破骨膜达到黏膜下，疼痛比以前减轻。

（2）慢性根尖周炎：<u>一般无明显自觉症状，患牙可有咀嚼时不适感。</u>患牙常由牙髓炎继发，既往可有疼痛发作史。患牙对叩诊无反应或仅有不适感，一般不松动。患牙根尖部黏膜或牙龈表面可查及瘘管口，挤压瘘管口有时可有脓液溢出。

急性或慢性根尖周炎患牙临床检查往往可查及引起牙髓坏死的牙体病损、充填体、深牙周袋等；牙冠变色，牙髓诊断性试验无反应。对急性根尖周炎患牙应进行 X 线检查，根尖周组织影像无明显异常表现，而慢性根尖周炎患牙表现为根尖区骨组织透射影像。

4. 急性龈乳头炎 牙龈乳头受到机械或化学刺激引起的急性炎症。临床表现为<u>局部牙龈乳头发红肿胀，探触和吸吮时易出血，有自发性肿胀和明显的探触痛。</u>有时局部可探查到刺激物，牙可有轻度叩痛。

5. 牙周脓肿 分为急性和慢性牙周脓肿。

（1）急性牙周脓肿：发病突然，在患牙的唇颊侧或舌腭侧牙龈形成椭圆形或半球形的肿胀突起，牙龈发红、水肿、表面光亮。<u>脓肿早期患牙疼痛较明显，可有搏动性疼痛，患牙有"浮起感"，叩痛、松动明显。</u>脓肿形成后，脓液局限，脓肿表面较软，扪诊有波动感。脓肿可发生于单个牙齿，也可同时发生于多个牙齿。

（2）慢性牙周脓肿：常因急性期过后未及时治疗，或反复急性发作所致。一般无明显症状，可见牙龈表面有窦道开口。叩痛不明显，有时有咬合不适感。

三、处理和转诊

全科医生接诊牙痛病人时请多了解病史、牙痛的发病过程等，查找病灶或病牙。<u>如果急性疼痛，可以对症治疗，如服用对乙酰氨基酚，及时转牙科，请勿滥用抗生素治疗。</u>

【经典习题】

14. 急性龈乳头炎的主要临床特征是
　　A. 伴有全身症状　　　　　　B. 口臭　　　　　　C. 牙松动
　　D. 牙龈乳头发红、肿胀，探触和吸吮时出血　　　　E. 累及附着龈
　　答案：D。

第十节　咽　痛

咽痛	概述	★★
	常见病因	★★
	临床特点	★★★
	诊断思路	★★
	处理和转诊	★★★

一、概述

咽痛是咽部疾病中最为常见的症状之一,可由咽部疾病或咽部邻近器官疾病所致,也可以是全身疾病的伴随症状。疼痛的性质可表现为刺痛、钝痛、烧灼痛、隐痛、胀痛、跳痛等。咽痛程度视疾病的性质、程度和患者对疼痛的敏感度而异。临床上咽痛有自发性和激发性咽痛两种:自发性咽痛指在咽部无任何动作的平静状态时出现,常局限于咽部某一部位,多由咽部疾病引起;激发性咽痛由各种活动如吞咽、进食或压舌板等器械的刺激所引起。

二、常见病因

1. 咽部疾病 咽部的急、慢性炎症,咽部创伤、异物、溃疡、特异性感染(结核、白喉)、恶性肿瘤等。

2. 咽部邻近器官病变 亚急性甲状腺炎、会厌病变、颈动脉鞘炎、颈部纤维组织炎、咽肌风湿性病变等。

3. 某些全身疾病 如白血病、艾滋病、咽食管反流等均有不同程度的咽痛症状。

三、临床特点

1. 咽部炎症性疾病 是引起咽痛的最常见原因。急性咽炎、急性扁桃体炎、扁桃体周脓肿、咽后脓肿、咽旁脓肿等引起的咽痛常起病较急,有发热等全身症状。咽部疼痛较剧,吞咽、进食时加重,严重时甚至可引起吞咽困难。咽部溃疡伴感染时疼痛较剧。慢性炎症性病变时,咽痛较轻,呈钝痛、隐痛表现。咽痛时往往伴有咽部异物感。咽部炎症性疾病是最常见的是病毒感染,而不是细菌感染。

2. 咽部创伤、异物 一般有创伤史或异物史,咽部可见创面或见异物滞留。异物引起的咽痛,一旦异物取出,若无并发黏膜损伤,疼痛可立即减轻或消失。

3. 恶性肿瘤 如扁桃体癌,早期可无咽痛,晚期肿瘤表面坏死伴感染时,可有剧烈咽痛。咽部检查可见咽部肿瘤及肿瘤坏死创面,往往见脓苔附着。

4. 咽部邻近器官疾病 如急性会厌炎,发病急,进展快,可有发热,可引起剧烈咽痛、吞咽困难、发声含糊,严重病例可有呼吸困难。口咽部检查可无异常,喉镜检查可见会厌红肿,重者会厌呈球形,声门不能窥见,有些病例甚至形成会厌脓肿。该病若不及时有效处理可引起严重呼吸困难甚至窒息,引起生命危险。此外,亚急性甲状腺炎常常表现为咽痛,颈部纤维组织炎亦可导致咽痛。

四、诊断思路

1. 病史采集

(1) 现病史

1) 针对咽痛本身的问诊:①咽痛出现的时间:询问咽痛发生前有无诱因,如过劳、淋雨、创伤、进食、烟酒过度及有毒、有害气体刺激等;询问咽痛初始出现的时间,是新发生的咽痛还是持续时间较长的咽痛;新发生的咽痛应了解近期进展情况;持续时间较长的咽痛应了解近期变化情况。②咽痛的性质:是尖锐、剧烈疼痛,还是钝痛、隐痛,吞咽时有无加重。③咽痛时有无发热、头痛、四肢酸软、乏力等,有无呼吸困难及吞咽困难。④针对咽痛有无治疗或自行处理。⑤咽部创伤及异物史。

2) 相关鉴别问诊:①伴发热、头痛、四肢乏力、食欲减退:多见于咽部急性感染如急性咽炎、急性扁桃体炎、急性会厌炎等;②伴吞咽时加重:咽部局部病变引起的咽痛一般都有吞咽时加重的表现;③伴有吞咽困难、发音含糊及呼吸困难等:急性化脓性扁桃体炎、扁桃体周脓肿、咽后脓肿、咽旁脓肿、急性会厌炎或会厌脓肿等均可出现吞咽困难,扁桃体周脓肿、咽后脓肿、咽旁脓肿、急性会厌炎或会厌脓肿等可有发音含糊,咽后脓肿、急性会厌炎或会厌脓肿还可并发呼吸困难;④伴有咽部外症状:反酸、嗳气及胃灼热("烧心")等伴发症状常见于咽食管反流,颈侧疼痛常见于扁桃体周脓肿及咽旁脓肿;⑤发病过程中有无呼吸、循环、泌尿及骨关节等系统伴发症状。

3) 诊疗经过问诊:①患病以来是否到医院就诊和检查,是否做过咽部检查或喉镜检查,伴发热时是否检查过血常规、血培养等实验室检查，检查结果如何，是否做出过诊断；②治疗及用药情况：是否进行过治疗，如何治疗，用药情况及其效果。

4）患病以来的一般情况问诊：包括精神、饮食、睡眠、大便、小便和体重等变化情况，以了解全身一般情况。

（2）其他相关病史的问诊：①既往史：既往有无结核病、肝炎、高血压、糖尿病、肾小球肾炎、心脏疾病、骨关节疾病和肿瘤等疾病史；有无外伤、手术及输血史；有无传染病接触史；有无药物及食物过敏史。②个人史：有无长期疫区居住史；有无烟酒嗜好、性病及冶游史。③婚育史及女性患者的月经史。④有无家族遗传病史。

2. 体格检查

（1）耳鼻咽喉科检查：观察有无咽部充血、软腭及悬雍垂有无水肿、扁桃体有无红肿及分泌物、咽后壁或咽侧壁有无隆起、咽部有无淋巴滤泡增生、有无溃疡、有无新生物生长等。喉镜检查会厌有无红肿、舌根及会厌谷有无异物或创面、杓区及杓间区有无红肿、梨状窝有无积液等。检查颌下及颈部有无淋巴结肿大，咽部炎症性疾病往往伴有颈部淋巴结肿大、疼痛；颈部有无压痛点，如甲状腺有无压痛，亚急性甲状腺炎患者有时表现为吞咽疼痛而首先就诊，舌骨综合征患者常有舌骨大角触痛。

（2）全面系统的体格检查：全身体格检查，寻找可能引起咽痛的全身疾病，如咽食管反流、心绞痛等。

3. 辅助检查

（1）实验室检查：血常规检查白细胞增高伴中性粒细胞增多者，常见于咽部细菌感染性疾病，如急性化脓性扁桃体炎、咽部脓肿；病毒感染一般无明显变化或白细胞稍减少。怀疑细菌性感染时，可行咽拭子涂片检查、细菌培养和药物敏感试验。

（2）其他辅助检查：喉镜检查应常规进行，检查下咽部有无病变。怀疑胸部、纵隔或食管有病变时，请转诊专科，进行胸部和纵隔CT检查、食管钡餐检查或食管镜检查；怀疑消化系统疾病者行电子胃镜检查。

五、处理和转诊

1. 病毒感染是导致咽痛、咽部感染最常见的原因，治疗上不需要抗病毒和使用抗生素。建议患者多喝水、注意休息，观察病情变化。依据病情对症治疗，如咽痛剧烈者可以使用对乙酰氨基酚片，伴高热者可用退热药物。

2. 咽部细菌感染性炎症如急性化脓性扁桃体炎，主要应用抗生素治疗；咽部各种脓肿除应用抗生素外，还需要行脓肿切开引流；对全身症状重者要进行对症支持治疗；局部可给予漱口液。

3. 急性会厌炎者要应用抗生素和糖皮质激素联合治疗。

4. 咽部异物者要取出异物。

5. 转诊指标　各种咽痛在进行治疗后不能好转甚至加重、伴有严重呼吸困难、咽部脓肿没有条件治疗、疑有咽部异物而不能确诊或虽确诊但不能取出时，均须立即转诊。

【经典习题】

15. 下列关于咽痛的处理，正确的是
    A. 咽部感染不需要应用抗生素治疗
    B. 咽部脓肿不需切开引流
    C. 全身症状重者不需对症支持治疗
    D. 局部不需应用漱口液
    E. 急性会厌炎需要抗生素与糖皮质激素联合治疗

16. 关于咽痛的临床特点，下列说法错误的是
    A. 咽部炎症性疾病是引起咽痛的最常见原因
    B. 咽部创伤及异物可引起咽痛
    C. 咽部恶性肿瘤可伴有剧烈咽痛

D. 咽部邻近器官检查无明显异常
E. 急性会厌炎起病慢

答案：15.E；16.E。

第十一节 吞咽困难

吞咽困难	概述	★
	常见病因和临床特点	★★★
	诊断思路	★★
	处理原则	★★
	转诊指征	★★

一、概述

吞咽困难是指食物从口腔至咽、喉部、食管以至贲门运送过程中因受阻而产生咽喉部、胸骨后或剑突部位的梗阻停滞感。可伴或不伴吞咽痛、胸骨后疼痛、呕吐。吞咽困难可由咽喉部、食管或贲门部病变引起，亦可因神经、肌肉病变或功能障碍所致。假性吞咽困难并无食管梗阻的基础，仅为一种咽喉部阻塞感、异物感，多数不影响进食。

二、常见病因和临床特点

引起吞咽困难的常见病因和临床特点见表3-2-6。

表3-2-6 引起吞咽困难的常见疾病及临床特点

常见病因	代表疾病	临床特点
口腔、咽、喉部疾病	炎症	疼痛明显，常伴吞咽痛及吞咽困难
	肿瘤	食物容易滞留在口腔及咽部，吞咽困难症状发生早
食管疾病	反流性食管炎	多数吞咽困难症状不重，常伴有反流、烧心等
	食管良性肿瘤	病程进展相对较缓慢，病程相对较长
	食管癌	表现为进行性吞咽困难，常在数月内由进干食哽噎发展至进半流质，甚至进流质食物困难
一些引起食管受压的疾病	甲状腺肿大	可有颈部不适感，伴甲状腺肿大
	纵隔疾病	可伴有发声障碍和呼吸系统症状
	心血管疾病	常有心血管基础疾病的表现
中枢神经、脑神经疾病	吞咽、迷走、舌下等神经受损	常出现讲话易疲劳、言语不清、进食时呛咳等症状
	大脑皮质或脑干损害	语言障碍重于吞咽困难，可出现肢体运动障碍及病理征
肌肉病变	重症肌无力	肌无力首先出现在眼部，吞咽困难常在夜间更明显
神经肌肉功能障碍	缺铁性吞咽困难	可有慢性萎缩性胃炎、舌炎、营养不良等临床表现
	贲门失弛缓症	表现为间歇性吞咽困难、食物反流、胸骨后不适或疼痛
风湿性疾病	系统性硬化病	以局限性或弥漫性皮肤增厚和纤维化为特征，最多见和最早出现的食管受累症状是吞咽困难
	特发性炎症性肌病	对称性四肢近端肌无力为其主要临床表现，吞咽困难也不少见
中毒	肉毒素	最常见症状是眼肌麻痹，严重者可出现吞咽困难和失声

三、诊断思路

1. 病史采集

（1）现病史

1）针对吞咽困难的问诊：①发病情况：有无诱因（如受凉、劳累、饮酒、饮食不当或进食特殊食物、精神因素），起病缓或急，病程长或短；②吞咽困难特点：为进行性、持续性、还是间歇性，吞咽固体还是液体食物困难。

2）相关疾病鉴别及伴随症状：有无吞咽痛、烧心、呃逆、嗳气、反流、呕吐及呕吐物的性质，有无发声障碍、咳嗽、呛咳、呼吸困难、胸痛、胸闷、头痛、头晕、意识障碍、肢体运动障碍及皮肤改变等。

3）诊疗经过：①患病以来是否到过医院就诊和检查，如是否做过胸部X线片、食管X线钡剂造影、CT、胃镜及活检、喉镜等检查，结果如何；②治疗和用药情况，如是否用过质子泵抑制剂、H_2受体拮抗剂、胃肠动力调节剂等，疗效如何。

4）患病以来的一般情况：包括饮食、睡眠、大小便和体重变化情况等。

（2）其他相关病史：①既往有无心脑血管病、甲状腺疾病、食管疾病、血液病及风湿性疾病等病史；②有无烟酒嗜好、喜进热烫食物及特殊饮食习惯；③有无药物及食物过敏史，有无手术、外伤史；④有无肿瘤家族史。

2. 重点体格检查

（1）全身状况检查：生命体征、营养、意识状态及体位。

（2）口咽部检查：黏膜有无红肿、溃疡，扁桃体有无肿大，舌体有无肥大、萎缩，伸舌是否居中。

（3）甲状腺及头颈部淋巴结检查：有无肿大。

（4）胸部检查：肺部及心脏的叩诊及听诊情况。

（5）考虑由神经系统疾病所致时，应进行神经系统检查。

3. 辅助检查

（1）胸部X线片、胸部CT：有助于纵隔病变、心脏及主动脉病变的诊断。

（2）消化道X线钡剂造影：有助于食管、胃疾病的诊断。

（3）内镜检查及病理活检：对咽喉、食管、胃疾病所致的吞咽困难有确诊价值。疑为食管癌者，应首选胃镜检查，并行活检病理检查。疑为咽喉部疾病者，应首选喉镜检查。

（4）考虑存在胃食管反流病，神经、肌肉疾病或功能障碍者，可进一步行食管压力检测和食管pH监测等检查。

四、处理原则

1. 一般处理 包括营养支持疗法，应根据病情需要选择肠内营养或肠外营养，维持水、电解质及酸碱平衡。

2. 病因治疗 ①明确病因，酌情选择治疗方案；②抑酸治疗：适应证为胃食管反流病患者，代表药有H_2受体拮抗剂、质子泵抑制剂；③补充铁剂及维生素B：适用于缺铁性吞咽困难患者；④抗感染治疗：合理应用抗感染药物治疗感染性疾病所致的吞咽困难；⑤手术治疗：为肿瘤患者首选的治疗方案。

五、转诊指征

1. 口咽部炎症经常规治疗无明显好转者。
2. 由神经系统病变所致者。
3. 疑为肿瘤病变所致者，需进一步确诊和治疗。
4. 原因不明的吞咽困难，尤其是伴有贫血、消化道出血、消瘦等报警信号者。
5. 因吞咽困难造成中重度营养不良者。

【经典习题】

17. 吞咽困难的定义是
    A. 将食物送入口中的过程发生困难　　B. 食物从口腔运送到胃的过程发生困难
    C. 自食物从胃部到肠道的过程发生困难　D. 食物在食道梗阻
    E. 多因咽喉疾患引起
18. 进行性吞咽困难是
    A. 反流性食管炎的主要表现　　　　　B. 功能性消化不良的主要表现
    C. 食管癌的主要表现　　　　　　　　D. 贲门失弛缓症
    E. 肝癌的主要表现

答案：17.B；18.C。

第十二节　咳嗽与咳痰

咳嗽与咳痰	概述	★★
	常见病因和临床特点	★★★
	诊断思路	★★★
	处理原则	★★★
	转诊指征	★★★

一、概述

咳嗽是为清除气道内分泌物或异物的一种反射性防御动作或自主性呼气动作。借助咳嗽动作将气管、支气管的分泌物或肺泡内渗出液排出称咳痰。

二、常见病因和临床特点

常见病因包括呼吸道疾病、胸膜疾病、心血管疾病、中枢神经因素，以及由胃食管反流病和服用药物如血管紧张转换酶抑制剂（ACEI）等其他因素所致的咳嗽。临床特点和具体病因介绍如下：

1. 咳嗽的特点

（1）是否伴有咳痰

1）干性咳嗽：咳嗽无痰或痰量极少，常见于急性或慢性咽峡炎、喉癌、急性支气管炎初期、气管受压、支气管异物、支气管肿瘤、胸膜疾病、原发性肺动脉高压、二尖瓣狭窄等，还可见于服用药物如血管紧张素转换酶抑制剂（ACEI）。

2）湿性咳嗽：咳嗽伴有咳痰，常见于慢性支气管炎、支气管扩张症、肺炎、肺脓肿和空洞型肺结核等。

（2）咳嗽的时间与规律

1）突发性咳嗽：常由于吸入刺激性气体或异物、淋巴结或肿瘤压迫气管或支气管分叉处所引起。

2）发作性咳嗽：可见于百日咳、支气管内膜结核、咳嗽变异性哮喘等。

3）长期慢性咳嗽：多见于慢性支气管炎、支气管扩张症、肺结核、肺脓肿。

4）夜间咳嗽：常见于左心衰竭、肺结核。

（3）咳嗽的音色

1）咳嗽声音嘶哑：多为声带的炎症或肿瘤压迫喉返神经所致。

2）鸡鸣样咳嗽：表现为连续阵发性剧咳伴有高调吸气回声，多见于百日咳、气管受压、会厌或喉部疾患。

3）金属音咳嗽：常见于纵隔肿瘤、主动脉瘤或支气管肺癌直接压迫气管所致。

4）咳嗽声音低微或无力：见于严重肺气肿、声带麻痹及极度衰竭者。

2. 伴随症状

（1）伴发热：多见于急性呼吸道感染、肺结核、胸膜炎等。

（2）伴胸痛：常见于肺炎、胸膜炎、支气管肺癌、肺栓塞和自发性气胸等。

（3）伴呼吸困难：见于喉水肿、喉肿瘤、支气管哮喘、COPD、重症肺炎、肺结核、大量胸腔积液、气胸、肺水肿（急性左心衰竭）、气管或支气管异物。

（4）伴咯血：常见于支气管扩张症、肺结核、肺脓肿、支气管肺癌、二尖瓣狭窄等。

（5）伴大量脓痰：常见于支气管扩张症、肺脓肿、肺囊肿合并感染。

（6）伴有哮鸣音：多见于支气管哮喘、慢性喘息性支气管炎、心源性哮喘、气管与支气管异物等；当支气管肺癌引起气管与支气管不完全阻塞时可出现局限性分布的哮鸣音。

（7）伴有杵状指（趾）：常见于支气管扩张症、慢性肺脓肿、支气管肺癌和脓胸等。

3. 咳痰的性质

（1）白色泡沫黏液痰：多见于支气管炎和支气管哮喘。

（2）黄色脓样痰：化脓性感染所致。

（3）粉红色泡沫痰：肺水肿的特征。

（4）铁锈色痰：肺炎链球菌引起的大叶性肺炎的典型特点。

（5）黑色或灰白色痰：多见于煤尘肺和各种矽肺。

（6）砖红色胶冻样痰：见于支气管肺癌、肺炎克雷伯菌肺炎。

（7）果酱样痰：肺吸虫病的典型表现之一。

（8）大量稀薄痰：肺泡细胞癌的特征。

（9）大量脓性泡沫痰，静置分层：肺脓肿和支气管扩张症的典型特点。

（10）清水样痰伴有"粉皮"样囊壁：肺包虫病（肺棘球蚴病）临床诊断的重要依据。

三、诊断思路

1. 病史采集

（1）现病史：咳嗽的病程、特点、伴随症状、诱发因素（如寒冷的空气、强烈的气味），咳痰的性质等。

（2）相关鉴别症状：流涕和咽喉疼痛（上呼吸道感染、上气道咳嗽综合征）；发热、寒战和胸痛（肺炎）；盗汗和体重下降（恶性肿瘤、结核）；胃灼热（胃食管反流病）；进食或饮水时发生吞咽困难或窒息（误吸）。

（3）既往史：关注近期呼吸道感染的情况（即最近的1～2个月）；过敏史、哮喘史、COPD和胃食管反流病等疾病史；结核或HIV感染的危险因素（或已知病史）；吸烟史；药物应用史，需要特别强调ACEI的使用情况；慢性咳嗽患者还需要问及接触气道刺激物或致敏原的情况，以及真菌疾病流行地区的居住和旅游史。

2. 体格检查

（1）生命体征：有无呼吸急促、发热。

（2）全身一般情况检查：有无慢性疾病的表现（如消瘦、嗜睡）。

（3）鼻腔和喉部：鼻黏膜和咽部的外观（如颜色、充血情况）及分泌物的部位（鼻腔或咽后壁、扁桃体）。

（4）颈和锁骨上区域：有无淋巴结肿大。

（5）肺部：吸气和呼气时长，呼吸音的对称性，有无湿啰音、哮鸣音或两者兼有，有无肺实变体征（如异常支气管音或异常支气管肺泡呼吸音、叩诊浊音）。

（6）其他体征：如心脏听诊、腹部触诊、下肢水肿等。

3. 辅助检查

（1）有发热的患者，应行血常规检查。

（2）有呼吸困难、咯血或高度疑似肺炎的患者需进行指尖氧饱和度和胸部 X 线片检查。

（3）有体重下降或危险因素的患者应行胸部 X 线片以及结核、HIV 感染的检查。

（4）其他检查：如肺功能（支气管哮喘、COPD）、鼻窦部 CT（鼻窦疾病）、食管 pH 监测（胃食管反流病）、痰培养（结核等感染性疾病）、痰细胞学检查、胸部 CT、支气管镜（恶性肿瘤）等。

四、处理原则

治疗咳嗽主要是治疗引起咳嗽的病因。咳嗽是一种将气道分泌物清除的重要机制，对呼吸道感染的恢复有辅助作用，因此应谨慎使用镇咳药。

1. 镇咳药 上呼吸道感染和经过基础疾病治疗后咳嗽症状仍未得到缓解的患者可使用。

（1）临床上常用的是右美沙芬和可待因（或含其成分的复方制剂），作用机制是抑制延髓咳嗽中枢而止咳。可待因有镇咳、止痛和镇静作用，但可能出现药物依赖，常见的不良反应为恶心、呕吐、便秘和耐药。右美沙芬是阿片类物质左啡诺的同类物，作用与可待因相似，但无镇静作用和成瘾性，临床中更为常用。

（2）其他阿片类药物（如美沙酮、吗啡、罂粟壳等）虽能镇咳，但极易形成药物依赖和导致滥用，应避免使用。

2. 祛痰药 能降低呼吸道分泌物的黏性，使其易于咳出。

（1）愈创甘油醚：因其不良反应小而得到广泛应用。

（2）其他镇咳剂，如溴己新、吐根，临床上亦可使用。

（3）确保充足的水化，如雾化吸入等可能有助于排痰。

3. 支气管舒张剂（沙丁胺醇和异丙托溴铵）、**糖皮质激素吸入剂** 对上呼吸道感染后咳嗽和以咳嗽为主要症状的变异性哮喘有效。

4. 没有明确病因的患者，如果不伴危险信号，有些医生会凭经验进行治疗 针对上气道咳嗽综合征可使用抗组胺药、减轻黏膜充血药（如盐酸伪麻黄碱）、鼻腔糖皮质激素喷剂等；针对胃食管反流病给予质子泵抑制剂、H_2 受体拮抗剂进行治疗。经过这类治疗后症状充分缓解的患者，一般无须进一步检查。

五、转诊指征

1. 伴有危险症状/体征的，如呼吸困难、慢性发热、体重下降、咯血和淋巴结肿大。
2. 诊断不明确或对症治疗效果不佳的严重咳嗽。
3. 怀疑结核或肿瘤、支气管哮喘、胃食管反流病、鼻窦炎等需明确诊断。
4. 疑为心血管疾病引起的咳嗽，经初步处理后应转诊。

【经典习题】

19. 患者，男，56 岁。阵发性咳嗽半个月，无咳痰、喘息及发热。服用二代头孢类抗菌药物和复方甘草合剂 3 天，无效来诊。该患者有高血压史，1 个月前开始按医嘱服用卡托普利（血管紧张素转换酶抑制剂）。查体：BP 145/88mmHg，心、肺和腹部未见明显异常。应首选的处理是

　　A. 改为抗结核治疗　　　　B. 加用糖皮质激素　　　　C. 加用支气管舒张剂

　　D. 改用更高级的抗菌药物　　E. 改用其他类型降压药

20. 咳嗽的处理，下列说法错误的是

　　A. 伴有发热，应行血常规检查

　　B. 有呼吸困难、咯血等高度疑似肺炎的患者需进行指尖氧饱和度和胸片的检查

　　C. 有体重下降应行胸片、结核及 HIV 感染的检查

　　D. 还可行肺功能、鼻窦部 CT、食管 pH 监测、痰培养等检查

E. 应行腹部 CT 检查

答案：19.E；20.E。

第十三节 咯血

	概述	★
咯血	常见病因和临床特点	★★★
	诊断思路	★★★
	处理原则	★★★
	转诊指征	★★★

一、概述

咯血是指血液从呼吸道中咳出或痰中带血。

咯血按出血量分为：小量咯血（24小时内咯血量小于100mL），中等量咯血（24小时内咯血量100～500mL），大咯血（24小时内咯血量超过500mL，或一次咯血量大于100mL）。

小量咯血可仅表现为痰中带血而无其他症状；中等量以上咯血则可有胸闷、喉痒、咳嗽等先兆症状；大咯血表现为满口血液，甚至从口鼻中涌出或短时间内咯血不止，常伴呛咳、脉搏快、呼吸急促、出冷汗、面色苍白、紧张或恐惧感，如阻塞呼吸道可造成窒息。但咯血多少与疾病严重程度不完全一致。

二、常见病因和临床特点

痰中带血在多种呼吸系统疾病中都很常见，成人患者常见病因包括上呼吸道感染、支气管炎、支气管扩张、结核、肺炎；40岁以上的吸烟者出现咯血应考虑有无原发性肺癌的可能。儿童常见病因包括下呼吸道感染、异物吸入等。

大量咯血的常见病因包括支气管扩张症、肺结核和肺脓肿等。

1. 咯血的病因 按来源分为如下几种：

（1）气管、支气管来源

1）恶性肿瘤（支气管来源、支气管转移性）：盗汗、体重下降、有重度吸烟史。

2）急性支气管炎：发热、咳痰或干咳。

3）慢性支气管炎：既往有 COPD 或吸烟史。

4）支气管扩张症：既往有支气管扩张病史或反复肺部感染病史者出现慢性咳嗽和咳黏痰。

5）慢性未诊断（非急性）气管异物：慢性咳嗽不伴上呼吸道感染症状，有时伴有发热，以婴儿或幼儿为典型。

（2）肺实质来源

1）肺结核：午后潮热、盗汗、体重下降等。

2）肺脓肿：亚急性发热伴咳嗽、食欲减退、体重下降。

3）肺炎：发热、咳痰、呼吸困难和胸痛，呼吸音减弱或出现管状呼吸音及湿啰音，外周血白细胞计数升高。

4）肺出血-肾炎综合征：疲劳、体重下降、经常血尿，有时伴水肿。

（3）血管来源

1）肺静脉压力升高（尤其二尖瓣狭窄、左心功能衰竭）：肺部听诊湿啰音，中央或外周容量负荷过度的体征（如颈静脉怒张、外周性水肿），平卧位呼吸困难（端坐呼吸）或入睡后1～2小时出现呼吸困难（夜间阵发性呼吸困难）。

2）肺栓塞：见于具有慢性血栓栓塞性疾病危险因素（如长期卧床）的患者，突发剧烈胸痛、呼吸急促和心动过速。

（4）其他：如肺子宫内膜异位症（月经期反复咯血）、全身凝血系统疾病或使用抗凝药物等。

2. 伴随症状

（1）伴发热：多见于肺结核、肺炎、肺脓肿、肺出血型钩端螺旋体病、流行性出血热（肾综合征出血热）、支气管肺癌等。

（2）伴胸痛：常见于大叶性肺炎、肺栓塞、肺结核、支气管肺癌等。

（3）伴呛咳：可见于支气管肺癌、支原体肺炎等。

（4）伴皮肤黏膜出血：可见于血液病（如白血病、血小板减少性紫癜）、肺出血型钩端螺旋体病、流行性出血热等。

（5）伴大量脓痰：常见于支气管扩张症。

（6）伴呼吸困难：常见于重症肺炎、肺结核、气管或支气管异物。

（7）伴有哮鸣音：常见于气管与支气管异物，支气管肺癌引起的气管与支气管不完全阻塞时可出现局限性分布的哮鸣音。

（8）伴有杵状指（趾）：常见于支气管扩张症、支气管肺癌等。

（9）伴黄疸：多见于肺出血型钩端螺旋体病。

3. 咯血（痰）的颜色和性状

（1）鲜红色：多见于肺结核、支气管扩张症、肺脓肿和出血性疾病。

（2）铁锈色：肺炎链球菌所致的大叶性肺炎的典型特点，也可见于肺吸虫病和肺泡出血。

（3）暗红色：可见于二尖瓣狭窄。

（4）黏稠暗红色血痰：可见于肺栓塞。

（5）粉红色泡沫痰：可见于肺水肿（急性左心衰竭）。

（6）红色胶样痰：见于支气管肺癌、肺炎克雷伯菌肺炎。

（7）果酱样痰：肺吸虫病的典型表现之一。

三、诊断思路

1. 病史采集

（1）现病史

1）根据咯血情况的问诊：①起病情况：首次发作或既往已有发作。②持续时间：持续存在或反复发作。③诱发的原因：如接触过敏原、受凉、劳累、仰卧位等。④估计咯血量：量少时仅为血丝；量较多时则以茶匙、茶杯或矿泉水瓶等易描述容量的容器估计出血量。

[注意] 需要区分假性咯血和呕血。①真性咯血：出现泡沫痰，多呈鲜红色，大量咯血则伴窒息感；②假性咯血：如鼻咽部出血导致的痰中带血，典型表现包括有鼻涕滴流感及没有咳嗽的痰中带血；③呕血：有消化系统疾病如消化性溃疡、慢性肝炎或肝硬化，伴恶心、呕吐，吐出物为黑色、棕色、暗红色或鲜红色，常混有食物残渣。

2）相关鉴别问诊：发热和咳痰（肺炎、结核）；盗汗、体重下降和乏力（恶性肿瘤、结核）；胸痛和呼吸困难（肺炎、肺栓塞）；（单侧的）下肢痛胀或（和）水肿（肺栓塞）；血尿（肺出血-肾炎综合征）。反复鼻出血、皮肤瘀斑提示可能存在凝血功能障碍。

3）诊疗经过问诊：对于反复发作的咯血，应了解以往的检查、诊断和治疗效果。

4）一般情况：发病以来睡眠、大便、小便等情况。

（2）其他相关病史的问诊

1）相关疾病：慢性肺部疾病（如COPD、支气管扩张症、肺结核）、恶性肿瘤、出凝血功能异常、心力衰竭、慢性肝病。

2）相关危险因素：HIV感染、使用免疫抑制剂（易发生结核、真菌感染）；结核暴露史；长期吸烟（恶性肿瘤）；近期制动如手术或长距离旅行、已知的恶性肿瘤、既往或家族凝血系统疾病史、妊娠、使用含雌激素药物如避孕药（肺栓塞）。

3）相关用药：是否使用抗血小板药物如阿司匹林、抗凝药物如华法林等。

4）食用生或不熟的螃蟹、蜊蛄（"小龙虾"）史：肺吸虫病。

2. 体格检查

（1）生命体征：有无发热、心动过速、呼吸急促或呼吸窘迫（如使用辅助呼吸肌、缩唇呼吸）、发绀、烦躁、意识水平下降等。全身体征，如恶病质。

（2）肺部：注意呼吸音的对称性；有无湿啰音、干啰音、喘鸣音和哮鸣音；有无肺实变体征，如支气管羊鸣音、叩诊浊音。

（3）心脏听诊：有无心音改变、额外心音或杂音（提示心力衰竭和肺动脉压力升高）。

（4）腹部：有无肝淤血或肿块的体征（提示恶性肿瘤或肝硬化食管静脉曲张引起的呕血）。

（5）其他：颈、锁骨上区域有无淋巴结肿大（提示恶性肿瘤或结核）；有无颈静脉怒张、下肢和骶尾部凹陷性水肿（提示心力衰竭）；下肢静脉曲张（肺栓塞可能）；皮肤和黏膜有无瘀斑、瘀点、毛细血管扩张；有无牙龈炎、口腔或鼻腔出血。

3. 辅助检查

（1）影像学检查：必须行胸部X线检查，必要时可行CT、支气管镜、肺血管造影等检查，胃镜检查可区分有无呕血。

（2）实验室检查：通常应查血常规（全血细胞计数、血小板计数）；尿常规可寻找肾小球肾炎的依据（血尿、蛋白尿、管型）；怀疑活动型结核需进行结核菌素皮肤试验。

四、处理

大量咯血是急症，可威胁患者生命，需及时抢救。对人体的影响，除咯血量和出血速度外，还与患者的一般状况有关，如久病体弱即使出血量小于300mL也可能是致命的。大咯血的直接危险主要是窒息和失血性休克，间接危险是继发肺部感染或血块堵塞支气管引起肺不张，肺结核患者还可造成血行播散。

基层医疗机构初步治疗目标是预防血液吸入健侧肺导致窒息和预防持续出血导致的休克。具体措施包括：

（1）一般治疗：吸氧、监护、开通静脉通道。

（2）止血：可试用云南白药等口服止血药，有条件的可以用静脉止血药。

（3）体位：由于一般出血部位不明，宜采取坐位或半卧位，如为卧位则头偏向一侧；一旦出血部位明确（如单侧支气管扩张症或肿瘤），可让患者保持侧卧位，防止窒息。

（4）保持呼吸道通畅：如患者感胸闷、气短、喘憋，需帮助患者清除口鼻分泌物。

（5）严密观察病情：密切观察患者呼吸、脉搏、血压、心率等生命体征及咯血情况，防止休克的发生。

（6）慎重给予镇咳药：咳嗽剧烈者可慎重适量使用，但禁用剧烈的镇静止咳药，以免过度抑制咳嗽中枢，使血液淤积气道引起窒息。

（7）勿用力排便：防止用力排便而加重咯血。

（8）镇静：避免精神紧张，给予精神安慰，必要时可予弱的镇静药如地西泮等。

（9）窒息患者的抢救：若发生窒息，立即体位引流，取头低足高位（可将床尾抬高45°左右），或侧头拍背；心搏骤停，应立即予以心肺复苏。

[**特别提醒**] 大量咯血患者经初步处理咯血稍有缓和，血压、脉搏、呼吸相对平稳时，应尽快护送患者到附近医院，以便进一步救治；如出血不止，应请急救中心急救医师进行就地抢救，待病情稍微平稳、允许转运时，仍需送医院进行吸氧、监护、止血、输血、输液等治疗。转送过程中，需持续监测生命体征及咯血情况，保持静脉开通及准备其他应急措施。

五、转诊指征

1.伴有危险信号的，如背部疼痛、体重下降、乏力，有大量吸烟史，在静息状态下出现呼吸困难、呼吸音消失或降低者。

2. 诊断不明、频繁发生或试验性治疗无效者。

3. 怀疑肺结核、肿瘤、其他系统疾病（心血管系统、血液系统）者。

4. 大量咯血患者，初步治疗后应及时转诊。

【经典习题】

21. 患者，男，45岁。反复咳嗽、咳痰中带血丝8年。1小时前突发大咯血，总量约150mL，有血块，此后仍继续咯血。既往有左下肺支气管扩张症病史。患者应采取的体位是

　　A. 右侧卧位　　　　　　B. 左侧卧位　　　　　　C. 仰卧位

　　D. 半卧位　　　　　　　E. 坐位

22. 下列关于咯血的叙述，错误的是

　　A. 24小时咯血量500mL以上为中等量咯血

　　B. 24小时咯血量100mL以内为小量咯血

　　C. 咯血多为鲜红色或暗红色

　　D. 急性或慢性支气管炎是咯血的常见病因

　　E. 小量到中等量的咯血大多可自行终止

23. 支气管扩张症患者咯血的性质是

　　A. 暗红色　　　　　　　B. 鲜红色　　　　　　　C. 砖红色胶冻状

　　D. 粉红色泡沫状　　　　E. 铁锈色

答案：21.B；22.A；23.B。

第十四节　呼吸困难

呼吸困难	概述	★★
	常见病因和临床特点	★★★
	诊断思路	★★★
	处理和转诊	★★★

一、概述

呼吸困难是指患者主观感到空气不足、呼吸费力，客观表现为呼吸用力、呼吸辅助肌也参与活动，重者有鼻翼扇动、张口耸肩，常伴有呼吸频率、深度与节律的异常。

二、常见病因和临床特点

引起呼吸困难最常见的病因是呼吸系统疾病和心血管系统疾病，其次为中毒性、中枢性及精神性（心理性）等。

（一）肺源性呼吸困难

呼吸系统疾病引起的呼吸困难也称为肺源性呼吸困难。常见于各种原因引起的气道狭窄、哮喘、慢性阻塞性肺疾病（COPD）、气胸、大量胸腔积液、重症肺炎、肺肿瘤等。

1. 吸气性呼吸困难　主要见于大气道狭窄，如急性喉炎、喉头水肿、气管异物、气管肿瘤或气管受压。临床特点是吸气费力，吸气时间延长，患者可有刺激性干咳或吸气性喉鸣；查体可见"三凹征"，即吸气时由于呼吸肌过度用力而出现胸骨上窝、锁骨上窝及肋间隙明显凹陷。

2. 呼气性呼吸困难　主要见于哮喘、COPD，由小气道或肺泡弹性回缩力下降引起。临床特点是呼气

费力，呼气时间延长；查体可闻及哮鸣音。

3. 混合性呼吸困难　主要因气体交换面积减少所致。临床特点是呼气浅快，局部呼吸音减弱或消失，可伴有病理性呼吸音。常见于重症肺炎、大面积肺栓塞、气胸、大量胸腔积液、肺间质纤维化、尘肺等。

(二) 心源性呼吸困难

心血管系统疾病引起的呼吸困难又称为心源性呼吸困难。主要见于各种心脏病引起的左心衰竭，也可见于右心衰竭、大量心包积液、先天性发绀型心脏病。

1. 左心衰竭　有急性与慢性之分。

（1）慢性左心衰竭的主要表现为活动后呼吸困难及夜间阵发性呼吸困难。前者常在终止活动后缓解；后者坐起后可减轻或缓解。严重左心衰竭的患者不能平卧，睡眠时只能高枕卧位或坐位。体检可发现原有的心脏病体征（如心脏扩大、病理性心脏杂音等）。

（2）急性左心衰竭时患者有明显的喘憋、呼吸急促，伴有大汗、端坐呼吸，严重者咳白色或粉红色泡沫痰；查体可见口唇发绀、呼吸加快、双肺湿啰音（肺底明显），有时可伴有哮鸣音。急性左心衰竭因症状酷似支气管哮喘发作，故又称为心源性哮喘。体检除原有的心脏病体征外，心尖部常可闻及舒张期奔马律。

2. 其他心脏疾病　右心衰竭及心包大量积液时静脉回流受阻、淤血性肝大、腹水、胸腔积液，导致呼吸运动受限、肺受压、气体交换面积减少，因而出现呼吸困难。先天性发绀型心脏病由于血氧含量下降可导致呼吸困难，活动后更明显。

(三) 其他原因导致的呼吸困难

1. 中毒性呼吸困难　代谢性酸中毒引起的呼吸困难表现为呼吸深大而节律规整，其中糖尿病酮症酸中毒者呼气中有烂苹果味，尿毒症所致的代谢性酸中毒者呼气中有氨味。一氧化碳中毒者有相应的暴露史，患者口唇呈樱桃红色。有机磷中毒者出现大量白色泡沫痰伴全身湿冷、肌颤、瞳孔缩小。

2. 中枢性呼吸困难　脑血管意外、颅内肿物引起的颅压升高者表现为呼吸深慢、节律不规则。

3. 精神性呼吸困难　癔症患者呼吸浅快，常伴有口周麻木、手足搐搦；神经症患者常自诉有胸闷、气短，长出气后感到舒适，体检无呼吸困难的体征。

4. 贫血引起的呼吸困难　严重贫血者有睑结膜、甲床苍白。

三、诊断思路

(一) 病史采集

1. 现病史

（1）针对呼吸困难的问诊

1）发作的急缓与进程：呼吸困难是突然发生的还是逐渐发生的。突发的常见于气道（喉、气管）异物、自发性气胸、肺动脉栓塞；数小时内逐渐加重的见于急性左心衰竭（肺水肿）、哮喘、重症肺炎、糖尿病酮症酸中毒；超过数天或数周的见于胸腔积液、慢性右心衰竭、心包积液、气管或支气管肿瘤；超过数月或数年的见于COPD、慢性左心衰竭、肺间质纤维化、尘肺等；慢性病基础上的急性发作常见于慢性左心衰竭的急性发作及COPD的急性发作。出生后即出现呼吸困难者常见于先天性心脏病。

2）发作诱因及缓解因素：哮喘患者常在接触过敏原（如花粉、某些食物、尘螨等）后发作，脱离过敏原、使用支气管解痉药可缓解；心源性哮喘常因过度劳累、肺部感染、并发心律失常等诱因发作，坐位可减轻；自发性气胸常于过度用力时突发；胸腔积液时患侧卧位可减轻；重症肺炎可有前期上呼吸道感染表现。

3）呼吸困难的类型：是吸气性呼吸困难、呼气性呼吸困难，还是混合性呼吸困难。

（2）相关伴随症状问诊：①发热提示感染性疾病，如肺炎、胸膜炎、心包积液；②一侧胸痛见于胸膜炎、气胸、肺动脉栓塞，胸骨后疼痛见于缺血性心脏病合并左心衰竭；③咳嗽、咳黄痰见于COPD，咳大量浆液性泡沫痰见于急性左心衰竭及有机磷中毒引起的急性肺水肿。

（3）诊疗经过问诊：是否检查、治疗，效果如何；非突发性的呼吸困难患者以往做过的检查和治疗有助于此次诊断。

（4）一般情况问诊：发病以来睡眠、大便、小便和体重变化情况；有无情绪异常。

2. 其他相关病史

（1）过敏史：有过敏史者更要注意排除哮喘。

（2）既往史：有高血压、心脏病者应首先除外心源性呼吸困难；有COPD等慢性肺疾病者则肺源性呼吸困难的可能性大。

（3）个人史：吸烟者警惕肺肿瘤；长期接触粉尘等提示为尘肺导致的呼吸困难。

（二）体格检查

1. 呼吸速率、节律、音调。

2. 一般状况 意识障碍见于颅内高压、糖尿病酮症酸中毒、一氧化碳中毒、有机磷中毒；端坐呼吸见于急性左心衰竭；发绀见于各种肺源性呼吸困难及急性左心衰竭；声音嘶哑见于急性喉炎。

3. 气管位置 一侧气胸或胸腔积液时气管偏向健侧；哮喘、COPD、心源性哮喘时气管无偏移。

4. 肺部检查 常见肺源性及心源性呼吸困难疾病体征见表3-2-7。其中最重要的是心源性哮喘和肺源性哮喘的鉴别。

表3-2-7 常见肺源性及心源性呼吸困难疾病体征比较

疾病	肺			心脏	
	叩诊	呼吸音	啰音	叩诊	听诊
哮喘	清音	呼气延长	哮鸣音	-	-
肺炎	局部浊音	局部支气管呼吸音	局部湿性啰音		
气胸	患侧鼓音	患侧消失	-		
胸腔积液	患侧浊音或实音	患侧减弱或消失	-		
COPD	全肺过清音	减弱	干、湿啰音	-	-
急性左心衰竭	-	-	肺底或全肺水泡音	心界扩大	心尖部奔马律/杂音

（三）辅助检查

1. 心电图 对判断有无急性心肌梗死、严重心律失常引起的急性左心衰竭有重要帮助。

2. 血常规 对确定有无呼吸系统感染性疾病有重要临床意义。

3. 胸部X线片 可明确气胸、胸腔积液、肺炎的诊断；对COPD、哮喘、心源性哮喘有重要参考意义。

四、处理和转诊

（一）呼吸困难的处理

1. 急救措施

（1）气道异物：应立即采用Heimlich手法进行救治；发生窒息时应及时做环甲膜穿刺术或切开术以开通气道。

（2）过敏所致喉头水肿：立即使患者脱离致病原。如输注青霉素等药物时突然发生喉头水肿，应立即停止使用青霉素；皮下或肌内注射肾上腺素0.3~0.5mg，可每5~10分钟重复给药，若发生心搏骤停，可1mg静脉推注或肌内注射；静脉注射地塞米松5~10mg；异丙嗪（非那根）10mg缓慢静脉注射（或25mg肌内注射）。

（3）脱离中毒环境：一氧化碳中毒应及时将患者转移至空气新鲜处。有机磷农药中毒应迅速清除毒物，将患者撤离中毒环境，去除被污染的衣物，清洗污染的皮肤；口服者予以催吐或用清水洗胃。

2. 对症处理

（1）休息，急性肺栓塞、气胸应绝对卧床休息。

（2）急性左心衰竭者取半卧位或坐位，其他情况应帮助患者采取可缓解症状的体位。

（3）吸氧，COPD 患者宜低流量给氧。
（4）保持呼吸道通畅，及时清理分泌物，可酌情给予解痉、祛痰药物。

3. 尽可能明确呼吸困难的病因，根据病因进行处理　如哮喘可使用支气管解痉药，心源性哮喘可用强心、利尿、扩张血管药；糖尿病酮症酸中毒应使用胰岛素治疗；大量胸腔积液及气胸者应做胸腔穿刺治疗。对于不能判断是支气管哮喘还是心源性哮喘的患者可先给予茶碱治疗以缓解症状。

（二）转诊指征
1. 不能明确病因的呼吸困难。
2. 经初步处理不能缓解的哮喘、气道异物。
3. 急性喉炎、重症哮喘、气胸、重症肺炎、急性肺栓塞、大量胸腔积液、COPD 并发严重并发症、急性心肌梗死、严重心律失常、急性左心衰竭、糖尿病酮症酸中毒、一氧化碳中毒、有机磷中毒、中枢性呼吸困难等初步处理后应紧急转诊。

【经典习题】

24. 临床上出现"三凹征"的常见情况是
   A. 胸腔积液 B. 支气管哮喘 C. 自发性哮喘
   D. 支气管异物 E. 阻塞性肺气肿

25. 关于呼吸困难的处理，错误的是
   A. 应休息及吸氧 B. 帮助患者采取可缓解症状的体位
   C. 保持呼吸道通畅 D. 酌情给予解痉、祛痰药物
   E. COPD 患者给予高流量吸氧

答案：24.D；25.E。

第十五节　胸　痛

胸痛	概述	★★
	常见病因和临床特点	★★★
	诊断思路	★★★
	处理和转诊	★★★

一、概述

胸痛是导致患者就诊的常见症状。胸部多种脏器的疾病均可引起胸痛。最常见的有心脏、主动脉、气管、肺与胸膜、食管以及胸壁的病变。此外，某些上腹部疾病也可引起胸痛。

二、常见病因与临床特点

（一）心脏血管疾病

1. 心绞痛　是中老年患者胸痛的常见原因。其特点是胸骨后或心前区压榨性疼痛/闷痛，范围如手掌大小；疼痛可放散至心前区、下颌、左上肢，发作持续数分钟，体力负荷增加时诱发，休息或用硝酸酯类药后可缓解；发作时心电图出现缺血性 ST-T 改变。

2. 急性心肌梗死　表现为更严重的心绞痛。其特点是无明显诱发因素，突发心前区与胸骨后剧烈疼痛，伴有濒死感和恐惧感，持续时间长，服硝酸甘油无效，可伴有休克、心力衰竭、心律失常等。心电图出现单向曲线型的 ST 段抬高或 ST 段的显著降低；同时伴心肌坏死标志物升高。

3. 心包炎　呈急性或亚急性发病，多见于青壮年，先有呼吸道感染症状，持续性或间歇性胸痛，吸

气与咳嗽可使疼痛加重,伴有发热、气短。可听到心包摩擦音。心电图多导联 ST 轻度抬高;超声心动图可发现心包少量积液。

4. 主动脉夹层 中年以上发病,有高血压、动脉硬化史。突然发生剧烈胸痛,可放射至头、颈、上肢、腰背、中下腹甚至下肢,疼痛剧烈可有休克征象。两上肢血压或上、下肢血压有明显差别;颈部血管或主动脉瓣区出现杂音。心电图改变缺乏特异性。超声心动图可能看到升主动脉增宽、主动脉出现夹层。

5. 肺栓塞 患者有慢性血栓栓塞症的危险因素。突然发生一侧胸痛伴呼吸困难、发绀、咳嗽、咯血;重症者可有晕厥。听诊肺动脉瓣区第二心音亢进。心电图出现 $S_I Q_{III} T_{III}$ 改变,或右束支传导阻滞、电轴右偏、顺钟向转位;超声心动图示肺动脉高压、三尖瓣关闭不全。

(二) 胸膜疾病

1. 自发性气胸 在持重物或剧烈咳嗽后突然发病;一侧胸痛伴呼吸困难、干咳。气管向健侧移位,叩诊患侧呈鼓音,患侧呼吸音减低或消失。胸部 X 线检查示患侧肺压缩。

2 胸膜炎 急性或亚急性起病,胸痛伴发热、咳嗽、气短。患侧叩诊呈浊音,听诊有胸膜摩擦音。胸部 X 线片可见少量胸腔积液。

3. 肺炎 大叶性肺炎当炎症累及胸膜时可出现胸痛。急性起病,胸痛伴发热、咳嗽、咳痰。叩诊患侧浊音,听诊有支气管呼吸音及湿啰音。胸部 X 线片可见片状阴影。

(三) 食管疾病

1. 胃食管反流病 特点为胸骨后烧灼样疼痛,饱餐后平卧易发生,常于夜间发作。平时经常有反酸、胃灼热的症状。

2. 食管癌 特点是吞咽时疼痛发作或加剧,常伴有吞咽困难;患者有进行性消瘦。

(四) 胸壁疾病

1. 肋骨骨折 有外伤史,呼吸时疼痛加重,局部有压痛、骨擦感。胸部 X 线片有时可见骨折(也可能不明显)。

2. 肋软骨炎 可持续数周或数月,呼吸及上臂活动时加重。肋软骨有压痛。心电图、胸部 X 线片无异常。

(五) 神经与精神性胸痛

1. 带状疱疹 亚急性发病,一侧剧烈胸痛,夜间重。发病数天后胸壁出现疱疹,沿神经走行呈簇状分布。心电图、胸部 X 线片无异常。

2. 肋间神经痛 胸痛为刺痛、窜痛,肋骨下缘可有压痛并沿肋间神经走行放散。心电图、胸部 X 线片无异常。

3. 心脏神经症 青年或中年女性,有神经衰弱的症状,胸痛为短暂的刺痛或较久的隐痛;经常有胸闷、气短等不适,与情绪有关。心肺检查正常,心电图、胸部 X 线片无异常。

(六) 腹部疾病

1. 膈下脓肿、肝脓肿 亚急性发病,寒战高热,下胸部或背部疼痛,右侧较重。局部有明显压痛。胸部透视膈运动减弱;血常规、胸部 X 线片、B 超检查有助于诊断。

2. 胆囊炎、胆石症 发作时右上腹疼痛,可向右胸部及右肩部放散。腹部超声可明确诊断。

三、诊断思路

(一) 病史采集

1. 现病史

(1) 根据胸痛的问诊

1) 发作的急缓:急性发作者首先要考虑急性心肌梗死、急性主动脉夹层、肺栓塞、自发性气胸、肋骨骨折等可能危及生命的疾病;慢性反复发作的胸痛见于心绞痛、胃食管反流、肋软骨炎、心脏神经症等。

2) 胸痛的部位:缺血性心脏病的疼痛位于胸骨后方或心前区;位于胸骨后方的还有主动脉及食管病

变；胸痛在一侧的提示肺、胸膜病变。

3）疼痛的性质：心脏缺血性疼痛为压榨性疼痛或闷痛；神经病变引起的为瞬间即过的针刺或刀割样疼痛。

4）持续时间：心绞痛发作时间一般是3～5分钟，通常不会超过15分钟；如果心绞痛30分钟仍未缓解，应高度警惕是否发生了急性心肌梗死。肺炎、胸膜炎引起的疼痛为持续性，呼吸时加重。

5）是否向其他部位放射：心肌缺血性疼痛（包括心绞痛及心肌梗死），疼痛可放射至心前区、下颌、左上肢；主动脉夹层，疼痛可放射至头、颈、上肢、腰背、中下腹甚至下肢。

6）诱发与缓解因素：体力负荷加重时诱发、休息可缓解者常见于心绞痛；深呼吸加重者提示胸膜、胸壁病变；肋骨病变易在上臂运动时诱发；与进食相关的胸痛提示可能是食管疾病。

（2）相关鉴别问诊：问伴随症状：①伴发热，提示感染性疾病，如胸膜炎、心包炎、肺炎，心肌梗死有时会有低热。②伴咳嗽、咳痰，常见于肺炎；咳嗽无痰，见于胸膜炎。突发胸痛伴咳嗽、咯血、呼吸困难，应警惕肺栓塞。③伴有心慌、头晕、黑矇、低血压，应高度警惕急性心肌梗死。④伴吞咽困难的要考虑食管疾病。

（3）诊治经过问诊：对于慢性反复发作性胸痛，了解以往的检查、诊断和治疗效果，对目前胸痛的病因有借鉴作用。

（4）一般情况：发病以来睡眠、大便、小便和体重变化情况。

2. 其他相关病史

（1）既往病史：有无高血压、糖尿病、慢性呼吸道疾病、慢性血栓栓塞性疾病、胃食管反流病史。有高血压病史的要首先排除心脏血管性疾病；有慢性血栓栓塞性疾病病史的要注意排除急性肺栓塞；有外伤史的要排除肋骨骨折；有COPD史的要警惕自发性气胸。

（2）个人史：注意了解相关疾病的危险因素。

（3）家族史：有无心脑血管疾病的家族史。

（二）体格检查

1. 生命体征 体温、脉搏、呼吸、血压；新出现的双上肢血压不等或下肢血压明显低于上肢应警惕主动脉夹层。

2. 一般情况 面色苍白、大汗，应警惕心肌梗死、主动脉夹层或肺栓塞。

3. 胸壁和胸椎 如存在局限性触/压痛，应注意排除肋骨骨折、脊柱病变；胸壁如有沿肋间神经走行分布的簇状疱疹，可能是带状疱疹引起的胸痛。

4. 胸部 气管移位、一侧听诊呼吸音消失、叩诊为鼓音、触觉语颤减弱，提示气胸；听到胸部摩擦音，提示胸膜炎；局部听到管状呼吸音或中小水泡音，提示大叶性肺炎。

5. 心脏 出现心音低钝、奔马律、收缩期杂音应警惕急性心肌梗死；听到心包摩擦音提示心包炎症，主动脉瓣新出现舒张期杂音应警惕升主动脉夹层累及主动脉根部；突然出现的肺动脉第二心音亢进或三尖瓣关闭不全应警惕急性肺栓塞。

6. 检查颈部、锁骨上窝、背部、腹部有无血管杂音，进一步排除主动脉夹层的可能；颈静脉扩张提示右心负荷加重。

7. 腹部触诊 检查右上腹部有触痛，提示可能存在肝胆疾病；突发肝大提示右心衰竭，见于急性肺栓塞。

8. 下肢存在静脉曲张及水肿，应警惕下肢深静脉血栓引发急性肺栓塞。

（三）辅助检查

1. 心电图 对诊断心绞痛和心肌梗死非常重要；对肺栓塞和心包炎的诊断有参考作用。

2. 胸部X线片 用于诊断气胸、骨折、肺炎、胸膜炎；对于肺栓塞导致的大面积肺梗死有诊断意义。

3. 超声心动图 用于诊断心包积液、心肌梗死；对于肺栓塞、主动脉夹层有一定的诊断价值。

4. 其他 心肌坏死标志物是诊断心肌梗死的主要依据；血气分析、D-二聚体对诊断或排除肺栓塞有重要意义。

四、处理和转诊

（一）处理

对突发胸痛的患者，首先应排除各种致命性疾病，包括急性心肌梗死、主动脉夹层、急性肺栓塞和气胸；其次排除心包炎、肋骨骨折等可能威胁生命的疾病；然后再考虑引起胸痛的其他常见原因。

1. 明确诊断者，按相应疾病处理。
2. 未能明确诊断的急性胸痛，在询问病史、体格检查和安排辅助检查的同时，应监测生命体征、开辟静脉通道、吸氧；血压不低者可试用硝酸甘油。

（二）转诊指征

1. 可疑急性心肌梗死、不稳定型心绞痛、急性肺栓塞、气胸、主动脉夹层者。
2. 未能明确病因的突发胸痛及慢性反复发作的胸痛患者。
3. 胸痛诊断明确但治疗效果不佳或出现并发症者。
4. 初步判断为精神或心理疾病导致的胸痛，需进一步除外器质性疾病者。

【经典习题】

26. 下列不符合急性心肌梗死疼痛特点的是
    A. 疼痛多在劳累时发生　　B. 疼痛位于胸骨后或心前区
    C. 疼痛可放射到左肩、左臂部　D. 疼痛时间一般超过30分钟
    E. 含服硝酸甘油能缓解疼痛

27. 患者，女，70岁。长途飞行12小时后突发右侧胸痛伴咳嗽、咯血。既往有双下肢静脉曲张病史20年。最可能的诊断是
    A. 气胸　　　　　　B. 心绞痛　　　　　　C. 主动脉夹层
    D. 急性肺栓塞　　　E. 急性心肌梗死

答案：26.E；27.D。

第十六节　心　悸

心悸	概述	★
	常见病因	★★
	临床特点及意义	★★★

一、概述

心悸是一种症状，指患者有心慌、心脏漏跳、颤动或锤击感。心脏活动过度是心悸发生的基础，主要表现为心跳的速率加快、节律异常或心搏出量增加。

二、常见病因

心悸最常见的原因是各种心律失常，其次是各种原因导致的心脏搏动过强（可以伴或不伴有心律失常），少部分是心脏神经症所致。分述如下：

1. 心律失常　因心悸就诊的患者，最常见的原因是心律失常，其中尤以各种期前收缩及心房颤动为最常见，其次是各种心动过速。患者的心悸感可以是一过性的（多见于期前收缩）、发作性的（多见于阵

发性心房颤动或阵发性心动过速），也可以是持续性的（多见于持续性心房颤动）。导致心律失常的原因包括：①各种器质性心脏病：最常见高血压心脏病、缺血性心脏病（冠心病）、心肌炎、心肌病、心脏瓣膜病、先天性心脏病、心力衰竭、甲亢性心脏病、糖尿病心肌病及某些特发性心律失常等。②其他病理状态：电解质紊乱（特别是低血钾）可引起室性心律失常；缺氧、酸中毒也可引起各种期前收缩、心动过速；发热、脱水、休克、贫血等是窦性心动过速的常见原因；甲亢可引起心房颤动和房性或室性期前收缩；某些药物如肾上腺素、麻黄碱、咖啡因、阿托品、甲状腺素片等也都可导致各种心律失常。③生理状态下出现的功能性心律失常：最常见于正常人精神紧张、饮酒、大量吸烟、喝浓茶或咖啡后出现各种期前收缩。

2. 心脏搏动过强 各种原因导致的心脏前负荷或后负荷增加，致使心脏搏动增强。例如，血压过高、主动脉瓣狭窄导致的后负荷增加；主动脉瓣关闭不全、二尖瓣关闭不全、动脉导管未闭、室间隔缺损、脚气性心脏病导致的前负荷增加等；甲状腺功能亢进时的心肌收缩力增强。健康人在剧烈运动后也会因心脏搏动增强而感到心悸。

3. 心脏神经症 有些患者心脏本身并无器质性病变，心悸时也无任何心律失常，仅是自我有不适感，多见于青年女性。临床表现除心悸外常有心率偏快、心前区或心尖部隐痛，以及疲乏、失眠、头晕、头痛、耳鸣、记忆力减退等神经衰弱症状，且在焦虑、情绪激动等情况下更易发生。

三、临床特点及意义

1. 心悸是一种常见临床症状，多数情况下是机体异常状态的客观表现，但有时也可以仅仅是患者的主观感觉。心悸可见于心脏病患者，也可见于无器质性心脏病的健康人，所以有心悸者不一定有心脏病。

2. 心悸最常见的原因是心律失常，但也可以仅仅是心脏搏动过强所致。面对因"心悸"就诊的患者，医生的首要任务是要明确患者是否存在心律失常。心悸发作时记录心电图（包括动态心电图）是唯一能确定或排除心律失常的有效方法。

3. 对于已证实心悸是由心律失常引起的，按心律失常处理。

4. 对于心脏搏动过强引起的心悸，以治疗原发疾病为主。

5. 对于明确为心脏神经症者可适当使用镇静剂；伴有窦性心动过速者使用β受体拮抗剂。

6. 病理状态引发的心律失常（如发热、贫血、脱水、缺氧状态引起的窦性心动过速，电解质紊乱、酸中毒等导致的室性心律失常，甲亢引起的心房颤动），应以治疗原发病为主，除非心律失常危及生命。

7. 对于未能排除心律失常者，如果发作时伴有头晕、黑蒙、晕厥、抽搐、胸闷、憋气、出汗等症状，应建议患者到综合医院进一步检查；对于心悸发作时不伴有上述明显心脑缺血症状的患者，可继续观察，争取记录到发作时的心电图以明确心悸原因。

【经典习题】

28. 主诉心悸就诊的患者，最常见的病因是
    A. 心律失常　　　　　　　B. 心绞痛　　　　　　　C. 心肌梗死
    D. 高血压　　　　　　　　E. 先天性心脏病

29. 心悸发作时能确定或排除心律失常的有效方法是
    A. 检查心脏彩超　　　　　　　　B. 记录心电图（包括动态心电图）
    C. 检查心肌酶　　　　　　　　　D. 症状
    E. 体征

答案：28.A；29.B。

第十七节 恶心与呕吐

恶心与呕吐	概述	★★
	常见病因	★★
	临床特点	★★★
	诊断思路	★★★
	处理原则	★★★
	转诊指征	★★★

一、概述

恶心为上腹部不适、紧迫欲吐的感觉,迷走神经兴奋症状常为呕吐的前奏。

呕吐是指胃或部分肠内容物经食管、口腔排出体外的现象。呕吐是人体的一种本能,可将进入消化道内的有害物质排出,从而起到对机体的保护作用。但剧烈、频繁的恶心与呕吐不仅会给患者带来痛苦与不适,同时可因丢失大量液体而引起脱水、电解质及酸碱平衡紊乱,甚至引起胃和食管黏膜损伤及出血。长期呕吐影响进食者,可致营养不良。儿童、老人及意识障碍者,呕吐时易发生误吸而引发肺部感染,甚至窒息。

呕吐与反食不同,反食是指不伴有恶心、呕吐的协调动作,胃、肠内容物反流至口腔。

二、常见病因

1. 反射性呕吐 来自内脏等末梢神经传来的冲动刺激呕吐中枢引起的恶心、呕吐。

(1)口腔、咽喉部及消化系统疾病:口咽部炎症、理化刺激;胃肠疾病(如急、慢性胃炎,幽门梗阻,肠梗阻,急性阑尾炎);肝、胆、胰腺疾病(如肝炎、胆囊炎、胆石症、胆道蛔虫病、急性胰腺炎)等。

(2)其他系统疾病:眼部疾病、心血管疾病、泌尿及生殖系统疾病等。

2. 中枢性呕吐 由颅脑病变或药物等刺激呕吐中枢,使其兴奋性增加所引起的呕吐。常见病因:①颅内压增高:中枢神经系统感染、急性脑血管病、颅脑外伤及脑肿瘤等;②药物或化学毒物的作用:如洋地黄、有机磷、某些抗生素及抗肿瘤药物;③其他:甲状腺危象、尿毒症、糖尿病酮症酸中毒及妊娠反应等。

3. 前庭功能障碍性呕吐和精神性呕吐 如梅尼埃病、晕动病、功能性胃肠疾病、癔症等。

三、临床特点

1. 前驱表现 呕吐前往往有迷走神经兴奋的表现,如皮肤苍白、出汗、流涎、血压降低及心动过缓等。

2. 呕吐的时间 ①育龄期妇女,晨起呕吐可见于妊娠早期;②鼻窦炎患者因脓液经鼻后孔刺激咽部,可表现为起床后恶心、呕吐;③急、慢性咽炎患者晨起刷牙刺激咽喉部易引起恶心、呕吐;④夜间呕吐可见于幽门梗阻。

3. 呕吐与进食的关系 ①餐后短时间内呕吐,特别是集体发病者,多由食物中毒所致;②进食过程中或餐后即刻呕吐,可能为精神性呕吐;③餐后数小时呕吐称延迟性呕吐,提示胃动力下降或胃排空延迟;④餐后几小时内呕吐,可见于幽门梗阻,呕吐量常较大,呕吐宿食,呕吐后腹部症状可改善。

4. 呕吐的特点 中枢神经系统疾病所致者,常以喷射性呕吐为特点。

5. 呕吐物的性质 ①发酸、腐败气味提示胃潴留、幽门梗阻；②粪臭味提示低位肠梗阻；③不含胆汁说明病变多在十二指肠乳头以上，含大量胆汁提示胃内有胆汁反流或病变部位在十二指肠乳头以下；④含有大量酸性液体常提示胃酸分泌增加或有酸相关性疾病，而无酸味者可见于贲门狭窄或贲门失弛缓症；⑤上消化道出血常呈咖啡渣样呕吐物；⑥呕吐物开始为胃内容物，反复剧烈呕吐后呕血，应考虑有食管-贲门黏膜撕裂综合征的可能性。

四、诊断思路

1. 病史采集

（1）现病史

1）针对恶心、呕吐本身问诊：①病因或诱因：有无饮食不当、饮酒、咽部刺激、服用非甾体抗炎药、精神因素及外伤等；②主要特点：呕吐发生的时间、频率，是否为喷射性，呕吐物的性状、气味、颜色及量，加重与缓解的因素。

2）相关鉴别及伴随症状：①伴腹痛、腹泻者，多见于急性胃肠炎或细菌性食物中毒、霍乱和多种原因的急性中毒。②伴右上腹痛、发热、寒战、黄疸者，应考虑急性胆囊炎、胆管炎、胆石症、胆道蛔虫病。③呕吐大量隔夜宿食，提示有幽门梗阻、胃潴留或十二指肠淤滞症的可能性；呕吐伴有粪臭味者，可见于低位肠梗阻。④头痛伴喷射性呕吐，常见于颅内高压症或青光眼。⑤伴眩晕、眼球震颤者，常见于前庭器官疾病。⑥应用阿司匹林、某些抗生素及抗癌药物后呕吐，可能与药物不良反应有关。⑦育龄期妇女呕吐，尤其在早晨发生，应考虑有早孕反应的可能性。

3）诊疗经过：①发病以来是否曾到医院就诊和检查，如是否检查过血常规，尿常规，妊娠试验（生育年龄女性），血糖，血、尿淀粉酶，肝肾功能，腹部X线平片，B超或CT等，检查结果如何；②治疗和用药情况，如是否用过止吐药及胃黏膜保护剂等，疗效如何。

4）患病以来的一般情况问诊：睡眠、饮食、大小便和体重变化情况等。

（2）其他相关病史

1）有无药物过敏史。

2）既往有无类似发作史，有无食管疾病、胃炎、消化性溃疡、肝胆胰疾病、精神神经系统疾病、耳鼻咽喉科疾病及肿瘤病史，有无手术及外伤。有无烟酒嗜好，女性患者的月经与婚育史，有无肿瘤家族史。

2. 体格检查 生命体征、皮肤黏膜、营养及意识状态。眼部检查。心肺听诊。腹部检查：有无胃、肠型及蠕动波，腹部有无触痛，肝、胆、脾有无肿大及触痛，有无振水音及肠鸣音改变。神经系统检查：肌力及肌张力、浅反射、深反射、脑膜刺激征、病理征等。

3. 辅助检查

（1）腹部X线片、消化道内镜、腹部B超、腹部CT：有助于消化系统疾病的诊断。应酌情选择消化道X线造影检查。

（2）脑脊液检查、头颅CT：适用于中枢神经系统疾病的诊断和鉴别诊断。

（3）其他：如血、尿、便检查，血、尿淀粉酶，肝、肾功能及电解质检查，尿妊娠试验等。

五、处理原则

1. 紧急处理及病因治疗

（1）气道保护：避免呕吐物吸入气道；昏迷患者可插入鼻胃管，以避免误吸入呼吸道。

（2）胃肠减压：用于急性胰腺炎、消化道梗阻者。

（3）控制血压：发生脑血管意外时的高血压、出血伴休克时的低血压，均应给予紧急恰当的处理。

（4）纠正水、电解质及酸碱失衡：主要用于严重呕吐丧失胃肠液所致的水、电解质、酸碱失衡者。

（5）其他：颅高压者可给予脱水治疗，如用20%甘露醇250mL静脉快速静脉滴注，呋塞米20~40mg注射。

2. 一般治疗 严密观察病情变化，选择合适体位。酌情控制饮食，必要时禁食，加强营养支持。
3. 积极治疗原发病。
4. 酌情选用对症治疗药
（1）止吐：维生素 B_6、甲氧氯普胺、氯丙嗪、多潘立酮及盐酸帕洛诺司琼等。
（2）解痉止痛：阿托品、山莨菪碱等。
（3）镇静剂：如苯巴比妥、地西泮等。
（4）其他：可以采取中医中药治疗。

六、转诊指征

1. 频繁呕吐，一般处理难以控制者。
2. 出现营养不良，严重水、电解质紊乱，酸碱失衡及意识障碍者。
3. 原因不明呕吐者。
4. 生命体征不稳定者。
5. 考虑由中枢神经系统等重要器官疾病引起的呕吐者。

【经典习题】

30. 引起恶心、呕吐的常见病因，不包括
　　A. 急性胃炎　　　　　B. 结肠息肉　　　　　C. 脑出血
　　D. 急性阑尾炎　　　　E. 急性胰腺炎
31. 喷射性呕吐伴头痛，多考虑
　　A. 前庭障碍性呕吐　　B. 急性阑尾炎　　　　C. 颅内高压症
　　D. 幽门梗阻　　　　　E. 食物中毒
32. 下列关于呕吐的叙述正确的是
　　A. 呕吐物带有粪臭味提示低位肠梗阻
　　B. 呕吐物含有胆汁提示梗阻平面在十二指肠乳头以上
　　C. 呕吐物不含有胆汁提示梗阻平面在十二指肠乳头以下
　　D. 呕吐物为咖啡样不能提示上消化道出血
　　E. 呕吐物有酸味考虑为贲门失弛缓症所致

答案：30.B；31.C；32.A。

第十八节　黄疸

黄疸	概述	★★
	常见病因	★★
	临床特点	★★★
	诊断思路	★★
	处理和转诊	★★★

一、概述

黄疸是指血清中的胆红素升高而引起皮肤、黏膜及巩膜黄染的症状和体征。正常情况下，血中总胆红素最高为 17.1μmol/L（1.0mg/dL），其中结合胆红素 3.42μmol/L（0.2mg/dL），非结合胆红素 13.68μmol/L（0.8mg/dL）。若血胆红素在 17.1～34.2μmol/L（1.0～2.0mg/dL），临床上不易察觉，称为隐性黄疸；

血胆红素超过 34.2μmol/L（2.0mg/dL），巩膜及皮肤出现黄疸，称为显性黄疸。

按病因分类，黄疸分为溶血性黄疸、肝细胞性黄疸、胆汁淤积性黄疸（旧称梗阻性黄疸）、先天性非溶血性黄疸。临床上以前三类多见。按胆红素性质分类，分为以非结合胆红素增高为主的黄疸和以结合胆红素增高为主的黄疸。

血液中胆红素增加而胆酸正常，称为高胆红素血症。血液中胆酸增高而胆红素正常，称为胆汁淤积。若血液中两者都增高，则称为胆汁淤积性黄疸。

二、常见病因

1. 溶血性黄疸 由大量红细胞破坏导致大量非结合胆红素形成，并在血液中潴留。见于先天性和后天性溶血性疾病（不同血型输血后溶血、毒蛇咬伤及毒蕈中毒等）。

2. 肝细胞性黄疸 肝细胞受损后对胆红素的摄取、结合、排泄能力均降低，从而使非结合胆红素在血中潴留、结合胆红素反流入血，故血中结合胆红素和非结合胆红素均升高。见于多种致肝细胞广泛损害的疾病，如病毒性肝炎、药物性肝损伤等。

3. 胆汁淤积性黄疸 胆道梗阻造成胆红素反流入血，结合胆红素升高。可由胆道炎症、狭窄、结石、肿瘤、寄生虫病等肝内外性因素所致。

4. 先天性非溶血性黄疸 肝细胞对胆红素的摄取、结合和（或）排泌存在缺陷。临床上有 Gilbert 综合征、Dubin-Johnson 综合征、Crigler-Najjar 综合征、Rotor 综合征。本组疾病临床较少见。

三、临床特点

1. 不同类型黄疸的临床特点

（1）溶血性黄疸：通常皮肤、黏膜呈浅柠檬色。急性溶血可伴有发热、寒战、呕吐、腰背痛，并可出现不同程度的贫血和血红蛋白尿（尿呈酱油色或茶色）。

（2）肝细胞性黄疸：皮肤、黏膜呈浅黄色至深黄色，常感疲乏、食欲减退。

（3）胆汁淤积性黄疸：皮肤多呈暗黄色或黄绿色，可伴有皮肤瘙痒、尿色深、粪便颜色变浅或呈白陶土色。

2. 不同疾病黄疸进展的形式

（1）进行性黄疸：黄疸持续并逐步加深，应考虑由肿瘤所致的胆汁淤积性黄疸或重症肝炎。

（2）间歇性黄疸：黄疸有波动，有几种可能：①胆管结石、胆总管炎性狭窄；②十二指肠乳头肿瘤，当肿瘤组织坏死、脱落时，黄疸可一过性减轻；③一般肝炎患者的黄疸可出现反复；④药物性肝损伤所致的黄疸临床较常见，其特点为发病前有明确的服药史，多伴有肝大，全身症状常不明显，停药后黄疸可逐渐消失。

四、诊断思路

（一）病史采集

1. 现病史

（1）针对黄疸的问诊

1）发病诱因：有无暴饮暴食、进食不洁饮食、饮酒、服药、劳累、剧烈运动、输血；是否过量进食含有胡萝卜素的食物。

2）黄疸起病急或缓，呈进行性加重或波动性；皮肤、巩膜颜色，黄染的部位及程度；尿液颜色及尿量，粪便颜色（是否有陶土样粪便）。

3）伴随症状及相关疾病的特点：①有无发热及发热和黄疸出现的顺序。黄疸伴发热多见于肝胆系统炎症或其他部位感染。病毒性肝炎常先发热后出现黄疸，其特点是平素健康者出现发热、疲乏、肝区不适及消化不良症状。②有无腹痛、腹痛部位及程度。黄疸伴右上腹剧烈疼痛时，应考虑有胆道结石、蛔虫及肝脓肿的可能性。黄疸伴右上腹剧痛、寒战高热，即查科（Charcot）三联征，提示急性胆管炎。③是否伴有皮肤感觉异常。黄疸伴皮肤瘙痒、尿色深黄、大便颜色变浅提示有胆道梗阻、胆汁淤积。

（2）诊治经过：是否到医院就诊。做过哪些检查，如血、尿、粪常规，肝功能，胆红素及影像学检查（包括腹部 B 超、腹部 CT、MRI 等），结果如何。是否接受过治疗，如保肝、利胆、抗菌等，疗效如何。

（3）患病以来的一般情况：包括饮食、睡眠、大小便和体重变化。

2. 相关既往及其他病史的问诊

1）有无药物过敏史。

2）其他相关病史：有无急、慢性肝病以及胰腺、胆道系统疾病史（如胆石症、胆道蛔虫病）、血液病（溶血性贫血）、心血管疾病、血脂异常及肿瘤史。有无手术、外伤及输血史，有无烟酒嗜好。<u>有无与肝炎患者接触史、流行病区居住及疫水接触史。</u>有无家族性遗传病史。

（二）体格检查

1. 生命体征，皮肤、巩膜、黏膜颜色，营养及意识状况。

2. 腹部阳性体征与病因　①伴肝脏肿大：若轻度至中度肿大，质地软而光滑，常见于急性肝炎、急性胆系感染或梗阻；如肝脏进行性肿大，质地坚硬，表面结节状，可见于肝癌。肝脏质地较硬，边缘不整，表面小结节感，常见于肝硬化。②伴无痛性胆囊肿大：常提示胆总管梗阻、胰头癌、壶腹癌、胆总管癌等引起肝外胆管梗阻的疾病。③伴脾大：可见于肝硬化、钩端螺旋体病、疟疾。④伴腹水：可见于重症肝炎、重症急性胰腺炎、肝硬化失代偿期、肝癌。

（三）辅助检查

1. 血液生化和尿液检查　见表 3-2-8。

表 3-2-8　三种黄疸的血液生化和尿液检查比较

项目	溶血性	肝细胞性	胆汁淤积性
<u>血总胆红素</u>	<u>增高</u>	<u>增高</u>	<u>增高</u>
<u>血结合胆红素</u>	正常	增高	<u>明显增高</u>
<u>血非结合胆红素</u>	明显增高	增高	<u>可轻度增高</u>
ALT、AST	正常	明显增高	可增高
碱性磷酸酶	正常	增高	明显增高
γ-谷氨酰转移酶	正常	增高	明显增高
血胆固醇	正常	轻度增高或降低	明显增高
血浆蛋白	正常	白蛋白降低，球蛋白升高	正常
<u>尿胆红素</u>	<u>(-)</u>	<u>(+)</u>	<u>(++)</u>
<u>尿胆原</u>	增高	<u>轻度增高</u>	<u>减少或消失</u>

2. 腹部 B 超　用于了解肝脏大小、形态，肝内有无占位性病变，胆囊大小，脾脏及胰腺的形态及大小等。

3. 腹部 CT　对肝、胆、胰腺等器官病变的诊断有重要作用。

4. 磁共振成像　对软组织的分辨率较高，能多方位、多序列成像。临床常用于肝、胆、胰腺及胰胆管疾病的诊断。

5. 经内镜逆行胰胆管造影　主要用于胰胆管疾病的诊断和治疗。

6. 肝穿刺活检及腹腔镜检查　主要用于疑难或少见黄疸病例的诊断。

五、处理和转诊

<u>应首先寻找和确定引起黄疸的病因，并根据病因进行相应的处理。</u>

1. 一般治疗包括戒酒；胆道疾病者应予低脂饮食；肝病患者应以高热量、优质蛋白、维生素丰富、低脂肪饮食为主。

2. 被毒蛇咬伤致急性溶血和血红蛋白尿者，可应用右旋糖苷、糖皮质激素，同时碱化尿液，以减少血红蛋白沉积，防止急性肾衰竭。

3. 对于毒蕈中毒者，应积极纠正水、电解质及酸碱平衡紊乱，利尿，促使毒物排出。可用5%碳酸氢钠碱化尿液。酌情应用保肝药物。糖皮质激素对急性溶血、中毒性肝损害有一定的治疗作用。

4. 若发生不同血型输血，应立即停止输血，并进行：①抗休克治疗；②保护肾功能，静脉滴注5%碳酸氢钠25mL以碱化尿液；③维持水、电解质与酸碱平衡；④防治DIC；⑤如果输入的异型血量过大或症状严重时可考虑换血治疗。如无抢救条件，应请会诊或适时转诊。

5. 病毒性肝炎患者的防治要力争早发现、早诊断、早隔离、早报告、早处理疫点，防止流行，转诊患者，以便得到及时治疗、提高疗效。做好易感人群的保护，减少发病。

6. 胆汁淤积性黄疸应根据梗阻原因和患者的情况及时转诊，以便进一步选择手术或内镜下治疗。

7. 如缺乏诊治设备和能力，应及时转诊。

【经典习题】

（33～34题共用备选答案）

　　A. 深绿色　　　　　　　　B. 绿褐色　　　　　　　　C. 柠檬色
　　D. 浅黄色或金黄色　　　　E. 黄绿色

33. 溶血性黄疸患者的皮肤多为

34. 肝细胞性黄疸患者的皮肤多为

答案：33.C；34.D。

第十九节　腹　痛

腹痛	概述	★★
	常见病因	★★
	临床特点	★★★
	诊断思路	★★★
	处理和转诊	★★★

一、概述

腹痛是临床最常见的症状之一，多由腹腔脏器疾病引起，也可由胸部及全身性疾病引起；引起腹痛的原因可以是器质性病变，也可能是功能性病变所致。临床上按照起病急缓与病程长短，将腹痛分为急性和慢性腹痛两大类，其中需进行紧急处理的急性腹痛又称为急腹症。

二、常见病因

（一）急性腹痛

1. 腹腔内脏器疾病

（1）消化系统疾病：急性胃炎、消化性溃疡穿孔、阑尾炎、急性肠炎、细菌性痢疾、肠梗阻、憩室炎、疝、肠套叠、急性胰腺炎、胆道疾病（急性胆囊炎、胆石症、胆道蛔虫病等）、腹腔脏器破裂、过敏性紫癜等。

（2）泌尿系统疾病：尿路感染、尿路结石、急性尿潴留。

（3）妇产科疾病：痛经、异位妊娠、卵巢黄体破裂出血或蒂扭转、肿瘤。

（4）血管系统疾病：腹腔血管阻塞、腹主动脉夹层。

2. 腹腔外疾病

（1）心肺疾病：<u>急性心肌梗死、肺栓塞、肺炎、胸膜炎。</u>

（2）其他疾病：<u>带状疱疹、腹壁外伤、铅中毒、糖尿病酮症酸中毒。</u>

（二）慢性腹痛

1. 消化系统疾病 胃食管反流病、消化性溃疡、慢性胃炎、炎症性肠病、胃肠道肿瘤、缺血性肠病、慢性胆囊炎及胆石症、慢性胰腺炎、结核性腹膜炎、肠易激综合征等。

2. 妇科疾病 慢性盆腔炎症、子宫内膜异位症、痛经。

3. 其他 肠系膜淋巴结炎、中毒、代谢性疾病及肿瘤等。

三、临床特点

1. 诱发因素与病因 油腻饮食或暴饮暴食、酗酒——胆囊炎、胆石症、急性胰腺炎；腹部术后——肠粘连、机械性肠梗阻；腹外伤——肝、脾、胃肠破裂；剧烈运动——肠套叠、肠扭转、阑尾炎。

2. 性质和程度 进食刺激性食物或服用非甾体抗炎药后出现上腹痛，常见于<u>急、慢性胃炎</u>；周期性发作、节律性疼痛，常见于<u>消化性溃疡</u>；突发性剧烈中上腹刀割样痛，多为消化性溃疡穿孔所致；阵发性绞痛（常令患者辗转不安）可见于<u>胆石症或泌尿系结石</u>；阵发性剑突下钻顶样痛是胆道蛔虫病的典型表现；中上腹持续痛向腰背部放射，<u>应考虑急性胰腺炎</u>；突发性腹痛，迅速向全腹蔓延伴腹膜刺激征阳性，提示急性弥漫性腹膜炎；<u>转移性右下腹痛为急性阑尾炎的典型表现。</u>

3. 发作时间 <u>餐后痛多见于胃溃疡、胃炎、胆囊炎、胆石症、胰腺炎；饥饿痛是十二指肠溃疡的典型表现；</u>部分胃食管反流病及食管裂孔疝患者易在夜间（卧位）出现症状；月经期间痛可见于卵泡破裂；子宫内膜异位症的腹痛与月经来潮相关。

4. 疼痛部位与器官疾病的关系表（表3-2-9）

表3-2-9 急性腹痛部位与疾病关系

疼痛部位		腹内病变	腹外病变
上腹痛	<u>中</u>	胃溃疡及穿孔、胃癌急性穿孔、胃痉挛、胃炎、胃黏膜脱垂症、急性胰腺炎、胆道蛔虫病	急性心肌梗死、急性心包炎
	<u>右</u>	急性胆囊炎、胆石症、十二指肠溃疡及穿孔、肝脓肿、肝破裂、胆道蛔虫病、结肠癌梗阻	右肺基底部大叶性肺炎、右侧膈胸膜炎、右肾结石、右侧肾盂肾炎
	<u>左</u>	胃溃疡、急性胰腺炎、脾栓塞、脾破裂、结肠癌梗阻	左侧膈胸膜炎、左肺基底部大叶性肺炎、左肾结石、左侧肾盂肾炎
中下腹痛	<u>脐周</u>	肠炎、肠道蛔虫病、急性机械性肠梗阻、急性肠系膜淋巴结炎、腹主动脉瘤、急性阑尾炎（早期）	
	<u>右下腹</u>	急性阑尾炎、克罗恩病、右侧嵌顿性腹股沟疝、右侧输卵管炎、右侧卵巢囊肿蒂扭转、右侧卵巢黄体破裂、异位妊娠破裂、痛经	
	<u>左下腹</u>	乙状结肠扭转、左侧嵌顿性腹股沟疝、左侧输卵管炎、左侧卵巢囊肿蒂扭转、左侧卵巢黄体破裂、异位妊娠破裂、痛经	
弥漫性或部位不定		急性原发性或继发性腹膜炎、急性肠穿孔、大网膜扭转、急性出血性坏死性肠炎等	慢性铅中毒、血卟啉病（血紫质病）、腹型过敏性紫癜、腹型风湿病、腹型癫痫、糖尿病酮症酸中毒、急性溶血等

5. 与体位的关系 某些体位会使腹痛加剧或减轻，可作为诊断的线索。如<u>左侧卧位</u>时可使胃黏膜脱垂者疼痛减轻；胰体尾或胰腺癌患者仰卧时疼痛可加重；<u>膝胸位或俯卧位</u>可使十二指肠淤滞症患者的腹痛及呕吐症状缓解；急性胆囊炎患者<u>弯腰时或深呼吸时会更痛</u>等。

6. 伴随症状

（1）伴发热、寒战：提示有炎症，如急性胆道感染、腹腔脓肿、肝脓肿、泌尿系感染。

(2)伴休克:同时有贫血者提示腹腔实质脏器(如脾、肝)破裂;无贫血者可疑胃肠穿孔、绞窄性肠梗阻、急性化脓性胆管炎、重症急性胰腺炎。

(3)伴反酸、胃部灼热感、嗳气:提示消化性溃疡、胃食管反流病、胃炎。

(4)伴呕吐:若呕吐量大且有异味,可疑胃肠道梗阻。

(5)伴腹泻:提示消化吸收障碍或感染。

(6)伴黄疸:常见肝、胆、胰腺疾病。

(7)伴血尿:提示尿路疾病(如结石、感染)。

7. 内外科急性腹痛特点 基层医生在缺乏临床检验设备的情况下,尤其需要判断急性腹痛属于内科或外科疾患,以便做出正确的处理(表3-2-10)。

表3-2-10 内、外科急性腹痛的特点

临床表现		外科性	内科性
起病		急骤	不定
先驱症状		一般无,但可有	有
腹痛		由轻到重,由含糊到明确,由局限到弥漫	由重到轻,含糊而平稳
发热等全身中毒反应		后于腹痛出现	先于腹痛出现
腹膜刺激征	压痛	+	±
	反跳痛	+	-
	腹肌紧张	+	±
腹膜刺激征的演变		持续,进展	间断,减轻或消失
腹部触诊包块/肿物		可有	无
腹式呼吸		受限或消失	不受限
其他部位体征		无	常有

四、诊断思路

1. 病史采集

(1)现病史

1)诱因:见临床特点中的内容。

2)针对疼痛的问诊:①起病的方式:是突然起病,还是逐渐发生;②部位;③特点:如闷痛、撕裂痛、绞痛、转移性痛、钝痛等;④阵发性或持续性,持续时间;⑤发作频率;⑥严重程度;⑦加重与缓解因素等。

3)相关鉴别及伴随症状:①发热、畏寒;②恶心、呕吐、腹胀;③腹泻;④头晕、乏力、口干;⑤尿频、尿急、排尿困难及血尿;⑥黄疸;⑦阴道分泌物或出血。

4)诊疗经过问诊:①患病以来是否曾到医院就诊和检查,如血常规、尿常规、粪常规和隐血、肝肾功能及血糖、胸部X线片、腹部B超、腹部平片或CT等,检查结果如何;②治疗和用药情况,如是否用过抗生素和止痛药等,疗效如何。

5)患病以来的一般情况问诊:包括饮食、睡眠、大便、小便和体重变化等。

(2)其他相关病史问诊

1)有无药物过敏史。

2)既往有无类似发作;有无消化性溃疡、胆石症、胆道蛔虫病、肾与尿道结石、炎症性肠病、结核病、肝炎、心血管疾病、糖尿病和肿瘤等病史;有无外伤、手术史;有无传染病接触史;有无长期疫区居住史;有无烟酒嗜好;女性月经、婚育、避孕情况等;有无家族疾病史。

2. 体格检查

（1）生命体征（体温、脉搏、呼吸、血压）及有无脱水现象，体位、皮肤黏膜颜色及意识状况等。

（2）心肺听诊。

（3）腹部查体

1）有以下体征时应考虑有急腹症的可能性：①腹膜刺激征（腹部压痛、反跳痛及肌紧张）；②肠鸣音亢进或消失；③伴有休克表现等。

2）腹部触及肿块时，须注意肿块的部位、大小、有无触痛、活动度及有无搏动感等。

3）墨菲征阳性：提示有急性胆囊炎。

4）麦氏点压痛及反跳痛：提示阑尾炎症累及腹膜壁层。

5）必要时，行妇科专科查体。

3. 辅助检查

（1）血液检查：若白细胞总数及中性粒细胞比例升高，可能有急性细菌感染，有时需要监测血常规的变化。血淀粉酶升高超过正常值3倍对确诊急性胰腺炎有重要意义。血糖、酮体检查用于糖尿病及其并发症的诊断。

（2）尿液检查：主要用于尿路感染、尿路结石等疾病的诊断。生育年龄女性出现下腹部疼痛时，为排除异位妊娠，可做尿妊娠检查。

（3）诊断性腹腔穿刺：当腹水征阳性但诊断不明确时，可行诊断性腹腔穿刺。穿刺液混浊或为脓液提示腹膜炎或腹腔脓肿，如有胃肠内容物（食物残渣、胆汁、粪汁等），提示消化道穿孔；抽出不凝血液多为实质脏器破裂，如外伤性肝、脾破裂或肝癌自发性破裂；穿刺液为淡红色血性可能是结核性腹膜炎、绞窄性肠梗阻、肿瘤性腹水；如腹水淀粉酶高多为重症急性胰腺炎。

（4）腹部B超检查：为肝、胆、胰腺等疾病首选的诊断方法。对胆结石的检查其敏感度较高，对肝脓肿、肝肿瘤、胰腺炎及肾结石引起的腹痛也有重要的诊断价值。

（5）心电图检查：当有心血管疾病高危因素者出现急性上腹痛时，须行心电图等检查以便与心血管疾病进行鉴别。

（6）内镜检查（胃镜或结肠镜）：是消化道疾病首选的检查方法，但考虑或明确有消化道穿孔者为检查的禁忌证；生命体征不稳定者应慎重选用。

（7）X线检查：立位腹平片检查，是临床判断有无胃肠道穿孔或肠梗阻简单易行的首选项目。

五、处理和转诊

1. 急性腹痛

（1）需判断是否需要留院观察、住院或手术治疗。

（2）检查生命体征，对伴有休克者，应立即给予抗休克治疗。

（3）对怀疑急腹症者应加强监测和护理，及时请会诊或转院。

（4）对可能需要手术治疗的患者，需告知禁食。

（5）后续追踪：对腹痛原因仍不确定的患者，即使腹痛已改善，仍需继续观察，并需行24小时后的追踪复诊。

（6）对诊断明确的急性腹痛，如急性胃炎、肠炎、胆道蛔虫病等，可给予适量解痉止痛药，如丙胺太林（普鲁苯辛）15mg，3次/日（tid）或4次/日（qid），饭前服；山莨菪碱10mg，3次/日（tid）。

（7）对原因不明的腹痛，应避免使用吗啡、哌替啶等镇痛剂，以免掩盖病情，延误诊治。

（8）怀疑为胸腔疾病如肺炎、心肌梗死所致的急性腹痛，应以原发病的治疗为主。

2. 慢性腹痛

（1）以病因治疗为主，可针对病因酌情给予解痉、止痛等对症治疗。病因不明确时，不宜应用强镇痛剂，以免掩盖病情，延误诊治。

（2）对慢性腹痛或复发性腹痛患者，注意提供连续性整体性的个性化医疗照顾。

3. 转诊指征

（1）需要手术治疗的情况。

（2）有危及生命情况的腹痛如主动脉夹层或腹部动脉瘤破裂、心肌梗死、内脏出血（如创伤、异位妊娠等）。

（3）有休克现象，如低血压合并组织灌注不良、异常呼吸及意识障碍等，应在积极建立静脉通路、抗休克及监测的情况下通过急救机构转院。

（4）在没有进一步检查设备和诊断能力的情况下，需转诊。

4. 需要注意的特殊问题

（1）老年人急性腹痛属高危问题：①老年人感觉迟钝，对疼痛不敏感；②症状不典型，老年人腹膜炎可不发热，无腹膜刺激征，无白细胞增高；③死亡率随年龄递增：与基础病多，并存各种呼吸、心脏及神经科疾患等因素有关；④老年人的急性胃肠炎必须采用排除法确诊，上腹痛、恶心、呕吐应该与冠心病及其他腹腔疾患进行鉴别。

（2）小儿肠套叠：多发于婴幼儿，特别是2岁以下的儿童。小儿在添加辅食的年龄，可因肠蠕动紊乱而发生肠套叠。绝大多数肠套叠是近端肠管向远端肠管内套入。最主要症状为腹痛、呕吐和果酱样血便。如果一个健康的婴幼儿突然出现不明原因的阵发性哭闹，持续10～20分钟后有5～10分钟间歇，如此反复发作（与肠蠕动间期相一致）；同时伴有面色苍白、出冷汗、呕吐、精神不振时，应考虑肠套叠的可能。腹部可触及腊肠样包块；肛门指检往往可见果酱样血便。

【经典习题】

35. 关于腹痛的诱发因素，下列说法正确的是
　　A. 油腻饮食或暴饮暴食可引发胆囊炎、胆石症
　　B. 腹部术后可引起阑尾炎
　　C. 腹外伤后可引起肠扭转
　　D. 剧烈运动可引起肝、脾破裂
　　E. 酗酒可引起肠套叠

36. 对于腹痛性质与疾病的关系，下列说法错误的是
　　A. 阵发性绞痛——输尿管结石
　　B. 阵发性钻顶痛——胆道蛔虫病
　　C. 剧烈刀割样痛——十二指肠溃疡穿孔
　　D. 持续性胀痛——实质性脏器发炎
　　E. 间歇性胀痛——胆总管结石

答案：35.A；36.E。

第二十节　腹　泻

腹泻	概述	★★
	常见病因	★★
	临床特点	★★★
	诊断思路	★★★
	处理原则	★★★
	转诊指征	★★★

一、概述

腹泻是指排便次数增加，粪便稀薄或带有黏液、脓血或未消化的食物。腹泻可分为急性与慢性两种。腹泻持续或反复发作超过 2 个月者称为慢性腹泻。

二、常见病因

1. 急性腹泻

（1）肠道疾病：各种原因引起的感染性腹泻、炎症性肠病，抗生素使用后发生的抗生素相关性肠炎。

（2）急性中毒：食用毒蕈、河鲀、鱼胆及化学药物如砷、磷、铅、汞等。

（3）全身性疾病：如全身性感染（败血症、伤寒或副伤寒、钩端螺旋体病）。

（4）其他：如尿毒症，服用某些药物如氟尿嘧啶、泻剂等。

2. 慢性腹泻

（1）消化系统疾病

1）胃部病变：慢性萎缩性胃炎、胃大部切除术后。

2）肠道感染：肠结核、细菌性痢疾、阿米巴痢疾、血吸虫病、钩虫感染等。

3）肠道非感染性疾病：克罗恩病、溃疡性结肠炎、结肠多发性息肉、吸收不良综合征、放射性肠炎及一些功能性胃肠疾病（如肠易激综合征）等。

4）肠道肿瘤。

5）胰腺疾病：慢性胰腺炎、胰腺癌、胰腺切除术后等。

6）肝胆疾病：各种病毒性肝炎、肝硬化、胆汁淤积性黄疸、慢性胆囊炎、胆石症及胆囊切除术后等。

（2）其他

1）内分泌代谢性疾病：甲状腺功能亢进症、慢性肾上腺皮质功能减退、糖尿病等。

2）其他系统疾病：系统性红斑狼疮、系统性硬化病等。

3）药物的不良反应：某些抗生素和抗肿瘤药物等。

三、临床特点

1. 急性腹泻　起病急骤、病程较短，每天排便可达 10 余次，粪便量多而稀薄，甚至呈稀水样便。粪便中可有脓血、黏液或未消化物质。可有腹痛、里急后重。大量腹泻后，可引发脱水、电解质及酸碱失衡等。病原菌感染所致的中重症患者，可有发热及循环血量不足的表现。

2. 慢性腹泻　起病缓慢，或由急性腹泻迁延不愈转为慢性腹泻。每日排便次数增多，粪便中可含脓血、黏液或未消化的食物，可伴有或不伴有腹痛。部分患者可有腹泻与便秘交替的现象。器质性疾病所致长期腹泻者可导致营养不良、体重减轻、维生素缺乏等。慢性腹泻过程中可有急性发作。肠易激综合征患者的典型表现为：进食刺激性食物（如辛辣、生冷等）、饮酒、精神紧张时出现腹痛—排便—排便后腹痛缓解，粪便量较少，呈糊状，可含大量黏液，长期腹泻但多不伴有体重减轻等营养不良的表现。

3. 各类腹泻的主要特点　①分泌性腹泻：常表现为排大量水样便，主要见于霍乱弧菌外毒素引起的腹泻；②渗出性腹泻：主要见于溃疡性结肠炎、缺血性肠病，患者粪便中常混有黏液、脓液或血液；③渗透性腹泻：可见于应用盐性泻剂或甘露醇后；④动力性腹泻：常伴有腹痛或腹部不适，主要见于甲状腺功能亢进症、胃肠功能紊乱等；⑤消化吸收不良引起的腹泻，如胃源性或胰源性腹泻。

四、诊断思路

（一）病史采集

1. 现病史

（1）针对腹泻本身问诊

1）病因或诱因：不洁饮食可致急性感染性腹泻；食物中毒常有群集发生；慢性腹泻常在某些慢性病

基础上发生。

2）起病及病程：急性腹泻发病急，病程短；慢性腹泻起病较缓，病程较长。

3）排便次数、大便性状及排便量，发作频度。

4）腹泻与腹痛的关系：急性腹泻常有腹痛，尤其以感染性腹泻明显，部分患者有里急后重感。慢性腹泻可伴或不伴腹痛。

（2）相关鉴别及伴随症状

1）发热：常见的疾病有感染性腹泻、炎症性肠病、肠癌、淋巴瘤、甲状腺危象等。

2）里急后重：常提示有肛门、直肠疾病，见于细菌性痢疾、直肠炎及直肠癌。

3）腹部包块：主要见于胃肠道恶性肿瘤、肠结核、克罗恩病及血吸虫病。

4）皮疹或皮下出血：可见于伤寒或副伤寒、过敏性紫癜、糙皮病。

5）关节症状：常见的疾病有炎症性肠病、风湿性疾病、肠结核。

6）脱水：容易发生重度脱水的是分泌性腹泻，如霍乱、细菌性食物中毒。

7）体重改变：当伴有明显消瘦，应考虑到有胃肠道恶性肿瘤及结核病等消耗性疾病、吸收不良综合征的可能性。长期腹泻但不伴有体重减轻者，需要与功能性胃肠疾病（如肠易激综合征）进行鉴别。

（3）诊疗经过问诊

1）患病以来是否曾到医院就诊和检查，是否做过血常规、粪常规及隐血试验、粪培养、白蛋白、电解质、甲状腺功能、PPD 试验、胸部 X 线片、消化道 X 线钡剂造影、腹部 B 超、CT、胃镜及结肠镜检查等，检查结果如何。

2）治疗和用药情况：是否用过抗菌药物、抗结核药物及止泻药物等，疗效如何。

（4）患病以来的一般情况问诊：包括睡眠、饮食、小便情况等。

2. 其他相关病史问诊

（1）有无药物过敏史。

（2）相关病史：有无类似发作；有无结核病，炎症性肠病，感染性肠炎，肝、胆、胰疾病，甲状腺功能亢进症，肠道肿瘤，风湿性疾病等病史；有无疫区居住史；有无外伤、手术史；有无群集发生情况；有无烟酒嗜好；有无肿瘤家族史。

（二）体格检查

1. 一般检查 生命体征、体重、营养状况、皮肤黏膜等。

2. 甲状腺及心肺检查。

3. 腹部检查 腹部压痛、包块，肝、脾、胆囊触诊，听诊肠鸣音，肛门直肠指检。

（三）辅助检查

1. 血常规、粪常规＋隐血试验、粪便培养。

2. 肝肾功能，电解质、血脂、蛋白质检测，甲状腺功能检查，肿瘤标志物检测。

3. 小肠吸收功能试验，检测过敏原。

4. 消化道内镜及活组织病理检查。

5. 影像学 X 线检查（胸部、钡剂造影或钡剂灌肠）、选择性血管造影、CT 检查、腹部 B 超等。

五、处理原则

1. 病因治疗

（1）感染性疾病：根据不同病因，选用相应的抗生素。

（2）其他：如乳糖不耐受症者不宜用乳制品，成人乳糜泻应禁食麦类制品。慢性胰腺炎可补充多种消化酶。药物相关性腹泻应停用有关药物。溃疡性结肠炎可以考虑用氨基水杨酸制剂或糖皮质激素或免疫抑制剂（酌情使用）。

2. 对症治疗

（1）饮食：急性期暂禁食或流质、半流质清淡饮食。

（2）营养支持：补液及各种营养物质，纠正水、电解质和酸碱平衡紊乱。

(3)止泻剂：非感染性腹泻酌情使用，感染性腹泻不宜使用。
(4)解痉、止痛：可用山莨菪碱、阿托品等，但青光眼、前列腺增生、严重炎症性肠病者慎用。
(5)其他：益生菌可以调节肠道菌群。

六、转诊指征

1. 腹泻严重，出现脱水、休克、酸中毒、多器官功能衰竭等情况者。
2. 诊断困难时。
3. 疑为溃疡性结肠炎、克罗恩病。
4. 疑为肿瘤引起的腹泻。
5. 疑为传染病时，应转至专科医院进行诊疗。

【经典习题】

（37～38题共用备选答案）
　　A. 排大量水样便　　　　B. 粪便中常混有黏液、脓液或血液
　　C. 粪便呈扁条状　　　　D. 粪便坚硬　　　　E. 肛门疼痛
37. 分泌性腹泻的粪便特点
38. 渗出性腹泻的粪便特点

（39～40题共用备选答案）
　　A. 胃肠道恶性肿瘤　　　B. 结缔组织病　　　C. 细菌性痢疾
　　D. 伤寒　　　　　　　　E. 糙皮病
39. 腹泻伴明显消瘦者，见于
40. 腹泻伴关节肿胀者，见于
答案：37.A；38.B；39.A；40.B。

第二十一节　便　秘

便秘	概述	★
	常见病因	★★
	临床特点及意义	★★

一、概述

便秘是指大便次数减少，一般每周少于2～3次，或者2～3天才大便一次，伴排便困难、粪便量少且干结。但有少数人平素2～3天才大便1次，且大便性状正常，此种情况不应认为是便秘；如大便由原来每天1次或每2天1次变为2天以上或更长时间才排便1次，并有性状改变，应视为便秘。便秘是临床上常见的症状，多长期持续存在，会影响生活质量；病因多样，以肠道疾病最为常见；诊断时要首先排除器质性疾病。

二、常见病因

1. 功能性便秘　其发生原因有：
（1）进食量少或食物缺乏纤维素或水分不足，对结肠运动的刺激减少，肠蠕动减弱。
（2）因工作紧张、生活节奏过快、工作性质和时间变化、精神因素等打乱了正常的排便习惯。
（3）滥用泻药，形成药物依赖，造成便秘。

（4）结肠运动功能紊乱：常见于肠易激综合征，系由结肠及乙状结肠痉挛引起，部分患者可表现为便秘与腹泻交替。

（5）排便推动力不足，难以将粪便排出体外。常见于腹肌及盆腔肌张力不足，腹肌衰弱（如多胎妊娠、肥胖或急剧消瘦者）、肠平滑肌衰弱（主要见于长期卧床的老年人）、运动量少、肛提肌衰弱（经产妇）、妊娠后期平滑肌功能降低等。

（6）结肠冗长。

2. 器质性便秘 原因有：

（1）直肠与肛门病变引起肛门括约肌痉挛、排便疼痛造成恐惧排便：如痔、肛裂、肛周脓肿和溃疡等。

（2）组织系统病变导致排便无力：如大量腹水、膈肌麻痹、系统性硬化症、肌营养不良等。

（3）结肠完全或不完全性梗阻：结肠良/恶性肿瘤、肠结核、克罗恩病、先天性巨结肠，各种原因引起的肠粘连、肠扭转、肠套叠等。

（4）腹腔或盆腔内肿瘤的压迫（如子宫肌瘤、卵巢囊肿）。

（5）全身性疾病引起的便秘：①铅、砷、磷及汞中毒；②截瘫、脊髓结核、多发性神经根炎、周围神经病变、多发性硬化、脑血管意外、特发性炎症性肌病、尿毒症、糖尿病、昏迷等；③甲状腺功能减退症；④门静脉高压症或心力衰竭，直肠黏膜充血，使排便反射减弱或消失；⑤慢性阻塞性肺疾病。

（6）应用吗啡类药、抗胆碱能药、钙通道阻滞剂、神经阻滞药、镇静剂、抗抑郁药以及含钙、铝制剂等可使肠肌松弛，引起便秘。

三、临床特点及意义

1. 急性便秘 患者多伴有腹痛、腹胀，甚至恶心、呕吐，多见于各种原因的肠梗阻。

2. 慢性便秘 多无特殊表现，部分患者诉口苦、反流、腹胀、食欲减退。粪块长时间停留在肠道内可引起腹胀，排便时可有左腹部或下腹部痉挛性疼痛与下坠感，常可在左下腹触及痉挛的乙状结肠，排出粪便坚硬如羊粪。粪便在直肠停留过久，可有下坠感和排便不尽感。粪便过于坚硬，排便时可引起肛门疼痛或肛裂。便秘还可造成直肠、肛门过度充血，久之易导致痔。严重者可因痔加重及肛裂而造成便血，患者亦可因此而感到紧张、焦虑。

3. 鉴别诊断及伴随症状 ①由肠梗阻所致，可伴有腹痛、腹胀、呕吐、腹内包块等。②由肠肿瘤、肠结核及克罗恩病所致，可触及腹部包块。触到腹部包块时，需要与生理性结构进行鉴别。③伴消瘦、贫血、粪便形状改变，应考虑结（直）肠癌。④肠结核及克罗恩病常有右下腹压痛。⑤表现为便秘与腹泻交替，应考虑有肠结核、溃疡性结肠炎、肠易激综合征的可能性。⑥排出羊粪样便，多为结肠性便秘。⑦粪便坚硬、粗大，便秘原因多在直肠。⑧伴有低热、盗汗、消瘦、乏力等症状，应警惕肠结核或结核性腹膜炎或腹腔内恶性肿瘤。⑨生活环境改变、精神紧张后出现便秘，多为功能性便秘。⑩慢性习惯性便秘多发生于中老年人。此外，中老年人排便习惯改变、便秘，进行性加重，应考虑结肠癌；有腹部手术史者，反复便秘伴腹痛应考虑有肠粘连的因素；新生儿严重便秘，应考虑先天性巨结肠；如新生儿无排便，应检查有无锁肛。

【经典习题】

（41～42题共用备选答案）

A. 肠梗阻　　　　　　　　B. 结肠癌　　　　　　　　C. 肠肿瘤
D. 肠结核　　　　　　　　E. 溃疡性结肠炎

41. 便秘伴有腹痛、腹胀、呕吐、腹内包块等表现，应考虑
42. 便秘缓慢发病伴消瘦、贫血、粪便呈扁条状，应考虑

答案：41.A；42.B。

第二十二节 呕血与便血

	概述	★★
呕血与便血	常见病因	★★
	临床特点	★★★
	诊断思路	★★★
	处理和转诊	★★★

一、概述

呕血是上消化道疾病（指屈氏韧带以上的消化道，包括食管、胃、十二指肠、肝、胆、胰疾病）或全身性疾病所致的上消化道出血，血液经口腔呕出。常伴有黑便，严重时可有急性周围循环衰竭的表现。便血是指消化道出血，血液由肛门排出。便血颜色可呈鲜红、暗红或黑色。少量出血不造成粪便颜色改变，需经隐血试验才能确定者，称为隐血。

二、常见病因

（一）引起呕血的病因

1. 消化系统疾病 食管、胃及十二指肠疾病较常见，如消化性溃疡、急性糜烂出血性胃炎、胃食管肿瘤、食管-胃底静脉曲张破裂出血、贲门黏膜撕裂综合征、反流性食管炎等。

2. 上消化道邻近器官或组织的疾病 胆、胰腺、肝脏疾病等。此外，还有肺部及纵隔疾病，主动脉瘤破入食管、胃或十二指肠等。

3. 全身性疾病 可由血液系统疾病、感染性疾病、风湿性疾病等累及上消化道所致。

呕血的病因甚多，其中常见的病因是消化性溃疡、急性糜烂出血性胃炎、食管-胃底静脉曲张破裂和胃癌。因此，考虑呕血的病因时，应首先想到常见疾病。当常见病难以解释时，也应考虑一些少见疾病。

（二）引起便血的病因

1. 引起呕血的病因均可引起便血。
2. 下消化道疾病 小肠疾病、结肠疾病、直肠肛管疾病等。
3. 血管病变 如血管瘤、毛细血管扩张症、血管畸形、缺血性肠病等。

三、临床特点

1. 呕血 胃内储血量达250～300mL时可出现呕血。呕血前常有上腹不适、恶心，随后呕吐出血性物。其颜色视出血量的多少、在胃内停留时间的长短以及出血部位而不同。出血量大、在胃内停留时间短、出血位于食管附近则容易呕出鲜红色、暗红色血或混有凝血块；当出血量较少或在胃内停留时间长，则因血红蛋白与胃酸作用形成酸化正铁血红蛋白，呕吐物可呈咖啡渣样。呕血的同时因部分血液经肠道排出体外，可形成黑便，有时呈柏油状。

2. 便血 颜色可因出血部位不同、出血量多少以及血液在肠腔内停留时间的长短而异。①上消化道出血或小肠出血在胃和（或）肠内停留时间较长，粪便多呈黑色，由于混有黏液而发亮，类似柏油状，又称柏油样便。②下消化道出血：若血液在肠道停留时间长或出血量较少，则可为暗红色。③鲜红血不与粪便相混，仅黏附于粪便表面或于排便后有鲜血滴出或喷射者，常提示为肛管疾病或肛门出血，如痔、肛裂或直肠肿瘤。便血需要与食用动物肝脏、动物血、铁剂、铋剂、炭粉及一些中药等引起粪便呈黑色的情况进行鉴别，后者一般粪便为灰黑色、无光泽，且免疫法隐血试验多为阴性。

几种疾病粪便的特点：急性细菌性痢疾多有黏液脓血便；急性出血性坏死性肠炎可排出洗肉水样血便，并有特殊的腥臭味；阿米巴痢疾的粪便多有暗红色果酱样的脓血。仔细观察粪便的颜色、性状及气味等对寻找病因及确立诊断有极大的帮助。

3. 失血性周围循环衰竭 出血量占循环血容量10%以下时，患者一般无明显临床表现；出血量占循环血容量10%~20%时，可有头晕、无力等症状，多无血压、脉搏等变化；出血量达循环血容量的20%时，可有出冷汗、心悸、脉搏增快、头晕、黑蒙等急性失血症状；若出血量超过循环血容量的30%以上，则常有面色苍白、四肢厥冷、心率加快、脉搏细弱、血压下降、呼吸急促等急性周围循环衰竭的表现。

4. 发热 多数消化道大出血患者24小时内出现发热，一般体温不超过38.5℃，可持续3~5天。

5. 血液学改变 出血早期可无明显血液学改变，出血3~4小时以后由于组织液渗入及输液等使血液被稀释，血红蛋白及血细胞比容逐渐降低。因此，大出血早期常难以根据血红细胞数与血红蛋白量准确判断失血量。

6. 氮质血症 消化道出血时，部分血红蛋白在肠道分解并被吸收，故在出血数小时后尿素氮开始上升，24~48小时可达高峰。如无继续出血3~4天即可降至正常，故临床可根据监测血尿素氮的消长情况，初步判断出血是否停止。

四、诊断思路

1. 病史采集

（1）现病史

1）针对主要症状的问诊

针对呕血的问诊：①明确是否有呕血：需要询问有无上述食物和药物的服用史，同时应注意与口腔、鼻咽部出血及咯血进行鉴别；②起病诱因：有无饮食不当、大量饮酒、服特殊药物史；③呕血颜色：有助推测出血的部位和速度；④呕血次数与量：可作为估计出血量的参考，应注意部分血液可较长时间滞留在胃肠道，应该结合全身表现评估失血量；⑤全身情况：有无口渴、黑蒙、头晕、意识障碍、出冷汗、心悸、尿量减少等。

针对便血的问诊：①病因和诱因：有无不洁饮食，进食辛辣、生冷等食物史，有无服药史或集体发病；②便血的颜色及其与大便的关系有助于推测出血部位、速度及可能的病因；③便血次数与量；④全身情况：有无口渴、黑蒙、头晕、意识障碍、出冷汗、心悸、尿量减少等。

2）伴随症状及相关鉴别

呕血：①伴上腹痛：中老年人，慢性上腹痛且疼痛丧失规律性，伴食欲减退、消瘦或贫血，应警惕消化系统恶性肿瘤；中青年人，慢性反复发作的上腹痛，具有一定的周期性与节律性，多为消化性溃疡。②伴皮肤黏膜出血：常与凝血功能障碍及血液系统疾病有关，如抗血小板或抗凝药物不良反应、过敏性紫癜等；③伴黄疸：进行性、无痛性黄疸、胆囊肿大，可见于胰、胆管恶性肿瘤。④伴肝脾大：蜘蛛痣、腹壁静脉曲张或有腹水、肝掌，提示肝硬化门静脉高压；出现肝大、肝区疼痛、质地坚硬、表面凹凸不平或有结节，血液化验甲胎蛋白（AFP）明显升高者多为肝癌。⑤剧烈呕吐后出现呕血，应考虑有贲门黏膜撕裂综合征的可能性。⑥其他：近期服用阿司匹林等抗血小板药物和（或）非甾体抗炎药物、大面积烧伤、颅脑手术、脑血管疾病和严重外伤患者伴呕血、便血者，应考虑有急性胃黏膜病变或急性糜烂出血性胃炎的可能性。

便血：①伴里急后重：里急后重即肛门坠胀感，常觉排便不尽，常有便意，但每次排便量甚少，且排便后未觉轻松，提示为直肠、肛门疾病，常见于痔、肛裂及直肠癌。②伴腹痛：反复便血或脓血便伴腹痛、里急后重，应考虑为感染性腹泻或溃疡性结肠炎；老年人，尤其有心脑血管高危因素者，以左侧腹痛、便血、左侧腹部压痛为主要表现，应进行腹腔血管彩色多普勒检查，以明确有无缺血性肠病。③伴发热：常见于细菌性痢疾、炎症性肠病、肠道淋巴瘤、结（直）肠癌等。④伴腹部肿块：应考虑结肠癌、肠道淋巴瘤、肠结核、克罗恩病等。⑤其他：老年人以反复便血为主要表现，常规胃镜和结肠镜检查未发现异常，应考虑到小肠疾病如血管畸形、憩室炎合并出血、息肉、肿瘤等。

3）诊疗经过问诊：①患病以来是否曾到医院就诊和检查，做过哪些检查，如血常规、尿常规、粪常规、粪便培养、肝肾功能、腹部 B 超或 CT、内镜检查等，结果如何；②治疗和用药情况，包括补充血容量、抗菌药物、止血药、质子泵抑制剂、生长抑素等，疗效如何。

4）患病以来的一般情况问诊：包括近期饮食、睡眠、大便、小便和体重变化情况等。

（2）其他相关病史

1）有无药物和食物过敏史。

2）有无类似发作史；有无消化性溃疡、肛肠疾病、慢性肝病、血液系统疾病、肿瘤等病史；有无传染病患者接触史；有无外伤、手术史；是否服用药物；有无疫区居住史；有无烟酒嗜好；有无家族遗传病及肿瘤史。

2. 体格检查

（1）全身检查：生命体征，皮肤、黏膜、巩膜颜色，有无皮疹及皮下出血，营养及意识状态，有无浅表淋巴结肿大。

（2）心肺听诊。

（3）腹部检查：腹壁有无静脉曲张、肠型及蠕动波，肠鸣音是否活跃，有无血管杂音，腹部有无压痛、肝脾大、包块。考虑肛管、直肠疾病要常规进行肛诊检查。

3. 辅助检查

（1）实验室检查：血常规、尿常规、粪常规+隐血、血型、出凝血时间、肝肾功能等。

（2）胃镜检查：是明确上消化道出血病因的首选检查方法，能够判断出血的病变部位、病因及出血情况。

（3）结肠镜检查：是诊断大肠及回肠末端病变的首选检查方法。其优点是诊断敏感性高，可以发现活动性出血，结合活检病理检查可判断病变性质。

（4）消化道 X 线钡剂造影：X 线钡剂检查主要适用于有胃镜检查禁忌或不愿进行胃镜检查者，当怀疑病变在十二指肠降段以下的小肠部时，有一定的诊断价值。消化道 X 线钡剂灌肠多用于诊断大肠、回盲部及阑尾病变，一般主张进行气钡双重造影。消化道出血急性期，尤其大出血者不适宜该项检查，检查一般在出血停止数天后进行。

（5）其他检查：腹部 B 超、CT 或 MRI 用于肝、胆、胰腺疾病的诊断；选择性动脉造影、小肠镜、胶囊内镜检查等主要适用于不明原因的消化道出血。

五、处理和转诊

1. 对症及紧急处理

（1）一般处理：卧床、酌情限制饮食、适度镇静（可肌内注射地西泮 10mg，但肝硬化食管胃底静脉曲张出血者伴有肝性脑病前期表现或伴有呼吸衰竭者禁用），酌情吸氧；监测血压、脉搏、呼吸、尿量、神志、呕血及便血情况。

（2）建立静脉通路、补充血容量：输血是消化道大出血的重要治疗方法，有条件而出血量较大并有适应证者应及时输血，无条件或出血量不大者可输入 10% 葡萄糖液、生理盐水、血浆或血浆代用品。

（3）有效止血

1）药物止血：消化性溃疡、急性胃黏膜病变出血期应静脉途径给药，应首选质子泵抑制剂，也可选用雷尼替丁、法莫替丁等。食管-胃底静脉曲张破裂出血无高血压、冠心病者，可选用血管加压素，同时舌下含服硝酸甘油以减少血管加压素引起的不良反应。生长抑素对降低门静脉压力、抑制消化液和消化酶的产生有较好的效果。可酌情给予凝血酶、云南白药等药物辅助治疗。

2）胃内冰盐水冲洗止血。

3）内镜及手术止血。

4）三腔二囊管压迫止血法：通常用于药物治疗或内镜治疗无效，或无条件及时行内镜治疗或手术治疗时。气囊压迫一段时间后应放气观察（一般为 15～30 分钟），必要时可重复充气囊、压迫止血。气囊持续压迫时间不得超过 24 小时，压迫过久会导致食管胃黏膜溃疡、坏死，甚至使出血加重或穿孔。气囊压迫的主要并发症有吸入性肺炎、窒息、食管损伤、心律失常等。

5）内痔、直肠下段出血可用0.1%盐酸麻黄碱加生理盐水棉球压迫止血，或去甲肾上腺素2～4mg加冷开水200mL保留灌肠，也可用中医中药治疗。

2. 病因治疗。

3. 转诊指征

（1）呕血或黑便次数多、量大者。

（2）考虑为肝硬化、肿瘤、血液病等急危重症所致出血者。

（3）无进一步诊治条件者。

（4）原因不明出血者。

注意事项：对于消化道大出血，尤其生命体征不稳定者，应积极建立静脉通路及补充血容量，并在有专业的急救和转运条件、充分告知病情和转运风险的情况下转运。

【经典习题】

（43～44题共用备选答案）

　　A. 胃癌　　　　　　　　B. 消化性溃疡　　　　　　　C. 黄疸
　　D. 肝癌　　　　　　　　E. 结肠癌

43. 中老年人，呕血伴慢性上腹痛，疼痛无明显规律性，并伴有食欲减退、消瘦或贫血者，应考虑

44. 中青年人，呕血伴慢性反复发作的上腹痛，具有一定的周期性与节律性，多见于

答案：43.A；44.B。

第二十三节　尿频、尿急与尿痛

尿频、尿急与尿痛	概述	★★
	常见病因和临床特点	★★★
	诊断思路	★★★
	处理原则	★★★
	转诊指征	★★★

一、概述

尿频是指单位时间内排尿次数增多，成人每日排尿≥8次。尿急是指一旦有尿意需即刻排尿、难以控制。尿痛是指排尿时感觉耻骨上区、会阴部和尿道内疼痛或烧灼感。尿频、尿急、尿痛合称为尿路刺激征。

二、常见病因和临床特点

1. 尿路感染　是多种致病微生物引起的尿路炎症，以细菌感染最多见。急性肾盂肾炎常表现为高热、肾区叩击痛，可伴或不伴尿频、尿急和尿痛。急性膀胱炎则仅表现为尿路刺激征。尿常规检查白细胞增多，尿中可以找到致病微生物（培养、显微镜检查）。

2. 肿瘤　膀胱、尿道及其邻近器官的肿瘤因可导致膀胱容量减少而出现尿频，也可继发感染出现尿急及尿痛。血尿可较突出，可伴排尿困难。尿病理检查可找到癌细胞。

3. 尿路结石　因可刺激黏膜而产生尿频。膀胱结石常伴排尿困难及尿线中断。影像学检查，如泌尿系统B超、静脉肾盂造影、腹部及盆腔CT有助于诊断。

4. 间质性膀胱炎　可见于结缔组织疾病，较常见于系统性红斑狼疮（SLE）；找不到病因者，称为特

发性间质性膀胱炎。

5. 出血性膀胱炎　常见于使用环磷酰胺的患者。

6. 尿道综合征　尿液检查正常、排除了器质性疾病所致的尿路刺激征后，可考虑诊断此病，多与心理因素有关。

三、诊断思路

1. 病史采集

（1）现病史

1）针对尿频、尿急、尿痛本身的问诊：①可能的诱因，如劳累、憋尿、近期接受流产手术等。②起病的缓急、病程的长短。③排尿频率，夜尿次数，每次尿量，有无排尿困难，有无尿不尽感，尿痛的部位、性质，尿的颜色，有无血尿、脓尿。

2）伴随症状问诊：①尿频伴尿急和尿痛，见于膀胱炎和尿道炎；②尿路刺激征伴发热及腰痛，见于肾盂肾炎；③尿频、尿急伴血尿、午后低热、乏力、盗汗，见于膀胱结核；④尿频、尿急伴无痛性血尿，见于膀胱癌；⑤老年男性，病程长，尿频伴尿线细，进行性排尿困难，见于前列腺增生；⑥尿频不伴尿急和尿痛，但伴有多饮、多尿和口渴，见于糖尿病、尿崩症等。

3）诊疗经过问诊：①患病以来是否曾到医院就诊和检查，是否做过血常规、尿常规、尿微生物及细胞学检查、泌尿系统影像学检查等；②治疗和用药情况。

4）患病以来的一般情况问诊：饮食、睡眠、大便和体重变化。

（2）其他相关病史问诊

1）既往有无类似发作。

2）有无糖尿病、结核病、肾炎、尿路结石、肿瘤、精神心理疾病等病史，有无接受环磷酰胺治疗史，有无外伤、手术史。

3）有无职业、毒物接触史，有无性病及冶游史。

4）婚育史，有无流产及妇科疾病。

2. 辅助检查

（1）血常规：血白细胞总数及中性粒细胞比例升高，提示存在全身性感染。

（2）尿常规：尿路感染时尿白细胞增多，伴或不伴尿红细胞增多。尿路结石或肿瘤时尿常规以红细胞增多更突出，合并感染可出现白细胞增多。

（3）清洁中段尿培养：对确诊尿路感染有价值。

（4）血糖：升高提示：①糖尿病多尿导致的尿频；②尿路感染的易感因素。

（5）尿病理找癌细胞：对提示尿路肿瘤有意义。

（6）影像学检查：X线检查、泌尿系统B超、静脉肾盂造影，必要时可行腹部及盆腔CT检查，有助于发现尿路结石及肿瘤。

四、处理原则

关键是针对原发病的治疗。对于无器质性疾病导致的尿道综合征无须特殊治疗。

五、转诊指征

1. 伴有发热，抗感染治疗无效，需进一步明确原因者。
2. 伴有无痛血尿，不能除外泌尿系统肿瘤者。
3. 经治疗后，症状仍反复发作者。

【经典习题】

45. 关于尿路感染，下列说法错误的是
　　A. 狭义的尿路感染是指细菌引起的

B. 广义的尿路感染是指所有的致病微生物引起的

C. 急性肾盂肾炎常表现为高热、肾区叩击痛，可伴或不伴尿频、尿急、尿痛

D. 尿常规检查白细胞减少

E. 急性膀胱炎可仅表现为尿路刺激征

答案：D。

第二十四节　血尿

血尿	概述	★★
	常见病因和临床特点	★★★
	诊断思路	★★
	处理原则	★★
	转诊指征	★★

一、概述

血尿是指尿中红细胞增多，新鲜尿液离心后沉渣镜检红细胞≥3个/高倍视野。根据能否被肉眼发现分为肉眼血尿和镜下血尿，前者要与造成红色尿的其他情况相鉴别，主要依靠新鲜尿液沉渣镜检。肉眼血尿镜下可呈现满视野的红细胞，其他原因的红色尿则无红细胞。血尿依其排尿先后可分为初血尿（初始10~15mL）、终末血尿（终末10~30mL）和全程血尿。这里还需注意：①不要依靠试纸条法确定是否存在血尿，因为血尿、血红蛋白尿和肌红蛋白尿都可以在试纸条法中呈现红细胞或隐血阳性，此外还有很多因素可以影响试纸条检测的结果，还有可能出现假阴性；②排除假性血尿，确立真性血尿：主要通过询问病史除外女性月经污染尿液和极少见的伪造血尿的情况。

二、常见病因和临床特点

1. 各种原发性或继发性肾小球疾病引起的肾小球源性血尿　如慢性肾小球肾炎、狼疮性肾炎等。肾小球源性血尿具有全程、不凝、无痛、变形红细胞尿、可有红细胞管型和伴有其他肾小球疾病表现（如蛋白尿、水肿等）的特点。

2. 其他疾病引起的非肾小球源性血尿　既可为全程血尿，也可为初血尿或终末血尿，可含有凝血块。

（1）全身性疾病引起的尿路出血，如抗凝药物过量、血液病（凝血功能及血小板异常）往往同时伴有其他部位黏膜及皮肤出血。

（2）泌尿系统疾病引起的尿路出血

1）结石：常伴有疼痛。肾结石以腰部胀痛为主；输尿管结石则有绞痛并向下腹及会阴部放射；膀胱尿道结石有排尿困难及排尿中断。

2）感染：常伴有尿路刺激征。尿沉渣中以白细胞为主。

3）肿瘤：多见于老年人，表现为无痛性全程肉眼血尿，伴或不伴腹部肿块。

4）其他：如多囊肾、尿路畸形、肾静脉血栓形成等。

3. 特殊类型的血尿

（1）运动性血尿：指仅在剧烈运动后出现的血尿。

（2）直立性血尿：指血尿出现在身体直立时，平卧时消失。一般具有非肾小球源性血尿的特点，但也有少数患者可以表现为肾小球源性血尿，并且可以合并直立性蛋白尿。患者预后良好，成年后大多血尿逐渐减轻。

（3）腰痛血尿综合征：常见于年轻女性，口服避孕药者，表现为一侧或双侧腰痛伴血尿，肾动脉造影显示肾内动脉分支变狭窄，有局灶肾缺血征象。诊断本病需要首先除外其他泌尿系统疾病。

三、诊断思路

1. 病史采集

（1）现病史

1）针对血尿的问诊：①诱因：有无前驱感染，与感染密切相关的反复发作的无痛性肉眼血尿提示IgA肾病的可能性大；有无特殊用药史，如使用肝素、华法林及阿司匹林等抗凝剂或抗血小板药物；有无外伤、剧烈运动等。②尿色：肉眼血尿多略混浊，而血红蛋白尿多为透明的酱油或红葡萄酒样。③是间断还是持续出现，与发作性腰痛相伴随的间断血尿提示结石的可能性大。④血尿出现的时相：肾小球源性血尿为全程血尿。非肾小球源性血尿：初血尿提示病变部位在前尿道；终末血尿提示病变部位在膀胱三角区或后尿道；病变在膀胱及输尿管开口以上部位时可表现为全程血尿。⑤尿中有无血丝或凝血块：肾小球源性血尿多为不凝血尿，而非肾小球源性血尿多有血丝或血块。无痛性肉眼血尿伴血块者应首先考虑泌尿系肿瘤。

2）伴随症状问诊：①疼痛：绝大多数肾小球源性血尿不伴有疼痛；若伴有单侧或双侧腰腹痛，则可能为尿路结石。②尿路刺激症状：如伴尿频、尿急、尿痛及排尿困难，可提示尿路感染或前列腺疾病。③发热、盗汗：泌尿系结核时可伴有此症状；对于老年人，肾脏肿瘤时发热可以是早期症状，这时的血尿可以是镜下血尿，晚期可发展为肉眼血尿。④尿量异常。

3）诊疗经过问诊：①是否曾到医院就诊，做过哪些检查，如血常规、尿常规、尿红细胞位相、尿微生物及细胞学检查、肝肾功能、尿路影像学检查、膀胱镜等；②治疗和用药情况，疗效情况，病情变化情况。

4）一般情况问诊：饮食、睡眠、大便和体重变化，全身一般情况。

（2）其他相关病史问诊

1）既往有无结核病、肝炎、尿路结石、肿瘤等病史；有无传染病接触史；有无药物和食物过敏史；有无外伤、手术史。

2）有无长期疫区居住史；有无烟酒嗜好；有无性病和冶游史。

3）女性婚育月经史，有无流产史等。

4）有无遗传性疾病史。

2. 体格检查 重点注意有无全身皮肤出血点或紫癜、腹部沿输尿管走行区压痛、腹部包块、肾区叩击痛。男性还应做前列腺指检。

3. 辅助检查

（1）尿常规：确诊血尿。出现红细胞管型则可以确诊为肾小球源性血尿；合并蛋白尿时多提示肾小球源性血尿；若以白细胞为主，要考虑尿路感染的可能。

（2）尿红细胞位相（或相差显微镜）：有助于鉴别肾小球源性与非肾小球源性血尿。前者多为多种形态的变形红细胞尿；后者多为正常形态的红细胞尿。

（3）血常规及凝血功能检查：有助于诊断抗凝药物或血液系统疾病导致的血尿。

（4）尿病理找癌细胞：对提示尿路肿瘤有意义。

（5）影像学检查：泌尿系统B超、静脉肾盂造影、腹部及盆腔CT等检查有助于发现尿路结石、肿瘤、多囊肾等。

四、处理原则

关键是针对原发病治疗，除由于出、凝血功能障碍，外伤或手术导致的严重血尿，一般无须给予止血治疗。

五、转诊指征

1. 经初步检查,对血尿原因诊断不清,需要做进一步检查者。
2. 疑为肿瘤、血液系统疾病、结核、上尿路感染、肾小球疾病导致的血尿者。

【经典习题】

46. 患者,男,56 岁。反复血尿 3 个月,血尿多在排尿结束前出现,为鲜红色,无血块排出,伴有轻微尿痛。引起该患者血尿的病变部位最可能在

    A. 肾脏   B. 输尿管   C. 前尿道

    D. 膀胱顶部   E. 膀胱三角区或后尿道

47. 泌尿系肿瘤导致的血尿是

    A. 无痛性肉眼血尿   B. 终末血尿伴膀胱刺激症状   C. 初始血尿

    D. 疼痛伴血尿   E. 血尿 + 蛋白尿

答案:46.E;47.A。

第二十五节 阴道出血

	概述	★★
阴道出血	常见病因	★★
	临床特点	★★★
	诊断思路	★★★
	处理和转诊	★★★

一、概述

阴道出血是指除正常月经外,来自女性生殖道任何部位出血的统称,绝大多数出血来自宫体。

二、常见病因

1. 卵巢内分泌功能失调 包括无排卵性功能失调性子宫出血和排卵性月经失调,以及月经间期卵泡破裂、雌激素水平短暂下降所致的子宫出血等。

2. 与妊娠有关的子宫出血 常见的有流产、异位妊娠、葡萄胎、产后胎盘部分残留、子宫复旧不全等。

3. 生殖器肿瘤 子宫肌瘤最常见,其他有分泌雌激素的卵巢肿瘤及阴道癌、宫颈癌、子宫内膜癌、子宫肉瘤等。

4. 生殖器炎症 阴道炎、急性宫颈炎、子宫颈息肉、子宫内膜炎等。

5. 损伤、异物和外源性性激素 生殖道创伤、放置宫内节育器、服用雌激素或孕激素药物等。

6. 全身性疾病 血小板减少性紫癜、再生障碍性贫血、白血病、肝功能损害等。

三、临床特点

阴道出血形式多样,表现有:

1. 经量增多 月经周期基本正常,但月经量过多(>80mL)或经期延长,为子宫肌瘤的典型症状,也可见于子宫腺肌病、放置宫内节育器、排卵性月经失调等。

2. 周期不规则的阴道出血 多为无排卵性功能失调性子宫出血,围绝经期妇女应注意除外早期子宫

内膜癌。

3. 无任何周期可辨的长期持续阴道出血 多为生殖道恶性肿瘤，如宫颈癌、子宫内膜癌等。

4. 停经后阴道出血 发生在育龄期妇女，多与妊娠有关，如流产、异位妊娠、葡萄胎等；发生在围绝经期妇女，多为无排卵性功能失调性子宫出血。

5. 接触性出血 性交后或阴道检查后有鲜血流出，要考虑急性宫颈炎、宫颈癌、宫颈息肉或子宫黏膜下肌瘤等。

6. 经间出血 多为排卵期出血。

7. 经前或经后点滴出血 可见于放置宫内节育器、排卵性月经失调、子宫内膜异位症。

8. 绝经后阴道出血 持续、反复阴道出血，量较多，常见于子宫内膜癌；出血量少，持续时间短，多见于绝经后子宫内膜脱落或萎缩性阴道炎。

9. 外伤后阴道出血 多见于骑跨伤后，出血量可多可少。

10. 阴道出血伴白带增多 多为宫颈癌、子宫内膜癌、子宫黏膜下肌瘤伴感染。

11. 间歇性阴道排出血性液体 见于输卵管癌。

四、诊断思路

（一）病史采集

1. 现病史

（1）详细询问阴道出血的形式：询问阴道出血发生的时间、持续天数、流血的性状和量等。如为孕期，应询问妊娠经过，出血发生的周数。

（2）相关鉴别问诊

1）发病年龄：年龄对诊断有重要参考价值。青春期多为无排卵性功能失调性子宫出血，育龄期妇女如有停经史，考虑与妊娠有关的疾病，如异位妊娠、自然流产等。绝经后妇女要首先排除妇科恶性肿瘤。

2）全身性疾病史：询问有无血液系统疾病、肝脏疾病史。

3）伴随症状：是否伴有停经、腹痛、晕厥和休克、白带增多及腹部包块、全身乏力、气短和心悸等。

（3）诊疗经过问诊

1）患病以来是否到医院就诊过，做过何种检查，如妊娠试验、妇科超声、诊断性刮宫等，结果如何。

2）治疗和用药情况：用过哪些方法或药物治疗，效果如何。

（4）一般状况问诊：患病以来的饮食、睡眠、大小便情况及体重有无变化等。

2. 月经史 包括初潮年龄、月经周期及持续时间、经量、经期伴随症状等。

3. 其他相关病史的问诊

（1）其他疾病史和既往出血史：如过去有无肝脏疾病、血液系统疾病史。既往有无异常阴道出血史，以及诊治经过，是否治愈。有无药物过敏史。

（2）其他病史：注意询问个人史、婚育史、避孕方式、家族中有无妇科肿瘤等。

（二）体格检查

1. 全身检查 检查生命体征，注意皮肤黏膜有无苍白、出血点和瘀斑，注意有无肝脾大，有无腹部包块，下腹部有无压痛、反跳痛及肌紧张，叩诊有无移动性浊音。

2. 妇科检查 观察外阴、阴道及宫颈情况，判断出血来源，注意宫口有无肿物或组织物堵塞、有无宫颈举痛，检查子宫大小、硬度及宫旁有无包块和压痛。

（三）辅助检查

1. 血常规、凝血功能检查 了解有无贫血、感染及凝血功能异常。

2. 妊娠试验 尿或血 hCG 测定对早期诊断妊娠与妊娠相关的疾病至关重要。

3. 宫颈细胞学检查 用于筛查宫颈癌及癌前病变。

4 宫颈活组织检查 阴道镜下的定位活检。若有明确病变，可直接取活检。

5. 诊断性刮宫 刮取子宫内膜送病理检查，以明确有无子宫内膜病变。

6. 超声检查 可了解子宫及卵巢的大小等，对早孕、异位妊娠、子宫内膜病变、妇科肿瘤等均有重要的诊断价值。

7. 影像学检查 包括CT、MRI等，对妇科恶性肿瘤的诊断有一定价值。

8. 宫腔镜、腹腔镜检查 宫腔镜检查对子宫内膜病变、黏膜下肌瘤有诊断价值。腹腔镜检查是异位妊娠诊断的金标准，并可在确诊的同时行镜下手术治疗。

五、处理和转诊

（一）处理

关键是明确病因，针对原发病治疗，对于出血时间长或出血量多导致贫血的患者，辅以药物止血、纠正贫血及预防感染治疗。当患者阴道出血过多或疑有腹腔内出血多，伴有血压下降、脉搏增快，或出现晕厥与休克时，应立即开放静脉，快速补充血容量，抗休克治疗。

（二）转诊

1. 经处理仍出血不止，伴有贫血者。
2. 可疑先兆流产、难免流产、不全流产，无清宫条件者，应尽快转诊到上级医院。
3. 出血量多，甚至出现血压下降、晕厥与休克者，应立即开放静脉，给予快速补液的同时迅速转往有手术条件的医院。
4. 疑为异位妊娠、妇科肿瘤、血液系统疾病和肝脏疾病导致的出血患者。
5. 经初步检查，对出血诊断不清，需要做进一步检查的患者。

【经典习题】

48. 患者，女，30岁。停经43天，阴道少量出血1周，偶有下腹正中隐痛。妇科检查：子宫如孕6周大小，双附件区无异常。最可能的诊断是

　　A. 异位妊娠　　　　　B. 子宫颈癌　　　　　C. 先兆流产
　　D. 黄体破裂　　　　　E. 子宫肌瘤

49. 下列关于阴道出血的表述中，不属于异常的是

　　A. 经量增多　　　　　B. 周期不规则　　　　C. 持续阴道流血
　　D. 停经后阴道流血　　E. 月经期阴道流血

答案：48.C；49.E。

第二十六节　腰腿痛

腰腿痛	常见病因	★★★
	临床特点及意义	★★★
	处理和转诊	★★

一、常见病因

腰腿痛的病因繁多，有创伤、炎症、肿瘤和先天性疾患等。临床分类方法也多，各有侧重。目前尚无全面、准确的分类方法，常见原因见表3-2-11。

表 3-2-11 腰腿痛病因分类

病因	脊柱	软组织	椎管	内脏
损伤	骨折和（或）脱位 椎弓崩裂	腰扭伤 腰背筋膜脂肪疝 腰肌劳损 棘上、棘间韧带损伤 第三腰椎横突综合征 臀上皮神经炎	陈旧性骨折、脱位 畸形 硬脊膜囊肿	肾挫伤
炎症	结核、骨髓炎 强直性脊柱炎 类风湿关节炎	纤维织炎 筋膜炎 血管炎 神经炎	蛛网膜炎 硬膜外感染 骨髓炎 神经根炎	胰腺炎 肾盂肾炎 盆腔炎
退变	腰椎骨关节炎 腰椎滑脱 椎间盘突出 骨质疏松症		椎体后缘骨赘 椎管狭窄 黄韧带肥厚	内脏下垂
发育及姿势异常	第三腰椎横突综合征 侧凸、后凸 腰椎峡部裂	脊肌瘫痪性侧弯	脊膜膨出 神经根和神经节变异 血管畸形 神经根管发育性狭窄	游走肾 多囊肾
肿瘤及类肿瘤	血管瘤 转移性肿瘤 嗜伊红肉芽肿 骨巨细胞瘤 脊索瘤	脂肪瘤 纤维瘤 血管瘤	脊髓及神经根肿瘤	胰腺癌 盆腔肿瘤 肾肿瘤 腹膜后肿瘤

二、临床特点及意义

根据起病急缓大致可分为急性腰腿痛和慢性腰腿痛。

1. 急性腰腿痛 疼痛突然发生，多较剧烈，一般持续时间小于 6 周。

引起急性腰腿痛的原因有很多，大多数与外伤有关。常见的有急性腰肌扭伤、腰椎棘间韧带损伤、腰椎小关节紊乱症、腰椎压缩性骨折、骶髂关节半脱位、腰椎间盘突出症、膝关节内外侧副韧带损伤等。

临床特点为：

（1）疼痛剧烈、急骤，疼痛突然发生或早晨不能起床，自觉腰部疼痛难忍，随腰部活动而加剧，平卧后可减轻，压痛点较固定、明确，也可向大腿部放射。

（2）强迫体位：严重者多卧床不起，不敢翻身。站立时不能直腰，弯向一侧，跛行走路，侧卧时屈膝屈髋可以减轻疼痛。

（3）活动受限：腰椎前屈、后伸、侧弯、左右旋转受限，伸膝、屈膝可引起疼痛。

（4）肌肉痉挛。

（5）"4"字试验阳性、直腿抬高试验阳性等。

2. 慢性腰腿痛 疼痛持续发生，多数程度较轻或时重时轻，一般持续时间大于 12 周。

慢性腰腿痛较急性腰腿痛在就诊患者中多见，引发慢性腰腿痛的疾病常见的有腰腿部软组织损伤、椎管狭窄、腰椎或膝骨关节炎、骨质疏松、腰骶椎或膝关节的先天性畸形、腰椎结核、强直性脊柱炎、肿瘤等。临床特点为：

（1）病程时间长，多在 3 个月以上，患者往往有职业特点。

（2）各个年龄段均可见，但以中老年人为多。

（3）疼痛局限，两侧交替出现，叩痛、压痛明显，一般疼痛时不太剧烈，反复发作；用止痛药物可以缓解，但不持久。

恶性肿瘤转移造成的腰腿痛的临床特点：

（1）难以忍受的电击样或烧灼样疼痛，夜间痛，严重影响睡眠，需强镇痛剂才能缓解，这种难以解释的剧痛是一般腰腿痛所少见的。

（2）伴有不同程度的原发癌症状：如直肠癌有黏液血便，肺癌有咳嗽、咯血、胸痛，肝癌有腹胀、腹痛、肝大等表现，血液系统恶性肿瘤有高热、贫血、出血等症状。

（3）病程进展快，症状、体征和X线片在短期内即可有较大的变化。

3. 临床引起腰腿痛常见疾病的特点

（1）强直性脊柱炎：好发于16~30岁的青壮年，男性占90%，有明显的家族遗传史。早期主要表现为下腰痛或骶髂部不适、疼痛或发僵。晨起或久坐起立时腰部发僵明显，但活动后减轻。当病变累及胸椎和肋椎关节时，胸部扩张活动受限，导致肺活量减少，胸部有狭窄感。晚期脊柱僵硬可致躯干和髋关节屈曲，最终发生驼背畸形。患者组织相容性抗原（HLA-B27）的阳性率高达90%以上，有明显的家族聚集倾向。

（2）腰椎管狭窄症：腰背疼痛伴有间歇性跛行（活动后小腿后方或者小腿远端疼痛、酸胀，休息后可以缓解），腰椎管狭窄最常见的表现是持续性腰腿痛，坐位或弯腰等动作却可以缓解。尽管间歇性跛行是典型表现，但是相对少见。此时的神经性间歇性跛行要与血管性间歇性跛行相鉴别。对活动后小腿痛的老年患者要检查足背动脉搏动情况，必要时做下肢血管检查等，除外血管性间歇性跛行。

（3）腰椎间盘突出症：常见于20~50岁患者，男女之比为（4~6）∶1。患者多有弯腰劳动或长期坐位工作史，首次发病常在半弯腰持重或突然做扭腰动作过程中。椎间盘突出导致的坐骨神经根性疼痛往往因咳嗽、打喷嚏或做Valsava动作诱发或加重。直腿抬高试验阳性对诊断椎间盘突出症是敏感的，但是特异性不佳，其阳性率约90%。怀疑腰椎间盘突出症时，应该重点对L_5和S_1神经根进行检查，因98%的腰椎间盘突出发生在L_4~L_5和L_5~S_1。L_5神经根受累会出现踝关节力量和趾背伸力弱，足背内侧和踇背侧区域感觉减退。S_1神经根受累时表现为跟腱反射减弱（单侧跟腱反射减弱更具有意义），足背外侧和小腿后方感觉减弱，长期受累还会表现为跖趾关节跖屈力弱。典型患者，根据病史、症状、体征，结合X线平片即可做出初步诊断。

（4）腰肌劳损：常因腰扭伤治疗不彻底或累积性损伤，如有躯干长期负重活动或长期弯腰工作史，临床表现为慢性腰痛，为酸胀痛，休息后可缓解，但卧床过久反感不适，稍事活动后可减轻，活动过久则疼痛又加剧。腰痛可随时间向上、下或对侧发展。在疼痛区有固定压痛点，该点位置常在肌肉起止点附近，或神经肌肉结合点。在压痛点进行叩击，疼痛反可减轻，这是与深部骨疾患的区别之一。

（5）结核性脊椎炎：是感染性脊椎炎中最常见的疾病，腰椎最易受累，其次为胸椎。背部疼痛常为结核性脊椎炎的首发症状。疼痛局限于病变部位。呈隐痛、钝痛或酸痛，夜间明显，活动后加剧，伴有低热、盗汗、乏力、食欲减退。晚期可有脊柱畸形、冷脓肿及脊髓压迫症状。

（6）增生性脊柱炎：又称退行性脊柱炎，多见于50岁以上患者，晨起时感腰痛、酸胀、僵直而活动不便，活动腰部后疼痛好转，但过多活动后腰痛又加重。疼痛以傍晚时明显，平卧可缓解，疼痛不剧烈，敲打腰部有舒适感，腰椎无明显压痛。

（7）泌尿系统疾病：肾炎、肾盂肾炎、尿路结石、结核、肿瘤、肾下垂和肾积水等多种疾病可引起腰背痛。不同疾病有其不同特点，肾炎呈深部胀痛，位于腰肋三角区，并有轻微叩痛；肾盂肾炎腰痛较鲜明，叩痛较明显；肾脓肿多为单侧腰痛，常伴有局部肌紧张和压痛；肾结石多为绞痛，叩痛剧烈；肾肿瘤引起的腰痛多为单侧钝痛或胀痛。

（8）盆腔器官疾病：男性前列腺炎和前列腺癌常引起下腰骶部疼痛，伴有尿频、尿急、排尿困难；女性慢性附件炎、宫颈炎、子宫脱垂和盆腔炎可引起腰骶部疼痛，且伴有下腹坠胀感和盆腔压痛。

三、处理和转诊

关键是明确病因，针对原发病治疗。对于疼痛严重者，应注意生命体征是否稳定，可临时对症止痛处理，但应避免掩盖病情并尽快查找病因。对于疼痛严重、逐渐加重、治疗后不缓解、反复发作、诊断不清者，应尽快转诊到上级医院。

【经典习题】

50.患者，女，40岁。1个月前抬重物时出现腰痛，疼痛沿右腿后方放射至右足，活动后加重，休息后可减轻。查体：体温36.5℃，腰部活动受限，右侧直腿抬高试验（+），右跟腱反射减弱。最可能的诊断是

　　A.腰肌扭伤　　　　　　B.腰肌劳损　　　　　　C.腰椎结核
　　D.腰椎管狭窄症　　　　E.腰椎间盘突出症

51.下列哪项不属于引起腰腿痛的常见疾病
　　A.强直性脊柱炎　　　　B.腰椎管狭窄症　　　　C.腰椎间盘突出症
　　D.腰肌劳损　　　　　　E.上肢骨折

答案：50.E；51.E。

第二十七节　关节痛

关节痛	常见病因	★★★
	临床特点及意义	★★★

一、常见病因

1. 急性关节痛

（1）与感染因素有关的关节炎：如急性化脓性关节炎、病毒感染所致的关节炎等。
（2）与自身免疫或变态反应有关的关节炎：如风湿热、过敏性紫癜（关节型）等。
（3）与代谢有关的关节炎：如急性痛风性关节炎等。
（4）与肿瘤有关的关节炎：如急性白血病关节炎等。
（5）其他：关节急性损伤等。

2. 慢性关节痛

（1）弥漫性结缔组织病：如类风湿关节炎、系统性红斑狼疮等。
（2）与脊柱炎有关的关节病：如强直性脊柱炎、赖特综合征等。
（3）与代谢有关的关节炎：如慢性痛风性关节炎等。
（4）与退行性变有关的关节炎：如骨关节炎等。
（5）与感染因素有关的关节炎：如结核性关节炎、梅毒性关节炎等。
（6）骨和软骨疾病：骨质疏松症等。
（7）肿瘤：多发性骨髓瘤等。
（8）其他：关节慢性损伤等。

需要注意的是，慢性关节痛也常有急性发作的情况。

二、临床特点及意义

1. 外伤性关节痛　关节遭遇外伤或暴力作用会导致关节内关节软骨、半月板、交叉韧带、侧副韧带等结构损伤，重者出现关节脱位。急性外伤性关节痛常在外伤后即出现受损关节疼痛、肿胀和功能障碍。慢性外伤性关节炎有明确的外伤史，反复出现关节痛，常于过度活动、负重及气候寒冷等刺激时诱发，药物及物理治疗后缓解。

2. 化脓性关节炎　是细菌感染关节所致，多见于儿童及年老体弱者，易发生在膝关节和髋关节，多为单发，很少3个以上关节发病，如不能得到早期诊断和早期治疗，细菌可以破坏关节结构，导致关节功能丧失。患者起病急，全身中毒症状明显，早期则有畏寒、寒战和高热，体温高达39℃以上。病变关节红、肿、热、痛。位置较深的肩关节和髋关节则红肿不明显。患者常感病变关节持续疼痛，功能严重障碍，各个方向的被动活动均引起剧烈疼痛，患者常不愿活动患肢。

3. 结核性关节炎　儿童和青壮年多见。负重大、活动多、易受创伤的关节易患结核，其中脊柱最常见，其次为髋关节和膝关节。早期症状和体征不明显。活动期常有疲劳、低热、盗汗及食欲下降。病变关节肿胀疼痛，但疼痛程度较化脓性关节炎轻。活动后疼痛加重，休息后稍减轻。关节结核形成的脓肿常缺乏红、热等急性炎症反应，称为"冷脓肿"。晚期关节畸形和功能障碍。如关节旁有窦道形成，常可见有干酪样物质流出。滑液或滑膜组织中可检出抗酸染色阳性杆菌，结核分枝杆菌培养80%为阳性。

4. 风湿热　常见于儿童和青少年，也可见于成人。起病急剧，是上呼吸道A组乙型溶血性链球菌感染后引起的一种自身免疫性疾病，其关节痛呈游走性、多发性，以膝、踝、肘、腕、肩关节等大关节受累为主，病变关节可有红、肿、热、疼痛和压痛，肿胀消失快，常在1~6周内自然消肿，不遗留关节僵直和畸形改变。患者可同时出现心脏损害、环性红斑、舞蹈病和皮下结节。注意抗链球菌溶血素"O"（ASO）只是链球菌感染的证据，并非风湿热的特异性抗体。

5. 类风湿关节炎　多发生在20~45岁女性，男女发病率比约为1:3，是一种以慢性进行性关节炎症和骨质破坏为主的全身性自身免疫病。起病缓慢、隐匿。病变常累及腕、掌指关节、近端指间关节，也可累及踝、膝关节，呈对称性、持续性。早期近端指间关节梭形肿胀，晚期出现"天鹅颈"征和"纽扣花样"改变为特征。病变关节活动受限，有僵硬感，以早晨为重，称晨僵。可伴有发热、贫血、类风湿结节、血管炎、心包炎及淋巴结肿大等关节外表现，血清中可查到类风湿因子（RF）等多种自身抗体。未经正规治疗的类风湿关节炎可反复迁延多年，最终病变关节附近肌肉萎缩、关节软骨增生而导致关节畸形及功能丧失。

6. 痛风　是嘌呤代谢紊乱和（或）尿酸排泄减少所引起的一组疾病。最常见于中年男性，临床上常见高尿酸血症、痛风性关节炎、痛风性肾病、痛风石等，并常与肥胖、高血压、高血脂、高血糖等同时存在。患者常在饮酒、劳累或高嘌呤饮食后发生急性关节痛，局部皮肤红肿灼热。患者常于夜间痛醒。以第1跖趾关节多见。踝、手、膝、腕和肘关节也可受累。病变呈自限性，有时在1~2周内自行消退，但经常复发。晚期可出现关节畸形，皮肤破溃，经久不愈，常有白色乳酪状分泌物流出。

7. 骨关节炎　也称退行性关节病、骨质增生。中老年人多见，男女比例为1:2。是一种以关节软骨变性、破坏和关节边缘软骨下骨板病变而引起关节表现的慢性退行性病变。可累及手、膝、髋、足和脊柱，脊柱受累部位常见颈椎、腰椎（参见本章第二十六节腰腿痛）。主要临床表现为慢性关节疼痛、肿胀、僵硬及活动受限。关节疼痛活动加重，休息后减轻或缓解。病变关节有摩擦感，活动时有弹响。受累膝关节可出现积液，浮髌试验阳性。

8. 系统性红斑狼疮　是自身免疫反应介导、多因素参与的以免疫性炎症为突出表现的弥漫性结缔组织病。本病好发于20~40岁的育龄期女性，男女比例为1:9。其主要临床特征为多系统受累，约90%的患者在病程中出现各种热型的发热。其关节表现为对称性多关节压痛、肿胀或积液，但关节炎为非侵蚀性。神经系统受累可导致偏头痛、性格改变、记忆力减退等。患者血清中可出现抗核抗体、抗dsDNA抗体、抗Sm抗体等多种自身抗体。

9. 强直性脊柱炎　是一种以侵犯中轴骨骼为主的慢性炎症性疾病，以骶髂关节炎为标志。炎症可以向上累及腰椎、胸椎和颈椎，也可向下累及髋、膝、踝等关节，也常累及肌腱、韧带附着于骨的部位（肌腱端），可引起肿痛、纤维性及骨性强直。本病有明显的家族聚集倾向，*HLA-B27* 基因阳性率高达90%。

【经典习题】

52. 下列关于关节痛的叙述，错误的是
A. 类风湿关节炎以双手、腕、肘和足关节的疼痛、肿胀及晨僵最为常见

B. 系统性红斑狼疮关节表现为压痛、肿胀或积液，关节炎为侵蚀性的
C. 强直性脊柱炎以侵犯中轴骨骼为主
D. 骨关节炎主要临床表现为慢性关节肿痛、肿胀、僵硬及活动受限
E. 风湿热其关节痛呈游走性、多发性
答案：B。

第二十八节　头痛

头痛	概述	★★
	常见病因和临床特点	★★★
	诊断思路	★★★
	处理原则	★★★
	转诊指征	★★★

一、概述

头痛是指头颅内外各种性质的疼痛。部位可位于额、顶、颞及枕部或面部。可见于多种疾病，大多无特异性。例如发热性疾病往往伴有头痛，高血压可有头痛，情绪紧张、过度疲劳也可有头痛，但反复发作或持续的头痛，可能是某些器质性疾病的信号，应认真检查，明确诊断，及时治疗。

二、常见病因和临床特点

1. 常见病因

（1）颅脑病变

1）感染：如脑膜炎、脑膜脑炎、脑炎、脑脓肿等。

2）血管病变：如蛛网膜下腔出血、脑出血、脑血栓形成、脑栓塞、高血压脑病、脑供血不足、脑血管畸形、风湿性脑脉管炎和血栓闭塞性脑脉管炎等。

3）占位性病变：如脑肿瘤、颅内转移瘤、颅内囊虫病或棘球蚴病等。

4）颅脑外伤：如脑震荡、脑挫伤、硬膜下血肿、颅内血肿、脑外伤后遗症。

5）其他：如偏头痛、丛集性头痛、头痛型癫痫、腰椎穿刺后及腰椎麻醉后头痛。

（2）颅外病变

1）颅骨疾病：如颅底凹入症、颅骨肿瘤。

2）颈部疾病：颈椎病及其他颈部疾病。

3）神经痛：如三叉神经、舌咽神经及枕神经痛。

4）其他：如眼、耳、鼻和齿疾病所致的头痛。

（3）全身性疾病

1）急性感染：如流感、伤寒、肺炎等发热性疾病。

2）心血管疾病：如高血压病、心力衰竭。

3）中毒：如铅、酒精、一氧化碳、有机磷、药物（如颠茄、水杨酸类）等中毒。

4）其他：尿毒症、低血糖、贫血、肺性脑病、系统性红斑狼疮、月经及绝经期头痛、中暑等。

（4）神经症：如神经衰弱及癔症性头痛。

2. 临床特点

（1）发病情况：急性起病并有发热者常为感染性疾病所致。急剧的头痛，持续不减，并有不同程度的意识障碍而无发热者，提示颅内血管性疾病（如蛛网膜下腔出血）。长期的反复发作头痛或搏动性头

痛，多为血管性头痛（如偏头痛）或神经症。慢性进行性头痛并有颅内压增高的症状（如呕吐、缓脉、视盘水肿）应注意颅内占位性病变。青壮年慢性头痛，但无颅内压增高，常因焦急、情绪紧张而发生，多为肌收缩性头痛（或称肌紧张性头痛）。

（2）头痛部位：了解头痛部位是单侧、双侧、前额或枕部、局部或弥散、颅内或颅外对病因的诊断有重要价值。如偏头痛及丛集性头痛多在一侧。颅内病变的头痛常为深在性且较弥散，颅内深部病变的头痛部位不一定与病变部位相一致，但疼痛多向病灶同侧放射。高血压引起的头痛多在额部或整个头部。全身性或颅内感染性疾病的头痛，多为全头部痛。蛛网膜下腔出血或脑脊髓膜炎除头痛外尚有颈痛。眼源性头痛为浅在性且局限于眼眶、前额或颞部。鼻源性或牙源性头痛也多为浅表性疼痛。

（3）头痛的程度与性质：头痛的程度一般分轻、中、重三种，但与病情的轻重并无平行关系。三叉神经痛、偏头痛及脑膜刺激的疼痛最为剧烈。脑肿瘤的痛多为中度或轻度。有时神经功能性头痛也颇剧烈。高血压性、血管性及发热性疾病的头痛，往往带有搏动性。神经痛多呈电击样痛或刺痛。肌肉收缩性头痛多为重压感、紧箍感或钳夹样痛。

（4）发病时间与持续时间：某些头痛可发生在特定时间，如颅内占位性病变往往清晨加剧；鼻窦炎的头痛也常发生于清晨或上午；丛集性头痛常在晚间发生；女性偏头痛常与月经期有关。脑肿瘤的头痛多为持续性，可有长短不等的缓解期。

（5）加重、减轻头痛的因素：咳嗽、打喷嚏、摇头、俯身可使颅内高压性头痛、血管性头痛、颅内感染性头痛及脑肿瘤性头痛加剧。丛集性头痛在直立时可缓解。颈肌急性炎症所致的头痛可因颈部运动而加剧。慢性或职业性颈肌痉挛所致的头痛，可因按摩颈肌而逐渐缓解。偏头痛在应用麦角胺后可获缓解。

三、诊断思路

1. 病史采集

（1）现病史

1）针对头痛本身的问诊：①头痛的可能诱因：如着凉、发热考虑为感染性疾病；情绪激动诱发的可能为高血压或出血性脑血管病；因焦虑、情绪紧张而发生的多为紧张性头痛。②起病的缓急、病程的长短。③头痛的部位。④头痛的程度、性质。⑤头痛的持续时间：偏头痛和三叉神经痛为发作性；出血性脑血管病引起的头痛多为持续性；脑肿瘤引起的头痛为持续性，并呈进行性加重的特点。⑥影响头痛的因素。

2）相关鉴别问诊：①伴剧烈呕吐者为颅内压增高，头痛在呕吐后减轻者见于偏头痛；②伴眩晕者见于小脑肿瘤、椎-基底动脉供血不足；③伴发热者常见于感染性疾病，包括颅内或全身性感染；④慢性进行性头痛出现精神症状者应注意颅内肿瘤；⑤慢性头痛突然加剧并有意识障碍者提示可能发生脑疝；⑥伴视力障碍、瞳孔大小形态或眼底改变者可见于青光眼或脑肿瘤；⑦伴脑膜刺激征者提示有脑膜炎或蛛网膜下腔出血；⑧伴癫痫发作者可见于脑血管畸形、蛛网膜下腔出血、脑内寄生虫病或脑肿瘤；⑨伴神经功能紊乱症状者可能是神经功能性头痛。

3）诊疗经过问诊：①患病以来是否曾到医院就诊和检查，如是否检查过血常规、头颅CT或MRI，检查结果如何。②治疗和用药情况，如是否用过止痛药等，疗效如何。

4）患病以来的一般情况问诊：包括饮食、睡眠、大便、小便和体重变化情况等。

（2）其他相关病史问诊：重点询问既往有无类似头痛病史；有无高血压等与该症状相关的病史；家族其他成员有无类似头痛病史。其余病史，如传染病史、药物和食物过敏史、外伤史、手术史、个人史、月经史、婚育史、家族遗传病史。

2. 体格检查

（1）头痛患者需测量血压，以除外高血压引起的头痛，伴发热者需测量体温。对于急性起病、头痛较重、一般情况较差的患者首先要观察意识状态和生命体征是否平稳。

（2）神经系统体检：意识状态；双侧瞳孔大小是否对称，对光反射是否存在；言语是否正常；是否有面舌瘫及肢体瘫痪；面部及躯干两侧浅痛觉是否对称；双侧共济运动是否正常；脑膜刺激征是否阳性。

上述检查对判断是否为颅内器质性疾病有很高的诊断价值。

3. 辅助检查

（1）头颅 CT：首次急性起病的剧烈头痛或慢性进行性加重的头痛或有神经系统定位体征者需进行头颅 CT 检查，对判断颅内疾患的性质有重要价值。

（2）头颅 MRI：为进一步了解颅内病变情况可进行头颅 MRI。

（3）脑脊液检查：对于临床高度怀疑蛛网膜下腔出血，但头颅 CT 检查示阴性的患者及颅内感染患者可进行腰椎穿刺，以明确诊断。

（4）血常规：头痛伴发热者可有白细胞增高等表现。

四、处理原则

首先区分是器质性原因引起的头痛还是功能性原因引起的头痛。若经诊断为器质性病因，如脑出血、蛛网膜下腔出血、颅内感染、中毒、脑肿瘤、头颅外伤，以及眼、耳、鼻和齿疾病所致的头痛，则处理原发病。必要时给予止痛、脱水降颅压等对症治疗。若经诊断为功能性原因引起的头痛，如偏头痛、紧张性头痛等，或高血压及发热引起的头痛，则可对症治疗。

五、转诊指征

1. 首次急性起病的剧烈头痛。

2. 头痛患者伴意识障碍或抽搐发作，或有偏瘫、偏身感觉障碍、脑膜刺激征阳性等神经系统定位体征者。

3. 慢性进行性加重的头痛。

【经典习题】

53. 患者，男，45 岁。因突然剧烈头痛伴恶心、呕吐 2 小时就诊。查体：心、肺和腹部未见异常，四肢肌力正常，脑膜刺激征阳性。最可能的诊断是

A. 偏头痛　　　　　　B. 脑出血　　　　　　C. 脑血栓形成

D. 三叉神经痛　　　　E. 蛛网膜下腔出血

54. 下列关于头痛的描述，错误的是

A. 颅脑占位性病变往往清晨加剧

B. 鼻窦炎的头痛也常发生于清晨或上午

C. 丛集性头痛常在晚间发生

D. 女性偏头痛与月经期无关

E. 脑肿瘤的头痛多为持续性，可有长短不等的缓解期

答案：53.E；54.D。

第二十九节　抽搐

抽搐	概述	★
	常见病因	★★
	临床特点及意义	★★
	处理和转诊	★★★

一、概述

抽搐属于不随意运动。抽搐是指全身或局部成群骨骼肌非自主的抽动或强烈收缩，常可引起关节运动和强直。当肌群收缩表现为强直性和阵挛性时，称为惊厥。惊厥表现的抽搐一般为全身性、对称性，伴有或不伴有意识丧失。

二、常见病因

抽搐的病因可分为特发性与症状性。特发性常由于先天性脑部不稳定状态所致。症状性病因有：

1. 脑部疾病

（1）感染：如脑炎、脑膜炎、脑脓肿、脑结核瘤、脑灰质炎等。

（2）外伤：如产伤、颅脑外伤等。

（3）肿瘤：包括原发性肿瘤、脑转移瘤。

（4）血管疾病：如脑出血、蛛网膜下腔出血、高血压脑病、脑栓塞、脑血栓形成、脑缺氧等。

（5）寄生虫病：如脑型疟疾、脑血吸虫病、脑棘球蚴病、脑囊虫病等。

（6）其他：①先天性脑发育障碍；②原因未明的大脑变性，如结节性硬化、播散性硬化、核黄疸等。

2. 全身性疾病

（1）感染：如急性胃肠炎、中毒型菌痢、链球菌败血症、中耳炎、百日咳、狂犬病、破伤风等。

（2）中毒：①内源性，如尿毒症、肝性脑病；②外源性，如酒精、苯、铅、砷、汞、氯喹、阿托品、樟脑、白果、有机磷等中毒。

（3）心血管疾病：高血压脑病或阿-斯综合征等。

（4）代谢障碍：如低血糖、低钙及低镁血症、急性间歇性血卟啉病、子痫、维生素B_6缺乏等。其中低血钙可表现为典型的手足搐搦症。

（5）风湿病：如系统性红斑狼疮、脑血管炎等。

（6）其他：如突然撤停安眠药、抗癫痫药，还可见于热射病、溺水、窒息、触电等。

3. 神经症 癔症性抽搐。

三、临床特点及意义

1. 分类

（1）全身性抽搐：以全身骨骼肌痉挛为主要表现，典型者为癫痫大发作（惊厥）：患者突然意识模糊或丧失，全身强直、呼吸暂停，继而四肢发生阵挛性抽搐，呼吸不规则，尿便失控，发绀，发作约半分钟自行停止，也可反复发作或呈持续状态。发作时可有瞳孔散大、对光反射消失或迟钝、病理反射阳性等。发作停止后不久意识恢复。如为肌阵挛性，一般只是意识障碍。由破伤风引起者为持续性强直性痉挛，伴肌肉剧烈的疼痛。

（2）局限性抽搐：以身体某一局部连续性肌肉收缩为主要表现，大多见于口角、眼睑、手足等。而手足搐搦症则表现为间歇性双侧强直性肌痉挛，以上肢手部最典型，呈"助产士手"表现。

2. 发作特点

（1）病程特点：反复抽搐发作、病程较长者，考虑特发性癫痫。新近刚出现的抽搐症状、病程较短者，考虑脑血管病、中枢神经系统感染、外伤、肿瘤、寄生虫病、中毒、心血管、代谢等原因引起的症状性癫痫。

（2）伴随症状：①伴发热，多见于小儿的急性感染，也可见于胃肠功能紊乱、重度失水等；②伴血压增高，可见于高血压病、肾炎、子痫、铅中毒等；③伴脑膜刺激征，可见于脑膜炎、脑膜脑炎、假性脑膜炎、蛛网膜下腔出血等；④伴瞳孔扩大与舌咬伤，可见于癫痫大发作；⑤惊厥发作前有剧烈头痛，可见于高血压、急性感染、蛛网膜下腔出血、颅脑外伤、颅内占位性病变等；⑥伴意识丧失，见于癫痫大发作、重症颅脑疾病等。

四、处理和转诊

1. 处理 抽搐发作时，辅助患者卧倒于安全的平地上或床上，防止碰伤及坠落伤。正在抽搐发作时，不可强压患者肢体以防骨折。擦去口鼻分泌物，保持呼吸道通畅。有呕吐者使其头转向一侧，防止误吸。可给予吸氧。抽搐发作停止后将患者头转向一侧，让分泌物流出，并擦拭干净，防止窒息。给予吸氧。可给予20%甘露醇静脉滴注以脱水降颅内压。有高热等症状给予物理降温。并发肺炎者，给予抗感染治疗。发作停止后积极寻找抽搐发作的原因，给予相应治疗。

癫痫持续状态的判断和处理原则：癫痫全身性发作在两次发作间期意识未完全恢复；或者一次癫痫发作持续30分钟以上者，称为癫痫持续状态。处理原则：

（1）首先保持生命体征稳定，如保持呼吸道通畅，吸氧，心电监护，血气分析，血生化分析，保证水、电解质平衡。

（2）首选地西泮10～20mg静脉缓慢注射，控制发作。注意地西泮对呼吸的抑制，发作控制后可使用苯巴比妥0.1～0.2g肌内注射，每12小时1次，巩固维持疗效，逐渐加用口服抗癫痫药，待达到稳态血药浓度后逐渐停用苯巴比妥。

（3）寻找病因，处理并发症。

2. 转诊

（1）任何抽搐发作或可疑抽搐发作者，在检查血糖，排除低血糖抽搐后均需立即转诊。发现为低血糖症者，需立即给予口服糖水或静脉推注50%葡萄糖液40～60mL，并予5%或10%葡萄糖液静脉滴注维持。生命体征平稳后也要立即转诊。

（2）癫痫持续状态的患者在保证生命体征稳定的基础上，在院前急救人员的监护下转诊。

【经典习题】

55. 患者，女，30岁。近三年来多次于情绪激动或生气后出现四肢抽搐，伴颈后仰、双眼紧闭、咬牙及过度换气，每次抽搐持续数分钟至数小时不等。发作时无舌咬伤、大小便失禁，头颅CT及脑电图检查未发现异常。最可能的诊断是

  A. 短暂性脑缺血发作 B. 低血糖 C. 癫痫发作

  D. 低钙血症 E. 癔症

56. 下列关于抽搐的说法，错误的是

  A. 抽搐是指全身或局部成群骨骼肌非自主的抽动或强烈收缩

  B. 阿－斯综合征会引起抽搐

  C. 停药综合征不引起抽搐

  D. 缺氧可引起抽搐的发生

  E. 大脑神经元异常放电可引起抽搐

答案：55.E；56.C。

第三十节　眩　晕

	概述	★
眩晕	常见病因	★★
	临床特点及意义	★★★

一、概述

眩晕是一种自身或外界物体的运动性错觉。患者感到自身或周围环境物体旋转或摇动的一种主观感

觉障碍，常伴有客观的平衡障碍，一般无意识障碍。主要由迷路、前庭神经、脑干及小脑病变引起，亦可由其他系统或全身性疾病而引起。

二、常见病因

眩晕发生机制有多种因素。

1. 梅尼埃（Meniere）病 可能是由于内耳的淋巴代谢失调、淋巴分泌过多或吸收障碍，引起内耳膜迷路积水所致，亦有人认为是变态反应、B族维生素缺乏等因素所致。

2. 迷路炎 常由于中耳病变（胆脂瘤、炎症性肉芽组织等）直接破坏迷路的骨壁引起，少数是炎症经血行或淋巴扩散所致。

3. 药物中毒 由于对药物敏感、内耳前庭或耳蜗受损所致。

4. 晕动病 是由于乘车、船或飞机时，内耳迷路受到机械性刺激，引起前庭功能紊乱所致。

5. 椎-基底动脉供血不足 可由动脉管腔变窄、内膜炎症、椎动脉受压或动脉舒缩功能障碍等因素所致。

三、临床特点及意义

1. 周围性眩晕（耳性眩晕） 是指内耳前庭至前庭神经颅外段之间的病变所引起的眩晕。

（1）梅尼埃病：以发作性眩晕伴耳鸣、听力减退及眼球震颤为主要特点，严重时可伴有恶心、呕吐、面色苍白和出汗。发作多短暂，很少超过2周，具有复发性。

（2）迷路炎：多由于中耳炎并发，症状同上，检查发现鼓膜穿孔，有助于诊断。

（3）内耳药物中毒：常由链霉素、庆大霉素及其同类药物中毒性损害所致。多为渐进性眩晕伴耳鸣、听力减退，常先有口周及四肢发麻等。水杨酸制剂、奎宁、某些镇静安眠药（氯丙嗪、哌替啶等）亦可引起眩晕。

（4）前庭神经元炎：多在发热或上呼吸道感染后突然出现眩晕，伴恶心、呕吐，一般无耳鸣及听力减退。持续时间较长，可达6周，痊愈后很少复发。

（5）位置性眩晕：患者头部处在一定位置时出现眩晕和眼球震颤，多数不伴耳鸣及听力减退。可见于迷路和中枢病变。

（6）晕动病：见于晕船、晕车等，常伴恶心、呕吐、面色苍白、出冷汗等。

2. 中枢性眩晕（脑性眩晕） 指前庭神经颅内段、前庭神经核及其纤维联系、小脑、大脑等的病变所引起的眩晕。

（1）颅内血管性疾病：椎-基底动脉供血不足、锁骨下动脉盗血综合征、延髓外侧综合征、脑动脉粥样硬化、高血压脑病和小脑出血等。

（2）颅内占位性病变：听神经瘤、小脑肿瘤、第四脑室肿瘤和其他部位肿瘤等。

（3）颅内感染性疾病：颅后凹蛛网膜炎、小脑脓肿。

（4）颅内脱髓鞘疾病及变性疾病：多发性硬化、延髓空洞症。

（5）癫痫。

3. 其他原因的眩晕

（1）心血管疾病：低血压、高血压、阵发性心动过速、房室传导阻滞等。

（2）血液病：各种原因所致的贫血、出血等。

（3）中毒：急性发热性疾病、尿毒症、严重肝病、糖尿病等。

（4）眼源性：眼肌麻痹、屈光不正。

（5）头部或颈椎损伤后。

（6）神经症。

以上病症可有不同程度的眩晕，但常无真正旋转感，一般不伴听力减退、眼球震颤，少有耳鸣，有原发病的其他表现。

【经典习题】

57. 引起眩晕发作的因素，不包括
  A. 梅尼埃病   B. 迷路炎   C. 药物中毒
  D. 椎-基底动脉供血不足 E. 腹泻
58. 下列关于眩晕的说法，错误的是
  A. 眩晕可分为中枢性眩晕和周围性眩晕
  B. 血管源性眩晕属于中枢性眩晕
  C. 眩晕是位向感觉障碍
  D. 周围性眩晕都伴听力障碍
  E. 多发性硬化可引起中枢性眩晕

答案：57.E；58.D。

第三十一节　晕厥

晕厥	概述	★
	常见病因及分类	★★
	临床特点及意义	★★

一、概述

晕厥亦称昏厥，是由于一时性广泛性脑供血不足所致的短暂意识丧失状态，发作时患者因肌张力消失不能保持正常姿势而倒地。一般为突然发作，迅速恢复，很少有后遗症。

二、晕厥的常见病因及分类

1. 血管舒缩障碍　见于单纯性晕厥、体位性低血压、颈动脉窦综合征、排尿性晕厥、咳嗽性晕厥及疼痛性晕厥等。

2. 心源性晕厥　见于严重心律失常、心脏排血受阻及心肌缺血性疾病等，如阵发性心动过速、阵发性心房颤动、病态窦房结综合征、高度房室传导阻滞、主动脉瓣狭窄、先天性心脏病的某些类型、心绞痛与急性心肌梗死、原发性肥厚型心肌病等，最严重的为阿-斯综合征。

3. 脑源性晕厥　见于脑动脉粥样硬化、短暂性脑缺血发作、偏头痛、无脉症、慢性铅中毒性脑病等。

4. 血液成分异常　见于低血糖、通气过度综合征、重症贫血及高原晕厥等。

三、临床特点及意义

1. 血管舒缩障碍

（1）血管迷走性晕厥（单纯性晕厥）：多见于年轻体弱女性，发作常有明显诱因，如长时间站立、疼痛、情绪紧张、恐惧等，在天气闷热、空气污浊、疲劳、空腹、失眠及妊娠等情况下更易发生。晕厥前期有头晕、眩晕、恶心、上腹不适、面色苍白、肢体发软、坐立不安和焦虑等，持续数分钟继而突然意识丧失，常伴有血压下降、脉搏微弱，持续数秒或数分钟后可自然苏醒，无后遗症。发生机制是由于各种刺激通过迷走神经反射，引起短暂的血管床扩张，回心血量减少，心输出血量减少，血压下降导致脑供血不足所致。

（2）体位性低血压（直立性低血压）：表现为在体位骤变（主要由卧位或蹲位突然站起）时发生晕厥。可见于：①某些长期处于固定位置及长期卧床者；②服用某些药物，如氯丙嗪、胍乙啶、亚硝酸盐类等或交感神经切除术后患者；③某些全身性疾病，如脊髓空洞症、多发性神经根炎、脑动脉粥样硬化、急性传染病恢复期、慢性营养不良等。发生机制可能是由于下肢静脉张力低，血液蓄积于下肢（体位性），周围血管扩张淤血（服用亚硝酸盐类药物）或血液循环反射调节障碍等因素，使回心血量减少，心排血量减少，血压下降导致脑供血不足所致。

（3）颈动脉窦综合征：由于颈动脉窦附近病变，如局部动脉硬化、动脉炎、颈动脉窦周围淋巴结炎或淋巴结肿大、肿瘤以及瘢痕压迫或颈动脉窦受刺激，致迷走神经兴奋，心率减慢，心排血量减少，血压下降致脑供血不足。可表现为发作性晕厥或伴有抽搐。常见的诱因有用手压迫颈动脉窦、突然转头、衣领过紧等。

（4）排尿性晕厥：多见于青年男性，在排尿中或排尿结束时发作，持续1~2分钟，自行苏醒，无后遗症。机制可能为综合性的，包括自身自主神经不稳定，体位骤变（夜间起床），排尿时屏气动作或通过迷走神经反射致心排血量减少，血压下降，脑缺血。

（5）咳嗽性晕厥：见于慢性肺部疾病患者，剧烈咳嗽后发生。机制可能是剧咳时胸腔内压力增加，静脉血回流受阻，心排血量降低，血压下降，脑缺血所致；亦有认为剧烈咳嗽时脑脊液压力迅速升高，对大脑产生震荡作用所致。

（6）其他因素：如剧烈疼痛，下腔静脉综合征（晚期妊娠和腹腔巨大肿物压迫），食管、纵隔疾病，胸腔疾病，胆绞痛，支气管镜检时由于血管舒缩功能障碍或迷走神经兴奋，导致晕厥发作。

2. 心源性晕厥 由于心脏病心排血量突然减少或心脏停搏，导致脑组织缺氧而发生。最严重的为阿-斯综合征，主要表现是在心搏停止5~10秒出现晕厥，停搏15秒以上可出现抽搐，偶有大小便失禁。

3. 脑源性晕厥 由于脑部血管或主要供应脑部血液的血管发生循环障碍，导致一时性广泛性脑供血不足。如脑动脉硬化引起血管管腔变窄，高血压病引起脑动脉痉挛，偏头痛及颈椎病时基底动脉舒缩障碍，各种原因所致的脑动脉微栓塞、动脉炎等病变均可出现晕厥。其中短暂性脑缺血发作可表现为多种神经功能障碍症状。由于损害的血管不同而表现多样化，如偏瘫、肢体麻木、语言障碍等。

4. 血液成分异常

（1）低血糖综合征：是由于血糖低而影响大脑的能量供应所致，表现为头晕、乏力、饥饿感、恶心、出汗、震颤、神志恍惚、晕厥甚至昏迷。

（2）通气过综合征：是由于情绪紧张或癔症发作时，呼吸急促，通气过度，二氧化碳排出增加，导致呼吸性碱中毒，脑部毛细血管收缩，脑缺氧，表现为头晕、乏力、颜面四肢针刺感，并因可伴有血钙降低而发生手足搐搦。

（3）重症贫血：是由于血氧低下而在用力时发生晕厥。

（4）高原晕厥：是由于短暂缺氧所引起。

【经典习题】

59.患者，女，25岁。体型偏胖，近期为控制体重刻意节食。上午11时突然出现全身乏力、心慌、恶心、出汗、晕厥。既往体健。其最可能的诊断是

  A.体位性低血压   B.阿-斯综合征   C.单纯性晕厥

  D.低血糖症   E.重度贫血

60.下列哪项是血管舒缩障碍引起的晕厥

  A.颈动脉窦综合征   B.严重心律失常   C.阿-斯综合征

  D.脑动脉粥样硬化   E.主动脉狭窄

答案：59.D；60.A。

第三十二节 意识障碍

意识障碍	概述	★★
	常见病因	★★
	临床特点	★★★
	诊断思路	★★★
	处理原则	★★★
	转诊指征	★★★

一、概述

意识障碍是指人对周围环境及自身状态的识别和觉察能力出现障碍。多由于高级神经中枢功能活动（意识、感觉和运动）受损所引起，可表现为嗜睡、意识模糊和昏睡，严重的意识障碍为昏迷。

二、常见病因

1. 重症急性感染 如败血症、肺炎、中毒型菌痢、伤寒、斑疹伤寒、恙虫病和颅脑感染（脑炎、脑膜脑炎、脑型疟疾）等。

2. 颅脑非感染性疾病 ①脑血管疾病：脑缺血、脑出血、蛛网膜下腔出血、脑栓塞、脑血栓形成、高血压脑病等；②脑占位性疾病：如脑肿瘤、脑脓肿；③颅脑损伤：脑震荡、脑挫裂伤、外伤性颅内血肿、颅骨骨折等；④癫痫。

3. 内分泌与代谢障碍 如尿毒症、肝性脑病、肺性脑病、甲状腺危象、甲状腺功能减退、糖尿病性昏迷、低血糖、妊娠中毒症等。

4. 水、电解质平衡紊乱 如低钠血症、低氯性碱中毒、高氯性酸中毒等。

5. 外源性中毒 如安眠药、有机磷杀虫剂、氰化物、一氧化碳、酒精和吗啡等中毒。

6. 物理性及缺氧性损害 如高温中暑、日射病、触电、高山病等。

三、临床特点

意识障碍可有下列不同程度的表现：

1. 嗜睡 是最轻的意识障碍，是一种病理性倦睡，患者陷入持续的睡眠状态，可被唤醒，并能正确回答和做出各种反应，但当刺激去除后很快又再入睡。

2. 意识模糊 是意识水平轻度下降，较嗜睡为深的一种意识障碍。患者能保持简单的精神活动，但对时间、地点、人物的定向能力发生障碍。

3. 昏睡 是接近于人事不省的意识状态。患者处于熟睡状态，不易唤醒。虽在强烈刺激下（如压迫眶上神经、摇动患者身体等）可被唤醒，但很快又再入睡。醒时答话含糊或答非所问。

4. 昏迷 是严重的意识障碍，表现为意识持续的中断或完全丧失。按其程度可分为三个阶段。

（1）轻度昏迷：意识大部分丧失，无自主运动，对声、光刺激无反应，对疼痛刺激尚可出现痛苦的表情或肢体退缩等防御反应。角膜反射、瞳孔对光反射、眼球运动、吞咽反射等可存在。

（2）中度昏迷：对周围事物及各种刺激均无反应，对于剧烈刺激可出现防御反射。角膜反射减弱，瞳孔对光反射迟钝，眼球无转动。

（3）深度昏迷：全身肌肉松弛，对各种刺激全无反应。深、浅反射均消失。

此外，还有一种以兴奋性增高为主的高级神经中枢急性活动失调状态，称为谵妄。临床上表现为意识模糊、定向力丧失、感觉错乱（幻觉、错觉）、躁动不安、言语杂乱。谵妄可发生于急性感染的发热期间，也可见于某些药物中毒（如颠茄类药物中毒、急性酒精中毒）、代谢障碍（如肝性脑病）、循环障碍或中枢神经疾患等。由于病因不同，有些患者可以康复，有些患者可发展为昏迷状态。

四、诊断思路

1. 病史采集

（1）现病史

1）针对意识障碍本身的问诊：①询问意识障碍起病的缓急：急性起病者考虑脑血管病、外伤、中毒等原因；亚急性疾病者考虑中枢神经系统感染、代谢性疾病、水及电解质平衡紊乱、脱髓鞘疾病等。缓慢进展出现的意识障碍考虑脑占位性疾病、神经系统退行性疾病等原因。②询问意识障碍出现的可能诱因：如有无情绪激动、剧烈运动，有无服毒及毒物接触史，服用过量药物等原因。③出现意识障碍前后的病情：如意识障碍前有无剧烈头痛、恶心呕吐等症状，出现意识障碍后有无抽搐等。④有无急性感染、休克、高血压、动脉硬化、糖尿病、肝肾疾病、肺源性心脏病、癫痫、颅脑外伤、肿瘤等病史。⑤意识障碍持续的时间。

2）相关鉴别问诊：①伴发热：先发热然后有意识障碍，可见于重症感染性疾病；先有意识障碍然后有发热，见于脑出血、蛛网膜下腔出血、巴比妥类药物中毒等。②伴呼吸缓慢：是呼吸中枢受抑制的表现，可见于吗啡、巴比妥类、有机磷杀虫剂等中毒、银环蛇咬伤等。③伴瞳孔散大：可见于颠茄类、酒精、氰化物等中毒以及癫痫、低血糖状态等。④伴瞳孔缩小：可见于吗啡类、巴比妥类、有机磷杀虫剂等中毒。⑤伴心动过缓：可见于颅内高压症、房室传导阻滞以及吗啡类、毒蕈等中毒。⑥伴高血压：可见于高血压脑病、脑血管意外、尿毒症等。⑦伴低血压：可见于各种原因的休克。⑧伴皮肤黏膜改变：出血点、瘀斑和紫癜等可见于严重感染和出血性疾病；口唇呈樱红色提示一氧化碳中毒。⑨伴脑膜刺激征：见于脑膜炎、蛛网膜下腔出血等。

3）诊疗经过问诊：①患病以来是否曾到医院就诊和检查，如是否做过血糖、血常规、血生化、肝肾功能、心肌酶、心肌坏死标志物、血毒物测定及脑脊液检查，是否做过心电图、头颅CT或MRI、脑电图检查，检查结果如何；②治疗和用药情况，疗效如何。

4）患病以来的一般情况问诊：包括饮食、睡眠、大便、小便和体重变化情况等，以了解全身一般情况。

（2）其他相关病史问诊：重点询问既往有无类似意识障碍病史，有无头颅外伤、脑血管病、脑肿瘤，有无心脏病、糖尿病、低血糖症、肝性脑病、肺性脑病、尿毒症等与该症状相关的病史。其余病史如传染病病史、药物和食物过敏史、外伤史、手术史及个人史、月经史、婚育史、家族遗传史等，按常规询问。

2. 体格检查

（1）首先要观察意识状态和生命体征是否平稳。

（2）神经系统体检：意识状态，头颅及全身皮肤黏膜情况，双侧瞳孔大小是否对称、对光反射是否存在，是否有面瘫及肢体瘫痪，脑膜刺激征是否阳性，病理征是否阳性。

3. 辅助检查

（1）测血糖：以除外低血糖昏迷。

（2）测血生化、肝肾功能、血气分析：除外肝性脑病、肺性脑病、尿毒症性脑病等代谢性原因引起的意识障碍。

（3）头颅CT：意识障碍者需进行头颅CT检查，对寻找病因有重要价值。

（4）心电图、心肌酶、心肌坏死标志物等：对于鉴别心血管疾病引起的意识障碍有重要价值，必要时行24小时动态心电图检查。

（5）头颅MRI：为进一步了解颅内病变情况可进行头颅MRI。

（6）脑脊液检查：对于可疑中枢神经系统感染性疾病或头颅CT阴性的可疑蛛网膜下腔出血者，可进行腰椎穿刺，以明确诊断、指导治疗。

（7）其他针对性辅助检查：血毒物检测。

五、处理原则

对于意识障碍者<u>首先密切监测生命体征（脉搏、呼吸、血压）</u>。保持呼吸道通畅，吸氧。<u>禁止服用任何饮料或药物</u>。若有呕吐则应将患者的头偏向一侧。对症支持治疗。尽快测血糖水平，发现为低血糖症者，需立即给予口服糖水或静脉推注 50% 葡萄糖液 40～60mL，并予 5% 或 10% 的葡萄糖液静脉滴注维持。床边心电图简单易行，可及时发现心血管疾病并给予相应处理。其他辅助检查依患者病情及诊疗条件安排，以寻找昏迷病因，争取尽早对因治疗。

六、转诊指征

对于所有意识障碍者，<u>在排除低血糖昏迷后均需立即转诊，转诊前及转诊过程中必须严密监测生命体征</u>。

【经典习题】

61. 患者处于熟睡状态，不易唤醒。在强烈刺激下（如用力推动身体或按压眼眶）能被唤醒，但很快又入睡，醒时答非所问或答话含糊不清。其意识障碍的程度属于

　　A. 嗜睡　　　　　　　　B. 昏睡　　　　　　　　C. 浅昏迷
　　D. 深昏迷　　　　　　　E. 意识模糊

62. 关于意识障碍的分度错误的是

　　A. 嗜睡是最轻的意识障碍
　　B. 意识模糊是意识水平轻度下降，较嗜睡为深的一种意识障碍
　　C. 昏睡是接近于人事不省的意识状态
　　D. 昏迷是严重的意识障碍，表现为意识持续的中断或完全丧失
　　E. 昏迷分为轻度、中度、重度和极重度

答案：61.B；62.E。

第三十三节　失　眠

失眠	概述	★
	常见病因和临床特点	★★
	诊断思路	★★
	处理原则	★★
	转诊指征	★★

一、概述

<u>失眠是临床常见症状，是最常见的睡眠障碍</u>。可表现为入睡困难、清晨早醒、睡眠不深或减少、多梦、易觉醒、惊醒，有时可通宵不眠。正常人每日所需睡眠时间常随年龄增长而逐渐减少，<u>新生儿平均约 16 小时，儿童 10 小时，成人 6～8 小时，老年人则更少</u>。失眠患者容易出现精神不振、烦躁不安、疲乏无力、全身不适、反应迟缓、头痛、记忆力不集中等。

<u>同时满足下列标准中的第 1 项和第 6 项，并且满足 2～5 项中任意一项者，可诊断失眠</u>。具体标准包括：

1. 具备充分的睡眠机会和入睡环境。
2. 睡眠潜伏期延长，上床熄灯后入睡时间超过 30 分钟。

3. 夜间觉醒次数≥3次，夜间醒来时间超过30分钟，或睡眠浅、质量差、多梦。
4. 凌晨早醒，提前至少1小时，并不能再入睡。
5. 总睡眠时间减少，通常少于5小时。
6. 每周至少发生3次且持续1个月以上。

二、常见病因和临床特点

1. 精神、神经系统疾病

（1）精神疾病：包括心理、精神障碍，如抑郁症、强迫症、焦虑症、神经衰弱、躯体化障碍、精神分裂症、躁狂症等疾病，失眠常是其伴发症状之一，常由紧张、焦虑、恐惧、兴奋等因素引起。多表现为入睡困难和易惊醒、清晨早醒。患者常有较多自觉症状，如头晕、头痛、健忘、注意力不集中、烦躁、心悸等不适。

（2）神经系统疾病：包括由脑动脉硬化、内分泌代谢疾病、慢性中毒等引起的大脑弥漫性器质性疾病时，失眠可能为早期症状，常引起睡眠不深或减少、易觉醒等。临床特点是可有智力减退。

2. 躯体疾病 多种躯体疾病所引起的症状都能影响睡眠，如疼痛、瘙痒、咳嗽、鼻塞、呼吸困难、心悸、腹泻、尿频等均可引起入睡困难和时常觉醒等。患者常有躯体疾病的临床特点。

3. 其他因素

（1）环境因素：卧室内噪声、异常气温或气味、光线过强、蚊虫叮咬、床铺不适，或对更换的生活环境不习惯等，均可引起不同程度的失眠。

（2）药物或饮料：如服用兴奋性药物或镇静药物的戒断，可引起入睡困难或易醒、多梦等。用药史可提供线索。饮用浓茶或咖啡可引起入睡困难，晚间饮酒可使睡眠时间缩短。

（3）生理因素：老年人常有清晨早醒、睡眠不深，妇女妊娠后期常有入睡困难、易觉醒等。

（4）不规则的生活作息制度：如三班轮替的工作或不规则的夜班作息制度、旅行途中或双休日等可引起入睡困难、睡眠不深等。

（5）不良的睡眠卫生习惯：如无固定的睡眠时间等。

4. 原发性失眠 即无任何特殊原因引起的慢性、长期失眠。这类失眠患者一般无器质性病变，而与遗传及患者长期形成的生活行为习惯、性格特征、认知方式和睡眠规律等因素有关。只能在认真询问病史和全面的体格检查及相关的辅助检查后做出诊断。

三、诊断思路

1. 病史采集

（1）现病史：发生频率与持续时间；有无明确诱因；白天觉醒时精神状态和工作效率改变情况；睡眠节律是否正常；睡眠时有无打鼾或呼吸暂停现象；有无精神症状，如注意力涣散、思维迟钝，甚至有抑郁、焦虑、恐惧等表现；有无躯体不适症状，如食欲缺乏、性功能下降、虚弱、月经不调等。

（2）既往史：有无躯体疾病史，有无精神障碍病史，有无吸烟、酗酒史，有无催眠药、精神药物服用史。

2. 体格检查

（1）生命体征：体温、呼吸次数、血压、脉搏。

（2）一般状况：有无虚弱、神志异常、抑郁等。

（3）头部：是否有阻碍呼吸的因素。

（4）颈部：甲状腺有无肿大、结节。

（5）心脏：有无心力衰竭体征。

（6）肺部：呼吸音，有无啰音，是否有气喘或慢性阻塞性肺疾病的表现。

（7）四肢：有无关节炎或其他造成疼痛的因素。

3. 辅助检查

（1）实验室检查：包括血糖、血钾、肝肾功能、血常规、甲状腺功能、性激素水平检测等。

（2）特殊检查：包括心电图、肌电图、脑电图、多导睡眠图等。

四、处理原则

失眠的处理取决于引起失眠的病因，对于失眠患者首先应找出引起失眠的原因，然后再根据不同原因进行相应的处理，<u>切忌盲目使用镇静安眠药</u>。

1. 积极寻找病因，针对病因进行相应的治疗

（1）因躯体疾病影响睡眠者，应积极治疗原发的躯体疾病。

（2）某些精神、神经系统疾病应请精神、神经科医师治疗。

（3）除治疗上述可能引起失眠的原因外，<u>保持稳定的生活节奏，养成良好的生活习惯，建立合理的睡眠规律有助于改善睡眠</u>：①尽量避免白天打盹；避免傍晚以后喝酒、咖啡、茶及抽烟；每天规律的运动有助于睡眠，但要避免傍晚以后激烈运动；避免睡前长时间使用电脑。②培养准时上床和起床的习惯，不要赖床和"恶性"补眠；保证床铺舒适、干净、柔软度适中，卧室安静，光线与温度适当；避免在床上读书、看电视。③若20分钟后仍无法入睡，可做些单调无味的事，直到有睡意再休息；<u>避免每天规律服用安眠药</u>。

2. 镇静催（助）眠药物治疗

（1）应用原则：①催（助）眠药物易产生耐药性和依赖性，因此要尽量少用、慎用（减少不良反应）、间歇使用（避免成瘾）；<u>连续使用苯二氮䓬类药物原则上不宜超过8周</u>，如需较长时间服用，可与其他药物交替使用。②根据失眠的特点选用催（助）眠药物，对不易入睡者应选用起效快、作用时间较短的药物，对入睡不难而夜间易醒或睡眠不深者，则选用起效慢、作用维持时间长的药物。

（2）常用催（助）眠药物：催（助）眠药物的种类很多，但比较常用的是苯二氮䓬类，<u>其疗效较好，不良反应较轻，常作为首选，如三唑仑（三唑安定）和艾司唑仑（舒乐安定）等常用于入睡困难者</u>；还有一些催（助）眠药物如佐匹克隆和水合氯醛等可用于延长睡眠时间、减少夜间觉醒和早醒次数。巴比妥类服后都有宿醉未醒、晨起头昏等不良反应，已较少使用。

（3）中医治疗：可经中医辨证后给予汤药或中成药治疗。常用的中成药包括归脾丸、保和丸、养血安神丸、安神补脑液等。针灸方法亦可用于治疗失眠。

五、转诊指征

1. 病情复杂、持续时间长，诊断不明者。
2. 严重失眠，伴有躯体疾病或精神症状者。
3. 诊断明确，但经上述治疗效果不佳者。
4. 除失眠问题，原有躯体或精神疾病加重者。

【经典习题】

63. 关于失眠的表现，错误的是
    A. 入睡困难　　　　　　B. 通宵不眠　　　　　　C. 烦躁不安
    D. 反应迟缓　　　　　　E. 记忆力增强

64. 关于失眠的说法，错误的是
    A. 偶尔失眠关系不大，长期失眠必须及时治疗
    B. 失眠是正常的事情，无须理会
    C. 长期失眠会影响身体健康
    D. 失眠不可怕，只要采用科学的方法治疗，一般都能改善或痊愈
    E. 失眠可以分为原发性失眠和继发性失眠

答案：63.E；64.B。

第三章 常见病与多发病

第一单元 呼吸系统

第一节 急性上呼吸道感染

	概述（常见病因）	★★
急性上呼吸道感染（包括小儿）	临床表现	★★★
	诊断（鉴别诊断）	★★★
	治疗原则与预防	★★★
	转诊指征	★★★

一、概述（常见病因）

急性上呼吸道感染简称上感，为外鼻孔至环状软骨下缘包括鼻腔、咽或喉部急性炎症的概称。通常病情较轻，病程短，可自愈，预后良好。多发于冬春季节，多为散发，可在气候突变时小规模流行。

急性上呼吸道感染70%~80%由病毒引起，另有20%~30%可单由细菌引起或继发于病毒感染后的细菌引起。淋雨、受凉、气温突变、过度劳累等可降低呼吸道局部防御功能，致使原存的病毒或细菌迅速繁殖，或者通过患者喷嚏和含有病原体的飞沫经空气传播，以及经污染的手和用具接触传播等诱发本病。

二、临床表现

临床表现有以下类型：

（一）普通感冒

为病毒感染引起，俗称"伤风"。起病较急，主要表现为鼻部症状，如喷嚏、鼻塞、流清水样鼻涕，也可表现为咳嗽、无痰、咽干、咽痒或烧灼感，甚至鼻后滴漏感。2~3天后鼻涕变稠，可伴咽痛、流泪、味觉迟钝、呼吸不畅、声嘶等，有时由于耳咽鼓管炎致听力减退。严重者有发热、头痛等。查体可见鼻腔黏膜充血、水肿，有分泌物，咽部可有轻度充血。一般5~7天痊愈。

（二）急性病毒性咽炎和喉炎

由病毒引起，急性病毒性咽炎的临床表现为咽痒、咽干和灼热感，咽痛不明显，咳嗽少见。急性病毒性喉炎的临床表现为明显声嘶、言语困难，可有发热、咽痛或咳嗽、无痰。查体可见咽部及喉部充血、水肿，局部淋巴结轻度肿大和触痛，有时可闻及喉部的喘息声。

（三）急性疱疹性咽峡炎

由柯萨奇病毒 A 组引起，临床表现为明显咽痛、发热，病程约为 1 周。查体可见咽部充血，软腭、悬雍垂、咽及扁桃体表面有灰白色疱疹及浅表溃疡，周围伴红晕。多发于夏季，多见于儿童，偶见于成人。

（四）急性咽结膜炎

主要由腺病毒、柯萨奇病毒等引起。临床表现为发热、咽痛、畏光、流泪、咽及结膜明显充血。病程 4~6 天，多发于夏季，由游泳传播，儿童多见。

（五）急性咽扁桃体炎

多由溶血性链球菌引起。起病急，临床表现为咽痛明显，伴发热、畏寒，体温可达 39℃ 以上。查体可见咽部明显充血，扁桃体肿大、充血，表面有黄色脓性分泌物。有时伴有颌下淋巴结肿大、压痛。

少数患者可有并发症，如并发急性鼻窦炎、中耳炎、气管-支气管炎。以咽炎为表现的上呼吸道感染，部分患者可继发溶血性链球菌引起的风湿热、肾小球肾炎等。少数患者可并发病毒性心肌炎，应予以警惕。

三、诊断（鉴别诊断）

（一）诊断

根据鼻咽部的症状和体征，结合周围血象（病毒感染者血白细胞数正常或偏低，伴淋巴细胞比例升高；细菌感染者血白细胞数和中性粒细胞比例升高）和阴性胸部 X 线片检查可做出临床诊断。

（二）鉴别诊断

1. 过敏性鼻炎 起病急骤，突发的连续喷嚏、鼻痒、鼻塞、清涕，多由过敏因素引起。如脱离过敏原，数分钟至 1~2 小时内症状即消失。查体可见鼻黏膜苍白、水肿。

2. 流行性感冒 由流感病毒引起，可为散发，时有流行，起病急，鼻咽部症状较轻，但全身症状较重，伴高热、全身酸痛和眼结膜炎症状。

3. 急性气管-支气管炎 临床表现为咳嗽、咳痰，鼻部症状较轻，血白细胞数升高，胸部 X 线片常见肺纹理增多。

4. 急性传染病前驱症状 如麻疹、脊髓灰质炎、脑炎、肝炎等急性传染病的前驱期均可有鼻塞、头痛等类似急性上呼吸道感染的症状，应予重视。

四、治疗原则与预防

（一）治疗原则

由于目前尚无特效抗病毒药物，所以应以对症治疗为主，同时戒烟、注意休息、多饮水、保持室内空气流通和防治原发或继发性细菌感染。

1. 对症治疗 对有急性咳嗽、鼻后滴漏和咽干的患者应给予伪麻黄碱治疗以减轻鼻部充血，亦可局部滴鼻应用。必要时适当加用解热镇痛类药物。

2. 抗生素治疗 目前已明确，普通感冒无须使用抗生素。除非有白细胞升高、咽部脓苔、咳黄痰和流脓鼻涕等细菌感染证据，可选口服青霉素、头孢菌素、大环内酯类或喹诺酮类药物。

3. 抗病毒药物治疗 由于目前有药物滥用造成流感病毒耐药的现象，所以如无发热，免疫功能正常，发病不超过 2 天者一般无须应用。对于免疫缺陷患者，可早期常规使用。利巴韦林和奥司他韦有较广的抗病毒谱，对流感病毒、副流感病毒和呼吸道合胞病毒等有较强的抑制作用，可缩短病程。

4. 中药治疗 具有清热解毒和抗病毒作用的中药亦可选用，有助于改善症状，缩短病程。

（二）预防

隔离传染源有助于避免传染。加强锻炼，增强体质，生活饮食规律，改善营养。避免受凉和过度劳累有助于降低易感性，是预防上呼吸道感染最好的方法。年老体弱易感者应注意防护，上呼吸道感染流行时应戴口罩，避免在人多的公共场合出入。

五、转诊指征

1. 明显气促表现（呼吸大于30次/分，有发绀、三凹征等），或动脉血气分析提示氧合指数小于300，或指尖血氧饱和度小于90%。

2. 有脱水征，间歇性呼吸暂停。

3. 持续高热，连续2~3天不退，存在长期卧床、糖尿病、冠心病、慢性阻塞性肺疾病、慢性充血性心力衰竭、因器官移植而长期使用糖皮质激素和免疫抑制剂、自身免疫性疾病如系统性红斑狼疮等情况者。

4. 并发肺炎、喉头水肿、病毒性心肌炎、病毒性脑膜炎、中耳炎等。

5. 如在上呼吸道感染1周内，呼吸道症状减轻但出现新的症状，疑似急性传染病者，须转送到上级医院诊治，以免误、漏诊。

【经典习题】

1. 急性上呼吸道感染分为五型，其中不是这五型之一的是

　　A. 普通感冒　　　　　　B. 咽结膜热　　　　　　C. 急性咽喉炎
　　D. 细菌性咽-扁桃体炎　　E. 食管炎

答案：E。

小儿急性上呼吸道感染

一、概述（常见病因）

急性上呼吸道感染系由各种病原引起的上呼吸道的急性感染，简称"上感"，俗称"感冒"，是小儿最常见的疾病。主要侵犯鼻、鼻咽部和咽部。根据主要感染部位的不同，可分别诊断"急性鼻炎""急性咽炎""急性扁桃体炎"等。

各种病毒和细菌均可引起急性上呼吸道感染，但90%以上病原体为病毒，主要有鼻病毒、呼吸道合胞病毒、流感病毒、副流感病毒、腺病毒、柯萨奇病毒、冠状病毒等。细菌感染占10%左右，其中部分为病毒感染后继发的细菌感染，最常见为溶血性链球菌，其次为肺炎链球菌、流感嗜血杆菌等。肺炎支原体等亦可引起"上感"。营养障碍性疾病、免疫缺陷病、被动吸烟、护理不当、气候改变、环境不良等因素均易致反复上呼吸道感染或使病程迁延。

二、临床表现

本病症状轻重不一，与年龄、病原体、机体抵抗力及病变部位不同有关。年长儿症状较轻，婴幼儿则较重。

1. 一般类型急性上呼吸道感染

（1）症状：局部症状：鼻塞、流涕、喷嚏、干咳、咽部不适和咽痛等。全身症状：发热，热度高低不一。婴幼儿可骤然起病，高热，食欲缺乏，咳嗽，可伴有呕吐、腹泻、腹痛、烦躁，甚至热性惊厥。部分患儿发病早期可出现腹痛，多为脐周阵痛，无压痛，可能为肠痉挛，与发热所致反射性肠蠕动增强或肠系膜淋巴结炎有关。

（2）体征：体格检查可见咽部充血，扁桃体肿大，下颌和颈部淋巴结肿大、触痛。肺部听诊一般正常。肠道病毒感染者常伴不同形态的皮疹。

一般病程为2~3天至1周。如体温持续不退或病情加重，应考虑炎症波及其他部位或发生继发感染。

2. 两种特殊类型急性上呼吸道感染

（1）疱疹性咽峡炎：病原为柯萨奇病毒A组，好发于夏秋季。临床表现为急起高热、咽痛、流涎、

厌食、呕吐等。临床体征可见咽部充血，咽腭弓、悬雍垂、软腭等处有 2～4mm 大小的灰白色疱疹，周围有红晕，1～2 天后破溃形成小溃疡。病程 1 周左右。

（2）咽结合膜热：病原为腺病毒 3 型和 7 型，常发生于春夏季。以发热、咽炎、结膜炎为特征。可散发或发生小流行。临床表现多呈高热、咽痛、眼部刺痛。临床体征为咽部充血，可见白色点块状分泌物，周边无红晕，易于剥离，一侧或两侧滤泡性眼结膜炎，伴球结膜出血。颈部、耳后淋巴结肿大。病程 1～2 周。

三、诊断（鉴别诊断）

1. 诊断 根据病史、临床症状与体征以及某些特殊临床表现诊断。

2. 鉴别诊断 本病需与以下疾病进行鉴别：

（1）流行性感冒：由流感病毒、副流感病毒所致。有明显流行病学史。全身症状重，如高热、头痛、咽痛、四肢肌肉酸痛等，上呼吸道卡他症状较轻。

（2）急性传染病早期：急性上呼吸道感染常为各种急性传染病的前驱症状，如麻疹、百日咳、猩红热，应结合流行病学史、临床表现及实验室资料等综合分析，并观察病情演变过程加以鉴别。

（3）急性阑尾炎：伴腹痛者应与急性阑尾炎鉴别。急性阑尾炎腹痛常先于发热，腹痛部位以右下腹为主，呈持续性，有腹肌紧张及固定压痛点等。白细胞及中性粒细胞比例增高。

（4）过敏性鼻炎：某些学龄前儿童和年长儿童有急性上呼吸道感染症状，如鼻塞、流涕、鼻痒、打喷嚏、咳嗽等症状，可持续超过 2 周或反复发作，而全身症状则较轻，应考虑过敏性鼻炎。鼻拭子涂片嗜酸性粒细胞增多有助于诊断。

（5）手足口病：疱疹性咽峡炎应与手足口病鉴别。后者常见病原为柯萨奇病毒 A 组 16 型和肠道病毒 71 型（EV71）。只有咽腭弓、悬雍垂、软腭等处疱疹者，临床诊断为疱疹性咽峡炎；若伴手足掌侧出现疱疹者，则临床诊断为手足口病。

四、治疗原则与预防

（一）治疗原则

1. 一般治疗 应告诉患儿家长病毒性上呼吸道感染的自限性和治疗目的。注意休息、居室通风，多饮水、补充多种维生素；进行呼吸道隔离，防止交叉感染及并发症。

2. 病原治疗

（1）抗病毒药：主张早期应用。常用抗病毒药物利巴韦林（病毒唑），剂量为 10～15mg/（kg·d），静脉滴注或口服，疗程为 3～5 天。若为流感病毒感染，可口服磷酸奥司他韦（达菲、可威）。病毒性结膜炎可用 0.1% 阿昔洛韦滴眼液滴眼，每 1～2 小时 1 次。

（2）抗生素：细菌性上呼吸道感染或病毒性上呼吸道感染继发细菌感染者可选用抗生素。常用的有青霉素类、头孢菌素类、大环内酯类药物，疗程 3～5 天。溶血性链球菌感染，或既往有风湿热、肾炎病史者，青霉素疗程应为 10～14 天。

3. 对症治疗

（1）高热：可口服对乙酰氨基酚或布洛芬，亦可用冷敷、温湿敷或温水浴；如发生高热惊厥者可予镇静、止惊等处理。

（2）咽痛：可含服咽喉片、盐水漱口等。

（3）鼻塞：轻者不必处理，若影响呼吸或哺乳困难时，可用 0.5% 麻黄碱滴鼻，常于哺乳前使用或每日滴鼻 3～4 次，每次 1～2 滴。

4. 中医中药治疗 目前多采用中成药，如银翘散、板蓝根冲剂、感冒退热冲剂、藿香正气散等；亦可按中医辨证施治，选用辛温解表或辛凉解表方剂。

（二）预防

加强体格锻炼以增强抵抗力，提倡母乳喂养，避免被动吸烟，防治佝偻病及营养不良，避免去人多拥挤、通风不畅的公共场所。

五、转诊

热程长、发生高热惊厥、发热伴皮疹、出现并发症者应转诊至上级医疗机构。

【经典习题】

2.女童，10岁。流涕、咽喉痛伴咳嗽3天。查体：体温37℃，鼻腔黏膜充血、水肿、有分泌物，咽部轻度充血，无脓性分泌物。心肺未见异常。其最可能的诊断是

  A.普通感冒　　　　　　　B.支气管炎　　　　　　　C.流行性感冒

  D.支气管哮喘　　　　　　E.急性过敏性鼻炎

3.有关婴幼儿急性上呼吸道感染，下列描述正确的是

  A.婴幼儿全身症状轻　　　　B.婴幼儿不易出现并发症

  C.多由细菌感染引起　　　　D.年长儿症状重，而婴幼儿较轻

E.特殊类型的上感包括疱疹性咽峡炎和咽结合膜热

答案：2.A；3.E。

第二节　急性支气管炎

急性支气管炎	概述（常见病因）	★★
	临床表现	★★★
	诊断（鉴别诊断）	★★★
	治疗原则	★★★

一、概述（常见病因）

急性支气管炎是由微生物、物理、化学性刺激或过敏反应等因素引起的支气管黏膜的急性炎症。多散发，无流行倾向，年老体弱者易感。本病常见于寒冷季节或气候突变时，也可由急性上呼吸道感染迁延不愈所致。临床症状主要为咳嗽、咳痰。诊断前提是临床和影像学检查未发现肺炎证据。常见病因有：

1.微生物　病原体与上呼吸道感染类似，常见的有腺病毒、流感病毒（甲、乙型）、冠状病毒、鼻病毒、单纯疱疹病毒、呼吸道合胞病毒、副流感病毒及流感嗜血杆菌、肺炎链球菌、卡他莫拉菌等。近年来，衣原体和支原体感染明显增多，病毒合并细菌感染亦多见。

2.理化因素　冷空气、粉尘、刺激性气体或烟雾（二氧化硫、二氧化氮、氨气、氯气等）吸入。

3.过敏反应　机体对吸入性致敏原如花粉、有机粉尘、真菌孢子、动物毛皮及排泄物、细菌蛋白质过敏，钩虫、蛔虫的幼虫在肺内移行也可致支气管急性炎症反应。

二、临床表现

1.症状　起病较急，先为干咳或少量黏液性痰，随后痰量增多，咳嗽加剧，偶有痰中带血。伴有支气管痉挛时可出现不同程度的气促、胸闷感。咳嗽、咳痰可延续2~3周，如迁延不愈可演变成慢性支气管炎。通常全身症状较轻，可有发热与全身不适。

2.体征　可无明显阳性体征，也可在两肺听到干、湿性啰音，部位不固定，咳嗽后可减少或消失。

三、诊断（鉴别诊断）

（一）诊断

根据病史、咳嗽、咳痰等症状，两肺呼吸音增粗或散在干、湿性啰音等体征，结合血象（一般白细

胞计数正常，细菌性感染较重时白细胞总数可升高或中性粒细胞比例增多，血沉加快）和胸部 X 线片（正常或肺纹理增粗）可临床诊断。病毒检查和痰涂片或培养发现致病菌有助于病因诊断。欧洲呼吸病协会建议出现如下任一项表现（新出现局限性肺部体征、呼吸困难、气急、脉搏＞100 次/分、发热＞4 天）需要怀疑肺炎的患者先检测血清 C 反应蛋白（CRP），如果 CRP＜20mg/L，则不考虑肺炎的诊断，如果 CRP＞100mg/L，需要怀疑肺炎，则需进一步通过胸部 X 线片来确认。

（二）鉴别诊断

1. 流行性感冒　该病起病急骤，发热较高，全身中毒症状（全身酸痛、头痛、乏力）明显，呼吸道局部症状较轻。流行病史、分泌物病毒分离和血清学检查有助于鉴别。

2. 急性上呼吸道感染　该病鼻咽部症状明显，咳嗽轻微，一般无痰。肺部无异常体征。胸部 X 线片检查正常。

3. 其他肺部疾病　如支气管肺炎、肺结核、肺脓肿、肺癌、麻疹、百日咳等多种疾病可有类似咳嗽、咳痰的症状，但各有其特点，应详细检查，以资鉴别。

四、治疗原则

1. 对症治疗　咳嗽无痰或少痰，可用镇咳药如右美沙芬（成人 15～30mg，bid～tid）、喷托维林（成人 25mg，tid～qid）、复方甘草合剂（成人 5～10mL，tid）。

咳嗽有痰而不易咳出者可选用口服祛痰药，如盐酸氨溴索（30mg，tid）、溴己新（8～16mg，tid）、桃金娘油（1 粒，bid～tid），也可雾化祛痰。还可选用具有止咳化痰作用的中成药，如咳特灵胶囊、蜜炼川贝枇杷膏等。

有支气管痉挛或气道反应性高的患者可选用解痉平喘和抗过敏类药物，如氨茶碱（100mg，tid）、长效茶碱舒氟美（200mg，bid）、阿斯美（2 粒，tid）、酮替芬（1mg，bid）。头痛、发热时可加用解热镇痛药，如对乙酰氨基酚（扑热息痛）（0.25～0.5g，q6h～q8h），或者布洛芬（0.2g，tid）。

2. 抗生素治疗　有细菌感染时选用合适的抗生素。痰培养阳性，按致病菌及药敏结果选用抗菌药。一般咳嗽 10 天以上，细菌、支原体、衣原体等感染概率较高。痰培养阴性首选青霉素和新大环内酯类如罗红霉素（150mg，bid）、阿奇霉素（0.5g，qd），亦可选用头孢菌素类或喹诺酮类如左氧氟沙星（0.5g，qd）。多数患者口服抗生素即可，根据病情连续服用 5～14 天。症状较重者可先静脉给药，序贯口服抗生素治疗。

3. 一般治疗　注意休息，多饮水，保暖，避免劳累等。

【经典习题】

4. 急性支气管炎与流行性感冒的鉴别要点是

　　A. 发热程度　　　　　　　　B. 白细胞计数　　　　　　　　C. 胸部 X 线片

　　D. 病毒分离和血清学检查　　E. 支气管镜

答案：D。

第三节　慢性阻塞性肺疾病

慢性阻塞性肺疾病	概述（常见病因）	★★
	临床表现	★★★
	诊断（鉴别诊断）	★★★
	治疗原则与预防	★★★
	转诊指征	★★★

一、概述（常见病因）

慢性阻塞性肺疾病（COPD）是一组以气流受限为特征的肺部疾病。气流受限为持续性，呈进行性发展。主要累及肺部，但也可引起肺外器官的损害。临床上以咳、痰、喘为主要表现，气短或呼吸困难为其标志性症状。COPD的病理改变主要表现为慢性支气管炎及肺气肿的病理变化。最终会出现呼吸功能衰竭。

本病的病因尚未完全清楚，可能是多种环境因素与机体自身因素长期相互作用的结果。这些因素具体包括：①吸烟；②接触职业粉尘和化学物质，如烟雾、变应原等；③空气污染；④感染因素；⑤其他因素，如免疫功能紊乱、气道高反应性、高龄等机体因素和气候等环境因素均与该病的发生和发展有关。

二、临床表现

（一）症状

缓慢起病，病程长。

1. 慢性咳嗽、咳痰　起床或清晨时明显，痰液多为白色黏液或浆液性泡沫痰，夜间有阵咳或排痰。
2. 气短或呼吸困难（标志性症状）　早期为劳力性，呈逐年进行性加重，晚期于静息状态下即感气短。
3. 喘息、胸闷。
4. 晚期常见体重下降、食欲减退、营养不良、肌肉萎缩/无力等肺外症状。

（二）体征

早期无异常体征，进展期出现阻塞性肺气肿体征。

1. **视诊**　胸廓前后径增大，肋间隙增宽，桶状胸，部分患者呼吸变浅、频率增快。
2. **触诊**　双侧语颤减弱。
3. **叩诊**　肺部过清音，心脏相对浊音界缩小，肺下界和肝浊音界下降。
4. **听诊**　双肺呼吸音减弱，呼气相延长，部分患者可闻及干、湿啰音。

（三）并发症

1. **自发性气胸**　突发一侧胸痛、气促/呼吸困难加重或出现发绀，查体气管向健侧移位、患侧叩诊鼓音、听诊呼吸音消失，胸部X线片检查可以确诊。
2. **慢性呼吸衰竭**　常在极重度COPD或重度COPD急性加重时发生，具有缺氧和二氧化碳潴留的临床表现。
3. **慢性肺源性心脏病**　一般具有肺动脉高压、右心室肥厚扩大，最终发生右心功能不全。

三、诊断（鉴别诊断）

（一）诊断要点

主要根据吸烟等高危因素史和临床症状、体征及肺功能检查等综合分析确定。胸部X线片检查早期无异常变化，以后可出现肺纹理增粗、紊乱等或肺气肿改变，诊断特异性不高。动脉血气分析可判断呼吸衰竭类型及酸碱平衡失调。

1. 诊断COPD的必备条件　吸入支气管舒张剂后第一秒用力呼气肺容积（FEV_1）/肺总容积（FVC）<70%及FEV_1<80%预计值，可确定为"持续性气流受限的界限"。
2. 少数患者无咳嗽、咳痰，仅FEV_1/FVC<70%、$FEV_1 \geq 80\%$预计值，在除外其他疾病后，可诊断为COPD。
3. 根据FEV_1/FVC、FEV_1占预计值百分比及症状对COPD严重程度做出分级（表3-3-1）

表3-3-1　COPD严重程度分级表

分级	严重程度	FEV_1/FVC	FEV_1占预计值百分比	临床症状
Ⅰ级	轻度	<70%	≥80%预计值	有或无症状
Ⅱ级	中度	<70%	50%≤FEV_1<80%预计值	有或无症状
Ⅲ级	重度	<70%	30%≤FEV_1<50%预计值	有或无症状
Ⅳ级	极重度	<70%	FEV_1<30%预计值或FEV_1<50%	有慢性呼吸衰竭症状

4.COPD 病程分为急性加重期及稳定期　①急性加重期：短期内咳嗽、咳痰、气短和（或）喘息重、痰量增多，呈脓性或黏液脓性，可伴发热等；②稳定期：咳嗽、咳痰、气短等症状稳定或轻微。

（二）鉴别诊断

1.应与支气管哮喘、支气管扩张症、肺结核、肺癌等相鉴别，这些疾病各有特点，不难鉴别。

2.应与冠心病、高血压性心脏病、心脏瓣膜病等其他引起劳力性气促的疾病鉴别，这些疾病各有特点，不难鉴别。

3.需与其他原因（如代偿性、老年性、先天性或瘢痕性）所致肺气肿鉴别，此类疾病多有慢性喘息（劳力性呼吸困难）以及肺气肿体征，但无气流受限证据（即 $FEV_1/FVC \geq 70\%$）。

四、治疗原则与预防

（一）稳定期的治疗（表 3-3-2）

Ⅰ级	Ⅱ级	Ⅲ级	Ⅳ级
戒烟、脱离危险因素；接种流感疫苗			
按需使用短效支气管舒张剂			
	规律应用一种或多种长效支气管舒张剂＋康复治疗		
		反复急性发作者，可吸入糖皮质激素	
			长期家庭氧疗（LTOT）治疗并发症，外科治疗

1.教育和劝导患者戒烟（减慢肺功能损害最有效的措施）。脱离污染环境。

2.支气管舒张药物　是稳定期患者最主要的治疗药物，如 β_2 肾上腺素能受体激动剂（沙丁胺醇、特布他林等）、抗胆碱能药（短效制剂如异丙托溴铵、长效制剂如噻托溴铵）及茶碱类（氨茶碱、多索茶碱）。

3.祛痰药　常用药物有盐酸氨溴索、N-乙酰半胱氨酸等。

4.糖皮质激素　对重度和极重度患者以及反复加重患者，长期吸入糖皮质激素与长效 β_2 肾上腺素能受体激动剂联合制剂。常用药物有沙美特罗/氟替卡松、福莫特罗/布地奈德。

5.长期家庭氧疗（LTOT）　其指征为：① $PaO_2 \leq 55mmHg$ 或 $SaO_2 \leq 88\%$，伴或不伴高碳酸血症；② $PaO_2 55 \sim 60mmHg$ 或 $SaO_2 \leq 89\%$，伴肺动脉高压、右心衰竭或红细胞增多症（血细胞比容＞0.55）。方法：鼻导管吸氧，氧流量 1～2L/min，吸氧时间 10～15h/d。目标：海平面、静息状态下，达到 $PaO_2 \geq 60mmHg$ 和（或） $SaO_2 \geq 90\%$。

（二）急性加重期的治疗

1.确定病情加重的诱因（最常见为细菌或病毒感染）　根据病情严重程度决定门诊或住院治疗。

2.控制性氧疗　低流量吸氧（一般吸氧浓度为 28%～30%），无效者应及早机械通气治疗。

3.支气管舒张剂的应用　增加使用频率或剂量，联合 β_2 肾上腺素受体激动剂及抗胆碱能药物，使用储雾罐或雾化吸入，必要时静脉应用茶碱类药物。

4.合理应用糖皮质激素　短期（5～7天）使用，口服泼尼松龙 30～40mg/d 或静脉注射甲泼尼龙 40～80mg/d。

5.适当应用抗生素　首选 β 内酰胺类/酶抑制剂、大环内酯类或喹诺酮类。

6.其他　合理补充液体和电解质，营养支持，积极排痰，处理伴随疾病及合并症。

（三）预防

1.主要是避免高危因素、急性加重的诱因，增强机体免疫力。

2.戒烟是预防 COPD 最重要的措施。控制职业和环境污染，减少有害气体或颗粒的吸入。

3.积极防治呼吸道感染，注意预防接种，加强体育锻炼，提高免疫力。

五、转诊

1.急性加重期经社区积极治疗症状无法缓解。

2. 患者并发症严重，需要呼吸机支持治疗，或入 ICU 治疗。
3. 伴呼吸衰竭时需吸氧条件下转诊，合并严重气胸时需胸腔穿刺或置管抽气后转诊。

【经典习题】

5. COPD 的标志性症状是
   A. 咳嗽　　　　　　　　B. 咳痰　　　　　　　　C. 气短或呼吸困难
   D. 喘息　　　　　　　　E. 胸闷

6. 下列属于 COPD Ⅱ 级（中度）的主要依据是
   A. $FEV_1/FVC < 70\%$，$FEV_1 \geq 80\%$ 预计值
   B. $FEV_1/FVC < 70\%$，$50\% \leq FEV_1 < 80\%$ 预计值
   C. $FEV_1/FVC < 70\%$，$30\% \leq FEV_1 < 50\%$ 预计值
   D. $FEV_1/FVC < 70\%$，$FEV_1 < 30\%$ 预计值
   E. $FEV_1/FVC < 50\%$，$FEV_1 < 30\%$ 预计值

答案：5.C；6.B。

第四节　支气管哮喘

支气管哮喘	概述（常见病因）	★★
	临床表现	★★★
	诊断（鉴别诊断）	★★★
	治疗原则与预防	★★★
	转诊指征	★★★

一、概述（常见病因）

支气管哮喘是一种以反复发作喘息性呼吸困难、胸闷气促及顽固性咳嗽，并以肺部广泛分布不固定呼气相哮鸣音为主要体征的气道慢性炎症性疾病。支气管哮喘的致病及诱发因素较多，目前主要认为与以下几种因素有关：

（1）遗传因素：本病与多基因遗传有关，患者亲属的患病率高于群体患病率。患者病情严重度较高及与患者亲缘关系较近者，其亲属患病率也明显高于人群患病率。

（2）变应原与变态反应：变应原（如粉尘、花粉、化学物质、药物、尘螨等）作为抗原，通过典型的 Ⅰ 型变态反应，使机体内肥大细胞、嗜碱性粒细胞等合成炎症介质，导致支气管平滑肌痉挛收缩、气道分泌物增加、血管通透性增高和炎症细胞浸润。

（3）神经系统因素：这是哮喘发病的重要环节之一。胆碱能神经迷走张力过高、β 肾上腺素能神经功能低下均可导致支气管平滑肌痉挛，非肾上腺素能非胆碱能（NANC）神经系统则可通过产生炎症因子参与病变过程。

（4）气道高反应性：这是哮喘的基本特征。上述的遗传、变态反应过程及神经内分泌因素等，均通过一系列的病理生理过程，导致气道对各种刺激因子表现出过强或过早的收缩反应，从而产生哮喘临床表现。

二、临床表现

（一）症状

支气管哮喘急性发作表现为发作性伴有哮鸣音的呼气性呼吸困难或发作性咳嗽、胸闷。严重者被迫

采取坐位或呈端坐呼吸，干咳或咳大量白色泡沫痰，严重者出现发绀等。接触变应原、呼吸道感染是最常见的发病诱因，凌晨及夜间发作或加重是哮喘的重要临床特征。运动型哮喘患者可因运动诱发。症状可在数分钟内发作，经数小时至数天自行缓解，或治疗后缓解。部分患者在缓解数小时后可再次发作。哮喘持续状态指的是常规治疗无效的严重哮喘发作，持续时间一般在12小时以上，患者表现为不能平卧、烦躁不安、大汗淋漓、讲话不连贯，病情危重可能发生呼吸衰竭。

（二）体征

哮喘发作时典型的体征是双肺可闻及广泛的哮鸣音，呼气相延长，心动过速。但非常严重的哮喘发作，呼吸频数，胸廓饱满，运动幅度下降，出现胸锁乳突肌收缩，双肺哮鸣音反而减弱，甚至完全消失，表现为"沉默肺"，胸腹矛盾运动，是病情危重的表现。非发作期可无异常体征，所以未闻及哮鸣音，不能排除支气管哮喘。

支气管哮喘急性发作期不同程度的临床表现见表3-3-3。

表3-3-3 支气管哮喘急性发作期不同程度的临床表现

程度	症状	体征
轻	步行或上楼梯时气短	呼吸频率轻度增加，双肺可闻及散在哮鸣音
中	稍事活动感气短，讲话常有中断	呼吸频率增加，可见三凹征，双肺可闻及响亮、弥漫的哮鸣音，心率增快
重	休息时感气短，端坐呼吸，只能用单字表达	烦躁、大汗，呼吸频率超过30次/分，常有三凹征，双肺可闻及响亮的哮鸣音或呼吸音减弱，心率大于120次/分

（三）并发症

严重发作时可并发气胸、纵隔气肿、肺不张；长期反复发作或感染可致慢性并发症，如慢性阻塞性肺疾病、支气管扩张症和肺源性心脏病。

三、诊断（鉴别诊断）

（一）诊断标准

1.反复发作喘息、气急、胸闷或咳嗽，多与接触变应原、冷空气、物理及化学性刺激、病毒性上呼吸道感染、运动等有关。

2.发作时在双肺可闻及散在或弥漫性、以呼气相为主的哮鸣音，呼气相延长。

3.上述症状可经平喘药物治疗缓解或自行缓解。

4.除外其他疾病所引起的喘息、气急、胸闷和咳嗽。

5.临床表现不典型者（如无明显喘息或体征）应有下列三项中至少一项阳性：①支气管激发试验或运动试验阳性；②支气管舒张试验阳性；③昼夜最高呼气流量（PEF）变异率≥20%。

符合1～4条或4、5条者，可以诊断为支气管哮喘。

（二）鉴别诊断

需要与左心衰竭引起的呼吸困难（心源性哮喘）、慢性阻塞性肺疾病、肺肿瘤等上气道阻塞、变态反应性支气管肺曲菌病等鉴别，虽然都可以有喘息，但各有特点，可以鉴别。

四、治疗原则与预防

（一）治疗原则

目前支气管哮喘虽尚不能根治，但长期规范化治疗可使大多数患者达到良好或完全的临床控制。支气管哮喘治疗的目标是长期控制症状、预防未来风险的发生，即在应用最小有效剂量药物治疗或不用药治疗的基础上，能使患者与正常人一样。

1. 急性期处理 力求尽快控制症状，避免病情恶化。

（1）处理诱因及对症处理：患者常规吸氧，重症患者应监测血氧饱和度变化及心电监护；尽快脱离变应原；因感染诱发者应给予抗感染药物；增加补液及注意酸碱失衡；严重病例发生呼吸衰竭者，应及时考虑机械通气。

（2）轻度：<u>患者每日定时吸入糖皮质激素（200～500μg倍氯米松或1～2mg布地奈德），出现症状时吸入短效 β_2 肾上腺素受体激动剂（沙丁胺醇）</u>。效果不佳时可加用口服 β_2 肾上腺素受体激动剂控释片或小量茶碱能控释片（200mg/d），或加用抗胆碱能药（异丙托溴铵）吸入。

（3）中度：<u>吸入糖皮质激素剂量一般为每日500～1000μg倍氯米松或4～6mg布地奈德；规则吸入 β_2 肾上腺素受体激动剂或联合抗胆碱能药吸入或口服长效 β_2 肾上腺素受体激动剂（沙美特罗、福莫特罗）</u>。亦可加用口服白三烯受体拮抗剂（孟鲁斯特、扎鲁司特），若不能缓解，可持续雾化吸入 β_2 肾上腺素受体激动剂（或联合吸入抗胆碱能药），或口服糖皮质激素（醋酸泼尼松＜60mg/d），必要时可用氨茶碱静脉注射。

（4）重度至危重度：<u>持续雾化吸入 β_2 肾上腺素受体激动剂，或合并抗胆碱能药；或静脉滴注氨茶碱或沙丁胺醇</u>。加用口服白三烯受体拮抗剂。静脉滴注糖皮质激素（甲泼尼龙80～160mg/d或地塞米松10～30mg/d），待病情缓解后（一般3～5天）改口服给药。

2. 稳定期 预防发作为主，<u>目前主张使用长效 β_2 肾上腺素受体激动剂＋吸入型糖皮质激素治疗的方案规律治疗，</u>常用沙美特罗/氟替卡松吸入剂等长期使用。治疗期间注意嘱患者吸入治疗后漱口，避免口腔真菌感染。如有间断急性发作，可辅以应急吸入短效 β_2 肾上腺素受体激动剂（沙丁胺醇）等治疗。可给予患者免疫支持治疗，如使用匹多莫德、中医中药等。

（二）预防

提高自身对抗气道感染的能力，在发生气道感染时需及时就诊，不主张长期使用激素及抗生素治疗。通过变应原检测可指导患者避免接触诱因。嘱患者适当运动改善体质。

五、转诊指征

重度哮喘患者、哮喘持续状态，以及经规范治疗后发作仍较频繁的患者，应转送上级医院治疗。

【经典习题】

（7～8题共用题干）

患者，女，25岁。春季旅游中突感胸闷、呼吸困难、全身大汗1小时。查体：唇稍发绀，呼吸急促，双肺满布干啰音，心率90次/分，律齐。既往曾有类似发作，休息后自行缓解。

7. 最可能的诊断是

A. 过敏性休克　　　　B. 心源性哮喘　　　　C. 支气管哮喘

D. 慢性阻塞性肺疾病　　E. 变态反应性肺浸润

8. 最恰当的治疗药物是

A. 呋塞米　　　　　　B. 氨茶碱　　　　　　C. 硝酸甘油

D. 糖皮质激素　　　　E. 毛花苷丙（西地兰）

答案：7.C；8.D。

第五节　肺　炎

肺炎（包括小儿肺炎）	概述（常见病因）	★★
	临床表现	★★★
	诊断（鉴别诊断）	★★★
	治疗原则与预防	★★★
	转诊指征	★★★

一、概述（常见病因）

肺炎是指终末气道、肺泡和肺间质的炎症，可由病原微生物、理化因素、免疫损伤、过敏及药物所致。其中细菌性肺炎是最常见的肺炎，也是最常见的感染性疾病之一。社区获得性肺炎和医院获得性肺炎年发病率分别约为12/1000人口和5/1000～10/1000住院患者，近年发病率有增加的趋势。

是否发生肺炎决定于两个因素：病原体和宿主因素。如果病原体数量多、毒力强及（或）宿主呼吸道局部和全身免疫防御系统损害，即可发生肺炎。病原体可通过下列途径引起肺炎：①空气吸入；②血行播散；③邻近感染部位蔓延；④上呼吸道定植菌的误吸。

肺炎可按解剖、病因或患病环境加以分类。

1. 解剖分类 大叶性（肺泡性）肺炎、小叶性（支气管性）肺炎和间质性肺炎。

2. 病因分类 细菌性（如肺炎链球菌、金黄色葡萄球菌和肺炎克雷伯菌等）肺炎、非典型病原体（如军团菌、肺炎支原体和衣原体等）所致肺炎、病毒性（如冠状病毒、腺病毒和流感病毒等）肺炎、肺真菌（如念珠菌、曲菌和隐球菌等）病、其他病原体（如立克次体、弓形体和寄生虫等）所致肺炎、理化因素所致的肺炎。

3. 患病环境分类

（1）社区获得性肺炎：是指在医院外罹患的感染性肺实质炎症，包括具有明确潜伏期的病原体感染而在入院后平均潜伏期内发病的肺炎。

（2）医院获得性肺炎：是指患者入院时不存在，也不处于潜伏期，而于入院48小时后在医院（包括老年护理院、康复院等）内发生的肺炎。还包括呼吸机相关性肺炎和卫生保健相关性肺炎。

二、临床表现

肺炎的临床表现可轻可重，取决于病原体和宿主状态。下面重点介绍肺炎链球菌肺炎的临床表现。

多数起病急骤，常有受凉、淋雨、劳累、病毒感染等诱因，约1/3的患者患病前有上呼吸道感染。病程7～10天。

（一）症状

1. 寒战与高热 典型病例为突然寒战起病，继之高热，体温可高达39～40℃，年老体弱者可仅有低热或不发热。

2. 咳嗽与咳痰 典型肺炎链球菌肺炎的痰为铁锈色。

3. 胸痛 炎症累及胸膜时可有胸痛，常呈针刺样，随咳嗽或深呼吸而加剧，可放射至肩或腹部。

4. 呼吸困难 由于肺实变通气不足、胸痛以及毒血症而引起呼吸困难、呼吸快而浅。

5. 其他症状 少数有恶心、呕吐、腹胀或腹泻等胃肠道症状，严重感染者可出现神志模糊、烦躁、嗜睡、昏迷等。

（二）体征

肺炎链球菌肺炎患者多呈急性热病容，双颊绯红，早期的肺部体征无明显异常；肺实变时可有肺实变体征，叩诊浊音，语颤增强，常可闻及支气管呼吸音；消散期病变部位可闻及湿性啰音。

三、诊断（鉴别诊断）

1. 确定肺炎的诊断 ①新近出现的咳嗽、咳痰或原有呼吸道疾病症状加重，并出现脓性痰，伴或不伴胸痛；②发热；③肺实变体征和（或）闻及湿性啰音；④白细胞增多或减少；⑤胸部X线检查显示片状、斑片状浸润性阴影或间质性改变，伴或不伴胸腔积液。以上①～④项中任何1项加第⑤项可诊断。

2. 重症肺炎诊断标准 主要标准：①需要有创机械通气；②感染性休克需要血管收缩剂治疗。次要标准：①呼吸频率≥30次/分；②氧合指数（PaO_2/FiO_2）≤250；③多肺叶浸润；④意识障碍/定向障碍；⑤氮质血症（BUN≥7mmol/L）；⑥白细胞减少（<$4.0×10^9$/L）；⑦血小板减少（<$100×10^9$/L）；⑧低体温（<36℃）；⑨低血压，需要强力的液体疗法支持。符合1项主要标准或3项次要标准以上者可诊断为重症肺炎，应考虑收入ICU治疗。

3. 确定病原体 应尽可能在抗生素应用前采集呼吸道标本送检,并避免污染,及时送检,以尽可能起到指导治疗的作用。

4. 鉴别诊断 临床须与肺结核、肺癌、急性肺脓肿、肺血栓栓塞症、非感染性肺部疾病等鉴别。

四、治疗原则与预防

(一)治疗原则

抗感染治疗是肺炎治疗的最主要环节。青壮年和无基础疾病的社区获得性肺炎患者,常用青霉素类、第一代头孢菌素等,对耐药肺炎链球菌可使用对呼吸系感染有特效的氟喹诺酮类(莫西沙星、吉米沙星和左氧氟沙星)。老年人、有基础疾病或需要住院的社区获得性肺炎,常用氟喹诺酮类和第二、三代头孢菌素及β内酰胺类/β内酰胺酶抑制剂,或厄他培南,可联合大环内酯类。医院获得性肺炎常用第二、三代头孢菌素及β内酰胺类/β内酰胺酶抑制剂、氟喹诺酮类或碳青霉烯类。

肺炎的抗感染治疗应尽早进行,一旦怀疑为细菌性肺炎应马上给予首剂抗菌药物。病情稳定后可从静脉途径转为口服治疗。肺炎抗菌药物疗程至少5天,大多数患者需要7~10天或更长疗程。

(二)预防

加强体育锻炼,增强体质。减少危险因素如吸烟、酗酒等,可注射肺炎疫苗。

五、转诊指征

1. 与传染病有关的肺部感染情况

(1)诊断为传染性疾病的肺部感染,如传染性非典型性肺炎、麻疹病毒性肺炎、艾滋病并发肺部感染等,应按法律的有关规定转诊到定点收治医院进行治疗。

(2)疫情(如传染性非典型性肺炎)流行期间出现的肺炎患者。

2. 肺部感染控制不佳的情况

(1)社区全科医师合理应用抗生素控制超过3天,感染不能控制,病情有加重倾向者,应及时转送上级医院进行治疗。

(2)胸部X线片显示的新发病灶不能以普通细菌感染加重进行解释,特别是病灶发展较快,诊断不明者。

3. 肺炎的重症情况

(1)意识障碍,咳嗽,咳痰,发热,啰音,呼吸频率大于30次/分,血压低于90/60mmHg,低氧血症,或者胸部X线检查显示双侧或者多肺叶受累,确诊或者怀疑为重症肺炎。

(2)并发肺脓肿、脓气胸、大咯血、心律失常等严重并发症者。

4. 肺炎患者合并的其他基础疾病出现恶化的情况 如肾功能衰竭、糖尿病明显加重等应予转诊。

【经典习题】

9.患者,男,66岁。咳嗽、气短伴发热3天。咳黄痰,痰中带血且量较多,呈胶冻状。给予头孢菌素抗感染治疗3天,效果不佳。查体:体温39℃,口唇发绀。乡村医生目前应采取的措施是

A. 加用激素类药物　　B. 复查胸部X线片　　C. 换用喹诺酮类药物

D. 转至上级医院诊治　　E. 行痰培养和药敏试验

10.患者,男,26岁。淋雨后寒战,发热,咳嗽,咳铁锈色痰,胸痛。查体:口唇周围有单纯疱疹,叩诊右下肺轻度浊音,听诊呼吸音减低。应首先考虑的诊断是

A. 急性支气管炎　　B. 肺结核　　C. 急性肺脓肿

D. 肺炎球菌肺炎　　E. 病毒性肺炎

11.肺炎链球菌肺炎,应首选的抗生素是

A. 左氧氟沙星　　B. 头孢噻肟钠　　C. 青霉素G

D. 阿奇霉素　　E. 红霉素

答案:9.D;10.D;11.C。

小儿肺炎

一、概述（常见病因）

肺炎是不同病原体或其他因素（如羊水吸入、过敏反应等）所致的肺部炎症。肺炎为婴儿时期重要的常见病，被列为小儿四病防治之一。临床上以急性支气管肺炎最为多见。急性支气管肺炎是累及支气管壁和肺泡的急性炎症，为小儿最常见的肺炎，2岁以内儿童多发。以发热、咳嗽、气促、呼吸困难以及肺部固定中、细湿啰音为主要临床表现。

病原体最常见为细菌和病毒感染，也可由细菌、病毒混合感染。细菌感染仍以肺炎链球菌多见；病毒感染主要有呼吸道合胞病毒、腺病毒、流感及副流感病毒、鼻病毒等。近年来，肺炎支原体、衣原体和流感嗜血杆菌感染有增多趋势。病原体常由呼吸道入侵，少数经血行入肺。营养不良、维生素D缺乏性佝偻病、先天性心脏病、低出生体重儿、免疫力低等为小儿支气管肺炎的高危因素。

二、临床表现

起病多数较急，发病前数日多先有上呼吸道感染，主要临床表现为发热、咳嗽、气促、肺部固定中、细湿啰音等。

1. 主要症状

（1）发热：热型不定。值得注意的是新生儿、重度营养不良患儿可为低热或不发热，甚至体温不升或低于正常。

（2）咳嗽：较频繁。早期为刺激性干咳，极期咳嗽反而减轻，恢复期咳嗽有痰。应注意弱小的患儿咳嗽可不明显，新生儿、早产儿则表现为口吐白沫。

（3）气促：多在发热、咳嗽后出现。

（4）全身症状：精神不振，食欲减退，烦躁不安，轻度腹泻或呕吐。

2. 主要体征

（1）呼吸增快与呼吸困难：呼吸40～80次/分，严重者呼气时呻吟、鼻翼扇动、三凹征。WHO急性呼吸道感染防治规划特别强调，呼吸增快是儿童肺炎的重要表现。呼吸增快是指：婴幼儿＜2月龄，呼吸≥60次/分；2～12月龄，≥50次/分；1～5岁，≥40次/分。

（2）发绀：轻症患儿可无发绀，严重者口周、鼻唇沟和指（趾）端发绀。

（3）肺部叩诊多正常，病灶融合时，可出现肺实变体征。

（4）肺部啰音：早期不明显，可有呼吸音粗糙、减低，以后可闻及固定的中、细湿啰音，以背部两侧下方及脊柱两旁较多，于深吸气末更为明显。

3. 重症肺炎的表现　目前社区获得性肺炎中，出现呼吸困难、呻吟等提示有低氧血症，即为重症肺炎。除呼吸系统受累严重外，其他系统亦受累，出现其他系统表现。心血管系统可发生心肌炎、心力衰竭；神经系统可并发中毒性脑病；消化系统一般为食欲减退、呕吐和腹泻。发生中毒性肠麻痹时表现为严重腹胀，呼吸困难加重，听诊肠鸣音消失。重症患儿还可呕吐咖啡样物，粪便隐血阳性或呈柏油样便。脑性低钠血症（抗利尿激素异常分泌综合征，SIADH）。感染性休克与DIC全身中毒症状明显，甚至危及生命。

三、诊断（鉴别诊断）

1. 诊断　诊断较简单，一般有发热、咳嗽、呼吸急促的症状，肺部听诊闻及中、细湿啰音和（或）胸部影像学有肺炎的改变均可诊断。

2. 鉴别诊断

（1）急性支气管炎：全身状况好，咳嗽为主，肺部啰音不固定。若鉴别困难，按肺炎处理。

（2）支气管异物：有异物吸入史，突然出现呛咳，胸部X线片有肺不张和肺气肿。

（3）支气管哮喘：表现为持续性咳嗽的哮喘，易与肺炎混淆。过敏体质、肺功能检查及气管激发和舒张试验有助于鉴别。

（4）肺结核：粟粒性肺结核可有气急、发绀，但肺部啰音不明显。一般有结核接触史、结核菌素试验阳性、胸部X线片示肺部有结核灶。

（5）此外，还应与间质性肺炎及全身性疾病肺部表现相鉴别。

四、治疗原则与预防

（一）治疗原则

采用综合治疗，控制炎症，改善通气功能，对症治疗，防止和治疗并发症。

1. 一般治疗及护理 室内空气要流通，以温度18~20℃、湿度60%为宜。给予营养丰富的饮食；重症患儿进食困难者，可给予静脉营养。经常变换体位，以减少肺部淤血，促进炎症吸收。注意隔离，以防交叉感染。

2. 对症治疗

（1）氧疗：有缺氧表现，如烦躁、发绀时需吸氧。

（2）气道管理：尤应注意吸痰、清鼻痂、气道湿化。

（3）腹胀的治疗：伴低钾血症者，及时补钾；如系中毒性肠麻痹，应禁食、胃肠减压。亦可使用酚妥拉明，每次0.3~0.5mg/kg。

（4）保证液体摄入量：注意水和电解质的补充，纠正酸中毒。

（5）其他对症治疗：如降温、镇静等。

3. 抗生素治疗 明显为细菌感染或病毒感染继发细菌感染者应使用抗生素。①肺炎链球菌：青霉素敏感者首选青霉素或阿莫西林；青霉素过敏者选用大环内酯类抗生素如红霉素等。②金黄色葡萄球菌：甲氧西林敏感者首选苯唑西林钠或氯唑西林钠；耐药者选用万古霉素或联用利福平。③流感嗜血杆菌：首选阿莫西林加克拉维酸（或加舒巴坦）。④大肠埃希菌和肺炎杆菌：首选头孢曲松或头孢噻肟；铜绿假单胞菌首选替卡西林加克拉维酸。⑤肺炎支原体和衣原体：首选大环内酯类抗生素如红霉素、罗红霉素及阿奇霉素。抗生素用药一般应持续至体温正常后5~7日；临床症状、体征消失后3天停药。肺炎支原体肺炎至少用药2~3周。金黄色葡萄球菌肺炎比较顽固，疗程宜长，一般于体温正常后继续用药2~3周可停药，一般总疗程≥6周。

4. 抗病毒治疗 目前尚无理想的抗病毒药物。常用于临床的有：①利巴韦林（病毒唑）：可抑制多种RNA及DNA病毒。每日10~15mg/kg，肌内注射或静脉滴注，亦可滴鼻、雾化吸入。②干扰素：雾化吸入局部治疗比肌内注射疗效好。疗程5~7天。

5. 糖皮质激素的应用 适应证：①全身中毒症状明显；②严重喘憋或呼吸衰竭；③合并感染性休克；④伴有脑水肿、中毒性脑病等；⑤胸腔短期有较大量渗出。常用琥珀酸氢化可的松5~10mg/(kg·d)，或地塞米松0.1~0.3mg/(kg·d)，疗程3~5天。

（二）预防

增强体质，减少被动吸烟，室内通风，积极防治营养不良、贫血及佝偻病等，注意手卫生，避免交叉感染。针对某些常见细菌和病毒，疫苗接种可有效降低儿童肺炎患病率。

五、转诊

缺氧不改善、气道不通、体温不退、一般状况差、需行气管插管、机械通气、重症肺炎、肺炎并发症、肺炎迁延不愈、慢性肺炎患儿应转诊治疗。

【经典习题】

12. 下列哪项不是小儿肺炎的高危因素

　　A. 营养性贫血　　　　　　B. 先天性心脏病　　　　　　C. 佝偻病

　　D. 营养不良　　　　　　　E. 婴儿肝炎综合征

答案：E。

第六节 肺结核

肺结核	概述（常见病因）	★★
	临床表现	★★★
	诊断（鉴别诊断）	★★
	治疗原则与预防	★★★
	转诊指征	★★★

一、概述（常见病因）

肺结核是由结核分枝杆菌引发的肺部感染性疾病。结核病的传染源主要是继发性肺结核的患者。痰里查出结核分枝杆菌的患者有传染性，是传染源。呼吸道飞沫传播是肺结核最重要的传播途径。健康人感染结核菌并不一定发病，只有在机体免疫力下降时才发病。影响机体对结核分枝杆菌自然抵抗力的因素除遗传因素外，还包括生活贫困、居住拥挤、营养不良等社会因素。

典型的结核分枝杆菌是细长、稍弯曲、两端圆形的杆菌，对干燥、冷、酸、碱等抵抗力强，病房常用的紫外线灯消毒30分钟才具有明显杀菌作用。

二、临床表现

各型肺结核的临床表现不尽相同，但有共同之处。

（一）症状

1. 呼吸系统症状 ①咳嗽、咳痰：咳嗽较轻，干咳或少量黏液痰，当合并其他细菌感染时，痰可呈脓性；②咯血：约1/3的患者有咯血，少数为大咯血；③胸痛：随呼吸运动和咳嗽加重；④呼吸困难：多见于干酪样肺炎和大量胸腔积液患者。

2. 全身症状 发热为最常见症状，多为长期午后潮热，即下午或傍晚体温开始升高，翌晨降至正常。部分患者有倦怠乏力、盗汗、食欲减退和体重减轻等。育龄女性患者可以有月经不调。

（二）体征

取决于病变性质和范围。病变范围较小时，可以没有任何体征；渗出性病变范围较大或干酪样坏死时，则可以有肺实变体征。

三、诊断（鉴别诊断）

（一）诊断

1. 肺结核接触史 主要是密切接触史。

2. 症状和体征 呼吸系统症状一般没有特异性，但午后潮热、盗汗和体重减轻等对诊断有参考意义。

3. 影像学诊断 胸部X线片或CT检查是诊断肺结核的重要方法，可以发现早期轻微的结核病变，确定病变范围、部位、形态、密度、与周围组织的关系、病变阴影的伴随影像；判断病变性质、有无活动性、有无空洞、空洞大小和洞壁特点等。

4. 痰结核分枝杆菌检查 是确诊肺结核病的主要方法。通常初诊患者至少要送3份痰标本，包括清晨痰、夜间痰和即时痰；复诊患者每次送2份痰标本。每毫升痰中至少含5000~10000个细菌时，痰涂片检查才可呈阳性结果。痰培养阳性是结核病诊断的"金标准"，但结核分枝杆菌培养所需时间较长，一般为2~8周。

5. 结核菌素试验 选择左侧前臂屈侧中上部1/3处，0.1mL（5IU）皮内注射结核菌素，试验后48~72小时观察和记录结果，手指轻摸硬结边缘，测量硬结的横径和纵径，得出平均直径=（横径+纵径)/2，而不是测量红晕直径。硬结为特异性变态反应，而红晕为非特异性反应。硬结直径4mm为阴性，5~9mm为弱阳性，10~19mm为阳性，≥20mm或虽<20mm但局部出现水疱和淋巴管炎为强阳性反应。结核菌素试验反应愈强，对结核病的诊断，特别是对婴幼儿的结核病诊断愈重要。凡是阴性反应结果的儿童，一般来说，表明没有受过结核分枝杆菌的感染，可以除外结核病。一些成年人存在假阴性的情况。

(二) 肺结核分类标准和诊断要点

1. 原发型肺结核 含原发综合征及胸内淋巴结结核。多见于少年儿童，无症状或症状轻微，多有结核病家庭接触史，结核菌素试验多为强阳性，胸部X线片表现为哑铃形阴影，即原发病灶、引流淋巴管炎和肿大的肺门淋巴结，形成典型的原发综合征。

2. 血行播散型肺结核 含急性血行播散型肺结核（急性粟粒型肺结核）及亚急性、慢性血行播散型肺结核。急性粟粒型肺结核起病急，持续高热，中毒症状严重。胸部X线片和CT检查开始为肺纹理重，在症状出现两周左右可发现由肺尖至肺底呈大小、密度和分布三均匀的粟粒状结节阴影，结节直径2mm左右。亚急性、慢性血行播散型肺结核起病较缓，症状较轻，胸部X线片呈双上、中肺野为主的大小不等、密度不同和分布不均的粟粒状或结节阴影，新鲜和陈旧病变共存。

3. 继发型肺结核 多发生在成人，病程长，易反复。含浸润性肺结核、纤维空洞性肺结核、空洞性肺结核、结核球和干酪样肺炎等。

4. 菌阴肺结核 菌阴肺结核为三次痰涂片及一次痰培养阴性的肺结核。

5. 肺结核以外的结核病 还包括结核性胸膜炎（包含结核性干性胸膜炎、结核性渗出性胸膜炎、结核性脓胸）和其他肺外结核（按部位和脏器命名，如骨关节结核、肾结核、肠结核等）。

(三) 鉴别诊断

临床需与肺炎、慢性阻塞性肺疾病、支气管扩张、肺癌、肺脓肿、纵隔和肺门疾病（如胸内甲状腺、淋巴瘤和畸胎瘤）、其他疾病（如伤寒、败血症和急性白血病等引起发热的疾病）等鉴别。

四、治疗原则与预防

(一) 治疗原则

1. 化学药物治疗原则 早期、规律、全程、适量、联合。主要用药有异烟肼、利福平、吡嗪酰胺和乙胺丁醇等。

2. 对症治疗 咯血时应患侧卧位，并注意镇静、止血，预防和抢救因咯血所致的窒息并防止肺结核播散；发热时予物理或药物降温；咳痰较多时可加用化痰药物。

3. 肺结核外科手术治疗 适用于经合理化学治疗后无效、多重耐药的厚壁空洞、大块干酪灶、结核性脓胸、支气管胸膜炎和大咯血保守治疗无效者。

(二) 预防

1. 管理好传染源 痰里查出结核分枝杆菌的患者有传染性，是传染源。各级医疗预防机构要专人负责，及时、准确、完整地报告肺结核疫情，治疗和隔离传染源，防止其传播。

2. 注意家庭通风，注意个人和环境卫生，以减少结核病传播。

3. 保护易感人群 婴幼儿细胞免疫系统不完善，老年人、HIV感染者、免疫抑制剂使用者、慢性疾病患者等免疫力低下，都是结核病的易感人群，应注意保护。对新生儿常规进行卡介苗接种，对受结核分枝杆菌感染易发病的高危人群实行预防性化学治疗等。

五、转诊指征

1. 具有咳嗽、咳痰2周及咯血或血痰等症状的疑似肺结核病例。
2. 确诊为结核的患者应转至当地疾病预防控制中心，不得开抗肺结核药处方。

【经典习题】

13. 患者，女，30岁。乏力、低热伴痰中带血丝2个月。查体：浅表淋巴结肿大，双肺未闻及干湿啰音。胸部X线片检查可见右上肺密度不均匀的片状影。其最可能的诊断是

A. 肺癌   B. 肺脓肿   C. 肺结核

D. 肺炎支原体肺炎   E. 右上肺大叶性肺炎

14. 患者，男，15岁，学生。低热、咳嗽2个月，食欲缺乏，消瘦。胸部X线检查可见右中肺片状阴影、右肺门淋巴结肿大。其最可能的诊断是

A. 原发型肺结核   B. 继发型肺结核   C. 血行播散型肺结核

D. 支原体肺炎   E. 肺炎链球菌肺炎

答案：13.C；14.A。

第二单元　心血管系统

第一节　慢性心力衰竭

	概述（常见病因）	★★
	临床表现	★★★
慢性心力衰竭	心力衰竭临床分级和分期	★★★
	诊断（鉴别诊断）	★★★
	治疗原则与预防	★★★
	转诊指征	★★★

一、概述（常见病因）

心力衰竭是由于任何原因引起的心肌损伤或心脏负荷过重，引起心脏结构和（或）功能改变，导致心脏射血功能和（或）充盈功能异常的一组临床综合征。在原有慢性心脏疾病基础上逐渐出现心力衰竭症状、体征的为慢性心力衰竭。

常见病因及诱因：

1. 常见病因

（1）原发性心肌损害导致心肌收缩、舒张功能障碍：心肌梗死、心肌炎、心肌病等。

（2）心脏后负荷增加：高血压、主动脉瓣狭窄、肺动脉高压等。

（3）心脏前负荷增加：二尖瓣关闭不全、主动脉瓣关闭不全、室间隔缺损等。

2. 常见诱因

（1）感染：呼吸道感染尤为常见。

（2）治疗不当：突然停用利尿剂、应用抑制心肌收缩力药物或使用导致水钠潴留药物（大剂量激素等）。

（3）心律失常：快速性心律失常（心房颤动等）或缓慢性心律失常。

（4）合并代谢需求增加的疾病：甲状腺功能亢进症、严重贫血等。

（5）体力运动过大。

（6）肺栓塞。

二、临床表现

1. 左心衰竭

（1）症状：主要表现为肺淤血导致的呼吸困难和心输出量下降导致的乏力。病情多为渐进性，轻重

表现不一。最先出现劳力性呼吸困难，随着病情加重逐渐出现活动耐力进行性下降，静息性呼吸困难，终至夜间不能平卧、夜间阵发性呼吸困难、端坐呼吸。严重时可咳粉红色泡沫痰。

（2）体征：典型左心衰竭表现为双侧肺底湿啰音，当支气管黏膜充血、支气管痉挛时可闻及哮鸣音。心脏扩大、心率增快，可闻及 P_2 亢进、奔马律等。

2. 右心衰竭

（1）症状：主要表现为体循环淤血所致的腹胀、食欲缺乏、恶心、水肿、体重增加等。

（2）体征：可表现为颈静脉怒张、肝大、肝-颈静脉回流征阳性、胸腔积液及腹腔积液、下肢或腰骶部可凹性水肿。

3. 全心衰竭 即左心衰竭和右心衰竭同时存在，可同时表现出肺淤血和体循环淤血的症状和体征。

三、心力衰竭临床分级和分期

1. 纽约心脏病学会（NYHA）心功能分级（仅适用于慢性心力衰竭）

Ⅰ级：体力活动不受限，日常活动无心力衰竭症状。

Ⅱ级：体力活动轻度受限，日常活动出现呼吸困难、乏力等心力衰竭症状。

Ⅲ级：体力活动明显受限，低于日常活动即出现上述心力衰竭症状。

Ⅳ级：体力活动完全受限，休息时出现心力衰竭症状。

2. 临床分期

A期：即前心力衰竭阶段。指心力衰竭的高危人群，包括高血压、冠心病、糖尿病、肥胖、代谢综合征等，但目前尚无心力衰竭症状。

B期：即前临床阶段。已发展为结构性心脏病，如已有左心室肥厚、无症状心脏瓣膜病，或有心肌梗死的既往史，但尚无心力衰竭的症状和体征。

C期：即临床心力衰竭阶段。有结构性心脏病且既往或目前存在心力衰竭症状和（或）体征。

D期：即难治性心力衰竭阶段。经积极强化药物治疗后，休息时仍有症状，需要特殊干预的患者，包括因心力衰竭反复入院及应用心脏机械辅助装置的患者。

四、诊断（鉴别诊断）

1. 判断是否为心力衰竭 根据心力衰竭的症状（如腹部胀满、水肿、活动后气短、夜间阵发性呼吸困难）及典型肺循环淤血和（或）体循环淤血体征（如端坐呼吸、双肺湿啰音、肝大、双下肢可凹性水肿），结合胸部X线片的心影增大、肺淤血表现及超声心动图提示的心脏收缩、舒张功能减低可明确心力衰竭的诊断。

需要与其他引起呼吸困难或水肿的疾病鉴别。

（1）肺源性呼吸困难：左心衰竭引起的心源性呼吸困难和肺源性呼吸困难有时很难鉴别。慢性阻塞性肺疾病的患者有慢性咳嗽、咳痰病史；哮喘患者可能有过敏的病史，不发作哮喘时活动耐力正常；肺栓塞患者往往有长途旅行、卧床、近期手术等导致深静脉血栓的危险因素，体格检查时往往肺部无明显啰音。结合患者既往病史、发作时咳粉红色泡沫痰以及超声心动图心脏收缩或舒张功能下降则支持心力衰竭诊断；若呼吸困难患者脑钠肽（BNP）＜100pg/mL 或 N-末端脑钠肽前体（NT-proBNP）＜300pg/mL 可排除心力衰竭可能。

（2）右心衰竭引起的水肿要和肾脏疾病、肝脏疾病等引起的水肿鉴别，血液生化检查肝肾功能可帮助鉴别；甲状腺功能减退症引起的水肿多为非凹陷性的水肿；右心衰竭引起的下肢水肿多是双侧对称性的，而丹毒、静脉血栓形成、静脉曲张等原因引起的水肿往往是单侧的，非对称性的。

2. 寻找心力衰竭的病因 包括冠心病、扩张型心肌病、高血压、心脏瓣膜病等。

3. 寻找此次心力衰竭复发加重的诱因 比如感染、劳累、贫血、服药不规律等。

4. 评价心力衰竭严重程度 NYHA分级和心力衰竭的分期。

五、治疗原则与预防

1. 一般治疗 去除诱因、限制水钠摄入、监测体重及出入量。

2. 药物治疗

（1）改善症状的药物

1）利尿剂

适应证：有呼吸困难和水钠潴留的心力衰竭患者。

用药原则：小剂量开始，逐渐加量，达到患者干体重后可予最小有效剂量长期维持。根据水钠潴留、体重、出入量情况调整利尿药物剂量。肾功能下降患者应用噻嗪类（如氢氯噻嗪）药物疗效不佳，需要应用袢利尿剂（如呋塞米），对于难治性心力衰竭患者，需要多种利尿药物联合使用。

副作用：长期服用利尿剂患者注意电解质紊乱、低血压、肾功能恶化等副作用。

2）地高辛

适应证：应用β受体拮抗剂、血管紧张素转换酶抑制剂（ACEI）或血管紧张素Ⅱ受体拮抗剂（ARB）和醛固酮受体拮抗剂后仍有症状且左心室射血分数（LVEF）≤45%的患者，也可用于心力衰竭伴有快速心室率的心房颤动患者。

用法：地高辛常规用量为 0.125～0.25mg/d，qd，70岁以上、低体重或肾功能下降患者应减量使用。低血钾时容易发生洋地黄中毒，应定期检测电解质及地高辛血药浓度。

洋地黄中毒的临床表现：食欲减退、恶心、呕吐、黄绿视、各种类型心律失常（室性期前收缩二联律、交界性逸搏等）。

3）硝酸酯类药物：扩张血管，改善心力衰竭症状，主要不良反应为低血压、头痛。

（2）改善预后药物

1）ACEI 或 ARB

适应证：所有心力衰竭和 LVEF＜40% 患者，还适用于高血压、冠心病、糖尿病患者。

禁忌证：妊娠妇女及血管性水肿、双侧肾动脉狭窄患者。高钾血症及严重肾功能不全患者慎用。

用药原则：小剂量起始，逐渐加量至目标剂量或最大耐受剂量并长期使用。

不良反应：干咳、肾功能恶化、高钾血症、低血压。

2）β受体拮抗剂

适应证：临床情况相对稳定、无明显水钠潴留的心力衰竭患者；近期心力衰竭失代偿患者如果不依赖静脉利尿、强心药物，可在住院严密监控的情况下应用。

禁忌证：支气管哮喘、二度以上房室传导阻滞。

用药原则：从小剂量开始，严密监测血压、心率、有无心力衰竭加重的症状和体征，缓慢加量，直至目标剂量或最大耐受剂量并长期服用。

3）醛固酮受体拮抗剂

适应证：所有已出现心力衰竭症状（心功能 NYHA Ⅱ～Ⅳ 级）的患者。

禁忌证：高钾血症、严重肾功能不全。

不良反应：高钾血症、肾功能恶化及乳腺增生。

3. 预防 心力衰竭患者的预防是防止心力衰竭进展以及因为心力衰竭再次住院的关键。患者需按医嘱坚持服药，同时注意监测血压、心率、体重变化以及化验检查，根据结果及时调整用药。避免感染，纠正心力衰竭的诱因，治疗伴随疾病，如贫血、肾功能不全、甲状腺功能亢进症等。注意限制盐的摄入，监测出入量。

六、转诊指征

1. 慢性心力衰竭急性加重，生命体征不稳定的患者均有转诊指征。
2. 规律药物治疗的情况下病情出现进行性恶化、药物疗效不佳的情况需转诊至上级医院就诊。
3. 出现严重药物副作用，如肾功能恶化、高钾血症、洋地黄中毒等情况需要转诊。

【经典习题】

1.患者,男,45岁。高血压病史5年,一直接受正规治疗,日常活动不受限。体检无异常发现,心电图正常。该患者目前心功能的临床分期属于

  A.A期   B.B期   C.C期

  D.D期   E.无法分期

2.患者,男,35岁。劳力性呼吸困难、心悸、气短、少尿、下肢浮肿1年余。1周前咽痛、咳嗽、咳黄痰后呼吸困难加重,夜间不能平卧。超声心动图示:左右心室扩张,弥漫性运动不良,左心室射血分数30%。口服地高辛0.25mg,1次/日。既往无任何特殊病史。其诊断首先考虑

  A.肺部感染   B.慢性心力衰竭   C.急性左心衰竭

  D.心包炎   E.急性右心衰竭

(3~4题共用备选答案)

  A.心率加快   B.体循环静脉淤血   C.心室肥厚

  D.肺淤血、肺水肿   E.毛细血管通透性增高

3.左心衰竭主要是由于

4.右心衰竭主要是由于

(5~6题共用备选答案)

  A.呼吸困难   B.咳嗽   C.咯血

  D.下垂性凹陷性水肿   E.发绀

5.左心衰竭时最早出现和最重要的症状是

6.右心衰竭时典型的体征是

答案:1.A;2.B;3.D;4.B;5.A;6.D。

第二节 心律失常

心律失常	概述	★★
	临床表现及处理	★★★
	转诊指征	★★

一、概述

心律失常多见于各种心脏病患者,也可见于正常人。引起心律失常的原因很多,包括各种心脏病、电解质紊乱、药物过量或中毒、缺血、缺氧、情绪激动、烟、酒、茶过量等,但仍有些原因不明。心律失常的临床表现轻重不一,从无症状到症状明显:<u>最常见为心悸,严重的可有头晕、血压下降甚至晕厥</u>。确诊心律失常有赖于发作时描记心电图。心律失常的治疗首先要去除或控制可能导致心律失常的原因,并根据心律失常的严重程度、临床症状和血流动力学变化的轻重缓急来确定治疗方案。<u>无器质性心脏病的期前收缩、无症状的窦性心动过缓等,不影响健康,不需特殊治疗</u>。但快速心房颤动可诱发心力衰竭、室性心动过速等,可危及生命,需立即抢救。

二、临床表现及处理

(一)期前收缩(过早搏动、早搏)

期前收缩是在基础心律中提前出现的异位心搏。按起源部位分为房性早搏、室性早搏、交界性早搏。<u>临床上最常见的是发生在窦性心律基础上的各种早搏</u>,有时在心房颤动基础上也会出现室性早搏。

1. 房性早搏（房早）

（1）临床表现：多数患者可有心悸感；部分患者无症状，仅心电图检查时发现。听诊特点：在心律规则的基础上，有提前出现的心跳。

（2）心电图特点：窦性心律的基础上有一个提前出现的、形态有变异的P波，PR＞0.12秒，QRS形态与窦性时相同，有时可伴差异性传导，代偿间歇不完全。若提前出现的P波后无QRS波，为房早未下传。

（3）处理：房早可见于高血压、心脏瓣膜病等心房增大的患者，也常见于正常人，多数情况下不需药物控制。部分患者因心悸而影响日常生活、工作，可短期服用镇静剂或小剂量β受体拮抗剂。对有心房颤动或阵发室上速发作史的患者，房早可诱发上述心律失常，应使用抗心律失常药物控制。常用的药物有β受体拮抗剂、莫雷西嗪、胺碘酮等。

2. 室性早搏（室早）

（1）临床表现：除心悸外，部分患者有颈部不适感，连续出现联律间期较短的室早可使原有心脏病患者出现一过性黑蒙症状。

（2）心电图特点：提前出现宽大、畸形的QRS波，其前无相关的P波；其后的ST异常；T波与QRS主波方向相反；代偿间歇完全。

（3）处理：室早既可见于冠心病、心肌病等心脏病患者，也可见于正常人。初次发现室早的患者应详细检查以除外器质性心脏疾病。正常心脏的室早多无临床意义，不需长期治疗，但应定期随访。症状明显的可使用β受体拮抗剂治疗，必要时也可短期口服美西律等药物治疗。发生在器质性心脏病患者的室早需进一步检查判定是否需长期药物治疗；有室性心动过速病史者出现的室早应给予严格的抗心律失常治疗。

（二）心动过速

1. 阵发性室上性心动过速（阵发室上速）

（1）临床表现：可见于各种年龄；多数心脏无器质性病变，少数患者可能合并有心脏病。发作具有突发、突止的特点，症状轻重与发作时的速率、持续时间长短、有无基础心脏病变及严重程度有关。听诊特点：心率150～240次/分，节律规整，第一心音强弱一致。

（2）心电图特点：QRS与窦性时相同，有时可伴差异性传导；RR匀齐，频率多在150～240次/分；P与QRS关系固定，但有时P波不易辨认。

（3）处理

1）发作时的终止

A. 可采用刺激迷走神经的物理方法：包括：a.压迫颈动脉窦，每次10～20秒；b.压迫一侧眼球，每次5～10秒；c.刺激咽部引起恶心反射；d.嘱患者深吸气后，屏气的同时用力做呼气动作。

B. 药物终止：a.维拉帕米（异搏定），5mg稀释后缓慢静脉注射，无效者5分钟后可重复一次（有窦性心动过缓史者慎用）；b.普罗帕酮，每次70mg，静脉缓慢注射，无效者20～40分钟可重复35～70mg，总量一般不超过210～280mg（使用中注意QRS间期及QT间期，如延长超过25%则应停止使用）；c.西地兰，0.4mg，缓慢静脉注射，无效时，间隔2～4小时重复0.2～0.4mg。

2）预防复发：心动过速终止后酌情选用药物预防发作或手术根治。

2. 阵发性室性心动过速（阵发室速）

（1）临床表现：常见于各种心脏病，发作时多数有出冷汗、头晕、黑蒙，甚至晕厥，但发生于正常心脏的特发室速症状较轻。体检除原有的心脏病体征外，可听到第一心音强弱不等，颈静脉搏动频率小于听诊心率。

（2）心电图特点：QRS宽大畸形伴发ST-T改变；RR不很匀齐，频率140～200次/分；P与QRS无关，P波常为窦性，P频率小于QRS频率。

（3）处理：阵发室速必须尽快终止。①利多卡因，首剂50～100mg，缓慢静脉注射，后以1～2mg/min维持（是急性心肌梗死患者的首选）；②普罗帕酮，用法同阵发室上速（因其有负性肌力作用，急性心肌梗死患者不可选用）；③伴有严重低血压、心力衰竭的阵发室速应首选电复律。

（三）心房颤动（房颤）

1. 临床表现 心房颤动可见于心脏瓣膜病、高血压心脏病、冠心病、心肌病以及甲状腺功能异常、酒精性心肌损害、心包疾病、病态窦房结综合征等情况，高龄也是心房颤动的常见原因。部分房颤原因不明，称为特发性房颤。房颤可诱发心功能不全、急性肺水肿。慢性房颤容易形成左心房附壁血栓，血栓脱落可导致脑动脉或外周动脉栓塞。体检可见第一心音强弱不等，节律不整，心率与脉率不等。

2. 心电图特点 P波消失，代之以大小不等、形态各异、间距不等的f波。f波频率为350～600次/分，RR间期不等，频率多在100～140次/分，QRS形态为室上性，偶尔有差异性传导。

3. 处理 对初发房颤且短时间不能自行转复者，应迅速控制心室率，可选用静脉注射毛花苷丙或口服β受体拮抗剂，但在心动过缓基础上发生的房颤不能使用。房颤时心室率超过150次/分者，因不能排除预激并发房颤的可能，也不可使用。如果患者出现头晕、血压下降、晕厥等症状，电复律较为安全。初发房颤者经初步处理、症状稳定后应进一步检查明确病因并酌情予以复律。复律后长期使用抗心律失常药物（β受体拮抗剂或胺碘酮）预防复发。不能复律者，长期服用地高辛和（或）β受体拮抗剂（或非二氢吡啶类钙通道阻滞剂）控制心室率，并酌情使用抗凝剂预防血栓并发症。

三、转诊指征

1. 心律失常发作时出现意识丧失或低血压、晕厥、心绞痛、心力衰竭等血流动力学不稳定表现者。
2. 既往有严重基础性心脏病（包括心肌炎、心肌梗死、不稳定型心绞痛等），新出现严重心律失常。
3. 室性心动过速。
4. 室上性心动过速未能转复者以及频繁发作的室上速需确定预防发作方案或进行手术根治者。
5. 初发心房颤动初步处理后未能转复者以及转复后需明确病因者。
6. 在心动过缓基础上发生的心房颤动；心房颤动发作时心室率超过150次/分，需除外预激伴发心房颤动者。
7. 新发生的室性早搏，需要治疗的房性早搏。

【经典习题】

7. 患者，男，66岁。心悸3天来医院就诊。既往有高血压病史20年。查体：P 90次/分，BP 140/66mmHg，双肺听诊未见异常，心率130次/分，第一心音强弱不等，心律绝对不规整。导致患者心悸最可能的原因是

    A. 房室早搏   B. 室性早搏   C. 心房颤动

    D. 心动过速   E. 房室传导阻滞

8. 患者，女，51岁。妇科手术前接受常规心电图检查示窦性心动过缓（46次/分），有频发房性早搏。既往无慢性病史，近2年快走或上楼时感轻度乏力、头晕。正确的处理是

    A. 口服阿托品治疗   B. 建议进一步检查

    C. 安置永久性起搏器   D. 暂不需治疗，定期复查心电图

    E. 口服β受体拮抗剂治疗房性早搏

答案：7.C；8.B。

第三节 原发性高血压

原发性高血压	概述	★★
	临床表现	★★★
	诊断（鉴别诊断）	★★★
	治疗原则与预防	★★★
	转诊	★★★

一、概述

高血压是一种以体循环压力升高为主要特征的全身性疾病。在血压升高的患者中，90%～95% 的原因不明，因既有遗传因素又有环境因素，是两者相互作用、相互影响的多因性疾病，故称之为原发性高血压，简称高血压。另外 5%～10% 的患者血压升高是由于肾脏、肾上腺或其他疾病引起，称之为继发性高血压，在祛除病因后血压可降至正常。继发性高血压的常见病因有：肾实质性高血压（包括急、慢性肾小球肾炎，多囊肾，慢性肾小管疾病，代谢性疾病肾损害如糖尿病肾病、痛风性肾病）、内分泌性疾病（主要有原发性醛固酮增多症、嗜铬细胞瘤、库欣综合征）、肾动脉狭窄、主动脉缩窄、阻塞型睡眠呼吸暂停低通气综合征以及药物引起（糖皮质激素、中枢神经类药物、非类固醇抗炎药及某些中草药）的血压升高。

二、临床表现

1. 临床表现 多数高血压患者在出现靶器官损害前并无特殊不适，经常是在常规体检筛查中被发现，当血压过高时患者可出现头晕、头痛。少数患者病情进展迅速，出现持续舒张压≥130mmHg，并伴有头痛，视物模糊，眼底出血、渗出和乳头水肿，持续蛋白尿、血尿、管型尿，肾功能下降，临床称之为恶性高血压。部分患者未能及时发现血压升高，而以高血压急性或慢性并发症为首发症状。

2. 并发症 分为急性并发症和慢性并发症。

（1）慢性并发症：主要为心脏、脑、肾脏、血管等靶器官损害。①脑血管病：包括脑出血、脑缺血、腔隙性脑梗死、短暂性脑缺血发作；②心脏：包括左心室肥厚、心力衰竭和冠心病（心绞痛、心肌梗死、隐匿型冠心病）；③肾脏：蛋白尿、慢性肾功能不全；④血管病变：主动脉夹层。

（2）急性并发症：主要为高血压急症及高血压亚急症。高血压急症是指高血压患者，在某些诱因作用下，短时间内血压突然和显著升高，超过 180/120mmHg；同时伴严重靶器官损害，包括高血压脑病、颅内出血、脑梗死、急性心肌梗死、急性心力衰竭、肺水肿、急性冠脉综合征、主动脉夹层、子痫。高血压亚急症是指血压显著升高超过 180/120mmHg，但不伴严重靶器官损害。

三、诊断（鉴别诊断）

高血压的诊断性评估主要包括四个方面：①确定高血压是否存在；②鉴别是原发性还是继发性高血压；③血压分级；④危险分层。

1. 测量血压 诊室测量血压是评估血压的主要方法，在未用抗高血压药物的情况下，非同日 3 次测量，成年人收缩压≥140mmHg 和（或）舒张压≥90mmHg 即为高血压。患者既往有高血压病史，目前正在服用抗高血压药物，血压虽低于 140/90mmHg，也应诊断为高血压。也可参考家庭自测血压及动态血压的测量值：家庭自测血压收缩压≥135mmHg 和（或）舒张压≥85mmHg；动态血压 24 小时收缩压平均值≥130mmHg 和（或）舒张压平均值≥80mmHg；白天收缩压平均值≥135mmHg 和（或）舒张压平均值≥85mmHg；夜间收缩压平均值≥120mmHg 和（或）舒张压平均值≥70mmHg。

2. 排除继发性高血压 各种继发性高血压的临床表现见表 3-3-4。

表 3-3-4 常见继发性高血压的临床表现

可能诊断	临床特征
肾脏实质性疾病	蛋白尿、血尿、管型尿或泡沫尿；血浆肌酐水平升高；肾超声结果异常
肾血管性高血压	30 岁以前突然发生或 55 岁以后突然恶化；腹、背部可听到血管杂音，降压治疗效果差
多囊肾	双侧肾脏囊肿伴或不伴血尿，或可触及肾脏
醛固酮增多症	原因不明的顽固性低血钾，进行性夜尿增多、乏力
库欣综合征	满月脸，向心性肥胖，痤疮，多血质血管条纹，瘀青；血糖调节异常
嗜铬细胞瘤	血压忽高忽低，阵发性高血压伴头痛、面色苍白、出汗和心悸
主动脉缩窄	年轻时发病；右上肢血压明显高于左上肢及（或）双下肢血压
睡眠呼吸暂停综合征	肥胖；夜间呼吸中断伴显著的鼻鼾

此外，甲状腺功能亢进及主动脉瓣关闭不全时可表现为收缩压升高、脉压增大，应注意与单纯性收缩期高血压鉴别。

3. 高血压分级 高血压患者血压分级见表3-3-5。血压分级以病史中最高血压数值为依据。若患者的收缩压与舒张压分别属于不同级别时，则以较高的分级为准；单纯收缩期高血压也可按照收缩压水平分为1、2、3级。

表3-3-5 18岁以上成人血压水平的定义和分级

级别	收缩压（mmHg）	舒张压（mmHg）
正常血压	<120	<80
正常高值	120~139	80~89
高血压	≥140	≥90
1级高血压（轻度）	140~159	90~99
2级高血压（中度）	160~179	100~109
3级高血压（高度）	≥180	≥110
单纯收缩期高血压	≥140	<90

注：引自《中国高血压基层管理指南（2014年修订版）》

4. 高血压的危险因素评估 无论是原发性高血压还是继发性高血压，长期的血压升高均可造成心、脑、血管及肾脏等靶器官的损害。靶器官的损害程度不仅直接与血压升高的水平有关，还与患者是否伴有其心血管的危险因素、靶器官的损害程度及合并其他疾病的情况密切相关。高血压危险分层见表3-3-6。

表3-3-6 高血压危险分层

其他危险因素和病史	血压（mmHg）		
	1级高血压	2级高血压	3级高血压
Ⅰ：无其他危险因素	低危	中危	高危
Ⅱ：1~2个危险因素	中危	中危	高危
Ⅲ：≥3个危险因素，或靶器官损害，并存临床疾病	高危	高危	高危

除血压升高水平以外，表3-3-6中其他危险因素包括年龄（男性>55岁、女性>65岁）、正在吸烟、血脂异常、早发心血管病家族史、肥胖或腹型肥胖。靶器官损害包括左心室肥厚、颈动脉内膜增厚或斑块、血肌酐轻度升高。并存临床疾病包括脑血管病、心脏病、肾脏疾病、周围血管病、糖尿病。

5. 做出完整诊断 除应明确为原发性高血压外，还应注明：①高血压分级；②高血压危险分层；③靶器官损害（具体列出）。

四、治疗原则与预防

1. 治疗原则 治疗原则是血压达标、平稳、综合管理。治疗目的是最大限度降低心血管病并发症的发生与死亡的总体风险，治疗所有可逆性心血管危险因素、靶器官损害以及各种并存的临床疾病。

2. 治疗目标 在患者能耐受的情况下，逐步降压达标。①一般高血压患者，血压降至140/90mmHg以下，如果耐受，还可以降低。②伴有糖尿病、慢性肾脏疾病、心力衰竭和病情稳定的冠心病合并高血压患者，血压控制目标为130/80mmHg以下。③对于老年人收缩期高血压患者，收缩压应该控制在150mmHg以下，如果耐受，可降至140mmHg；冠心病患者舒张压低于60mmHg不利于冠状动脉的血流灌注，应在密切监测血压的前提下，逐渐实现收缩压达标。

3. 治疗策略

（1）高血压初步诊断后立即采取治疗性生活方式干预（非药物治疗）：①减少钠盐摄入，增加钾盐摄入：每人每日钠盐的摄入应低于6g。②控制体重：成人BMI应控制在18.5~23.9；腰围：男、女分别应小于90cm及85cm。③不吸烟（包括二手烟）。④限制饮酒：所有高血压患者应限制饮酒量，每日酒精摄入量男性不应超过25g，女性不应超过15g。⑤体育运动：定期的体育锻炼可降低血压、改善糖代谢。⑥减轻精神压力，保持心态平衡。《国家基层高血压防治管理指南（2017）》将其归纳为：限盐、减重、多运动；戒烟、限酒、心态平。

（2）药物治疗时机：①高危患者：一旦确诊，立即开始对高血压、并存的危险因素及临床疾患进行综合治疗。②中危患者：随访1个月，多次测量血压仍高于正常，可开始药物治疗；血压正常者继续监测血压。③低危患者：随访3个月，多次测量血压仍高于正常，可开始药物治疗；血压正常者继续监测血压。

4. 治疗高血压的常用药物

（1）常用药物：有5类，包括钙通道阻滞剂（CCB，主要是二氢吡啶类）、肾素血管紧张素转换酶抑制剂（ACEI）、血管紧张素Ⅱ受体拮抗剂（ARB）、利尿剂、β受体拮抗剂。此外，还有α受体拮抗剂、作用于中枢的降压药及直接血管扩张剂。

（2）药物选择：应根据患者的血压水平、临床特点、靶器官损害及各种并存的临床疾病，选择适宜的降压药物。常用药物的适应证、禁忌证及不良反应见表3-3-7。

表3-3-7 常用降压药物的适应证、禁忌证及不良反应

		CCB	ACEI	ARB	噻嗪类利尿药	β受体拮抗剂
适应证	左心室肥厚	+	+	+	±	±
	稳定型心绞痛	+	+	+	-	+
	心肌梗死后	-	+	+	+*	+
	心力衰竭	-	+	+	+	+
	预防心房颤动	-	+	+	-	+
	脑血管病	+	+	+	+	±
	颈动脉内中膜增厚	+	±	±	-	-
	蛋白尿/微量蛋白尿	-	+	+	-	-
	心功能不全	±	+	+	+**	-
	老年人	+	+	+	+	±
	糖尿病	±	+	+	±	±
	血脂异常	±	+	+	-	-
禁忌证	相对	快速心律失常、充血性心力衰竭	可能怀孕的妇女	可能怀孕的妇女	妊娠	
	绝对	无	妊娠、高钾血症、双侧肾动脉狭窄	妊娠、高钾血症、双侧肾动脉狭窄	痛风 高钾血症* 肾衰竭**	二～三度AVB、哮喘
不良反应		心率加快，面部潮红、头痛、水肿	刺激性干咳 血管性脓肿	较少	电解质紊乱；影响血糖、血脂、血尿酸代谢	心动过缓、乏力、四肢发冷

注：+：适用；±：可能适用；-：证据不足或不适用；CCB：二氢吡啶类钙通道阻滞剂；ACEI：血管紧张素转换酶抑制剂；ARB：血管紧张素Ⅱ受体拮抗剂；*螺内酯；**袢利尿剂；AVB：房室传导阻滞。

（3）联合用药：联合用药的目的是加强降压效果，减轻不良反应，达到24小时平稳降压。对于2级高血压或高于目标血压20/10mmHg和（或）伴有多种危险因素、靶器官损害或临床疾病的高危人群，往往初始即需要2种小剂量降压药，必要时可能需3种甚至以上降压药联合使用。推荐的几种联合用药是：CCB+ARB，CCB+ACEI，ARB+利尿剂，ACEI+利尿剂，CCB+利尿剂，CCB+β受体拮抗剂。

我国常用的固定复方制剂有明确的减压作用且价格低廉，可作为基层降压药物的一种选择。

5. 高血压急症（见急诊急救部分）。

6. 高血压的预防 高血压的预防包括<u>一级预防</u>（危险因素的控制）、<u>二级预防</u>（对高血压患者早发现、早诊断、早治疗、预防并发症的发生）及<u>三级预防</u>（治疗并发症、延长生命、降低致残致死率）（详见慢性病管理高血压部分）。

五、转诊

1. 初诊患者转诊条件 ①合并严重的临床情况或靶器官损害；②患者<u>年轻且血压水平高达3级</u>；③怀疑继发性高血压；④<u>妊娠和哺乳期妇女</u>；⑤<u>怀疑白大衣高血压的可能</u>，需明确诊断；⑥为诊断分级、危险分层需要到上级医院进一步检查。

2. 随诊高血压转诊条件 ①按治疗方案用药2~3个月血压不达标；②血压控制平稳的患者，再度血压升高并难以控制；③血压波动较大，基层医生处理困难；④出现新的临床疾病；⑤出现不能解释或难以处理的药物不良反应；⑥高血压伴发多重危险因素或靶器官损害而处理困难。

【经典习题】

9. 患者，男，45岁。发现血压高2周，连续3天门诊测量血压均为180/110mmHg左右，无不适感觉。既往无慢性病史。下述处理中不正确的是
   A. 做心电图　　　　　　　　B. 查尿常规　　　　　　　　C. 全身体格检查
   D. 查血电解质、肾功能　　　E. 暂时不使用降压药物

（10~12题共用题干）

患者，男，45岁。高血压病史6年，最高血压达160/100mmHg，糖尿病3年。

10. 该患者血压的控制目标是
    A. 140/90mmHg以下　　　B. 140/80mmHg以下　　　C. 130/90mmHg以下
    D. 130/80mmHg以下　　　E. 120/80mmHg以下

11. 首选的降压药物是
    A. 美托洛尔　　　　　　　B. 比索洛尔　　　　　　　C. 氨氯地平
    D. 氢氯噻嗪　　　　　　　E. 依那普利

12. 治疗2个月后血压未达标，建议优先加用的药物是
    A. 美托洛尔　　　　　　　B. 比索洛尔　　　　　　　C. 氨氯地平
    D. 氢氯噻嗪　　　　　　　E. 依那普利

答案：9.E；10.D；11.E；12.C。

第四节　冠状动脉粥样硬化性心脏病

冠状动脉粥样硬化性心脏病	概述	★★
	临床表现	★★★
	诊断（鉴别诊断）	★★★
	治疗原则与预防	★★★
	转诊	★★★

一、概念

冠状动脉粥样硬化性心脏病（简称冠心病）是一种缺血性心脏病。临床表现主要有5型：①隐匿型（或无症状型）冠心病；②心绞痛；③心肌梗死；④缺血性心肌病；⑤猝死。其中以心绞痛和心肌梗死最

为常见。心绞痛又分为稳定型与不稳定型两种。急性心肌梗死分为"ST段抬高型心肌梗死"和"非ST段抬高型心肌梗死"两类。

冠心病的基本病理变化是：①冠状动脉内膜隐匿性出现粥样硬化斑块，斑块逐渐增大导致管腔发生狭窄，如狭窄达到70%以上，患者体力活动时心肌供血不足，出现心绞痛（稳定型心绞痛）；②一些偏心性斑块表面容易发生破裂，引起血小板聚集及局部血栓，伴随血栓的增大，血管的狭窄迅速加重，患者心绞痛在短期内明显加重，临床上表现为不稳定型心绞痛；③血栓进一步扩大，完全阻塞血管，心肌发生坏死，临床出现急性心肌梗死。

近年趋向根据发病特点和治疗原则将冠心病分为两大类：①慢性冠脉病，也称慢性心肌缺血综合征，包括隐匿型（或无症状型）冠心病、稳定型心绞痛和缺血性心肌病；②急性冠脉综合征，包括不稳定型心绞痛、急性心肌梗死及猝死。

已知冠心病的危险因素主要有高血压、血脂异常、吸烟、糖尿病、肥胖、缺乏体力活动、遗传因素（有早发心脑血管病家族史）、高龄等。

二、临床表现

（一）稳定型心绞痛

临床表现为发作性胸痛，部位在胸骨中下部之后方以及左前胸部，手掌范围大小。疼痛性质为压迫性、发闷或紧缩感；疼痛可放射到左上臂内侧、颈部、下颌，持续数分钟，休息或舌下含服硝酸甘油后数分钟可缓解。心绞痛以体力负荷加重为诱发因素，而且诱发心绞痛的体力负荷量比较恒定。心绞痛发作时可有心率加快、血压升高、表情焦虑、出冷汗等。心电图有缺血性ST段下移及T波倒置，症状缓解后可恢复。

（二）不稳定型心绞痛

如果心绞痛发作有下述特点，被称之为不稳定型心绞痛：①近1~2个月内新发生心绞痛；②原有稳定型心绞痛，近期明显加重，表现为诱发心绞痛的体力负荷量明显下降，疼痛更剧烈、更频繁、持续时间更长、需要更长的时间或更多的药物才能缓解；③休息时发作且持续时间＞20分钟。不稳定型心绞痛发作时心电图有缺血性ST段下移及T波倒置，心绞痛缓解后可恢复。部分患者发作时ST段出现一过性抬高，含服硝酸甘油后ST段可迅速降至正常。这类患者的发病机制是冠状动脉痉挛，属不稳定型心绞痛的一种特殊类型，称为变异型心绞痛。严重的不稳定型心绞痛发作时可有肌钙蛋白轻度（小于正常值3倍）升高。

（三）急性心肌梗死

心绞痛发作无体力负荷增加的诱因，疼痛持续时间长，伴窒息感，硝酸甘油不能缓解，还可伴有恶心、呕吐、大汗、头晕，甚至晕厥。查体：血压偏低，第一心音减弱，出现第四心音，心尖部可出现收缩期杂音，常出现室性早搏等心律失常。心电图先后出现T波高耸、相邻导联ST段单相曲线性抬高、病理性Q波等改变（见于ST段抬高型心肌梗死）。部分患者心电图表现为明显的缺血性ST段下移及T波倒置（见于非ST段抬高型心肌梗死）。血清心肌坏死标志物明显升高并随时间动态改变。

三、诊断（鉴别诊断）

（一）诊断

1. 心绞痛的诊断 根据典型的心绞痛症状，并排除其他原因导致的心绞痛，可初步诊断；如能描记到心绞痛发作时心电图有心肌缺血改变可确定诊断；必要时可做激发试验（如心电图运动试验）。对少数症状不典型的心绞痛，冠脉造影可确定病变的部位、程度，是明确诊断及手术治疗的依据。冠脉CT是借助计算机辅助成像技术、检查冠状动脉的无创性方法。

2. 急性心肌梗死（见本书第三部分第五章"急诊与急救"部分）。

（二）鉴别诊断

1. 心绞痛的鉴别诊断

（1）急性心肌梗死：心绞痛首先应与心肌梗死相鉴别。后者发作无诱因，胸痛更剧烈，伴有濒死感和恐惧感，持续时间长，服硝酸甘油无效，可伴有休克、心力衰竭、心律失常。心电图ST段抬高或ST

段显著降低伴心肌坏死标志物升高 3 倍以上。

（2）其他原因引起的心绞痛：梗阻性肥厚型心脏病者常有猝死的家族史，听诊胸骨左缘第 3、4 肋间可听到收缩期杂音，心电图可见深而窄的 Q 波；主动脉瓣狭窄者在主动脉瓣可听到收缩期杂音。超声心动图有助于鉴别。

（3）胃食管反流病：胸骨后烧灼样疼痛，饱餐后平卧易发生，多伴有反酸等食管反流症状，常于夜间发作。

（4）肋间神经痛：胸痛为刺痛、窜痛并沿肋间神经分布，肋骨下缘可有压痛并沿肋间神经放散。心电图、胸部 X 线片未见异常。

（5）肋软骨炎：可持续数周或数月，深呼吸及上臂活动时加重，肋软骨有压痛。心电图、胸部 X 线片未见异常。

（6）心脏神经症：青年或中年女性，有神经衰弱的症状；胸痛为短暂的刺痛或较久的隐痛；胸闷、气短与情绪有关；心肺检查正常。心电图、胸部 X 线片未见异常。

2. 急性心肌梗死的鉴别诊断（见本书第三部分第五章"急诊与急救"部分）。

四、治疗原则与预防

（一）治疗原则

1. 稳定型心绞痛的治疗 药物治疗、介入治疗和冠状动脉旁路移植术是冠心病治疗的三种方法。其中药物治疗是基本手段，同时要强调包括改变生活方式的综合治疗。

（1）动脉粥样硬化的治疗

1）抗血小板：除非有禁忌证，所有患者均应口服阿司匹林 75～150mg/d 治疗。

2）降脂治疗：控制血脂、稳定粥样硬化斑块、抗炎、保护血管内皮功能。

（2）抗心绞痛治疗：目的是达到心肌需氧与供氧的平衡。

1）β 受体拮抗剂：常用的有美托洛尔、比索洛尔。除非有禁忌证，否则均应持续、无限期使用。

2）硝酸酯类药物治疗：常用的有单硝酸异山梨酯、硝酸异山梨酯、硝酸甘油等。根据症状使用。

3）钙通道阻滞剂：常用的有硝苯地平（控释或缓释剂型）、氨氯地平、硫氮䓬酮等。根据病情选用。

（3）积极治疗高血压、糖尿病血脂异常；合并糖尿病、肾病者 < 130/80mmHg；糖尿病的控制目标是糖化血红蛋白正常。血脂异常的控制目标依危险分层确定（见本章第五单元第六节"血脂异常"）。

（4）改变生活方式：戒烟（包括被动吸烟）、运动（每天 30～60 分钟适当强度有氧运动），减少饱和脂肪酸、反式脂肪酸和胆固醇的摄入，保持正常体重。

2. 不稳定型心绞痛的治疗 除稳定型心绞痛的各项治疗措施外，不稳定型心绞痛最重要的治疗措施是强化抗血小板治疗及抗凝（使用肝素）治疗，有些患者还需要介入/手术治疗。这些措施需在专科医院进行。具体治疗原则包括：①强化抗血小板治疗：常需要两种抗血小板药物（如阿司匹林+氯吡格雷）联合使用；②抗凝治疗：使用肝素，防止血栓形成及扩展，避免心肌损伤、坏死；③降脂：使用他汀类药物稳定斑块、抗炎、保护血管内皮功能；④抗心绞痛：硝酸酯类可酌情增加剂量或静脉注射，在无禁忌证的情况下口服 β 受体拮抗剂；⑤变异型心绞痛者（发作时出现 ST 段一过性抬高者）使用硫氮䓬酮，解除冠状动脉痉挛。

3. 急性心肌梗死的治疗（见本书第三部分第五章"急诊与急救"部分）。

（二）冠心病的预防

1. 一级预防 主要是针对冠心病的危险因素进行宣教，包括：①不吸烟（包括二手烟）；②饮食调整：总热量控制，减少胆固醇摄入；③增加体力活动，防止肥胖；④积极治疗高血压、糖尿病、血脂异常。

2. 二级预防 对冠心病患者早诊断、早治疗，积极采取药物及非药物措施，控制病情发展，预防并发症的发生。药物治疗包括长期服用阿司匹林、β 受体拮抗剂、他汀类降脂药；有心肌梗死病史的患者应长期使用血管紧张素转换酶抑制剂。其他措施与一级预防相同，鼓励病情稳定的冠心病患者有计划地适当运动。

3. 三级预防 积极治疗并发症，防止病情恶化，延长患者寿命，减低死亡率。

五、转诊

1. 对于确诊或疑诊为急性心肌梗死的患者，应立即安排专业医护人员护送转诊。
2. 所有不稳定型心绞痛患者均应转诊。其中48小时内频繁发作的静息心绞痛患者，发作时ST段明显抬高或下移＞1mm，发作持续时间＞20分钟或伴发严重的心律失常、血压下降者，需安排专业医护人员护送转诊。
3. 稳定型心绞痛及陈旧性心肌梗死患者出现下列情况时需转诊：①原有的危险因素控制不理想或发现新的危险因素（伴发糖尿病、严重血脂异常等）；②原有并发症控制不佳或出现新的并发症（如心功能不全、心律失常等）；③出现药物不良反应，需调整治疗方案；④首次发现陈旧性心肌梗死。

【经典习题】

13. 患者，男，56岁。2年前因急性心肌梗死接受冠脉介入治疗，术后活动时无不适。近2周出现快步行走时心前区憋闷，活动终止后1～2分钟症状消失。心电图检查提示Ⅰ、aVL导联呈QR型，ST段无偏移。最可能的诊断是

    A. 急性心包炎　　　　　B. 稳定型心绞痛　　　　　C. 急性心肌梗死
    D. 不稳定型心绞痛　　　E. 陈旧性心梗再发急性心梗

（14～15题共用题干）

患者，男，40岁。突发胸骨后疼痛2小时来诊，查体：右上肢血压150/80mmHg，左上肢血压140/72mmHg。肺听诊无啰音，心率52次/分，律齐。心电图示Ⅱ、Ⅲ、aVF导联ST段水平抬高0.3mV。

14. 最可能的诊断是

    A. 急性心包炎　　　　　B. 急性心肌梗死　　　　　C. 稳定型心绞痛
    D. 不稳定型心绞痛　　　E. 急性主动脉夹层

15. 下述处理中不正确的是

    A. 吸氧　　　　　　　　B. 心电监护　　　　　　　C. 注射杜冷丁
    D. 口服美托洛尔　　　　E. 嚼服阿可匹林

答案：13.D；14.B；15.D。

第三单元　消化系统

第一节　胃食管反流病

胃食管反流病	概述	★
	临床表现	★★★
	诊断	★★

一、概述

胃食管反流病是指胃十二指肠内容物反流入食管引起的不适症状和（或）组织学改变。胃食管反流病由多种因素造成，是以食管下端括约肌部功能障碍为主的胃食管动力障碍性疾病。直接损伤食管黏膜的因素是胃酸、胃蛋白酶及胆汁、胰液（非结合胆盐和胰酶）等反流物，故抑酸剂及促胃肠动力剂是临床主要的治疗药物。

二、临床表现

胃食管反流病的临床表现见表 3-3-8。

表 3-3-8 胃食管反流病的临床表现

	食管症状	食管外症状	并发症
常见和典型症状	烧心、反酸等反流症状	咽喉炎	上消化道出血
非典型症状	胸痛：是非心源性胸痛常见病因之一 吞咽困难 胸骨后不适感	咽部异物感 咽部堵塞感 慢性咳嗽 哮喘 睡眠障碍	食管狭窄 食管腺癌

三、诊断

1. 胃镜 是诊断反流性食管炎最准确的方法，能够协助判断黏膜损伤的程度和有无并发症。内镜下反流性食管炎的分级见表 3-3-9。

表 3-3-9 反流性食管炎分级（洛杉矶分级法）

分级	胃镜改变
正常	食管黏膜没有破损
A 级	一个或一个以上食管黏膜破损，长径小于 5mm
B 级	一个或一个以上食管黏膜破损，长径大于 5mm，但没有融合性病变
C 级	食管黏膜破损有融合，但小于 75% 的食管周径
D 级	食管黏膜破损融合，至少达到 75% 的食管周径

若患者提供有吞咽困难、消化道出血、呼吸困难、体重减轻或有肿瘤家族史等任何报警症状或信息时，应及时行胃镜检查，以便与食管良、恶性疾病，其他胃食管交界部疾病进行鉴别。

2. 24 小时食管 pH 监测 是诊断胃食管反流病（尤其非糜烂性反流病）的重要方法，能为食管内有无病理性酸反流提供客观依据。

3. 食管 X 线钡餐检查 主要用于不适合或不愿意接受胃镜检查者。对反流性食管炎诊断敏感性较胃镜差，对诊断食管裂孔疝有帮助。

4. 食管压力测定 可以检测食管上、下括约肌及食管体部的功能状态，对鉴别诊断、术前及术后食管功能的评估有重要价值。

5. 滴酸试验 可用于胸骨后疼痛的鉴别诊断。

6. 质子泵抑制剂（PPI）试验治疗 可用于疑诊为本病，而内镜检查阴性或不具备内镜检查的条件，且没有警报信号者。常用的试验方法是 PPI 1 片，每日 2 次，连用 7～14 天。如效果明显，胃食管反流病的临床诊断基本成立。

【经典习题】

（1～2 题共用题干）

患者，女，51 岁。1 个月来反复出现夜间入睡时胸骨下段疼痛，性质呈刺痛、烧灼样，有时向后背、胸部放射，坐起或喝水后症状可减轻，偶尔在饱餐后 1 小时左右发生，口含硝酸甘油无效。既往有高血压、十二指肠溃疡病史，否认糖尿病病史。

1. 最可能的诊断是

　A. 心绞痛　　　　　　　　　　B. 胆囊炎　　　　　　　　　　C. 慢性胃炎

D. 主动脉夹层　　　　　　E. 胃食管反流病
2. 最有效的治疗措施是
    A. 介入治疗　　　　　　B. 静注抗菌药物　　　　　C. 口服胃肠动力药
    D. 口服质子泵抑制剂　　E. 口服抗血小板药物
答案：1.E；2.D。

第二节　急性胃炎

急性胃炎	常见病因	★★
	诊断（鉴别诊断）	★★★
	治疗原则	★★★

一、常见病因

各种原因引起的胃黏膜急性炎症称为急性胃炎。常见病因见表3-3-10。

表3-3-10　引起急性胃炎的常见病因

	常见病因	主要致病机制
应激状态	严重创伤、手术、败血症、脑血管疾病、颅脑外伤、多脏器衰竭及严重心理障碍等	致胃黏膜微循环障碍、缺氧、黏液分泌减少、胃酸分泌增加
药物	抗血小板药物、非甾体抗炎药（NSAIDs）：是导致急性糜烂出血性胃炎较常见的原因，如阿司匹林、氯吡格雷、对乙酰氨基酚、吲哚美辛、布洛芬等	致前列腺素E合成不足，黏液屏障受损，黏膜修复障碍
	糖皮质激素：如泼尼松、地塞米松、甲泼尼龙等	促胃酸和胃蛋白酶原分泌，黏液分泌减少
	抗肿瘤药物	对胃肠黏膜产生细胞毒作用，使合并感染机会增加
	其他：铁剂、氯化钾	直接刺激胃黏膜
创伤	放置鼻胃管、胃镜下治疗	刺激、损伤黏膜
十二指肠-胃反流	上消化道动力障碍、幽门括约肌功能不全、胃Billroth Ⅱ式手术后、十二指肠远端梗阻等	胆汁酸和胰液损伤胃黏膜
饮食	过冷、过热、过于粗糙食物，病原体污染的食物，咖啡、酒精、刺激性调味品	刺激黏膜，破坏黏膜屏障
其他	剧烈恶心、呕吐，胃石	损伤胃黏膜

二、诊断（鉴别诊断）

1. 诊断

（1）临床表现：在上述原因作用下，出现上腹痛、恶心、呕吐和食欲减退等临床表现，应考虑到有急性胃炎的可能性。药物或应激状态所致的急性胃炎，可以呕血或黑便为首发表现；由食物中毒引起的急性胃炎，常同时伴有腹泻；也有部分患者无明显症状。

（2）确诊有赖于急诊胃镜。胃镜应在发病后24～48小时内进行。内镜下可见到胃黏膜充血、水肿、出血、糜烂、溃疡（一般为浅溃疡）。活检组织病理学检查常可见以中性粒细胞为主的炎症细胞浸润。

注意：腐蚀剂性胃炎急性期严禁行胃镜检查。

（3）疑有消化道出血者，应做呕吐物或粪隐血试验，血红细胞计数、血红蛋白测定。

（4）考虑感染因素引起者，应行外周血白细胞计数、分类检查，必要时行病原学检查。

2. 鉴别诊断

（1）以急性上腹痛、呕吐为主要表现者，需与急性胆囊炎、急性阑尾炎、急性胰腺炎、冠心病等进行鉴别。

（2）有呕血、便血时，应与消化性溃疡、反流性食管炎、食管－贲门黏膜撕裂综合征、门静脉高压症等进行鉴别。

三、治疗原则

1. 祛除病因 停用致病药物。若需要用阿司匹林或氯吡格雷等，可选择药物剂型，病情严重者应暂停用药；积极治疗原发病；适当限制饮食。

2. 应用抑酸剂、抗酸剂或胃黏膜保护剂 常用抑酸剂有组胺受体拮抗剂（H_2RA）、质子泵抑制剂（PPI）。抗酸剂包括氢氧化铝、碳酸氢钠等。常用的胃黏膜保护剂如吉法酯、铋剂、硫糖铝等。

3. 其他治疗 出血严重者，除了限制饮食、抑制胃酸外，应输血、补液，也可采用冰盐水100～200mL+ 去甲肾上腺素 8～16mL 或凝血酶分次口服或经胃管、胃镜喷洒止血治疗。必要时内镜或手术治疗。

【经典习题】

3. 非甾体抗炎药引起急性胃炎的主要机制是
   A. 激活磷脂酶A　　　　　B. 抑制前弹性蛋白酶　　　　C. 抑制前列腺素合成
   D. 促进胃泌素合成　　　　E. 抑制脂肪酶

4. 胃炎的急诊胃镜检查应在上消化道出血后
   A. 1周内进行　　　　　　B. 5天内进行　　　　　　　C. 4天内进行
   D. 3天内进行　　　　　　E. 1～2天内进行

答案：3.C；4.E。

第三节　慢性胃炎

	常见病因	★
慢性胃炎	临床表现	★★★
	诊断（鉴别诊断）	★★
	治疗原则	★★★

一、常见病因

各种原因引起的胃黏膜慢性炎症称为慢性胃炎。

在引起慢性胃炎的病因中，幽门螺杆菌（Hp）感染最为常见。

1. Hp感染 通过产生氨和细胞毒素、促上皮细胞释放炎症介质、自身免疫反应等机制引起或加重黏膜炎症反应。

2. 十二指肠－胃反流。

3. 自身免疫 壁细胞抗体和内因子抗体引起自身免疫性炎症。内因子减少导致维生素B_{12}吸收不良、巨幼细胞贫血，称为恶性贫血。

4. 年龄因素 老年人常存在胃黏膜营养不良、分泌功能下降和屏障功能降低等问题。

5. 缺乏黏膜营养因子 长期消化不良、营养缺乏可使胃黏膜修复和再生功能降低，炎症慢性化，上皮增殖异常或胃腺萎缩。

6. 其他 长期不当饮食或应用一些药物可刺激、损伤胃黏膜。

二、临床表现

慢性胃炎起病较隐匿，症状较轻或无明显症状。可表现为上腹疼痛或不适、烧灼感，也可有上腹胀满、早饱、嗳气、恶心和食欲减退等消化不良症状。

三、诊断（鉴别诊断）

1.诊断

（1）胃镜及活检组织病理学检查：是疾病诊断最可靠的方法。临床上还常用于评估疾病程度、鉴别诊断及随访。慢性胃炎常见病理改变见表 3-3-11。

表 3-3-11 慢性胃炎组织学病理改变

组织病理学改变	特点
炎症反应	以淋巴细胞和浆细胞为主的炎症细胞浸润
化生	胃黏膜表层上皮和腺上皮被杯状上皮和幽门腺细胞所取代
萎缩	腺体破坏，腺体数量减少，黏膜变薄，波及胃窦、胃体的多灶性萎缩发展为胃癌的风险性增加
不典型增生（异型增生或上皮内瘤变）	细胞增生过度、分化缺失，增生的上皮细胞核大、失去极性，有丝分裂象增多，腺体结构紊乱。重度者有时难以与高分化腺癌区分，应密切观察、随诊

化生、萎缩和不典型增生被视为癌前状态，应定期随访。

（2）Hp 检测：检测方法分为侵入性和非侵入性，见表 3-3-12。

表 3-3-12 Hp 检测方法及诊断价值

方法	检测名称	特点
非侵入性	^{13}C、^{14}C-尿素呼气试验	不依赖内镜检查，患者依从性好，准确性高，为"金指标"之一
	粪便 Hp 抗原检测	不依赖内镜检查，特异性、敏感性待定
	血清抗体检测	不依赖内镜检查，常反映感染过 Hp
侵入性	快速尿素酶试验	依赖内镜检查，可快速观察，敏感性欠佳
	胃黏膜组织切片染色镜检	依赖内镜检查，特异性高，为 Hp 检测"金指标"之一
	细菌培养	多用于科研

（3）血常规、血清壁细胞抗体、内因子抗体及维生素 B_{12} 水平测定：有助于诊断慢性自身免疫性胃炎。

2.鉴别诊断

（1）以上腹痛为主要症状者，需与消化性溃疡、胃食管反流病、心脏疾病、肿瘤进行鉴别。

（2）伴有头晕、心悸等贫血症状者，需与消化道出血、肿瘤、慢性肾脏疾病、各种贫血和营养不良性疾病进行鉴别。

（3）以胃灼热、嗳气、腹胀及睡眠障碍为主要表现者，应考虑到有功能性疾病存在或并存的可能性。

四、治疗原则

1.祛除病因

（1）合理饮食：主张食物多样化，避免过于粗糙、浓烈、辛辣食物及大量饮酒，少吃熏制、腌制食物。

（2）抗 Hp 治疗：目前国内常用的治疗方案有：①标准三联（PPI+羟氨苄青霉素+克拉霉素/甲硝唑），一个疗程为 7~14 天。该方案所面临的主要问题是耐药人群增多，根除率下降。②含铋剂四联（PPI+两种抗菌药物+铋剂），一个疗程为 7~14 天。这个方案也许是有效的选择。目前，临床常用的抗 Hp 治疗药物见表 3-3-13。

表 3-3-13 具有杀灭或抑制 Hp 作用的药物

抗菌药物：阿莫西林、克拉霉素、四环素、呋喃唑酮、甲硝唑、喹诺酮类抗生素
PPI：雷贝拉唑、兰索拉唑、泮托拉唑、埃索美拉唑、奥美拉唑等
铋剂：三钾二枸橼酸铋、果胶铋等

注：抗 Hp 药物的选择：①应根据患者的具体情况或当地耐药情况，合理选择治疗方案；②若在抗 Hp 治疗过程中，需同时服用抗血小板药物，不主张选择奥美拉唑，因其可能降低氯吡格雷等药物的血药浓度，增加心脑血管事件的发生率。

注意：单用表 3-3-13 中任何一种药均不能达到根除 Hp 的目的。

（3）抗十二指肠-胃反流：可用助消化、促胃肠动力药物等。

（4）对有胃黏膜营养因子缺乏者，可补充维生素，改善胃肠营养。

2. 个体化治疗 在实际工作中，应根据患者的具体情况制订治疗方案，见表 3-3-14。

表 3-3-14 慢性胃炎的个体化治疗

主要临床表现	用药的选择
上腹痛、反酸、胃灼热	合理应用抑酸剂、抗酸或胃黏膜保护剂
腹胀、早饱、恶心、呕吐	单独用或加用促胃肠动力剂，如多潘立酮、莫沙比利等
明显精神症状或情绪不稳定	酌情抗抑郁或抗焦虑治疗或请专科会诊
贫血症状	补充维生素 B_{12}，必要时补充铁剂
有上述表现者	可单独或配合使用中医中药

3. 癌前状况的处理 应视病情确定随访时间。对用药物不能逆转的重度不典型增生（高级别瘤变），可酌情选择胃镜下治疗或外科手术治疗。

【经典习题】

5.患者，女，60岁。间断上腹胀痛5年，进食凉、辣等刺激性食物后明显，时伴嗳气、上腹部烧灼感。发病以来食欲欠佳，尿色及尿量正常，体重稳定。既往曾诊断为胆石症。最可能的诊断是
  A.胆管结石　　　　　　B.慢性胃炎　　　　　　C.胃溃疡癌变
  D.十二指肠溃疡　　　　E.反流性食管炎

6.患者，男，56岁。2年前因上腹隐痛反复发作于当地医院就诊，胃镜检查后诊断为"慢性萎缩性胃炎伴重度不典型增生"。该病发展最严重的结局是
  A.胃癌　　　　　　　　B.胃溃疡　　　　　　　C.恶性贫血
  D.胃泌素瘤　　　　　　E.消化吸收不良

答案：5.B；6.A。

第四节　消化性溃疡

消化道溃疡	概述（常见病因）	★★
	临床表现	★★★
	诊断（鉴别诊断）	★★★
	治疗原则与预防	★★★
	转诊	★★★

一、概述（常见病因）

1. 概念 消化性溃疡是指胃肠黏膜被胃酸、胃蛋白酶等自身消化而形成的深层黏膜损伤。主要指发生在胃和十二指肠球部的溃疡，分别称之为胃溃疡（gastric ulcer，GU）和十二指肠溃疡（duodenal ulcer，DU）。

2. 常见病因

（1）Hp感染：是消化性溃疡的主要病因。十二指肠溃疡患者的Hp感染率高达90%~100%，胃溃疡为80%~90%。根除Hp可加速黏膜溃疡的愈合，并能降低消化性溃疡的复发率。

（2）药物：服用NSAIDs、抗血小板药物（如阿司匹林）、糖皮质激素、化疗药物者易发生消化性溃疡，尤其多见于老年人。NSAIDs和抗血小板药物是导致胃黏膜损伤最常见的药物。

（3）遗传易感性：部分患者有家族史。部分十二指肠溃疡患者的壁细胞总数和壁细胞每小时泌盐酸量常高于正常人。

（4）胃排空障碍：常见于幽门梗阻、慢性肠梗阻、功能性消化不良者。

（5）其他：应激、吸烟、饮酒、长期精神紧张、进食无规律等。

胃溃疡以黏膜屏障功能降低为主，十二指肠溃疡则以胃酸分泌增加起主导作用。

二、临床表现

1. 症状 上腹痛是消化性溃疡的主要症状，少部分患者症状轻或无症状，以消化道出血、穿孔等并发症为首发症状。

典型消化性溃疡的疼痛特点是：慢性经过，周期性发作，疼痛呈节律性（表3-3-15）。

表3-3-15 胃溃疡及十二指肠溃疡的典型表现

	十二指肠溃疡	胃溃疡
诱因	应激、过劳、精神紧张、进食无规律、吸烟等	同十二指肠溃疡
病程	可数年，甚至数十年	同十二指肠溃疡
发病季节性	好发于秋冬或冬春之交，发作与缓解交替	同十二指肠溃疡
腹痛与进食的关系	多为饥饿痛和（或）夜间痛，进餐后可缓解	腹痛常出现在餐后，下次进餐前可缓解
伴有消化道出血的表现	常呕吐咖啡样物，排柏油样便。大量出血者常伴有头晕、心悸、意识障碍等	
伴有幽门梗阻的表现	餐后腹胀明显，常呕吐酸臭或隔夜食物，呕吐后症状可缓解或改善	

2. 体征

（1）部分患者有剑突下压痛。

（2）合并消化道出血者，可有不同程度的贫血，甚至出现失血性休克的表现。可闻及肠鸣音活跃。

（3）合并幽门梗阻者，可有呕吐后脱水表现；典型患者可出现胃型，进餐6~8小时以后，上腹部振水音阳性。

（4）合并胃肠穿孔者，常有腹膜刺激征、腹膜感染，甚至感染性休克的表现。急性穿孔典型的腹部体征为：肝浊音界消失或缩小；腹膜刺激征，即压痛、反跳痛和肌紧张。

（5）胃溃疡癌变：常出现贫血、营养不良，甚至恶病质。晚期肿瘤者可触及肿大的左锁骨上淋巴结和上腹部包块。

3. 一些特殊类型溃疡的临床特点 见表3-3-16。

表 3-3-16 特殊类型溃疡的临床特点

类型	病因、好发部位或人群	临床特点
复合溃疡	胃十二指肠	幽门梗阻发生率较高，癌变率较低
幽门管溃疡	幽门管	餐后很快发生疼痛，早期出现呕吐，易发生出血、穿孔、梗阻
球后溃疡	十二指肠降部、水平段	疼痛可向右上腹和背部放射，易出血
巨大溃疡	溃疡直径>2cm，常见于服NSAIDs者和老年人	发生在十二指肠溃疡后壁者，疼痛剧烈而顽固，多放射至背部，易并发穿孔。需与恶性病变鉴别
老年人溃疡	常与使用NSAIDs有关，多发于胃体上部	症状不典型，可以没有症状或疼痛不规律。较易出现贫血、体重减轻，溃疡较大，需与恶性病变鉴别
儿童溃疡	儿童	腹痛多位于脐部，常出现呕吐，与幽门、十二指肠水肿和痉挛有关
无症状溃疡	长期服用NSAIDs者，老年人	可以消化道出血、穿孔等并发症为首发症状
难治性溃疡	病因未祛除，Hp感染，持续用NSAIDs，老年人	经正规治疗，症状不能改善，溃疡不愈合

4. 常见并发症

（1）消化道出血：是最常见的并发症。溃疡累及血管是导致出血的原因。

（2）穿孔：指溃疡穿过浆膜层，可有三种表现：①溃破入腹腔引起急性弥漫性腹膜炎。②穿孔受阻于邻近实质性器官，病情发展较慢。腹痛失去节律性，持续而顽固。③穿入空腔脏器。

（3）幽门梗阻：多由十二指肠溃疡或幽门管溃疡引起。炎症水肿和幽门管痉挛引起的梗阻常为可逆性。慢性梗阻主要由溃疡瘢痕形成所致，常需要外科治疗。

（4）癌变：据估计胃溃疡有<1%的癌变率，十二指肠溃疡一般不发生癌变。

三、诊断（鉴别诊断）

1. 诊断

（1）胃镜：是确诊消化性溃疡首选的检查方法，可直接观察胃、十二指肠黏膜，也可进行活组织病理及Hp检查，对并发症的诊断及良、恶性溃疡的鉴别具有重要的价值。

注意：穿孔或高度可疑有穿孔者，禁忌行胃镜检查；消化道大出血并有生命体征不稳定者，应慎重选择胃镜检查。

（2）消化道X线钡餐：主要用于以下几种情况：了解胃、十二指肠的运动情况；有胃镜检查禁忌证者；不愿接受胃镜检查和没有胃镜检查设备时。

注意：在上消化道出血急性期及消化道穿孔时，一般不适宜进行消化道X线钡餐检查。

（3）Hp检测：见本章"慢性胃炎"一节。

（4）血常规及粪隐血：主要用于消化道出血、感染、营养不良等的诊断。

2. 鉴别诊断

（1）恶性溃疡：见表3-3-17。

表 3-3-17 良性溃疡与恶性溃疡的鉴别要点

		良性溃疡	恶性溃疡
临床表现		周期性发作，节律性疼痛，慢性病程	进行性发展，不规律疼痛，可出现贫血、体重减轻、恶病质
内镜下典型表现	溃疡形态	一般溃疡较小，呈圆形或类圆形	常较大，不规则
	溃疡边缘	锐，光滑，整齐	隆起，质地硬，易出血
	溃疡基底	苔平整，洁净	不平，污秽苔，可有岛屿状结构
	周围黏膜	柔软，皱襞向溃疡集中	结节状隆起，皱襞中断或变细
	分期	活动期（A1、A2期）、愈合期（H1、H2期）、瘢痕期（S1、S2期）	早期和进展期

	良性溃疡	恶性溃疡
X线钡餐检查	胃壁蠕动正常。溃疡直径较小，龛影呈圆形或类圆形。边缘光滑，龛影位于胃腔外。周围黏膜规则、柔软，皱襞集中	胃壁蠕动消失。溃疡直径较大，龛影不规则，位于胃腔内。边缘不整齐。周围黏膜隆起、结节状，皱襞僵硬

（2）慢性胆囊炎、胆石症、胆管炎：常在进食油腻食物后发作，疼痛多位于右上腹，有时向背部、肩部放射，可同时或先后出现寒战、发热、呕吐、黄疸等表现。腹部B超或CT检查有助于诊断。

（3）慢性胃炎：部分患者上腹痛与季节、饮食有关，需要鉴别，详见相关章节。

（4）功能性消化不良：主要表现为上腹痛、饱胀、反酸、呕吐等，部分患者可有类似消化性溃疡的症状。内镜检查有助于鉴别诊断。

四、治疗原则与预防

消化性溃疡的治疗目的：祛除病因，控制症状，促进溃疡愈合，预防复发，避免并发症。

1. 抑制胃酸分泌

（1）H_2受体拮抗剂：是治疗消化性溃疡的主要药物之一。其疗效较好，用药方便，价格适中，不良反应较少。

（2）质子泵抑制剂（PPI）：具有抑酸作用强、作用时间长（可达72小时）的特点。促溃疡愈合率超过H_2受体拮抗剂，是难治性溃疡和伴有消化道出血者的首选药物。

2. 抗Hp治疗 对于幽门螺杆菌感染引起的消化性溃疡，抗Hp可以治愈溃疡、预防复发。因此，不论消化性溃疡活动与否，都是抗Hp的主要指征之一，治疗方案及疗程见"慢性胃炎"一节。

3. 保护胃黏膜

（1）铋剂：在酸性溶液中呈胶体状，与溃疡基底面形成蛋白-铋复合物，覆盖于溃疡表面，阻断胃酸、胃蛋白酶对黏膜的消化作用。铋剂还可以通过包裹Hp菌体、干扰Hp代谢，发挥抗菌作用。

（2）弱碱性抗酸剂：常用的有铝碳酸镁、硫糖铝、氢氧化铝凝胶等。这类药物可中和胃酸，保护黏膜，缓解疼痛。

4. 内镜及手术治疗 用于有严重并发症者。

5. 预防及健康教育 建议有症状的患者适当休息，减轻精神压力，停服NSAIDs药物，酌情加用抑酸剂及黏膜保护剂，改善饮食习惯，戒烟限酒。

五、转诊

绝大多数消化性溃疡患者经过H_2受体拮抗剂或PPI治疗及抗Hp治疗后溃疡可以愈合。

作为基层医院，当遇到下述情况时，应认真履行请会诊或转诊义务：

1. 消化道出血，药物治疗无效者。
2. 发生急性穿孔、慢性穿透性溃疡的患者。
3. 溃疡瘢痕导致幽门梗阻者。
4. 既往有胃溃疡史，近期疼痛节律发生改变，伴有消瘦、贫血、呕血或便血等报警信号，疑似为溃疡癌变者。
5. 治疗过程中，症状无改善或出现严重药物不良反应者。
6. 缺乏抗Hp感染的药物、经验或治疗失败。

注意：在患者出现急性并发症、转诊前，应检测患者的生命体征，对患者的一般情况进行认真评估，应将具体情况客观地记录在病历上，并向患者家属交代。若患者生命体征不稳定，搬动和长途转运均应慎重。

【经典习题】

7. 患者，男，40岁。胃溃疡病史10余年，1小时前进食后突发剧烈上腹痛，持续性加重，并迅速波及全腹。查体：BP 80/55mmHg，HR 125次/分，T 38.8℃，板状腹，上腹部压痛、反跳痛及肌紧张，肠鸣音减弱，肝浊音界消失。最可能的诊断是

  A. 胃黏膜脱垂   B. 复合性溃疡   C. 溃疡癌变
  D. 溃疡穿孔   E. 促胃液素瘤

8. 关于消化性溃疡并发症的说法，不正确的是

  A. 幽门梗阻   B. 穿孔   C. 上消化道出血
  D. 癌变   E. 肝性脑病

9. 关于消化性溃疡的治疗，下列说法正确的是

  A. 需长期应用黏膜保护剂以降低溃疡复发率
  B. 为降低复发率，需长期服用质子泵抑制剂
  C. 只要内镜证实溃疡已经愈合，溃疡就不会复发
  D. 根除幽门螺杆菌可以降低溃疡复发率
  E. 有消化道出血的溃疡患者必须长期维持治疗

答案：7.D；8.E；9.D。

第五节　肝硬化

	概述（常见病因）	★★
肝硬化	临床表现	★★★
	诊断（鉴别诊断）	★★★
	治疗原则与预防	★★★
	转诊	★★★

一、概述（常见病因）

肝硬化是由一种或几种病因长期、反复作用所致的慢性肝脏疾病。其病理学特点为<u>肝细胞广泛变性、坏死，残存肝细胞结节性再生，肝组织弥漫性纤维化及假小叶形成。</u>

引起肝硬化的常见病因：

1. <u>病毒感染，主要见于乙型、丙型或与丁型肝炎病毒重叠感染。</u>
2. 长期大量饮酒。
3. 持续肝内、外胆汁淤积。
4. 免疫紊乱导致自身免疫性肝损害。
5. 长期接触毒物或服用肝损性药物。
6. 循环障碍，如右心衰竭、肝静脉或下腔静脉阻塞等。

二、临床表现

1. 症状

（1）代偿期：<u>可表现为乏力、食欲不振、腹胀。</u>

（2）失代偿期：有多系统受累，<u>以肝功能损害和门静脉压力增高为主要表现。</u>

2. 体征

（1）代偿期：肝脏是否肿大取决于不同类型的肝硬化。脾脏可因门静脉高压而呈轻、中度肿大。

（2）失代偿期

1）与肝功能减退相关的体征：①营养不良所致皮肤干燥或水肿；促黑素细胞激素增加所致面色黑黄、晦暗无光，即肝病面容；肝细胞损伤造成皮肤巩膜黄染；蜘蛛痣和肝掌与雌激素灭活障碍有关。②雄性激素分泌减少和雌激素增加可致男性乳房发育；③贫血及皮肤黏膜出血与肝脏合成凝血因子减少、脾功能亢进和毛细血管脆性增加有关。④低蛋白血症是导致腹水及下肢水肿的重要原因之一。

2）与门静脉高压有关的体征：①腹水：是肝硬化失代偿期最突出的表现，是肝功能减退和门静脉高压共同的结果。参与腹水形成的因素包括门静脉高压、有效循环血量减少及肾小球滤过率降低、低蛋白血症、继发性醛固酮和抗利尿激素增多、肝淋巴液生成过多等。门静脉高压是腹水形成的决定性因素。临床常用的检查腹水方法分别是液波震颤检查法、移动性浊音检查法和水坑征检查法。水坑征阳性提示游离腹水量超过120mL；移动性浊音阳性提示游离腹水量超过1000mL；液波震颤阳性提示腹水量超过3000mL。②门-腔侧支循环开放，主要有：a.食管胃底静脉曲张：需通过胃镜和X线钡餐等影像学检查发现；b.腹壁静脉扩张：可以观察到腹壁曲张静脉的血流以脐为中心呈放射状流向脐上和脐下；c.痔静脉扩张：部分患者因痔出血而发现肝硬化。③脾大：门静脉高压时，脾脏由于慢性淤血，脾索纤维增生而肿大，脾大者可伴有脾功能亢进，导致全血细胞或单系血液细胞成分的减少。

3. 常见并发症　肝硬化失代偿期可出现消化道出血，肝性脑病，肝肾综合征，水、电解质紊乱，腹水感染，原发性肝癌等并发症。

（1）上消化道出血：是最常见的并发症。诱因多为进食粗糙食物、腹内压增高、剧烈咳嗽等。临床表现为突发大量呕血和（或）柏油样便，严重时可引发休克和肝性脑病。导致消化道出血的原因包括：食管-胃底静脉曲张破裂、门静脉高压性胃病、消化性溃疡或急性糜烂出血性胃炎。门静脉高压是导致曲张静脉出血的主要原因，由于曲张静脉管壁薄弱、缺乏弹性收缩，一旦反复破裂，应用药物较难控制，死亡率较高。

（2）肝性脑病：为本病最严重的并发症，是肝硬化患者最主要的死亡原因。

（3）感染：肝硬化患者抵抗能力减弱，易并发感染，如肺炎、胆道感染、败血症、自发性细菌性腹膜炎。自发性细菌性腹膜炎的致病菌多为革兰阴性杆菌，可表现为发热（多为低热）、腹胀、腹痛明显、腹水持续不减或迅速增加，腹膜刺激征阳性。

（4）肝肾综合征：患者肾脏无实质性病变，由于多种原因导致体循环血流量明显减少、血管床扩张而引起肾脏血流量不足。临床主要表现为少尿或无尿及氮质血症。

（5）原发性肝癌：特点为肝脏进行性增大、肝区持续性胀痛或钝痛。腹水可迅速增加且难治。血性腹水多因癌组织侵犯肝包膜或向腹腔破溃引起。

（6）电解质和酸碱平衡紊乱：长期钠摄入不足、使用利尿剂、大量放腹水、腹泻和继发性醛固酮增多等是导致电解质紊乱的常见原因。

二、诊断（鉴别诊断）

1. 诊断

（1）肝功能储备能力的评估：临床广泛应用的Child-Pugh肝功能分级法，对于评估肝功能状态、预后及对手术耐受性十分重要，见表3-3-18。

表3-3-18　Child-Pugh肝功能分级

临床及系列化测定	异常程度的分数		
	1	2	3
肝性脑病	无	1~2度	3~4度
腹水	无	少量	中等以上

续表

临床及系列化测定	异常程度的分数		
	1	2	3
白蛋白（g/L）	>35	28~35	<28
凝血酶原时间（延长秒数）	<4	4~6	>6
胆红素（mg/dL）	<2	2~3	>3
原发性胆汁性肝硬化（PBC）时胆红素	1~4	4~10	>10

注：5~6为A级，7~9为B级，10~15为C级

（2）代偿期肝硬化：指早期肝硬化，一般肝功能属于Child-Pugh A级。患者可有轻度乏力、腹胀等消化不良症状，血清白蛋白轻度降低，凝血酶原活动度常大于60%，血清丙氨酸氨基转移酶（ALT）及天冬氨酸氨基转移酶（AST）可升高，可有门静脉高压症的表现，食管静脉多为轻度曲张。患者一般无腹水、肝性脑病或上消化道出血等严重并发症。

（3）失代偿期肝硬化：指中、晚期肝硬化，一般肝功能属于Child-Pugh B或C级。患者常有明显的消化不良症状，血清白蛋白小于35g/L，A/G<1.0，凝血酶原活动度小于60%，食管-胃底静脉曲张明显。患者可出现腹水、肝性脑病、上消化道出血等严重并发症。

（4）肝炎病毒学检查：用于判断有无病毒感染及感染病毒的类型。

（5）甲胎蛋白（AFP）：是诊断肝细胞癌特异性的标志物。

（6）腹水检查：有助于鉴别诊断。

（7）腹部B超：常见肝脏左、右叶比例失调，肝实质回声异常改变。能够显示脾脏大小及外形，门静脉高压时可见门静脉和脾静脉直径增宽，有腹水时可以见到液性暗区。

（8）上消化道X线钡餐检查：食管静脉曲张时，检查显示食管腔内虫蚀样或蚯蚓状充盈缺损；胃底静脉曲张时见胃底菊花样充盈缺损。

（9）内镜检查：可观察曲张静脉的部位、数量及程度。诊断敏感性高于X线钡餐检查。

（10）肝穿刺活组织检查：假小叶形成是确定肝硬化诊断的依据。

2. 鉴别诊断

（1）与引起肝大的其他疾病鉴别：如淤血性肝大、血吸虫病、肝包虫病等。

（2）与引起腹水的其他疾病鉴别：如结核、肿瘤等，鉴别要点见表3-3-19。

表3-3-19 肝硬化与自发性腹膜炎、结核性腹膜炎及肿瘤腹水的诊断要点

疾病	腹水性质	细胞分类特点	进一步检查
肝硬化腹水	漏出液改变	白细胞<100×10⁶/L	
自发性腹膜炎	漏-渗液之间或渗出液改变	白细胞>500×10⁶/L 中性粒细胞升高	腹水培养
结核性腹膜炎	渗出液改变	白细胞增多，淋巴细胞增多，红细胞可增多	抗酸杆菌检查 ADA
肿瘤性腹水	可呈漏出液改变	红细胞增多	细胞学检查

（3）与其他原因引起的上消化道出血及肾功能不全疾病进行鉴别。

四、治疗原则与预防

1. 一般治疗 包括：①休息；②饮食：以碳水化合物为主，蛋白质摄入量以患者可耐受为宜，辅以多种维生素。食物不宜辛辣或粗糙，应注意避免误服刺和骨。肝功能严重损害或出现肝性脑病时，应禁止或限制蛋白质摄入；腹水患者应选用少盐或无盐饮食。

2. 祛除或减轻病因 ①抗病毒治疗：复制活跃的乙型肝炎病毒感染是肝硬化进展最重要的危险因素

之一。目前认为，乙型肝炎病毒肝硬化失代偿期患者，若 HBV DNA 阳性，应酌情予抗病毒治疗。②抗丙型肝炎病毒治疗适用于代偿期的丙型肝炎肝硬化患者。③其他：戒酒，治疗其他基础疾病。

3. 避免或慎用损伤肝脏的药物。

4. 应用保护肝细胞的药物 如多烯磷脂酰胆碱、水飞蓟素、甘草酸二铵等。

5. 腹水治疗和预防 在休息、增加营养、加强支持疗法的基础上，还应注意：①限制钠、水的摄入。②合理应用利尿剂：通常联合应用保钾利尿剂（如螺内酯）和排钾利尿剂（如呋塞米），两者的比例为 100mg：40mg。用药过程中应监测尿量、体重变化及血电解质等生化指标。③提高血浆胶体渗透压：对低蛋白血症者应输注白蛋白。放腹水加输白蛋白可以治疗难治性腹水。④可通过颈静脉肝内门体分流术等措施，降低门静脉压力，减轻或消除由门静脉高压引起的腹水。

6. 并发症的治疗和预防

（1）上消化道出血：①一级预防：主要针对已有食管-胃底静脉曲张、尚未出血者。措施包括：对因治疗，口服抑酸剂减少胃酸对曲张静脉的损伤；口服普萘洛尔和 5-单硝酸异山梨醇酯降低门静脉压力；内镜治疗等。②二级预防：对已经发生食管-胃底静脉曲张出血者所采取的措施。急性出血期应禁食、静卧、加强监护、补充血容量（静脉补液、输血）；应酌情选择垂体后叶素、血管加压素、生长抑素、内镜治疗、手术治疗或三腔二囊压迫止血法。高血压、冠心病患者禁用垂体后叶素、血管加压素。目前内镜治疗已经成为治疗食管-胃底静脉曲张破裂出血的重要手段。急诊外科手术止血并发症较多、死亡率较高。气囊压迫止血法通常用于药物治疗或内镜治疗无效，或无条件及时行内镜治疗或手术治疗时，气囊压迫一段时间后应放气观察（一般为 15～30 分钟），必要时可重复充气囊、压迫止血。气囊持续压迫时间不应超过 24 小时，压迫过久会导致黏膜溃疡、坏死，甚至使出血加重或穿孔。气囊压迫的主要并发症有吸入性肺炎、窒息、食管损伤、心律失常等。

（2）自发性腹膜炎：应立足于早诊、早治。抗菌药物的选择应遵循广谱、足量、肝肾毒性小的原则，首选第三代头孢菌素，如头孢哌酮+舒巴坦，用药时间不得少于 2 周。

（3）肝性脑病：见于严重肝病患者，是以代谢紊乱为基础的中枢神经系统功能失调综合征。治疗与预防措施包括：①及早识别并去除诱因：纠正电解质和酸碱平衡失调、止血、清除肠道出血（如服用乳果糖、生理盐水或弱酸液灌肠、导泻等）、防治感染、慎用镇静剂和损伤肝功能的药物；②营养支持：保证热量和维生素的供应，急性期限制或禁食蛋白质；③减少肠道毒物的生成与吸收，如清洁肠道、口服抗生素、应用益生菌制剂；④促进体内氨的排除；⑤治疗基础疾病。

（4）肝肾综合征：目前缺乏有效的治疗方法。积极防治上消化道出血，纠正水、电解质紊乱，避免肾毒性药物及大剂量应用利尿剂等是预防肝肾综合征发生的重要措施。积极抗感染、输注白蛋白可降低其发生率。

7. 手术治疗的主要目的 切断或减少曲张静脉的血流来源，降低门静脉压力，消除脾功能亢进。方法：分流术、断流术、脾切除术。无黄疸、腹水以及肝功能损害较轻者，手术效果较好。

肝移植：在我国是晚期肝硬化患者治疗的最佳选择。

五、转诊

当出现下列情况时，作为基层医院的医生，应认真履行转诊和请会诊义务：

1. 合并消化道出血，用抑酸剂和其他药物难以控制病情时。
2. 考虑消化道出血原因为食管-胃底曲张静脉破裂出血所致者。
3. 合并感染性疾病，尤其感染原因不明或疗效不好时，如自发性腹膜炎者。
4. 肝硬化腹水患者使用利尿剂或大量放腹水后出现意识障碍。
5. 肝硬化腹水患者出现少尿或无尿，尤其出现肾功能指标异常时。
6. 肝硬化患者出现不明原因消瘦、肝区疼痛，不除外肝癌时。
7. 需要抗病毒治疗者。

【经典习题】

(10～11题共用题干)

患者,女,60岁。反复呕血伴黑便4小时。呕吐3次,每次呕血量约300mL,为暗红色,伴血块,混有少量胃内容物;排暗红色血便2次,每次量约150mL,不伴腹痛。查体:P 120次/分,BP 86/50mmHg,皮肤苍白,巩膜略黄染,腹软、无压痛,肝肋下未触及,脾肋下3cm,腹水征(+)。

10.导致该患者消化道出血最可能的病因是
    A.胃癌   B.脾肿瘤   C.十二指肠溃疡
    D.肝硬化(失代偿期) E.急性糜烂出血性胃炎

11.应立即采取的治疗措施是
    A.迅速补充血容量   B.口服雷尼替丁   C.输新鲜冰冻血浆
    D.静脉注射肾上腺素 E.不予处理,立即转诊

答案:10.D;11.A。

第六节 急性阑尾炎

急性阑尾炎	概述(常见病因)	★★
	临床表现	★★★
	诊断(鉴别诊断)	★★★
	治疗原则	★★★
	转诊	★★★

一、概述(常见病因)

急性阑尾炎是最常见的外科急腹症之一。发病的主要原因是阑尾腔梗阻和细菌侵入阑尾壁。

1.临床可分为四种病理类型
(1)急性单纯性阑尾炎。
(2)急性化脓性阑尾炎。
(3)坏疽性及穿孔性阑尾炎。
(4)阑尾周围脓肿。

2.急性阑尾炎的转归
(1)炎症消退:一部分单纯性阑尾炎经及时药物治疗后炎症消退。大部分将转为慢性阑尾炎,易复发。
(2)炎症局限化:化脓、坏疽或穿孔性阑尾炎被大网膜包裹粘连,炎症局限,形成阑尾周围脓肿。需用大量抗生素或中药治疗,治愈缓慢。
(3)炎症扩散:阑尾炎症重,进展快,未及时手术切除,又未能被大网膜包裹局限,炎症扩散,发展为弥漫性腹膜炎、化脓性门静脉炎、感染性休克等。

二、临床表现

1.腹痛 典型患者腹痛开始的部位多在上腹部、剑突下或脐周围,经6～8小时疼痛转移,最后固定于右下腹部。这种腹痛部位的变化,临床上称为转移性右下腹痛。

2.胃肠道反应 恶心、呕吐最为常见,早期的呕吐多为反射性,晚期的呕吐与腹膜炎有关。

3.全身反应 部分患者自觉全身疲乏,四肢无力或头痛、头晕。病程中发热,体温多在37.5～38℃;化脓性和穿孔性阑尾炎时,体温较高,可达39℃左右;极少数患者出现寒战、高热,体温

可升到40℃以上。

4. 腹膜刺激征 包括右下腹压痛、肌紧张和反跳痛。右下腹麦氏点压痛是最常见、最重要的体征。

5. 腹部包块 阑尾周围脓肿形成时，部分患者可于右下腹触到包块。

6. 可作为辅助诊断的其他体征（间接体征）

（1）罗氏征（即结肠充气试验）。

（2）腰大肌征。

（3）闭孔肌征。

（4）经肛门直肠指检：引起炎症阑尾所在位置疼痛。

三、诊断（鉴别诊断）

1. 诊断 临床诊断主要依靠病史、临床症状、体检、实验室检验和影像学检查。常用的实验室检验和影像学检查如下：

（1）血常规：白细胞总数和中性粒细胞可有不同程度的升高。

（2）尿常规：多数患者正常，但炎症刺激到输尿管和膀胱时，尿中可出现少量红细胞和白细胞。

（3）X线检查：合并弥漫性腹膜炎时，为除外溃疡穿孔、急性绞窄性肠梗阻，立位腹部平片是必要的。

（4）腹部B超检查：病程较长者应行右下腹B超检查，了解是否有炎性包块及脓肿存在。

2. 鉴别诊断 许多急腹症的症状和体征与急性阑尾炎相似，需鉴别。

（1）胃、十二指肠溃疡穿孔：腹痛发生突然或突然加重，开始就达到最严重的程度。约50%的患者有消化性溃疡病史以及近期溃疡病加重的表现。查体：除右下腹压痛外，上腹仍有疼痛和压痛，肌紧张往往更为明显，肝浊音界缩小或消失，站立后前位腹部平片可显示膈下有新月形游离气体影。

（2）妇产科疾病：宫外孕有急性失血症状和腹腔内出血体征，有停经史和阴道不规则流血。查体有宫颈举痛、附件肿块；阴道后穹隆穿刺抽出不凝血。卵巢滤泡或黄体囊肿破裂病情较轻，发病多在排卵期或月经中期以后。卵巢囊肿蒂扭转有突发剧烈腹痛，下腹部可触及高张力并有明显压痛的肿块。急性输卵管炎和急性盆腔炎，常有脓性白带和盆腔压痛。

（3）右侧输尿管结石：多为右下腹绞痛，向会阴部和外生殖器放射，右侧肾区通常有叩击痛，沿右侧输尿管压痛。尿常规通常可查到大量红细胞。腹部X线平片可发现阳性结石影，超声检查可发现右侧肾盂积水及输尿管扩张。

（4）急性肠系膜淋巴结炎：多见于儿童，常有上呼吸道感染史或症状，先发生高热，后有腹痛或两者同时出现。无转移性腹痛特征，范围较广且不固定，患者左侧卧位时压痛部位可向内侧偏移。

（5）其他：如右下叶肺炎、胸膜炎、急性胃肠炎、急性胆囊炎等。

四、治疗原则

1. 手术治疗 绝大多数急性阑尾炎一旦确诊，应早期施行阑尾切除术。

（1）急性单纯性阑尾炎：条件允许时可先行非手术治疗，但必须仔细观察，如病情有进展应及时中转手术。经非手术治疗后，可能遗留有阑尾腔的狭窄，再次急性发作的机会很大。

（2）化脓性、穿孔性阑尾炎：原则上应立即实施急诊手术，行阑尾切除术。术后应积极抗感染，预防并发症。

（3）发病已数日且合并炎性包块的阑尾炎：暂行保守治疗，促进炎症的尽快恢复，待3～6个月后如仍有症状者，再考虑切除阑尾。保守治疗期间如脓肿有扩大并可能破溃时，应急诊引流。

（4）高龄患者、小儿及妊娠期急性阑尾炎：原则上应急诊手术。

2. 非手术治疗 仅适用于单纯性阑尾炎及急性阑尾炎的早期阶段，患者不接受手术治疗或客观条件不允许，或伴存其他严重器质性疾病有手术禁忌证者。主要措施包括选择有效的抗生素和补液治疗；也可经肛门直肠内给予抗生素栓剂。

五、转诊

以下情况需及时转诊至上级医院：

1.诊断不明的腹痛,应转诊进一步检查,以防误诊、漏诊,尤其重症急性胰腺炎、肠梗阻、胃肠穿孔等出现的急性腹痛,如果没有得到及时救治会危及生命。

2.需要手术治疗的腹痛患者,应尽早安排转诊。

3.伴休克,水、电解质、酸碱平衡紊乱的病情严重患者,应在社区医院测量并记录血压、心率、呼吸等生命体征,给予补液、扩容、使用升压药、补充电解质等,维持生命体征稳定,同时积极护送转诊。

注意:诊断未明确的腹痛患者,转诊前尽量不用止痛药物。

附:

[小儿急性阑尾炎]

小儿大网膜发育不全,不能起到足够的保护作用,患儿常不能清楚的提供病史。小儿急性阑尾炎的特点:

(1)病情发展较快而且严重,早期即出现高热和呕吐。

(2)右下腹体征不明显,但有局部明显压痛和肌紧张。

(3)穿孔率高,并发症和死亡率也较高。

治疗原则:早期手术,并配合输液、纠正脱水,应用广谱抗生素等。

[妊娠期急性阑尾炎]

较常见。尤其妊娠中期子宫增大较快,盲肠和阑尾被增大的子宫推挤向右上腹移位。妊娠期急性阑尾炎的特点:

(1)腹痛部位上移,腹痛位置随妊娠时间不断上移,可达上腹部。

(2)压痛部位上移,压痛、肌紧张和反跳痛均不明显。

(3)大网膜难以包裹炎症阑尾,腹膜炎不易被局限而易在腹腔内扩散。

(4)炎症进展易致流产或早产,威胁母子生命安全。

【经典习题】

(12~13题共用题干)

患者,女,30岁。2天前饱餐后出现脐周疼痛不适,伴恶心,未呕吐,半天后右下腹明显疼痛,阵发加重。1天前开始发热。既往曾行剖宫产,末次月经为2周前。查体:T 38.3℃,P 100次/分,BP 110/70mmHg,麦氏点有压痛、反跳痛,右下腹肌紧张,肠鸣音2次/分,移动性浊音阴性。

12.最可能的诊断是

A.急性胰腺炎　　　　　　B.急性肠胃炎　　　　　　C.急性阑尾炎

D.急性胆囊炎　　　　　　E.十二指肠溃疡

13.首选的治疗方法是

A.手术治疗　　　　　　　B.甘油灌肠　　　　　　　C.口服抗菌药物

D.应用生长抑素　　　　　E.给予胃黏膜保护剂

答案:12.C;13.A。

第七节　胆石症

	概述(常见病因)	★
胆石症	临床表现	★★★
	诊断(鉴别诊断)	★★★
	治疗原则与预防	★★
	转诊	★★★

一、概述（常见病因）

胆石症是指发生在胆囊和胆管的结石，胆囊内的结石为胆囊结石，左、右肝管汇合部以下的肝总管和胆总管结石为肝外胆管结石，汇合部以上的为肝内胆管结石。按结石的成分可分为胆固醇类结石、胆色素类结石、其他结石（碳酸钙、磷酸钙等）。

影响胆固醇与胆汁酸和磷脂浓度比例、造成胆汁淤积的因素都可能造成胆囊结石形成，常见病因包括高脂肪饮食、长期肠外营养、糖尿病、高脂血症、胃切除或胃肠吻合术后、肝硬化、溶血性贫血等。原发性肝外胆管结石形成的常见病因包括胆道感染、胆道梗阻、胆管节段性扩张、胆道异物如既往手术缝线线结等。继发性肝外胆管结石主要是胆囊结石进入胆管并停留。肝内胆管结石的病因相对复杂，主要与胆道感染、胆道寄生虫、胆汁淤积、胆管解剖变异、营养不良等有关。

二、临床表现

（一）胆囊结石

大多数患者为无症状胆囊结石。症状出现与否与结石的部位、大小及是否合并感染、梗阻等有关。进食油腻食物后，患者可出现右上腹部隐痛不适、饱胀，可伴嗳气、呃逆等，易误诊为"胃病"。当结石嵌顿在胆囊壶腹或颈部，会发生典型的胆绞痛症状。疼痛位于右上腹部，呈阵发性或持续疼痛阵发加重，可向右肩胛部和背部放射，可伴有恶心、呕吐。较少引起黄疸。

（二）肝外胆管结石

继发胆管炎后可发生典型的查科（Charcot）三联征：腹痛、寒战高热、黄疸。腹痛由结石嵌顿于胆总管下端或壶腹部、胆总管平滑肌或Oddi括约肌痉挛所致，症状类似胆绞痛。高热通常为弛张热，体温可达39～40℃。胆管梗阻后可出现黄疸，胆道黏膜水肿致胆道完全梗阻时，黄疸可进行性加重。当胆道黏膜水肿减轻后，结石与胆道黏膜间出现缝隙，黄疸可减轻。因此黄疸呈现间歇性和波动性。黄疸发生时，患者可有皮肤瘙痒、尿色加深，完全梗阻时，大便可呈白陶土样。如果胆道梗阻未能解除，胆管炎未被控制，可发生急性梗阻性化脓性胆管炎（AOSC），患者可在查科三联征的基础上出现休克、意识障碍的症状，即雷诺（Reynolds）五联征。

（三）肝内胆管结石

部分患者无临床症状，而在体检做超声检查时发现。常见的临床症状是胆管炎引起的寒战、高热和腹痛，局限于肝段的结石可不引起黄疸，反复胆管炎可导致多发肝脓肿。长期梗阻甚至导致肝硬化。

三、诊断（鉴别诊断）

1. 诊断

（1）饱餐或油腻饮食史。

（2）典型胆绞痛表现，肝外胆管结石合并胆管炎具有Charcot三联征，进展为AOSC时为Reynolds五联征。

（3）查体：右上腹压痛，不同程度肌紧张，Murphy征阳性，肝区叩痛。

（4）影像学检查：腹部超声（B型超声）是首选检查方法；腹部CT、磁共振胆胰管显像（MRCP）可明确结石的大小、部位、数量，胆道梗阻的部位和程度。

（5）实验室检查：血常规、血清胆红素可有相应变化。部分患者血清淀粉酶可有轻度增高。

2. 鉴别诊断

（1）右肾结石：部分含钙量较高的胆囊结石可在前后位立位腹平片上显影，位置与右肾结石可重叠，侧位照片可区别。典型临床症状、腹部超声可明确诊断。

（2）胆囊息肉：多数无症状，少数患者会有右上腹疼痛，伴有消化道症状，腹部超声可以与胆囊结石鉴别。

四、治疗原则与预防

1. 治疗原则

（1）无症状的胆囊结石和肝内胆管结石可定期观察、密切随访。

（2）伴有临床症状并反复发作者需手术治疗。手术的原则包括去除结石部位和感染病灶、解除胆道梗阻、恢复和建立通畅的胆汁引流、尽可能取净结石、防止结石复发。

（3）根据结石的部位，手术方式包括胆囊切除术（开腹或腹腔镜）、胆管切开取石、胆肠吻合术、肝切除术等方式。

（4）对于有症状的胆囊结石，首选的手术方式为腹腔镜胆囊切除术。胆囊切除术的适应证为：

1）结石直径≥2cm。

2）胆囊壁钙化或瓷性胆囊。

3）伴有＞1cm的胆囊息肉。

4）胆囊壁增厚＞3mm，即伴有慢性胆囊炎。

（5）胆囊切除手术中，如有下列情况应行胆总管探查术：

1）病史、临床表现或影像学检查提示胆总管有梗阻，有黄疸史，反复发生胆绞痛、胆管炎、胰腺炎。

2）术中证实胆总管有病变。

3）术中探查发现胆总管直径＞1cm，胆管壁明显增厚，发现胰腺炎或胰头肿物，胆管穿刺抽出血性、脓性胆汁或泥沙样胆色素颗粒。

4）胆囊内为泥沙样结石或多发小结石，有可能通过胆囊管进入胆总管。

（6）临床症状急性发作时，非手术治疗也可作为手术前的准备。治疗措施包括：

1）应用抗生素。

2）解痉，利胆，保护肝功能。

3）维持水、电解质、酸碱平衡。

4）营养支持。

2. 预防

（1）饮食控制能够一定程度上减少胆石症的发生，饮食规律，避免长期高脂肪、高热量饮食，多食含纤维素丰富的食品。

（2）控制甜食摄入，不过多饮用咖啡。

（3）适当运动，避免肥胖。

五、转诊

1. 有明确胆囊结石病史，反复出现右上腹疼痛等症状，即胆囊炎反复发作者。

2. 胆囊结石伴有胆囊息肉者。

3. 出现梗阻性黄疸的患者，特别是黄疸伴有腹痛、高热者。

4. 有胆囊结石病史，油腻饮食或饮酒后出现右上腹部疼痛，不能除外胆囊炎急性发作者。

5. 既往无明确胆囊结石病史，但右上腹疼痛，Murphy征阳性者。

6. 突发右上腹疼痛，在有条件的基层医疗机构经超声检查提示胆囊结石者，如发现胆总管扩张或内有结石者更应及时转诊。

【经典习题】

14.Charcot三联征反复发作最大的可能是

　　A. 壶腹部癌　　　　　　　B. 肝细胞癌　　　　　　　C. 胆总管结石

　　D. 黄疸型肝炎　　　　　　E. 细菌性肝脓肿

15. 有症状的胆囊结石，首选的手术方式是
    A. 定期观察　　　　　　B. 抗炎治疗　　　　　　C. 保肝
    D. 腹腔镜胆囊切除术　　E. 利胆

答案：14.C；15.D。

第八节　急性胆囊炎

急性胆囊炎	概述（常见病因）	★
	临床表现	★★★
	诊断	★★★
	治疗原则	★★★
	转诊	★★★

一、概述（常见病因）

急性胆囊炎是胆囊发生的急性细菌性炎症，根据是否合并胆囊结石分为结石性胆囊炎和非结石性胆囊炎。前者占95%，主要的致病原因包括：①胆囊管梗阻：胆囊结石堵塞或嵌顿，胆汁排出受阻，浓缩的胆汁使胆囊黏膜发生炎症、水肿甚至坏死；②细菌感染：主要是革兰阴性杆菌，以大肠埃希菌最常见，多从胆道逆行进入胆囊，也可经血行、淋巴途径进入胆囊。

二、临床表现

急性发作时患者出现右上腹不适，逐渐发展至典型的阵发性胆绞痛表现，常见的诱因是饱餐或进食油腻食物。疼痛可放射到右肩胛、背部，并可伴有恶心、呕吐等消化道症状。患者常有发热，如发生胆囊坏疽、穿孔或合并胆管炎，患者可出现寒战、高热。部分患者可出现轻度黄疸。

三、诊断

诊断依据如下：

1. 病史　女性多见，多数患者既往有胆囊结石病史，并且在发作前有油腻饮食史。

2. 临床症状　典型的右上腹胆绞痛表现，如病情进展，疼痛可转为持续性并阵发性加重。疼痛可向肩背部放射。

3. 体格检查　右上腹可有压痛、反跳痛及肌紧张，程度与炎症严重程度有关。胆囊发生穿孔后可有全腹弥漫性腹膜炎表现。Murphy征阳性。

4. 实验室检查　白细胞有不同程度升高，约半数患者血清胆红素增高。部分患者血清淀粉酶可有不同程度增高。

5. 影像学检查　腹部B超为首选检查方法，可显示胆囊增大，胆囊壁增厚，可呈"双边"征，胆囊内可见到结石强回声光团后伴声影，可随体位变动，并可观察及除外肝内外胆管是否有扩张及其内是否有结石梗阻。亦可行腹部CT或磁共振胆胰管显像（MRCP），以了解胆囊病变情况及肝内外胆管情况。

四、治疗原则

并非全部的急性胆囊炎患者一经诊断就必须接受急诊手术，相当一部分患者经过有效的非手术治疗能够控制病情的急性进展，从而使急诊手术转化为择期胆囊切除术。急诊手术的术后并发症发生风险相对择期手术更高，因此需严格把握急诊手术的适应证。

（一）急诊手术适应证

1. 急性结石性胆囊炎

（1）确诊的急性胆囊炎，发病在 72 小时以内者。

（2）经非手术治疗无效且病情恶化者。

（3）有胆囊穿孔、弥漫性腹膜炎、急性化脓性胆管炎、急性坏死性胰腺炎等并发症者。

2. 急性非结石性胆囊炎 因本病易坏疽穿孔，一经诊断，应及早手术治疗。

（二）手术方式

对于全身情况和胆囊局部病变情况允许的患者，应采用腹腔镜或开腹手术行胆囊切除术。对于高危患者，或胆囊局部炎症水肿、粘连严重，局部解剖关系不清的患者，急诊手术中宜选用胆囊造瘘术进行胆道减压引流，病情平稳 3 个月后再择期行胆囊切除术。

（三）非手术治疗

对于诊断明确的急性胆囊炎患者，疾病早期可在密切监测病情变化的情况下给予患者非手术治疗，争取控制急症症状，使患者避免风险相对较高的急诊胆囊切除术，择期行手术治疗。同时，非手术治疗也可以作为急诊手术前的准备。非手术治疗的措施包括禁食（必要时胃肠减压）、补液、营养支持、维持水电解质平衡、有效的抗感染治疗。抗菌药物通常联合应用对革兰阴性菌及厌氧菌有效的药物。治疗期间必须密切注意病情变化，如腹痛的范围、程度有无变化，是否出现黄疸并不断加重，生命体征是否平稳等，一旦患者病情加重，应及时进行手术治疗。

五、转诊

1. 饱餐、油腻饮食或饮酒后突发右上腹痛，查体 Murphy 征阳性，临床诊断急性胆囊炎者。

2. 既往有胆囊结石病史，突然出现典型的胆绞痛等症状者。

3. 首发症状为右上腹痛，逐渐进展出现全腹疼痛，查体出现腹膜炎体征，不能除外并发胆囊坏疽、穿孔等并发症者。

4. 右上腹疼痛伴有高热、黄疸等症状，不能除外有急性梗阻性化脓性胆管炎者。

5. 右上腹疼痛，Murphy 征阳性，伴有剑突下疼痛及其他消化道症状，不能除外伴有急性胰腺炎者。

6. 突发右上腹痛，在有条件的基层医疗机构经超声检查提示为非结石性胆囊炎者，或提示胆总管扩张或内有结石者，或提示伴有急性胰腺炎者。

7. 临床诊断的结石性急性胆囊炎，经抗炎、对症治疗症状不缓解或进展者。

【经典习题】

（16～17题共用题干）

患者，女，40岁。6小时前进食油腻食物后突发右上腹持续性疼痛，阵发性加重，伴恶心，呕吐胃内容物1次，疼痛向右肩部放射。查体：T 38.0℃，P 100 次/分，BP 130/80mmHg，皮肤巩膜无黄染，右上腹有压痛、反跳痛，轻度肌紧张，Murphy 征阳性。

16. 最可能的诊断是

　　A. 急性胰腺炎　　　　　　　B. 急性胆囊炎　　　　　　　C. 急性胃肠炎

　　D. 急性阑尾炎　　　　　　　E. 肾结石急性发作

17. 下一步首选的检查是

　　A. 腹部超声　　　　　　　　B. 立位腹平片　　　　　　　C. 腹部增强 CT

　　D. 尿淀粉酶检测　　　　　　E. 诊断性腹腔穿刺

18. 急性胆囊炎疼痛的放射部位为

　　A. 腰部　　　　　　　　　　B. 右肩或背部　　　　　　　C. 左肩或背部

　　D. 右下腹部　　　　　　　　E. 右胸部

19. 急性胆囊炎 B 超提示胆囊出现

A. 萎缩   B. 回声减弱   C. 壁变薄
D. 双边征   E. 双轨征

答案：16.B；17.A；18.B；19.D。

第九节 急性胰腺炎

急性胰腺炎	概述（常见病因）	★★
	临床表现	★★★
	诊断（鉴别诊断）	★★★
	治疗原则与预防	★★
	转诊	★★★

一、概述（常见病因）

急性胰腺炎是由各种病因导致胰腺组织自身消化所致的胰腺水肿、出血及坏死等炎性损伤。

急性胰腺炎常见病因较多，主要有胆石症、大量饮酒和暴饮暴食等。

1. 胆道疾病 目前在我国最常见。胆石症、胆道感染等通过管道梗阻、胰管内高压、Oddi 括约肌功能不全、十二指肠液和（或）胆汁逆流、激活胰酶等机制，造成胰腺损伤。

2. 酒精及暴饮暴食 可通过刺激胃酸分泌，促进胰液分泌，Oddi 括约肌痉挛和十二指肠乳头水肿，促胰液内蛋白成分沉淀、胰液排出受阻、胰管内压增高等机制致病。

3. 胰管阻塞 如胰管结石、蛔虫、狭窄、肿瘤导致胰管阻塞、管内压升高。

4. 十二指肠疾病 如球后穿透溃疡、邻近十二指肠乳头的憩室炎可直接波及胰腺组织。

5. 腹腔手术、腹部顿挫伤 损伤胰腺组织，导致胰腺血液循环障碍。

6. 代谢障碍 如高钙血症、家族性血脂异常，发病与刺激胰液分泌增加、胰液引流不畅、损伤胰腺组织细胞有关。

7. 药物 如噻嗪类利尿剂、硫唑嘌呤、糖皮质激素、磺胺类可促发急性胰腺炎，损伤与药物剂量无明确关系。

8. 感染及全身炎症反应 如急性流行性腮腺炎、甲型流感、肺炎衣原体感染、传染性单核细胞增多症，胰腺是受攻击的靶器官之一。

二、临床表现

临床上根据病情程度分为：轻症急性胰腺炎、中度重症急性胰腺炎、重症急性胰腺炎。

1. 症状

（1）轻症急性胰腺炎：急性发作的腹痛，常为持续性剧痛，多位于上腹或偏左上腹，部分患者腹痛向腰背部放射，仰卧位加重，疼痛可持续数小时或数日，常伴有恶心、呕吐，呕吐后无舒适感。部分患者出现发热、黄疸。

（2）重症急性胰腺炎：腹痛持续不缓解，腹胀逐渐加重，可出现全身并发症、单个或多脏器功能障碍的表现。

（3）中度重症急性胰腺炎：临床表现介于轻症与重症之间。

2. 体征

（1）轻症急性胰腺炎：上腹部压痛。

（2）重症急性胰腺炎：①低血压或休克。②发热。③皮肤、巩膜黄染。④意识障碍。⑤呼吸困难。

⑥全腹膨隆，广泛压痛及反跳痛，腹水征阳性，肠鸣音减少，甚至消失；少数患者可出现 Grey-Turner 征、Cullen 征。

三、诊断（鉴别诊断）

1. 诊断

（1）临床表现：急性起病，突发上腹痛可伴有呕吐、发热等，多与饮酒或暴饮暴食有关。主要腹部体征是上腹压痛，中、重症者可有腹膜刺激征、腹水征及全身表现。

（2）血淀粉酶升高：对诊断很有意义，但血淀粉酶水平与病情轻重并不平行。血淀粉酶于起病后 2~12 小时开始升高，48 小时开始下降，持续 3~5 天。

（3）血脂肪酶：特异性较高。多于起病后 24~72 小时开始升高，持续 7~10 天。

胆石症、胆囊炎、消化性溃疡等患者，上述两种胰酶也可升高，但通常低于正常值的 2 倍。血淀粉酶或脂肪酶水平超过正常值 3 倍对诊断急性胰腺炎更有价值。

（4）反映重症急性胰腺炎病理生理变化与实验室指标改变的关系，见表 3-3-20。

表 3-3-20 重症急性胰腺炎病理生理变化与实验室指标改变的关系

检测指标及结果	反映的病理生理变化
白细胞总数及中性粒细胞比例升高	炎症或感染
血糖 > 11.2mmol/L（无糖尿病病史）	胰腺坏死，胰岛素减少，胰高血糖素增加
胆红素、AST、ALT 升高	胆道梗阻，肝细胞损伤
白蛋白降低	大量炎性渗出，肝细胞损伤
尿素氮、肌酐升高	休克，肾功能不全
血氧分压降低	呼吸衰竭
血钙 < 2mmol/L	胰腺组织坏死
血甘油三酯升高	是病因，也是结果

（5）腹部 B 超：是急性胰腺炎的常规初筛影像学检查，也是胆源性胰腺炎首选的诊断方法。

（6）腹部 CT：对判断有无胰腺炎、疾病程度、胰腺局部并发症及鉴别诊断均有重要价值。

2. 鉴别诊断

（1）急性胆囊炎和胆石症：腹痛多位于右上腹，常放射至右肩部和背部，可有 Murphy 征阳性、血胰酶检测及腹部 B 超检查可协助明确诊断。

（2）消化性溃疡急性穿孔：典型表现为腹痛突然发生或加重，腹肌紧张，肝浊音界缩小或消失，立位 X 线平片检查可见膈下游离气体。

（3）急性肠梗阻：腹痛常为阵发性绞痛，伴有呕吐、腹胀，停止排便排气。查体可见肠型、蠕动波，听诊肠鸣音亢进。腹部立位 X 线片可见肠腔内液气平面。

（4）急性心肌梗死：多有心血管疾病危险因素或冠心病史。常突发起病，部分患者表现为上腹痛、呕吐等消化系统症状。血、尿淀粉酶多正常。动态监测心电图及心肌损伤标志物检查有助于诊断和鉴别诊断。

四、治疗原则与预防

1. 抑制胰腺分泌 禁食，必要时胃肠减压；应用抑酸剂、生长抑素及其类似物。

2. 抑制胰酶活性及合成 常用药物有加贝酯等。

3. 镇痛 可用哌替啶；不宜使用胆碱能受体拮抗剂和吗啡。

4. 内镜、腹腔镜或手术治疗 主要目的是去除病因。适用于胆总管结石、化脓性胆管炎、胆源性败血症、胆囊结石、胰胆管狭窄、慢性胰腺炎等。

5. 抗菌药物 ①轻症患者：适用于胆源性胰腺炎，应选择针对革兰阴性菌和厌氧菌类药物，其他病因引起的轻症患者一般不用抗菌药物；②重症患者：推荐首选亚胺培南或美罗培南等广谱、高效抗生素。

6. 监护 主要用于重症患者，包括监测症状、体征、实验室指标和影像学变化。

7. 器官支持 主要用于重症患者，包括抗休克、液体复苏、呼吸功能支持、维护肠功能、血液净化等。

8. 营养支持 可短期通过肠外补充能量。病情缓解时，应尽早过渡至肠内营养，以增强肠道黏膜屏障功能，防止肠内细菌移位等。

9. 中药 包括柴胡、黄连、黄芩、厚朴、木香、白芍、大黄，应随症加减。

预防：积极治疗胆、胰疾病及血脂异常等基础疾病，适度饮酒及进食，部分患者需戒酒。

五、转诊

当出现下列情况时，作为基层医院的医生应认真履行转诊和请会诊义务：
1. 急性剧烈腹痛，诊断困难或缺乏诊断设备和经验。
2. 急性胰腺炎患者，一般治疗无效。
3. 考虑为中、重症急性胰腺炎。
4. 考虑为由胆源性因素引起的急性胰腺炎。
5. 急性胰腺炎患者血钙低于 2mmol/L。
6. 在急性胰腺炎诊治过程中，出现脏器功能不全。

【经典习题】

（20～21题共用题干）

患者，女，51岁。饱餐后持续性上腹剧烈疼痛10小时，疼痛向腰部放射，伴呕吐，呕吐后症状无缓解。既往曾诊断为"胆石症"，未治疗。查体：腹部平坦，中上腹有深压痛，无反跳痛，肠鸣音减弱。

20. 该患者最可能的诊断是
   A. 急性胃炎　　　　　　B. 急性肠梗阻　　　　　C. 急性胆囊炎
   D. 急性胰腺炎　　　　　E. 急性胃穿孔

21. 对诊断最有帮助的辅助检查是
   A. 急诊胃镜　　　　　　B. 血清淀粉酶　　　　　C. 立位腹平片
   D. 上消化道造影　　　　E. 尿常规、尿细菌培养

答案：20.D；21.B。

第四单元　泌尿与生殖系统

第一节　尿路感染

尿路感染	概述（常见病因）	★★
	临床表现	★★★
	诊断（鉴别诊断）	★★★
	治疗原则与预防	★★★
	转诊	★★★

一、概述（常见病因）

尿路感染是指各种病原体（如细菌、真菌、支原体、衣原体、病毒、寄生虫等）侵犯尿路黏膜或组织引起的尿路炎症。多见于育龄期女性、老年人、免疫力低下及尿路畸形者。狭义的尿路感染由细菌感染引起，为常见病。革兰阴性杆菌为尿路感染最常见致病菌，其中以大肠埃希菌最为常见，占全部尿路感染的80%～90%，其次为变形杆菌、克雷伯菌。5%～10%的尿路感染由革兰阳性菌引起。尿路感染的易感因素主要有尿路梗阻、膀胱输尿管反流及其他尿路畸形和结构异常、尿路器械的使用、糖尿病、妊娠、使用免疫抑制剂等。根据感染发生部位分为上尿路感染（主要是肾盂肾炎）和下尿路感染（包括膀胱炎和尿道炎）。

二、临床表现

1. 急性膀胱炎 常见于年轻、既往健康女性，以尿路刺激症状为主。患者有尿频、尿急、排尿时烧灼样痛、排尿困难，可有排尿时和排尿后耻骨上疼痛，约30%的患者可出现肉眼血尿。一般无全身感染症状。

2. 急性肾盂肾炎 通常起病急，常有发热、寒战，体温多在38℃以上，伴一侧或两侧腰部钝痛或酸痛，尿频、尿急、尿痛、排尿困难等，也可伴有恶心、呕吐、头痛、全身酸痛等症状。部分患者尿路刺激症状不典型或缺如，严重者可伴发感染中毒性休克。体检可发现肾区叩击痛。尿液显微镜检查有白（脓）细胞、红细胞、上皮细胞，还可见到白细胞管型。

3. 慢性肾盂肾炎 临床表现复杂，全身及泌尿系统局部表现均可不典型。一半以上患者可有急性肾盂肾炎病史，可出现不同程度的低热、间歇性尿频、排尿不适及肾小管功能受损表现，如夜尿增多、低比重尿等。病情持续或反复发作可发展为慢性肾衰竭。

三、诊断（鉴别诊断）

1. 确认尿路感染的存在 尿路刺激征，伴或不伴全身中毒症状、腰部不适等，结合尿沉渣镜检白细胞数＞5个/高倍视野，尿细菌学检查提示真性菌尿可以确诊。真性菌尿是指：①新鲜中段尿沉渣革兰染色后，细菌＞1个/高倍视野；②新鲜中段尿细菌培养计数≥10⁵/mL；③膀胱穿刺尿细菌培养阳性。

2. 尿路感染定位诊断

（1）根据临床表现定位：上尿路感染常有发热、寒战，伴明显腰痛，输尿管点和（或）肋脊点、肋腰点压痛，肾区叩击痛。急性膀胱炎则常常以膀胱刺激征为突出表现，很少有发热、腰痛等。

（2）根据实验室检查定位：出现下列情况提示上尿路感染：尿白细胞管型；尿 N-乙酰-β-D-氨基葡萄糖苷酶（NAG）升高；尿 β₂ 微球蛋白升高；尿渗透压降低。

（3）确定病原体：清洁中段尿培养结合药敏试验，不仅可明确诊断，对治疗也有指导意义。

（4）慢性肾盂肾炎的诊断：长期反复发作的上尿路感染不一定就是慢性肾盂肾炎。诊断需有诱因（易感因素），包括尿路畸形、尿路梗阻（如结石、肿瘤等）、机体免疫功能降低（如糖尿病患者或应用糖皮质激素者）、尿道口及其周围炎症患者等。在此基础上反复尿路感染病史超过半年，有以下数条中一条者，即可诊为慢性肾盂肾炎：①静脉肾盂造影有肾盂肾盏狭窄变形者（此项检查阳性率不高）；②肾外形表面凹凸不平、两个肾脏大小不等；③持续性肾小管功能受损，如尿浓缩功能减退、夜尿增多、晨尿比重和渗透压降低、肾小管酸化功能减退等。

3. 鉴别诊断

（1）尿道综合征：常见于妇女，有尿路刺激征，但多次检查尿常规无白细胞血尿，尿细菌培养无真性菌尿。可能与神经焦虑等因素有关。

（2）泌尿系结核：膀胱刺激症状更为明显，一般抗生素治疗无效，尿沉渣可找到抗酸杆菌，尿培养结核分枝杆菌阳性，而普通细菌培养为阴性。静脉肾盂造影可发现肾实质虫蚀样缺损等表现。

（3）慢性肾小球肾炎：有明确蛋白尿、血尿和水肿病史，双肾同时受累。而慢性肾盂肾炎常有尿路刺激征，细菌学检查阳性，影像学检查双肾不对称性缩小。

（4）全身感染性疾病：急性肾盂肾炎全身症状明显时易被误诊为其他感染性疾病。通过这些疾病特异的临床特征及实验室检查异常可以鉴别。

四、治疗原则与预防

1. 一般治疗 急性期注意休息，多饮水，勤排尿。反复发作者积极寻找病因，及时去除诱发因素。

2. 抗感染治疗

（1）药物选择：急性肾盂肾炎和反复发作的膀胱炎用药前应先做尿培养及药物敏感试验。无病原学结果之前，首选对革兰阴性杆菌有效的抗生素，包括磺胺类、β内酰胺类、氨基糖苷类等。

（2）抗菌药物疗程

1）急性膀胱炎：80%以上为大肠埃希菌感染，绝大多数菌株对多种抗菌药物敏感。任选上述一种药物连用3日。

2）急性肾盂肾炎：首次发生者致病菌80%为大肠埃希菌，应在留取尿细菌检查标本后立即开始治疗，多采用静脉给药，72小时显效者无需换药，否则按药敏结果更改抗生素。治疗持续两周或更长。用药后症状消失，尿常规检查无异常，尿菌阴转，疗程结束后一周及一个月后复查尿菌阴性可视为治愈。

3）慢性肾盂肾炎：单纯抗菌治疗不可能有明显的效果，治疗关键是去除易感因素。急性发作时治疗原则同急性肾盂肾炎。

（3）预防：坚持多饮水、勤排尿，避免细菌在尿路繁殖是最有效的预防方法。

五、转诊

1. 经规范治疗仍反复发作的下尿路感染，建议转上级医院进一步筛查易感因素及做尿细菌学检查。
2. 急性肾盂肾炎全身中毒症状明显者或怀疑有尿路复杂因素者。
3. 临床不除外慢性肾盂肾炎的患者，建议转上级医院进一步评估。

【经典习题】

1. 患者，女，30岁。发热、腰痛伴尿频、尿急、尿痛2天。尿沉渣镜检：白细胞30～50个/高倍视野，红细胞5～10个/高倍视野。最可能的诊断是

　　A. 尿道综合征　　　　　　B. 尿路感染　　　　　　C. 尿路结石
　　D. 肾结核　　　　　　　　E. 膀胱癌

（2～3题共用题干）

患者，女，60岁。发热伴尿频、尿急3天。既往无类似发作史。查体：体温38.2℃，左侧肾区有叩击痛。血常规：白细胞12.5×10^9/L，中性粒细胞0.85，血红蛋白123g/L，血小板123×10^9/L；尿常规：蛋白微量；沉渣镜检：红细胞2～3个/高倍视野，白细胞40～50个/高倍视野；肾功能正常。

2. 导致该病最可能的病原微量生物是

　　A. 厌氧菌　　　　　　　　B. 支原体　　　　　　　C. 结核杆菌
　　D. 革兰阳性球菌　　　　　E. 革兰阴性杆菌

3. 该患者抗感染治疗的疗程一般应为

　　A. 3天　　　　　　　　　B. 1周　　　　　　　　　C. 2周
　　D. 4周　　　　　　　　　E. 8周

答案：1.B；2.E；3.C。

第二节 慢性肾小球肾炎

	概述	★
慢性肾小球肾炎	临床表现	★★★
	诊断（鉴别诊断）	★★
	治疗原则与转诊	★★

一、概述

慢性肾小球肾炎简称慢性肾炎，是指以蛋白尿、血尿、水肿、高血压为基本临床表现，起病方式不同，病情迁延，缓慢进展，终将发展为慢性肾衰的一组疾病。

二、临床表现

临床表现呈多样性，差异较大，主要表现为血尿、蛋白尿，可伴有水肿、高血压、肾功能不全，病情迁移，肾功能进行减退，最终发展至尿毒症。

三、诊断（鉴别诊断）

本病临床诊断需符合以下诊断指标：蛋白尿和（或）血尿，伴有水肿、高血压、肾功能不全至少一种情况者；若为单纯性蛋白尿，尿蛋白大于1g/d者；在除外继发性肾小球肾炎和遗传性肾炎后，即可诊断本病。

应与下列疾病鉴别：

1. 继发性肾小球炎 如狼疮性肾炎、过敏性紫癜肾炎、乙型肝炎病毒相关性肾小球肾炎等，有相应的肾外受累的表现及血清学检查异常。

2. 高血压肾损害 既往有较长时间的高血压病史，肾小管功能异常（如尿浓缩功能减退、尿比重降低和夜尿增多）早于肾小球功能损害，尿检查异常较轻（蛋白尿＜2g/d，以中、小分子蛋白为主），常伴有高血压其他靶器官损害（眼底、心脏、脑）。

3. 无症状性血尿和（或）蛋白尿 一般无水肿、高血压和肾功能损害。

4. 遗传性肾炎 青少年起病，有阳性家族史，可伴有耳部病变及眼底改变。

5. 慢性肾盂肾炎 有反复发作的尿路感染史，尿细菌学检查常阳性，如B超检查或静脉肾盂造影显示双侧肾脏不对称性缩小有鉴别诊断价值。

四、治疗原则与转诊

（一）治疗原则

1. 饮食限盐，肾功能不全者还应控制蛋白摄入量及限磷（见本章第四单元第三节"慢性肾衰竭"）。

2. 积极控制血压

（1）理想的血压控制目标为140/90mmHg以下（若尿蛋白大于1g/d，可以更低）。

（2）在无禁忌证的情况下，首选具有保护肾脏的药物，如血管紧张素转换酶抑制剂（ACEI）或血管紧张素Ⅱ受体拮抗剂（ARB）。

3. 对症处理 避免劳累，预防感染，纠正水、电解质和酸碱平衡紊乱，避免使用肾毒性药物。

4. 如有条件行肾穿刺活检，应根据肾脏病理类型进行针对性治疗。

（二）转诊指征

1. 首次就诊的慢性肾炎综合征患者，建议转上级医院进一步筛查继发性肾炎的病因，必要时行肾穿刺活检。

2.维持治疗的慢性肾炎患者，出现肾功能快速进展或严重并发症。

【经典习题】

4.患者，男，35岁。间断双下肢水肿4年，血压升高2年，加重1周。查体：血压155/100mmHg，眼睑及双下肢轻度水肿。血常规：白细胞6.5×10^9/L，中性粒细胞0.62，血红蛋白113g/L，血小板213×10^9/L；尿常规，蛋白（++）；沉渣镜检红细胞10～15个/高倍视野；肾功能正常。最可能的诊断是

　　A.高血压肾病　　　　　　B.肾病综合征　　　　　　C.慢性肾盂肾炎
　　D.急性肾小球肾炎　　　　E.慢性肾小球肾炎

5.患者，男，35岁。间断水肿3年，加重1个月。查体：血压150/80mmHg，双下肢中度凹陷性水肿。尿常规：蛋白(+++)；沉渣镜检红细胞30～40个/高倍视野；肾功能正常。下一步最应给予的处理是

　　A.利尿治疗　　　　　　　B.降压药物治疗　　　　　C.中成药物治疗
　　D.糖皮质激素治疗　　　　E.转至上级医院治疗

答案：4.E；5.E。

第三节　慢性肾衰竭

慢性肾衰竭	概述	★
	临床表现	★★
	治疗原则与转诊	★★

一、概述

慢性肾衰竭是指各种原发和继发的慢性肾脏疾病进行性恶化，逐渐出现肾功能不全发展到最终的统一性结局。目前这一概念在全球肾脏病界已被慢性肾脏病（CKD）所取代。

CKD指肾损害或肾小球滤过率（GFR）＜60mL/（min·1.73m²）持续3个月以上；肾损害指肾出现病理改变或损害指标如血或尿检查异常，影像学检查异常。

近年来，根据国际公认K/DOQI指南，临床按照肾小球滤过率的水平将CKD分为5期，其中2～5期为慢性肾衰竭进展的不同阶段。

1期：肾损害：GFR正常或升高［≥90mL/（min·1.73m²）］。

2期：肾损害伴GFR轻度下降［60～89mL/（min·1.73m²）］。

3期：GFR中度下降［30～59mL/（min·1.73m²）］。

4期：GFR重度下降［15～29mL/（min·1.73m²）］。

5期：肾衰竭［GFR＜15mL/（min·1.73m²）］。

慢性肾衰竭（或慢性肾脏病）病因多样、复杂，在我国以IgA肾病为主的原发性肾小球肾炎最为多见。感染、血容量不足（出血或液体入量不足及丢失过多）、不适当药物的应用、血压增高、尿路梗阻、饮食不当等因素可导致慢性肾衰竭患者肾功能急骤恶化。

二、临床表现

1.水、电解质、酸碱平衡失调

（1）水：患者对水的调节能力差，可有水潴留，但也有脱水。肾小管浓缩功能受损时，患者可有夜

尿增多，排出低渗尿。当肾小球普遍严重受损时滤过减少，出现少尿。

（2）钾：晚期肾衰竭患者，多有血钾增高，尤其是少尿、代谢性酸中毒、用药不当及处于高分解状态等的患者，可以出现致命的高钾血症。

（3）酸碱平衡失调：由于酸性物质排出减少、肾小管泌氢和泌 NH_4^+ 能力下降导致血浆中 HCO_3^- 浓度下降出现代谢性酸中毒。当酸中毒时体内多种酶活性受抑制，患者可有严重临床表现，出现呼吸深长、嗜睡甚至昏迷死亡。

2. 消化系统　食欲减退、恶心、呕吐是慢性肾衰竭患者最早出现的表现。晚期患者可有消化道出血。

3. 心血管系统　心脑血管疾病是慢性肾脏病患者死亡的最主要原因。大部分患者有不同程度的高血压。长期高血压、容量负荷过重和贫血，患者可出现左心室肥厚或尿毒症性心肌病，出现心力衰竭、心律失常，晚期或透析患者可以有心包炎的表现和动脉粥样硬化的快速进展。

4. 血液系统　主要表现为贫血和出血倾向。在慢性肾衰竭的不同阶段均可以合并有不同程度的贫血，多为正常细胞正色素性贫血。其主要原因是肾脏生成促红细胞生成素（EPO）减少所致。患者血浆中存在的红细胞生长抑制因子、红细胞寿命缩短、失血、营养不良等诸多因素也是造成其贫血的原因。患者末梢血白细胞和血小板的数目变化不大，但其功能受损，所以患者易发生感染并有出血倾向（与凝血机制异常亦有关系）。

5. 呼吸系统　并发代谢性酸中毒时出现呼吸深长，水潴留和心力衰竭可导致肺水肿；终末期肾脏病还可出现尿毒症肺，胸部 X 线片可见肺门两侧出现对称性蝴蝶状阴影。

6. 矿物质及骨代谢异常　由于排磷减少致血磷升高、肾脏产生活性维生素 D_3 的功能减退，均致血钙降低。血钙浓度降低刺激甲状旁腺激素（PTH）分泌增加，发生继发性甲状旁腺功能亢进。骨骼系统表现为纤维性骨炎、肾性骨软化症、骨质疏松症，统称为肾性骨病。患者可有骨酸痛甚至发生自发性骨折。

7. 神经、肌肉系统　早期多有乏力、失眠、记忆力减退、注意力不集中等症状。随着病情进展，患者表现出尿毒症性脑病和周围神经病变症状，出现嗜睡、抽搐、昏迷、肢体（下肢更常见）远端对称性感觉异常、"不安腿"、肌无力等。

8. 内分泌系统　表现为：①肾脏本身分泌 EPO 减少致贫血，分泌活性维生素 D_3 减少致肾性骨病，肾脏本身降解、排出激素的功能降低致一些激素在体内蓄积，如胰岛素。②患者有甲状腺及性腺功能受损的表现，如体温偏低、怕冷、闭经、不孕等表现。

9. 代谢紊乱　慢性肾衰竭患者因蛋白分解大于合成造成严重的蛋白质缺乏。同时氨基酸代谢紊乱，必需氨基酸减少，非必需氨基酸相对升高。有高脂血症，主要是甘油三酯增加，低密度及极低密度脂蛋白升高。患者空腹血糖多正常，但糖耐量降低，这与胰岛素靶组织反应受损有关。

10. 其他　慢性肾衰竭患者多有皮肤瘙痒、面色较暗且萎黄并稍有水肿感。

三、治疗原则和转诊

（一）治疗原则

1. 非透析疗法的原则　目的就是为了延缓早中期慢性肾功能减退患者肾功能的进一步恶化，其内容包括以下几个方面：

（1）营养治疗：保证足够的热量摄入（每天每千克体重 30～35kcal）以避免蛋白质的过多分解。蛋白质的摄入应采用优质低量的原则。优质（动物）蛋白质入量应占50%。限制磷的摄入。可加用必需氨基酸、α-酮酸和 α-羟酸。水溶性 B 族维生素及维生素 C、活性维生素 D 应予补充。

（2）维持水、电解质平衡，纠正酸中毒：对无水、钠潴留及高血压的患者，水入量不必严格控制，每天盐入量 3g 左右即可。对高钾血症患者，应积极处理。当血钾>5.5mmol/L 时，可用聚磺苯乙烯（降钾树脂）口服。患者如有酸中毒，亦应积极纠正。

（3）纠正钙、磷代谢紊乱和继发性甲状旁腺功能亢进：首先应通过限磷饮食和应用磷结合剂控制高血磷。降低血磷后如 PTH 仍高，可以给予活性维生素 D 治疗。

（4）纠正贫血：补充 EPO 以及铁剂等造血原料。

（5）控制高血压：血管紧张素转换酶抑制剂（ACEI）或血管紧张素Ⅱ受体拮抗剂（ARB）可以降低系统性高血压和肾小球内高压（无论有无系统性高血压），故可使用。但如血肌酐增高达275～350μmol/L或孤立肾、双肾动脉狭窄或老年人，使用此类制剂可致急骤肾功能恶化，故应慎用或不用。

（6）清除体内毒性代谢产物：口服吸附剂或中药大黄等，通过肠道增加毒性代谢产物的排泄。

2. 肾脏替代治疗 包括血液净化和肾脏移植。其适应证包括：①限制蛋白摄入等不能缓解尿毒症症状；②难以纠正的高钾血症；③难以控制的进展性代谢性酸中毒；④难以控制的水钠潴留，合并充血性心力衰竭或急性肺水肿；⑤尿毒症心包炎；⑥尿毒症脑病和进展性神经病变。

（二）转诊

1. 首诊肾功能不全，不能鉴别急性或慢性肾衰竭者。
2. 慢性肾衰竭患者短期内肾功能急剧恶化，提示可能存在某些可逆因素导致疾病快速进展。
3. 慢性肾衰竭患者进展到终末期肾衰竭，有血液净化指征者。

【经典习题】

6. 慢性肾衰竭高钾血症的用药，下列说法正确的是
   A. 降钾树脂　　　　　　B. 碳酸氢钠　　　　　　C. 促红细胞生成素
   D. 呋塞米　　　　　　　E. 活性维生素 D

7. 关于慢性肾衰竭的分期，下列说法错误的是
   A. 肾损害 GFR 正常或升高［≥ 90mL／(min·1.73m^2)］。
   B. 肾损害伴 GFR 轻度下降［60～90mL/(min·1.73m^2)］。
   C. GFR 中度下降［30～59mL/(min·1.73m^2)］。
   D. GFR 重度下降［15～29mL/(min·1.73m^2)］。
   E. 肾衰竭［GFR＜30mL/(min·1.73m^2)］。

答案：6.A；7.E。

第四节　前列腺增生

前列腺增生	概述	★
	临床表现	★★★
	治疗原则与转诊	★★★

一、概述

前列腺增生是良性前列腺增生的简称，是引起老年男性排尿障碍原因中最为常见的一种良性疾病。随着男性年龄的逐渐增大，前列腺也随之增生，增大的腺体压迫尿道引起排尿困难等一系列症状。导致前列腺增生的病因很复杂，年龄增大和性激素水平失衡是已经明确的导致前列腺增生的原因。

二、临床表现

前列腺增生多在 50 岁以后出现症状，60 岁左右症状逐渐加重。前列腺增生的症状可时好时坏，症状严重程度与前列腺腺体增大程度不一定成正比，而是取决于增大的前列腺所导致的梗阻程度。

（一）尿频

尿频是前列腺增生最早出现的症状，夜间更为明显，随着病情的进展，尿频程度越来越严重，有时甚至会出现急迫性尿失禁。

（二）排尿困难

进行性加重的排尿困难是前列腺增生最典型的症状。表现为排尿迟缓、断续、尿线变细、射程变短、终末滴沥、排尿时间延长，排尿结束后常有尿不尽感。

（三）慢性尿潴留

梗阻加重到一定程度时，膀胱逼尿肌功能受损，收缩乏力，排尿终末膀胱内仍有尿液残留，称为残余尿。随着病情加重，残余尿逐渐增多，继而发生慢性尿潴留。膀胱过度充盈达到膀胱容量极限时，会有尿液不自主地从尿道口溢出，称为充盈性尿失禁。气候变化、劳累、情绪激动、饮酒、久坐等因素，可以导致增生的前列腺充血、水肿，加重梗阻症状，从而出现急性尿潴留。

（四）其他

前列腺增生合并尿路感染时，可以出现尿频、尿急和尿痛的尿路刺激症状。长期尿潴留可以导致膀胱结石形成。严重梗阻导致膀胱压力升高，可以使尿液经输尿管反流，引起上尿路积水，最终肾功能受损害，而出现食欲下降、恶心、呕吐、乏力、贫血等肾功能不全的表现。长期排尿困难导致腹压增高，可以并发腹股沟疝、内痔、脱肛等疾病。

（五）直肠指检

直肠指检是诊断前列腺疾病重要的检查方法。前列腺增生时，可以触到前列腺增大、表面光滑、界限清晰、质韧、中央沟变浅或消失，据此即可做出初步判断。如果发生前列腺癌，直肠指检会发现前列腺形状不规则、表面不光滑、有硬结等现象。

三、治疗原则及转诊

（一）观察等待

对于梗阻症状较轻，不影响生活与睡眠的患者，一般不需要治疗，可以观察等待，定期随访。

（二）药物治疗

1. 抑制前列腺腺体增生的药物　如非那雄胺、花粉制剂等。

2. 解除前列腺平滑肌痉挛的药物　如特拉唑嗪、坦索罗辛等。

（三）手术治疗

对于症状严重、存在明显梗阻或有并发症者，应选择手术治疗。经尿道前列腺切除术是目前最常用、最有效的手术方式，适合于绝大多数前列腺增生患者，被称为前列腺增生治疗的"金标准"。

（四）其他疗法

如前列腺扩张术、射频消融治疗等。

（五）转诊

1. 经药物治疗后症状无明显改善者。
2. 症状严重或有并发症，需要手术治疗者。
3. 不能除外前列腺癌者。
4. 合并急性尿潴留者，转诊前应先留置导尿管，导尿管插入困难者可先行膀胱穿刺抽吸尿液后及时转诊。

【经典习题】

（8~9题共用备选答案）

A. 尿频　　　　　　　　B. 排尿困难　　　　　　　C. 无痛性血尿
D. 尿潴留　　　　　　　E. 发热

8. 前列腺增生最重要的症状是
9. 前列腺增生最早期的症状是

答案：8.B；9.A。

第五节 尿路结石

尿路结石	概述	★
	临床表现	★★★
	治疗原则	★★★

一、概述

尿路结石又称尿石症，是最常见的泌尿外科疾病之一。按结石发生的部位可以分为上尿路结石（肾结石、输尿管结石）和下尿路结石（膀胱结石和尿道结石）。尿石症好发于 25～40 岁；儿童尿石症多发生于 2～6 岁，常与畸形、感染、营养不良有关。高温作业、久坐的人员以及长期卧床患者尿路结石发生率高。按照结石成分，以草酸钙结石最常见，磷酸盐、尿酸盐、碳酸盐结石次之，胱氨酸结石罕见。

影响结石形成的因素很多，年龄、性别、种族、遗传、环境、饮食习惯和职业均与结石的形成有关。比如饮食因素：动物蛋白摄入过多时，容易形成肾结石；营养状况差，动物蛋白摄入过少时容易形成膀胱结石。绝大多数输尿管结石是肾结石排出过程中停留或嵌顿于输尿管的狭窄处所致，并以输尿管下 1/3 处最多见。尿道结石多由于膀胱结石排出过程中嵌顿在尿道所致。

二、临床表现

1. 疼痛 肾结石一般无明显症状，并发肾积水或感染时，可出现上腹或腰部钝痛或隐痛。输尿管结石可引起肾绞痛，典型的表现为疼痛剧烈难忍、辗转不安，并沿输尿管走行放射至腰背部、下腹部和大腿内侧，常伴有恶心、呕吐等消化道症状。

2. 血尿 较大结石多在剧烈活动后出现血尿，可以是肉眼或镜下血尿，以后者更为常见。

3. 感染症状 结石伴感染时，可出现尿频、尿急、尿痛。继发急性肾盂肾炎或肾积脓时，可有畏寒、发热、寒战等全身症状。

4. 排尿中断和排尿困难 膀胱结石的典型症状为排尿突然中断，疼痛放射至远端尿道及阴茎头部，患儿常用手搓拉阴茎。跑跳或改变排尿体位后，可能恢复排尿。排尿困难是尿道结石的典型症状，点滴状排尿，伴会阴部剧痛，可发生急性尿潴留。

5. 其他 结石导致肾功能严重受损时，也可以出现恶心、呕吐、食欲下降等胃肠道症状。上尿路结石查体可以发现肾区叩击痛；引起较大肾积水时，可以在上腹部触及肾脏。

三、治疗原则

因为结石的性质、形态、大小、部位不同，以及患者个体差异等因素，尿路结石治疗方法的选择存在很大差别。

1. 肾绞痛的处理 解痉镇痛为主，可用阿托品、吲哚美辛、黄体酮、哌替啶等药物。

2. 保守治疗 适用于直径<0.6cm、表面光滑、无远端尿路梗阻和感染的输尿管结石。主要措施包括：多饮水、做跳跃活动，必要时给予抗感染、解痉等药物。中西医结合治疗效果良好。特殊成分的结石，可以通过药物调节尿液酸碱度，促进结石溶化。如胱氨酸结石和尿酸结石，可以口服氯化铵碱化尿液，使结石溶化。

3. 体外冲击波碎石 通过 X 线或 B 超对结石进行定位，利用高能冲击波聚焦后作用于结石，使结石裂解，随尿液排出体外。主要适应证是结石直径<2.0cm 的肾结石和输尿管结石；主要禁忌证包括结石远端尿路梗阻、妊娠期、出血性疾病、严重的心脑血管疾病等。

4. 手术治疗 目前绝大多数结石采用腔内技术治疗，而不需要开放性手术治疗。

5. 尿道结石的处理　前尿道结石可压迫结石近端尿道,阻止结石后退,经尿道口注入无菌液状石蜡,再轻轻地向尿道远端推挤、钳出结石。后尿道结石可用尿道探条将结石轻轻地推入膀胱,再按膀胱结石处理。

6. 结石预防　大量饮水可以增加尿量,稀释尿液,减少晶体沉积;调节饮食结构,可以降低结石形成危险;及时治疗引起结石的疾病。

7. 应转诊治疗的情况　上尿路结石直径≥1cm或估计保守治疗结石不能排出者;结石合并感染引发败血症者;结石复发者,可转诊至上一级医院行结石分析或进一步检查寻找结石形成的原因。

【经典习题】

(10~11题共用题干)

患者,男,40岁。右腰部阵发性绞痛3天,向大腿内侧放射。查体:右腰部轻度压痛和叩击痛,无腹肌紧张。尿沉渣镜检:红细胞满视野。泌尿系X线平片示骨盆上缘椎体右侧直径0.5cm高密度影。

10. 最可能的诊断是

　　A. 肾结石　　　　　　B. 膀胱结石　　　　　　C. 输尿管结石
　　D. 急性肾盂肾炎　　　E. 急性肾小球肾炎

11. 首选治疗方案是

　　A. 卧床休息　　　　　B. 输尿管镜取石　　　　C. 开放手术治疗
　　D. 抗菌药物治疗　　　E. 解痉治疗并大量饮水

答案：10.C；11.E。

第六节　异位妊娠

异位妊娠	概述	★
	临床表现	★★★
	诊断(鉴别诊断)	★★★
	转诊	★★★

一、概述

孕卵在子宫体腔外着床称为异位妊娠,俗称"宫外孕"。以输卵管妊娠最常见,病因常由于输卵管管腔或周围的炎症,引起管腔通畅不佳,阻碍孕卵正常运行,使之在输卵管内停留、着床、发育,导致输卵管妊娠。在流产或破裂前往往症状不明显,表现为停经、轻微下腹痛、少量阴道流血。破裂后表现为急性剧烈腹痛,肛门坠胀,持续性或阵发性,以至休克。检查常有腹腔内出血体征,子宫旁有包块,超声检查可协助诊断。治疗以手术为主,纠正休克的同时急诊探查,切除患侧输卵管,也可行输卵管切开或开窗术,清除妊娠组织。

二、临床表现

(一) 症状

1. 停经　除输卵管间质部妊娠停经时间较长外,输卵管壶腹部和峡部妊娠多有6~8周的停经史。有20%~30%的患者无明显停经史。

2. 阴道出血　常表现为短暂停经后不规则阴道流血,色暗红,量少,一般不超过月经量。少数患者阴道流血量较多,类似月经,阴道流血可伴有蜕膜碎片排出。

3. 腹痛　95%以上的输卵管妊娠患者以腹痛为主诉就诊。流产或破裂前无腹痛或表现为下腹一侧隐痛或胀痛，破裂时突感患侧下腹部撕裂样剧痛，持续性或阵发性，血液积聚于子宫直肠陷凹出现肛门坠胀感。流血多时全腹疼痛、恶心、呕吐。

4. 晕厥与休克　由于腹腔急性内出血及剧烈腹痛，轻者出现晕厥，严重者出现失血性休克，与阴道流血量不成正比。表现为面色苍白、四肢厥冷、脉速细弱、血压下降。出血越多、越快，症状出现也越迅速、越严重，但与阴道流血量不成正比。

（二）体征

1. 出现流产或破裂时体征　出血量不多时患侧下腹明显压痛，反跳痛，轻度肌紧张；出血多时可出现腹部膨隆，全腹压痛及反跳痛，压痛以患侧输卵管处为甚。移动性浊音阳性。严重者贫血貌，出现休克表现，如面色苍白、四肢厥冷、脉速细弱、血压下降等。

2. 盆腔体征　妇科检查阴道可见少量血液，后穹隆饱满、触痛。宫颈举痛明显。子宫略增大变软，内出血多时子宫漂浮感；子宫后方或患侧附件区增厚、压痛或可触及边界不清的压痛包块。

二、诊断（鉴别诊断）

（一）诊断

根据病史、临床表现及典型体征，诊断不困难。必要时用下列检查方法协助诊断：

1. 血 β-hCG 测定　是目前早期诊断异位妊娠的重要方法。异位妊娠时一般较正常妊娠时血hCG 低。

2. 超声诊断　B 超检查对异位妊娠的诊断尤为常用，阴道 B 超检查较腹部 B 超检查准确性更高。特点是宫腔空虚，宫旁出现低回声区。有时宫腔内出现假孕囊，易误诊为宫内孕。可结合 hCG 测定情况综合判定。

3. 诊断性刮宫　在不能排除异位妊娠时，可行诊断性刮宫术，获取子宫内膜进行病理检查。但异位妊娠的子宫内膜变化并无特征性，可表现为蜕膜组织，高度分泌相伴或不伴 A-S 反应。

4. 后穹隆穿刺或腹腔穿刺　后穹隆穿刺辅助诊断异位妊娠被广泛采用，适用于疑有腹腔内出血者。若抽出血液放置后不凝固，证明有血腹存在。若未抽出液体，也不能排除异位妊娠的诊断。对于腹部明显膨隆、移动性浊音阳性者可直接行腹腔穿刺。

（二）鉴别诊断

1. 早期妊娠流产　有停经史，hCG 测定阳性，但腹痛为下腹中央阵发性疼痛，妇科检查宫口可开大或有组织堵塞，附件区无包块，无压痛。B 超检查宫内可探及妊娠囊，宫旁无异常。

2. 卵巢黄体破裂　疼痛性质及下腹查体同异位妊娠，但患者无停经史，发作时间在黄体期，hCG 测定阴性可鉴别。

3. 卵巢囊肿蒂扭转　表现为一侧附件区的突发剧痛，无阴道流血，无停经史，查体患侧附件区可触及包块，界清，触痛明显。B 超及 hCG 测定可帮助鉴别。

4. 急性阑尾炎　典型者表现为转移性右下腹疼痛，伴发热，血象明显升高。无停经史，hCG 测定阴性，B 超检查附件区无包块可鉴别。

四、转诊

1. 有明显内出血的患者，立即开通静脉通道，给予快速输液的同时快速就近转到有手术条件的医院。

2. 对诊断明确，没有内出血征象的患者尽快转诊到上级医院住院治疗，并告知转诊过程中的注意事项，如要避免剧烈活动、家属陪同等。

3. 对于症状轻微、可疑异位妊娠，又没条件明确诊断者，也应转诊到上级医院，尽早明确诊断，以免贻误病情。

【经典习题】

12. 异位妊娠最常见的着床部位是
　　A. 卵巢　　　　　　　　　　B. 子宫角　　　　　　　　　　C. 输卵管

D. 子宫颈　　　　　　　　E. 腹腔

13. 患者，女，32岁，已婚。现停经45天，尿妊娠试验阳性。2小时前因与爱人吵架出现左下腹撕裂样剧痛，伴肛门坠胀，面色苍白。查体：血压80/50mmHg（107/67kPa），左下腹压痛、反跳痛明显，有移动性浊音，阴道有少量出血。应首先考虑的是

A. 小产　　　　　　B. 堕胎　　　　　　C. 胎动不安
D. 异位妊娠　　　　E. 妊娠腹痛

答案：12.C；13.D。

第七节　阴道炎

阴道炎	概述（常见病因）	★★
	诊断（鉴别诊断）	★★★
	治疗原则	★★★

阴道炎是妇科最常见的疾病，各年龄组均可发病。根据患者的年龄、病史、症状、体征及相关的化验检查结果，明确诊断阴道炎及其类型并不难，但需要注意与阴虱、湿疹、外阴鳞状上皮增生等所致的外阴瘙痒及急性子宫颈炎或生殖道发生癌变时所致的白带增多相鉴别。

滴虫阴道炎

一、概述（常见病因）

滴虫阴道炎是由阴道毛滴虫引起。滴虫属厌氧性寄生虫，适宜在温度为25~40℃、pH为5.2~6.6的潮湿环境中生长，脱离人体后仍能生存数小时，因此极易传播。月经前后阴道pH发生变化，月经后接近中性，隐藏在宫颈、尿道旁腺体及阴道皱襞中的滴虫常得以繁殖，故月经后易发病。

滴虫阴道炎的传播途径有两种：一是经性生活直接传播，是主要的传播方式；二是间接传播，即经公共浴池、浴盆、游泳池、坐便器、污染的器械及敷料等传播。

二、诊断（鉴别诊断）

该病典型临床表现是阴道分泌物增多及外阴瘙痒。分泌物典型特点为稀薄脓性、泡沫状、有臭味。若合并其他感染，则呈脓性、黄绿色；若合并尿道感染，可有尿频、尿痛、尿急甚至血尿。妇科检查见阴道黏膜充血，严重者常有散在出血点，后穹隆白带增多，呈灰黄色泡沫状稀薄液体或黄绿色脓性分泌物，严重者白带中混有血丝。典型病例容易诊断，阴道分泌物悬滴法检查找到滴虫即可确诊。

本病应根据分泌物特点、阴道黏膜表现、分泌物检查等与其他阴道炎相鉴别。

三、治疗原则

滴虫不仅感染阴道，还可感染尿道、尿道旁腺及膀胱，甚至肾盂。治愈此病需全身用药。

1. 全身用药　可选择甲硝唑2g，一次顿服；或甲硝唑400mg，口服，每日2次，连服7日。也可选择替硝唑，替硝唑较甲硝唑不良反应轻，临床上常用替硝唑2g，一次顿服。哺乳期用药期间及用药后24小时之内不宜哺乳；甲硝唑用药期间及停药24小时，替硝唑用药期间及停药72小时内禁止饮酒。

2. 注意事项　性伴侣应同时治疗，治愈前应避免无保护性交；妊娠期滴虫阴道炎的治疗用药方法同上，用甲硝唑前最好取得患者及其家属的知情同意；为避免重复感染，内裤及洗涤用的毛巾应煮沸5~10分钟以杀灭病原体。

外阴阴道假丝酵母菌病

一、概述（常见病因）

外阴阴道假丝酵母菌病80%~90%的病原体为白假丝酵母菌。白假丝酵母菌为条件致病菌，部分妇女阴道中有此菌寄生，并不引起症状。酸性环境适宜白假丝酵母菌生长，有白假丝酵母菌感染的阴道pH通常小于4.5。当阴道内糖原增加、酸度增高、局部细胞免疫力下降，适合假丝酵母菌的繁殖引起炎症，故多见于孕妇、糖尿病患者及接受大量雌激素治疗者。长期应用抗生素的患者阴道内微生物之间失去相互制约，长期应用糖皮质激素治疗的患者机体的抵抗力降低，穿紧身化纤内裤、肥胖可使会阴局部的温度及湿度增加，均有利于假丝酵母菌繁殖而引起感染。

外阴阴道假丝酵母菌病主要为内源性传染。假丝酵母菌可寄生于阴道、口腔、肠道，这三个部位的白假丝酵母菌可互相传染。此外，小部分患者可经性交直接传染，极少经污物间接传染。

二、诊断（鉴别诊断）

该病主要表现为外阴瘙痒、灼痛，严重时坐卧不安，异常痛苦，还可伴有尿频、尿痛、性交痛。急性期白带增多，白带特征是白色稠厚呈凝乳或豆腐渣样。妇科检查见阴道黏膜充血、水肿，有白色膜状物黏附时，擦去白膜后露出红肿黏膜面，有时可见膜下黏膜糜烂及浅表溃疡。根据典型的临床表现不难诊断，取少许阴道分泌物，放于盛有10%氢氧化钾的玻片上，若在光镜下找到芽孢和假菌丝即可确诊。

本病应根据分泌物特点、阴道黏膜表现、分泌物检查等与其他阴道炎相鉴别。

三、治疗原则

1. 消除诱因 若有糖尿病应给予积极治疗，及时停用广谱抗生素、雌激素及糖皮质激素。勤换内裤，用过的内裤、盆及毛巾均应用开水烫洗。

2. 单纯性外阴阴道假丝酵母菌病的治疗 以局部短疗程抗真菌药物为主。

（1）局部用药：可选用下列药物放于阴道内。咪康唑栓剂，每晚1粒（200mg），连用7日；克霉唑栓剂，每晚1粒（150mg），连用7日；制霉菌素栓剂，每晚1粒（10万U），连用10~14日。

（2）全身用药：对不能耐受局部用药者、未婚妇女及不愿采用局部用药者，可选用口服药物。常用药物：氟康唑150mg，顿服。

3. 复杂性外阴阴道假丝酵母菌病的治疗 严重外阴阴道假丝酵母菌病应延长治疗时间。复发性外阴阴道假丝酵母菌病，抗真菌治疗分为初始治疗和巩固治疗。在初始治疗达到真菌学治愈后，给予巩固治疗至半年。

4. 注意事项 妊娠合并外阴阴道假丝酵母菌病以局部治疗为主，禁用口服唑类药物；无需对性伴侣进行常规治疗，对有症状男性应进行假丝酵母菌检查及治疗，以预防女性重复感染。

细菌性阴道病

一、概述（常见病因）

细菌性阴道病为阴道内正常菌群失调所致的一种混合感染，但临床及病理特征无炎症改变。细菌性阴道病时，正常阴道内乳酸杆菌减少而其他细菌大量繁殖，以厌氧菌居多。促使阴道菌群发生变化的原因仍不清楚，可能与频繁性交、多个性伴侣或阴道灌洗使阴道碱化有关。

二、诊断（鉴别诊断）

下列4项条件中3项阳性者，即可临床诊断为细菌性阴道病。

1. <u>检出线索细胞</u>　线索细胞即脱落的阴道表层细胞，边缘黏附大量的颗粒状物，细胞边缘不清或呈锯齿形。这些颗粒状物主要是加德纳菌。

2. <u>胺臭味试验阳性</u>　分泌物滴入10%氢氧化钾1~2滴，闻到有鱼腥样臭味。

3. <u>阴道pH＞4.5</u>（pH多为5.0~5.5）。

4. <u>均质、稀薄、白色的阴道分泌物</u>。

本病应根据分泌物特点、阴道黏膜表现、阴道pH、胺臭味试验、显微镜检查等与其他阴道炎相鉴别。

三、治疗原则

<u>治疗原则为选用抗厌氧菌药，主要有甲硝唑、替硝唑、克林霉素等。全身与局部用药疗效相似，治愈率80%左右。</u>

1. 全身用药　<u>首选甲硝唑400mg口服，每日2~3次，连服7日，或单次口服2g。甲硝唑单次口服不如连用7日效果好。其次克林霉素300mg，每日2次，连服7日。</u>

2. 阴道上药　<u>甲硝唑阴道泡腾片200mg，每晚1次，连用7日，或2%克林霉素软膏涂搽阴道，每晚1次，连用7日。</u>

3. 注意事项　妊娠期细菌性阴道病均需治疗，方法同上。

萎缩性阴道炎

一、概述（常见病因）

<u>萎缩性阴道炎常见于绝经后的老年妇女，也可见于产后闭经、药物假绝经治疗的妇女以及卵巢早衰患者、卵巢切除者。</u>因此时卵巢功能衰退，体内雌激素水平降低，阴道黏膜变薄、萎缩，上皮细胞内糖原减少，<u>阴道pH升高，阴道黏膜抵抗力降低，致病菌容易侵入生长繁殖而引起阴道炎。</u>

二、诊断（鉴别诊断）

<u>该病主要临床表现为阴道分泌物增多及外阴瘙痒、灼热感。阴道分泌物呈黄水样，严重时呈脓性，可带有淡血性。妇科检查见阴道黏膜萎缩，有充血，红肿面常有散在点状出血，有时见浅表溃疡。</u>根据患者年龄、病史和临床表现，诊断不困难，应排除其他特异性炎症。

<u>取阴道分泌物检查，显微镜下见大量基底层细胞及白细胞而无滴虫及假丝酵母菌。对血性白带的妇女，应与子宫恶性肿瘤相鉴别，常规进行子宫颈刮片细胞学检查，必要时行子宫内膜分段诊刮术。</u>

三、治疗原则

治疗原则为补充雌激素，增加阴道抵抗力，抗生素抑制细菌生长。

1. 针对病因治疗　<u>适当补充少量雌激素，可局部给药，也可全身给药。雌三醇软膏涂于阴道内，每日1~2次，连用14日。乳腺癌或子宫内膜癌患者慎用雌激素。</u>

2. 抗生素治疗　<u>甲硝唑200mg或诺氟沙星100mg，放于阴道深部，每日1次，共用7~10日。</u>

【经典习题】

（14~15题共用题干）

患者，女，40岁。因阴道稀薄水样分泌物增多1周会诊。妇科检查见灰白色均质分泌物附着于阴道壁，可闻及鱼腥样臭味。擦去阴道分泌物，阴道黏膜无充血表现。

14. 最可能的诊断是
   A. 滴虫阴道炎　　　　　B. 细菌性阴道病　　　　C. 萎缩性阴道炎
   D. 非特异性阴道炎　　　E. 外阴阴道假丝酵母菌病

15. 首选的治疗药物是

A. 雌激素 B. 孕激素 C. 抗真菌药物
D. 抗病毒药物 E. 抗厌氧菌药物

答案：14.B；15.E。

第八节　痛　经

痛经	概述（常见病因）	★★
	临床表现	★★★
	诊断（鉴别诊断）	★★
	治疗原则	★★★

一、概述（常见病因）

痛经为虽常见的妇科症状之一，指行经前后或月经期出现下腹部疼痛、坠胀，伴有腰酸或其他不适，症状严重影响生活质量。痛经分为原发性痛经和继发性痛经两类，原发性痛经指生殖器官无器质性病变的痛经，占痛经的 90% 以上；继发性痛经指由盆腔器质性疾病引起的痛经。

原发性痛经的发生主要与月经时子宫内膜前列腺素（$PGF_{2\alpha}$）含量增高有关。$PGF_{2\alpha}$ 含量高可引起子宫平滑肌过强收缩，血管痉挛，造成子宫出血、乏氧状态而出现痛经。血管加压素、内源性缩宫素以及 β-内啡肽等物质的增加也与原发性痛经有关。原发性痛经还受精神、神经因素影响。

二、临床表现

1. 原发性痛经在青春期多见，常在初潮后 1~2 年内发病。
2. 疼痛多自月经来潮后开始，最早出现在经前 12 小时，以行经第 1 日疼痛最剧烈，持续 2~3 日后缓解。疼痛常呈痉挛性，位于下腹部耻骨上，可放射至腰骶部和大腿内侧。
3. 可伴有恶心、呕吐、腹泻、头晕、乏力等症状，严重时面色发白、出冷汗。
4. 妇科检查无异常发现。

三、诊断（鉴别诊断）

根据月经期下腹坠痛，妇科检查无阳性体征，临床即可诊断。需与子宫内膜异位症、子宫腺肌症、盆腔炎性疾病引起的继发性痛经相鉴别。继发性痛经常在初潮后数年才出现症状，多有妇科器质性疾病史或宫内节育器放置史，妇科检查有异常体征发现，必要时可行腹腔镜检查加以鉴别。

四、治疗原则

原发性痛经的治疗主要是对症治疗，以止痛、镇静为主，近年来都采用综合治疗包括精神疏导、中药、西药与针灸治疗。

1. 一般治疗

（1）重视心理治疗，消除紧张和顾虑。
（2）足够的休息和睡眠，规律而适度的锻炼，戒烟。
（3）疼痛不能忍受时辅以药物治疗。

2. 药物治疗

（1）前列腺素合成酶抑制剂：常用的药物有布洛芬、酮洛芬、甲氯芬那酸、双氯芬酸等。例如，布洛芬 200~400mg，每日 3~4 次，月经来潮即开始服用药效最佳，连服 2~3 日。
（2）口服避孕药适用于要求避孕的痛经妇女，有效率达 90% 以上。

【经典习题】

16.患者,女,16岁。经期腹痛2年。行经第1~2天疼痛最重,伴恶心、呕吐,口服布洛芬后好转,经后腹痛逐渐消失。妇科检查及B超无异常。最可能的诊断是

A.慢性盆腔炎　　　　　B.原发性痛经　　　　　C.子宫腺肌病
D.结核性盆腔炎　　　　E.子宫内膜异位症

答案:B。

第五单元　血液、代谢、内分泌系统

第一节　缺铁性贫血

缺铁性贫血（包括小儿）	概述（常见病因）	★★
	临床表现	★★★
	诊断（鉴别诊断）	★★★
	治疗原则与预防	★★★

一、概述（常见病因）

缺铁性贫血是由于合成血红蛋白的铁缺乏所致,首先造成体内贮存铁缺乏,继而发生红细胞内缺铁,最后由于血红素合成量减少致血红蛋白降低而形成的一种小细胞低色素性贫血。

常见病因包括:①摄入不足而需要量增加:生长发育期的婴幼儿、青少年及妊娠和哺乳期的妇女需要量增加,而未及时添加含铁丰富的辅食或偏食;②丢失过多:月经过多、反复鼻出血和咯血、慢性消化道出血（包括溃疡、肿瘤、痔、钩虫感染等）、血红蛋白尿等;③吸收不良:胃及十二指肠切除术后、慢性胃肠炎、慢性萎缩性胃炎、长期大量应用抑酸剂等。

二、临床表现

1.贫血的表现　与贫血的严重程度、发生速率、主要脏器的原有功能状况及机体的代偿能力密切相关。主要表现包括:①一般表现,如疲乏、无力、精神萎靡是最多见的症状,皮肤、黏膜苍白是主要体征;②各系统的表现,如心血管系统的活动后心悸、气短,神经系统的头痛、头晕、耳鸣、易疲倦以及注意力不集中,消化系统的食欲减退、恶心等较常见。

2.引起缺铁性贫血的原发病表现。

3.含铁酶和铁依赖酶活性降低引起的组织缺铁表现　包括:①黏膜损害,如口腔炎、舌炎、吞咽困难等;②外胚叶组织营养缺乏表现,如皮肤干燥、毛发无泽、反甲（匙状指）等;③精神神经系统表现,如行为异常、烦躁、易怒、异食癖等。

三、诊断（鉴别诊断）

1.诊断要点　①有缺铁的病因和贫血的临床表现;②实验室检查有小细胞低色素性贫血,血清铁降低（＜500μg/L或＜8.95μmol/L）、铁蛋白降低（＜12μg/L）和总铁结合力升高（＞3600μg/L或＞64.44μmol/L）,转铁蛋白饱和度降低（＜15%）,骨髓有核红细胞体积小,细胞外铁减低或消失,细胞内

铁减低。口服铁剂治疗有效也是一种辅助诊断方法。

2. 病因诊断 确诊后必须查清引起缺铁的原因及原发病。

3. 鉴别诊断 临床应与其他呈小细胞低色素性贫血的铁粒幼细胞贫血、地中海贫血、慢性病性贫血鉴别。

（1）铁粒幼细胞贫血：是红细胞利用铁障碍的贫血，血清铁和铁蛋白均明显增高。

（2）地中海贫血：是属于珠蛋白肽链异常所致的一种遗传性溶血性贫血，有家族史，血清铁和铁蛋白常正常或增高，血红蛋白电泳异常。

（3）慢性病性贫血：有慢性疾病（慢性感染、炎症、肿瘤）病史，虽然血清铁降低，但铁蛋白增高，不难鉴别。

四、治疗原则与预防

1. 治疗原则 主要原则为补充铁剂和去除病因。

（1）首选口服铁剂治疗：常用口服铁剂有硫酸亚铁、富马酸亚铁、琥珀酸亚铁等。口服铁剂后 5～10 天血网织红细胞开始上升，7～12 天达高峰，其后开始下降；2 周后血红蛋白开始上升，一般 2 个月左右恢复正常；待血红蛋白正常后，至少再继续服药 4～6 个月，以补充储存铁，待血清铁蛋白正常后停药。

（2）注射铁剂治疗：常用右旋糖酐铁，深部肌内注射。其适应证为：①口服铁剂有严重消化道反应，无法耐受；②消化道吸收障碍；③严重消化道疾病，服用铁剂后加重病情；④妊娠晚期、手术前、失血量较多，亟待提高血红蛋白者。

（3）病因治疗：这是缺铁性贫血患者最根本的治疗，只有去除病因才能彻底治愈。应尽可能早地去除导致缺铁的病因，特别是由恶性肿瘤如胃癌、结肠癌等引起者。

2. 预防 重点是营养保健：青少年应纠正偏食，妇女应防治月经过多及孕期和哺乳期适当补充铁剂等；做好肿瘤性疾病和慢性出血性疾病患者群的防治和筛查工作。

【经典习题】

（1～2 题共用题干）

患者，女，25 岁。活动后心悸、乏力、头晕 3 个月。3 个月前自然分娩过程中曾有较大量出血。现为哺乳期，平素偏食。血常规：白细胞 4.0×10^9/L，血红蛋白 90g/L，平均血细胞比容（MCV）低于正常，网织红细胞 1.6%，血小板 130×10^9/L。

1. 最可能的诊断是

 A. 溶血性贫血   B. 缺铁性贫血   C. 慢性病性贫血

 D. 巨幼细胞贫血   E. 再生障碍性贫血

2. 给予有效治疗 1 周时，外周血化验通常首先出现的变化是

 A. 网织红细胞增多   B. 血小板计数增高   C. 白细胞计数增高

 D. 血红蛋白浓度上升   E. 中性粒细胞比例增高

答案：1.B；2.A。

小儿缺铁性贫血

缺铁性贫血是由于体内铁缺乏导致血红蛋白合成减少而引起的一种贫血。临床特点为小细胞低色素性贫血、血清铁蛋白减少和铁剂治疗有效。

一、常见病因

1. 先天储铁不足 早产、双胎或多胎、胎儿失血和孕母严重缺铁等均可使胎儿储铁减少。

2. 铁摄入量不足 这是缺铁性贫血的主要原因。不及时添加富含铁辅食的婴幼儿、长期偏食的孩子容易发生。

3. 生长发育影响 生长发育速度快的时期容易发生。
4. 铁的吸收障碍 如慢性腹泻。
5. 铁的丢失过多 肠息肉、梅克尔憩室、膈疝、钩虫病、牛奶过敏等可致慢性失血。

二、临床表现

任何年龄均可发病，以 6 个月至 2 岁最多见。发病缓慢。

1. 一般表现 皮肤、黏膜逐渐苍白，以口唇、口腔黏膜及甲床最为明显，易疲乏无力，不爱活动，年长儿诉头晕、耳鸣。

2. 髓外造血表现 肝、脾可轻度肿大。

3. 非造血系统症状

（1）消化系统症状：食欲减退，少数有异食癖；可有呕吐、腹泻；可出现口腔炎、舌炎或舌乳头萎缩；重者可出现萎缩性胃炎或吸收不良综合征。

（2）神经系统症状：表现为烦躁不安或萎靡不振、精神不集中、记忆力减退。

（3）心血管系统症状：心率增快，严重者心脏扩大甚至引发心力衰竭。

（4）细胞免疫功能降低，常易合并感染。

（5）上皮组织异常而出现反甲。

三、诊断（鉴别诊断）

（一）诊断

根据病史，特别是喂养史、临床表现和血象特点，可做出初步诊断。进一步做有关铁代谢的生化检查有确诊意义。必要时可做骨髓检查。用铁剂治疗有效可证实诊断。

（二）鉴别诊断

1. 地中海贫血（珠蛋白生成障碍性贫血） 典型病例有家族史、特殊面容、肝脾大。血涂片有靶形红细胞，红细胞渗透脆性下降，血红蛋白电泳可见 HbF 和（或）HbA_2 增加，铁代谢检查示不缺铁，甚至多次输血后致铁负荷过多。

2. 铁粒幼细胞贫血 是血红素合成障碍和铁利用不良导致的贫血，SF、SI、TS 均增加，骨髓示细胞外铁增加，铁粒幼细胞明显增多。

3. 肺含铁血黄素沉着症 广泛的肺毛细血管出血，肺泡中有大量的含铁血黄素沉着。临床有反复发作的咯血、气促和小细胞低色素性贫血，痰涂片可见大量吞噬含铁血黄素颗粒的巨噬细胞，胸部 X 线片可作诊断参考。

四、治疗原则与预防

（一）治疗原则

1. 一般治疗

（1）加强护理，防治感染。

（2）重度贫血者：保护心脏功能。

（3）加强营养：根据患儿消化能力，适当增加含铁质丰富的食物，合理膳食搭配，以增加铁的吸收。

2. 去除病因

（1）婴幼儿：合理喂养。

（2）儿童：纠正偏食，合理饮食。

（3）及时治疗慢性失血性疾病，如钩虫病、肠道畸形等。

3. 铁剂治疗

（1）口服铁剂：①常用剂型：硫酸亚铁（含元素铁20%）、富马酸亚铁（含元素铁33%）、葡萄糖酸亚铁（含元素铁12%）、琥珀酸亚铁（含元素铁35%）、多糖铁复合物（含元素铁46%）等。②剂量：元素铁 4～6mg/（kg·d），分 3 次口服，一次量不应超过 1.5～2mg/kg。③方法：以两餐之间口服为宜。

同时服用维生素 C，可增加铁的吸收。避免与钙剂、牛奶及抗酸药等同服。

（2）注射铁剂：①剂型：山梨醇枸橼酸铁复合物（专供肌内注射）、右旋糖酐铁复合物（肌内注射或静脉注射）、葡萄糖氧化铁（静脉注射）。②适应证：口服铁剂后无治疗反应者；口服后胃肠反应严重，虽改变制剂种类、剂量及给药时间仍无改善者；胃肠手术后不能应用口服铁剂或口服铁剂吸收不良者。③注射铁剂应慎用。

（3）铁剂治疗后的反应和疗程：①口服铁剂 12~24 小时后，细胞内含铁酶开始恢复，烦躁等精神症状减轻，食欲增加；②网织红细胞：服药 2~3 日后开始上升，5~7 日达高峰，2~3 周后下降至正常；③血红蛋白（Hb）：治疗 1~2 周后逐渐上升，3~4 周达到正常，如 3 周内血红蛋白上升不足 20g/L，注意寻找原因；④血红蛋白恢复正常后再继续服用铁剂 6~8 周，以增加铁储存。

4. 输红细胞

（1）输注红细胞的适应证：①贫血严重，尤其是发生心力衰竭者；②合并感染者；③急需外科手术者。

（2）输红细胞的注意事项：贫血愈严重，每次输注量应愈少。Hb 在 30g/L 以下者，应采用等量换血方法；Hb 在 30~60g/L 者，每次可输注浓缩红细胞 4~6mL/kg；Hb 在 60g/L 以上者，不必输红细胞。

5. 预防

（1）提倡母乳喂养。

（2）做好喂养指导，及时添加含铁丰富且铁吸收率高的辅助食品，如瘦肉、血、内脏、鱼等，并注意膳食合理搭配，婴儿鲜牛乳喂养时，必须加热以减少牛奶过敏所致的肠道失血。

（3）婴幼儿食品（谷类制品、牛奶制品等）应加入适量铁剂加以强化。

（4）对早产儿自 2 个月左右给予铁剂预防。

第二节　血小板减少性紫癜

血小板减少性紫癜	概述（常见病因）	★
	临床表现	★★
	治疗原则与转诊	★★

一、概述（常见病因）

正常血小板计数参考值为（100~300）×10^9/L，若 <100×10^9/L 为血小板减少，伴或不伴皮肤黏膜出血的临床表现。血小板减少的常见病因包括：①生成减少：如再生障碍性贫血、急性白血病等；②破坏过多：如特发性血小板减少性紫癜（ITP）、药物和其他原因的免疫性血小板减少性紫癜；③消耗过多：如血栓性血小板减少性紫癜、弥散性血管内凝血（DIC）等；④血小板分布异常：如脾大、低温麻醉等。

二、临床表现

血小板减少性紫癜的主要临床表现是出血倾向，可表现为皮肤瘀点（或称出血点）、紫癜、瘀斑和外伤后不易止血及鼻出血、牙龈出血、月经过多等，严重内脏出血较少见。在临床上当血小板 >50×10^9/L 时一般出血不明显，但当血小板 <50×10^9/L 时，轻度损伤即可有出血倾向，手术后可出血不止；血小板 <20×10^9/L 时，可有自发出血，而血小板 <10×10^9/L 时，常有明显出血，表现为全身多部位出血，甚至出现口腔颊黏膜血疱和视物模糊（眼底出血），后两者常是颅内出血的先兆。

血小板减少性紫癜的临床表现常因病因不同而异，如常见的再生障碍性贫血和急性白血病等，除有血小板减少性紫癜的出血表现外，常伴有贫血和白细胞的异常。而临床上以血小板减少性紫癜为主要表现的疾病主要是 ITP，属于免疫性血小板减少性紫癜，为最常见的一种血小板减少性紫癜。该病成人一般起病隐匿，常说不清具体发病日期。ITP 的主要临床表现包括：①出血倾向：多数较轻而局限，但易反复发生，严重内脏出血较少见，而出血表现常可因感染等情况而骤然加重；②乏力；③长期出血者可有与出血量平行的慢性失血性贫血（亦即缺铁性贫血）。

根据病期和临床表现不同，ITP 的临床分型和分期：①新诊断的 ITP：指确诊后 3 个月以内的 ITP 患者；②持续性 ITP：指确诊后 3～12 个月血小板持续减少的 ITP 患者；③慢性 ITP：指血小板减少持续超过 12 个月的 ITP 患者；④重症 ITP：指血小板 < 20×10^9/L，且就诊时存在需要治疗的出血症状；或常规治疗中发生了新的出血症状，需要用其他升高血小板药物治疗或增加现有治疗的药物剂量；⑤难治性 ITP：指满足以下三个条件的患者，即脾切除后无效或复发、仍需要治疗以降低出血的危险、除外其他引起血小板减少症原因的确诊患者。

三、治疗原则与转诊

1. 治疗原则 血小板减少性紫癜患者当血小板 < 20×10^9/L 时，应卧床休息，避免外伤，出血倾向明显者应给予血小板成分输注，同时由于引起血小板减少性紫癜的病因不同，应针对原发病给予相应的治疗。下面重点介绍 ITP 的治疗。

（1）首次诊断 ITP（包括新诊断的、持续性和慢性 ITP）的治疗

1）首选糖皮质激素：首选口服醋酸泼尼松，用量开始为每天 1～1.5mg/kg，一次顿服。待血小板恢复正常或接近正常后逐渐缓慢减量。小剂量（5～10mg/d）维持治疗 3～6 个月。少数患者可根据情况选用氢化可的松或甲泼尼龙。

2）脾切除：是治疗本病的有效方法之一，用于糖皮质激素治疗 3～6 个月无效或对糖皮质激素依赖者。

3）免疫抑制剂治疗：一般不作为首选治疗，当对糖皮质激素或脾切除治疗效果不佳、不能应用糖皮质激素治疗或脾切除及初治后数月或数年复发者加用。常用药物和用法：长春新碱 1～2mg/次，每周一次静脉缓慢滴注，连续用 4～6 周；环磷酰胺每天口服 50～100mg，或硫唑嘌呤每天口服 100～200mg，需用 4～6 周，毒副作用较大；环孢素每天口服 250～500mg，维持量每天 50～100mg，可持续半年以上，应注意肾功能。

4）其他药物：如达那唑等。

（2）急症处理

1）适用于：①血小板 < 20×10^9/L；②伴有严重、广泛出血者；③疑有或已发生颅内出血者；④近期将实施手术或分娩者。

2）治疗措施：①血小板成分输注；②大剂量免疫球蛋白：0.4g/(kg·d) 静脉滴注，连续用 5 天；③静脉注射糖皮质激素：地塞米松 20～40mg/d 或甲泼尼龙 1g/d，连续用 3～5 天。

2. 转诊 下列情况需要转诊：

（1）血小板减少患者，原因不明、诊断不清时应转上级医院确诊。

（2）血小板减少患者，当有出血倾向时，或虽无出血倾向，但血小板数 < 30×10^9/L 时，均应及时转上级医院治疗。

（3）妊娠期血小板减少，或等待手术治疗的血小板减少患者，均应转诊。

【经典习题】

3. 关于血小板减少性紫癜中血小板减少的病因，下列说法错误的是
   A. 生成减少，如再生障碍性贫血、急性白血病等
   B. 破坏过多，如特发性血小板减少性紫癜、免疫性血小板减少性紫癜等
   C. 消耗过多，如血栓性血小板减少性紫癜、弥散性血管内凝血等
   D. 血小板分布异常，如脾大、低温麻醉等
   E. 出血消耗

4. 患者，女，12 岁。3 周前曾患"感冒"。近日突发皮肤及牙龈出血，体温 37℃，肝、脾不大，Hb 120g/L，WBC 6×10^9/L，PLT 20×10^9/L，骨髓增生活跃，巨核细胞全片 50 个，幼稚型 30%。首先采用

的治疗是

A. DA方案化疗　　　　B. 康力龙口服　　　　C. 脾切除

D. 输新鲜血浆　　　　E. 糖皮质激素

答案：3.E；4.E。

第三节　甲状腺功能亢进症

甲状腺功能亢进症	概述	★
	临床表现	★★★
	诊断	★★★
	治疗原则与转诊	★★★

一、概述

甲状腺功能亢进症（简称甲亢）是由多种原因引起甲状腺激素合成和分泌过多所致的一组临床综合征。以高代谢综合征及甲状腺肿大为主要表现。其病因包括弥漫性毒性甲状腺肿（Graves病）、结节性毒性甲状腺肿和甲状腺自主高功能腺瘤等，其中80%以上的病因是弥漫性毒性甲状腺肿，所以下面主要介绍Graves病。目前公认Graves病与自身免疫有关，患者血清中存在针对甲状腺细胞促甲状腺激素（TSH）受体的特异性自身抗体，称为TSH受体抗体（TRAb）。TRAb中的TSH受体刺激性抗体（TSAb）可使甲状腺细胞增生、甲状腺激素合成及分泌增加。大部分患者还存在甲状腺过氧化物酶抗体（TPOAb）、甲状腺球蛋白抗体（TGAb）等自身抗体。

二、临床表现

1. 甲状腺毒症表现　即高代谢症状及各系统的症状和体征。包括：

（1）高代谢症状：多食善饥、怕热多汗、皮肤潮湿、疲乏无力、体重显著下降等。

（2）精神神经系统：多言好动、紧张焦虑、焦躁易怒、失眠不安、思想不集中、记忆力减退、双手震颤等。

（3）心血管系统：心悸、气短、心动过速、第一心音亢进、收缩压升高、舒张压降低、脉压增大。合并甲亢性心脏病时，出现心律失常、心脏增大和心力衰竭等表现。

（4）消化系统：稀便、排便次数增加，重者可以有肝大、肝功能异常。

（5）肌肉骨骼系统：主要是甲亢性周期性瘫痪，诱因包括剧烈运动、高碳水化合物饮食、注射胰岛素等，病变主要累及下肢，有低钾血症。

（6）造血系统：周围血淋巴细胞比例增加、单核细胞增加，但是白细胞总数减低，可以伴发血小板减少性紫癜。

（7）生殖系统：女性月经减少或闭经，男性阳痿。

2. 甲状腺肿　甲状腺呈弥漫性对称性肿大，质地中等（病史较久或食用含碘食物较多者可坚韧），无压痛，上、下极可触及震颤，闻及血管杂音。

3. 眼征

（1）单纯性突眼（干性、非浸润性、良性突眼），可无自觉症状，仅表现为眼球轻度突出、眼裂增宽，瞬目减少。

（2）浸润性突眼（水肿性、恶性突眼），恢复较困难。眼球明显突出，超过眼球突出度参考值上限的3mm以上（中国人群突眼度女性16mm，男性18.6mm），有眼内异物感、胀痛、畏光、流泪、复视、斜视、视力下降。查体见眼睑肿胀、结膜充血水肿、眼球活动受限，严重者眼球固定、眼睑闭合不全、角膜外露而形成角膜溃疡、全眼炎，甚至失明。

4. 胫前黏液性水肿　较少见，多发生在胫骨前下1/3部位，也见于足背、踝关节、肩部、手背或手术瘢痕处，皮损大多为对称性。

Graves病还有些特殊的临床表现和类型，包括甲状腺危象、甲状腺毒症性心脏病、淡漠型甲亢、T_3型甲状腺毒症、妊娠期甲亢、Graves眼病等。

三、诊断

1. 甲状腺功能亢进症（甲亢）的诊断　①有高代谢症状和体征；②甲状腺肿大；③血清总甲状腺素（TT_4）和血清游离甲状腺素（FT_4）增高、TSH减低。具备以上三项诊断即可成立。T_3型甲亢仅血清总三碘甲腺原氨酸（TT_3）增高。

2. Graves病的诊断　①甲亢诊断成立；②甲状腺肿大呈弥漫性，少数患者可以无甲状腺肿大；③伴浸润性突眼；④胫前黏液性水肿；⑤TRAb、TSAb、TPOAb、TGAb阳性。以上标准中，①②项为诊断必备条件，其他三项为诊断辅助条件。

临床应与单纯性甲状腺肿、无痛性甲状腺炎、神经症、嗜铬细胞瘤等相鉴别。老年甲状腺功能亢进症常不典型，应特别注意与老年相关性心脏病、结核病、恶性肿瘤、抑郁症等鉴别。

四、治疗原则与转诊

1. 治疗原则

（1）抗甲状腺药物（ATD）：是甲亢的基础治疗，也用于手术和放射碘（^{131}I）治疗前的准备阶段。常用的ATD分为硫脲类和咪唑类两类，硫脲类包括丙硫氧嘧啶、甲硫氧嘧啶，咪唑类包括甲巯咪唑（他巴唑）、卡比马唑，比较常用的是丙硫氧嘧啶和甲巯咪唑。适应证：①病情轻、中度；②甲状腺轻、中度肿大；③孕妇、高龄或由于其他严重疾病不适宜手术者；④手术前或^{131}I治疗前的准备；⑤手术后复发且不适宜^{131}I治疗者。要注意致命性粒细胞缺乏和肝脏损害等副作用。

（2）^{131}I治疗

1）适应证：①成人Graves病伴甲状腺肿大Ⅱ度以上；②对ATD过敏；③ATD治疗或手术后复发；④甲状腺毒症性心脏病或甲亢伴其他病因的心脏病；⑤甲亢伴白细胞和（或）血小板减少或全血细胞减少；⑥甲亢合并肝、肾等脏器功能损害；⑦拒绝手术治疗或有手术禁忌证；⑧浸润性突眼。对轻度和稳定期的中、重度病例可单用^{131}I治疗甲亢，对活动期患者可以加用糖皮质激素。

2）禁忌证：妊娠和哺乳期妇女。

（3）手术治疗

1）适应证：①甲状腺肿大显著（80g）有压迫症状；②中、重度甲亢，长期服药无效，或停药后复发，或不能坚持服药者；③胸骨后甲状腺肿；④细针穿刺细胞学检查怀疑恶变；⑤ATD治疗无效或过敏的妊娠患者，手术需要在妊娠T_2期（4～6个月）施行。

2）禁忌证：①重度活动性患者；②合并较重心、肝、肾疾病，不能耐受手术者；③妊娠前3个月（T_1期）和第6个月以后（T_3期），因为这时手术可以出现流产和麻醉剂致畸。

3）手术方式：通常为甲状腺次全切除术，两侧各留下2～3g甲状腺组织。主要并发症是甲状旁腺损伤导致甲状旁腺功能减退和喉返神经损伤。

（4）其他治疗：①碘剂：手术前和甲状腺危象可应用复方碘化钠溶液；②β受体拮抗剂：多用于刚诊断时，可较快控制临床症状，通常应用普萘洛尔。

2. 转诊　下列情况可转诊：

（1）疑似甲状腺功能亢进症而不能确诊。

（2）甲状腺功能亢进症性心脏病表现为心房颤动和心力衰竭。

（3）甲状腺功能亢进症合并周期性瘫痪，可出现呼吸肌瘫痪导致窒息的危险。

（4）出现甲状腺危象，包括高热（39℃以上）、心动过速（140次/分以上），伴心房颤动或心房扑动、烦躁不安、呼吸急促、大汗淋漓、厌食、恶心、呕吐、腹泻等，甚至出现虚脱、休克、嗜睡、谵妄、昏迷，部分出现心力衰竭、肺水肿。

【经典习题】

（5～6题共用题干）

患者，女，30岁。心悸、烦躁、怕热，伴腹泻及体重下降3个月。查体：108次/分，律齐，心音有力。空腹血糖5.2mmol/L。

5.最可能的诊断是
A.糖尿病　　　　　　　　B.心肌炎　　　　　　　　C.结肠癌
D.缺铁性贫血　　　　　　E.甲状腺功能亢进症

6.为明确诊断，最重要的检查是
A.血常规　　　　　　　　B.心电图　　　　　　　　C.甲状腺功能
D.血清肿瘤标志物　　　　E.口服葡萄糖耐力（OGTT）

答案：5.E；6.C。

第四节　甲状腺功能减退症

甲状腺功能减退症	概述	★
	诊断	★★★
	治疗原则与转诊	★★★

一、概述

甲状腺功能减退症（简称甲减）是由于甲状腺激素分泌及合成不足或周围组织对甲状腺激素缺乏反应所引起的临床综合征。90%以上为甲状腺本身疾患所致的原发性（甲状腺性）甲减。功能减退起始于胎儿期或新生儿期称呆小病（克汀病），神经系统及脑发育障碍突出，一般不可逆转。起始于儿童期的幼年型，智力发育障碍，如及早治疗尚可逆转。成人期起病的成年型则以全身代谢缓慢、器官功能降低为特征，各型严重时均可有黏液性水肿的临床症状及体征。血中T_3、T_4正常，仅TSH增高者，称为亚临床甲减。下面重点介绍成年型甲减。

二、诊断

1.典型患者　根据黏液性水肿面容（虚肿、呆滞、淡漠、苍白、语音不清、嘶哑、鼻、唇、舌肥大增厚，毛发稀疏、干燥，眼眉外1/3脱落，皮肤干、粗、厚、脱屑）及其他临床表现，结合甲状腺功能检查即可诊断。更多的患者是应当想到本病，及时进行甲状腺功能检查明确诊断。其他临床表现包括：①一般表现：乏力、体重增加、行动迟缓、食欲缺乏、畏寒、无汗、低体温；②精神神经系统：记忆力减退、智力下降、抑郁、神经质、嗜睡，重者痴呆、木僵、惊厥、精神失常，小脑受累时共济失调、眼球震颤；③肌肉、关节：肌无力或强直、痉挛疼痛、肌萎缩，少数肌肥大、关节痛可伴积液；④心血管系统：心动过缓、心脏扩大、心音减弱，可出现心包积液表现，易合并冠心病，但心绞痛及心力衰竭不易发生；⑤消化系统：厌食、腹胀、便秘，重则麻痹性肠梗阻、巨结肠、腹水；⑥血液系统：可发生贫血；⑦其他：性欲减退、阳痿、月经紊乱、溢乳、不育、睡眠呼吸暂停；⑧黏液性水肿性昏迷：见于重症患者，表现为心动过缓、呼吸浅慢、嗜睡、木僵至昏迷、低体温（＜35℃）、低通气、低血糖、低钠血症、水中毒、休克、肌张力降低、反射减弱或消失，以及心、肾、肺功能衰竭等。常见诱因：感染、寒冷、手术、麻醉、镇静剂的应用等及伴有严重躯体疾病。

2.甲状腺功能检查　包括：①TT_4、TT_3、FT_4、FT_3降低，TT_4、FT_4较TT_3、FT_3先降低，而且更明显。

②血 TSH 增高是原发性（甲状腺性）甲减最敏感的诊断指标，亚临床期仅 TSH 增高；血 TSH 减低或正常应考虑继发性（垂体性或下丘脑性）甲减。

3. 病变部位和病因诊断

（1）原发性（甲状腺性）甲减的病变部位在甲状腺。诊断成立后，应进一步寻找引起甲减的病因。甲状腺过氧化物酶抗体（TPOAb）阳性提示甲减的病因为自身免疫性甲状腺炎（如桥本甲状腺炎）。

（2）继发性（垂体性或下丘脑性）甲减又称中枢性甲减。诊断成立后，应行 TRH（促甲状腺激素释放激素）兴奋试验以确立病变是在垂体或下丘脑。TSH 不能被兴奋为垂体性，否则为下丘脑性，然后再进一步寻找垂体和下丘脑的病变。

三、治疗原则与转诊

1. 治疗原则

（1）一旦甲减确诊，即应给予甲状腺制剂替代治疗。永久性甲减需要终生服药。

1）替代治疗：①首选左甲状腺素（L-T_4），可在体内转换成 T_3，T_4 的半衰期为 7 天。每日一次口服，成人 50~200μg/d，平均 125μg/d，按体重计算的剂量是 1.6~1.8μg/（kg·d）；儿童约 2.0μg/（kg·d）；老年患者大约 1.0μg/（kg·d）；妊娠时的药量需增加 30%~50%。一般主张从小剂量开始，即初始 25~50μg/d，每 1~2 周增加 25μg/d，逐渐加至有效剂量长期维持。②甲状腺片：是动物甲状腺片制剂，含 T_3 及 T_4，但 T_3/T_4 比值较高，易致血中高水平 T_3，且含量不稳定，目前已很少使用。

2）对症治疗：对贫血明确者，可根据贫血类型分别或联合补充铁剂、维生素 B_{12}、叶酸等。必要时给予稀盐酸。

（2）亚临床甲减的处理：亚临床甲减可引起血脂异常，因此在高胆固醇血症及血清 TSH＞10mU/L 时需要给予 L-T_4 治疗。

（3）黏液性水肿性昏迷的治疗：避免昏迷发生的关键在于坚持甲状腺激素替代治疗。一经确诊，立即抢救和转诊。抢救的措施包括：①补充甲状腺激素：首选 T_3 缓慢静脉注射，每 4 小时给 10μg；或 L-T_4 首次静脉注射 300μg，以后每日注射 50μg，清醒后可逐渐改为口服并酌情减量。无注射剂时，口服或胃管注入 T_3 20~30μg，每 4~6 小时一次；或 L-T_4 首次 100~200μg，以后每日 50μg。②氢化可的松 200~300mg/d 持续静脉滴注，患者清醒后逐渐减量。③保暖、给氧、保证呼吸道通畅，必要时行机械或辅助通气甚至气管切开。④保持水、电解质平衡，注意补液速度，避免液体过多。⑤维持血压，控制感染，治疗原发疾病，禁用镇静、麻醉剂等。

2. 转诊

（1）黏液性水肿性昏迷可危及生命，一经诊断需立即转诊和抢救。

（2）临床怀疑甲减而不能确诊者。

【经典习题】

7. 患者，男，45 岁。2 年前因甲状腺功能亢进症（甲亢）行放射性碘治疗。近半年来疲倦、纳差、嗓音粗低。查体：表情淡漠，面色苍白，心率 58 次/分，律齐，腹平软，肝、脾肋下未触及，痛觉及腱反射迟钝。最可能的诊断是

  A. 电解质紊乱   B. 淡漠型甲亢   C. 喉返神经麻痹

  D. 再生障碍性贫血   E. 甲状腺功能减退症

8. 下列关于甲状腺功能减退症的说法，正确的是

  A. 坚持甲状腺激素替代治疗   B. 多食、多语、情绪激动

  C. 突眼、甲状腺肿大   D. 震颤、心率加快

  E. 少觉、多汗

答案：7.E；8.A。

第五节 糖尿病

糖尿病	概述（常见病因）	★★
	临床表现	★★★
	诊断（鉴别诊断）	★★★
	治疗原则与预防	★★★
	转诊指征	★★★

一、概述（常见病因）

糖尿病是一组由多病因引起的以糖代谢紊乱为主要表现的临床综合征。由于胰岛素缺乏和（或）胰岛素作用障碍引起糖类、脂肪、蛋白质、水和电解质代谢紊乱，临床以慢性高血糖为主要特征，可引起多系统损害，导致眼、肾、神经、心脏、血管等组织器官的慢性进行性病变、功能减退及衰竭；病情严重或应激时可发生急性严重代谢紊乱，如糖尿病酮症酸中毒、高渗性高血糖综合征等。

1999年WHO根据病因将糖尿病分为4种类型：

1. 1型糖尿病 由于胰岛β细胞破坏导致胰岛素绝对缺乏引起。青少年患者较多见，起病急，代谢紊乱症状明显；某些成年患者起病较缓慢。多数患者需胰岛素治疗。

2. 2型糖尿病 患者均有不同程度的胰岛素抵抗和胰岛素分泌缺陷，多见于成年人。此型糖尿病的遗传易感性较1型糖尿病强。

3. 其他特殊类型糖尿病 按病因和发病机制可分为8种亚型。

4. 妊娠糖尿病 妊娠期发生糖尿病者（不包括妊娠前已诊断的糖尿病患者）。

二、临床表现

1. 一般症状 典型表现为多尿、多饮、多食和体重减轻（"三多一少"），常伴有软弱、乏力，许多患者有皮肤瘙痒，易生疖、痈，肢体出现麻木、疼痛，女性患者有外阴瘙痒等。1型糖尿病起病较急，病情较重，症状明显；2型糖尿病起病隐匿缓慢，症状不明显，部分患者无任何症状，多经体检发现。临床上常与超重、血脂异常、高血压等疾病同时或先后发生。

2. 糖尿病并发症 包括慢性并发症和急性并发症。一些患者以糖尿病并发症为主诉就医；不少患者可先发生心脑血管疾病或在手术及外伤时才发现高血糖；少数患者以糖尿病酮症酸中毒或高渗性高血糖综合征为首发表现。

（1）急性严重代谢紊乱（详见第三部分第五章"急诊与急救"相关内容）。

（2）感染：常见皮肤化脓性感染（疖、痈）、肺结核、肾盂肾炎、胆道感染、齿槽脓肿和真菌感染（足癣、甲癣、体癣、阴道炎）等。

（3）慢性并发症

1）大血管病变：糖尿病患者发生心血管疾病的危险性为非糖尿病患者的2~4倍，而且其病变发病年龄早、广泛、严重且预后差，心脑血管疾病是2型糖尿病患者最主要的死亡原因。

2）糖尿病肾病：主要表现为蛋白尿、水肿及高血压，血清肌酐、尿素氮升高，是导致终末期肾衰竭的常见病因之一。

3）糖尿病神经病变：包括周围神经和自主神经病变。

4）糖尿病性视网膜病变：是导致患者失明的主要原因之一，按眼底受损程度可分为早期非增殖型视网膜病变和晚期增殖型视网膜病变。

5）糖尿病足：因末梢神经病变，下肢供血不足及细菌感染等引起足部溃疡和肢端坏疽等病变。

三、诊断（鉴别诊断）

（一）诊断

糖尿病的诊断由血糖水平决定，且依据静脉血浆血糖而不是毛细血管血的血糖检测结果。尿糖阳性是诊断糖尿病的重要线索，但不作为糖尿病诊断指标。

中华医学会糖尿病学分会建议在我国人群中采用WHO（1999）糖代谢状态分类（表3-3-21）及诊断标准（表3-3-22、表3-3-23）。

表3-3-21 糖代谢分类（WHO，1999）

糖代谢分类	空腹血糖（FPG）（mmol/L）	糖负荷后2小时血糖（2h PBG）（mmol/L）
血糖正常（NGR）	<6.1	<7.8
空腹血糖受损（IFG）	6.1~7.0	<7.8
糖耐量减低（IGT）	<7.0	7.8~11.1
糖尿病（DM）	≥7.0	≥11.1

注：均为静脉血浆葡萄糖值；IFG和ICT统称为糖调节受损（IGR），也称糖尿病前期

表3-3-22 糖尿病诊断标准（WHO，1999）

1. 糖尿病的症状[a]加随机血糖[b]≥11.1mmol/L（200mg/dL）
2. 空腹血糖（FPG）≥7.0mmol/L（126mg/dL）[c]
3. OCTT 2小时血糖（2h PBG）≥11.1mmol/L（200mg/dL）

注：[a]糖尿病的典型症状包括多饮、多食、多尿和不明原因的体重下降；[b]随机血糖是指任意时间的血糖，不能诊断空腹血糖受损（IFG）或糖耐量异常（IGT）；[c]空腹血糖是指至少8小时未摄取能量

另外，所有血糖均为静脉血浆葡萄糖；血糖值达诊断标准但无糖尿病症状者，需择日重复血糖测定；儿童糖尿病的诊断标准同成人

表3-3-23 妊娠糖尿病诊断标准（WHO，2013）

OGTT（75g无水葡萄糖）	血糖值（mmol/L）
空腹	≥5.1
服糖后1小时	≥10.0
服糖后2小时	≥8.5

注：1个以上时间点血糖达到以上标准即可诊断妊娠糖尿病

（二）鉴别诊断

1. 尿糖阳性要与肾性糖尿、食后糖尿和应激性糖尿相鉴别。

2. 药物对糖耐量的影响　噻嗪类利尿剂、呋塞米、糖皮质激素、避孕药、阿司匹林、吲哚美辛、氟哌啶醇等可使血糖增高、尿糖阳性。

3. 新发生糖尿病的老人，需做B超以除外胰腺癌所致的糖代谢异常。

四、治疗原则与预防

（一）治疗原则

特别强调早诊断、规范化长期综合治疗、治疗措施个体化的原则。治疗目标是控制血糖，兼顾控制血压、血脂以预防或延缓慢性并发症的发生，提高患者的生活质量，延长生命，降低死亡率。有BMI体质指数超标者，应注意减重治疗；血脂异常者，应使用降脂药物（见血脂异常章节）。血糖控制目标见表3-3-24。

表 3-3-24 糖尿病血糖控制目标

		良好	一般	差
血糖（mmol/L）	空腹	4.4～6.1	≤ 7.0	> 7.0
	非空腹	4.4～8.0	≤ 10.0	> 10.0
糖化血红蛋白（%）		< 6.0	6.5～7.5	> 7.5

注：糖化血红蛋白（HbAlc）测定可反映取血前 8～12 周的血糖综合水平

治疗原则包括：糖尿病教育、饮食治疗、运动治疗、合理用药及自我监测，即所谓"五驾马车"，缺一不可。

1. 对患者和家属进行教育 是糖尿病重要的基本治疗措施之一。家庭成员特别是配偶也应参与，成为家庭保健员。近来开始重视糖尿病的同伴教育，糖尿病患者小组式管理往往比医务人员教育的效果更好。教育内容可根据管理的对象而定。

2. 饮食治疗 是基础治疗，应长期执行，并随病情改变而更改。糖尿病患者饮食治疗的总目标是控制每日摄入的总热量。

（1）制订总热量计划：用简易公式算出理想体重，理想体重（kg）= 身高（cm）-105。

（2）根据不同工作性质、理想体重算出每日所需总热量（表 3-3-25）。

表 3-3-25 不同人群每公斤体重日均所需总热量（单位：kcal）

体形	卧床	轻体力	中体力	重体力
消瘦	20～25	35	40	45～50
正常	15～20	25～30	35	40
肥胖/超重	15	20～25	30	35

注：孕妇妊娠后半期每日增加 200kcal 热量，乳母每日增加 800kcal 热量，儿童及伴有消耗性疾病的患者也应适当提高热量的摄入标准

（3）确定各类食物的比例分配

1）碳水化合物所含热量占饮食总热量的 55%～60%，1g 碳水化合物产生 4kcal 热量，一般折合粮食（生重）为每日 250～400g（5～8 两），忌食用蔗糖及其制品。

2）蛋白质占总热量的 15%，1g 蛋白质产生 4kcal 热量，以成人每日每公斤理想体重 1.0g、孕妇 1.5～2g、儿童 2～3g，伴有糖尿病肾病而血尿素氮升高者应限制在 0.6～0.8g/kg。

3）脂肪占总热量的 25%～30%，1g 脂肪产生 9kcal 热量，不吃油炸食物、内脏、肥肉，少吃坚果类食品。

4）蔬菜每日 500～750g，叶子菜含糖低，饭量大者可适当多吃。

（4）三餐热量的分配：为 1/5、2/5、2/5 或 1/3、1/3、1/3，对于容易出现低血糖的老年人也可在上午、下午、睡前分别予少许食物加餐，剩余热量再分配到三顿正餐中。

可应用食物交换份法，同时辅以食物血糖生成指数（GI）的知识对患者进行具体饮食指导。

3. 运动治疗 运动可增强机体对胰岛素的敏感性，有助于降低血糖、调节血脂、减轻体重、增强体质。体育锻炼的原则是根据年龄、性别、体力情况、病情轻重及有无并发症等的不同，进行个体化循序渐进的有氧运动，应长期坚持。

（1）体育锻炼的时间宜在餐后 0.5～1 小时开始，避免空腹锻炼造成低血糖。

（2）运动时，应随身携带少量食品，如点心、糖块，一旦出现低血糖可立即进食。

（3）应注意足的保护，避免损伤。

4. 药物治疗

（1）口服降糖药

1）双胍类药物：二甲双胍作为一线用药和药物联合中的基本用药，主要通过减少肝糖输出、增加外

周组织对胰岛素的敏感性和对葡萄糖的利用降低血糖；单独使用不导致低血糖；主要副作用为胃肠道反应；禁用于肝肾功能不全、严重感染、缺氧或接受大手术的患者。

2）磺脲类药物：常用药物有格列本脲、格列齐特、格列吡嗪、格列喹酮和格列美脲等，主要通过增加胰岛素的分泌降低血糖；如果使用不当可导致低血糖，特别是老年患者和肝肾功能不全者；有肾功能轻度不全的患者，宜选择格列喹酮。

3）格列奈类药物：常用药物有瑞格列奈和那格列奈，为非磺脲类促胰岛素分泌剂，主要通过刺激胰岛素的早期分泌相降低餐后血糖。其特点为吸收快、起效快、作用时间短。常见不良反应也是低血糖，但发生率、严重程度较磺脲类药物轻。

4）α-葡萄糖苷酶抑制剂：常用药物有阿卡波糖和伏格列波糖，通过抑制肠道α-葡萄糖苷酶而延缓碳水化合物的吸收，降低餐后高血糖，适用于餐后高血糖为主要表现的患者。可单独用药，也可与磺脲类、双胍类药物或胰岛素合用。常见不良反应为胃肠反应，如腹胀、腹泻、排气过多。

（2）胰岛素治疗

1）适应证：①1型糖尿病；②2型糖尿病，口服降糖药效果不良；③糖尿病急性并发症；④合并重症感染；⑤大手术前后；⑥伴较重糖尿病慢性并发症；⑦糖尿病患者妊娠或妊娠期糖尿病患者；⑧全胰腺切除引起的继发性糖尿病，营养不良相关性糖尿病。

2）常用胰岛素制剂：根据其作用特点分为速效（超短效）、短效（常规）、中效、长效及预混胰岛素或胰岛素类似物。

3）不良反应：胰岛素和胰岛素类似物的常见不良反应是低血糖，与药物剂量过大、运动过量、进食过少有关，尤其接受强化治疗者更常见；少见不良反应有脂肪萎缩和过敏反应。

4）胰岛素注射的部位及方法：通常在腹部、臀部、上臂或大腿等部位进行皮下注射，患者可以根据自身血糖变化和药效特点轮换注射不同部位；其中腹部血流量多，因此吸收最快。此外，注射完后应停留10~15秒后再拔出针头，以免药水漏出；不可用手搓揉，以免局部血液循环增加影响药物吸收。如果有较激烈的运动或工作时，最好选择活动量较低的部位，以免吸收太快，造成低血糖。

5）胰岛素保存：必须贮存在2~8℃，最好放在冰箱保鲜层；已开始使用的，不必放入冰箱，应避光放在盒内。

5. 自我监测 主要是指血糖检测，其他包括体重、血压、饮食种类及量、用药情况等。

患者同时应定期到医院复查，内容包括：每3~6个月复查糖化血红蛋白（HbA1c），了解糖尿病控制程度；0.5~1年测尿微量白蛋白，了解肾脏情况；每年全面复查一次，了解血脂水平及心、肝、肾、神经功能和眼底情况，以便及早发现并发症，给予相应的治疗。

（二）三级预防

1. 一级预防 是针对健康人群和糖尿病高危人群进行健康教育，最大限度减少糖尿病的发生。

2. 二级预防 主要是对糖尿病患者做到早诊断、早治疗，使其血糖、血脂、血压、体重全面达标，从而延缓或减少急、慢性并发症的发生，并定期进行糖尿病并发症的检查。

3. 三级预防 目的是针对存在糖尿病并发症的患者，给予规范的社区管理，使其各项指标达标，并辅以相应的健康教育、日常护理指导，尽可能地降低伤残和死亡率。

五、转诊指征

1. 初次发现血糖异常，不能明确病因和分型者。
2. 新诊断的儿童和青少年糖尿病患者；妊娠或哺乳期妇女血糖异常者。
3. 糖尿病急性并发症：糖尿病酮症酸中毒、高渗性高血糖综合征、糖尿病乳酸酸中毒、低血糖昏迷，初步紧急处理后应立即转诊。
4. 反复低血糖或高血糖需用胰岛素强化治疗，需严密监测血糖及调整用药者。
5. 血糖、血压和（或）血脂不达标者。血糖控制不达标，经调整方案规范治疗3~6个月后HbA1c>8.0%；调整治疗方案规范治疗3个月后血压大于140/80mmHg；调整方案并规范治疗6个月后LDL-C>2.6mmol/L。

6. 慢性并发症进行性发展，需积极治疗者。
7. 合并重症感染、急性心肌梗死、脑血管意外、糖尿病足、严重外伤或需行手术者。
8. 出现严重药物不良反应难以处理者。

【经典习题】

9. 患者，女，45岁。排尿次数增多2个月。实验室检查：血糖升高。尿常规：糖（+++），红细胞（-），白细胞（-）。该患者还可能有的临床表现是

  A. 尿急、尿痛　　　　　B. 肉眼血尿　　　　　C. 排尿困难
  D. 排尿不尽感　　　　E. 总尿量增多

10. 患者，女，70岁。体检发现空腹血糖7.2mmol/L，无明显自觉症状。有助于诊断为糖尿病的条件是

  A. 尿糖（+）
  B. 另一次空腹血糖6.5mmol/L
  C. 日常饮食，1次餐后2小时血糖9mmol/L
  D. 日常饮食，1次随机血糖超过11.1mmol/L
  E. 1次口服葡萄糖耐量试验（OGTT）中餐后2小时血糖10mmol/L

（11～12题共用题干）

患者，男，40岁。身高180cm，乡村教师，目前无其他慢性疾病。

11. 其理想体重应为

  A.68.0kg　　　　　　B.75.0kg　　　　　　C.80.0kg
  D.85.0kg　　　　　　E.90.0kg

12. 该患者每日摄入食物的总热量，最合适的是

  A.1200千卡　　　　　B.1500千卡　　　　　C.2000千卡
  D.2500千卡　　　　　E.3000千卡

答案：9.E；10.D；11.B；12.C。

第六节　血脂异常

血脂异常	概述	★★
	治疗原则与预防	★★★

一、概述

血脂异常是指循环血液中的脂质或脂蛋白的组成成分浓度异常。通常是指血浆总胆固醇（TC）升高、低密度脂蛋白胆固醇（LDL-C）升高、甘油三酯（TG）升高和高密度脂蛋白胆固醇（HDL-C）低下。

血脂在血液循环中以脂蛋白形式转运，脂蛋白分为乳糜微粒（CM）、极低密度脂蛋白（VLDL）、低密度脂蛋白（LDL）、中密度脂蛋白（IDL）及高密度脂蛋白（HDL）。不同脂蛋白载运的胆固醇分别称为极低密度脂蛋白胆固醇（VLDL-C）、低密度脂蛋白胆固醇（LDL-C）、中等密度脂蛋白胆固醇（IDL-C）及高密度脂蛋白胆固醇（HDL-C）。不同脂蛋白与动脉粥样硬化的关系不同：富含甘油三酯的脂蛋白如乳糜微粒和VLDL被认为不能直接导致动脉粥样硬化，但它们脂解后的产物（分别为乳糜微粒残粒和IDL）可能导致动脉粥样硬化。而VLDL代谢的终末产物LDL具有明确的致动脉粥样硬化的作用。HDL具有心血管保护作用。血脂异常，特别是LDL-C增高及HDL-C降低，是动脉粥样硬化和心脑血管疾病的重要危险因素。此外，甘油三酯明显升高时易诱发急性胰腺炎。

二、治疗原则与预防

1. 治疗原则 治疗血脂异常的目的是防控急性心脑血管疾病，减低心肌梗死、缺血性脑卒中和冠心病死亡风险。治疗的主要原则：①临床上应根据个体 ASCVD 危险程度，决定是否启动药物治疗。②降低 LDL-C 水平作为防控 ASCVD 危险的首要靶点，非 HDL-C 可作为次要干预靶点。③调脂治疗需要设定目标值，极高危者 LDL-C < 1.8mmol/L，高危者 LDL-C < 2.6mmol/L，中危和低危者 LDL-C < 3.4mmol/L。④LDL-C 基线值较高者不能达到目标值者，LDL-C 至少降低 50%；极高危者 LDL-C 在基线值以内者，LDL-C 仍应降低 30% 左右。

2. 防治措施 血脂异常防治的具体措施包括药物治疗和非药物治疗。

（1）非药物治疗：除遗传性家族性高脂血症外，血脂异常的主要原因是不健康的生活方式，如高胆固醇饮食（动物脂肪及内脏、蛋黄中富含胆固醇）、高热量饮食、缺乏运动等。因此，防治血脂异常首先从改变不健康的生活习惯入手，包括改变不良生活习惯、增加运动、调整饮食结构、控制总热量的摄入。非药物治疗既是预防措施，也是所有血脂异常患者的基础治疗。

（2）药物治疗：非药物治疗不能达标者，应考虑药物治疗。药物治疗主要以减低低密度脂蛋白胆固醇（LDL-C）为主。甘油三酯明显升高者为防止发生急性胰腺炎，也应给予积极治疗。血脂异常的类型不同，选用的调脂药物不同。

1）他汀类（羟甲基戊二酰辅酶 A 还原酶抑制剂）：通过抑制羟甲基戊二酰辅酶 A 还原酶，抑制内源性胆固醇的合成，能显著降低总胆固醇（TC）、LDL-C，也能轻度降低 TG 水平和升高 HDL-C。此外，他汀类药物还具有抗炎、稳定粥样硬化斑块、保护血管内皮功能的作用，这些作用可能是他汀类药物降低心血管事件危险性的重要原因。代表药物有辛伐他汀、普伐他汀、阿托伐他汀、瑞舒伐他汀。常见的不良反应有腹泻、腹胀、眩晕、头痛、恶心、皮疹；罕见的有肌痛、肌炎，严重者可出现横纹肌溶解（肌肉疼痛、发热、乏力，伴肌红蛋白尿）。使用中应注意：轻、中度肾功能不全者无须调整剂量；严重肾功能不全者慎用；大量饮酒、有肝病病史者慎用；ALT、AST 升高至正常 3 倍以上时停止使用；当出现肌痛、肌酸激酶升高 10 倍以上时应考虑肌病，须立即停药。使用禁忌证有过敏、活动性肝脏疾病或无法解释的肝酶持续升高。

2）贝丁酸类（也称苯氧芳酸类）：此类药物主要降低血浆 TG 和提高 HDL-C 水平，促进胆固醇逆向转运。不良反应主要有肝酶升高、肌痛、消化不良、胆石症。严重肝肾疾病者禁用。常用药物有非诺贝特、吉非贝齐等。

3）烟酸类：烟酸属于 B 族维生素，大剂量使用时有降脂作用，主要降低血清 TG、TC、VLDL-C 和 LDL-C。作为降脂药，烟酸用量需较大，常为 3~6g/d，所以不良反应较多，主要是脸部潮红、皮肤血管扩张，消化道反应有恶心、呕吐、消化不良、损伤肝脏、引起溃疡病等。烟酸还能降低糖耐量、恶化糖尿病、增加血尿酸、加重痛风性关节炎等。溃疡病、痛风和肝功能不全者禁用。

【经典习题】

13. 患者，男，56 岁。体检发现血脂异常 1 个月来诊，无糖尿病、冠心病、脑卒中等病史。吸烟 20 年，约 20 支/天，饮酒 10 余年，约 2 两/天。体重指数（BMI）26。本次就诊查血压 130/80mmHg。血生化检验：血总胆固醇（TC）6.22mmol/L，低密度脂蛋白（LDL-C）4.14mmol/L。目前进行的健康指导不恰当的是

　　A. 戒烟限酒　　　　　B. 减轻体重　　　　　C. 有氧运动
　　D. 服用保健品　　　　E. 低盐低脂饮食

14. 血脂异常的治疗药物中描述错误的是

　　A. 药物治疗主要以减低低密度脂蛋白胆固醇为主
　　B. 甘油三酯明显升高者为防止发生急性胰腺炎应该积极治疗
　　C. 他汀类药物能显著降低总胆固醇、低密度脂蛋白胆固醇水平
　　D. 贝丁酸类药物主要降低甘油三酯和提高高密度脂蛋白胆固醇水平

E. 烟酸类属于 B 族维生素，小剂量使用有降脂作用

答案：13.D；14.E。

第六单元　精神、神经系统

第一节　脑血管疾病

脑血管疾病（短暂性脑缺血发作、脑梗死、脑出血、蛛网膜下腔出血）	概述（常见病因）	★★
	临床表现	★★★
	诊断（鉴别诊断）	★★★
	治疗原则	★★★
	预防	★★★
	转诊与康复	★★★

脑血管疾病是由于各种原因引起的脑血管阻塞或破裂后导致脑组织缺血、缺氧、水肿或受压引起神经细胞损伤和坏死，出现一系列临床症状的一组疾病。

短暂性脑缺血发作

一、概述（常见病因）

短暂性脑缺血发作（TIA）是指脑的短暂性血液供应不足并出现脑功能障碍系列症状的急性脑血管病。每次发病持续时间不长，通常是数秒钟、数分钟或数小时，一般在 24 小时内完全恢复正常，可以反复发作，约 1/3 的患者可发生脑梗死，1/3 的患者持续发作，1/3 的患者发作可自行终止。脑梗死患者中的 1/3～2/3 曾经发生过短暂性脑缺血发作。

二、临床表现

1. 发病年龄及病因　多在 50 岁以上，男性多于女性。往往有动脉粥样硬化、高血压、血脂异常、糖尿病、心脏病和血液系统疾病病史。其中动脉粥样硬化是最重要的原因。

2. 发病形势　往往是突然发病，病程短暂，有局灶性神经功能缺失，发作多在 24 小时内恢复，无后遗症。可反复发作，间隔时间不等。

3. 局灶性神经功能缺失症状　主要有：①颈内动脉系统：常有单肢或偏侧肢体偏瘫、偏身麻木，感觉减退，视力障碍；优势半球受损可出现失语和失用，非优势半球可出现空间定向障碍。②椎-基底动脉系统：常有眩晕、共济失调、平衡障碍、头痛、耳鸣、面部麻木、饮水呛咳、说话不清、短时记忆和定向障碍等。少数可出现特殊表现的临床综合征，如跌倒发作和短暂性全面遗忘症。

三、诊断（鉴别诊断）

1. 有上述典型 TIA 临床表现，但多无意识障碍和颅内压增高。
2. 脑 CT 和磁共振检查正常或可见腔隙性梗死灶。

鉴别诊断见表 3-3-26。

表 3-3-26 常见的脑血管疾病的鉴别诊断

鉴别要点	TIA	脑血栓形成	脑栓塞	脑出血
发病年龄	老年多见	老年多见	青、中年	中、老年
主要病因	动脉硬化斑块及附壁血栓的微栓子脱落、脑血管痉挛、颈椎病动脉受压	脑动脉硬化、动脉内膜炎、脑血管管腔变窄，于血流减慢时形成血栓	风湿性心瓣膜病、亚急性感染性心内膜炎、大动脉硬化斑块脱落、心肌病及心房颤动左房血栓脱落	高血压及动脉硬化，血压突然升高引起动脉破裂
发病形势	突然发作，每次发作持续数分钟到数小时以内，24小时内完全恢复	发病稍慢，多于睡眠或安静状态下发生，症状于1～2天才达高峰	最急，发病时间不定	急骤，多在活动或情绪激动时发生
意识状态	短暂性或一过性意识丧失或跌倒发作	清醒或有轻度意识模糊	昏迷较轻，且易恢复	昏迷较深，多呈持续性
瘫痪	单肢无力或轻度偏瘫	最常见	单瘫或不完全偏瘫	最常见
脑膜刺激征	无	少见	少见	多见
抽搐	可有	少见	间有	间有
颅内压增高	无	少见	间有	多有
脑脊液	压力正常，清亮	压力正常或稍高，清亮	压力正常或稍高，清亮	压力高，多为血性
头颅CT	可有（或无）小的低密度区	脑实质内低密度病灶	脑实质内低密度病灶	脑实质内高密度病灶

四、治疗原则

约 1/3 的 TIA 患者最终会发生脑梗死，发作频繁者近期内发生脑梗死的可能性很大，因此应积极治疗，防止发生脑梗死。主要措施如下：

1. 积极治疗危险因素 对高血压、血脂异常、心脏病、糖尿病、脑动脉硬化应积极地给予治疗。

2. 抗血小板药物 主要是抑制血小板聚集，使之不能形成微小血栓。常用药物有：肠溶阿司匹林，75～100mg，1次/日；双嘧达莫 50～100mg，3次/日；氯吡格雷 75mg，1次/日等。

3. 扩容治疗 低分子右旋糖酐具有扩容、改善微循环和降低血液黏度的作用，常用 500mL 静脉滴注，1次/日，14天为1疗程。

4. 抗凝治疗 若患者发作频繁，用其他药物疗效不佳，又无出血性疾病等禁忌者，可用抗凝治疗。常用药物有肝素、双香豆素、藻酸双酯钠等。

5. 扩血管治疗 可选用培他定、桂利嗪、氟桂利嗪（西比灵）等。

6. 活血化瘀中药 丹参、川芎、桃仁、红花等。

7. 脑 CT 检查发现有微小脑梗死病灶者按脑梗死治疗。

五、预防

未经治疗的 TIA 患者，约 1/3 自行恢复，1/3 反复发作，1/3 进展为脑梗死。因此，对 TIA 患者最好明确病因，在此基础上针对病因给予积极的治疗和预防。

六、转诊与康复

对初次短暂发作或近 1～2 周内频繁发作的患者应转诊到有条件的医院进一步做头颅 CT 检查，然后针对病因治疗。

【经典习题】

1. 短暂性脑缺血发作导致的神经功能缺损症状、体征应在多少小时内完全消失

A.2 小时　　　　　　　　B.6 小时　　　　　　　　C.12 小时
D.18 小时　　　　　　　E.24 小时

2.患者，男，70 岁。昨日下午 3 时突然左侧肢体活动不便，乏力，伴语言不利、口角流涎，但神志清楚。今日下午 2 时许就诊时，语言流畅，口舌无明显歪斜，肢体活动亦基本正常。诊断首先考虑的是

A.脑血栓形成　　　　　　B.脑栓塞　　　　　　　　C.脑出血
D.短暂性脑缺血发作　　　E.蛛网膜下腔出血

答案：1.E；2.D。

脑梗死

脑梗死是指各种原因所致的局部脑组织区域血液供应障碍，导致脑组织缺血、缺氧、坏死，出现相应神经功能障碍的一类疾病。包括脑血栓形成、脑栓塞和腔隙性脑梗死。

一、概述（常见病因）

脑血栓形成是指脑动脉血管血栓形成，导致脑血液循环障碍，脑细胞缺血、缺氧、坏死而产生一系列局灶性脑功能缺损症状和体征的急性脑血管疾病。中、老年人多见，常见原因为脑动脉粥样硬化。

脑栓塞是各种栓子经血液循环流入脑动脉并造成血管阻塞，引起该血管供应区脑组织缺血、缺氧、坏死并出现脑功能障碍的一种疾病。常见原因有：①心源性栓子：以风湿性心瓣膜病伴心房颤动附壁血栓脱落最常见；②非心源性栓子：大动脉粥样硬化的斑块脱落、羊水栓塞、癌性栓子等。

腔隙性脑梗死是由于长期高血压或动脉硬化致大脑半球或脑干深部的小穿通动脉病变、管腔闭塞导致的缺血性微小梗死，坏死液化的脑组织被吞噬细胞清除而形成腔隙。

二、临床表现

1. 脑血栓形成　多见于 50～60 岁以上患有动脉硬化的老年人，常伴有高血压、糖尿病或冠心病，男性多于女性，约 1/3 有 TIA 病史，部分可有头昏、头晕和头痛等前驱症状。常在安静或休息状态下发病。多有局灶性神经症状和体征，如对侧偏瘫、偏身感觉障碍、偏盲、眩晕、复视、眼球震颤、吞咽困难、构音障碍、共济失调、交叉性瘫痪等。在 1～3 天内症状达高峰。患者通常意识清晰，少数可有不同程度的意识障碍，一般生命征无明显改变。

2. 脑栓塞　中、青年多见，多有栓子来源的原发病史，如风湿性心瓣膜病、心脏手术、长骨骨折等病史。发病急骤，症状多在数分钟或短时间内达到高峰。临床表现轻重与栓子的大小、数量、栓塞部位、心功能状况等因素有关。症状及体征与脑血栓形成相似，但症状较重，部分患者可有意识障碍，较大栓塞或多发性栓塞时患者可迅速进入昏迷和出现颅内压增高症状。局部神经缺失症状取决于栓塞的动脉，多为偏瘫或单瘫、偏身感觉缺失，累及单、双侧大脑后动脉导致同向性偏盲或皮层盲，椎-基底动脉主干闭塞导致突然昏迷、四肢瘫、出汗和呼吸衰竭等可突然引起死亡。

3. 腔隙性脑梗死　多见于中、老年人，常有高血压和（或）TIA 病史；突然起病，出现一过性或局灶性神经症状，也可无症状；体征少，恢复较完全，预后好。

三、诊断（鉴别诊断）

（一）诊断

1. 上述典型的临床表现。

2. 影像学检查　① CT 检查：发病 24～48 小时后脑梗死病变区密度减低，早期检查可排除脑出血，因此应尽早进行。② MRI 检查：对脑梗死的诊断好于 CT 检查，且较敏感。可在发病后数分钟显示缺血性梗死，早期显示脑干、小脑梗死及直径在 5mm 以下的腔隙性脑梗死，T_1 呈现低信号，T_2 呈高信号。③

数字减影（DSA）检查：可显示血管狭窄、闭塞或血管畸形等，为血管内治疗提供依据，是脑血管病变检查的"金标准"。

3. 脑脊液检查 压力可轻度增高，生化及细胞学检查多为正常。

（二）鉴别诊断

见表3-3-26。

四、治疗原则

1. 一般治疗 卧床休息，加强皮肤、口腔、呼吸道护理。注意水、电解质平衡，如起病24～48小时后仍不能自行进食者，应予鼻饲以保障营养供应。特别注意调整血压，使其不可过高或过低而影响局部脑血流量。

2. 控制脑水肿 梗死区域大或发病急骤者均可能产生脑水肿，加剧病灶区缺血、缺氧。因此，急性期或重症患者应给予脱水降颅压治疗，常用药物有20%甘露醇，每次125～250mL，2～4次/天，3～7天；也可用呋塞米、白蛋白、甘油果糖和β-七叶皂苷钠等。

3. 改善脑血液循环 ①溶栓治疗：脑梗死早期6小时以内的患者可进行尿激酶、纤溶酶原激活物（t-PA）等溶栓治疗，但要严格掌握适应证和禁忌证，以防发生颅内出血并发症。②降纤治疗：脑梗死早期，特别是12小时以内可选择巴曲酶、降纤酶或其他降纤制剂如蚓激酶、蝮蛇抗栓酶等治疗。③抗凝治疗：可用于不完全性缺血性卒中，尤其是椎-基底动脉血栓者宜早期应用，有出血倾向、溃疡病史、严重高血压、肝肾疾患及年龄过大者忌用。常用药有肝素、双香豆素、华法林等。④抗血小板药物：肠溶阿司匹林75～100mg，1次/日；氯吡格雷75mg，1次/日。⑤扩容：低分子右旋糖酐可以稀释血液，减少血黏度和血细胞比容，增加血流速度，有利于脑微循环，常用250～500mL，1次/日，7～10天为一疗程。

4. 脑神经营养、代谢药及脑神经保护剂 吡拉西坦或奥拉西坦、胞磷胆碱、细胞色素C、辅酶A和B族维生素等对改善患者的认知功能和康复有一定辅助治疗效果。

5. 中医药治疗 以活血化瘀兼以理气为主，如丹参、川芎嗪、三七、葛根素、银杏叶制剂、丹红注射液、灯盏花素等，注意辨证论治。

脑栓塞及腔隙性脑梗死与脑血栓形成治疗相似，但要进行病因治疗，防止再次发生梗死。脑栓塞患者可能有心脏疾病，因此要注意心功能情况。

五、预防

引起脑血栓形成和腔隙性脑梗死的主要原因是动脉粥样硬化，在预防上以调血脂和抗血小板治疗为主，建议适当使用他汀类药物和小剂量肠溶阿司匹林。对于脑栓塞的预防措施主要是防治各种原发病，特别是各种心脏疾病，以消除栓子来源。

六、转诊与康复

基层医院应与上级医院建立"双向转诊"机制，对病情严重的患者进行初步处理后及时转上级医院进行进一步治疗，待急性期过后，病情稳定，再转回基层医疗单位进行康复治疗。对有下列情况者应进行转诊：

1. 初发脑血栓形成或脑栓塞急性期的患者。
2. 怀疑有腔隙性脑梗死，需要进一步进行检查者。
3. 生命体征不稳定的患者。
4. 有严重的并发症/合并症的患者。
5. 对原发性疾病在基层医疗单位不能有效处理的患者。
6. 患者或家属积极要求到上级医院就诊。

康复内容主要包括：运动功能、感觉功能、认知和情绪、语言交流等。有效的康复治疗能够加速康复的进程，减轻功能上的残疾，节约社会资源，基层医院应积极主动地为患者开展康复治疗。

【经典习题】

3. 脑血栓形成的最常见病因是
   A. 高血压　　　　　　　B. 脑动脉粥样硬化　　　　　C. 各种脑动脉炎
   D. 血压偏低　　　　　　E. 红细胞增多症
   答案：B。

脑出血

一、概述（常见病因）

脑血管壁病变、血液凝固功能障碍及血流动力学改变等因素所导致的非创伤性脑实质内出血称为自发性脑出血。以高血压性脑出血最为常见。多发生在脑的一级大动脉直接分出来的第二级分支，如大脑中动脉的豆纹动脉、基底动脉的脑桥支等。此外，先天动脉畸形、动脉瘤、血液病、梗塞性出血、抗凝药物的使用不当也可引起脑出血。

二、临床表现

1. **一般表现**　多在50～70岁发病，常有高血压病史，通常在情绪激动、酒后、体力劳动、气候变化等时发病。大多数病例无预兆，数分钟到数小时症状达到高峰。临床表现因出血部位及量不同而异，重症者可突感剧烈头痛、呕吐、意识模糊或昏迷。

2. 出血大多位于内囊-基底节区。①壳核出血可出现典型"三偏"综合征：病变对侧中枢性面瘫和肢体瘫痪、感觉障碍、同向偏盲；小量出血可仅有轻偏瘫和轻度感觉障碍，不易与腔隙性梗死区分。②丘脑出血：一般病情较为严重，中到大量出血时表现为昏迷和对侧肢体的偏瘫；血液进入下丘脑引起几种典型的眼征：上视不能或凝视鼻尖、眼球偏斜或分离性斜视、眼球会聚障碍等。③脑桥出血：小量出血，出血灶直径在1.0cm以下无意识障碍，有交叉性瘫和共济失调性偏瘫，两眼向病灶侧凝视麻痹；大量（＞5mL）出血破入第四脑室，患者迅速出现昏迷、双侧针尖样瞳孔、呕吐咖啡样物、中枢性高热、中枢性呼吸障碍、眼球浮动、四肢瘫、去大脑强直发作等，多在48小时内死亡。④小脑出血：患者有眩晕、频繁呕吐、枕部剧痛和平衡障碍等，无肢体瘫痪是常见特点；出血重者，血液直接进入第四脑室，导致颅内压迅速增高、昏迷、枕骨大孔疝形成而死亡。

三、诊断（鉴别诊断）

1. **诊断**　有高血压病史的中老年患者，突发剧烈头痛、呕吐、失语、偏瘫等，均应考虑到高血压性脑出血。脑CT检查是首选检查，可见出血区呈高密度影，周围有低密度水肿带，其宽度自数毫米至15毫米不等。脑血管造影有助于排除颅内动脉瘤、脑动静脉畸形及其他引起自发性脑出血的病变。脑脊液检查可见血性脑脊液，但在CT检查较普及的今天已较少应用。

2. **鉴别诊断**　见表3-3-26。

四、治疗原则

脑出血急性期治疗的目的是挽救患者的生命，预防各种并发症，使患者顺利度过急性期。处理原则如下：

1. **保持安静和卧床休息**　尽量减少不必要的搬动，最好就近治疗。定时观察血压、脉搏、呼吸和意识的变化。

2. **保持呼吸道通畅**　侧卧位较好，便于口腔分泌物自行流出和防止舌后坠。呼吸道分泌物及痰液过多者，必要时做气管切开。

3. **保持营养和水、电解质平衡**　对清醒且无呕吐者，可试进流质；意识不清者，3～5天后病情较平稳可鼻饲；有呕吐者应禁食，经静脉补充营养，维持水、电解质平衡。

4. 降低颅内压　常用药物有 20% 甘露醇、25% 山梨醇或甘油制剂。具体用法由医生视病情而定。

5. 调整血压　原则上降压不宜过低、过快，维持血压在略高于发病前水平为宜。

6. 防治并发症　昏迷者易发生肺部感染，要勤翻身和防止产生压疮。注意口腔清洁，随时吸出口腔分泌物及呕吐物，定时更换体位，保持肢体功能位等。对于病情严重者给予抗生素以预防肺部感染。

7. 外科治疗　脑出血量在 30mL 以上，或者有偏瘫、昏迷等情况时应行手术治疗。早期手术清除血肿，有利于抢救患者生命并减少并发症及后遗症的出现。

8. 微创血肿清除术　微创血肿清除术具有费用低、适应证宽、损伤小、禁忌证少和患者恢复快等特点。对颅内性血肿幕上＞30mL、幕下或丘脑＞10mL、脑室内出血（除脑干出血、脑干功能衰竭者外）均可采用微创颅脑血肿清除术治疗。

五、预防

1. 稳定血压　坚持服用降压药物，使血压稳定在安全理想水平，防止突然停药引起的反跳及过度波动。

2. 调整情绪　保持良好心态和乐观情绪，避免过于激动。

3. 良好的生活习惯　低脂、低盐、低糖饮食，少吃动物的脑、内脏，多吃蔬菜、水果、豆制品，配适量瘦肉、鱼、蛋品；避免劳累；戒烟、戒酒。

4. 预防便秘　多吃富含纤维的食物；适当的运动及腹部自我保健按摩；使用适当的药物，如麻仁丸、蜂蜜口服、开塞露等。

六、转诊与康复

与上级医院建立"双向转诊"机制，对怀疑或诊断是脑出血的患者，应及时转到上级医院进一步治疗。待急性期过后，病情稳定，再转回基层医疗单位进行康复治疗。主要康复内容包括运动功能、感觉功能、认知和情绪、语言交流等。

【经典习题】

（4～5题共用题干）

患者，女，70岁。头痛、左侧肢体无力伴呕吐2小时，呼之不应1小时来乡卫生院就诊。查体：血压184/100mmHg，昏迷，左侧鼻唇沟变浅，左侧Babinski征阳性。医生决定紧急处理后转至上级医院。

4.紧急处理措施中最重要的是

　　A.活血化瘀　　　　　　　B.脱水降颅压　　　　　　C.静脉补充营养

　　D.给予血管扩张剂　　　　E.抗菌药物预防感染

5.该患者转至上级医院后，首选的辅助检查是

　　A.脑电图检查　　　　　　B.脑脊液检查　　　　　　C.头颅CT检查

　　D.全脑血管造影　　　　　E.经颅多普勒超声检查

答案：4.B；5.C。

蛛网膜下腔出血

一、概述（常见病因）

蛛网膜下腔出血（SAH）是指颅内血管破裂后，血液流入蛛网膜下腔所致。引起SAH的病因主要是颅内动脉瘤和动静脉畸形，其中以动脉瘤最为常见。另外，能引起脑出血的病因也能引起本病，如高血压动脉硬化症、血液病等。

二、临床表现

任何年龄均可发病，但以青壮年常见。发病前常有明显诱因，如剧烈运动、情绪激动、用力排便、咳嗽等，多数是突然发病，表现有剧烈全头痛、意识障碍、呕吐和脑膜刺激征及血性脑脊液。多数患者无明确脑功能障碍的定位体征，瘫痪少见。

三、诊断（鉴别诊断）

诊断要点包括：①突发剧烈头痛及呕吐；②脑膜刺激征阳性，伴或不伴有意识障碍；③无局灶性定位体征；④血性脑脊液；⑤脑CT证实脑池和蛛网膜下腔有血样高密度征象。应对引起SAH的各种常见病因进行鉴别。

四、治疗原则

该病患者应绝对卧床休息，避免情绪激动和用力，维持水和电解质平衡，保持生命体征稳定。控制血压在正常或稍偏低水平，控制颅内压增高可用20%甘露醇和呋塞米（速尿），止血药可用6-氨基己酸、止血芳酸、止血敏等，防止和治疗脑血管痉挛可使用尼莫地平。对于动脉瘤引起的出血可采用外科手术或介入治疗。

五、预防

针对病因及时进行诊断和治疗，避免情绪激动和诱发出血的各种因素。

六、转诊与康复

对SAH患者，应及时转到上级医院进一步治疗。主要康复内容包括运动功能、认知和情绪等，但要告诉患者控制好高血压、戒烟禁酒等。

【经典习题】

6. 关于蛛网膜下腔出血，下列描述错误的是
   A. 动脉瘤是最常见的发病原因
   B. 突发剧烈头痛、呕吐
   C. 脑膜刺激征阴性
   D. 脑脊液为血性
   E. 患者应绝对卧床休息

答案：C。

第二节　癫痫

	临床表现	★★★
癫痫	诊断（鉴别诊断）	★★
	治疗原则与转诊	★★★

癫痫可分为原发性和继发性两种。原发性癫痫（特发性）常在特殊年龄段起病，具有特征性临床及脑电图改变。继发性癫痫（症状性）是指能找到病因的癫痫，如颅脑外伤或脑卒中后癫痫。

一、临床表现

癫痫系多种原因引起脑部神经元群阵发性异常放电所致的发作性运动、感觉、意识、精神、自主神

经功能异常的一种疾病。临床表现如下：

（一）全面性发作

1. 强直-阵挛性发作 又称大发作。按其发展过程可分如下三期：

（1）先兆期：约半数患者有先兆，指在意识丧失前的一瞬间所出现的各种体验。常见先兆有：特殊感觉性的幻视、幻嗅、眩晕，一般感觉性的肢体麻木、触电感。

（2）痉挛期：继先兆期后，随即意识丧失，进入痉挛发作期。首先为强直性发作（强直期），表现为突然尖叫一声，跌倒在地，眼球向上凝视，瞳孔散大，全身肌肉强直，上肢伸直或屈曲，手握拳，下肢伸直，头转向一侧或后仰，口吐白沫，大小便失禁等，持续1分钟左右。

（3）痉挛后期：抽搐停止后患者进入昏睡、昏迷状态，然后逐渐清醒；部分患者在清醒过程中有精神行为异常，表现为惊恐、躁动不安等。醒后患者常有头痛、头昏现象，持续数小时到数天不等。

2. 失神发作 ①典型失神发作：又称小发作，儿童期起病，青春期前停止发作。临床表现为突发突止的意识障碍，可在工作、活动、进食和步行等情况下发生，双眼茫然凝视，呼之不应，如"愣神"，可有单纯自动性动作，如咂嘴、吞咽等，可伴有手中持物坠落或小的阵挛，一般不会跌倒，事后对发作时的情况无记忆。②非典型失神发作：意识障碍发生及停止均较典型者缓慢，肌张力改变较明显。常有脑部弥漫性损害。

3. 强直性发作 多见于有脑部损害的儿童，表现为全身或局部肌肉强烈持续的强直性收缩，伴短暂意识丧失，头、眼和肢体固定在某一位置，以及面部发青、瞳孔散大等。

4. 阵挛性发作 主要发生于婴幼儿，表现为重复阵挛性抽动及意识丧失，持续一至几分钟。

5. 肌阵挛性发作 是一种突发、短暂的闪电样肌肉收缩，出现于眼、面、颈、四肢、躯干或个别肌群，单独出现或连续成串出现，不伴或伴短暂意识障碍。

6. 失张力性发作 突然出现短暂意识障碍，肌张力丧失，姿势不能维持而跌倒。发作后立即清醒和站起。

（二）部分性发作

1. 简单部分性发作 又称局限性发作。无意识障碍的运动、感觉和自主神经症状的发作。

2. 复杂部分性发作 又称精神运动性癫痫。伴有意识障碍的部分性发作。成人癫痫发作以此种类型最多。其多数病例病灶在颞叶和边缘系统。

3. 部分性发作继发泛化 患者先出现简单部分性发作或复杂部分性发作，之后引起强直-阵挛性发作、强直性发作、阵挛性发作。

（三）癫痫持续状态

癫痫持续状态是指反复癫痫发作，发作之间意识未完全恢复，或一次发作持续30分钟以上未能自行停止。任何发作类型均可出现癫痫持续状态，在脑电图（EEG）上表现为持续性痫样放电，其中以全面性强直-阵挛性发作持续状态最为常见和危险，是最常见的临床急症之一（详见第五章第一单元第九节"癫痫持续状态"）。

二、诊断（鉴别诊断）

（一）诊断要点

1. 病史 是诊断癫痫的主要手段之一，在病史中应询问有无家族史，有无产伤、头颅外伤、脑炎、脑膜炎、脑寄生虫感染和脑卒中病史等。查体时注意有无皮下结节、全身性疾病及神经系统局限体征等。设法查明病因。

2. 脑电图（EEG）检查 EEG发现棘-慢波、棘波等电活动是诊断癫痫的客观指标。

3. 排除其他发作性疾患。

（二）鉴别诊断

1. 假性发作 是由于心理障碍而非脑电紊乱引起的脑部功能异常。发作时EEG检查无痫样放电，抗癫痫药物治疗无效。

2. 晕厥 为弥漫性脑部短暂缺血、缺氧所致的意识暂时性丧失和跌倒。多有明显的诱因，如疼痛、见血、情绪激动、排尿等；发作时常有面色苍白、眼前发黑、出冷汗；常有心脏病、低血糖等相关病史；EEG 检查无痫样放电。

3. 短暂性脑缺血 发作（TIA）多见于老年人，常有动脉硬化、高血压、糖尿病等病史；以前可能有类似的发作病史；EEG 检查无痫样放电。

三、治疗原则与转诊

（一）病因治疗

原发性癫痫找不到病因，主要是控制发作。对于症状性癫痫，一旦病因明确，应对因治疗。

（二）药物治疗

抗癫痫药物的使用原则：<u>根据类型选择药物，尽可能使用一种药物，个体化用药，规则用药，坚持长期用药，禁止突然停药</u>。

1. 发作期的治疗

（1）一般治疗：全身强直-阵挛性发作时，首先应将患者置于安全处，解开衣扣，拿去可摘义齿，保持呼吸道通畅。同时在上、下牙齿之间垫软物，以防唇舌咬伤。

（2）<u>迅速控制抽搐</u>：可选用地西泮、异戊巴比妥钠、10% 水合氯醛等。

（3）<u>减轻脑水肿</u>：可用 20% 甘露醇、呋塞米 20～40mg 或 10% 甘油果糖利尿脱水，以减轻脑水肿。

（4）其他：维护呼吸道通畅，注意循环功能，纠正水、电解质及酸碱平衡紊乱，控制高热及感染等。

2. 发作间歇期的处理 ①根据发作类型继续使用抗癫痫药物，<u>大发作首选丙戊酸钠、卡马西平，次选苯巴比妥、苯妥英钠、扑痫酮等；部分发作首选卡马西平，次选丙戊酸钠、苯妥英钠、苯巴比妥等；失神发作首选乙琥胺、丙戊酸钠</u>。②尽量单药治疗，联合用药时不超过两种。③<u>坚持长期规律治疗，一般需要控制发作后再维持 1～2 年</u>。④<u>停药前先逐渐减量</u>，掌握好停药时机及方法。⑤严密观察用药期间的不良反应。

（三）转诊

1. 癫痫持续状态应及时转上级医院治疗。但转诊前要给予相应的处理，防止在转诊的过程中发生意外。

2. 初发癫痫原因不明，应到上级医院进一步检查明确病因。

3. 癫痫患者同时伴有其他较严重的心、脑、肺等疾病。

【经典习题】

7. 患者，女，24 岁。进餐时突然倒地，意识丧失，四肢抽搐，双目上翻，牙关紧闭，口吐白沫，小便失禁，约 20 分钟后抽搐停止，神志清醒，自觉肢体酸痛。头颅 CT、血液生化检查均正常。自幼有类似发病。其诊断是

  A. 癔症性抽搐   B. 低血钙性抽搐   C. 脑寄生虫病

  D. 癫痫大发作   E. 昏厥性抽搐

8. 关于癫痫下列说法错误的是

  A. 强直性发作是一种发作性僵直的强烈的肌收缩

  B. 失张力性癫痫发作时全身肌张力突然消失以致猝倒，同时意识丧失

  C. 癫痫按照病因可分为特发性癫痫和症状性癫痫

  D. 精神性发作主要表现为各种类型的遗忘症、情感异常、错觉、复杂幻觉

  E. 失神发作患者意识短暂中断，发作突然，缓慢停止，每日可发作数次至数百次，事后对发作无记忆

答案：7.D；8.E。

第三节 精神分裂症

精神分裂症	概述	★
	临床表现	★★★
	转诊	★★★

一、概述

精神分裂症是最常见的重性精神疾病之一，病因复杂但尚不清楚，多起病于青壮年，呈缓慢或亚急性起病的特点。幻觉、妄想、行为紊乱等精神病性症状（阳性症状）常见，部分患者情感淡漠、社会退缩、意志行为减退等阴性症状非常突出。经过积极合理治疗，部分患者可达到痊愈或基本痊愈状态，但迁延不愈、波动性加重或持续恶化的患者也不少见，部分患者最终出现衰退和精神残疾。

二、临床表现

1. 感知觉障碍 精神分裂症可出现多种感知觉障碍，最突出的感知觉障碍是幻觉，包括幻听、幻视、幻嗅、幻味及幻触等，而幻听最为常见。最常见的幻听形式为言语性幻听，包括思维鸣响（思维化声）、评论性幻听、争论性幻听、第三人称幻听等特征性症状。

2. 思维障碍 主要包括思维形式障碍和思维内容障碍。思维形式障碍中最具特征性的症状包括思维松弛、思维破裂、思维贫乏。思维内容障碍以妄想最为常见。最常出现的妄想有被害妄想、关系妄想、影响妄想、嫉妒妄想、夸大妄想、非血统妄想等。

被动体验（思维、情感、意志行为不属于自己发动的一种病态体验）在部分患者身上也较为突出，对患者的思维、情感及行为产生影响。常见的被动体验包括思维被撤走、思维插入、思维中断、躯体被动体验、情感被动体验以及意志的被动体验。

3. 情感障碍 情感淡漠及情感反应不协调是精神分裂症患者最常见的情感症状。此外，不协调性兴奋、易激惹、抑郁及焦虑等情感症状也较常见。

4. 意志和行为障碍 多数患者的意志减退甚至缺乏，表现为活动减少、离群独处、行为被动，缺乏应有的积极性和主动性，对工作和学习兴趣减退，不关心前途，对将来没有明确打算，或仅有模糊笼统的打算，缺乏行动配合。

5. 认知功能障碍 在精神分裂症患者中认知缺陷的发生率较高，大多数患者会出现认知功能障碍，如信息处理和选择性注意、工作记忆、短时记忆和学习、执行功能等认知缺陷。

三、转诊

精神分裂症是一种严重的精神病性障碍，除了病情稳定、诊断明确、仅需在社区维持治疗或者一般康复咨询的患者以外，一般都需要及时转诊。具体而言，以下几种情况需要转诊到上级医院或者精神病专科医院：

1. 首次发作患者，且有明显的行为紊乱或异常，行为紊乱很可能受幻觉、妄想等精神病性症状影响和支配的。

2. 首次发作患者，且有明显的退缩、淡漠、自语自笑、忽视个人卫生和自我照料，随时间未见好转甚至逐渐加重的。

3. 诊断明确但近期出现病情波动，表现为上述两种情况的。

4. 任何情况下出现伤人、自伤等极端行为且不除外精神病性症状影响的。

5. 任何情况下出现缄默、紧张等症候群且不除外精神病性症状影响的。

6. 出现拒食且不除外精神病性症状影响的。

【经典习题】

9.患者，男，21岁。平时和同村邻居一同在外打工。半年前开始怀疑工友给他下毒，疑心被人跟踪，常自言自语。到乡卫生院就诊，躯体及神经系统检查未见异常。最可能的诊断是

A.抑郁症　　　　　　　　B.焦虑障碍　　　　　　　　C.精神分裂症

D.病毒性脑炎　　　　　　E.分裂情感性精神病

10.精神分裂症出现最突出的感知觉障碍是

A.感觉减退　　　　　　　B.幻觉　　　　　　　　　　C.错觉

D.感觉过敏　　　　　　　E.体感异常

答案：9.C；10.B。

第四节　抑郁症

抑郁症	概述	★
	临床表现	★★★

一、概述

抑郁症是精神科最常见的精神障碍之一，是以情绪低落、兴趣缺乏、乐趣丧失（快感缺乏）、精力下降为核心临床表现的一组心境障碍的统称。

二、临床表现

1.核心症状　包括心境或情绪低落、兴趣缺乏以及乐趣丧失，诊断抑郁状态时至少应该包括此三种症状中的一个。

（1）情绪低落：患者体验到情绪低、悲伤。情绪的基调是低沉、灰暗的。患者常常诉说自己心情不好，高兴不起来。

（2）兴趣缺乏：是指患者对各种以前喜爱的活动缺乏兴趣，如文娱、体育活动、业余爱好等。典型者对任何事物无论好坏都缺乏兴趣，不愿意见人。

（3）乐趣丧失：是指患者无法从生活中体验到乐趣，或者称为快感缺失。

2.思维与认知症状　思维或注意的能力降低，自我评价和自信降低，自责、自罪观念；无望、无助、无用感。无望感表现为感到前途渺茫，悲观失望，看不到好的希望；无助感表现为常感觉没有人能够帮助自己，缺乏改变现状的信心；无用感表现为感觉自己已经一无是处，毫无价值，甚至成为别人的负担。在此心境和认知基础上，常伴有自杀观念或自杀企图。有的患者可能已经开始自杀准备或已经有过自杀行为。

3.生物学相关症状　性欲、食欲改变（多表现为减退或下降，也有增加的可能），体重下降，睡眠紊乱（包括失眠，其中早醒常作为重性抑郁的特征性症状），精神运动性迟滞，严重者可达到木僵程度。

4.伴随症状　焦虑是最常见的伴随症状。各种躯体不适在部分患者也表现的比较突出。很多慢性躯体性疾病常伴发抑郁状态。

【经典习题】

11.抑郁症最常见的伴随症状是

A.焦虑　　　　　　　　　B.心悸　　　　　　　　　　C.胸闷

D.失眠　　　　　　　　　E.嗜睡

答案：A。

第七单元　运动系统

第一节　颈椎病

颈椎病	概述	★★
	分型（临床表现和诊断、治疗、转诊）	★★★

一、概述

颈椎病，指因颈椎间盘退变及其继发性改变刺激或压迫邻近组织，并引起各种症状和体征者。

颈椎病多发生于40岁以上，随着社会人口老龄化发病率增加。颈椎病的发生与颈椎的解剖特点和生理功能有直接关系。

1. 颈椎间盘退行性变化　是颈椎病发生发展最基本和主要的改变。由于椎间盘退变而使椎间隙狭窄，关节囊、韧带松弛，脊柱活动时稳定性下降，进而引起椎体、关节突关节、钩椎关节、前后纵韧带、黄韧带及项韧带等结构变性、增生、钙化。退变逐步进展，最终出现脊髓、神经和血管受到刺激或压迫的表现。

2. 损伤　各种急、慢性损伤可使原已退变的颈椎和椎间盘损害加重而诱发颈椎病。

3. 颈椎发育性椎管狭窄　发育性或先天性椎管狭窄是颈椎病的前置因素，在此基础上即使颈椎轻度退变也会出现脊髓和神经的压迫症状。

二、分型

颈椎病临床上可分为神经根型、脊髓型、椎动脉型、交感神经型等。

（一）神经根型颈椎病

此型发病率最高，多因颈椎外伤、劳损和退变引起颈椎某一节段松动不稳、椎间盘向后外侧突，椎体后外侧缘骨赘形成、钩椎关节增生和关节突关节增生肥大等，从而造成神经根管和椎间孔狭窄，可刺激和压迫神经根，引起神经根充血和水肿，从而引起神经功能障碍。

1. 临床表现和诊断

（1）症状：首发症状多为颈肩痛，后放射到前臂和手指，轻者为持续性酸胀痛，重者可为剧痛。局部可出现感觉过敏、麻木，上肢无力和肌肉萎缩。上述症状与受累神经根分布区相一致。

（2）体征：颈部活动受限，颈项肌肉紧张，受累节段多可找到压痛点。上肢神经功能检查可见受损神经根分布区痛觉过敏或感觉减退、肌力减弱和肌肉萎缩、反射减弱。臂丛牵拉试验阳性。压头试验阳性。

（3）影像学检查：X线检查可发现节段性不稳、颈椎生理弧度改变、钩椎关节增生、椎间孔狭窄（斜位片较明显）；CT和MRI检查可见椎间盘突出，椎管及神经根管狭窄及神经受压情况。

2. 治疗

（1）避免和消除各种诱发因素：平时注意颈椎保健，注意工作和睡眠体位，加强颈肌锻炼，避免外伤、劳损和寒冷刺激。

（2）症状较重者可用颈围保护或牵引，以平卧位小重量颌枕带牵引为宜。

（3）理疗和按摩：治疗的目的是缓解肌肉痉挛和消除疼痛，按摩应施松弛肌肉的轻手法，且忌暴力。

（4）药物治疗：主要使用解痉止痛药物和舒筋活血的中药制剂。

3. 转诊　经非手术治疗3个月以上无效，临床表现和X线影像定位一致，有进行性肌肉萎缩及剧烈疼痛或频繁发作者，应及时转诊。

（二）脊髓型颈椎病

因脊髓受到压迫和刺激而出现脊髓性感觉、运动、反射障碍。其原因是颈椎退行性改变，椎间关节失稳、反复错动挤压脊髓，椎管前后壁退变压迫脊髓及脊髓血管，如椎间盘突出、骨赘和骨嵴形成、后纵韧带骨化、黄韧带向椎管内皱褶、肥厚骨化、关节突关节增生等。发育性椎管狭窄也是本病发生发展的主要因素之一。

1. 临床表现和诊断

（1）症状：主要症状为四肢麻木、无力、僵硬不灵活。上肢持物不稳、精细动作困难，下肢有踩棉花感、步态不稳、不能快走，胸腹部束带感。重者可出现行走困难、四肢瘫痪和大小便失控。

（2）体征：全面细致的四肢和躯干检查可发现感觉减退、肌力减弱、肌张力增高、反射亢进、锥体束征阳性、胸式呼吸减弱、腹壁反射和提睾反射减弱或消失。因脊髓损害类型不同各肢体可出现轻重不一的体征。感觉障碍常不规则，不能凭感觉改变做脊髓损害节段定位。

（3）影像学检查：X 线片可显示颈椎管矢状径狭窄、椎间隙变窄、椎体边缘骨质增生、后纵韧带骨化等。磁共振检查（MRI）可显示脊髓受压的部位、程度和脊髓有无变性改变。CT 扫描对颈椎管骨性改变显示较好，尤其是骨赘和后纵韧带骨化，但对椎间盘突出和黄韧带改变显示不满意。

2. 治疗 非手术治疗，仅适用于早期轻症患者。

3. 转诊 急性脊髓受压症状明显、临床和 MRI 检查证实者宜尽早手术；病程较长、症状持续加重、诊断明确者；经非手术治疗无改善者。

（三）椎动脉型颈椎病

当椎间关节退变失稳和松动、钩椎关节增生等因素累及椎动脉时，椎动脉受刺激发生痉挛、受压、扭曲，血管本身硬化、粥样斑块形成也可引起弹性减弱和管腔狭窄。这些变化引起椎-基底动脉供血不足产生症状。

1. 临床表现和诊断

（1）症状：头颅旋转引起眩晕是本病的特点。如头转向左侧时右侧椎动脉血流量减少，左侧血流量增加以代偿供血，因左侧椎动脉病变不能代偿时即可引起脑缺血产生眩晕发作。严重时可发生猝倒，发作过程中无意识障碍，跌倒后可自行爬起。较常见的症状还有头痛、耳鸣、眼花、记忆力减退，较少见的症状有声音嘶哑、吞咽困难、眼肌瘫痪、复视、视物不清、眼睑下垂、听力减退，还可有心脏症状，如心动过速或过缓等。

（2）体征：非发作期体征很少，可有颈型颈椎病的体征。有时转颈试验可诱发眩晕发作。

（3）影像学检查：X 线片可发现钩椎关节增生、椎间孔狭小、失稳征象。椎动脉造影可发现椎动脉扭曲或狭窄。椎动脉磁共振检查可显示椎动脉受压、扭曲或狭窄。

2. 治疗 非手术治疗为本病的基本疗法，90% 以上病例均可获得疗效，制动可限制发作。

3. 转诊 非手术治疗无效应及时转诊。

（四）交感神经型颈椎病

因颈部交感神经受刺激或压迫引起交感神经兴奋或抑制的自主神经系统紊乱。

1. 临床表现和诊断

（1）五官症状：视物模糊、眼后部胀痛、流泪、瞳孔扩大或缩小、耳鸣、耳聋等。

（2）头颈部症状：头痛、偏头痛、三叉神经痛、枕大神经痛及头晕等。

（3）心动过速或过缓、心前区疼痛、血压增高、四肢发冷。肢体遇冷会出现针刺样疼痛，继而发红疼痛，也可出现血管扩张征象，如手指发红、发热、疼痛、感觉过敏等，还可出现一侧肢体多汗或少汗。

2. 转诊 如果伴有椎动脉型、神经根型或脊髓型颈椎病，应采取相应的治疗措施，必要时转诊。

【经典习题】

（1～2 题共用题干）

患者，女，60 岁。右侧颈肩部疼痛 2 年，可放射至右臂，间断右手麻木。查体：右肩活动良好，右侧臂丛牵拉试验(+)。
1. 最可能的诊断是
   A. 肩周炎　　　　　　　　B. 腕管综合征　　　　　　C. 颈部肌肉劳损
   D. 类风湿关节炎　　　　　E. 神经根型颈椎病
2. 以下处理措施中不恰当的是
   A. 影像学检查明确诊断　　　　　　B. 通过理疗或牵引缓解症状
   C. 长期口服止痛药物减轻症状　　　D. 注意工作和睡觉时保持正确姿势
   E. 注意病情变化，必要时及时转诊
答案：1.E；2.C。

第二节　粘连性肩关节囊炎

粘连性肩关节囊炎	临床表现及诊断	★★★
	防治原则	★★★
	转诊	★★★

粘连性肩关节囊炎又称肩周炎、冻结肩等。本病是因多种原因致肩盂肱关节囊炎性粘连、僵硬，以肩关节周围疼痛、各方向活动受限为特点，尤其以外展、外旋和内旋后伸活动功能障碍最为明显。好发于50岁以上者，故亦称"五十肩"，女性较多见。

一、临床表现及诊断

本病有自限性，病程一般在6~24个月，可自愈，但部分患者肩关节功能不能恢复到正常功能水平。本病多见于中老年患病，女性多于男性，左侧多于右侧，亦可两侧先后发病。肩关节各个方向主动活动和被动活动均不同程度受限，以外旋、外展和内旋后伸最重。逐渐出现肩部某一处局限性疼痛，与动作、姿势有明显关系。随着病程延长，疼痛范围扩大，并牵涉到上臂中段，同时伴肩关节活动受限。若勉强增大肩关节活动范围，会引起剧烈锐痛，严重时患肢不能梳头和触摸背部，夜间因翻身移动肩部而痛醒。初期患者尚能指出明确痛点，后期疼痛范围扩大。X线片见肩关节结构正常，可有不同程度的骨质疏松。MRI见关节囊增厚，可有渗出，对鉴别诊断意义较大。

二、治疗原则

治疗的目的是缓解疼痛，恢复功能，避免肌肉萎缩。
1. 早期给予理疗、针灸、适度推拿按摩可改善症状。
2. 痛点局限时可给予痛点局部封闭，能明显缓解症状。
3. 疼痛持续、夜间难以入睡时，可短期服用非甾体抗炎药。
4. 无论病程长、短，症状轻、重，均应每日进行肩关节的主动活动，活动以不引起剧烈疼痛为限。

三、转诊

症状持续长且加重者，以上治疗无效者，转往上一级医院就诊治疗。

【经典习题】
3. 关于粘连性肩关节囊炎，下列哪项是错误的
   A. 多见于中老年患病　　　B. 女性多于男性　　　C. 左侧多于右侧
   D. 右侧多于左侧　　　　　E. 可两侧先后发病
答案：D。

第三节 类风湿关节炎

	临床表现与诊断	★★
类风湿关节炎	治疗	★★
	转诊	★★

类风湿关节炎是慢性全身性自身免疫性疾病，主要侵及各关节，呈多发性对称性的慢性炎症，同时其他器官或组织也可受累。多见于温带及寒带地区。

一、临床表现与诊断

1. 临床表现 多发生在 20～45 岁，女性多见。早期出现乏力、全身肌肉痛、低热和手足麻木、刺痛等全身症状，以及反复发作的、对称性的、多发性小关节炎。受累关节以近端指间关节、掌指关节、腕、肘、肩、膝和足趾关节最为多见；颈椎、颞下颌关节、胸锁和肩锁关节也可受累，并伴活动受限，髋关节受累少见。关节炎常表现为对称性、持续性肿胀和压痛，晨僵常长达 1 小时以上。最为常见的关节畸形是腕和肘关节强直、掌指关节的半脱位、手指向尺侧偏斜和呈"天鹅颈"样表现。

2. 症状和体征

（1）关节肿胀：绝大多数患者是以关节肿胀开始发病的。肿胀是由于关节腔内渗出液增多及关节周围软组织炎症改变而致，表现为关节周围均匀性肿大，手指近端指间关节的梭形肿胀是类风湿患者的典型症状之一。凡受累的关节均可出现肿胀，关节肿胀提示炎性较重。反复发作后受累关节附近肌肉萎缩，关节呈梭形肿胀。

（2）关节疼痛与压痛：关节疼痛的轻重通常与其肿胀的程度相平行，关节肿胀愈明显疼痛愈重，甚至剧烈疼痛。

（3）晨僵：指病变关节在夜间静止不动后，晨起时出现较长时间的受累关节僵硬和活动受限。常伴有肢端或指（趾）发冷和麻木感。95% 以上的患者出现晨僵，病情严重时全身关节均可出现僵硬感。起床后经活动或温暖后症状可减轻或消失。

（4）关节摩擦音：检查关节运动时常可听到细小的捻发音或有握雪感，表明关节存在炎症，以肘、膝关节为典型。

（5）多关节受累：受累关节多为双侧性、对称性，掌指关节或近侧指间关节常见，其次是手、腕、膝等关节。

（6）关节活动受限或畸形：病变持续发展，关节活动受限；晚期关节出现不同程度畸形，如手指的鹅颈畸形，掌指关节尺偏畸形，膝关节内、外翻畸形等。

3. 实验室检查 常有贫血、血沉加快，与病变的活动程度呈正比关系。血清类风湿因子的滴度较高。

4. X 线表现 早期仅表现为关节软组织的梭形肿胀与骨端部位的骨质疏松。继而在关节囊或肌腱附着处的骨端边缘出现边界比较清楚的小圆形骨质破坏缺损，这是滑膜病变继发侵犯骨骼的结果。随着病变的进一步发展，关节软骨和骨质破坏，出现关节间隙变窄、关节畸形和关节强直。

5. 诊断 依据美国风湿病协会制定的标准，确诊类风湿关节炎最少需符合下述两个标准；如符合四个以上标准，则诊断为典型的类风湿关节炎。

（1）晨僵最少 6 周。

（2）三个关节以上的肿痛最少 6 周，手关节肿胀最少 6 周，关节的对称性肿胀最少 6 周。

（3）类风湿结节。

（4）血清类风湿因子阳性。

（5）典型的放射性检查结果。

二、治疗

类风湿关节炎应采取综合治疗，目的是减轻症状，控制病变发展，增强体质与免疫力，改善关节功能，提高生活质量。

1. 非甾体抗炎药物 如吲哚美辛、布洛芬等，能缓解疼痛、减轻多种致炎因子对组织的损害。可长期应用，但应注意防治胃肠道黏膜损害等副作用。

2. 免疫抑制疗法 通过抑制机体的细胞及体液免疫，使滑膜细胞浸润和骨质破坏减轻。如小剂量的甲氨蝶呤（每周5～10mg，可连续服用6个月～5年以上）。

3. 肾上腺皮质激素 对减轻症状疗效显著，但副作用大，停药后可加重甚至恶化，应严格掌握适应证，一般在其他疗法无效，或合并全身性血管炎、多脏器损害、严重贫血、持续高热及病情危重时才可应用，并需逐渐减量停药。

4. 中药治疗 已证实雷公藤、蜂毒等制剂对类风湿关节炎有效。

5. 康复及物理疗法 进行关节的活动训练及温泉、按摩等理疗对减轻患者的症状和关节的功能恢复有利。

三、转诊

类风湿关节炎难以根治。症状轻、病程短的少数患者可得到完全控制。大部分患者合并不同程度的残疾，其中部分需手术治疗。1%～5%的患者可出现消化道出血、严重感染、严重贫血及多器官功能衰竭等严重并发症，应及时转诊。

【经典习题】

（4～5题共用题干）

患者，女，70岁。多发性关节疼痛30年，双侧腕关节肿痛、僵硬、强直、不能活动，双手手指向尺侧偏斜，关节呈梭形肿胀、活动受限。X线片可见关节间隙狭窄、骨质破坏。

4. 最可能的诊断是
   A. 类风湿关节炎　　　　B. 风湿性关节炎　　　　C. 退行性关节炎
   D. 结核性关节炎　　　　E. 痛风性关节炎
5. 最终导致该患者腕关节强直的原因是
   A. 关节半脱位　　　　　B. 皮肤瘢痕挛缩　　　　C. 肌肉痉挛或挛缩
   D. 因疼痛而限制活动　　E. 关节面上形成纤维粘连

答案：4.A；5.E。

第四节　骨关节炎

骨关节炎	临床表现与诊断	★★
	治疗原则	★★
	转诊	★★

骨关节炎多发生于50岁以上的中老年人，也可见于有关节病变的青年，如继发于骨折、关节韧带损伤等创伤。女性略多见。骨关节炎为关节的变性而非炎症。许多因素与本病有关。如过高的体重增加对关节软骨的压力；老年人软骨发生了不可逆的生化特性改变，或软骨下血供减少；受累关节的过度活动与外伤；骨骼畸形致关节面应力改变等，均可导致骨关节炎的发生。

一、临床表现及诊断

骨关节炎呈慢性进展，逐渐加重。受累关节疼痛、僵直、活动障碍。疼痛在活动时加重，休息后可减轻。关节有压痛，有时可触及增生的骨赘。发生于脊柱者由于骨质增生压迫神经根引起相应症状。由于关节失用可引起相应肌肉的萎缩。实验室检查多为阴性。X线检查可见骨性关节面轮廓不规则，关节间隙变窄，关节面致密硬化，并出现边缘性骨赘，滑膜和韧带附着骨骼处的纤维软骨骨化。关节面下出现圆形、边界清楚的密度减低区。增生的骨赘在两关节骨端形成骨桥。有时可见关节内的游离体。

二、治疗原则

骨关节炎发生后，随着年龄的增长，其病理学改变不可逆转。治疗目的是缓解或解除疾病，延缓关节退变，最大限度地保持和恢复患者的日常生活。

1. 非药物治疗 对于初次就诊且症状不重的骨关节炎患者，非药物治疗是首选的治疗方式，目的是减轻疼痛、改善功能，使患者能够很好地认识疾病的性质和预后。

（1）患者教育：减少不合理的运动，适量活动，避免不良姿势，避免长时间跑、跳、蹲，减少或避免爬楼梯，可进行自行车、游泳等有氧锻炼，使膝关节在非负重下屈伸活动，以保持关节最大活动度，同时要进行肌力训练，适当减轻体重。

（2）物理治疗：主要增加局部血液循环、减轻炎症反应，包括热疗、水疗、超声波、针灸、按摩、牵引、经皮神经电刺激等。

（3）行动支持：主要减少受累关节负重，可采用手杖、助行器等。

（4）改变负重力线：根据骨关节炎所伴发的内翻或外翻畸形情况，采用相应的矫形支具或矫形鞋以平衡各关节面的负荷。

2. 药物治疗 如非药物治疗无效，可根据关节疼痛情况选择药物治疗。

（1）局部药物治疗：首先可选择非甾体抗炎药（NSAIDs）的乳胶剂、贴剂和擦剂等局部外用药，可以有效缓解关节轻中度疼痛，且不良反应轻微。

（2）全身镇痛药物：依据给药途径，分为口服药物、针剂以及栓剂。NSAIDs药物可以缓解疼痛，软骨保护剂在一定程度上可延缓病程、改善患者症状。

（3）关节腔药物注射：①注射透明质酸钠可起到润滑关节、保护关节软骨和缓解疼痛的作用。②对NSAIDs药物治疗4~6周无效的严重骨关节炎，或不耐受NSAIDs药物治疗、持续疼痛、炎症明显者，可行关节腔内注射糖皮质激素。但若长期使用，可加剧关节软骨损害，加重症状。因此，不主张随意选用关节腔内注射糖皮质激素，更反对多次反复使用，一般每年最多不超过3~4次。

三、转诊

疼痛严重、影响关节功能时可行手术治疗。如四肢大关节的人工关节置换术或关节融合术及脊柱的神经减压术。

【经典习题】

6.骨关节炎的药物治疗错误的是
　A.局部可用非甾体抗炎药（NSAIDs）　　　　　　B.可口服全身镇痛药物
　C.可向关节腔反复注射糖皮质激素　　　　　　　D.可向关节腔注射透明质酸钠
　E.以上均不是

7.下列关于骨关节炎的症状与体征，描述错误的是
　A.骨关节炎呈慢性进展，逐渐加重　　　　　　　B.受累关节红、肿、热、痛
　C.受累关节疼痛、僵直、活动障碍　　　　　　　D.疼痛在活动时加重，休息后可减轻
　E.关节有压痛，有时可触及增生的骨赘

答案：6.C；7.B。

第八单元 小儿疾病

第一节 先天性心脏病

先天性心脏病	概述	★
	临床表现、诊断与鉴别诊断	★★
	转诊	★★

一、概述

先天性心脏病简称先心病,系胎儿时期心脏及大血管发育异常所致的先天畸形,是小儿最常见的心脏病。各类先天性心脏病的发病情况以室间隔缺损最多,其次为房间隔缺损、动脉导管未闭和肺动脉狭窄。法洛四联症则是存活的发绀型先天性心脏病中最常见的。临床上根据左、右两侧心腔及大血管之间有无特殊的通道及血液分流分为三大类,即左向右分流型(潜伏青紫型)、右向左分流型(青紫型)和无分流型(无青紫型)。

二、临床表现、诊断与鉴别诊断

几种常见先天性心脏病的临床表现、诊断与鉴别诊断见表3-3-27。

表3-3-27 先天性心脏病临床表现、诊断与鉴别诊断

		房间隔缺损	室间隔缺损	动脉导管未闭	法洛四联症
分类		左向右分流型	左向右分流型	左向右分流型	右向左分流型
症状		一般发育落后、乏力,活动后心悸气短,咳嗽,出现肺动脉高压时有青紫	同左	同左	发育落后,乏力,青紫(吃奶及哭闹时重),蹲踞,可有阵发性的晕厥
心脏体征	杂音部位	左第2、3肋间近胸骨旁	第3、4肋间	第2肋间	第2、4肋间
	杂音的性质和响度	2~3级收缩期吹风样杂音,传导范围较小	2~5级粗糙的全收缩期杂音,传导范围广	2~4级连续性机器样音,向颈部传导	2~4级喷射性收缩期杂音,传导范围较广
	P_2	亢进,分裂固定	亢进	亢进	减低
	震颤	一般无	有	有	可有
X线检查	房室增大	右心房、右心室大	左、右心室大,左心房可大	左心室大,左心房可大	右心室大,心尖上翘,呈靴形
	肺动脉段	凸出	凸出	凸出	凹陷
	肺野	充血	充血	充血	清晰
	肺门舞蹈	有	有	有	无

三、转诊

1. 房间隔缺损<3mm的多在3个月内自然闭合,>8mm的一般不会自然闭合。需外科手术治疗或者介入性治疗者应转诊至有相应条件的医疗机构。

2. 室间隔缺损的自然闭合率可达30%左右,闭合多发生在7岁以内,以1岁内婴儿多见。需外科治

疗、介入性治疗者应转诊至有相应条件的医疗机构进行。

3. 动脉导管未闭多在生后 10～15 小时内在功能上关闭，2～3 个月解剖上关闭。外科治疗宜在学龄前选择手术结扎或切断导管即可治愈。介入性治疗采用经导管送入微型弹簧伞或蘑菇伞堵塞住动脉导管。均应转诊至相应条件的医疗机构进行。

4. 法洛四联症内科治疗应鼓励经常饮水。平时应去除诱发缺氧发作的因素，如酸中毒、感染及贫血等，尽量保持患儿安静。对轻、重症患者可分别考虑一期根治术或姑息手术再做根治术。均应转诊至有相应条件的医疗机构行外科治疗。

【经典习题】

1. 各类先天性心脏病中最多见的是
   A. 房间隔缺损　　　　　B. 室间隔缺损　　　　　C. 动脉导管未闭
   D. 法洛四联症　　　　　E. 以上均不是
2. X 线胸片显示肺动脉段凹陷的先天性心脏病是
   A. 法洛四联症　　　　　B. 动脉导管未闭　　　　C. 肺动脉狭窄
   D. 室间隔缺损　　　　　E. 房间隔缺损

答案：1.B；2.A。

第二节　小儿腹泻

小儿腹泻	概述（常见病因）	★★
	临床表现	★★★
	诊断（鉴别诊断）	★★★
	治疗原则（液体疗法）与转诊	★★

一、概述（常见病因）

小儿腹泻或称腹泻病，是一组由多病原、多因素引起的以大便次数增多和大便性状改变为特点的消化道综合征，是我国婴幼儿最常见的疾病之一。6 个月～2 岁婴幼儿发病率高，是造成小儿营养不良、生长发育障碍甚至死亡的主要原因之一。引起小儿腹泻的病因分为感染性及非感染性因素。

1. 感染因素

（1）病毒感染：寒冷季节的婴幼儿腹泻 80% 由病毒感染引起。轮状病毒是婴幼儿秋冬季腹泻的最常见病原。

（2）细菌感染（不包括法定传染病）：致腹泻大肠埃希菌、空肠弯曲菌、耶尔森菌和其他细菌，如沙门菌（主要为鼠伤寒和其他非伤寒、副伤寒沙门菌）、嗜水气单胞菌、梭状芽孢杆菌、金黄色葡萄球菌、铜绿假单胞菌、变形杆菌等。

（3）真菌：有念珠菌、曲霉菌、毛霉菌，婴儿以白念珠菌多见。

（4）寄生虫：常见为蓝氏贾第鞭毛虫、阿米巴原虫和隐孢子虫等。

（5）肠道外感染：如患中耳炎、上呼吸道感染、肺炎、泌尿系感染、皮肤感染或急性传染病时，感染原释放的毒素。

（6）使用抗生素亦可以引起腹泻，称之为抗生素相关性腹泻。

2. 非感染因素

（1）饮食因素：①喂养不当；②过敏性腹泻：对牛奶过敏者较多；③原发性或继发性双糖酶（主要为乳糖酶）缺乏或活力降低，使乳糖积滞，引起腹泻。

（2）气候因素：气候突然变化、腹部受凉使肠蠕动增加；天气过热使消化液分泌减少或由于口渴饮奶过多等都可能诱发消化功能紊乱而致腹泻。

二、临床表现

1.临床根据病程分为

（1）急性腹泻：连续病程在2周以内。

（2）迁延性腹泻：病程2周～2个月。

（3）慢性腹泻：病程2个月以上。

2.急性腹泻的共同临床表现

（1）轻型腹泻：以胃肠道症状为主，食欲缺乏，偶有溢乳或呕吐，大便次数增多但一般不超过10次/日，且每次量不多，为黄色或黄绿色水样便，粪质不多伴少量黏液。患儿精神尚好，无全身中毒症状及水、电解质、酸碱平衡紊乱表现。多在数日痊愈。

（2）重型腹泻：多由肠道内感染引起。除有较重的胃肠道症状外，还有明显的脱水、电解质紊乱和全身感染中毒症状，如发热、体温不升、精神烦躁或萎靡、嗜睡、面色苍白、意识模糊甚至昏迷、休克。

（3）脱水：由于丢失体液和摄入液量不同，导致不同程度（轻、中、重）脱水；腹泻、呕吐丧失水和电解质的比例不尽相同，造成不同性质（等渗、低渗、高渗）脱水，其临床表现和诊断见表3-3-28和表3-3-29。

表3-3-28 不同程度脱水的临床表现与判断标准

指标	轻度脱水	中度脱水	重度脱水
失水量（%）（mL/kg）	<5%（30～50）	5%～10%（50～100）	>10%（100～120）
精神状态	稍差，略烦躁	萎靡，烦躁	淡漠，昏睡，昏迷
皮肤、黏膜	稍干燥，弹性好	明显干燥，弹性差	极干燥，弹性极差，花纹
前囟、眼窝	稍凹陷	明显凹陷	深度凹陷
四肢末梢循环	温暖	稍凉	厥冷
血压	正常	正常	下降
休克征	无	无	有
眼泪	有泪	泪少	无泪
尿量	稍减少	明显减少	极少或无尿

表3-3-29 不同性质脱水的诊断标准

脱水性质	血浆渗透压（mmol/L）	血钠浓度（mmol/L）
等渗性	280～310	130～150
低渗性	<280	<130
高渗性	>310	>150

（4）酸中毒：患儿可出现精神不振、唇红、呼吸深大、呼出气凉而有丙酮味，但小婴儿症状不典型。

（5）电解质紊乱：低钾血症：指血清钾<3.5mmol/L。缺钾症状，如精神萎靡，肌张力减低，腱反射减弱或消失，腹胀，肠鸣音减少或消失，心音低钝，心律失常，心电图出现T波低平、倒置、ST段下移、Q-T间期延长、U波增大。低钙血症和低镁血症：指血清钙<1.85mmol/L，血清镁<0.58mmol/L。腹泻患儿进食少，吸收不良，从大便丢失钙、镁，可使体内钙、镁减少，活动性佝偻病和营养不良患儿更多见。酸中毒纠正后易出现低钙血症症状（手足搐搦和惊厥）。极少数久泻和营养不良患儿输液后出现搐搦或惊厥用钙治疗无效时应考虑有低镁血症的可能。

3. 迁延性与慢性腹泻 病因复杂，感染、过敏、酶缺陷、免疫缺陷、药物因素、先天性畸形等均可引起。以急性感染性腹泻未彻底治疗、迁延不愈最为常见。

三、诊断（鉴别诊断）

可根据发病季节、病史（包括喂养史和流行病学资料）、临床表现和粪便检查做出临床诊断。必须判定有无脱水（程度及性质）、电解质紊乱和酸碱失衡。肠道内感染的病原学诊断比较困难，可从临床诊断和治疗需要考虑，据粪常规有无白细胞可将腹泻分为两组。

1. 粪便检测时无或偶见少量白细胞 为侵袭性以外的病因（如病毒、非侵袭性细菌、喂养不当）引起的腹泻，多为水泻，有时伴脱水症状。

应与下列情况鉴别：

（1）生理性腹泻：多见于6个月以内婴儿，外观虚胖，常有湿疹，生后不久即出现腹泻，除大便次数增多外，无其他症状，食欲好，不影响生长发育。近年来发现此类腹泻可能为乳糖不耐受的一种特殊类型，添加辅食后，大便即逐渐转为正常。

（2）导致小肠消化吸收功能障碍的各种疾病：如乳糖酶缺乏、葡萄糖-半乳糖吸收不良、失氯性腹泻、原发性胆酸吸收不良、过敏性腹泻等。可进行粪便酸度检测、还原糖检测、食物过敏原查找、食物回避-激发试验加以鉴别。

2. 粪便中有较多的白细胞 表明结肠或回肠末端有侵袭性炎症病变，常为各种侵袭性细菌感染所致，大多伴有不同程度的全身中毒症状。仅凭临床表现难以区别，必要时做粪便细菌培养、细菌血清型和毒性检测。

需与下列疾病鉴别：

（1）细菌性痢疾：常有流行病学史，起病急，全身症状重。大便次数多，量少，排脓血便伴里急后重，粪便镜检有较多脓细胞、红细胞和吞噬细胞，粪便细菌培养有志贺痢疾杆菌生长可确诊。

（2）坏死性肠炎：中毒症状较严重，腹痛、腹胀、频繁呕吐、高热，粪便呈暗红色糊状，渐出现典型的赤豆汤样血便，常伴休克。腹部X线片见小肠局限性充气扩张、肠间隙增宽、肠壁积气等。

四、治疗原则（液体疗法）与转诊

调整饮食；预防和纠正脱水；合理用药；加强护理；预防并发症。不同病期的腹泻病治疗重点各有侧重，急性腹泻多注意维持水、电解质平衡及抗感染；迁延及慢性腹泻则应注意调整肠道菌群及饮食疗法。

1. 急性期腹泻的治疗

（1）饮食疗法：应强调继续进食以预防水、电解质、酸碱平衡紊乱和营养不良。有严重呕吐者可暂时禁食4~6小时（不禁水），待好转后尽快恢复母乳及原来已经熟悉的饮食。人工喂养儿可喂以等量米汤或稀释的牛奶或其他代乳品，由米汤、面条等逐渐过渡到正常饮食。病毒性肠炎多有继发性双糖酶（主要是乳糖酶）缺乏，可暂停乳类喂养，改为豆制代乳品，或发酵奶，或去乳糖配方奶粉以减轻腹泻，缩短病程。

（2）液体疗法：脱水往往是急性腹泻的主要死因，合理的液体疗法是降低病死率的关键。

1）口服补液：口服补液盐（ORS）传统配方：张力约为2/3张。ORS低渗配方：张力约为1/2张。

适应证与不适应证：适用于急性腹泻时预防脱水及轻、中度脱水而无明显周围循环障碍者。不适用于明显呕吐、腹胀、周围循环障碍（休克）、心肾功能不全者或其他严重并发症的患儿及新生儿。

用量与用法：轻度脱水按50~80mL/kg、中度脱水按80~100mL/kg给予。少量多次，每5~10分钟口服一次，每次10~15mL，累积损失量宜在8~12小时内给完。脱水纠正后，余下量宜用等量温开水稀释后按病情需要酌情口服。

2）静脉补液（见下文"小儿液体疗法"）。

（3）药物治疗

1）控制感染：水样便腹泻患者（约占70%）多为病毒及非侵袭性细菌所致，一般不用抗生素；如伴有明显全身中毒症状不能用脱水解释，尤其是对重症患儿、新生儿、小婴儿、衰弱患儿（免疫功能低下）可酌情选用抗生素治疗。黏液、脓血便患者（约占30%）多为侵袭性细菌感染，应根据临床特点，针对病原经验性选用抗菌药物；真菌性肠炎应立即停用原使用的抗菌药物，根据症状可选用抗真菌药物治疗。

2）肠道微生态疗法。
3）肠黏膜保护剂。
4）避免使用止泻剂。
5）补锌治疗。

2. 对迁延性和慢性腹泻治疗 积极寻找引起病程迁延的原因，针对病因进行治疗。切忌滥用抗生素，避免顽固的肠道菌群失调。继续喂养（进食）是必要的治疗措施，长时间禁食对机体有害。

3. 小儿液体疗法

（1）小儿液体疗法中常用混合溶液的名称、张力与组成成分，见表3-3-30。

表3-3-30 小儿液体疗法中常用混合溶液的名称、张力与组成成分

溶液名称	溶液张力	溶液的组成成分
2∶1含钠液	1张	2份0.9%氯化钠，1份1.4%碳酸氢钠或1.87%乳酸钠（2∶1等张含钠液不含葡萄糖液）
4∶3∶2含钠液	2/3张	4份0.9%氯化钠，3份5%或10%葡萄糖，2份1.4%碳酸氢钠或1.87%乳酸钠
2∶3∶1含钠液	1/2张	2份0.9%氯化钠，3份5%或10%葡萄糖，1份1.4%碳酸氢钠或1.87%乳酸钠
2∶6∶1含钠液	1/3张	2份0.9%氯化钠，6份5%或10%葡萄糖，1份1.4%碳酸氢钠或1.87%乳酸钠
1∶1含钠液	1/2张	1份0.9%氯化钠，1份5%或10%葡萄糖（不含碱性溶液）
1∶2含钠液	1/3张	1份0.9%氯化钠，2份5%或10%葡萄糖（不含碱性溶液）
1∶4含钠液	1/5张	1份0.9%氯化钠，4份5%或10%葡萄糖（不含碱性溶液）

（2）第一天静脉补液实施方案：适用于中度以上脱水、吐泻严重或腹胀的患儿（表3-3-31）。

表3-3-31 第一天静脉补液实施方案

补液阶段	补液量（mL/kg）			补液性质（液体张力）	补液速度		补液时间（h）
	轻度脱水	中度脱水	重度脱水		微量注射泵 [mL/(kg·h)]	普通一次性输液器 [gtt/(kg·min)]	
首日补液总量	90~120	120~150	150~180				24
扩容阶段	0	0	20	等张	20~40	6~12	0.5~1
快速补液阶段	总量的1/2减去扩容量			1/3~2/3张	10	3	8~10
维持补液阶段	余下的1/2总量，酌减			1/5~1/3张	5	1.5	14~16

4. 转诊 经综合治疗效果不佳、腹泻原因不清、腹泻脱水不易纠正、迁延慢性者应转诊至上级医院。

【经典习题】

（3~4题共用题干）

男婴，8月龄。呕吐、腹泻2天，大便12~14次/日，水样便，尿量明显减少。查体：哭时泪少，眼窝及前囟明显凹陷，皮肤明显干燥、弹性差，四肢末梢稍凉。

3. 该患儿腹泻后的表现符合

　A. 无脱水　　　　　　　　B. 轻度脱水　　　　　　　　C. 中度脱水

　D. 重度脱水　　　　　　　E. 极重度脱水

4. 根据患儿脱水程度，24小时内补液总量应为
  A.60～90mL/kg   B.90～120mL/kg   C.120～150mL/kg
  D.150～180mL/kg E.180～210mL/kg

答案：3.C；4.C。

第三节　小儿急性肾小球肾炎

小儿急性肾小球肾炎	概述	★
	诊断（鉴别诊断）	★★
	治疗原则及转诊	★★★

一、概述

小儿急性肾小球肾炎（简称急性肾炎），指一组病因不一，临床表现为急性起病，多有前驱感染史，以血尿为主，伴不同程度的蛋白尿，可有水肿、高血压或肾功能不全等特点的肾小球疾病。多见于儿童和青少年，以5～14岁多见，2岁以下小儿罕见。

小儿急性肾炎可分为急性链球菌感染后肾小球肾炎（APSGN）和急性非链球菌感染后肾小球肾炎。通常急性肾炎主要指前者（大多数属A组、β溶血性链球菌急性感染后引起）。

二、诊断（鉴别诊断）

1. 诊断

（1）前驱感染史：一般起病前1～4周有皮肤或呼吸道链球菌感染史，也可能有其他部位链球菌感染。

（2）临床表现为急性起病，有血尿、水肿、少尿、高血压，尿常规有血尿伴不同程度蛋白尿，可见颗粒或透明管型及白细胞。

（3）血清C_3下降，伴或不伴ASO升高。

2. 急性链球菌感染后肾炎（APSGN）需与下列疾病进行鉴别

（1）慢性肾炎急性发作：既往肾炎史不详，无明显前驱期症状，除有肾炎症状外，常伴有贫血、肾功能异常、尿比重常低或固定低比重尿，尿改变以蛋白增多为主。平时可能伴有夜尿增多。

（2）急性尿路感染：尿常规可出现红细胞，但常伴白细胞及脓细胞，部分患者有尿路刺激征，中段尿培养可确诊，血补体正常。

（3）IgA肾病：主要表现为反复发作性肉眼血尿，多无水肿、高血压，血清C_3正常，肾活检可以明确诊断。

（4）原发性肾病综合征：具有肾病综合征表现（三高一低）的急性肾炎需与原发性肾病综合征鉴别。若患儿呈急性起病，有明确的链球菌感染的证据，血清C_3降低，肾活体组织检查病理为毛细血管内增生性肾炎有助于急性肾炎的诊断。

（5）其他肾炎：还应与急进性肾炎或其他系统性疾病引起的紫癜性肾炎、狼疮性肾炎、乙型肝炎病毒相关性肾炎等相鉴别。

三、治疗原则及转诊

（一）治疗原则

APSGN为自限性疾病，无特异疗法，预后良好，主要是注意休息与对症治疗，观察护理，保护肾功能。

1. 休息　急性期需卧床休息2～3周，直到水肿消退、血压正常和肉眼血尿消失后可下床进行轻微活动。血沉正常可上学，但应避免重体力活动。尿检查完全正常后方可恢复体力活动。

2. 饮食　低盐饮食[＜1g/d，或＜60mg/（kg·d）]，严重水肿或高血压者需无盐饮食。有明显氮质

血症时，限制蛋白并给优质动物蛋白 0.5g/（kg·d）。

3. 抗感染 有感染灶时用青霉素 10～14 天。

4. 对症治疗

（1）利尿：经控制水、盐入量后仍水肿、少尿者可用氢氯噻嗪，无效时用呋塞米。

（2）降血压：凡经休息、控制水盐摄入、利尿而血压仍高者均应给予降压药。①硝苯地平：系钙通道阻滞剂，常为首选药物，开始剂量为 0.25mg/（kg·d），最大剂量 1mg/（kg·d），分 3～4 次口服或舌下含服；②卡托普利：系血管紧张素转换酶抑制剂，开始剂量为 0.3～0.5mg/（kg·d），最大剂量为 5～6mg/（kg·d），分 3 次口服，与硝苯地平交替使用降压效果更佳。

5. 高血压脑病的治疗 降压：原则为选用降血压效力强而迅速的药物。首选硝普钠，5～20mg 溶入 50% 葡萄糖溶液 100mL 中静脉滴注，开始按 1μg/（kg·min）速度滴注，严密监测血压，酌情调整滴速，剂量不应超过 8μg/（kg·min），以防发生低血压。用药过程中，应使药液避光，针筒、输液管等需用黑纸覆盖。有惊厥者及时止惊。

6. 严重循环充血的治疗

（1）纠正水钠潴留，恢复正常血容量，使用呋塞米注射，每次 1～2mg/kg，必要时 4～8 小时后可重复应用。

（2）酚妥拉明：每次 0.3～0.5mg/kg，加入 30～50mL 葡萄糖液中缓慢静脉滴注。

（3）表现有肺水肿者加用硝普钠静脉滴注，用法同上。

（4）慎用洋地黄类药物：心力衰竭明显时，可小剂量应用毛花苷丙，一般 1～2 次即可，不必维持用药。

（5）必要时行透析治疗。难治病例可用血液净化治疗或透析治疗。

7. 急性肾功能不全的治疗 严格限制水、钠摄入，保持体液平衡，控制氮质血症，无效时进行透析治疗。

（二）转诊

经休息、控制水和盐入量后仍水肿、少尿或血压高者及严重病例应转诊。

【经典习题】

（5～6 题共用题干）

男童，12 岁。因眼睑水肿、尿少、尿呈洗肉水样、头晕 2 天就诊。3 周前患"化脓性扁桃体炎"。查体：血压 140/90mmHg，双下肢轻度非凹陷性水肿。尿常规：尿蛋白（++），沉渣镜检，红细胞 30～40 个/高倍视野。血清 C_3 下降，抗链球菌溶血素"0"（ASO）升高。

5. 最可能的诊断是

   A. 紫癜性肾炎　　　　　　　B. 急性尿路感染　　　　　　C. 急性肾小球肾炎

   D. 原发性肾病综合征　　　　E. 慢性肾炎急性发作

6. 入院后经过治疗，临床表现好转，可恢复体力活动的指标是

   A. 水肿消退　　　　　　　　B. 血压正常　　　　　　　　C. 血 ASO 正常

   D. 肉眼血尿消失　　　　　　E. 尿检完全正常

答案：5.C；6.E。

第四节　营养性维生素 D 缺乏性佝偻病

营养性维生素 D 缺乏性佝偻病	概述（常见病因）	★★
	临床表现	★★★
	诊断（鉴别诊断）	★★★
	治疗原则与预防	★★★

一、概述（常见病因）

（一）概述

营养性维生素 D 缺乏性佝偻病是由于儿童体内维生素 D 不足导致钙、磷代谢紊乱，产生的一种以骨骼病变为特征的全身慢性营养性疾病。主要见于 2 岁以下的婴幼儿。

（二）常见病因

1. 围生期维生素 D 不足　如母亲严重营养不良、肝肾疾病、慢性腹泻，以及早产、双胎均可使婴儿的体内贮存不足。

2. 日光照射不足　因紫外线不能通过玻璃窗，婴幼儿长期过多留在室内活动，使内源维生素 D 生成不足。高大城市建筑可阻挡日光照射，大气污染，如烟雾、尘埃可吸收部分紫外线。

3. 生长速度快　早产及双胎。生后生长发育快，需要维生素 D 多。

4. 维生素 D 摄入不足　因天然食物中含维生素 D 少，即使纯母乳喂养婴儿，若户外活动少亦易患佝偻病。

5. 疾病影响　胃肠道或肝胆疾病影响维生素 D 吸收，长期服用抗惊厥药物可使维生素 D 和 25-(OH)D_3 加速分解为无活性的代谢产物。糖皮质激素有对抗维生素 D 对钙的转运作用。

二、临床表现

本病最常见于 3 个月至 2 岁的小儿，主要表现为生长最快部位的骨骼改变、肌肉松弛和神经兴奋性改变。重症佝偻病患儿可见消化功能紊乱、心肺功能障碍，并可影响智能发育及免疫功能等。临床上将典型的佝偻病分为 4 期：

1. 初期（早期）　多见于 6 个月以内，尤其是 3 个月以内的小婴儿，主要表现为神经兴奋性增高，如易激惹、烦躁、睡眠不安、夜间啼哭，汗多与室温无关，因头部多汗而刺激头皮，致婴儿常摇头擦枕，出现枕秃。上述非特异性症状可作为早期临床诊断的参考依据。此期无明显骨骼改变。

2. 活动期（激期）　患儿除有上述症状外，主要表现为骨骼改变、运动功能以及智力发育迟缓。

（1）头部骨骼改变：①颅骨软化：主要见于 3～6 个月婴儿，检查者用手指轻压颞部或枕骨中央，可出现乒乓球样的感觉；②方颅：多见于 7～8 个月患儿，即额骨和顶骨双侧骨样组织增生呈对称性隆起，重者可呈鞍状、十字状颅形；③前囟增大及闭合延迟：重者可延迟至 2～3 岁方闭合；④出牙延迟：可迟至 1 岁出牙，有时出牙顺序颠倒，牙釉质缺乏易患龋齿。

（2）胸部：改变多见于 1 岁左右小儿。①肋骨串珠：肋骨与肋软骨交界处的骨骺端，因骨样组织堆积而膨大呈钝圆形隆起，上下排列如串珠状，可触及或看到，又称为佝偻病串珠，以两侧第 7～10 肋最明显。②肋膈沟：膈肌附着部位的肋骨长期受膈肌牵拉而内陷，形成一条沿肋骨走向的横沟，称为肋膈沟。③鸡胸及漏斗胸：第 7、8、9 肋骨与胸骨相连处软化内陷，致胸骨柄前突，形成鸡胸；如胸骨剑突部向内凹陷，可形成漏斗胸。这些胸廓病变均会影响呼吸功能，并发呼吸道感染，甚至肺不张。

（3）四肢：①腕踝畸形：多见于 6 个月以上小儿，腕和踝部骨骺处膨大，状似手镯或脚镯；②下肢畸形：见于 1 岁左右站立、行走后小儿，由于骨质软化和肌肉关节松弛，在立、走的重力影响下可出现"O"形腿或"X"形腿。

（4）脊柱：患儿在会坐和站立后，因韧带松弛可导致脊柱后突或侧弯畸形，重症者可引起骨盆畸形，形成扁平骨盆。

（5）运动功能发育迟缓：患儿肌肉发育不良，肌张力低下，韧带松弛，表现为头颈软弱无力，坐、立、行等运动功能落后。腹肌张力下降，腹部膨隆如蛙腹。

（6）神经、精神发育迟缓：重症患儿脑发育受累，条件反射形成缓慢，表情淡漠，语言发育迟缓，免疫功能低下，常伴发感染。

3. 恢复期　经适当治疗后患儿临床症状减轻或接近消失，精神活泼，肌张力恢复。

4. 后遗症期　多见于 2 岁以后小儿，因婴幼儿期严重佝偻病，遗留不同程度的骨骼畸形。轻、中度佝偻病治疗后很少留有骨骼改变。

三、诊断（鉴别诊断）

（一）诊断

需解决三个问题：首先，是否有佝偻病；其次，属于哪个期；再次，是否需要治疗。正确的诊断必须依据维生素 D 缺乏的原因、临床表现、血生化及骨骼 X 线检查。应注意早期佝偻病患儿骨骼改变不明显，多汗、夜惊、烦躁等，其中神经精神症状无特异性，仅根据临床表现的诊断准确度较低；骨骼的改变可靠；血清 25-（OH）D_3（正常值 10～60μg/L）和 1,25-（OH）$_2D_3$（正常值 0.03～0.06μg/L）为可靠的早期诊断指标。血生化与骨骼 X 线检查为佝偻病诊断的"金标准"。

（二）鉴别诊断

1. 软骨营养不良 是一种遗传性软骨发育障碍，出生时即可见四肢短、头大、前额突出、腰椎前突、臀部后凸。根据特殊的体态（短肢型矮小）及骨骼 X 线片可做出诊断。

2. 脑积水 生后数月起病者，头围与前囟进行性增大。可见前囟饱满紧张、骨缝分离，颅骨叩诊有破壶声，严重时两眼向下呈落日状。头颅 B 超、CT 检查可做出诊断。

3. 低血磷抗维生素 D 佝偻病 2～3 岁后仍有活动性佝偻病表现，血磷明显降低，尿磷增加。用一般治疗剂量维生素 D 无效。多为性连锁遗传。

4. 维生素 D 依赖性佝偻病 患儿有严重的佝偻病体征，低钙血症，低磷血症，碱性磷酸酶明显升高，继发性甲状旁腺功能亢进。常染色体隐性遗传。

5. 肾性佝偻病 慢性肾功能障碍，血钙低，血磷高，继发性甲状旁腺功能亢进。骨质普遍脱钙，骨骼呈佝偻病改变，症状多于幼儿后期逐渐明显。

四、治疗原则与预防

（一）治疗目的

治疗目的在于控制活动期，防止骨骼畸形。治疗原则如下：

1. 一般治疗 坚持母乳喂养，及时添加辅食。坚持每日户外活动。

2. 补充维生素 D 制剂 治疗应以口服维生素 D 为主，剂量为每日 50～125μg（2000～4000IU）或 1,25-（OH）$_2D_3$ 0.5～2.0μg，视临床和 X 线检查情况，1 个月后改预防量，每日口服维生素 D 400IU（<1 岁）或 600IU（>1 岁）；有并发症或无法口服者，一次肌内注射维生素 D 20 万～30 万 IU，2～3 个月后口服预防量。治疗 1 个月后应复查效果。

3. 补充钙剂 维生素 D 治疗期间应同时补充钙剂。主张从膳食的牛奶、配方奶、豆制品补充。

4. 恢复期和后遗症期 轻度畸形经功能锻炼可自行恢复；重度骨骼畸形者需外科手术矫治。

（二）预防

营养性维生素 D 缺乏性佝偻病是一自限性疾病，现认为确保儿童每日获得维生素 D 400IU 是预防和治疗的关键。

1. 胎儿期 孕母应多户外活动，食用富含钙、磷、维生素 D 以及其他营养素的食物。妊娠后期适量补充维生素 D（800IU/d）。

2. 婴幼儿期 预防的关键在日光浴与适量维生素 D 的补充。生后 1 个月后即可让婴儿逐渐坚持户外活动，冬季也要注意保证每日 1～2 小时户外活动时间。

3. 早产儿、低出生体重儿、双胎儿 生后 1 周开始补充维生素 D 800IU/d，3 个月后改预防量；足月儿生后 2 周开始补充维生素 D 400IU/d，均补至 2 岁。夏季户外活动多，可暂停服用或减量。一般可不加服钙剂，但乳类摄入不足和营养欠佳时可适当补充钙剂。

【经典习题】

7. 维生素 D 缺乏性佝偻病治疗的目的是
   A. 控制活动期，防止骨骼畸形　　B. 治愈该病　　C. 改善惊厥
   D. 纠正钙、磷代谢紊乱　　E. 增加维生素 D 生理作用

8. 患儿，8个月。早产，人工喂养，未及时添加辅食。1个月来夜间烦躁、哭闹、睡眠不安。查体：枕秃，无乳牙萌出，前囟门较大，血清钙偏低。应首先考虑的诊断是

　　A. 癫痫　　　　　　　　B. 维生素 B 缺乏症　　　　C. 维生素 D 缺乏性佝偻病
　　D. 低血糖症　　　　　　E. 低镁血症

答案：7.A；8.C。

第五节　新生儿黄疸

新生儿黄疸	概述（常见病因）	★★
	临床表现	★★★
	转诊	★★★

一、概述（常见病因）

新生儿黄疸为新生儿期最常见的表现之一。可为生理现象，也可为多种疾病的表现。当新生儿血中胆红素超过 85μmol/L（5mg/dL），则出现肉眼可见的黄疸。部分可引起胆红素脑病（核黄疸），严重者病死率高，存活者多留有后遗症。

（一）生理性黄疸的原因

1. 胆红素生成过多　新生儿每日生成胆红素约为成人的 2 倍多［新生儿 8.8mg/(kg·d)，成人 3.8mg/(kg·d)］。红细胞寿命短，红细胞数量过多，旁路胆红素来源增多。

2. 转运胆红素的能力不足　白蛋白较低、酸中毒等影响胆红素与白蛋白的联结。

3. 肝功能发育不成熟　新生儿摄取、结合、排泄结合胆红素的能力均较低，仅为成人的 1%～3%。

4. 胆红素肠肝循环增加　由于新生儿肠道内正常菌群尚未建立，不能将进入肠道内的结合胆红素还原成胆素原（尿胆原、粪胆原等）；而且新生儿肠腔内 β- 葡萄糖醛酸苷酶活性高，能将结合胆红素水解成葡萄糖醛酸及未结合胆红素，后者又被肠壁吸收经门静脉而达肝脏，增加了肠肝循环，导致非结合胆红素水平增高。

5. 新生儿期多种因素可加重黄疸　缺氧、饥饿、脱水、酸中毒、药物因素、头颅血肿或颅内出血等出现则更易发生黄疸或使原有的黄疸加重。

（二）病理性黄疸的病因

依据原因分三类：

1. 胆红素生成过多

（1）红细胞增多症：如母 - 胎或胎 - 胎间输血、脐带结扎延迟、青紫型先天性心脏病、宫内生长迟缓（慢性缺氧）及糖尿病母亲所生婴儿等。

（2）血管外溶血：如头颅血肿、颅内出血或其他部位出血。

（3）同族免疫性溶血：如新生儿溶血病，我国以 ABO 溶血病多见。

（4）感染性疾病：细菌、病毒、螺旋体、衣原体、支原体等引起的重症感染皆可致溶血。

（5）肠肝循环增加：巨结肠、先天性肠闭锁等。

（6）红细胞酶缺陷：如葡萄糖 -6- 磷酸脱氢酶缺乏症、丙酮酸激酶缺乏症。

（7）红细胞形态异常：如遗传性球形红细胞增多症、遗传性椭圆形红细胞增多症等。

（8）血红蛋白病：如地中海贫血等。

（9）其他：维生素 E 缺乏、低锌血症、母乳性黄疸等。

2. 肝脏胆红素代谢障碍
（1）新生儿窒息。
（2）先天性甲状腺功能减退症。
（3）遗传代谢病。
（4）某些药物与胆红素竞争肝脏Y、Z蛋白。

3. 胆汁排泄障碍
（1）新生儿肝炎。
（2）先天性胆道闭锁。
（3）胆汁黏稠综合征。

二、临床表现

（一）生理性黄疸
由于新生儿胆红素代谢特点，50%～60%的足月儿和80%以上的早产儿可出现生理性黄疸。
1. 一般情况良好，不伴有其他症状。
2. 足月儿　生后2～3天出现黄疸，4～5天达高峰，5～7天开始逐渐消退，最迟不超过2周。
3. 早产儿　多于生后3～5天出现，5～7天达高峰，7～9天开始逐渐消退，最长延迟至3～4周消退。
4. 每日血清胆红素升高＜85μmol/L（5mg/dL），或每小时＜0.85μmol/L（0.5mg/dL）。
5. 血清胆红素　足月儿＜221μmol/L（12.9mg/dL），早产儿＜257μmol/L（15mg/dL）。

（二）病理性黄疸
1. 黄疸出现过早　生后24小时内出现黄疸。
2. 血清胆红素程度过重　足月儿＞221μmol/L（12.9mg/dL）；早产儿＞257μmol/L（15mg/dL）或每日上升超过85μmol/L（5mg/dL），或每小时＞0.85μmol/L（0.5mg/dL）。
3. 黄疸持续时间过长　足月儿＞2周，早产儿＞4周。
4. 黄疸退而复现或进行性加重。
5. 血清结合胆红素过高　血清结合胆红素＞34μmol/L（2mg/dL）。

三、转诊

如黄疸出现在出生后24小时之内，黄疸高峰时间延长，黄疸持续超过2周，皮肤黄染程度严重，或除皮肤发黄外存在大便色浅和尿色持续加深等情况，就需要转诊。

【经典习题】

9.足月儿生后2天出现黄疸，母亲血型为B型，胎儿为O型。3天血清胆红素为188.1μmol/L（11mg/dL）。本例诊断最大的可能是

　　A.ABO溶血病　　　　　　　B.Rh溶血病　　　　　　　C.生理性黄疸
　　D.败血症　　　　　　　　　E.胆道闭锁

10.足月新生儿生理性黄疸多发生于

　　A.生后第1～2天出现黄疸，10天左右消退
　　B.生后第24小时出现黄疸，3天内进行性加重
　　C.生后第4～7天出现黄疸，10天后消退
　　D.生后第2～3天出现黄疸，5～7天消退
　　E.生后第7天后出现黄疸，呈进行性加重

答案：9.C；10.D。

第六节 小儿热性惊厥

小儿热性惊厥	概述（常见病因）	★★
	临床表现	★★★
	诊断	★★★
	急救措施及转诊	★★★

一、概述（常见病因）

（一）概述

小儿热性惊厥是小儿时期最常见的惊厥性疾病，也是儿科常见急症。儿童期患病率3%～4%，首次发作年龄多于生后6个月～3岁，体温在38℃以上即突然出现惊厥。18～22个月为高峰期。绝大多数5岁后不再发作。男孩稍多于女孩，常有热性惊厥家族史。

（二）常见病因

以病毒感染最多见，细菌感染率低约2%。70%以上与急性上呼吸道感染有关，其他伴发于发疹性疾病、中耳炎、下呼吸道感染等疾病。

二、临床表现

（一）单纯型热性惊厥（又称典型热性惊厥）

1. 约占热性惊厥的70%。
2. 多发生在6个月～5岁，5岁后少见。
3. 惊厥多发生在热性疾病初期，体温骤然上升（大多在39℃）时。一般一次发热性疾病病程中只发作1次，个别有2次发作。
4. 多数呈全身强直－阵挛性发作，少数为其他形式的发作，如肌阵挛、失神发作，局灶性或一侧性。
5. 发作时间短，持续数秒到数分钟，发作后短暂的嗜睡，意识恢复快，不伴有神经系统异常体征。
6. 发作期脑电图可轻度不对称，热退2周内脑电图恢复正常，预后良好。
7. 30%～50%的患儿有既往热性惊厥史及热性惊厥家族史。一般到学龄期不再发作。
8. 30%～50%的患儿在初次惊厥后2～3年内可有发热时再次或多次热性惊厥复发。

（二）复杂型热性惊厥

1. 约占热性惊厥的30%。
2. 小于6个月、6个月～5岁、大于5岁均可发生。
3. 一次惊厥发作持续在15分钟以上。
4. 24小时内反复发作≥2次。
5. 惊厥呈局限性或不对称性发作。
6. 可反复频繁的发作，累计发作总次数5次以上。

三、诊断

明确是单纯型热性惊厥还是复杂型热性惊厥，并注意结合发病年龄、季节、病史、体格检查、辅助检查进行诊断。

四、急救措施及转诊

（一）急救措施

1. 一般措施

（1）平放患儿，卧位，头转向侧位，掰开患儿嘴，牙齿间塞压舌垫，防舌咬伤，敞开衣领，确保患儿呼吸道通畅，防误吸和窒息。

（2）若口中沫多或喉头有分泌物，用吸痰器吸出分泌物。

（3）常规给氧，减少缺氧性脑损伤。高浓度吸氧可以提高血氧浓度，避免缺氧脑水肿的发生。根据患儿年龄和惊厥程度的不同，一般采用面罩持续低流量吸氧，氧流量在2～4L/min，氧浓度40%～60%。患儿惊厥停止后，应继续给氧30～60分钟，以促进脑细胞的恢复，达到保护患儿大脑的作用。

（4）保持安静，禁止一切不必要的刺激。

2. 控制惊厥

（1）地西泮：首选，0.3～0.5mg/kg（最大剂量不超过10mg）缓慢静脉注射。5分钟生效，必要时15～20分钟重复。

（2）苯巴比妥：常用于热性惊厥持续状态。静脉滴注给药，首次负荷量为15～20mg/kg，12～24小时后开始维持量3～5mg/（kg·d），2次/日。也可肌内注射给药，每次3～5mg/kg，最大量不超过每次0.2g。主要副作用是呼吸抑制。

（3）无惊厥药物时，可先行针刺人中、合谷，再行进一步药物治疗。

3. 对症治疗 主要是降温治疗，高热者宜物理降温，同时行药物降温（可选用对乙酰氨基酚、布洛芬、双氯酚酸钠等），补充足够营养与液体。

（二）转诊

1. 只要有惊厥发作即刻转诊。
2. 随诊中再次发作也应即刻转诊。

【经典习题】

11. 小儿热性惊厥首选治疗药物是
    A. 苯巴比妥　　　　　B. 苯妥英钠　　　　　C. 硫喷妥钠
    D. 地西泮　　　　　　E. 甘露醇

12. 下面关于热性惊厥的描述，不正确的是
    A. 发作前后一般状况良好
    B. 惊厥多发生于发热早期体温骤升阶段
    C. 病因尚不完全清楚，但有明显遗传性
    D. 感染和发热两方面因素特征是惊厥的内在基础
    E. 发病年龄为6个月～5岁

答案：11.D；12.D。

第七节　常见发疹性疾病

常见发疹性疾病（麻疹、幼儿急疹、水痘、风疹、猩红热、手足口病）	概述（常见病因）	★★
	临床表现	★★★
	诊断（鉴别诊断）	★★
	治疗原则与转诊	★★★

一、概述（常见病因）

由病毒所致小儿常见的急性发疹性疾病有以下几种：麻疹、水痘、风疹、幼儿急疹、手足口病。猩红热是由A组β溶血性链球菌引起的急性发疹性疾病。这些疾病的传染源主要为患者和带病毒者或带病菌者，主要通过呼吸道、消化道和密切接触等途径传播，有一定的潜伏期，发病初常表现为急性上呼吸

道感染。

二、常见发疹性疾病

(一) 麻疹

麻疹是由麻疹病毒引起的急性发疹性传染病，患者是唯一的传染源。在出疹前、后5天均有传染性。四季都可发病，但以冬末春初为多，人类对麻疹病毒普遍易感，6月龄至5岁小儿发病率最高，易感者接触后以显性感染为主，病后免疫力持久。其传染性很强。

1. 临床表现 在人口密集而未普种疫苗的地区易发生流行，潜伏期6～18天，平均10天左右。其临床经过一般分为3期：

（1）前驱期（出疹前期）：一般持续3～4天。发热：多为中度以上，热型不定，渐升或骤升。"上感"症状：喷嚏、流涕、咳嗽、咽部充血、结合膜充血、眼睑水肿、畏光、流泪。麻疹黏膜斑（Koplik斑，科氏斑）：为早期诊断的重要依据。一般在发病后2～3天，在颊黏膜第一白齿处可见麻疹黏膜斑，出疹后1～2天逐渐消失。

（2）出疹期：发热第3～4天开始出现皮疹，自耳后、发际、前额、面、颈部，自上而下蔓延至躯干、四肢，最后达手掌与足底，2～5日出齐，为红色斑丘疹，呈充血性，不伴痒感。体温骤升，可达到40℃以上，全身中毒症状严重，重者有谵妄、抽搐（"疹出热盛"），持续3～4天。颈部淋巴结和脾脏轻度肿大，此期肺部可闻及干、湿啰音，胸部X线检查可见肺纹理增多或轻重不等的弥漫性肺部浸润。

（3）恢复期：若无并发症，出疹3～4天后体温开始下降，症状明显减轻。皮疹按出疹的先后顺序渐消退，疹退后皮肤有糠麸样脱屑并留棕褐色色素沉着，此为后期诊断的重要依据。一般7～10天痊愈。

严重病例可并发喉炎、支气管炎、肺炎、心肌炎、脑炎、中耳炎等，肺炎是麻疹最常见的并发症。

2. 诊断（鉴别诊断） 患儿发热、鼻卡他症状、眼结膜炎、口腔黏膜科氏斑，特别是出疹顺序及出疹后体温更高。

实验室检查见血白细胞总数减少，淋巴细胞相对增多。前驱期患者鼻咽分泌物可找到多核巨细胞。免疫荧光法查到麻疹抗原，为早期诊断依据。血清学特异性IgM增高，有早期确诊价值。

小儿常见发疹性疾病鉴别诊断见表3-3-32。

表3-3-32 小儿常见发疹性疾病鉴别诊断

发疹性疾病	全身症状及其他特征	皮疹特点	发热与皮疹关系
麻疹	发热、咳嗽、畏光、鼻卡他、结膜炎、Koplik斑	红色斑丘疹，自面部—颈—躯干—四肢，退疹后有色素沉着及细小脱屑	发热3～4天后出疹，出诊期为发热的高峰期
风疹	全身症状轻，耳后、枕部淋巴结肿大并有触痛	面颈部—躯干—四肢，斑丘疹，疹间有正常皮肤，退疹后无色素沉着及脱屑	症状出现后1～2天出疹
幼儿急疹	主要见于婴幼儿，一般情况好，高热时可有惊厥，耳后、枕部淋巴结亦可肿大，常伴有轻度腹泻	红色细小密集斑丘疹，头面、颈及躯干部多见，四肢较少，一天出齐，次日即开始消退	高热3～5天，热退疹出
猩红热	发热、咽痛、头痛、呕吐、杨梅舌、口周苍白圈	皮肤弥漫性充血，上有密集针尖大小丘疹，全身皮肤均可受累，疹退后伴脱皮	发热1～2天出疹，出疹时高热
水痘	全身症状轻	出现顺序：头皮—面部—躯干—腰部，高峰期红斑、丘疹、疱疹、结痂同期存在	发热1～2天出疹
手足口病	普通型仅有发热、皮疹，重症病例在发热1～5天出现神经系统、呼吸系统、循环系统障碍	口腔、手、足、臀部斑丘疹、疱疹	发热2～3天出疹

3. 治疗原则与转诊

（1）一般治疗：发热期注意补充足够的水分，给予易消化富于营养的食物。

（2）对症治疗：高热时用退热剂，尽量物理降温，切忌退热过猛。剧烈咳嗽时给予镇咳药。应给予维生素A治疗。

（3）并发症治疗：有并发症者，给相应治疗。继发细菌感染者可用抗生素治疗。

（4）一旦高度怀疑或确诊，即应积极转至传染病医院。

（二）幼儿急疹

幼儿急疹又称婴儿玫瑰疹，是感染人疱疹病毒6型所引起的急性发疹性传染病，临床特征是持续高热3～5天，热退疹出。多发生于冬春季，多见于6～18个月小儿，3岁以后少见。

1. 临床经过 分为3期：

（1）潜伏期：一般7～15天，平均10天。

（2）发热期：突起高热，体温39～40℃，持续3～5天，可伴有惊厥。咽峡部充血，头颈部淋巴结轻度肿大，轻度腹泻。

（3）出疹期：持续3～5天体温骤退，同时出疹，皮疹为红色斑疹或斑丘疹，很少融合。主要分布于颈部、躯干、上肢。1～3天消退，无色素沉着，也无脱皮。

2. 诊断（鉴别诊断） 根据临床表现及特点，实验室检查血白细胞计数明显减少，淋巴细胞增高，最高可达90%以上，诊断不难。也可以通过检查HHV-6来进行诊断。

鉴别诊断见表3-3-32。

3. 治疗原则与转诊 无特殊治疗，主要是一般护理、物理降温等对症治疗，有并发症出现，如咳嗽、高热不退、惊厥等则应转诊。

（三）水痘

水痘是由水痘-带状疱疹病毒原发感染引起的一种传染性极强的发疹性疾病，冬春季好发，主要见于儿童。传染源为水痘患者，通过飞沫经呼吸道传播，也可通过接触患者疱疹浆液或污染的用具感染。人群普遍易感，感染后可获得持久免疫。潜伏期为12～21天，平均14天。临床分典型水痘、重型水痘及先天性水痘。

1. 临床表现

（1）典型水痘：发病较急，前驱期有低热或中度发热、全身不适、食欲减退、咳嗽等症状；1～2天出现皮疹。全身症状相对较轻。病程经历约1周即可痊愈。皮疹特点：①首先出现于头皮、面部、躯干、腰，继而扩展至四肢，末端稀少。呈向心性分布。②水痘发疹经历斑疹、丘疹、疱疹及结痂四个阶段。初为斑疹和丘疹，继之变为透明饱满的水疱，后渐转混浊，甚至呈脓疱样外观；2～3天后开始结痂，愈后不留瘢痕。③皮疹分批发生，伴明显痒感，高峰期可见红斑、丘疹、疱疹和结痂疹等同时存在。

（2）重症水痘：常发生在恶性疾病或免疫功能低下患儿，病情严重，有高热及全身中毒症状，皮疹多而密集，且易融合成大疱或呈出血性疱疹，可继发感染或因血小板减少而发生暴发性紫癜。

（3）先天性水痘：母亲在妊娠早期感染水痘可导致胎儿多发性畸形；若母亲发生水痘数天后分娩，可致新生儿水痘。

2. 诊断（鉴别诊断） 根据临床表现诊断无困难，实验室检查血白细胞正常或降低。疱疹刮片：新鲜水痘，刮取基底组织碎屑涂片，瑞特染色后，镜下可查见多核巨细胞及核内包涵体。血清水痘病毒特异性IgM抗体检测，可协助早期诊断；双份血清特异性IgG抗体滴度4倍以上增高有诊断意义。取水痘疱疹液、眼部分泌物或血液进行病毒分离。

鉴别诊断见表3-3-32。

3. 治疗原则与转诊

（1）抗病毒治疗：首选阿昔洛韦，每次10～30mg/kg，口服、静脉滴注均可。

（2）对症治疗：局部止痒，防抓伤。

（3）防治继发细菌感染。

（4）皮肤继发感染甚至导致败血症最常见。神经系统并发症有水痘后脑炎、横贯性脊髓炎、面神经瘫痪等。少见并发症有水痘肺炎、心肌炎、肝炎、肾炎、关节炎等，出现并发症，均应转诊。

（四）风疹

风疹是由风疹病毒（RV）引起的急性发疹性传染疾病，多见1～5岁儿童，以城市为主，冬春季发病率高。

1. 临床表现 前驱期短，低热、皮疹和耳后、枕部淋巴结肿大为特征。一般病情较轻，病程短，预后良好。

（1）患者是风疹唯一的传染源，传染期在发病前5～7天和发病后3～5天，起病当天和前1天传染性最强。

（2）先有轻微卡他症状，数小时至1天迅速出现皮疹，先见于面颈部，24小时遍及全身，为斑疹或斑丘疹，大小不一，可融合成片，耳后淋巴结肿大并有压痛。

2. 诊断（鉴别诊断） 实验室检查血白细胞，中性粒细胞及淋巴细胞均少。诊断无困难。

鉴别诊断见表3-3-32。

3. 治疗原则及转诊 无特殊治疗。主要是一般治疗、对症支持。出现并发症转诊。

（五）猩红热

猩红热为A组β溶血性链球菌感染引起的急性发疹性传染病。其临床特征为发热、咽峡炎、全身弥漫性鲜红色皮疹和疹退后明显的脱屑。少数患者患病后由于变态反应而出现心、肾、关节的损害。本病一年四季都有发生，尤以冬春之季发病为多。多见于小儿，尤以5～15岁居多。

1. 临床表现 一般分为4型。

（1）普通型

1）前驱期：大多骤起畏寒、发热，重者体温可升到39～40℃，伴头痛、咽痛、食欲减退、全身不适、恶心呕吐。婴儿可有谵妄和惊厥。咽红肿，扁桃体上可见点状或片状分泌物。软腭充血水肿，并可有米粒大的红色斑疹或出血点，即黏膜内疹，一般先于皮疹而出现。

2）出疹期：皮疹为猩红热最重要的症状之一。多数自起病第1～2天出现。偶有迟至第5天出疹。从耳后、颈底及上胸部开始，1天内即蔓延及胸、背、上肢，最后及于下肢，少数需经数天才蔓延及全身。典型的皮疹为在全身皮肤充血发红的基础上散布着针帽大小，密集而均匀的点状充血性红疹，手压全部消退，去压后复现，呈"鸡皮样"丘疹。中毒重者可有出血疹，患儿常感瘙痒。在皮肤皱褶处如腋窝、肘窝、腹股沟部可见皮疹密集呈线状，称为"帕氏线"。面部充血潮红，可有少量点疹，口鼻周围相形之下显得苍白，称"口周苍白圈"。病初起时，舌被白苔，乳头红肿，突出于白苔之上，以舌尖及边缘处为显著。2～3天后白苔开始脱落，舌面光滑呈肉红色，并可有浅表破裂，乳头仍突起，称"草莓舌"。

皮疹一般在48小时内达到高峰，2～4天可完全消失。重症者可持续5～7天甚至更久。颌下及颈部淋巴结可肿大，有压痛，一般为非化脓性。出疹时体温更高，皮疹遍布全身时，体温逐渐下降，中毒症状消失，皮疹隐退。

3）恢复期：退疹后一周内开始脱皮，脱皮部位的先后顺序与出疹的顺序一致。躯干多为糠状脱皮，手掌、足底皮厚处多见大片膜状脱皮，甲端皲裂样脱皮是典型表现。脱皮持续2～4周，不留色素沉着。血白细胞计数增加，多数达（10～20）×10^9/L，中性粒细胞增加达80%以上，核左移。

（2）轻型：表现为低热，全身症状轻，咽部轻度充血，皮疹少、色淡、不典型，可有少量片状脱皮，整个病程2～3天，易被漏诊，近年来多见。

（3）重型：又称中毒型，全身中毒症状明显，高热、剧吐、头痛，皮疹可呈片状或出血性瘀斑，甚至神志不清，可有中毒性心肌炎及周围循环衰竭、化脓性脑膜炎、中毒性休克、败血症等。此型病死率高，目前很少见。

（4）外科型：病原菌由创口侵入，局部先出现皮疹，由此延及全身，但无咽炎，全身症状大多较轻。

2. 诊断（鉴别诊断） 有与猩红热或咽峡炎患者接触史者，有助于诊断。临床表现为骤起发热、咽峡炎、典型的皮疹、口周苍白、草莓舌、帕氏线、恢复期脱皮等，为猩红热的特点。实验室检查血白细胞数增高，中性粒细胞占80%以上。红疹毒素试验早期为阳性。咽拭子、脓液培养可获得A组β溶血性链球菌。

鉴别诊断见表3-3-32。

3. 治疗原则与转诊

（1）抗生素疗法：首选青霉素，肌内注射或静脉滴注，疗程7～10天。对青霉素过敏或耐药者，可用红霉素或头孢菌素类抗生素治疗。

（2）对症治疗：高热可用较小剂量退热剂，或用物理降温等方法。年长儿咽痛可用生理盐水漱口等。

（3）转诊：若发现患者出现水肿、尿少或心慌、气短等症状应考虑转诊。

（六）手足口病

手足口病（HFMD）是由多种肠道病毒引起的急性发疹性传染病，常见病原包括肠道病毒71型、柯萨奇病毒A组16型。好发于5岁及以下儿童，尤以3岁及以下儿童发病率最高。全年均可发生，5~7月为发病高峰。具有流行强度大、传染性强、传播途径复杂等特点，常出现暴发或流行。患者和隐性感染者均为传染源，通常以发病后1周内传染性最强。可经胃肠道（粪-口途径）传播，也可经呼吸道（飞沫、咳嗽、打喷嚏等），接触患者口鼻分泌物、皮肤或黏膜疱疹液及被污染的手及物品等传播。潜伏期为2~10天，平均3~5天，病程一般为5~10天。

1. 临床表现

（1）普通病例：急性起病，发热，伴咳嗽、流涕、食欲减退等，口腔内可见散在疱疹或溃疡，手、足和臀部出现斑丘疹和疱疹，疱疹周围可有炎性红晕。皮疹消退后不留瘢痕或色素沉着，1周内痊愈。皮疹主要位于手、足的掌侧面，不痛、不痒、不结痂、不留疤。

（2）重症病例：少数病例病情发展迅速，在发病1~5天出现脑膜炎、脑炎、脑脊髓膜炎、肺水肿、循环障碍等，病情凶险，可致死亡或留有后遗症。

2. 诊断（鉴别诊断） 诊断必须结合流行病学特点、临床表现及病原学、血清学检查。遇到不典型病例时，诊断有困难。实验室检查包括鼻咽拭子、气道分泌物、疱疹液、粪便标本中肠道病毒特异性核酸阳性或分离到肠道病毒。急性期与恢复期血清肠道病毒中和抗体4倍或4倍以上升高。神经系统受累时脑脊液压力增高，白细胞增多，蛋白正常或轻度增多，糖和氯化物正常等。

鉴别诊断见表3-3-32。

3. 治疗原则与转诊

（1）普通病例

1）一般治疗：注意隔离，避免交叉感染。适当休息，清淡饮食，做好口腔和皮肤护理。

2）对症治疗：发热等症状采用中西医结合治疗。

（2）重症病例

1）神经系统受累的治疗：控制颅内高压，限制入量，应用甘露醇，必要时加呋塞米；酌情应用糖皮质激素、免疫球蛋白；降温、镇静、止惊等对症治疗；同时严密观察病情变化，密切监护。

2）呼吸、循环衰竭的治疗：保持呼吸道通畅，吸氧；监测呼吸、心率、血压和血氧饱和度。呼吸功能障碍时及时气管插管使用正压机械通气；根据血压、循环的变化可选用米力农、多巴胺、多巴酚丁胺等药物；酌情应用利尿药物治疗；保护重要脏器功能，维持内环境的稳定；选用有效抗生素防治继发肺部感染。

（3）恢复期治疗：避免继发呼吸道感染，促进各脏器功能恢复，康复治疗或中西医结合治疗。

（4）转诊：儿童出现发热，口腔内、手、足和臀部出现斑丘疹和疱疹症状时要及时转诊。

【经典习题】

（13~14题共同题干）

女童，6岁。发热、咽痛2天，皮疹1天。查体：T 38℃，神志清，热病容，全身皮肤弥漫性充血。扁桃体Ⅱ度肿大，表面可见黄色分泌物，杨梅舌，"口周苍白圈"阳性。实验室检查：WBC $18×10^9$/L，N 0.87，C反应蛋白42mg/L。

13. 最可能的诊断是

    A. 麻疹   B. 风疹   C. 川崎病

    D. 猩红热   E. 手足口病

14. 首选的治疗药物是

    A. 青霉素   B. 阿司匹林   C. 利巴韦林

    D. 丙种球蛋白   E. 醋酸泼尼松

15. 水痘是由于感染以下哪种病原微生物引起的
    A. 麻疹病毒　　　　　　B. 单纯疱疹病毒　　　　　C.EB病毒
    D. 柯萨奇病毒　　　　　E. 带状疱疹病毒
16. 麻疹恢复期皮肤可见
    A. 无色素斑痕及脱屑　　　　　　　B. 无色素斑痕，可见脱屑
    C. 有色素斑痕，可见脱屑　　　　　D. 有色素斑痕，无脱屑
    E. 有色素斑痕，并有糠麸状细微脱屑

答案：13.D；14.A；15.E；16.E。

第九单元　传染病与性病、寄生虫病

第一节　病毒性肝炎

病毒性肝炎（甲型肝炎、乙型肝炎、丙型肝炎、戊型肝炎）	概述（常见病因）	★★
	临床表现	★★★
	诊断（鉴别诊断）	★★
	治疗原则	★★★
	预防	★★★
	转诊	★★★

一、概述（常见病因）

病毒性肝炎是由甲型肝炎病毒（HAV）、乙型肝炎病毒（HBV）、丙型肝炎病毒（HCV）、丁型肝炎病毒（HDV）、戊型肝炎病毒（HEV）等多种嗜肝病毒引起的常见传染病，具有传染性强、传播途径复杂、流行面广、发病率高等特点。

根据有无黄疸、病情轻重和病程长短，临床上分为急性肝炎（黄疸型和无黄疸型）、慢性肝炎（轻度、中度、重度）、重型肝炎（急性、亚急性和慢性）、淤胆型肝炎和肝炎肝硬化等。临床上常见的病毒性肝炎类型是甲型、乙型、丙型、丁型、戊型肝炎。

一、甲型肝炎

感染甲型肝炎病毒后引起急性肝炎，目前认为多数患者病程可自限，无慢性患者和病毒携带者。

1. 临床表现

（1）典型病例：发病初期症状为乏力、厌食、厌油腻食物、恶心、呕吐。

（2）黄疸型肝炎：除上述表现外有皮肤巩膜黄染、尿色黄。可有肝大、触痛和叩痛。

（3）重型肝炎：通常有：①严重乏力；②黄疸迅速加深；③明显出血倾向；④神经系统症状如烦躁、谵妄、嗜睡以至昏迷；⑤尿少或无尿。

2. 诊断（鉴别诊断）

（1）主要临床表现：消化系统症状、全身表现及黄疸。

（2）体征：肝大，可有触痛、叩痛。重症患者肝脏萎缩。

（3）实验室检查：①血清酶检查：常用的有血清丙氨酸氨基转移酶（ALT）和血清天冬氨酸氨基转移酶

（ASL）。血清酶在肝炎潜伏期、发病初期及隐性感染期均可升高，故<u>有助于早期诊断</u>。②胆红素测定：直接和间接胆红素均升高，尿胆红素、尿胆原可有不同程度的增加。③血清免疫学检查：<u>抗 HAV IgM 有早期诊断价值，抗 HAV IgG 4 倍以上升高有确诊价值</u>。④重症患者：凝血功能明显异常，数日内血清胆红素大于 171μmol/L，或每日升高值大于 17.1μmol/L，并常表现为血清酶的升高与胆红素增高不平行，即胆、酶分离。

（4）鉴别诊断：应与以下疾病进行鉴别：①其他类型病毒性肝炎：临床表现常类似，血清免疫学即肝炎病毒相关检查有助于鉴别。②中毒性肝炎：发病前有服药或接触毒物史，常有乏力、食欲不振及黄疸等表现，但一般症状较轻，肝炎病毒检测阴性。③胆囊炎：腹痛多放射至右肩背部，Murphy 征阳性，腹部 B 超检查可协助明确诊断。④脂肪肝：有易患因素，如 2 型糖尿病、血脂异常、肥胖、饮酒等。临床常表现为右上腹不适或隐痛，血清 ALT 和（或）AST 高于正常值的上限达 1.5 倍以上，AST/ALT 常大于 1，血脂异常，腹部 B 超表现为肝区弥漫性点状高回声，回声增强高于脾脏和肾脏，肝脏轻度或中度肿大，肝前缘变钝等。⑤传染性单核细胞增多症：病程常具自限性，主要表现为不规则发热、淋巴结肿大、咽痛、周围血液单核细胞显著增多，并出现异常淋巴细胞、嗜异性凝集试验阳性，血清中可测得抗 EB 病毒的抗体等。

3. 治疗原则

（1）休息和饮食：应适当休息、合理营养，进易消化的食物。症状明显或黄疸深重者，可静脉补充葡萄糖和维生素。

（2）药物治疗：可因地制宜选用适当的保肝药物（包括西药和中药），<u>但用药种类不宜多，用药时间不宜太长</u>。不主张常规使用肾上腺皮质激素。

（3）重型肝炎的治疗：应加强护理，密切观察病情变化，可采取肝细胞再生、预防和治疗各种并发症等综合性措施。

二、乙型肝炎

1. 临床表现

（1）多数患者感染乙型肝炎病毒（HBV）后缺乏明显症状，以隐性感染为主，容易形成慢性感染状态，对肝脏造成持续性损伤，部分人发展为慢性肝炎、肝硬化，甚至肝癌。

（2）可表现为乏力、食欲减退、腹胀。

（3）重型肝炎的临床表现与甲型肝炎类似。<u>在重型肝炎患者中，乙型病毒性肝炎最为多见</u>。

2. 诊断　需综合流行病学资料、临床表现及辅助检查，确诊有赖于免疫学检查

（1）乙型肝炎五项：是临床常用的乙型肝炎免疫学检查，包括：① HBsAg；②抗 HBs；③ HBeAg；④抗 HBe；⑤抗 HBc。其临床意义：

A：第①项阳性，其余四项阴性，说明是<u>急性病毒感染</u>。

B：第①、③、⑤项阳性，其余两项阴性，俗称<u>大三阳</u>，如肝酶正常，为乙型肝炎病毒携带状态，<u>传染性相对较强</u>。

C：第①、④、⑤项阳性，其余两项阴性，俗称<u>小三阳</u>，如肝酶正常，为乙型肝炎病毒携带状态，部分患者有传染性。

D：第①、⑤项阳性，其余三项阴性，说明急性 HBV 感染或乙型肝炎病毒携带者，<u>传染性较弱</u>。

E：第⑤项阳性，有几种可能性：①<u>既往感染</u>；②恢复期抗 HBs 尚未出现；③无症状乙型肝炎病毒携带者。

F：第②、④、⑤项阳性，其余两项阴性，说明是感染的恢复期，已有一定的免疫力。

G：第②项阳性，其余四项阴性，说明：<u>曾经注射过乙型肝炎疫苗并产生了抗体，有免疫力；曾经有过乙型肝炎病毒的感染，现具有一定的免疫力</u>。

（2）HBV DNA：可以<u>反映在感染者体内 HBV 的复制水平及传染性</u>。

（3）血清酶：<u>主要有 ALT 和 AST，是反映肝脏损伤和肝炎活动的指标</u>。

（4）血胆红素：在乙型病毒性肝炎活动期血清结合胆红素和非结合胆红素常有不同程度的增高。

3. 治疗原则

（1）一般治疗：同甲型肝炎。

（2）抗病毒治疗：目前国内常用的药物主要是干扰素、核苷酸和核苷类似物。抗病毒治疗常需要两年以上。开始治疗时，最好选用抗病毒效果强、耐药发生率低的药物。

四、丙型肝炎

1. 临床表现

（1）感染丙型肝炎病毒后，部分人出现急性肝炎的表现，如乏力、食欲不振、黄疸、肝大及叩击痛。

（2）一些感染者没有任何症状，因血液中检测到丙型肝炎病毒核糖核酸而证实存在病毒感染。

（3）一部分患者转成慢性肝炎，甚至发展为肝硬化和肝癌。

2. 诊断（鉴别诊断） 丙型肝炎常需与甲型、乙型、戊型及其他型病毒性肝炎鉴别。排除其他原因引起的肝损害，血清抗 HCV IgM 或 HCV RNA 阳性可确诊。

3. 治疗原则 目标是控制病情进展，预防并发症。治疗终点是在血液中查不到丙型肝炎病毒。

（1）一般治疗：同甲型肝炎。

（2）抗病毒治疗：推荐早期治疗，方案是干扰素和利巴韦林等两种药物联合治疗。

（3）监测指标：治疗过程中需要定期检测肝功能、血常规、丙型肝炎病毒指标。

五、戊型肝炎

戊型肝炎可散发或暴发，其中 15～40 岁的人群最为常见。

1. 临床表现

（1）典型临床表现为黄疸、食欲不振、恶心、呕吐、发热及肝大和叩击痛。

（2）大多数患儿没有症状，或仅有轻微症状，一般不出现黄疸，易被漏诊。

（3）罕见情况下，急性戊型肝炎迅速恶化为重型肝炎（暴发性肝炎），甚至导致死亡。重型戊型肝炎在孕妇的发病率较高。

2. 诊断

（1）临床表现：与其他类型急性病毒性肝炎并无区别。

（2）确诊：常依靠血液中检测到戊型肝炎病毒特有的 HEV IgM 和 HEV IgG 抗体。

3. 治疗原则 戊型肝炎多有自限性，一般不需特殊治疗。对于重型肝炎需监护和治疗，治疗原则与甲型肝炎类似。孕妇多需住院治疗。

六、预防

1. 管理传染源

（1）急性甲型肝炎患者应进行隔离至传染性消失。

（2）应限制慢性肝炎和无症状 HBV 或 HCV 携带者献血及从事餐饮、托幼等工作。

2. 切断传播途径

（1）预防甲、戊型肝炎的重点：防止粪－口传播，加强水源保护、粪便管理、食品卫生管理，消灭苍蝇及注意个人卫生。

（2）预防乙、丙、丁型肝炎的重点：防止病毒通过血液、体液传播，加强献血员的筛选，严格掌握输血及血制品的适应证。具体措施包括：①如发现或怀疑有伤口或针刺感染乙型肝炎病毒时，可注射高效价乙型肝炎免疫球蛋白。②器械使用应分类并严格消毒。③控制母婴传播：HBV DNA 水平是影响母婴传播的最关键因素。在充分告知风险、权衡利弊和签署知情同意书的情况下，可对 HBV DNA 高水平孕妇进行抗病毒治疗，以提高新生儿乙型肝炎病毒母婴传播的阻断率。推荐对 HBsAg 阳性母亲的新生儿实施乙型肝炎免疫球蛋白（HBIG）联合乙型肝炎疫苗免疫以抑制母婴传播。④若有接触患者血液及体液的风险，应戴手套或其他保护用品。⑤不共用剃须刀、牙具等。

3. 保护易感人群 人工免疫特别是主动免疫为预防肝炎的根本措施。

（1）主动免疫：①甲型肝炎：甲型肝炎疫苗有减毒活疫苗和灭活疫苗两种。婴幼儿、儿童为主要接种对象。②乙型肝炎：乙型肝炎疫苗为基因工程疫苗。接种乙型肝炎疫苗是预防乙型肝炎最有效的措施。乙型肝炎疫苗接种对象主要是新生儿，其次为婴幼儿，15岁以下未免疫人群和高危人群（如医务人员、经常接触血液人员、托幼机构人员、器官移植患者、经常接受输血或血液制品者、免疫功能低下、HBsAg阳性者的家族成员、男男同性恋和静脉内注射毒品者等）。新生儿首次接种在出生后24小时内完成，以后1个月和6个月再分别接种1次疫苗。高危人群应进行抗HBs监测或加强免疫。

（2）被动免疫：对近期与甲型肝炎患者有密切接触的易感儿童可用免疫球蛋白肌内注射。对病毒性肝炎患者要尽早发现、早诊断、早隔离、早报告、早处理，以防止流行。

七、转诊

转诊指征如下：

1. 甲型和戊型肝炎　妊娠期感染者。
2. 乙型、丙型肝炎　在没有抗病毒治疗经验或药物的情况下。
3. 诊断困难时。
4. 所有重型或有重型倾向的病毒性肝炎患者。

【经典习题】

1. 下列检验中对重型肝炎诊断价值最小的是
   A. 血清ALT升高　　　　　　　B. 血清胆碱酯酶活性明显降低
   C. 血清胆固醇明显降低　　　　D. 凝血酶原时间及活动度明显异常
   E. 血清胆红素明显升高
2. 下列不属于RNA病毒的是
   A. 甲肝　　　　　　　　B. 乙肝　　　　　　　　C. 丙肝
   D. 丁肝　　　　　　　　E. 戊肝
3. 诊断病毒性肝炎最可靠的依据是
   A. 发病季节　　　　　　B. 起病方式　　　　　　C. 症状及体征
   D. 接触史　　　　　　　E. 病原学及肝功检查

答案：1.A；2.B；3.E。

第二节　流行性脑脊髓膜炎

流行性脑脊髓膜炎	概述	★
	临床表现	★★★
	诊断（鉴别诊断）	★★★
	转诊	★★★

一、概述

流行性脑脊髓膜炎（简称流脑）是由脑膜炎奈瑟菌（又称脑膜炎球菌）引起的经呼吸道传播的一种化脓性脑膜炎。主要临床表现为突起高热、头痛、呕吐、皮肤黏膜瘀点、瘀斑及脑膜刺激征。概述如下：

1. 病原体　为脑膜炎球菌，属奈瑟菌属，为专性需氧菌，仅存在于人体，该菌抵抗力很弱，对干燥、湿热、寒冷及一般消毒剂均极为敏感。温度低于30℃或高于50℃的环境中均易死亡，在体外极易自溶。

2. 传染源　带菌者和患者。

3. 传播途径　病原菌主要借咳嗽、打喷嚏、说话等由飞沫直接从空气传播，进入呼吸道引起感染；对于婴幼儿，也可通过怀抱、喂乳、接吻、密切接触等途径传播。

4. 人群易感性 易感性与人群抗体水平密切相关。6个月至2岁儿童发病率最高，以后随年龄增加，发病率逐渐降低。本病隐性感染多，人感染后产生的免疫力较为持久。

5. 流行季节 终年均可发生，但以冬春季发病最为多见。

二、临床表现

潜伏期1～7日，平均2～3日。按病情轻重和临床表现，分为轻型、普通型、暴发型和慢性败血症型4种临床类型。

1. 普通型 约占全部病例的90%，病程分为4期。

（1）上呼吸道感染期：多数无症状，部分有咽痛、鼻咽部黏膜充血及分泌物增多。鼻咽拭子培养可发现脑膜炎球菌。此期持续1～2日。

（2）败血症期：起病急骤，高热伴畏寒、头痛、呕吐、全身乏力、肌肉酸痛、烦躁不安，偶有关节痛。此期的特征性表现是瘀点或瘀斑，最早见于眼结膜和口腔黏膜，大小不一，多少不等，分布不均，以肩、肘、臀等易受压皮肤处多见，色泽鲜红，后变为紫红。少数先为淡红色斑丘疹，而后迅速转为瘀点或瘀斑。病情严重者瘀点、瘀斑迅速扩大，其中央因血栓形成出现紫黑色坏死或形成大疱，如坏死累及皮下组织可留瘢痕。多数患者于12～24小时发展至脑膜炎期。此期血培养多为阳性，脑脊液可能正常，瘀点涂片检查易找到病原菌。

（3）脑膜炎期：在败血症基础上头痛加剧，频繁喷射性呕吐、烦躁不安、惊厥、意识障碍等中枢神经系统症状加重。此期特征性表现为脑膜刺激征阳性（颈项强直、克氏征阳性、布氏征阳性）。婴幼儿患者除高热、呕吐、烦躁、拒食外，咳嗽、腹泻、惊厥较多见，脑膜刺激征常缺如，如囟门隆起则有助于诊断。

（4）恢复期：体温逐渐降至正常，各种症状逐渐消失，皮疹大部分被吸收。一般1～3周痊愈，约10%的患者出现口唇疱疹。

2. 暴发型 多见于儿童，起病急骤，病情凶险，进展迅速，如不及时抢救，可在24小时内死亡。根据表现可分为3型。

（1）休克型：除普通型败血症期表现外，广泛的皮肤黏膜出血和感染性休克是本型的主要特征。皮肤黏膜瘀点、瘀斑在短期内迅速扩大融合，伴中央坏死。早期表现为面色苍白，唇周及肢端发绀，手足发凉，皮肤发花，呼吸急促，脉搏细速甚至触不到，血压下降甚至测不出。可有呼吸急促，易并发弥散性血管内凝血（DIC），尿量减少。但脑膜刺激征大都缺如，脑脊液大多澄清，细胞数正常或轻度升高。血培养多阳性。实验室检查常证实有DIC存在，脑脊液检查亦无显著异常。

（2）脑膜脑炎型：除高热、皮肤瘀斑外，脑实质受损突出，表现为剧烈头痛、频繁呕吐或喷射性呕吐，反复或持续惊厥，迅速进入昏迷。急性脑水肿患者伴有血压增高，脉搏缓慢，脑脊液压力增高。部分患者可出现中枢性呼吸衰竭（表现为呼吸快慢不一、深浅不均、呼吸暂停等节律的变化）或脑疝。

（3）混合型：同时具有上述两种暴发型的临床表现，病情极为严重，病死率高。

3. 轻型 多见于流脑流行后期，病变轻，多表现为低热、轻微头痛、咽痛等上呼吸道症状，出血点少。脑脊液检查一般无明显改变，咽拭子培养可发现有脑膜炎球菌生长。

4. 慢性型 发病率低，多见于成年患者，病程可迁延数周至数月。表现为间断发冷、发热，每次发热后常成批出现皮疹或瘀点，常伴关节痛、脾大、外周血白细胞增多，血培养可呈阳性。

三、诊断（鉴别诊断）

1. 诊断

（1）流行病学资料：多发生于冬春季；当地有流脑发生或流行。

（2）临床表现：急性起病，高热、头痛、呕吐、皮肤黏膜瘀点或瘀斑、脑膜刺激征阳性等。

（3）实验室检查：外周血白细胞总数升高，一般在（15～40）×10^9/L，分类以中性粒细胞为主；脑脊液呈化脓性改变，细胞数增高，可大于1000×10^6/L，分类以多核细胞为主，蛋白明显增高，糖和氯化物减低。皮肤瘀点或脑脊液涂片发现革兰阴性球菌，脑脊液或血培养阳性可确诊。

2. 鉴别诊断

（1）其他化脓性脑膜炎：为非流行性，无明显季节性，瘀斑及唇周疱疹少见，DIC罕见。需要靠脑脊液和血液的细菌学检查来鉴别。如肺炎球菌脑膜炎、流感杆菌脑膜炎、金黄色葡萄球菌脑膜炎、大肠埃希菌脑膜炎及铜绿假单胞菌脑膜炎等。

（2）结核性脑膜炎：多有结核病史或与结核患者密切接触史。病程长，起病缓慢。早期有头痛、低热、盗汗、消瘦、乏力等结核中毒症状。随病情加重出现颅内压增高症状，如剧烈头痛、喷射性呕吐，严重者有嗜睡、谵妄、惊厥、昏迷。脑脊液外观呈毛玻璃样改变，细胞数在 $500\times10^6/L$ 以下，以单核细胞为主，蛋白升高，糖和氯化物明显减少。

四、转诊

流行期间做好卫生宣传工作，对疑似病例早发现、早诊断、早报告、早期就地呼吸道隔离和转诊治疗。一般隔离至临床症状消失 3 日。对与患者接触者，医学观察 7 日。暴发型流脑的病情凶险，变化迅速，多数患者死于入院后 12 小时或转诊途中，故应就地抢救，创造转诊条件，争取最佳治疗。

【经典习题】

4.确诊流行性脑脊髓膜炎的主要依据是
　A.脑脊液呈化脓性　　　　　B.血清特异性抗体检测阳性　　　　C.皮肤黏膜瘀点瘀斑
　D.当地有流脑流行　　　　　E.血液、脑脊液涂片镜检或培养发现脑膜炎双球菌

5.患儿，10 岁，学生。1 月底因突起高热、剧烈头痛、恶心伴非喷射性呕吐 1 次入院。体检：神清，全身皮肤散在瘀点、瘀斑，颈项抵抗，心率 120 次/分，两肺无异常，腹软、无压痛。实验室检查：血白细胞计数 $20\times10^9/L$，中性粒细胞 0.89，淋巴细胞 0.05，单核细胞 0.06。首先考虑的诊断是
　A.流行性脑脊髓膜炎　　　　B.流行性乙型脑炎　　　　　　　　C.病毒性脑炎
　D.伤寒　　　　　　　　　　E.结核性脑膜炎

答案：4.E；5.A。

第三节　狂犬病

狂犬病	临床表现	★★★
	诊断	★★
	防治原则与转诊	★★★

狂犬病是由狂犬病毒所致的人兽共患传染病。人主要通过病兽咬伤、抓伤而感染。临床表现为特有的高度兴奋、恐惧不安、恐水、怕风、流涎、咽肌痉挛和进行性瘫痪。犬咬伤是主要原因。

一、临床表现

潜伏期长短不一，一般为 30～60 天，极少数短至 2 周以内或长至 1 年以上，潜伏期的长短与年龄（儿童较短）、伤口部位（头面部咬伤的发病较早）、伤口深浅、入侵病毒的数量及毒力等因素有关。其他如扩创不彻底、外伤、受寒、过度劳累等，均可能使疾病提前发生。典型临床表现过程可分为以下 3 期：

1.前驱期　大多数患者有低热、食欲减退、恶心、头痛、倦怠、全身不适等，酷似"感冒"，继而出现恐惧不安，对声、光、风、痛等较敏感，并有喉咙紧缩感。较有诊断意义的早期症状是已愈合的伤口及附近感觉异常，有麻、痒、痛及蚁走感等，此乃病毒繁殖时刺激神经元所致，持续 2～4 日。

2.兴奋期　患者逐渐进入高度兴奋状态，突出表现为极度恐惧、恐水、怕风、发作性咽肌痉挛、呼吸困难、排尿排便困难及多汗流涎等。患者多数神志清晰，部分患者可有定向力障碍、幻觉、谵妄、精神失常等。本期一般 1～3 日。

3.麻痹期　兴奋期的各种表现相继停止，患者逐渐安静，很快出现弛缓性瘫痪，尤以肢体软瘫最为

多见。随后进入昏迷状态，最终因呼吸和循环衰竭而死亡。本期持续时间短，为6～18小时。

狂犬病的整个病程一般不超过6日，偶见超过10日者。此外，尚有以瘫痪为主要表现的"麻痹型"或"静型"，也称哑狂犬病，该型患者无兴奋期及恐水现象，而以高热、头痛、呕吐、咬伤处疼痛开始，继而出现肢体软弱、腹胀、共济失调、肌肉麻痹、大小便失禁等。病程长达10日，最终因呼吸肌麻痹与延髓麻痹而死亡。吸血蝙蝠啮咬所致的狂犬病常属此型。

二、诊断

依据被病兽咬伤或抓伤的病史及由此所致的开放性损伤、临床表现来确定。对其他原因造成的皮肤黏膜的破损伤口，被携带狂犬病毒的犬舔舐，也应按犬咬伤处理。犬咬伤可致表皮擦伤、伤口穿通伤、深部撕裂伤和不规则裂伤等。

三、防治原则与转诊

1. 治疗 被狗咬伤后应尽早处理伤口和免疫治疗。

（1）伤口冲洗：用肥皂水（或其他弱碱性清洗剂）和一定压力的流动清水交替清洗咬伤和抓伤的每处伤口至少15分钟。最后用生理盐水冲洗伤口以避免肥皂液或其他清洗剂残留。消毒处理：彻底冲洗后用稀碘伏（0.025%～0.05%）、苯扎氯铵（0.005%～0.01%）或其他具有病毒灭活效力的皮肤黏膜消毒剂消毒涂擦或消毒伤口内部。外科处置：在伤口清洗、消毒，并根据需要使用狂犬病被动免疫制剂至少2小时后，根据情况进行后续外科处置。外科处置要考虑致伤动物种类、部位、伤口类型、伤者基础健康状况等诸多因素。

（2）免疫治疗：①主动免疫：采用狂犬病疫苗主动免疫在伤后第0、3、7、14、28日各注射一剂，共5剂。②被动免疫：注射马抗狂犬病血清（ERA）或人源免疫球蛋白（HRIG）。ERA按40IU/kg给予，HRIG按20IU/kg给予，将被动制剂尽可能多地在咬伤局部浸润注射，剩余部分肌内注射。使用ERA前应做过敏试验。如曾经接受过全程主动免疫，则咬伤后不需被动免疫治疗，仅在伤后当天与第3天强化主动免疫各一次。

密切观察伤人的犬兽，加以隔离，若动物存活10日以上，可以排除狂犬病。

2. 预防 狂犬病预后差、死亡率高，应当加强预防。教育和监护好幼童，使其远离狗，特别是陌生人的狗；婴儿可以接种含针对狂犬病的联合疫苗；对犬、猫应严加管理并施行免疫注射。

3. 转诊 重症患者或如无条件进行免疫治疗的应尽早转诊至上级医疗机构诊治。转诊过程中应注意对患者的心理安慰，对重症患者应加强监测，做好抢救准备，及时对症、支持治疗。

【经典习题】

6.有关狂犬病的预防，下列说法错误的是
  A.注射狂犬病疫苗　　　B.击毙的狂犬应该焚毁　　　C.捕杀野犬
  D.伤口紧急缝合及包扎　E.使用抗狂犬病血清

7.对狂犬病分期的表述，不正确的是
  A.前驱期　　　　　　　B.侵袭期　　　　　　　　　C.兴奋期
  D.麻痹期　　　　　　　E.衰竭期

答案：6.D；7.E。

第四节　艾滋病

艾滋病	概述	★
	临床表现	★★
	预防与转诊	★★

一、概述

艾滋病又称获得性免疫缺陷综合征（AIDS），是由人类免疫缺陷病毒（HIV）引起的免疫功能缺陷性疾病，主要通过性接触、血液和母婴传播。HIV选择性地侵犯带有CD_4^+受体的靶细胞（CD_4^+T淋巴细胞、单核-巨噬细胞、B细胞和小神经胶质细胞、骨髓干细胞等），破坏人体的免疫能力，最终造成人体免疫系统的防护功能减退或丧失，引起各种致命性机会感染和恶性肿瘤。

一、临床表现

艾滋病潜伏期约2周至6个月，HIV进入机体后1~20年，平均2~10年发展为艾滋病患者。临床经过可分为3期。

1. 急性感染期（Ⅰ期） 通常发生在初次感染HIV后2~4周。出现HIV病毒血症和免疫系统急性损伤所产生的临床症状。大多数患者临床症状轻，持续1~3周后缓解。临床表现以发热最为常见，可伴有咽痛、盗汗、恶心、呕吐、腹泻、皮疹、关节疼痛、淋巴结肿大及神经系统症状。从感染到检测出抗HIV前的一段时间，临床上称为窗口期。此期抗HIV常呈阴性，但在血液、精液、阴道分泌物等体液中已含有大量的艾滋病病毒，HIV抗原和p24阳性，有很强的传染性。

2. 无症状感染期（Ⅱ期） 急性感染期症状消失后进入无症状感染期，部分人直接进入无症状期。此期血清可检出HIV、HIV抗体，CD_4^+T淋巴细胞计数逐渐下降，临床上无任何症状，但有传染性。一般持续6~8年。

3. 艾滋病期（Ⅲ期） 主要临床表现为HIV相关症状、各种机会性感染、肿瘤及神经系统症状。

（1）HIV相关症状：主要表现为持续1个月以上的发热、盗汗、腹泻；体重减轻10%以上。部分患者表现为神经精神症状，如记忆力减退、精神淡漠、性格改变、头痛、癫痫及痴呆等。另外还可出现持续性全身性淋巴结肿大，其特点为：①除腹股沟以外有2个或2个以上部位的淋巴结肿大；②淋巴结直径≥1cm，无压痛，无粘连；③持续时间3个月以上。

（2）机会性感染：原虫、真菌、抗酸菌和病毒感染。①呼吸系统：50%以上的艾滋病患者有肺部损害。以肺孢子菌肺炎最为常见，且是本病因机会性感染而死亡的主要原因，表现为间质性肺炎。念珠菌、疱疹和巨细胞病毒、结核菌、卡波西肉瘤均可侵犯肺部。②消化系统：念珠菌、疱疹和巨细胞病毒引起口腔和食管炎症或溃疡。胃肠黏膜常受到疱疹病毒、隐孢子虫、鸟分枝杆菌和卡波西肉瘤的侵犯，引起腹泻和体重减轻、肝大及肝功能异常。③皮肤黏膜：白念珠菌或疱疹病毒所致口腔感染以及非感染性病变脂溢性皮炎等。④眼部：巨细胞病毒、弓形体引起视网膜炎，眼部卡波西肉瘤等。

（3）恶性肿瘤：以卡波西肉瘤和恶性淋巴瘤常见。

（4）中枢神经系统：30%~70%的患者有神经系统症状。表现为急性HIV脑膜炎、亚急性脑炎、弓形体病、隐球菌脑膜炎、脑部原发性淋巴瘤、脑血管病变（出血、栓塞等）、脊髓炎及周围神经病变等。

三、预防与转诊

（一）预防

艾滋病目前尚无治愈方法，重在预防。普及艾滋病知识、预防办法、加强群众的自我保护。严禁吸毒，严格筛选献血员，加强血液、血制品的管理，严禁HIV感染者献血、血浆和捐献器官、组织或精液。使用一次性医用器材和用品，患者所用的各种医疗器械均应严格消毒。加强性知识和性行为的健康教育，取缔娼妓和乱性交。减少母婴传播，已感染HIV的育龄妇女应避免妊娠，已受孕者应终止妊娠。已分娩者避免母乳喂养。

疫苗正在研制过程中，对接触过或将接触HIV感染者的人，根据具体情况给予卫生指导，并采取必要的防护措施，做好自身防护。医护人员应做好自我防护，患者进行手术或者有创检查前应检测抗HIV。

（二）转诊

按照《医疗机构管理条例》和《艾滋病防治条例》有关要求，严格落实首诊（问）负责制。发现的艾滋病患者和病毒感染者，要积极、科学、妥善地做好接诊和相关处置工作。及时将艾滋病患者和病毒感染者转诊至定点医院，或向当地卫生行政部门报告，由卫生行政部门协调转诊等相关事宜；不适宜转诊的艾滋病患者和病毒感染者，由卫生行政部门组织定点医院相关医务人员到接收医疗机构开展医疗服务工作。

【经典习题】

8. 艾滋病可出现持续性全身淋巴结肿大的时期是
　A. 无症状感染期　　　B. 急性HIV感染期　　　C. 恢复期
　D. 任何病期　　　　　E. 艾滋病期
答案：E。

第五节　性传播疾病

性传播疾病（梅毒、淋病、生殖器疱疹、尖锐湿疣）	概述（常见病因）	★★
	临床表现	★★
	诊断	★★
	防治原则	★★

性传播疾病（STD）简称性病，是指主要通过性行为、类似性行为传播的传染病。性传播疾病的防治既是医学问题又是社会问题，根据我国传染病防治相关法规规定，性病要求向卫生防疫部门报告。

梅毒

一、概述（常见病因）

梅毒是由梅毒螺旋体通过性交、血液、胎盘等途径感染引起的一种全身性慢性传染病。早期主要侵犯皮肤黏膜，晚期侵犯心血管系统、中枢神经系统及全身各系统，危害极大。梅毒根据传播途径分为获得性（后天）梅毒与胎传性（先天）梅毒。

1. 获得性梅毒
（1）早期梅毒：病程2年以内，分一期、二期。
（2）晚期梅毒：病程2年以上，为三期。

2. 胎传性梅毒
（1）早期胎传性梅毒：2岁以内发病。
（2）晚期胎传性梅毒：2岁以后发病。

二、临床表现

1. 获得性梅毒
（1）一期梅毒：潜伏期2～4周，主要表现为硬下疳（生殖器部位形成一无痛性溃疡、软骨样硬度），可在3～8周内自然消退。硬下疳出现1～2周后，可出现一侧腹股沟或患处附近淋巴结肿大，较硬，不融合，无疼痛及压痛，表面无红热。
（2）二期梅毒：发生于感染后7～10周，以二期梅毒疹为特征，皮疹表现为掌跖部、躯干、四肢的斑疹、丘疹、斑丘疹、脓疱及肛周扁平湿疣等。掌跖部铜红色鳞屑斑丘疹具有特征性。
（3）晚期梅毒：发生于感染后2年以上，表现为结节性梅毒疹、树胶肿等及全身各系统受累。

2. 胎传性梅毒
（1）早期胎传性梅毒：患儿多早产，发育不良，皮肤干燥，小老人貌等。

（2）晚期胎传性梅毒：损害与晚期获得性梅毒相似，可表现有哈钦森三联征（哈钦森齿、神经性耳聋和间质性角膜炎）。

三、诊断

根据病史、临床表现及下列辅助检查综合分析诊断。

1. 梅毒螺旋体暗视野检查。

2. 血清学检测

（1）非梅毒螺旋体血清试验：适用于人群筛查，可做定量试验，用于观察疗效、复发及再感染。常用的有 RPR（快速血浆反应素环状卡片试验）、VDRL（性病研究实验室试验）等。

（2）梅毒螺旋体血清试验：也称确诊试验。常用的有 TPPA（梅毒螺旋体被动颗粒凝聚试验）、FTA-ABS（荧光螺旋体抗体吸收试验）等。

四、防治原则

治疗越早效果越好，治疗要规范、足疗程，性伴侣应同时诊治。

常用药物：

1. 青霉素类 为首选药物，常用有苄星青霉素、普鲁卡因青霉素等。

2. 四环素类和红霉素类 作为青霉素过敏者的替代治疗药物，妊娠梅毒禁用四环素类药物。

梅毒的预防可通过完善法律保障、重视疾病宣传教育、规范疫情报告、加强性行为干预（如保持洁身自好，推广使用安全套）等多种手段进行。

重症患者或如无条件进行诊断及治疗的，应尽早转诊至上级医疗机构诊治。

【经典习题】

9.治疗梅毒的首选药物是

　A.四环素　　　　　　B.红霉素　　　　　　C.青霉素

　D.链霉素　　　　　　E.氯霉素

　答案：C。

淋病

一、概述（常见病因）

淋病是由淋病奈瑟菌（淋球菌）感染引起的泌尿生殖系统化脓性炎症性性传播疾病。淋病潜伏期短，传染性强，并发症多。

二、临床表现

中青年患者多见，潜伏期2～10天，平均3～5天。

男性淋病主要表现为尿道口红肿、灼热、瘙痒，出现脓性分泌物及尿频、尿急、尿痛的尿路刺激症状，可并发前列腺炎、精囊炎、输精管炎、附睾炎等。

女性淋病主要表现为宫颈炎或尿道炎，分泌物增多，但部分患者因自觉症状较轻易成为持续传染源，常并发盆腔炎、输尿管狭窄、闭塞导致不孕等。

三、诊断

根据不洁性接触病史、临床表现及淋球菌直接涂片可诊断。注意与生殖道衣原体感染等鉴别。

四、防治原则

总体原则同梅毒。常用药物可选用头孢曲松、大观霉素、喹诺酮类药物等。

淋病的预防同梅毒。

如无条件进行诊断及治疗，应尽早转诊至上级医疗机构诊治。

生殖器疱疹

一、概述

生殖器疱疹是由生殖器疱疹病毒（主要是HSV-Ⅱ型）感染引起的一种常见慢性复发性疱疹性疾病。

二、临床表现

青年患者多见，潜伏期一般3~14天，平均6天。

男性包皮、龟头、冠状沟、阴茎体，女性大小阴唇、阴阜、阴蒂、宫颈等处出现成簇或散在的丘疱疹、水疱，疱破后形成糜烂或浅溃疡。自觉疼痛、瘙痒、灼热，可伴腹股沟淋巴结肿痛及全身发热、乏力等。

三、诊断

根据不洁性接触史、临床表现可诊断。

四、防治原则

全身抗病毒治疗，如选用阿昔洛韦，局部用阿昔洛韦软膏。复发患者最好在出现前驱症状或损害出现24小时内进行治疗，频繁复发（一年至少6次以上）者需连续治疗4个月至1年。

生殖器疱疹的预防同梅毒。

如无条件进行诊断及治疗，应尽早转诊至上级医疗机构诊治。

尖锐湿疣

一、概述（常见病因）

尖锐湿疣是由人乳头瘤病毒（HPV）感染引起的疣状增生性性传播疾病，主要发生在生殖器、会阴及肛门等部位。

二、临床表现

潜伏期一般1~8个月，平均3个月。

男性冠状沟、龟头、包皮、尿道口、肛门，女性大小阴唇、子宫颈、阴道、尿道等部位出现大小不等的疣状赘生物，可呈乳头状、鸡冠状、菜花状，一般无症状。

三、诊断

根据不洁性接触史、临床表现及醋酸白试验（用3%~5%醋酸液涂于患处5分钟后，病灶局部变白为阳性）可诊断。注意与扁平湿疣、阴茎珍珠状丘疹、女性假性湿疣等鉴别。

四、防治原则

目的是根治尖锐湿疣，消除症状，防止感染。可外用0.5%鬼臼毒素酊、50%三氯醋酸液等，也可使用激光、冷冻等物理治疗，同时患者全身可给予干扰素等进行免疫治疗。一般近期疗效佳，复发率高，多需长时间、多次治疗才可达到理想效果。

尖锐湿疣的预防同梅毒。

如无条件进行诊断及治疗，应尽早转诊至上级医疗机构诊治。

【经典习题】

（10～11题共用备选答案）

  A.大肠杆菌   B.梅毒螺旋体   C.甲型溶血性链球菌

  D.假丝酵母菌（白念珠菌） E.人类乳头瘤病毒

10.可引起尖锐湿疣的病原体是

11.引起梅毒的病原体是

答案：10.E；11.B。

第六节 肠道寄生虫病

肠道寄生虫病（蛔虫病、蛲虫病）	概述	★★
	临床表现与诊断（鉴别诊断）	★★
	治疗原则	★★★

一、概述

肠道寄生虫病是<u>儿童时期的常见病</u>。其中常见的有蛔虫病、钩虫病、蛲虫病。<u>其患病率高，尤其在农村，感染率高达80%。肠道寄生虫病大多是经口传染</u>。

二、临床表现与诊断（鉴别诊断）

（一）蛔虫病

人因吞入感染期蛔虫卵而受到感染。为人体肠道常见寄生虫病。

如粪便排出或吐出蛔虫，或检查粪便发现蛔虫卵均可明确诊断。部分患者可无任何临床症状，仅粪便排出或吐出蛔虫，或检查粪便发现蛔虫卵也可确诊。

多数轻度感染者无症状。少数患者可出现食欲减退、恶心、呕吐以及间歇性脐周疼痛等表现。长期感染者可引起食物的消化和吸收障碍，导致体重下降、贫血等营养不良表现。严重感染的儿童，可引起营养不良、智力和发育障碍，可出现不安、烦躁、磨牙、瘙痒、惊厥等。部分患者出现荨麻疹、皮肤瘙痒、血管神经性水肿，以及结膜炎等症状。有时引起严重的并发症，如胆道蛔虫病、肠梗阻、肠穿孔和腹膜炎等。<u>胆道蛔虫病是最常见的并发症，主要症状是突发性右上腹绞痛，并向右肩、背部及下腹部放射。疼痛呈间歇性加剧，伴有恶心、呕吐等</u>。腹痛间歇期患者安然无恙。若虫体完全钻入胆道，疼痛反而减轻。如诊治不及时，可导致化脓性胆管炎、胆囊炎，甚至发生胆管坏死、穿孔等。肠梗阻多见于6～8岁儿童，表现为脐周或右下腹突发间歇性疼痛，并有呕吐、腹胀等。半数患者可吐出蛔虫，腹部可触及条索状移动团块，压之有活动感，系缠结成团的蛔虫。个别患者甚至出现蛔虫性肠穿孔，引起局限性或弥漫性腹膜炎。

（二）蛲虫病

人因吞入蛲虫虫卵或虫卵在肛门周围孵化，幼虫从肛门逆行入肠内而感染。<u>患者和感染人群以儿童常见</u>。大便中排出蛲虫或入睡后1～3小时检查肛门周围检出成虫或虫卵可以确诊。

约有1/3的蛲虫感染者可完全无症状，或有极轻微的症状。<u>有症状者主要表现为肛周和会阴部瘙痒，</u>

以夜间为甚。雌虫在夜间移行至宿主肛门周围及其附近皮肤上产卵，引起肛门和会阴部皮肤瘙痒，以及继发性炎症。患者常有烦躁不安、失眠、食欲减退、夜惊等表现。有时可有食欲减退、腹痛、消化不良、恶心及呕吐等消化道症状。蛲虫在回盲部寄生可引起局部刺激和卡他性炎症或微小的溃疡。重度感染时可伴有腹泻、粪便中黏液增多或稍带血丝。蛲虫寄生于阑尾中可引起炎症、出血、坏死或类似阑尾炎的临床症状，女性患者可出现阴道炎、子宫内膜炎和输卵管炎。

三、治疗原则

驱虫治疗。目前常用的驱虫药有阿苯达唑（肠虫清）、甲苯达唑、噻嘧啶等。

1. 阿苯达唑 400mg 顿服，成人与儿童剂量相同，蛲虫病 2 周后再服一次防复发。1 岁以下者及孕妇不宜服用。

2. 甲苯达唑 蛔虫病：儿童用量每天为 50～150mg，成人每次 100mg，早晚各 1 次，连服 3 天；若未驱尽，3 周后可再用第二疗程。蛲虫病：单剂 1 片（100mg），在 2 周或 4 周后分别重服 1 次。孕妇慎用。

3. 噻嘧啶 蛔虫病：儿童剂量为 10mg/kg，成人为 500mg，睡前顿服。蛲虫病：10mg/kg，顿服，2 周后复治一次。孕妇以及有肝、肾、心脏等疾患者慎用。

【经典习题】

（12～13 题共用题干）

男童，5 岁。反复右上腹部阵发性绞痛 2 天，并向右肩、背部放射。疼痛时面色苍白、坐卧不安、屈膝抱腹、辗转呻吟，伴恶心、呕吐，间歇期无不适感。查体：腹软，上腹部深压痛，无肌紧张及反跳痛。

12. 最可能的诊断是

  A. 胆石症   B. 急性胃炎   C. 急性肠炎

  D. 胆道蛔虫病   E. 急性胆囊炎

13. 为明确诊断，最有意义的检查是

  A. 血沉   B. 血常规   C. 粪隐血试验

  D. 胸部 X 线平片   E. 粪便镜检找虫卵

答案：12.D；13.E。

第十单元　五官、皮肤及其他

第一节　结膜炎

结膜炎	概述（常见病因）	★★
	临床表现	★★★
	诊断（鉴别诊断）	★★
	治疗原则与预防	★★★

一、概述（常见病因）

结膜炎是眼科最常见的疾病之一，其致病原因主要分为微生物性和非微生物性两大类，最常见的是微生物感染。致病微生物可为细菌、病毒或衣原体,非微生物性包括物理性、化学性刺激。还有部分结膜炎是由免疫性(过敏性)病变、与全身状况相关的内因、邻近组织炎症蔓延引起。

根据结膜炎的发病快慢可分为急性和慢性结膜炎,一般病程少于3周者为急性结膜炎,而超过3周者为慢性结膜炎。根据病因可分为感染性结膜炎、免疫性结膜炎、化学性或刺激性结膜炎、全身疾病相关性结膜炎、继发性结膜炎和不明原因性结膜炎。

二、临床表现

(一)症状

患眼出现异物感、烧灼感、痒感、畏光、流泪等症状。

(二)体征

1. 结膜充血 (见本书第三部分第二章第五节"结膜充血")。

2. 结膜分泌物 各种急性结膜炎共有的体征。分泌物的性质可为脓性、黏液脓性或浆液性、水样等。淋球菌和脑膜炎球菌感染最常引起脓性分泌物,其他致病菌一般引起黏液脓性分泌物;过敏性结膜炎的分泌物一般呈黏稠丝状;病毒性结膜炎的分泌物呈水样或浆液性。

3. 乳头增生 结膜炎的一种非特异性体征。多见于睑结膜,为睑结膜上皮表面的小红点状突起,乳头较小时,呈天鹅绒状外观。常见于慢性结膜炎和沙眼等疾病。

4. 滤泡形成 滤泡是结膜下淋巴细胞局限性集聚,外观光滑,是一种半透明隆起的结膜改变。大多数病毒性结膜炎、衣原体性结膜炎、一些寄生虫引起的结膜炎、某些药物(地匹福林、缩瞳剂等)引起的结膜炎都可有滤泡形成。常发生于上睑结膜和下穹隆部结膜。

5. 球结膜水肿 由于渗出液进入到疏松的球结膜下组织所致。因球结膜及穹隆部结膜组织松弛,水肿时隆起明显。严重时,球结膜可突出于睑裂外,使眼睑闭合受阻。急性过敏性结膜炎、腺病毒结膜炎、淋球菌性结膜炎等都会出现明显的球结膜水肿。

6. 耳前淋巴结肿大 病毒性结膜炎的一个重要体征,可出现压痛。

三、诊断(鉴别诊断)

(一)诊断

依据结膜炎的基本症状和体征包括结膜充血、分泌物增多、眼睑肿胀等,可以做出临床诊断。但由于结膜炎的病因多种多样,确诊是何种病因所致的结膜炎尚需实验室检查。

病史对诊断非常重要,一定要详细询问病史,观察渗出物的类型和炎症发生的部位,这些都是做出临床诊断的重要依据。感染性结膜炎多双眼发病,常传染至家人或社区人群。急性病毒性结膜炎患者疾病早期较多一眼发病,数天后对侧眼也受累,分泌物为水性且较少。单眼发病常见于外伤、药物性的结膜炎。

1. 临床检查 注意临床症状和体征的特点,有助于各类结膜炎的诊断。特别是结膜滤泡和乳头出现的位置、形态、大小等都是重要的鉴别诊断的依据。例如沙眼的体征上睑结膜比下睑结膜严重,滤泡常出现于上眼睑结膜边缘部。此外,耳前淋巴结是否肿大、结膜分泌物的特点、是否伴有角膜炎、是否出现角膜血管翳等,这些特征都有助于临床诊断。

2. 病原学检查 为了病因诊断和正确治疗,有时必须进行病原学检查。结膜分泌物涂片检查可帮助诊断有无细菌感染,必要时可做细菌和真菌的培养、药物敏感试验等。如无细菌生长,则应考虑衣原体或病毒的可能,需做分离鉴定。

3. 细胞学检查 不同病原体引起的结膜炎,其细胞反应也不相同。结膜分泌物涂片有助于临床诊断,对鉴别诊断颇有意义。细菌性结膜炎涂片多形核白细胞占多数,病毒性结膜炎淋巴细胞占多数,衣原体性结膜炎涂片中性粒细胞和淋巴细胞各占一半。过敏性结膜炎活检标本中可见嗜酸性和嗜碱性粒细胞。

(二)鉴别诊断

1. 角膜炎 角膜炎也会出现充血的体征,但是表现为睫状充血,并且会出现较严重的疼痛、畏光、流泪等症状，同时视力下降，检查时可发现角膜混浊。

2. 虹膜睫状体炎 虹膜睫状体炎也会出现充血的体征，但是表现为睫状充血，并且会出现较严重的疼痛、畏光、流泪等症状，同时视力下降，检查时可见角膜后沉着物、前房混浊、瞳孔缩小等体征。

四、治疗原则与预防

（一）治疗原则

针对病因治疗，一般以局部给药为主，必要时全身用药。急性期禁忌包扎患眼。

1. 滴眼液滴眼 滴眼液滴眼是治疗结膜炎最基本的给药途径。根据致病原因的不同，选用合适的滴眼剂。重症的微生物性结膜炎患者，可考虑多种抗生素混合滴用。急性期结膜炎应频繁滴眼，每1~2小时1次。病毒性结膜炎通常为自限性，病程1~2周自动痊愈，大多数不需要特殊处理，严重的病毒性结膜炎患者请转诊眼科。全科医生需要向患者做好解释。

2. 眼膏涂眼 眼膏可增加眼药与眼表结构的接触时间。宜睡前使用，可发挥持续性的治疗作用。

3. 结膜囊冲洗 当结膜囊分泌物较多时（常见于急性细菌性结膜炎），可用一些无刺激性的冲洗液（生理盐水或3%硼酸溶液）冲洗结膜囊，每天1~2次，以清除结膜囊内的分泌物。

4. 全身治疗 严重的结膜炎，如淋球菌性结膜炎和衣原体性结膜炎，还需全身使用抗生素或磺胺药。

（二）预防

传染性结膜炎，如急性细菌性结膜炎、病毒性结膜炎、衣原体性结膜炎等可造成流行性感染，因此必须做好预防工作。结膜炎多为接触传染，要给患者进行机会性健康教育，强调以下几个方面的预防工作：

1. 提倡勤洗手、洗脸，不用手拭眼。
2. 急性期患者需隔离。
3. 严格消毒患者用过的洗脸用具及接触过的器皿等。
4. 医护人员检查患者后要洗手消毒，防止交叉感染。
5. 对一些公共场所包括游泳池、浴室、饭店、学校等人员集中场地，要进行卫生宣传、定期检查并加强管理。

五、常见结膜炎特点（表3-3-33）

表3-3-33 4种常见结膜炎的特点

	细菌性结膜炎（红眼病）	病毒性结膜炎	衣原体结膜炎（沙眼）	免疫性（过敏性）结膜炎
病原体	细菌（肺炎双球菌、金黄色葡萄球菌和流感嗜血杆菌）	病毒（如腺病毒）	沙眼衣原体	无微生物感染
症状	结膜充血、水肿，眼睑红肿，流泪，异物刺痛感	发病前有急性上呼吸道感染。首先单眼结膜充血，烧灼感，异物感。耳前淋巴结肿大	通常从单眼开始，眼痒，异物感。上睑结膜滤泡、乳头增生、结膜瘢痕等。严重者可致盲	主要症状是双眼同时发痒，结膜充血、水样分泌物，流泪，烧灼感
分泌物	有脓性分泌物	有水样分泌物	有黏液性分泌物	水样、黏稠丝状分泌物
病程	起病急，两眼同时或相隔1~2天发病，病程少于3天	通常自限性，病程2~3周	持续时间长的慢性疾病	脱离过敏原后痊愈
传染性	有	有	有	无
治疗	结膜囊冲洗，抗生素滴眼剂和眼膏（妥布霉素、阿奇霉素、氧氟沙星等）	冰敷，人工泪液、去充血剂等对症治疗。角膜炎或7~10天无好转，转诊眼科	利福平眼药水，红霉素、四环素软膏。严重者口服多西环素或阿奇霉素等	避免接触过敏原。局部抗组胺药物，眼睑冷敷

【经典习题】

1. 患者，男，24岁。双眼刺痛、痒、异物感1天，查体：双眼结膜充血，结膜囊内见脓性分泌物。分泌物涂片显示多形核白细胞占多数。患者近期经常熬夜，并有揉眼睛的习惯。最可能的诊断是

  A. 细菌性结膜炎   B. 病毒性结膜炎   C. 疱疹性结膜炎

  D. 过敏性结膜炎   E. 刺激性结膜炎

2. 结膜炎最基本的给药途径是

  A. 滴眼液滴眼   B. 眼膏涂眼   C. 结膜囊冲洗

  D. 全身治疗   E. 包扎患眼

答案：1.A；2.A。

第二节 中耳炎

	概述（常见病因）	★★
中耳炎	临床表现	★★★
	诊断（鉴别诊断）	★★
	治疗原则与预防	★★

一、概述（常见病因）

中耳炎是常见病和多发病，分为分泌性中耳炎、化脓性中耳炎、中耳胆脂瘤和特殊类型中耳炎四型。分泌性中耳炎的发病主要和咽鼓管功能障碍、细菌感染、免疫反应、气压损伤等有关。化脓性中耳炎又分为急性化脓性中耳炎和慢性化脓性中耳炎，急性化脓性中耳炎常继发于上呼吸道感染，主要致病菌为肺炎链球菌、流感嗜血杆菌、乙型溶血性链球菌、葡萄球菌等，通过咽鼓管、鼓膜穿孔进入中耳，血行感染少见；慢性化脓性中耳炎主要见于急性化脓性中耳炎未获彻底治疗致病程迁延、鼻和（或）咽部存在慢性炎症病变、全身或局部抵抗力下降等致病程迁延。中耳胆脂瘤是一种位于中耳内的囊性结构，而非真性肿瘤，是由于鼓膜的上皮进入鼓室内生长，上皮的角化物脱落堆积形成，或中耳黏膜的上皮受到炎症刺激后化生为鳞状上皮继而形成胆脂瘤。特殊类型的中耳炎是指结核、艾滋病、梅毒、真菌等感染及放射、气压等因素引起的中耳炎。

二、临床表现

1. 分泌性中耳炎 分泌性中耳炎是以传导性聋和鼓室积液为特征的中耳非化脓性炎性疾病。冬春季多发，儿童发病率明显高于成人。症状：听力下降伴自声增强，急性发病时可有耳痛，耳内闭塞感或闷胀感也是常见症状，按压耳屏后可暂时减轻。检查：鼓膜内陷，鼓室积液时，鼓膜失去正常光泽，呈淡黄、橙红或琥珀色，当积液未充满整个鼓室时，透过鼓膜可见到液平面，鼓室穿刺可抽出淡黄色液体。鼓气耳镜检查见鼓膜活动受限。听力学检查：音叉实验和纯音听力测试提示传导性听力下降。

2. 化脓性中耳炎

（1）急性化脓性中耳炎：是中耳黏膜的急性化脓性炎症，病变主要位于鼓室黏膜，中耳的其他部位如乳突的黏膜也有轻微的炎症。本病多见于儿童。临床以耳痛、鼓膜充血、鼓膜穿孔、耳流脓为主要特点。患者有发热、畏寒，局部表现为耳痛、听力下降、耳鸣及耳溢液。检查：乳突区可有轻微压痛。耳镜检查可见鼓膜充血，最早见于鼓膜松弛部，随着病情进展鼓膜呈弥漫充血，鼓膜膨出；穿

孔前在隆起最明显处出现黄点，继之发生穿孔，穿孔部位一般位于紧张部，初始小穿孔为针尖样、闪烁搏动的亮点，随着穿孔变大，脓液流出明显增多。听力检测为传导性听力下降。实验室检查血白细胞总数增多，多形核白细胞比率增加。全身症状、耳痛、听力下降、白细胞的变化在鼓膜穿孔后渐趋正常。

（2）慢性化脓性中耳炎：是细菌侵入中耳乳突的黏膜、骨膜、骨质后引起的持续8周以上的慢性化脓性炎症。病变不仅位于鼓室，还侵犯鼓窦、乳突和咽鼓管。本病为耳科常见病，主要以耳内长期间断或持续性流脓、鼓膜穿孔和传导性听力下降为特点。耳镜检查可见鼓膜呈不同形态和大小的穿孔。

化脓性中耳炎在一定条件下还可引起颅内、外并发症。

3. 中耳胆脂瘤 不伴感染的胆脂瘤，早期可无任何症状。伴慢性化脓性中耳炎者可有长期持续耳流脓，脓量时多时少，常伴特殊恶臭。耳镜检查可见鼓膜松弛部或紧张部后上边缘性穿孔，自穿孔处可见鼓室内有灰白色或豆渣样无定形物质，奇臭。听力下降一般为较重的传导性听力损失。若毒素侵入内耳则可有混合性听力下降。中耳胆脂瘤易引起颅内、外并发症。

三、诊断（鉴别诊断）

1. 分泌性中耳炎 全科医生根据病史、临床表现，结合鼓膜检查、听力学检查结果，可做出临床诊断。要与鼻咽癌、脑脊液耳漏、中耳胆固醇肉芽肿相鉴别。

2. 化脓性中耳炎 ①急性化脓性中耳炎：根据病史和检查（急性症状、鼓膜的表现、耳漏）做出初步诊断。要与分泌性中耳炎、外耳道疖相鉴别。②慢性化脓性中耳炎：根据病史、鼓膜穿孔及鼓室情况，可做出初步诊断。但应与中耳胆脂瘤、中耳癌、结核性中耳炎相鉴别。

3. 中耳胆脂瘤 根据症状、耳镜检查、听力学检查及颞骨高分辨力CT检查可做出诊断，伴感染的中耳胆脂瘤要与慢性化脓性中耳炎进行鉴别。

全科医生在基层工作中受设备等条件的限制，对诊断不明或经验治疗效果欠佳的患者，请转诊专科。患者转诊专科就诊后，全科医生也要跟进、随访患者，在临床实际中不断丰富和提高自己的临床知识。

四、治疗原则与预防

1. 分泌性中耳炎 治疗原则：控制感染，清除中耳积液，改善咽鼓管通气引流，同时治疗相关疾病。可全身应用抗生素、糖皮质激素（一般3天）；鼻腔短期使用减充血剂、咽鼓管吹张术，以改善咽鼓管通气引流；鼓膜穿刺抽出鼓室内积液，若积液较稠厚不易抽出，则须行鼓膜切开术，必要时可置鼓膜通气管。预防：预防感冒，卫生宣教，提高对本病的认识，积极治疗鼻、咽部疾病。

2. 化脓性中耳炎 ①急性化脓性中耳炎：治疗原则：镇痛、控制感染、通畅引流、祛除病因。及早全身应用足量抗生素或其他抗菌药物控制感染，务求彻底治愈。鼓膜穿孔后，有条件的社区卫生服务中心要取外耳道脓液做细菌培养及药敏试验，根据结果调整用药；清除外耳道脓液后，应用无耳毒性抗生素滴耳液滴耳，常用0.3%氧氟沙星滴耳液。炎症完全消退后，鼓膜穿孔多可自行愈合，长期不愈合者可行手术修补。预防：预防上呼吸道感染，积极开展传染病预防接种，宣传正确的哺乳姿势；鼓膜穿孔或置管者禁止游泳，防止污水进入耳内。②慢性化脓性中耳炎：治疗原则：消除病因，控制感染，清除病灶，畅通引流，尽可能恢复听力。引流通畅者，以局部滴药为主；炎症急性发作时，宜全身应用抗生素。中耳有肉芽或息肉影响引流、CT显示乳突内有软组织影、骨质损害、保守治疗无效者，应手术治疗。

3. 中耳胆脂瘤 治疗原则：一旦确诊，尽早手术治疗，在清除病灶的同时尽量保留听力相关结构，预防并发症，重建传音结构，获得干耳。

五、4 种常见中耳炎的临床特点（表 3-3-34）

表 3-3-34　4 种常见中耳炎的临床特点

	分泌性中耳炎	急性化脓性中耳炎	慢性化脓性中耳炎	中耳胆脂瘤
病因	多为上呼吸道感染后发病，咽鼓管功能障碍、感染等	常继发于上呼吸道感染，好发于儿童。肺炎球菌等细菌感染	急性化脓性中耳炎超过 6～8 周，中耳系统通风引流通道阻塞	非真性肿瘤，分先天性、后天原发性及后天继发性胆脂瘤 3 类
症状	听力减退、耳痛、耳鸣、耳闷	耳痛、听力减退及耳鸣、流脓、发热、畏寒等	静止期可无明显症状；活动期听力明显下降，耳持续流黏稠脓、臭味。严重者头痛、眩晕	长期流脓，脓量多少不等，有时带血丝。有的早期无流脓史
体征（耳镜检查）	急性期鼓膜充血，骨膜积液时鼓膜呈淡黄色、橘红色	早期鼓膜充血，鼓膜穿孔后"灯塔征" 血常规：白细胞升高	鼓膜穿孔，通过穿孔可见鼓室内肉芽或息肉	鼓膜穿孔，有时可见鼓室内灰白色鳞屑状或豆渣样物，恶臭
治疗	保持鼻腔及咽鼓管通畅，应用抗生素、糖皮质激素或咽鼓管吹张术。需手术治疗者应转专科	抗生素（青霉素、头孢菌素）治疗 10 天。鼓膜穿孔前用 1% 酚甘油滴耳、麻黄碱和含激素的抗生素滴鼻液滴鼻；穿孔后用过氧化氢溶液清洗外耳道，或用氧氟沙星滴耳液等滴耳	静止期以局部用药为主，用过氧化氢溶液洗耳，或用氧氟沙星等抗生素滴耳。慎用氨基糖苷类滴耳液。活动期保持引流通畅，以局部用药为主。严重者及需要手术治疗请转诊	尽早转专科手术治疗
预防	锻炼身体，预防感冒	预防上呼吸道感染。有鼓膜穿孔者避免耳内进水	积极治疗急性化脓中耳炎，预防继发感染	

【经典习题】

3. 急性化脓性中耳炎早期最有效的治疗方法是
   A. 全身应用抗生素和激素　　B. 全身应用抗生素　　C. 抗生素溶液滴耳
   D. 2% 酚甘油滴耳　　E. 咽鼓管吹张
   答案：B。

第三节　鼻炎与鼻窦炎

鼻炎与鼻窦炎	概述（常见病因）	★★
	临床表现	★★★
	诊断（鉴别诊断）	★★
	治疗原则与预防	★★

一、概述（常见病因）

<u>鼻炎、鼻窦炎是指鼻腔、鼻窦黏膜的炎症。鼻炎有很多种，常见的有急性鼻炎、慢性鼻炎、萎缩性鼻炎及变应性鼻炎等。</u>

二、临床表现

1. 鼻炎　①<u>急性鼻炎</u>：潜伏期 1～3 天。鼻痒、喷嚏、鼻塞、水样涕、嗅觉减退和闭塞性鼻音。继发细菌感染后，鼻涕变为黏液性、黏脓性或脓性。可有发热、头痛、倦怠，小儿可出现高热、惊厥。鼻腔黏膜充血、肿胀，下鼻甲肿大，总鼻道或鼻底有较多分泌物，初为水样，后渐变为黏液性、黏脓性或脓性。②慢性鼻炎：主要表现为鼻塞、多涕，或伴有闭塞性鼻音、嗅觉减退、耳鸣或耳闭塞感、咽干、咽痛等。鼻腔黏膜充血、肿胀，以下鼻甲最明显，轻者下鼻甲表面光滑、有弹性；重症者下鼻甲黏膜表面不平呈结节或桑葚状，触之无凹陷。<u>鼻腔分泌物为黏液性或黏脓性</u>。③<u>变应性鼻炎</u>：发作时以<u>鼻痒、阵发性喷嚏、大量清水样涕、鼻塞为主要特征</u>，并有不同程度的嗅觉减退。鼻腔黏膜苍白、水肿，以下鼻甲变化最明显，<u>鼻腔有大量清涕</u>。④萎缩性鼻炎：常有鼻及鼻咽部干燥、鼻塞、嗅觉减退或失嗅、鼻腔有恶臭异味、头痛和头昏等，当病变波及咽鼓管引起咽鼓管功能障碍时，可出现分泌性中耳炎症状。鼻腔检查可见鼻腔宽大、鼻甲萎缩甚至不可辨，<u>鼻黏膜明显干燥，鼻腔内有黄绿色或灰绿色痂，有恶臭味</u>。

2. 鼻窦炎 ①<u>急性鼻窦炎</u>：多继发于急性鼻炎，最常见的症状是头痛或鼻局部疼痛，可有发热、鼻塞、脓涕等。检查：鼻黏膜充血、肿胀，鼻腔、鼻道内可见大量脓性或黏脓性涕，额窦、筛窦及上颌窦靠近体表处可有压痛。②<u>慢性鼻窦炎：鼻窦炎症状持续超过 12 周以上即为慢性鼻窦炎</u>。主要表现为鼻塞、脓涕、暂时性嗅觉减退或消失，头痛多不明显或为钝痛，偶有眼部并发症如视力减退或失明。检查：鼻黏膜呈慢性充血、肿胀、肥厚，中鼻甲肥大或息肉样变，中鼻道狭窄、黏膜水肿或息肉形成。

三、诊断（鉴别诊断）

1. 鼻炎 急性鼻炎和慢性鼻炎可根据病史、临床表现及鼻腔检查做出诊断。急性鼻炎须与流感和麻疹相鉴别。流感患者全身症状重，常有高热、全身不适，易发生衰竭；麻疹患者同时有眼红、流泪、全身发疹等伴随症状。变应性鼻炎可根据发作期临床典型的症状、症状持续的时间和临床检查，结合特异性抗原检测（皮肤试验）结果做出诊断，须与急性鼻炎早期鉴别。萎缩性鼻炎常可根据症状和检查做出诊断。

2. 鼻窦炎 急性鼻窦炎一般可根据急性鼻炎病史、症状、体征做出诊断，重症病例必要时可结合鼻窦 CT 检查做出诊断。<u>鼻分泌物变为脓性且有局部压痛伴发热提示急性细菌性鼻窦炎</u>。慢性鼻窦炎的诊断依据：鼻窦炎症状持续 12 周以上、鼻腔检查结果、鼻窦 CT 检查及鼻窦穿刺（主要用于上颌窦病变）。

四、治疗原则与预防

1. 鼻炎 急性鼻炎以对症和支持治疗为主，同时预防并发症，急性鼻炎的预防主要是增强机体抵抗力及在流行期避免接触患者以免互相传染；慢性鼻炎的治疗原则是根除病因，恢复鼻腔通气；变应性鼻炎的治疗和预防包括避免与变应原接触、应用药物及进行免疫治疗。药物治疗中常用鼻用激素如布地奈德、糠酸莫米松、氟替卡松等鼻喷剂。鼻喷类固醇激素药物生物利用度低，不会产生较多副作用，可以长期放心使用。短期服用抗组胺药物。萎缩性鼻炎目前尚无特效治疗，可试用改善营养、鼻腔冲洗等方法，保守治疗无效、症状较重者可行手术缩窄鼻腔。

2. 鼻窦炎

（1）急性鼻窦炎的治疗原则：根除病因，解除鼻腔鼻窦引流和通气障碍，控制感染和预防并发症。可全身使用抗生素，鼻腔局部用糖皮质激素和（或）短期使用收敛剂（不超过 7 天）及生理盐水鼻腔冲洗等方法治疗。急性鼻窦炎的预防：增强体质，改善工作和生活环境；预防感冒和其他急性传染病；积极治疗全身性疾病；及时合理地治疗急性鼻炎及鼻腔、鼻窦、咽部和口腔的各种慢性炎症性疾病，保持鼻窦的通气和引流。

（2）慢性鼻窦炎的治疗原则：<u>不伴鼻息肉的慢性鼻窦炎首选药物治疗</u>，一般包括鼻腔局部应用糖皮质激素、鼻腔冲洗、上颌窦穿刺冲洗和鼻窦负压置换等方法，无效者可考虑手术治疗；<u>伴有鼻息肉或鼻腔解剖结构异常者首选手术治疗</u>，围手术期仍需药物治疗。儿童鼻窦炎以药物保守治疗为主；<u>慢性者保守治疗无效时，可考虑小范围功能性手术</u>。

【经典习题】
4. 变应性鼻炎的鼻腔分泌物是
   A. 清水样鼻涕　　　　B. 黏脓性鼻涕　　　　C. 脓性鼻涕
   D. 血性鼻涕　　　　　E. 干酪样鼻涕
5. 鼻窦炎症状持续几周即为慢性鼻窦炎
   A.2 周　　　　　　　B.4 周　　　　　　　C.6 周
   D.8 周　　　　　　　E.12 周
   答案：4.A；5.E。

第四节　牙 周 炎

牙周炎	概述（常见病因）	★★
	临床表现	★★★
	诊断（鉴别诊断）	★★★
	治疗原则与预防	★★

一、概述（常见病因）

牙周炎是由牙菌斑微生物引起的牙周组织慢性感染性疾病，导致牙齿支持组织（牙龈、牙周膜、牙槽骨和牙骨质）的炎症，牙周袋形成、附着丧失和牙槽骨吸收，最后可导致牙齿的丧失。凡是能加重菌斑滞留的因素，如牙石、不良修复体、食物嵌塞、牙排列不齐、解剖形态的异常等，均可成为牙周炎的局部促进因素，加重和加速牙周炎的进展。牙周炎是多因素疾病，某些全身性疾病、遗传因素、环境因素和行为因素如吸烟、精神压力等可能是危险因素。牙周炎是导致我国成年人牙齿丧失的首位原因。

二、临床表现

牙周炎分为慢性牙周炎和侵袭性牙周炎。

1. 慢性牙周炎　慢性牙周炎是最常见的一类牙周炎，约占牙周炎患者的95%。
（1）起病缓慢，患者可有刷牙或进食时的牙龈出血或口内异味。
（2）牙面常有大量牙石，牙龈的炎症表现为鲜红或暗红色，有不同程度的炎性肿胀甚至增生，探诊易出血，甚至溢脓。
（3）牙周袋形成。
（4）牙槽骨吸收发展到一定程度，可出现牙松动、病理性移位，甚至发生牙周脓肿等。
（5）一般同时侵犯口腔内多个牙，且有一定的对称性。磨牙和下前牙以及邻面因为菌斑牙石易堆积，较易发病，且病情较重。
（6）晚期常可出现其他伴发病变和症状，如：①牙齿移位；②由于牙松动、移位和龈乳头退缩，造成食物嵌塞；③由于牙周支持组织减少，造成继发性创伤；④牙龈退缩使牙根暴露，对温度刺激敏感，甚至发生根面龋；⑤深牙周袋内脓液引流不畅时，或身体抵抗力降低时，可发生急性牙周脓肿；⑥深牙周袋接近根尖时，可引起逆行性牙髓炎；⑦牙周袋溢脓和牙间隙内食物嵌塞，可引起口臭。

2. 侵袭性牙周炎　发病可始于青春期前后，年龄一般在35岁以下，牙周组织破坏程度与局部刺激物的量不成比例，患者的菌斑、牙石量很少，牙龈表面的炎症轻微，但却已有深牙周袋，快速的骨吸收和附着丧失。有家族聚集性。

三、诊断（鉴别诊断）

牙周炎探诊深度超过3mm且能探到釉质牙骨质界，并有炎症，多有牙龈出血或牙周袋探诊后有出血；邻面临床附着丧失＞1mm；牙槽骨有水平型或垂直型吸收；晚期牙松动或移位。

早期牙周炎要注意与牙龈炎的鉴别：早期牙周炎与牙龈炎都有牙龈炎症、出血症状。早期牙周炎的牙周袋为真性牙周袋，能探到釉质牙骨质界，牙槽骨吸收表现为嵴顶吸收，或硬骨板消失，经治疗后炎症消退，病变静止，但已破坏的支持组织难以完全恢复正常。牙龈炎可有假性牙周袋，无附着丧失，无牙槽骨吸收，治疗结果较好，组织可恢复正常。

四、治疗原则与预防

1. 治疗原则 牙周炎的治疗目标应是彻底清除菌斑、牙石等病原刺激物，消除牙龈的炎症，使牙周袋变浅和改善牙周附着水平，并争取适当的牙周组织再生，而且要使这些疗效能长期稳定地保持。慢性牙周炎需要系统的综合治疗，并针对各个患牙的具体情况，制订相应的治疗计划。全科医生要及时将患者转诊给牙科医生，并进行健康教育，与牙科医生携手帮助患者形成爱牙的良好习惯。

2. 预防 牙菌斑微生物及局部的刺激因素是引起牙周组织炎症的病因，因此保持牙面清洁、清除牙面菌斑和局部刺激物、消除牙龈炎是预防牙周炎的关键。对个人而言，持之以恒、及时清除牙面菌斑和牙石，保持牙面清洁可以预防牙龈发炎。对于已经患有牙周炎者，还需要早诊断、早治疗、定期检查和维护，才能有效地控制和预防牙周炎的复发。

【经典习题】

6.最常见的牙周炎类型是
  A.侵袭性牙周炎 B.慢性牙周炎 C.急性牙周炎
  D.亚急性牙周炎 E.以上均不是

7.预防牙周炎的关键是
  A.早诊断
  B.早治疗
  C.保持牙面清洁，清除牙面菌斑和局部刺激物，消除牙龈炎
  D.定期复查
  E.以上均不是

答案：6.B；7.C。

第五节 过敏性皮肤病

过敏性皮肤病（接触性皮炎、湿疹、荨麻疹）	概述（常见病因）	★★
	临床表现	★★★
	诊断（鉴别诊断）	★★
	治疗原则	★★★

接触性皮炎

一、概述（常见病因）

接触性皮炎是指由于接触某些外源性物质后，在皮肤或黏膜接触部位所发生的急性或慢性炎症反应。

引起接触性皮炎的常见病因包括动物性（如动物皮毛、分泌物等）、植物性（如漆树、荨麻等）、化学性（如镍、铬、洗衣粉、染发剂、外用药膏等，是接触性皮炎的主要病因）三大类。

二、临床表现

1. 原发刺激性接触性皮炎 指具有强刺激性或毒性物质接触皮肤后引起的接触性皮炎，任何人接触后均可发生。如接触强酸、强碱后引起的接触性皮炎。

2. 变态反应性接触性皮炎 临床上多见，指在第一次接触某种物质后经过4~5天致敏期，再次接触可在24~48小时内发病。典型皮疹为接触部位发生边界清楚的红斑，皮损形态与接触物有关，其上有丘疹和丘疱疹，严重者红肿明显并出现水疱、大疱，偶可出现组织坏死。自觉瘙痒、灼热。发生在组织疏松处如眼睑、包皮等可出现明显肿胀。病程有自限性，致敏物去除后1~2周可痊愈。再次接触可再发。

三、诊断（鉴别诊断）

根据接触史、临床表现等特点即可诊断。斑贴试验是诊断接触性皮炎最可靠和最简单的方法。

四、治疗原则

寻找病因，避免再次接触，积极对症处理。

1. 外用药治疗 以消炎、止痒、预防感染为主。根据皮肤病外用药物治疗原则选用炉甘石洗剂、3%硼酸溶液、氧化锌油或糊剂、糖皮质激素霜剂或软膏等外用药。

2. 内用药治疗 一般可用抗组胺类药，严重者可选用糖皮质激素，伴发感染者加用抗生素。

【经典习题】

8. 诊断接触性皮炎最常做的皮肤试验是
   A. 皮肤划痕试验　　　　B. 皮肤斑贴试验　　　　C. 皮内试验
   D. 被动转移试验　　　　E. 食物排除试验
   答案：B。

湿疹

一、概述（常见病因）

湿疹是由多种内、外因素引起的真皮浅层及表皮炎症，临床上急性期皮损以丘疱疹为主，有渗出倾向；慢性期以苔藓样变为主，易反复发作。湿疹病因复杂，常见病因包括内在因素如体内慢性病灶、神经精神因素、遗传因素等，及外部因素如食物、吸入物、日常生活用品、环境因素等。

二、临床表现

1. 急性湿疹 皮疹呈多形性，红斑基础上出现丘疹、丘疱疹、小水疱、糜烂，以丘疱疹为主，境界不清，有明显渗出倾向。皮疹常对称，多见于面、耳、手、足、前臂、小腿等部位。自觉瘙痒剧烈。搔抓、热水洗烫后可加重皮损。

2. 亚急性湿疹 有急性湿疹病史，表现为红肿及渗出减轻，仍可见丘疹，皮损呈暗红色，可有少许鳞屑。自觉剧烈瘙痒。

3. 慢性湿疹 多由急性及亚急性湿疹迁延而成，病情时轻时重，病程延续数月或更久。表现为患部皮肤浸润性暗红斑上有丘疹、抓痕及鳞屑，局部皮肤肥厚，表面粗糙，有不同程度的苔藓样化、色素沉着或色素减退。好发于手足、小腿、肘窝、股部、乳房、外阴及肛门等处，多成对称性。自觉有明显瘙痒，常呈阵发性。

4. 特殊类型的湿疹 手部湿疹、乳房湿疹、外阴肛门湿疹、钱币状湿疹等。

三、诊断（鉴别诊断）

根据剧烈瘙痒、多形性、对称性皮损，急性期有渗出倾向，慢性期苔藓样变的皮损特征，一般可以做出诊断。注意急性湿疹需与接触性皮炎相鉴别（表3-3-35）。慢性湿疹需与神经性皮炎相鉴别。手足湿疹需与手足癣相鉴别。

表3-3-35　急性湿疹与急性接触性皮炎的鉴别

鉴别要点	急性湿疹	急性接触性皮炎
病因	内外因皆有，不易查清	多属外因，有接触史
好发部位	任何部位	主要在接触部位
皮损特点	多形性，对称，无大疱及坏死，炎症较轻	单一形态，可有大疱及坏死，炎症较重
皮损境界	不清楚	清楚
自觉表现	瘙痒，一般不痛	瘙痒、灼热或疼痛
病程	较长，易复发	较短，去除病因后迅速自愈，不接触不复发
斑贴试验	多阴性	多阳性

四、治疗原则

1. 一般治疗　尽可能寻找病因，避免各种诱发加重因素如搔抓、热水洗等，注意少饮酒、劳逸结合、情绪稳定等。治疗目的为抗炎、止痒。

2. 全身治疗

（1）抗组胺药：第一代H_1受体拮抗剂如苯海拉明、氯苯那敏等，但易引起困倦；第二代H_1受体拮抗剂如西替利嗪、氯雷他定等。两种可联合应用。

（2）非特异性抗过敏治疗：10%葡萄糖酸钙、维生素C、硫代硫酸钠等。

（3）糖皮质激素：一般不宜使用，仅在皮疹泛发、渗出显著者可考虑短期使用。

3. 局部治疗详见接触性皮炎外用药治疗。

4. 皮疹广泛、渗出显著、炎症明显的泛发湿疹患者，突然加重或经系统治疗仍反复发作的湿疹患者，应及时转诊。

荨麻疹

一、概述（常见病因）

荨麻疹俗称"风疹块"，是由于皮肤、黏膜小血管扩张及渗透性增加而出现的一种限局性水肿反应。

荨麻疹病因复杂，常见病因包括食物、吸入物、接触物、药物、体内感染病灶、物理因素、精神因素、遗传因素、内分泌改变等。

二、临床表现

1. 急性荨麻疹　突然发病，基本皮疹为风团，苍白色或红色，周围有红晕，边界清楚，大小不等，形态不一，散在或融合。风团数分钟或数小时后消退，不留痕迹，此起彼伏，反复发生。自觉瘙痒。消化道受累可出现恶心、呕吐、腹痛、腹泻，喉头及支气管受累可出现胸闷、气急、呼吸困难甚至窒息。

2. 慢性荨麻疹　病程持续6周以上，风团时多时少，反复发生，全身症状轻，自觉瘙痒。

3. 物理性荨麻疹

（1）皮肤划痕症：又称人工荨麻疹，手抓或钝器划过皮肤后，该处出现暂时性红色条纹隆起，常伴有瘙痒。

（2）寒冷性荨麻疹：表现为接触冷风、冷水或冷物后，暴露或接触部位产生风团。

（3）日光性荨麻疹：日光照射后暴露部位出现红斑和风团。

（4）压力性荨麻疹：压力刺激后产生瘙痒性、烧灼样或疼痛性水肿性斑块。

（5）热性荨麻疹：温热水接触皮肤后出现风团和红斑伴刺痛感。少见。

（6）震颤性荨麻疹（血管性水肿）：比较少见。皮肤被震动刺激后出现局部水肿和红斑。

4. 特殊类型的荨麻疹　胆碱能荨麻疹、接触性荨麻疹、水源性荨麻疹、运动性荨麻疹。

三、诊断（鉴别诊断）

根据发生及消退迅速的风团、消退后不留痕迹等临床特点，本病不难诊断。但仍应详细询问病史及生活环境的变化等，排查危急重症患者，注意鉴别诊断等。对伴有腹痛的荨麻疹注意与外科急腹症（腹痛显著，有压痛、反跳痛等体征，白细胞总数及中性粒细胞增高）相鉴别。

四、治疗原则

本病的根本治疗是寻找并去除病因，避免各种诱发因素，对症处理。

1. 抗组胺药　是治疗荨麻疹的一线药物，首选镇静作用较轻的第二代 H_1 受体拮抗剂。

2. 非特异性抗过敏治疗　详见湿疹治疗。

3. 肾上腺素　适用于伴有喉头水肿、过敏性休克等全身症状的严重急性荨麻疹。

4. 糖皮质激素　一般不选用，适用于伴有全身症状的严重急性荨麻疹。

5. 其他　有感染者可选用抗生素，腹痛明显者可选用山莨菪碱等解痉药物。

6. 急性荨麻疹伴发胸闷、气急、呕吐、腹痛、过敏性休克等全身症状者，给予对症治疗积极抢救的同时，应及时转诊。

【经典习题】

9.患者，女，26岁。皮肤瘙痒难忍，起病急，发展快，局部出现大小不等的红色风团，呈椭圆形、圆形或不规则形状，用钝器以适当压力划过，可出现皮肤划痕试验阳性，数小时内水肿减轻。应考虑为以下哪一种疾病

A.急性荨麻疹　　　　B.急性湿疹　　　　C.急性接触性皮炎

D.带状疱疹　　　　　E.银屑病

答案：A。

第六节　真菌性皮肤病

	概述	★★
真菌性皮肤病（头癣、体癣与股癣、手癣与足癣、甲真菌病）	临床表现	★★★
	治疗原则	★★★

真菌性皮肤病是指病原真菌感染皮肤、黏膜及其附属器所致的一大类皮肤病。

头癣

一、概述

头癣是由皮肤癣菌引起的头皮和头发感染。黄癣由许兰毛癣菌所致，白癣主要由犬小孢子菌或铁锈

色小孢子菌引起，黑点癣主要由紫色毛癣菌或断发毛癣菌引起，脓癣主要由犬小孢子菌或须癣毛癣菌引起。头癣多见于儿童，可通过密切接触患者或患病的动物直接传染，也可通过共用污染的理发用具、帽子等物品间接传染。

二、临床表现

头癣分为黄癣、白癣、黑点癣、脓癣4种类型。

1. 黄癣 俗称"癞痢头""秃疮"，目前较少见。典型皮疹为圆形碟状黄癣痂，中央微凹，界限明显，伴有难闻的鼠臭味。黄癣病发永久性脱落，愈后头皮遗留萎缩性瘢痕。自觉轻度瘙痒。直接镜检病发内可见菌丝，黄癣痂可见菌丝和孢子，滤过紫外线灯检查（Wood灯检查）呈暗绿色荧光。

2. 白癣 常在幼儿园、学校引起流行。皮疹为白色鳞屑斑，病发四周形成白鞘，长出头皮 2～4mm 折断，若无继发感染，不形成瘢痕，愈后不影响头发生长，青春期自愈。自觉轻度瘙痒。直接镜检可见病发外成堆的孢子，Wood灯检查呈亮绿色荧光。

3. 黑点癣 皮疹早期为点状鳞屑斑，逐渐扩大，病发刚长出头皮即折断，残根留在毛孔内，外观呈黑点状是本病的特点，愈后遗留点状瘢痕及永久性秃发斑。自觉不同程度瘙痒。直接镜检可见病发内链状排列的孢子，Wood灯检查无荧光。

4. 脓癣 多由白癣或黑点癣发展而来，皮疹炎症明显，呈群集性毛囊丘疹、毛囊性脓疱，可有脓液溢出，病发松动，易拔除，愈后遗留瘢痕及永久性秃发斑。自觉轻度疼痛。直接镜检可见病发内或病发外孢子，Wood灯检查可有亮绿色荧光或无荧光。

三、治疗原则

采取综合治疗方案，服药、搽药、洗头、剪发、消毒5条措施联合治疗。

1. 口服抗真菌药物 灰黄霉素、伊曲康唑、特比萘芬等，定期监测肝功能，如果肝酶异常，请及时停药。

2. 外用药物
（1）剪发：尽可能将病发剪除。
（2）洗头：硫黄皂或2%酮康唑洗头，每天1次，连续8周。
（3）搽药：硫黄软膏、特比萘芬霜等。
（4）消毒：患者使用过的毛巾、帽子等生活用品及理发工具要煮沸消毒。

脓癣不宜切开。注意患者隔离，防止传播。

体癣与股癣

一、概述

体癣是指除头皮、毛发、掌趾和甲以外其他平滑皮肤部位的皮肤癣菌感染。股癣是指腹股沟、会阴部、肛周和臀部的皮肤癣菌感染。体、股癣主要致病真菌为红色毛癣菌，通过直接接触或间接接触传染，或自身的手、足癣等感染蔓延而致。

二、临床表现

1. 体癣 好发于春夏季，冬季减轻。皮疹初为红色丘疹、丘疱疹或小水疱，融合成片，表面有鳞屑，不断扩展，中央趋于消退，形成环状或多环状，边缘清楚，似堤状隆起，有丘疹、丘疱疹、小水疱和鳞屑。自觉瘙痒。

2. 股癣 在单侧或双侧腹股沟、臀部等处形成半环形皮疹，其余特征同体癣。由于患处潮湿温暖、易摩擦，使得皮疹炎症明显，瘙痒较重。

体、股癣的活动性皮疹边缘鳞屑直接镜检可见菌丝。

三、治疗原则

局部外用抗真菌药（如咪康唑、酮康唑、克霉唑等软膏或霜剂）为主，若并存手足癣、甲真菌病则同时治疗。

【经典习题】

10. 关于体癣，下列说法错误的是
    A. 夏秋季节多发
    B. 自觉瘙痒
    C. 皮损初起为大水疱
    D. 皮损边缘不断向外扩展为界限清楚的环状
    E. 肥胖多汗、糖尿病、慢性病及长期使用激素治疗者易患

答案：C。

手癣与足癣

一、概述

手癣俗称"鹅掌风"，是由皮肤癣菌感染手指屈侧、指间、掌部所致。足癣俗称"脚气""香港脚"，是由皮肤癣菌感染足趾屈侧、趾间、足侧缘、跖部所致。手、足癣主要致病真菌为红色毛癣菌，通过直接接触或间接接触传染，手癣患者多为先患足癣，经搔抓传染到手部。

二、临床表现

1. 根据临床特点不同，手、足癣可分为3种类型，但常以一型为主而兼有其他类型。

（1）浸渍糜烂型：好发于指（趾）缝，足癣以第3与第4趾间多见，局部皮肤浸渍发白，表皮易破溃露出糜烂面，伴臭味。自觉瘙痒。易继发细菌感染，出现红肿、淋巴管炎、丹毒等。

（2）水疱鳞屑型：多发于指（趾）间、掌心、足底、足侧部。皮损初期为水疱，水疱数天后干涸，呈领圈状脱屑。瘙痒明显。继发感染者可形成局部脓疱。

（3）角化过度型：病程长，多见于掌跖部及足跟，局部角质增厚，粗糙、干燥、脱屑，易出现皲裂。一般无明显瘙痒。

2. 足癣发病多累及双侧，往往由一侧传播至对侧，易继发细菌感染，出现脓疱、溃疡，急性淋巴管炎、淋巴结炎、蜂窝织炎或丹毒。手癣多单侧发病。

手、足癣皮疹处鳞屑或疱壁直接镜检可见菌丝。

三、治疗原则

局部外用抗真菌药为主，治疗时间一般1~2个月。足癣治疗注意根据皮疹类型选择适当外用药剂型。继发细菌感染者如足癣诱发小腿丹毒，应首先抗细菌治疗，待炎症缓解后再治疗真菌感染。

甲真菌病

一、概述

甲真菌病是指皮肤癣菌（如红色毛癣菌）、酵母菌、霉菌感染甲板或甲下组织所致，多由手、足癣传染而来。

二、临床表现

发病多从甲前缘或侧缘开始逐渐蔓延，使部分甲或整个甲板浑浊失去光泽，呈灰白色或污褐色，甲表面凹凸不平、肥厚、变形、变脆、与甲床分离，受累甲逐渐增多。一般无自觉症状。病甲碎屑直接镜检可见菌丝或孢子。

临床根据甲板受损部位和程度分为4型：白色浅表型、远端侧位甲下型、近端甲下型、全甲毁损型。

三、治疗原则

因药物不易进入甲板，治疗较为困难，关键是坚持用药。

1. 局部治疗 用小刀或指甲锉刮除或锉磨病甲，然后涂以抗真菌外用药，不断反复直至新甲完全长出为止；或用40%尿素软膏封包病甲使其软化剥离，再外用抗真菌药物如阿莫罗芬甲涂剂。

2. 全身治疗 伊曲康唑间歇冲击疗法：成人，每次0.2g，2次/日，餐后口服，服1周停3周为一疗程。指甲真菌病连用2～3个疗程，趾甲真菌病连用3～4个疗程，用药前需检查肝功能。

第七节　浅表软组织急性化脓性感染

浅表软组织急性化脓性感染（疖、痈、蜂窝织炎、丹毒、脓性指头炎）	概述（常见病因）	★★
	临床特点	★★★
	治疗原则	★★★

疖

一、概述（常见病因）

疖（furuncle）俗称疔疮，是单个毛囊及其周围组织的急性细菌性化脓性炎症。大多为金黄色葡萄球菌感染。与局部皮肤不洁、擦伤、皮下毛囊与皮脂腺分泌物排泄不畅或机体抵抗力降低有关。疖常发生于毛囊与皮脂腺丰富的部位，如颈、头、面部、背部、腋部、腹股沟部、会阴部和小腿。

二、临床特点

最初，局部出现红、肿、痛的小硬结，以后逐渐肿大，呈圆锥形隆起。数日后，结节中央组织坏死而软化，出现黄白色小脓头；红、肿、痛范围扩大。再经数日后，脓栓脱落，排出脓液，炎症可逐渐消失而愈。

疖一般无明显的全身症状。但若发生在血液丰富的部位，或全身抵抗力减弱时，可引起不适、畏寒、发热、头痛和厌食等毒血症状。面部，特别是上唇周围和鼻部"危险三角区"的疖肿如被挤压或挑刺，容易促使感染沿内眦静脉和眼静脉向颅内扩散，引起化脓性海绵状静脉窦炎，出现眼部及其周围组织的进行性红肿和硬结，伴疼痛和压痛，并有头痛、寒战、高热甚至昏迷等，病情十分严重，死亡率很高。

三、治疗原则

1. 局部处理 红肿阶段可选用热敷、超短波、红外线等理疗，也可贴敷中药金黄散、玉露散或鱼石脂软膏。疖顶见脓点或有波动感时，可用苯酚或碘酊涂脓点，也可用针尖或小刀头将脓栓剔出，但禁忌挤压。出脓后敷以呋喃西林湿纱条或化腐生肌的中药膏，直至病变消退。

2. 药物应用 若有发热、头痛、全身不适等全身症状，特别是面部疖或并发急性淋巴结炎、淋巴管炎时，可选用青霉素类或磺胺类（磺胺甲噁唑）等抗菌药物，或用清热解毒中药方剂；有糖尿病者，应给予胰岛素或降血糖类药物。

【经典习题】

11. 疖是
   A. 皮肤及网状淋巴管的急性炎症
   B. 皮下、筋膜下蜂窝组织急性炎症
   C. 皮下淋巴管及周围的急性炎症
   D. 单个毛囊及其周围组织的急性细菌性化脓性炎症
   E. 多个相邻毛囊及所属皮脂腺的急性化脓性感染

答案：D。

痈

一、概述（常见病因）

痈是多个相邻的毛囊及其所属皮脂腺或汗腺的急性化脓性感染，或由多个疖融合而成。致病菌为金黄色葡萄球菌。中医称为疽。项部痈俗称"对口疮"；背部痈俗称"搭背"。痈多见于成年人，常发生在项、背等厚韧皮肤部。感染常从一个毛囊底部开始。由于皮肤厚，感染只能沿阻力较弱的皮下脂肪柱蔓延至皮下组织，然后沿深筋膜向四周扩散，累及附近的许多脂肪柱，再向上传入毛囊群而形成具有多个"脓头"的痈。糖尿病患者因白细胞功能不良，较易患痈。

二、临床特点

痈早期呈一片稍微隆起的紫红色浸润区，质地坚韧，界限不清，在中央部有多个脓栓，破溃后呈蜂窝状。以后，中央部逐渐坏死、溶解、塌陷，像"火山口"，其内含有脓液和大量坏死组织。痈易向四周和深部发展，周围呈浸润性水肿，局部淋巴结有肿大和疼痛。除有局部剧痛外，患者多有明显的全身症状，如畏寒、发热、食欲减退、白细胞计数增加等。痈不仅局部病变比疖重，且易并发全身急性化脓性感染。唇痈容易引起颅内的海绵状静脉窦炎，危险性更大。

三、治疗原则

1. 药物治疗　可选用青霉素或磺胺甲噁唑，以后根据细菌培养和药物敏感试验结果更换敏感药物。中药选用清热解毒方剂，以及其他对症药物。有糖尿病时应注意饮食管理，并及时应用胰岛素或降血糖药以控制高血糖。

2. 局部处理　初期仅有红肿时，可用50%硫酸镁湿敷，鱼石脂软膏、金黄散等贴敷，争取病变范围缩小。已出现多个脓点、表面紫褐色或已破溃流脓时，需要及时切开引流。采用在静脉麻醉下做"+"或"++"形切口切开引流，切口线应超出病变边缘皮肤，清除已化脓和尚未成脓但已失活的组织；然后在脓腔内填塞生理盐水或凡士林纱条，外加干纱布绷带包扎。术后注意创面渗血、渗出液过多时应及时更换敷料。一般在术后24小时更换敷料，改呋喃西林纱条贴于创面抗炎。以后每日更换敷料，炎症控制后伤口内可使用生肌散，促使肉芽组织生长，促进创面收缩愈合。较大的创面皮肤难以覆盖者，可在肉芽组织长好后进行植皮以加快修复。

3. 预防　注意个人卫生，保持皮肤清洁。及时治疗疖，以防感染扩散。

蜂窝织炎

一、概述（常见病因）

蜂窝织炎是指由金黄色葡萄球菌、溶血性链球菌或腐生性细菌引起的皮肤和皮下组织广泛性、弥漫性、化脓性炎症。真皮及皮下组织有广泛性、急性、化脓性炎症改变，毛囊、皮脂腺、汗腺皆被破坏，后期有肉芽肿形成。

二、临床特点

患处皮肤局部剧痛，呈弥漫性红肿，境界不清，可有显著的凹陷性水肿，初为硬块，后中央变软、破溃而形成溃疡，约2周结痂而愈。可有畏寒、发热等全身症状，部分患者可发生淋巴结炎、淋巴管炎、坏疽、败血症等。眼眶周围蜂窝织炎是一种严重的蜂窝织炎。

三、治疗原则

1. 全身治疗 应给患者加强营养，给予多种维生素口服，必要时加用止痛、退热药。早应用大剂量抗生素。抗菌药物一般先用新青霉素或头孢类抗生素，疑有厌氧菌感染时加用甲硝唑。根据临床治疗效果或细菌培养与药敏报告调整用药。

2. 局部治疗 早期可局部用50%硫酸镁湿敷，患肢应减少活动，也可用紫外线或超短波物理疗法。当脓肿形成后，需切开引流及每日换药。

3. 预防 重视皮肤日常清洁卫生，防止损伤，受伤后要及早医治。婴儿和老年人的抗感染能力较弱，要重视生活护理。

丹毒

一、概述（常见病因）

丹毒是皮肤淋巴管网受乙型溶血性链球菌侵袭感染所致的急性非化脓性炎症。好发于下肢与面部。大多常先有病变远端皮肤或黏膜的某种病损，如足趾皮肤损伤、足癣、口腔溃疡、鼻窦炎等。发病后淋巴管网分布区域的皮肤出现炎症反应，病变蔓延较快，常累及引流区淋巴结，局部很少有组织坏死或化脓，但全身炎症反应明显，易治愈但常有复发。

二、临床特点

起病急，开始即可有畏寒、发热、头痛、全身不适等。病变多见于下肢，表现为片状皮肤红疹、微隆起、色鲜红、中间稍淡、境界较清楚。局部有烧灼样疼痛，病变范围向外周扩展时，中央红肿消退而转变为棕黄。有的可起水疱，附近淋巴结常肿大、有触痛，但皮肤和淋巴结少见化脓破溃。病情加重时可出现全身性脓毒症。此外，丹毒经治疗好转后，可因病变复发而导致淋巴管阻塞、淋巴液淤滞。最终可因下肢丹毒反复发作导致淋巴水肿、局部皮肤粗厚、肢体肿胀，甚至发展成"象皮肿"。

三、治疗原则

1. 全身治疗 首选青霉素，疗程10～14天。对青霉素过敏者可选用大环内酯类抗菌药物。复发性丹毒患者在淋巴管炎的活动期间，大剂量抗菌药物治疗有效，但需要继续以间歇性小剂量维持较长时间以取得完全效果。

2. 局部治疗 抬高患肢，局部可用50%硫酸镁湿热敷。

脓性指头炎

一、概述（常见病因）

脓性指头炎是指手指末节指腹部的皮下组织化脓性感染。多因甲沟炎加重或指尖、手指末节皮肤受伤后引起。主要致病菌为金黄色葡萄球菌。

二、临床特点

局部疼痛为其主要症状。初起时多为刺痛，随着局部炎症加重，出现局部剧烈疼痛。当手指两侧指动脉受压，可出现搏动性跳痛。手下垂或轻叩指端时，疼痛更加剧烈。患者常难以忍受，尤其在夜间常因剧痛而不能入睡。指端可有红肿，但多不明显，随着指腹皮下腔隙内压力增高，出现血液循环障碍，指端可呈现黄白色。如不及时处理，可形成慢性骨髓炎。脓性指头炎时多有不同程度的全身感染中毒症状，如发热、乏力、食欲减退等，血常规检查可有白细胞计数升高。

三、治疗原则

脓性指头炎初发时，可避免手下垂以减轻疼痛。给予青霉素等抗菌药物。若患指剧烈疼痛、肿胀明显，伴有全身症状，应当及时切开引流，以免指骨受压坏死或发生骨髓炎。

【经典习题】

（12～13题共用题干）

患者，男，56岁。5天前田间工作时左手食指皮肤损伤，未处理。1天前左手食指疼痛加剧，呈搏动性，伴明显肿胀，且有体温升高。

12. 最可能的诊断是

A. 甲沟炎　　　　　　B. 指骨骨髓炎　　　　　　C. 脓性指头炎

D. 化脓性滑膜炎　　　E. 手部深间隙感染

13. 当前适宜的治疗方法是

A. 热敷　　　　　　　B. 理疗　　　　　　　　　C. 切开

D. 换药　　　　　　　E. 截指

答案：12.C；13.C。

第八节　急性乳腺炎

急性乳腺炎	概述（常见病因）	★★
	临床表现	★★★
	诊断（鉴别诊断）	★★★
	治疗原则与预防	★★★
	转诊	★★★

一、概述（常见病因）

急性乳腺炎是指乳腺的急性化脓性感染，98%发生在哺乳期，80%以上为初产妇，发病多在产后哺乳期的3～4周内。

乳房挤压、乳汁淤积、乳头皲裂和擦伤以及乳头发育不良是主要发病原因。乳头区破损和哺乳时间过长是主要诱因。致病菌主要为金黄色葡萄球菌，少见链球菌。

二、临床表现

急性乳腺炎的临床特点是发病距产后时间越短，临床表现越明显，炎症进展越快。临床表现主要包括全身表现及局部表现两个方面。

全身表现主要为畏寒、发热以及白细胞计数增高。

局部表现主要为乳房红、肿、热、痛（压痛及搏动性疼痛）和肿块，患侧乳房体积增大，可形成脓肿，可有患侧腋窝淋巴结肿大。

三、诊断（鉴别诊断）

结合病史、临床表现和体征等可做出诊断。必要时进行血常规和B超检查。

临床需要与炎性乳癌鉴别。后者局部表现类似乳腺炎，但症状及全身表现不明显。主要区别要点有：

1.炎症表现 炎性乳癌时皮肤改变广泛，往往累及整个乳房，其颜色为暗红或紫红色。急性乳腺炎时皮肤呈一般的凹陷性水肿，而炎性乳癌的皮肤水肿则呈"橘皮样"。

2.腋窝淋巴结肿大 急性乳腺炎和炎性乳癌均可见到腋窝淋巴结肿大，但急性乳腺炎的腋窝淋巴结相对比较柔软，与周围组织无粘连，推之活动性好。而炎性乳癌的腋窝淋巴结肿大而质硬，与皮肤及周围组织粘连，用手推之不活动。

3.全身性炎症反应 急性乳腺炎常有寒战、高热等明显的全身性炎症反应。而炎性乳癌通常无明显全身炎症反应，如伴有发热，则为低热或中等热度。

4.病程 急性乳腺炎病程短，可在短期内化脓，抗炎治疗有效，预后好。而炎性乳癌则病情凶险，一般不成脓，不发生皮肤溃破，却可延及同侧乳房以外的颈部及手臂，甚至可侵及对侧乳房，抗炎治疗无效，预后差。

四、治疗原则与预防

治疗原则是消除感染、排空乳汁。应停止哺乳，使用吸乳器尽量吸出乳汁，局部热敷，同时给予抗感染治疗。脓肿形成时，应切开引流。根据脓肿深浅及部位，分别采用放射状、乳晕边缘弧形或乳房下皱褶处切口。如有数个脓肿相邻或内有纤维间隔，应将间隔打通，甚至做对口引流。

预防的关键在于避免乳汁淤积，防止乳头损伤，并保持其清洁。应加强孕期卫生宣教，指导产妇经常用温水、肥皂洗净两侧乳头。如有乳头内陷，可经常挤捏、提拉矫正之。要养成定时哺乳、婴儿不含乳头睡觉等良好习惯。每次哺乳应将乳汁吸空，如有淤积，可按摩或用吸乳器排尽乳汁。哺乳后应清洗乳头。乳头有破损或皲裂要及时治疗。注意婴儿口腔卫生。

五、转诊

1. 诊断或鉴别诊断困难病例。
2. 全身症状较重的重症病例。
3. 形成瘘管的患者。
4. 治疗效果不显著的患者。

【经典习题】

14.急性乳腺炎最常见于

A. 妊娠期妇女　　　　　　B. 产后哺乳期妇女　　　　　　C. 乳头凹陷妇女
D. 以上都是　　　　　　　E. 以上都不是

答案：B。

第九节　腹股沟疝

腹股沟疝	诊断与鉴别诊断	★★
	治疗原则及转诊	★★

腹股沟斜疝

腹股沟疝是指发生在腹股沟区的腹外疝，占全部腹外疝的 75%～90%，分为斜疝和直疝两种。斜疝是最多见的腹股沟疝，发病率占全部腹股沟疝的 85%～95%；多发生于男性，右侧比左侧多见。

一、诊断与鉴别诊断

1. 诊断 腹股沟斜疝的基本临床表现是腹股沟区有一突出的包块。有的患者开始时包块较小，仅有轻度坠胀感，此时诊断较为困难；一旦包块明显，并穿过浅环甚至进入阴囊，诊断就较容易。

（1）易复性疝：除腹股沟区有包块和偶有胀痛外，并无其他症状。用手按包块并嘱患者咳嗽，可有膨胀性冲击感。如患者平卧休息或用手将包块向腹腔推送，包块可向腹腔回纳而消失。

（2）难复性疝：主要特点是包块不能完全回纳。

（3）滑动性疝：包块除了不能完全回纳外，尚有消化不良和便秘等症状。

（4）嵌顿性疝：通常发生在斜疝，强力劳动或排便等腹内压骤增是其主要诱因。临床上表现为包块突然增大，并伴有明显疼痛，用手推送不能回纳。包块紧张发硬，且有明显触痛。不但局部疼痛明显，还可伴有机械性肠梗阻的临床表现。疝一旦嵌顿，自行回纳的机会较少；多数患者的症状逐步加重。如不及时处理，将会发展成为绞窄性疝。

（5）绞窄性疝：临床症状多较严重。但在肠袢坏死穿孔时，疼痛可因包块压力骤降而暂时有所缓解。因此，疼痛减轻而包块仍存在者，不可认为是病情好转。严重者可发生脓毒症。

2. 鉴别诊断 腹股沟直疝常见于年老体弱者。其主要临床表现是当患者直立时，在腹股沟内侧端、耻骨结节上外方出现一半球形包块，不伴有疼痛或其他症状。直疝囊颈宽大，疝内容物又直接从后向前顶出，故平卧后包块多能自行消失，不需用手推送复位。直疝绝不进入阴囊，极少发生嵌顿。斜疝和直疝的鉴别要点见表 3-3-36。

表 3-3-36 斜疝和直疝的鉴别

鉴别要点	斜疝	直疝
发病年龄	多见于儿童及青壮年	多见于老年
突出途径	经腹股沟管突出，可进阴囊	由直疝三角突出，不进阴囊
疝块外形	椭圆形或梨形，上部呈蒂柄状	半球形，基底较宽
指压内环	疝块不再出现	疝块仍可突出
外环指诊	外环扩大，咳嗽时有冲击感	外环大小正常，无咳嗽冲击感
术中所见	精索在疝囊内后方，疝囊颈在腹壁下动脉外侧	精索在疝囊前外方，疝囊颈在腹壁下动脉内侧
嵌顿机会	较多	较少

腹股沟疝的诊断虽较容易，还需与如下常见疾病相鉴别：

（1）睾丸鞘膜积液：包块完全局限在阴囊内，其上界可以清楚地摸到；透光试验检查，鞘膜积液多透光（阳性）。

（2）交通性鞘膜积液：与睾丸鞘膜积液相似。起床后或站立活动时包块缓慢地出现并增大。透光试验阳性。

（3）精索鞘膜积液：包块较小，在腹股沟管内，牵拉同侧睾丸可见包块移动。

（4）隐睾：腹股沟管内下降不全的睾丸可被误诊为斜疝或精索鞘膜积液。如患侧阴囊内睾丸缺如，则诊断更为明确。

（5）急性肠梗阻：肠管被嵌顿的疝可伴发急性肠梗阻，但不应仅满足于肠梗阻的诊断而忽略疝的存在。

二、治疗原则及转诊

1. 治疗 腹股沟疝如不及时处理，疝块可逐渐增大，终将加重腹壁的缺损而影响劳动力；斜疝又可发生嵌顿或绞窄而威胁患者的生命。因此，除少数特殊情况外，腹股沟疝一般均应尽早施行手术治疗。

（1）非手术治疗：适用于1岁以内的小儿，随年龄增长，部分患者可自愈。<u>不适宜手术的小儿或年老体弱、伴有其他严重疾患的患者，可使用疝带或疝卡。非手术治疗时应尽量减少增加腹压的动作</u>。

（2）手术治疗：适用大多数腹股沟疝及嵌顿疝。<u>疝囊高位结扎术，适用于儿童；疝囊高位结扎加疝修补术，适用于成年人</u>。

2. 转诊

（1）需手术治疗的病例。

（2）非手术治疗期间出现特殊情况者。

1）出现全身症状，如发热、休克等。

2）局部症状加重者，如疼痛加重、嵌顿、绞窄等表现。

3）出现腹股沟以外部位的症状，如腹痛、肠梗阻症状、腹膜炎表现等。

【经典习题】

（15～16题共用题干）

患者，男，35岁。左侧腹股沟区肿块反复出现10年，除运动时稍有不便外，无其他特殊不适，平卧时肿块可以消失。3小时前肿块突然增大伴明显疼痛，恶心未吐。

15. 最可能的诊断是

　　A. 睾丸肿瘤　　　　　　B. 腹股沟斜疝　　　　　C. 皮下脂肪瘤

　　D. 睾丸鞘膜积液　　　　E. 精索鞘膜积液

16. 该患者需转到上级医院进一步诊断和治疗的主要原因是

　　A. 体重减轻　　　　　　B. 担心恶变　　　　　　C. 可能嵌顿

　　D. 肿块增大　　　　　　E. 再次发作

答案：15.B；16.C。

第十节　痔

痔	临床表现	★★★
	诊断（鉴别诊断）	★★
	治疗原则	★★

<u>痔是最常见的肛肠疾病</u>。任何年龄都可发病，但随年龄增长，发病率增高。<u>内痔是肛垫的支持结构、静脉丛及动静脉吻合支发生病理性改变或移位。外痔是齿状线远侧皮下静脉丛的病理性扩张或血栓形成。内痔通过丰富的静脉丛吻合支和相应部位的外痔相互融合为混合痔</u>。

一、临床表现

痔根据其所在部位不同分为3类。

1. 内痔 <u>内痔的主要临床表现是出血和脱出</u>。间歇性便后出鲜血是内痔的常见症状。未发生血栓、嵌顿、感染时内痔无疼痛，部分患者可伴发排便困难。<u>内痔的好发部位为截石位3、7、11点</u>。

内痔的分度：

Ⅰ度：便时带血、滴血或喷射状出血，便后出血可自行停止，无痔脱出。

Ⅱ度：常有便血，排便时有痔脱出，便后可自行还纳。

Ⅲ度：偶有便血，排便或久站、咳嗽、劳累、负重时痔脱出，需用手还纳。

Ⅳ度：偶有便血，痔脱出不能还纳或还纳后又脱出。

2. 外痔 主要临床表现是肛门不适、潮湿不洁，有时有瘙痒。结缔组织外痔（皮垂）及炎性外痔常见。如发生血栓形成及皮下血肿有剧痛，称之为血栓性外痔，是血栓性静脉炎的一种表现，48小时后疼痛才开始逐渐缓解。

3. 混合痔 表现为内痔和外痔的症状可同时存在。内痔发展到Ⅲ度以上时多形成混合痔。混合痔逐渐加重，呈环状脱出肛门外，脱出的痔块在肛门周呈梅花状，称为环状痔。脱出痔块若被痉挛的括约肌嵌顿，以至水肿、瘀血甚至坏死，临床上称为嵌顿性痔或绞窄性痔。

二、诊断（鉴别诊断）

主要靠肛门直肠检查。首先做肛门视诊，内痔除Ⅰ度外，其他三度都可在肛门视诊下见到。对有脱垂者，最好在蹲位排便后立即观察，可清晰见到痔块大小、数目及部位。直肠指检虽对痔的诊断意义不大，但可了解直肠内有无其他病变，如直肠癌、直肠息肉等。最后做肛门镜检查，不仅可以见到痔块的情况，还可观察到直肠黏膜有无充血、水肿、溃疡、肿块等。血栓性外痔表现为肛周暗紫色长条圆形肿物，表面皮肤水肿、质硬、压痛明显。

痔的诊断不难，但应与以下疾病相鉴别：

1. 直肠癌 主要症状为大便习惯改变，可有直肠刺激症状，直肠指检可触及菜花样肿物，结肠镜及活检病理可确诊。

2. 直肠息肉 多为低位带蒂息肉，呈圆形、实性，活动度好。

3. 直肠脱垂 易误诊环状痔，但直肠脱垂黏膜呈环形，表面光滑，括约肌松弛。

三、治疗原则

应遵循三个原则：无症状的痔无需治疗；有症状的痔重在减轻或消除症状，而非根治；以非手术治疗为主。

1. 非手术治疗

（1）一般治疗：适用于绝大部分的痔，包括血栓性和嵌顿性痔的初期。注意饮食，忌酒和辛辣刺激食物，增加纤维性食物，多摄入果蔬、多饮水，改变不良的排便习惯，保持大便通畅，必要时服用缓泻剂，便后清洗肛门。对于痔块脱出者，注意用手轻轻托回痔块，阻止其再脱出。避免久坐久立，进行适当运动，睡前温热水（可含高锰酸钾）坐浴等。

（2）局部用药治疗：已被广泛采用，药物包括栓剂、膏剂和洗剂，多数含有中药成分。

（3）口服药物治疗：一般采用治疗静脉曲张的药物。

（4）注射疗法：对Ⅰ、Ⅱ度出血性内痔效果较好。将硬化剂注射于黏膜下层静脉丛周围，使其引起炎症反应及纤维化，从而压闭曲张的静脉。1个月后可重复治疗，避免将硬化剂注入黏膜层造成坏死。

（5）物理疗法：包括激光治疗、冷冻疗法、直流电疗法和铜离子电化学疗法、微波热凝疗法、红外线凝固治疗，较少用。

（6）胶圈套扎：套扎痔根部，阻断其血供以使痔脱落坏死。适用于Ⅱ、Ⅲ度内痔，对于巨大的内痔及纤维化内痔更适合。

2. 手术治疗

（1）手术指征：保守治疗无效，痔脱出严重，较大纤维化内痔，注射等治疗不佳，合并肛裂、肛瘘等。

（2）手术原则：通过手术使脱垂肛垫复位，尽可能保留肛垫的结构，从而术后尽可能少地影响精细控便能力。

【经典习题】

17. 下列哪一项是Ⅱ期内痔的特点
    A. 平时或腹压稍大时，痔核即脱出肛外，手托亦常不能复位
    B. 痔核大，呈灰白色，便时痔核经常脱出肛外，甚至行走、咳嗽时也会脱出肛门
    C. 痔核不能自行还纳，须用手托、平卧休息或热敷后方能复位
    D. 痔核较大，便时痔核能脱出肛外，便后能自行还纳
    E. 无明显自觉症状，便时粪便带血，量少，无痔核脱出

18. 内痔好发于肛门齿线上
    A. 截石位3、7、11点
    B. 截石位3、9点
    C. 截石位6、12点
    D. 截石位1、8点
    E. 截石位4、10点

答案：17.D；18.A。

第十一节 破伤风

破伤风	概述	★★
	临床表现	★★★
	预防与转诊	★★★

一、概述

破伤风是由破伤风杆菌经伤口感染，产生外毒素引起的以局部和全身性肌强直、痉挛和抽搐为特征的一种毒血症。多见于各种创伤和战伤，也可发生于烧伤、冻伤、新生儿脐带残端感染、产后感染、动物咬伤等。

破伤风杆菌为厌氧的革兰阳性梭状芽孢杆菌，对环境有很强的抵抗力，能耐煮沸。局部厌氧环境有利于破伤风杆菌芽孢的生长繁殖，并产生外毒素。外毒素有溶血毒素和痉挛毒素两种，前者主要引起组织局部坏死和心肌损害；而后者对神经有特别亲和力，可导致脊髓运动神经元和脑干广泛脱抑制而发病，表现为全身横纹肌群的紧张性收缩和阵发性痉挛。人群普遍易感，病后无持久免疫力。

二、临床表现

破伤风杆菌作用于人体后会产生一种外毒素，使人体表现出来的症状主要为局部和全身性肌强直、痉挛和抽搐。

1. 潜伏期 长短不一，往往与是否打过预防针、创伤的性质和部位及伤口的处理等因素有关。潜伏期通常为7日左右，但也有仅1~2日或长达几个月或数年者。

2. 前驱期 一般持续12~24小时，表现为乏力、头晕、头痛、咀嚼无力、反射亢进、烦躁不安、局部疼痛，肌肉牵拉、抽搐及强直，下颌紧张，张口不便等。

3. 发作期 典型症状是在肌紧张性收缩（肌强直、发硬）的基础上，阵发性强烈痉挛，通常最先受影响的肌群是咀嚼肌，随后顺序为面部表情肌、颈、背、腹、四肢肌，最后为膈肌。口角下缩，咧嘴"苦笑"，形成"角弓反张"或"侧弓反张"；膈肌受影响后，发作时面唇青紫，通气困难，可出现呼吸暂停。声、光、震动、饮水、注射等可诱发阵发性痉挛，但患者神志始终清楚，感觉也无异常。一般无高热。间隙期长短不一，发作频繁者，常示病情严重。发作时神志清楚，表情痛苦，每次发作时间由数秒至数分钟不等。强烈的肌痉挛，可使肌断裂，甚至发生骨折。膀胱括约肌痉挛可引起尿潴留。持续的呼吸肌和膈肌痉挛，可造成呼吸骤停。患者死亡原因多为窒息、心力衰竭或肺部并发症。

病程一般为3~4周，如积极治疗、不发生特殊并发症者，发作的程度可逐步减轻，缓解期平均约

1周,但肌紧张与反射亢进可继续一段时间。恢复期间还可出现一些精神症状,如幻觉,言语、行动错乱等,但多能自行恢复。

少数患者可仅表现为受伤部位肌持续性强直,可持续数周或数月,预后较好。但破伤风的症状比较典型,诊断主要根据临床表现。凡有外伤史,不论伤口大小、深浅,如果伤后出现肌紧张、扯痛、张口困难、颈部发硬、反射亢进等,均应考虑此病的可能性。

三、预防与转诊

1. 预防 破伤风是可以预防的疾患。预防措施主要有:

(1)早期彻底清创,改善局部循环,是预防破伤风发生的关键。

(2)主动免疫:注射破伤风类毒素作为抗原,使人体产生抗体以达到免疫目的。采用类毒素基础免疫通常需注射三次。首次在皮下注射0.5mL,间隔4~6周再注射0.5mL,第2针后6~12个月再注射0.5mL,此三次注射称为基础注射。以后每隔5~7年皮下注射类毒素0.5mL,作为强化注射。免疫力在首次注射后10日内产生,30日后能达到有效保护的抗体浓度。

(3)被动免疫:该方法适用于未接受或未完成全程主动免疫注射,伤口污染、清创不当以及严重的开放性损伤患者。破伤风抗毒血清(TAT)是最常用的被动免疫制剂,有抗原性,可致敏。常用剂量是1500U肌内注射,伤口污染重或受伤超过12小时者,剂量加倍,有效作用维持10日左右。注射前应做过敏试验。TAT皮内试验过敏者,可采用脱敏法注射。

2. 转诊 破伤风是一种极为严重的疾病,死亡率高,临床工作中一旦遇到疑似病例和确诊病例均应转诊。

【经典习题】

19.预防破伤风发生的关键是
  A.注射破伤风类毒素作为抗原　　B.早期彻底清创,改善局部循环
  C.注射破伤风抗毒血清　　　　　D.立即转诊上级医院
  E.每隔5~7年注射类毒素

20.关于破伤风发作期的描述,不正确的是
  A.哭笑脸　　　　　　　　　　　B.声、光等可诱发阵发性痉挛
  C.患者发作时神志不清　　　　　D.可因膈肌痉挛而出现呼吸暂停
  E.一般无高热

答案:19.B;20.C。

第十一单元　常见肿瘤

第一节　肺癌

肺癌	病因	★
	临床表现	★★
	诊断	★
	治疗	★
	预防与筛查	★

肺癌大多数起源于支气管黏膜上皮，因此也称支气管肺癌。肺癌发病率目前位居恶性肿瘤首位。

一、病因

肺癌的病因至今不完全明确。主要与以下因素有关：

1. 吸烟 目前认为吸烟是本病最重要的高危因素，其中多链芳香烃类化合物（如苯并芘）和亚硝胺均有很强的致癌活性。

2. 职业和环境接触 铝制品的副产品、砷、石棉、铬化合物、焦炭炉、芥子气、含镍的杂质、氯乙烯等职业环境致癌物可增加本病的发生率。长期接触铍、镉、硅、甲醛等物质也会增加本病的发病率。

3. 电离辐射 肺脏是对放射线较为敏感的器官。

4. 既往肺部慢性感染 如肺结核、支气管扩张症等患者，支气管上皮在慢性感染过程中可能化生为鳞状上皮致使癌变，但较为少见。

5. 遗传等因素 家族聚集、遗传易感性以及免疫功能降低，代谢、内分泌功能失调等也可能在支气管肺癌的发生中起重要作用。

6. 大气污染 主要原因是由于工业和交通发达地区，石油、煤和内燃机等燃烧后和沥青公路尘埃产生的含有苯并芘致癌烃等有害物质污染大气导致发病率增高。大气污染与吸烟对本病的发病率可能互相促进，起协同作用。

7. 其他 人体内在因素如免疫状态、代谢活动等，也可能对肺癌的发病有影响。

二、临床表现

肺癌的临床表现不典型，早期特别是周围型肺癌可无明显症状，大多在胸部 X 线检查时发现。

1. 呼吸系统表现 包括咳嗽、咯血，多为痰中带血，胸痛、胸闷等。40 岁以上，特别是吸烟者，若咳嗽持久、加重或变为呛咳、痰中带血或咯血经久不止，尤其是首次咯血者，应高度警惕本病；有胸膜转移者可有尖锐胸痛；呼吸困难多为晚期表现。早期无体征，偶引起支气管狭窄而有局限性哮鸣音，瘤体较大而表浅者，可能局部呈浊音或呼吸音减弱。若伴发肺不张、肺炎或胸腔积液，则有相应体征。

2. 转移性表现 肿瘤侵犯其他器官或远处转移，常见有以下几种。如声音嘶哑为喉返神经受侵犯；吞咽困难为食管压迫表现；上腔静脉被癌肿压迫或癌栓栓塞，则面颈、上部胸壁肿胀和静脉曲张，皮肤红紫，称上腔静脉阻塞综合征；肺尖癌肿可侵犯臂神经丛，产生上臂痛，皮肤感觉异常及上臂不能抬举；若侵犯下颈交感神经结，则产生霍纳综合征（Horner syndrome），表现为同侧上眼睑下垂、瞳孔缩小、眼球下陷和一侧面部皮肤发白、汗闭。心包和胸膜转移可引起血性心包积液和胸腔积液；骨转移可发生病理性骨折及骨痛；脑转移可有各种神经症状及体征。应特别注意检查锁骨上窝及颈后淋巴结，当癌肿侵及壁层胸膜和胸壁时还应注意同侧腋下淋巴结。要注意肝脏大小、质地，有无压痛。

3. 非转移性肺外表现 肺癌有异位内分泌作用，可产生肺外表现，引起异源性内分泌症候群，最常见的为库欣综合征、骨关节肥大、杵状指、男性乳房发育症等。此外，少数患者可发生神经和肌病性症状群，如小脑变性、感觉和运动神经痛、重症肌无力等表现。异源性内分泌症候群和神经肌病也可发生在疾病的早期，但这些症状并非肺癌的特征性表现，一旦发现应结合其他症状给予检查。

三、诊断

临床表现和影像学表现可提供诊断线索，组织学或细胞学检查可确立诊断。痰细胞学、纤维支气管镜和胸部 X 线检查是较有效的诊断方法。还可行放射性核素骨扫描、活体组织检查和血清肿瘤标志物检查等。近年 PET 扫描和纵隔镜的开展为肺癌的准确分期奠定了新的基础。

诊断的主要方法有：

（1）X 线检查：胸部 X 线片主要用于筛查，肺部肿瘤在胸片上可显示大体位置和大小。CT 可以显示许多在胸部 X 线片上难以发现的影像信息，可以有效地检出早期周围型肺癌，进一步验证病变所在的部位和累及范围，也可鉴别其良、恶性，是目前肺癌诊断、分期、疗效评价及治疗后随诊中最重要和最常用的影像手段。

（2）痰细胞学检查：找到癌细胞，可以明确诊断。临床上对肺癌可能性较大者，应连续数日重复送痰液进行检查。

（3）支气管镜检查：对中心型肺癌诊断的阳性率较高，并可采取小块组织（或穿刺病变组织）做病理检查。

（4）纵隔镜检查：是一种对纵隔转移淋巴结进行评价和取活检的创伤性手术，有利于肿瘤的诊断及 TNM 分期。

（5）正电子发射断层扫描（PET）：对肺癌的敏感性可达 95%，特异性可达 90%，对发现转移病灶也很敏感，但对于肺泡细胞癌的敏感性较差，评价时应予以考虑。

（6）经胸壁穿刺活组织检查：对周围型肺癌阳性率较高，但可能产生气胸、胸膜腔出血或感染，以及癌细胞沿针道播散等并发症，故应严格掌握检查适应证。

（7）转移病灶活组织检查：晚期肺癌病例，已有锁骨上、颈部、腋窝下等处淋巴结转移或出现皮下转移结节者，可切取或穿刺抽取转移病灶组织做病理检查，以明确诊断。

（8）胸腔积液检查：抽取胸腔积液经离心处理后，取其沉淀做涂片检查，寻找癌细胞。

（9）剖胸探查：肺部肿块经多种方法检查，仍未能明确病变的性质，而肺癌的可能性又不能排除时，如患者全身情况许可，应做剖胸探查术。

四、治疗

方法主要有外科手术治疗、放射治疗、化学药物治疗、中医中药治疗以及免疫治疗等。手术治疗仍然是肺癌最重要和最有效的治疗手段。然而，目前各种治疗肺癌的方法效果均不能令人满意，必须适当地联合应用，进行综合治疗以提高肺癌的治疗效果。

五、预防与筛查

当前，肺癌的治疗效果仍不能令人满意。由于治疗对象多属晚期，其远期生存率低，预后较差。因此，做好预防与筛查等方面的工作，可以提高肺癌治疗的总体效果。

广泛进行防癌的宣传教育，劝阻吸烟，建立和健全肺癌防治网，是降低肺癌发病率的有效途径。

对 40 岁以上成人，定期进行胸部 X 线普查，是肺癌早期诊断的重要方法。中年以上久咳不愈或出现血痰，应提高警惕，做周密的检查。如胸部 X 线检查发现肺部有肿块阴影时，应首先考虑到肺癌的诊断，宜进行详细的进一步检查，不能轻易放弃肺癌的诊断或拖延时间，必要时应剖胸探查。

【经典习题】

（1～2题共用题干）

患者，男，66 岁。因刺激性干咳 3 个月、痰中带血 1 个月就诊，无发热、胸痛、心悸。自服抗菌药、止咳药效果不佳。既往有吸烟史 40 年，每天约 25 支。

1. 最可能的诊断是
   A. 肺炎　　　　　　　　　B. 肺癌　　　　　　　　　C. 肺结核
   D. 肺栓塞　　　　　　　　E. 支气管炎

2. 为明确诊断，首选的检查是
   A. 血常规　　　　　　　　B. 痰培养　　　　　　　　C. 心电图
   D. 胸部 CT　　　　　　　 E. 超声心电图

答案：1.B；2.D。

第二节 食管癌

食管癌	概述	★
	临床表现	★★
	诊断	★★
	治疗原则	★

一、概述

食管癌是一种常见的上消化道恶性肿瘤。全世界每年约有 30 万人死于食管癌。我国是食管癌高发地区之一。

食管癌的确切病因尚不清楚，可能是多种因素所致的疾病。主要病因如下：①化学病因：亚硝胺，致癌性强。在高发区的膳食、饮水、酸菜甚至患者的唾液中，测亚硝酸盐含量均远较低发区为高。②生物性病因：真菌。有些真菌能促使亚硝胺及其前体的形成，更促进癌肿的发生。③缺乏某些微量元素：钼、铁、锌、氟、硒等在粮食、蔬菜、饮水中含量偏低。④缺乏维生素：缺乏维生素 A、维生素 C 以及动物蛋白、新鲜蔬菜、水果摄入不足，是食管癌高发区的一个共同特点。⑤烟、酒、热食热饮、口腔不洁等因素：长期饮烈性酒、嗜好吸烟、食物过硬、过热、进食过快，引起慢性刺激、炎症、创伤或口腔不洁、龋齿等均可能与食管癌的发生有关。⑥食管癌遗传易感因素。

二、临床表现

1. 早期症状 早期食管癌患者的主要症状为胸骨后不适，烧灼感或疼痛，食物通过时局部有异物感或摩擦感，有时吞咽食物在某部分有停滞感或轻度梗阻感，这些症状以进食干硬、粗糙或刺激性食物时明显。下段食管癌可出现剑突下或上腹部不适、呃逆和嗳气等。早期症状通常比较轻微和短暂，时轻时重，时有时无，其间歇时间长短不一，可持续 1～2 年甚至更长。部分患者早期无症状。

2. 中晚期症状

（1）吞咽困难：是食管癌的特征性症状，起初症状较轻，呈间歇性，随着病变的发展，咽下困难呈持续和进行性加重，先对固体食物，而后发展为半流质饮食，甚至对水。咽下困难的程度与病理类型有关，缩窄型和髓质型较为明显，其他类型较轻。

（2）食物反流：狭窄近段的食管常发生扩张，导致食物及分泌物潴留，常出现食物反流和呕吐症状，反流和呕吐物常带有腐臭味，反流物误吸入气道可造成吸入性肺炎甚至窒息。

（3）疼痛：表现为咽下疼痛，胸骨后或肩背等区域间歇性或持续性钝痛、灼痛甚至撕裂痛，常提示食管癌已外侵，系食管周围炎、癌性深溃疡、脊柱转移等原因所致。下胸段或贲门部肿瘤引起的疼痛可以发生在上腹部。

（4）出血：食管癌侵及血管可出现呕血和黑便，以溃疡型多见；肿瘤外侵至胸主动脉可造成致死性大出血。

（5）其他：肿瘤侵犯引起声音嘶哑、纵隔炎、纵隔脓肿、肺炎、肺脓肿、气管食管瘘、心包炎等。全身广泛转移者出现黄疸、腹水、昏迷、呼吸困难、骨折等症状，终末期常因食管梗阻、滴水难进，出现消瘦、脱水、衰竭、恶病质等。

体格检查时应特别注意左侧锁骨上有无肿大淋巴结、肝有无肿块和有无腹水、胸腔积液、心包积液等远处转移体征。

三、诊断

1. 食管吞钡 X 线检查 常见的有食管黏膜纹粗乱，管壁僵硬，蠕动减弱，钡流滞缓，管腔狭窄或充盈缺损等改变。

2. 胃镜、超声内镜检查（EUS）及活检　早期可见小的息肉样隆起、黏膜发红变脆或浅溃疡等改变，晚期多见管壁有菜花样肿块隆起或深溃疡、管腔狭窄等肿瘤生长及浸润性改变。可行活组织病理检查。

四、防治原则

1. 治疗　食管癌的主要治疗手段有外科治疗、放射治疗、化学治疗和综合治疗。两种以上疗法同时或先后应用称为综合治疗。

2. 预防

（1）病因学预防：改良饮水（减少水中亚硝胺及其他有害物质）、防霉去毒、改变不良生活习惯、应用化学药物（亚硝胺阻断剂）等。

（2）发病学预防：应用预防药物（维A酸类化合物、B族维生素、维生素C、维生素E、维生素K、高含硒类食物等），积极治疗食管上皮增生，处理癌前病变，如食管炎、息肉、憩室等。

【经典习题】

3. 食管癌患者有持续性胸背痛，多表示
   A. 癌肿部有炎症　　B. 癌已侵犯食管外组织　　C. 有远处血行转移
   D. 癌肿较长　　　　E. 食管气管瘘

4. 患者，女性，56岁。进行性吞咽困难3个月，食管钡剂检查提示食管在中段有4cm长不规则充盈缺损。最佳的治疗方案是
   A. 手术切除　　　　B. 全量放射治疗　　　　C. 免疫治疗
   D. 单纯化学治疗　　E. 中医治疗

答案：3.B；4.A。

第三节　胃癌

胃癌	常见病因	★
	临床表现	★★★
	诊断	★★
	筛查	★

胃癌是我国最常见的恶性肿瘤之一，好发年龄在50岁以上，男性多于女性。

一、常见病因

胃癌的确切病因不十分明确，研究认为与以下因素有关：

1. 地域环境　在我国的西北与东部沿海地区胃癌发病率比南方地区明显为高。在世界范围内，日本发病率最高，而美国则很低。

2. 饮食生活　饮食长期食用熏烤、盐腌食品的人群中胃癌发病率高，与食品中亚硝酸盐、真菌毒素、多环芳烃化合物等致癌物或前致癌物含量高有关；吸烟者的胃癌发病危险较不吸烟者高50%。

3. 幽门螺杆菌（Hp）感染　是引发胃癌的主要因素之一。Hp感染率高的国家和地区，胃癌发病率也增高。Hp阳性者胃癌发生的危险性是Hp阴性者的3~6倍。

4. 慢性疾病和癌前病变　胃疾病包括胃息肉、慢性萎缩性胃炎及胃部分切除后的残胃，有可能转变为癌。胃黏膜上皮的异型增生属于癌前病变。

5. 遗传和基因　胃癌患者有血缘关系的亲属其胃癌发病率较对照组高4倍。

二、临床表现

早期胃癌多数患者无明显症状，有时出现上腹部不适，进食后饱胀、恶心等非特异性症状，有时按慢性胃炎和十二指肠溃疡治疗，症状可暂时缓解，易被忽视。随着病情发展，患者可出现症状加重、食欲下降、乏力、消瘦、体重减轻。

根据肿瘤的部位不同，也有其特殊表现。贲门癌可有胸骨后疼痛和进食梗阻感；近幽门的胃癌可因幽门部分或完全性梗阻而发生呕吐，呕吐物多为隔夜宿食和胃液。

肿瘤破溃或侵犯血管后可有呕血、黑便等消化道出血症状，也有可能发生急性穿孔。早期患者多无明显体征；晚期患者可触及上腹部质硬、固定的肿块，也可出现左锁骨上淋巴结肿大、直肠膀胱陷凹扪及肿块、贫血、腹水、黄疸、营养不良的表现。

三、诊断

对发病过程和临床表现可疑的病例应进一步检查确诊。常用的检查方法：

1. 胃镜检查及活检　是确诊本病最可靠的方法。早期胃癌胃镜下可仅表现为黏膜色调改变（发红或变白）、局部黏膜血管缺失或纹理改变、黏膜质脆易出血等，黏膜染色和放大内镜等有助于病变的识别。

2. X线钡餐检查　上消化道气钡双重造影对诊断和鉴别诊断有较大价值，但早期胃癌仍易漏诊。

3. 其他　粪隐血试验持续阳性对诊断有参考价值。超声和CT检查有助于了解胃癌的转移情况。超声内镜检查有助于了解胃癌侵犯胃壁的深度和周围淋巴结转移情况。

四、筛查

普查筛选是提高早期胃癌诊断率的主要手段，以下情况是普查筛选（定期检查）的重点人群：

1. 有胃癌家族史或原有胃病史的人群。
2. 40岁以上有上消化道症状而无胆道疾病者。
3. 原因不明的慢性消化道出血者。
4. 短期内体重明显减轻、食欲减退者。
5. 有反复幽门螺杆菌感染者。

【经典习题】

5.怀疑胃癌者的首选诊断方法是

A.X线钡餐　　　　　　　　B.胃镜检查　　　　　　　　C.B超

D.CT　　　　　　　　　　　E.磁共振

6.患者，男，40岁。上腹部隐痛不适，近2个月加剧，服胃痛片后有所缓解，食欲尚可，大便隐血试验（++），胃肠道钡餐检查见胃窦部小弯侧黏膜纹理紊乱，胃壁僵直不规则。首先应考虑

A.慢性胃窦炎　　　　　　　B.胃溃疡　　　　　　　　　C.胃癌

D.胃黏膜脱垂　　　　　　　E.萎缩性胃炎

答案：5.B；6.C。

第四节　结、直肠癌

结、直肠癌	概述	★
	临床表现	★★★
	诊断	★★

一、概述

结、直肠癌近年来发病率在我国有上升的趋势,其病因尚未明确,但有些因素可能是其发病的高危因素,如不健康的饮食习惯(长期摄入过量高脂肪、高蛋白食物,缺乏纤维素及维生素摄入等)、遗传因素、相关疾病病史(结肠腺瘤、溃疡性结肠炎、结肠血吸虫病肉芽肿)、癌前病变(家族性结肠息肉病)。

结、直肠癌常见的组织学类型包括腺癌(管状腺癌、乳头状腺癌、黏液腺癌、印戒细胞癌)、腺鳞癌、未分化癌。

结、直肠癌的转移途径包括直接浸润、淋巴转移、血行转移、种植转移。转移最常见的受累器官为肝脏,其次为肺、骨。

结、直肠癌的临床分期常采用国际抗癌联盟(AJCC)的TNM分期法,即根据原发肿瘤(T)、区域淋巴结(N)、远隔器官转移(M)进行临床分期。

二、临床表现

(一)结肠癌

早期常无特殊症状,疾病进展后会出现以下症状:

1. 排便习惯及粪便性状改变 常为最早出现的症状,多表现为排便次数增加,腹泻、便秘交替,黏液血便等。

2. 腹痛 早期为定位不确切的腹部隐痛,晚期出现肠梗阻时可出现严重腹痛。

3. 腹部包块 部分患者可在肿瘤发生部位触及质硬肿物。

4. 肠梗阻症状 随着肿瘤生长,可引起肠腔梗阻,多表现为慢性低位不完全梗阻,当发生完全梗阻时会出现急性肠梗阻的症状。

5. 全身症状 患者可出现贫血、消瘦、乏力、低热等症状。晚期可能出现肝大、黄疸、腹水、恶病质等症状。

不同部位的结肠癌有不同的临床特点:右半结肠癌肿瘤常为肿块型或溃疡型,不易引起肠腔狭窄,所以主要临床表现以全身症状、贫血、腹部包块为特点;左半结肠癌以肠梗阻、便秘、腹泻、便血为特点。

(二)直肠癌

1. 直肠刺激症状 便意频繁,排便不尽感,肛门下坠感。

2. 肿瘤破溃感染症状 粪便表面带血,脓血便。

3. 肠腔狭窄症状 早期粪便变形、变细,直至出现低位肠梗阻症状。

4. 晚期症状 肿瘤可侵犯前列腺造成尿路刺激症状;侵犯骶前神经可出现持续疼痛;肝转移者可出现黄疸、腹水、贫血、消瘦等表现。

三、诊断

(一)结肠癌诊断依据

1. 病史 排便习惯或性状改变,腹痛,腹部包块。患者可有贫血、肠梗阻的表现。

2. 体格检查 直肠指检是除外直肠癌简便有效的检查。如肿瘤较大,腹部触诊可在肿瘤原发部位触及包块,通常质硬,稍活动或固定不动。

3. 辅助检查

(1)X线气钡灌肠对比造影:可发现肠壁充盈缺损、肠腔狭窄等征象,显示肿瘤部位及范围。

(2)纤维结肠镜:能够直视下观察肿瘤部位、肠管狭窄程度,并可取得组织标本进行病理确诊。内镜超声可判断肿瘤浸润肠壁深度及肠周淋巴结是否存在转移,有助于进行临床分期。

(3)盆腹部超声、CT、MRI检查:有助于明确肿瘤局部浸润情况、淋巴结转移、有无肝转移等情况,对判断能否手术根治切除及明确手术方式有意义。

（4）实验室检查：血常规可有不同程度的贫血，粪便隐血常阳性，血清 CEA（癌胚抗原）可高于正常。

（二）直肠癌诊断依据

1. 病史 患者多有便意频繁、排便不尽感、肛门下坠感、便血，肠腔狭窄后可有大便变细或变形。

2. 体格检查 <u>直肠指检是直肠癌首选的检查方法</u>，常用体位包括膝胸位、截石位、侧卧位，必要时也可蹲位进行检查。常可在直肠内触及肿物，指套上常有染血。指检触及肿物后要注意其侵及肠壁的范围、肿物下缘距肛门的距离。

3. 辅助检查

（1）纤维结肠镜、盆腹部超声、CT、MRI检查的临床意义同结肠癌。

（2）实验室检查同结肠癌。

【经典习题】

（7～8题共用题干）

患者，男，56岁。2个月来反复出现粪便表面附着鲜血，1～3次/日，有排便不尽感，无发热。近1周感乏力，发病以来体重减轻约3kg。查体：BP 90/55mmHg，心肺查体无异常，腹平软，无压痛及反跳痛，肝脾肋下未及，未及包块，肠鸣音3次/分。实验室检查：白细胞 5.6×10^9 g/L，血红蛋白90g/L，血小板 200×10^9 /L。粪常规：红细胞20～30个/低倍视野，未见白细胞。粪隐血试验（+）。

7. 最可能的诊断是

　A. 痔　　　　　　　　　B. 直肠癌　　　　　　　C. 肠结核

　D. 克罗恩病　　　　　　E. 细菌性痢疾

8. 最简便的检查方法是

　A. 直肠指检　　　　　　B. 粪培养　　　　　　　C. 结肠镜检查

　D. 血肿瘤标志物　　　　E. 粪便查抗酸杆菌

答案：7.B；8.A。

第五节　乳腺癌

乳腺癌	临床表现	★★
	诊断（鉴别诊断）	★★
	预防	★

一、临床表现

<u>患者常见的首诊症状是乳房内触及无痛性肿块，多位于乳房外上象限</u>。肿块多质硬、边界不清，逐渐增大可导致局部隆起，若累及Copper韧带则可在乳房表面出现"酒窝征"。如果肿瘤细胞堵塞皮下淋巴管，可导致淋巴回流障碍，出现真皮水肿，<u>乳房皮肤呈"橘皮征"</u>。肿瘤累及皮肤可形成破溃。中央区的肿瘤可侵及乳管，从而导致乳头内陷或偏斜。乳腺癌转移到远隔器官时会出现相应的症状。

炎性乳癌是临床表现特殊、恶性程度高、进展迅速、预后差的特殊类型乳腺癌。超过1/3的乳房皮肤出现红肿、皮温增高等炎性表现，但不伴有疼痛，整个乳房可增大质硬，部分患者可无明显肿块。

乳头湿疹样癌（Paget病）的早期表现为乳头瘙痒，可伴有脱屑，随后出现乳头、乳晕皮肤糜烂、溃疡，呈湿疹样外观，上覆黄褐色鳞屑样痂皮，病史长者乳头可糜烂脱落。本病恶性程度低，但常常因被误认为皮肤科疾病而延误诊断。

乳腺癌的临床分期采用TNM分期法，即根据原发肿瘤（T）、区域淋巴结（N）、远处转移（M）进行临床分期。

二、诊断（鉴别诊断）

（一）乳腺癌的诊断

1. 病史　应注意询问患者有无乳腺癌家族史等高危因素。

2. 临床表现　具有前述典型的乳腺癌临床表现者有助于诊断。

3. 影像学检查

（1）乳腺超声：典型乳腺癌病灶的超声表现包括病灶边界不清、形状不规则、回声不均、后方回声衰减、内部或周边可见明显血流信号等。乳腺超声亦可用于乳腺癌的筛查。

（2）乳腺X线片（乳腺钼靶）：典型的乳腺癌钼靶表现包括伴有毛刺征的边界不规则高密度肿块影或簇状细小密集钙化灶。乳腺钼靶也可用于乳腺癌筛查。

（3）乳腺磁共振（MRI）：乳腺MRI软组织成像灵敏、特异性高，同时能够通过病灶摄取和排出造影剂的时间-信号强度曲线的特点辅助诊断乳腺恶性肿瘤。可以用于协助诊断乳腺超声、钼靶不能确定性质的乳房病灶，也可用于评价病灶范围从而监测乳腺癌新辅助治疗疗效。

4. 病理检查

（1）空芯针穿刺活检（CNB）：超声或钼靶引导下的空芯针穿刺活检是目前推荐的首选乳腺病灶组织病理检查方法。

（2）细针针吸细胞学检查（FNAC）：对乳腺原发灶的诊断准确率低于CNB。

（3）肿物切除活检：传统的肿物切除活检术中冰冻病理诊断乳腺癌，然后即刻行乳腺癌根治性手术的方法，由于冰冻病理诊断的准确性问题及患者失去术前新辅助治疗机会的问题，临床不再推荐作为乳腺肿瘤病理诊断的首选方法。如果CNB或FNAC不能明确诊断，可行肿物切除活检，完整切除乳房肿物送检，而不宜行肿物切取活检。

（二）鉴别诊断

1. 乳腺纤维腺瘤　常见于年轻女性，肿瘤圆形或分叶状，边界清楚，活动度好，超声及病理检查能够明确诊断。

2. 乳腺囊性增生病　多见于中年女性，典型的临床表现是与月经周期相关的乳房疼痛，乳房触诊可触及质韧结节，与周围乳腺组织分界不明显，结节大小可随月经周期有所变化。乳腺影像学检查及病理活检能够明确诊断。

3. 非哺乳期乳腺炎（浆细胞性乳腺炎、肉芽肿性乳腺炎）　乳房肿块多位于乳晕周围，肿块表面皮肤红肿，皮温可增高，伴有明显疼痛，需与炎性乳腺癌鉴别。病理活检为确诊方法。

4. 其他乳房恶性肿瘤　乳房肉瘤、乳房淋巴瘤等。

三、预防

乳腺癌的预防，关键在于定期体检，特别是具有乳腺癌发病高危因素的女性，早期诊断、早期治疗对于改善乳腺癌患者预后至关重要。

【经典习题】

9.患者，女性，48岁。左乳头刺痒，伴乳晕发红、糜烂3个月。查体：双侧腋窝无肿大淋巴结，乳头分泌物涂片细胞学检查见癌细胞。首先考虑的诊断是

　　A.大汗腺样癌　　　　　　　　B.鳞状细胞癌　　　　　　　　C.髓样癌

　　D.乳头湿疹样癌　　　　　　　E.黏液细胞癌

答案：D。

第六节 子宫颈癌

子宫颈癌	临床表现	★★★
	诊断	★★
	防治原则与转诊	★★★

子宫颈癌是全球妇女中仅次于乳腺癌的第二位常见恶性肿瘤。在发展中国家妇女中，其发病率位居恶性肿瘤首位。高危型人乳头瘤病毒（HPV）持续感染是宫颈癌的主要危险因素。宫颈癌好发于宫颈移行带区，一般认为，从子宫颈上皮内瘤变（CIN）到浸润癌需要 10~15 年，通过宫颈脱落细胞学和（或）HPV 检测进行规律性的筛查（每 3~5 年一次），可早期发现宫颈癌前病变，降低宫颈癌的发病率。早期宫颈癌（ⅠA 期~ⅡA 期）可手术治疗，晚期或不能手术者行放化疗。

一、临床表现

早期宫颈癌常无明显症状和体征，病变发展后可出现以下症状和体征：

（一）症状

1. 子宫颈上皮内瘤变及早期浸润癌 多数无症状，宫颈可光滑或与慢性宫颈炎无区别；癌灶位于颈管内的患者，因宫颈外观正常易漏诊或误诊。部分患者有白带增多、接触性阴道出血（性生活或妇科检查后）。

2. 宫颈浸润癌 可有阴道流血和（或）阴道分泌物增多的症状。

（1）阴道流血：患者常表现为接触性阴道出血，出血量的多少视病灶大小、侵及间质血管的情况而定。早期阴道流血量少，晚期病例病灶大，表现为大量阴道流血，一旦癌灶侵及较大血管，可能起致命性大出血。此外，年轻患者还可表现为月经不规则、经期或经量改变等；老年患者则表现为绝经后不规则阴道流血。

（2）阴道排液：多数宫颈浸润癌患者常主诉阴道分泌物增多，白色或血性，稀薄如水样，有腥臭。晚期因癌肿破溃，组织坏死脱落，继发细菌感染，常有大量脓性或米汤样恶臭阴道分泌物。

（3）晚期癌的症状：根据病灶侵犯范围出现继发性症状。病灶向宫颈旁延伸，盆壁组织（神经、骨及淋巴管）受累时常有剧痛；输尿管受侵犯、管腔狭窄可致输尿管梗阻，导致梗阻的上方及肾盂积水；淋巴系统受侵犯，淋巴管受阻可致下肢顽固性水肿。病灶向前方扩散，膀胱受累可出现尿频、尿痛、下腹坠胀、血尿及尿瘘等症状；向后方扩散累及直肠时可出现排便困难、里急后重、便血及直肠阴道瘘等。癌组织还可通过血管及淋巴系统转移至远处器官而出现转移灶和相应症状体征。当病情进一步发展，最终可出现贫血、继发性感染、尿毒症及恶病质等。

（二）体征

宫颈癌的正确诊断、临床分期依靠盆腔三合诊检查，即对宫颈局部及其邻近盆腔组织进行仔细而全面的检查。子宫颈上皮内瘤变及早期浸润癌体检时宫颈可呈光滑或糜烂或宫颈息肉等慢性宫颈炎改变。随着宫颈浸润癌的生长和发展，不同病理类型的局部体征亦有不同。外生型可见宫颈赘生物向外生长，呈息肉状、乳头状或菜花状突起，表面不规则，触之易出血。内生型则见宫颈肥大、质硬，颈管膨大如桶状。晚期由于癌组织坏死脱落，形成凹陷性溃疡，被覆坏死组织，有恶臭。癌灶浸润阴道可见阴道弹性差，结节状；向两侧宫旁组织侵犯时，妇科检查可扪及两侧宫旁组织增厚，结节状，质地与癌组织相似，若浸润达盆壁，则形成冰冻骨盆。

一、诊断

宫颈癌的早期诊断有赖于多种辅助检查，这些方法各有优缺点，需互为补充。目前，国内外较普遍认同宫颈细胞学和高危 HPV 检测、阴道镜检查、子宫颈活组织检查的"三阶梯"程序,确诊依据为组织学诊断。

1. 宫颈刮片细胞学检查 <u>目前是国内外宫颈癌普查的初筛方法</u>。一般要求在宫颈移行带区刮片。

2. HPV 检测 可作为宫颈癌的一种筛查手段,也可作为细胞学异常者的分流措施。

3. 阴道镜检查 阴道镜检查是宫颈上皮内瘤变(CIN)和早期宫颈癌的重要辅助诊断方法之一,可提高活检阳性率,并能及时拍摄照片,保存有价值的临床资料。

4. 活体组织病理检查 CIN 和宫颈癌的确诊最终都要依据宫颈的活体组织病理检查。包块不明显者阴道镜指导下的活检和用碘染下多点活检漏诊率低于盲目活检。

5. 颈管诊刮术 颈管诊刮术有助于明确宫颈管内有无病变或癌瘤是否累及颈管。

必须强调的是:宫颈癌的临床分期依靠盆腔检查,分期在治疗前进行,治疗后不再更改。

三、防治原则与转诊

治疗强调个体化。<u>总原则为采用手术和放疗为主、化疗为辅的综合治疗</u>。手术后对于有不良预后因素者,术后及时补充放疗能预防复发,提高疗效。

预防:<u>宫颈癌是可以预防的</u>。应普及宣传宫颈癌相关科普知识;避免不洁性行为;早期治疗慢性宫颈病变及性伴侣包皮疾病;对育龄期妇女,应定期行宫颈细胞学和高危 HPV 检测;提倡屏障式避孕方法等。

转诊:提高对可疑症状的重视,及时妇科检查,对于宫颈有明显肿物者直接转诊;对于无明显肿物,但细胞学异常、高危 HPV 阳性或高度可疑有 CIN 或早期浸润癌者,及时转诊到有条件的医院进行进一步的确诊。

【经典习题】

10. 患者,女性,48 岁。白带多、接触性阴道出血半年。妇科检查:宫颈糜烂状,阴道外观正常,子宫正常大小、双侧附件区无明显增厚。首选的确诊检查是

    A. 宫颈锥切术   B. 宫颈和宫颈管活检   C. 宫颈涂片检查

    D. 阴道镜检   E. 宫颈荧光检查

  答案:B。

第四章 合理用药

合理用药	原则	★★
	抗菌药物、激素、解热镇痛药的合理应用	★★★
	特殊人群用药原则与禁忌	★★★
	相关药物配伍禁忌	★★
	常见的药物不良反应	★★

一、原则

药物治疗中的核心问题是合理用药，其目的就是让患者获益。2013年12月11日国家卫生计生委公布了合理用药十大核心信息，包括"能不用就不用、能少用就不多用、能口服不肌注、能肌注不输液"的原则；还包括处方药要严格遵医嘱，切勿擅自使用，特别是抗菌药物和激素类药物，不能自行调整用量或停用；任何药物都有不良反应，非处方药长期、大量使用也会导致不良后果；孕期及哺乳期妇女用药要注意禁忌证。儿童、老人和有肝脏、肾脏等方面疾病的患者，用药应当谨慎，用药后要注意观察；从事驾驶、高空作业等特殊职业者要注意药物对工作的影响；接种疫苗是预防一些传染病最有效、最经济的措施，国家免费提供一类疫苗；保健食品不能替代药品等。

WHO1997年公布合理用药的生物医学标准从7个方面进行论述：①药物正确无误；②用药指征适宜；③药物的疗效、安全性、使用及价格对患者适宜；④剂量、用法、疗程适宜；⑤用药对象适宜，无禁忌证，不良反应小；⑥药品调配及提供给患者的药品信息无误；⑦患者顺应性良好，即保证药物治疗达到安全、有效、经济的目的。

1. 适应证 指某一种药物或治疗方法所能治疗的疾病范围，一般在药品的说明书中有明确说明。药品说明书是经国家药品监督管理部门审定的具有法律效力的文件，对于合理使用药物具有指导作用，是医师、药师指导患者用药的重要依据，特别要关注药物的慎用、禁用、注意事项和药物间的相互作用等。

超适应证用药是指临床实际使用药品的适应证不在药品说明书之内的用法。很多在临床广泛使用、疗效确切药品的使用方法由于各种原因未被添加进药品说明书。

2. 禁忌证 适应证的反义词。指不适宜使用某种药物治疗的疾病或情况，或使用后反而有害。如妊娠妇女禁忌使用利巴韦林等抗病毒药物。

3. 药物剂量 即每次用药的量，药物的不同剂量可产生不同的作用。出现最佳治疗作用的剂量叫作治疗量，即"常用量"。"最大治疗量"或"极量"是指超过这一剂量就可能出现中毒反应的剂量。"中毒量"是可引起中毒的剂量。"致死量"是引起死亡的剂量。药物剂量通常指一个范围，可因年龄、体重、对药物的敏感性、个体差异等不同而有差异。

4. 药物剂型和给药途径 不同剂型的药物其吸收量或吸收速率不同，从而影响药物作用的快慢和强弱。大多数情况下，不同给药途径可影响药效的强弱和起效快慢，某些情况还会产生不同性质的作用，如硫酸镁口服产生导泻和利胆作用，而注射给药却产生镇静和降压作用。不同给药途径对药物吸收速度快慢的影响如下：静脉注射＞吸入给药＞肌内注射＞皮下注射＞直肠黏膜给药＞口服给药＞皮肤给药。

5. 服药时间

每日一次，缩写 qd，应每天在同一时间服用。例如：糖皮质激素和缓控释制剂的降压药物等。

每日二次，缩写 bid，宜间隔 12 小时服用。

每日三次，缩写 tid，一般三餐前后服用。例如：降糖药物格列喹酮片、二甲双胍片、阿卡波糖片等。对于抗癫痫药物，应严格每 8 小时（平均间隔时间）服用一次，以保证血液中有足够的药物浓度。

每日四次，缩写 qid，一般为早、中、晚、睡前四次。

每周一次，缩写 qw。例如：预防和治疗骨质疏松药物阿仑膦酸钠片 70mg/ 片；治疗类风湿关节炎药物甲氨蝶呤片等。

二、抗菌药物、激素、解热镇痛药的合理应用

1. 抗菌药物 抗菌药物是指对细菌有抑制或杀灭作用，主要用于防治细菌感染性疾病的一类药物。抗菌药物按化学结构主要分为以下 10 类。

（1）β内酰胺类

1）青霉素类：如青霉素 G、阿莫西林、氨苄西林、哌拉西林，无论采用何种给药途径，用青霉素类抗菌药物前必须详细询问患者有无青霉素类过敏史、其他药物过敏史及过敏性疾病史，并须先做青霉素皮肤试验，皮试液浓度一般为 500U/mL。一旦发生过敏性休克，应立即肌内注射 0.1% 的肾上腺素 0.5～1mL；临床表现无改善者，3～5 分钟后重复 1 次，同时配合其他对症抢救措施。

2）头孢菌素类：头孢菌素类根据其抗菌谱、抗菌活性、对β内酰胺酶的稳定性及肾毒性的不同，目前分为四代。第一代：头孢氨苄、头孢唑林、头孢拉定、头孢羟氨苄；第二代：头孢克洛、头孢呋辛、头孢丙烯、头孢替安等。使用前须按照药品说明书决定是否需要进行药物皮肤试验。对头孢菌素过敏者及有青霉素过敏性休克或即刻反应史者禁用本类药品，使用期间及停药 3 天内应禁酒，避免出现双硫仑样反应。

3）新型 β 内酰胺类。

（2）氨基糖苷类：阿米卡星、链霉素、卡那霉素、庆大霉素等。有明显的耳、肾毒性。本类药物不宜与其他肾毒性药物、耳毒性药物、神经肌肉阻滞剂或强利尿剂同用。与注射用第一代头孢菌素类合用时可能增加肾毒性。

（3）四环素类：四环素、多西环素、米诺环素等。牙齿发育期患者（胚胎期至 8 岁）使用四环素类可产生牙齿着色及牙釉质发育不良，故妊娠期和 8 岁以下患者不宜使用该类药物。

（4）氯霉素类：由于氯霉素骨髓抑制等严重不良反应，其在国内外的应用普遍减少。但氯霉素具由良好的组织体液穿透性，易透过血 - 脑、血 - 眼屏障，并对伤寒沙门菌、立克次体等细胞内病原菌有效，仍有一定临床应用指征。

（5）大环内酯类：红霉素、阿奇霉素、克拉霉素、罗红霉素等。该类药物对革兰阳性菌、厌氧菌、支原体及衣原体等具有抗菌活性。肝病患者和妊娠期患者不宜应用红霉素酯化物，如琥乙红霉素；妊娠期患者有明确指征用克拉霉素时，应充分权衡利弊；哺乳期患者服用克拉霉素期间应暂停哺乳；注射用乳糖酸红霉素使用时必须首先以注射用水完全溶解，再加入生理盐水或 5% 葡萄糖溶液中，药物浓度不宜超过 0.5%，缓慢静脉滴注。

（6）林可酰胺类：林可霉素、克林霉素。该类药物对革兰阳性菌及厌氧菌具有良好抗菌活性。目前肺炎链球菌等细菌对其耐药性高。

（7）糖肽类：万古霉素、多黏菌素 B。该类药物用于耐药革兰阳性菌所致的严重感染。

（8）磺胺类：磺胺嘧啶、复方磺胺甲噁唑。本类药物属广谱抗菌药，对革兰阳性菌和革兰阴性菌均具抗菌作用，但不宜用于 A 组溶血性链球菌所致的扁桃体炎或咽炎以及立克次体病、支原体感染的治疗。本类药物可引起脑性核黄疸，因此禁用于新生儿及 2 月龄以下婴儿。妊娠期、哺乳期患者应避免用本类药物。用药期间应多饮水，维持充分尿量，以防结晶尿的发生，必要时可服用碱化尿液的药物。

（9）喹诺酮类：诺氟沙星、环丙沙星、左氧氟沙星等。18 岁以下未成年患者、妊娠期及哺乳期患者避免应用本类药物。本类药物不宜用于有癫痫或其他中枢神经系统基础疾病的患者。肾功能减退患者应

用本类药物时，需根据肾功能减退程度减量用药，以防发生由于药物在体内蓄积而引起的抽搐等中枢神经系统严重不良反应。本类药物可能引起皮肤过敏、关节病变、肌腱炎、肌腱断裂（包括各种给药途径，有的病例可发生在停药后）等，并偶可引起心电图QT间期延长等。

（10）硝基咪唑类：甲硝唑、替硝唑、奥硝唑。妊娠早期（3个月内）患者应避免应用。哺乳期患者用药期间应停止哺乳。本类药物可能引起粒细胞减少及周围神经炎等，神经系统基础疾患及血液病患者慎用。用药期间禁止饮酒及含酒精饮料，以免产生双硫仑样反应。

抗菌药物的药代动力学（PK）与药效动力学（PD）是综合反映抗菌药物、致病菌和人体之间的关系参数。按照抗菌药物药动学和药效学特点，可将其分为时间依赖型和浓度依赖型两类。时间依赖型药物的杀菌作用取决于血药浓度大于最低抑菌浓度（MIC）的持续时间，与峰浓度关系较小。青霉素类、头孢菌素类、氨曲南、碳青霉烯类、大环内酯类、克林霉素等属于此类。以青霉素为例，应该将每日总剂量平均分为3～4次给药，最好间隔6小时给药1次，使血浆和组织中的药物浓度尽可能长时间地维持在有效水平。如果一日给药1次，即使单次剂量再大，如400万～1200万单位也无法达到治疗效果，而且还可能引起青霉素性脑病。浓度依赖型药物的杀菌作用取决于药物的峰浓度，与作用持续时间关系不大。氨基糖苷类、氟喹诺酮类、甲硝唑属于此类，其药物峰浓度越高，杀菌活性就越强，且有抗生素后效应（即足量用药后即使浓度下降到有效水平以下，细菌在若干小时内依然处于被抑制状态）。如左氧氟沙星注射液无须一日给药多次，将全日剂量（0.25～0.5g/d）一次静脉滴注效果更好，耳和肾毒性也更低。

针对主要敏感菌的治疗：

1）溶血性链球菌（可引起皮肤化脓性炎症、猩红热和风湿热等）：首选青霉素或氨苄西林，次选头孢唑林、头孢呋辛或克林霉素。

2）肺炎链球菌（可引起大叶性肺炎、支气管炎）：①青霉素敏感株：宜选青霉素，可选阿莫西林、氨苄西林；②青霉素不敏感株：宜选头孢曲松，可选氟喹诺酮类。

肺炎链球菌和脑膜炎球菌所致的化脓性脑膜炎初始经验治疗，首选头孢曲松。

3）大肠埃希菌（常引起泌尿系感染）、肺炎克雷伯杆菌：首选：①非产超广谱内酰胺酶菌株：第二、三代头孢或头孢吡肟；②产超广谱内酰胺酶菌株：哌拉西林他唑巴坦或头孢哌酮舒巴坦。次选氟喹诺酮类或氨基糖苷类。

4）铜绿假单胞菌（可引起医院获得性肺炎）：首选头孢他啶或头孢吡肟，可联合氨基糖苷类（如阿米卡星）或氟喹诺酮类（如左氧氟沙星）。

2. 糖皮质激素 糖皮质激素是临床最常用的激素之一，其具有抗炎、免疫抑制与抗过敏、抗毒、抗休克等多种药理作用，其应用涉及临床多个专科：①超敏反应性疾病：严重支气管哮喘、过敏性休克、特异反应性皮炎。②风湿性疾病：如系统性红斑狼疮、血管炎、多发性肌炎、皮肌炎、干燥综合征等。③严重急性细菌感染：中枢神经系统感染或伴休克，如败血症、中毒性痢疾、流行性脑膜炎等，在抗菌药物治疗的同时，辅助使用糖皮质激素。但是一般病原体感染不宜使用糖皮质激素，以免降低机体防御功能，使感染扩散而加重病情。④自身免疫性疾病等。

其正确、合理应用主要取决于以下两方面：一是治疗适应证掌握是否准确；二是品种及给药方案选用是否正确、合理。

糖皮质激素药物种类繁多，可根据半衰期不同分成短效、中效和长效三种。

长期大剂量服用糖皮质激素类药物极易出现各种不良反应，诸如感染，并出现代谢障碍，临床表现为满月脸、水牛背、青光眼、白内障、骨质疏松、无菌性骨坏死、糖尿病、高血压等。不良反应的发生与疗程、剂量、用药种类、用法及给药途径等有密切关系。因此，糖皮质激素类药物应该有严格的监控措施，不可滥用，以免造成严重不良后果。尤其处在生长发育阶段的儿童使用更须谨慎。应特别指出，患水痘的儿童禁用糖皮质激素，因用药后可使病情急剧恶化，甚至死亡。若在糖皮质激素治疗过程中发生水痘，应视情况减量或停药。

注意事项：由于糖皮质激素可通过胎盘，并可由乳汁中排泄，造成对胎儿或新生儿、婴儿的不良影响，因此应该慎用于妊娠及哺乳期妇女。另外，因糖皮质激素可抑制小儿的生长和发育，故长期使用需十分慎重。老年患者用糖皮质激素易发生高血压及骨质疏松，也应给予足够警惕，切勿滥用。

由于促肾上腺皮质激素（ACTH）昼夜节律而引起糖皮质激素在体内的昼夜节律性，上午8点为分泌高峰，随后逐渐下降，而午夜为低潮。因此，短效的可的松、氢化可的松适宜每天早晨7~8点给药一次。长期大剂量应用糖皮质激素时，应每日一次晨起服用，或者隔日一次晨起服用，即将2日总量隔日早晨一次给予，适于中效的泼尼松、泼尼松龙。

3. 解热镇痛药 解热镇痛药亦称非甾体抗炎药，是一类具有解热、镇痛作用，绝大多数还兼有抗炎和抗风湿作用的药物。

世界卫生组织（WHO）推荐的解热镇痛药物为对乙酰氨基酚，亦可选择阿司匹林及其复方制剂、布洛芬及其复方制剂等。解热应用一般不超过3天，镇痛应用不超过5天。儿童一般选用对乙酰氨基酚和布洛芬，疗效确切，相对安全。但上述药物剂量不宜过大。妊娠妇女应慎用解热镇痛药，必须用时，宜选用对乙酰氨基酚。

双氯芬酸钾起效迅速，可用于痛经及拔牙后镇痛；吲哚美辛用于缓解风湿病的炎症疼痛及急性骨骼肌肉损伤、急性痛风性关节炎、痛经等的疼痛，作为二线药，用于重症或其他药物无效的替代药物；塞来昔布缓解骨关节炎、类风湿关节炎、强直性脊柱炎的肿痛症状，也用于缓解手术前后、软组织创伤等的急性疼痛，尤其适用于有胃肠道溃疡病史的患者。

治疗感冒的非处方药一般由解热镇痛药等多种成分组成，不同品牌的感冒药含有的药物成分常常相似或相同，医生给患者开处方时，须注意防止重复用药。

三、特殊人群用药原则与禁忌

1. 妊娠期用药 美国FDA于1979年，根据动物实验和总结临床实践经验，对影响胎儿的药物分为A、B、C、D、X五类。现已被WHO及多数国家的药政部门认可并参照使用。

A级：在有对照组的研究中，在妊娠3个月的妇女未见到对胎儿危害的迹象，可能对胎儿的影响甚微。如制霉菌素阴道给药，甲状腺素或左甲状腺素口服给药。

B级：在动物繁殖性研究中，未见到对胎儿的影响。在动物繁殖性研究中表现有不良反应，这些不良反应并未在妊娠3个月的妇女得到证实。如青霉素类、头孢菌素类和阿奇霉素口服给药。

C级：在动物的研究证明它对胎儿的不良反应，但并未在对照组的妇女中进行研究，或没有在妇女和动物中并行地进行研究。本类药物只有在权衡了对妇女的好处大于对胎儿的危害之后方可应用。如抗高血压类钙通道阻滞剂。

D级：有对胎儿的危害性的明确证据，尽管有危害性，但孕妇用药后有绝对的好处或妊娠妇女的生命受到死亡的威胁时可以用药。如地西泮、丙戊酸、胺碘酮等。

X级：在动物或人的研究表明它可使胎儿异常。或根据经验认为在人或在人及动物是有危害性的。在孕妇应用这类药物显然是无益的。本类药物禁用于妊娠或将妊娠的患者。如利巴韦林、辛伐他汀、艾司唑仑口服给药。

2. 哺乳期用药 药物通过乳汁转运到婴儿体内，其含量一般不超过母亲摄入量的1%~2%，加之人乳是持续的分泌并且在体内不潴留，故通常不会给哺乳儿带来明显危害。尽管如此，为确保哺乳儿安全，哺乳期妇女服药后，仍须在5个半衰期后再哺乳。某些药物在乳汁中排泄量较大，如红霉素、地西泮、磺胺甲噁唑和巴比妥类等，母亲服用时应考虑对哺乳婴儿的危害，尽量避免使用。

2014年12月，美国FDA发布一项最终规则，该规则对于妊娠及哺乳期间用药信息如何在处方药及生物产品标签中表述设定了标准。最终规则要求这三部分内容在标签中以"妊娠""哺乳"及"男女生殖可能性"为标题，对药物或生物制品的使用提供详细说明。每部分具体内容必须包含一个妊娠及哺乳期用药的风险摘要，一个支持该摘要的讨论及帮助卫生保健供应商做出处方及咨询决策的相关信息。

3. 儿童用药 婴幼儿疾病发病急，变化快，需要密切观察病情变化和用药反应，并根据病情变化及时更改治疗方案。

注意事项：①剂量要正确：患儿年龄越小，对药物耐受性越差，越易发生不良反应，因此用药时要精确地按千克体重处方剂量给药并选择适当的用药方法，以减少药品不良反应的发生。②途径要适宜：

一般情况下口服给药是最方便、经济、安全的给药方法，但影响口服吸收的因素较多，剂量不如注射剂准确，特别是吞咽能力差的婴幼儿，口服给药受到一定限制；注射给药比口服给药奏效快，但对小儿刺激大。肌内和皮下注射可损害周围组织且吸收不良，不适用于新生儿；静脉滴注给药剂量准确，可用于较危重的患儿，但应根据患儿年龄大小，病情严重程度控制滴注速度。③<u>剂型要适宜</u>：应根据患儿年龄选择剂型，婴幼儿用糖浆剂、滴剂、含糖冲剂等较合适，年长儿可用片剂或药丸。④<u>品种要适宜</u>：氨基糖苷类抗菌药物可能有耳、肾毒性，儿童应尽量避免应用。四环素类抗菌药可导致牙齿黄染及牙釉质发育不良，不宜用于 8 岁以下儿童。喹诺酮类抗菌药对骨骼发育可能产生不良影响，该类药物禁用于 18 岁以下儿童。小儿呼吸道较窄，发炎时黏膜肿胀，渗出物较多，容易引起呼吸道梗阻而出现呼吸困难。因此在呼吸道感染（尤其是肺炎）时，应多用祛痰药，口服或雾化吸入，如氨溴索口服液；少用镇咳药，尤其要慎用作用较强的中枢性镇咳药（如可待因）。婴儿便秘应先调整饮食，如奶内多加糖，或喂蜂蜜，膳食中增加蔬菜水果等。婴儿腹泻时应予饮食疗法，控制感染及液体疗法，或辅以双歧杆菌或乳酸杆菌的制剂，以调节肠道的微生态环境；不宜首选止泻药。缺铁性贫血要给铁剂补充治疗，与维生素 C 同服，可增加铁剂的吸收。但应避免婴儿肌内注射铁剂。⑤<u>观察要细致</u>：由于婴幼儿不具备语言表达能力或表达能力较差，治疗时应密切观察药物治疗反应。

2017 年初步研制成功的"中国儿童高警示药品目录"，共遴选出 17 大类 55 种（类）药物，每种药物附有 1～4 个风险点和 1～4 条建议。本目录集中突出了严重、常见的用药风险点，对每种药物注明了用药建议，可作为促进儿童合理用药、降低儿童用药风险的工具，实用性和可参考性较强。如抗感染药物"庆大霉素"的风险点有：使用过量致听力下降，严重者听神经变性和萎缩，导致不可逆耳聋、耳鸣；与呋塞米（速尿）合用，可增加耳毒性；避免与头孢菌素合用，以免致肾衰竭。建议儿童慎用，必须使用时需权衡利弊，严格控制给药剂量，密切监测血药浓度。又如神经系统用药"水合氯醛"的风险点为：超剂量易导致呼吸抑制、心律失常、死亡，建议严格控制给药剂量，严防用药错误。

4. 老年用药 老年人各种生理功能随年龄的增加而减退，易患多种疾病，主要存在四大用药问题：①<u>多重用药</u>：有统计显示我国老年患者门急诊平均用药 1～15 种，老年住院患者平均用药种类 8 种，最多的达 23 种。②<u>不适当用药</u>：我国处方大数据统计显示：门急诊 15.8% 的处方中使用了老年潜在不适当用药。③<u>用药不足或防护不足</u>：50% 的患者存在用药不足的现象，最常见的问题是对使用非甾体抗炎药物（NSAIDs）的高危患者没有使用胃保护剂。对骨质疏松的患者仅关注钙剂的补充，忽略维生素 D_3 和阿仑膦酸钠等其他药物的综合治疗。④<u>顺应性差</u>：在老年人中的发生率是 40%～80%。

因此，老年人合理用药的原则是：①<u>明确用药指征，合理选药</u>：对于老年人，除急症或器质性病变外，应尽量少使用药物。当老年患者必须进行药物治疗时，则<u>应用最少的药物和最小的有效剂量，一般不超过 3～4 种药物配用</u>，以免药物相互作用而产生严重不良反应或拮抗疗效，也避免老年人漏服或误服。②<u>用药剂量个体化</u>：老年人用药应从小剂量开始，以成人用量的 1/2、2/3、3/4 顺序逐渐增加至个体最合适的获得满意疗效的治疗剂量。③<u>选择合适的药物剂型，简化用药方法</u>：选用简便的服用方法对老年人更有益，<u>尽量选用一天用药 1～2 次的药物，尽量不使用服药间隔不规则的药物，以便提高依从性，避免漏服</u>。

目前"中国老年潜在不适当用药（PIM）目录"已经研究成功，并于 2017 年 11 月由中国老年保健医学研究会合理用药分会联合中华医学会老年医学分会等四个学会正式发布，可在临床使用中借鉴。该目录总计发布了 72 种（类）中国老年人潜在不适当用药，列出了每种药物的 1～6 个风险点和风险强度，其中 24 种药被列为 A 级风险，即优先警示的药物，如地西泮、利血平、异丙嗪、使用 ≥ 2 种非甾体抗炎药等；同时还研究发布了 44 种（类）药物在 27 种疾病状态下存在的 74 个用药风险点和用药建议；包括 7 种非处方药物，其中应用普遍的前三名非处方药分别为氯苯那敏（扑尔敏）、双氯芬酸钠和布洛芬。该目录为临床医生和患者提供用药风险提示，促进老年人的合理用药，降低和防范我国老年人的用药风险。如该目录提示老年人不适宜使用地西泮、艾司唑仑等催眠镇静药物，可能导致镇静时间延长、共济失调，甚至跌倒骨折等。也不适宜使用布洛芬和双氯芬酸钠解热镇痛抗炎药物，用后可发生消化道出血、肝肾损伤等。

四、相关药物配伍禁忌

药物相互作用是指两种或多种药物同时或先后经相同或不同途径给药时，药物之间在体内相互作用，致使药物的作用和效应发生改变，包括治疗作用与不良反应增强或减弱，甚或出现不期望的效应。

（一）注射剂的配伍原则

①仔细阅读药品说明书关于配伍的信息或查阅《400种中西药注射剂临床配伍应用检索表》等，有明确的能配伍答案时方可配伍。②药物配伍混合时一次只加一种药物到输液中，充分混匀后，经检查无肉眼可见变化，再加另一种药物充分混匀。③两种药物在同一输液中配伍时，应先加入浓度较高者，后加浓度较低者。④有色的注射用药物应最后加入，以防有细小沉淀时不易被发现。⑤注射用药物配制结束后应尽快使用，以缩短药物间的反应时间。⑥高浓度电解质、氨基酸、脂肪乳注射液、全胃肠外静脉营养液（TPN）、血液、右旋糖酐、中药注射剂等一般不与其他药物混合。⑦若患者需给予多种注射用药物，最好通过其他输液通路给予或者在一组药物给完后冲洗再给予另一组药物，或者通过双腔管同时给予数种药物，多种药物混合给药的方法必须谨慎采用。

（二）临床常见药物不良相互作用示例

1. 药物与药物之间的不良相互作用 ①地高辛+胺碘酮：胺碘酮增加血清地高辛浓度。应停用地高辛或减量50%。②美托洛尔+胺碘酮：胺碘酮可减慢美托洛尔的代谢，有心动过缓的风险。③地尔硫䓬+胺碘酮：说明书记载仅在预防具有生命威胁性室性心律失常的情况下，两者联合应用。③氟喹诺酮+胺碘酮：两者均引起QT间期延长，合用可发生致死性室性心律失常。⑤辛伐他汀+胺碘酮：胺碘酮减弱辛伐他汀的代谢，使横纹肌溶解的肌病风险增加。⑥华法林+胺碘酮：胺碘酮升高华法林的血药浓度，出血危险增高。⑦华法林+对乙酰氨基酚：对乙酰氨基酚增强华法林的抗凝作用。⑧辛伐他汀+伊曲康唑：伊曲康唑减少辛伐他汀的代谢，使肌病风险增加。⑨美托洛尔+氟西汀：氟西汀可引起美托洛尔的血药浓度升高，毒性增大。⑩奥美拉唑+氯吡格雷：奥美拉唑抑制氯吡格雷肝脏的活化，导致血栓再形成。

2. 药物与食物之间的不良相互作用 食物或食物中的营养素可直接与药物结合、吸附，或通过影响胃肠道内的酸碱度、胃排空速度等，影响药物的吸收或代谢。

（1）高脂肪食物可促进脂溶性药物的吸收（如灰黄霉素和其他脂溶性抗生素），也可降低某些药物的吸收（如铁剂）。

（2）高蛋白饮食可与药物竞争蛋白结合位点而导致吸收减少，如左旋多巴、甲基多巴等药物。

（3）葡萄汁、葡萄柚汁、橙汁、果汁等饮料中含有丰富的黄酮类、柑橘苷类化合物，这种成分抑制细胞色素P450氧化酶（肝药酶），从而抑制某些药物在体内的代谢。

（4）茶中含有鞣酸、咖啡因等，其中的鞣酸能与胃蛋白酶、胰酶、淀粉酶、乳酶生中的蛋白结合，使酶或益生菌失去活性，减弱助消化药效。鞣酸能与多种含金属离子的药物如钙（乳酸钙、葡萄糖酸钙）、铁（硫酸亚铁、乳酸亚铁、葡萄糖酸亚铁、琥珀酸亚铁）、钴（氯化钴、维生素B_{12}）、铋（乐得胃、枸橼酸铋钾）、铝（氢氧化铝、硫糖铝）结合而发生沉淀，从而影响药品的吸收。鞣酸能与四环素（米诺环素、多西环素）、大环内酯类抗生素（螺旋霉素、麦迪霉素、交沙霉素、罗红霉素、阿奇霉素）相结合而影响抗菌活性。

（5）酒类（乙醇）对药物的影响十分明显，大剂量乙醇（酗酒）对药物代谢酶有抑制作用，小剂量乙醇对药酶起诱导作用。在应用甲硝唑、头孢菌素类抗生素等药物期间饮酒会出现戒酒硫样不良反应，如脸红、头痛、呼吸困难、血压下降以及胃肠道反应，并可引起肝毒性和神经病变，严重者有死亡危险；酒后服用催眠药也会引起有害的化学反应，使呼吸和血液循环系统遭受损害，甚至发生心搏骤停；服用抗癫痫药物时，长期饮酒可减低本品的血药浓度和疗效；饮酒可增加非甾体抗炎药胃肠道不良反应，并有致溃疡的危险。

（6）华法林是目前使用最广泛的口服抗凝药，为维生素K的竞争性拮抗剂。富含维生素K的食物如动物肝脏、菠菜等，对华法林有直接的拮抗作用而影响其抗凝效果。

（7）维生素C：服用维生素C前后2小时内不能吃虾。因为虾中含量丰富的铜，会氧化维生素C，令其失效。同时虾中的五价砷成分还会与维生素C反应，生成具有毒性的三价砷。

因此服用药物时，一般应嘱患者用温白开水送服，不要用茶和各种饮料服药。

五、常见的药物不良反应

我国对药品不良反应的定义为：合格药品在正常用法、用量情况下出现的与治疗目的无关的有害反应。药品不良反应包括：副作用、毒性反应、过敏反应、继发反应、后遗效应、成瘾性和致癌、致畸、致突变反应等。

1. 解热镇痛药物的主要不良反应 ①胃肠道反应：胃肠道反应是所有 NSAIDs 的常见不良反应。上腹部不适、恶心、呕吐及畏食较为常见，大量长期用药易引起胃溃疡、胃出血、穿孔等。②血液系统反应：长期应用该类药物，可能出现血小板减少，增加出血的倾向。其中以阿司匹林为代表。③肝脏损害：长期大量服用阿司匹林、对乙酰氨基酚、双氯芬酸钠等均可引起肝损伤。④肾损害：此类药物可引起急性肾炎或肾乳头坏死等症，故称作"镇痛药肾病"等。⑤阿司匹林样变态反应：引起喉头水肿、呼吸困难、喘息，严重者可有致死的过敏反应，称为"阿司匹林哮喘"。

2. 抗菌药物的主要不良反应 ①青霉素类：过敏性休克。②氨基糖苷类：耳毒性、肾毒性、神经肌肉阻断及过敏反应。③四环素类：牙齿黄染（四环素牙）；二重感染（菌群紊乱），以真菌病（鹅口疮、肠炎）及抗生素相关性肠炎（假膜性肠炎）多见。④左氧氟沙星：肌腱炎和肌腱断裂；中、重度光敏反应，应避免过度暴露于阳光下；中枢神经系统兴奋（烦躁不安、意识混乱、幻觉、震颤、癫痫发作），有癫痫病史者应避免应用；血糖紊乱；大剂量应用可发生管型尿，应补充足够的水分。⑤万古霉素："红人综合征"或"红颈综合征"。⑥磺胺类药：皮疹等过敏反应；肾脏损害，可发生结晶尿、管型尿及血尿。⑦氯霉素：灰婴综合征、再生障碍性贫血。⑧异烟肼：步态不稳或周围神经炎，表现为麻木、针刺感或手指疼痛。⑨利福平：肝脏损害。⑩乙胺丁醇：视神经炎。

3. 心血管药物的主要不良反应 ①强心苷：视物模糊或"色视"（黄、绿色视）、心脏毒性及胃肠道反应。②β受体拮抗剂（普萘洛尔）：中枢神经不良反应（疲劳、头痛、头晕）、肢端发冷、心动过缓、心悸、胃肠道反应、支气管痉挛等。禁用于支气管哮喘、心源性休克和心脏传导阻滞（二度和三度房室传导阻滞）。③胺碘酮：致死性肺毒性和肝毒性、心脏毒性、甲状腺征象（甲减或甲亢）、角膜微沉淀、视神经病、视力障碍。④ACEI类（卡托普利）：顽固性干咳，5%～20%的患者出现干咳，一般在开始用药后1～6个月发生，有时需停药，一旦停药，几天内咳嗽消失。⑤他汀类药：肌病（肌痛、肌炎、横纹肌溶解）、肝损害。⑥呋塞米：耳毒性，肾毒性，水、电解质紊乱（低钾血症）。⑦保钾性利尿剂（螺内酯、氨苯蝶啶、阿米洛利）：高血钾。⑧肝素、香豆素类：自发性出血。

4. 神经系统药物的主要不良反应 ①氯丙嗪：锥体外系反应，如急性肌张力障碍、静坐不能、迟发性运动障碍等。②苯妥英钠：齿龈增生、共济失调等。③左旋多巴："开关"现象。系帕金森病患者长期应用左旋多巴类药物后出现的药效波动现象，一天当中，患者的症状在突然缓解（开期）与加重（关期）之间波动，可反复迅速交替出现多次。④吗啡：耐受性和依赖性，急性中毒引起昏迷、呼吸深度抑制、瞳孔极度缩小，血压下降。

5. 抗糖尿病药物的主要不良反应 ①胰岛素：低血糖反应、胰岛素耐受性；②格列本脲：持久性低血糖反应。

【经典习题】

1. 关于合理用药的描述，错误的是
   A. 药品能不用就不用 B. 药品能少用就不多用 C. 药品能口服就不肌注
   D. 药品能肌注就不输液 E. 保健食品能替代药品

2. 可导致牙齿发育期患者产生牙齿着色及牙釉质发育不良的抗生素是
   A. 青霉素 B. 四环素 C. 氯霉素
   D. 克拉霉素 E. 甲硝唑

3. 下列不符合老年人用药原则的有
   A. 大量服用某种维生素

B. 严格掌握用药适应证

C. 从小剂量开始，根据对药物的效应逐步调节药物的剂量

D. 恰当联合用药

E. 给药方案个体化

4. 关于药物与食物之间的不良相互作用，下列说法错误的是

A. 高脂肪食物可降低铁剂的吸收

B. 茶中含有鞣酸、咖啡因等，其中的鞣酸能与胃蛋白酶、胰酶、淀粉酶、乳酶生中的蛋白结合，使酶或益生菌失去活性，减弱助消化药效

C. 华法林是目前使用最广泛的口服抗凝药，为维生素K的竞争性拮抗剂。富含维生素K的食物如动物肝脏、菠菜等，对华法林有直接的拮抗作用而影响其抗凝效果

D. 吃虾可以促进维生素C的吸收

E. 在应用甲硝唑、头孢菌素类抗生素等药物期间饮酒会出现戒酒硫样不良反应

5. 下列说法错误的是

A. 强心苷类药物可发生心脏毒性及胃肠道反应

B. 普萘洛尔可用于支气管哮喘、心源性休克和心脏传导阻滞

C. 卡托普利可造成顽固性干咳

D. 呋塞米具有耳毒性、肾毒性

E. 肝素、香豆素类可导致自发性出血

答案：1.E；2.B；3.A；4.D；5.B。

第五章 急诊与急救

第一单元 急、危、重症

第一节 休克

休克	初步判断	★★★
	现场急救	★★★
	转诊注意事项	★★★

一、初步判断

1. 休克病因

（1）失血与失液性休克：失血性休克主要指急性大量失血引起的休克，一般15分钟内失血超过总血量的20%即可引起。失液性休克是指严重呕吐、腹泻、大量利尿、严重烧伤、高温中暑、过量使用退热剂等导致大量体液丢失，引起血容量锐减所致的休克。

（2）创伤性休克：由严重创伤（多发性骨折、挤压伤、大面积烧伤、大手术）引起的失血或合并剧痛引起的休克。此类休克在战争时期多见，也可见于各种交通事故、建筑施工事故、自然灾害及打架斗殴伤等。

（3）感染性休克：由病原微生物如细菌、真菌、病毒、衣原体、支原体、立克次体及其毒素等产物引起休克。

（4）心源性休克：①心肌损害：如急性大面积心肌梗死、扩张性心肌病、急性心肌炎等导致心肌细胞数量下降，心肌收缩力严重损害。②严重心律失常：如心室颤动/扑动、快速心房颤动/扑动、室性心动过速/室上性心动过速、二度以上的房室传导阻滞、病态窦房结综合征等导致心室充盈下降，心脏排血量下降。③机械性梗阻：如二尖瓣反流、室间隔缺损、室壁瘤、主动脉瓣狭窄、梗阻性肥厚型心肌病、心脏黏液瘤、急性心脏压塞等。

（5）过敏性休克：特异性过敏原（药物、血制品、异种动物蛋白、虫、某些植物）等作用于过敏体质者，在短时间产生的以急性循环衰竭为主、多脏器受累的速发型全身性变态反应。常伴有喉头水肿和支气管痉挛、肺水肿、急性腹痛等。

（6）烧伤性休克：大面积烧伤伴有大量血浆丢失，有效循环血量减少而引起的休克。而疼痛和继发感染也会导致和加重休克。

（7）神经源性休克：因外伤、剧痛、突然意外惊恐、脑脊髓损伤、麻醉意外等损伤或药物阻滞交感神经导致血管扩张，周围血管阻力降低，有效血容量不足。

（8）内分泌性休克：在原有某些内分泌疾病的基础上，某些诱因存在可诱发休克，如糖尿病酮症酸中毒等。

（9）溶血性休克：临床常见于输血时，分血型不合导致的血管内溶血和血液成分改变导致的血管外溶血两种。

（10）放射性休克：人体受到放射线损伤后导致的休克。常见于核爆炸、核泄漏事故等。

2. 临床表现 头晕、乏力、神情淡漠或烦躁不安、低血压、心动过速、呼吸急促、脉细弱、皮肤湿冷、苍白或发绀、尿量减少、昏迷等。晚期常表现为弥散性血管内凝血（顽固性低血压，难以纠正的代谢性酸中毒和全身广泛性的皮肤、黏膜、内脏、腔道的出血）和器官功能衰竭（脑、肾、心、呼吸、消化、血液、循环、代谢等）。

3. 诊断 ①基础疾病（有诱发休克的病因）。②收缩压＜90mmHg，脉压＜20mmHg，原有高血压者收缩压自基线降低≥30%，血浆乳酸浓度＞2mmol/L。③主要指标：三个窗口的循环低灌注表现（其中之一）。肾：充分补液后少尿[＜0.5mL/（kg·h）]；脑：意识改变（烦躁、淡漠、谵妄、昏迷）；皮肤：湿冷、苍白、发绀、花斑、毛细血管充盈时间＞2秒。④次要条件（其中之一）：心动过速、呼吸频率增快、心音低钝、脉细数。具备①＋②＋③＋④即可诊断休克。

4. 鉴别诊断 需与生理性低血压和体位性低血压鉴别。

二、现场急救

1. 基础治疗 保持安静；平卧，头部、躯干抬高20°~30°，双下肢抬高15°~20°，意识丧失者头侧位，抬起下颌，以防舌根后坠；通畅气道并给中、高流量吸氧；低体温者注意保温，高体温者物理降温，必要时使用小剂量退热剂；剧烈疼痛者，使用镇痛剂，必要时可用吗啡或哌替啶，注意该类药物可引起呼吸抑制和血压下降；及时开通两条以上的静脉通道，快速补液，必要时做深静脉切开或置管；安置导尿管，观察尿液颜色与计尿量；常规心电、血压、呼吸、血氧监测。

2. 病因治疗 尽快去除休克的原始动因，如止血、镇痛、抗感染、抗过敏等治疗原疾病。尽可能使患者在24小时内脱离危险。

3. 对症治疗

（1）液体复苏：原则是"先快后慢，先晶体后胶体，按需补液"。在心排血量、中心静脉压、尿量及临床观察之下决定，同时兼顾患者的心肾功能，有条件者动态监测中心静脉压（CVP）与肺毛细血管楔压（PAWP）。输血与输液的比例可用血细胞比容参考，使之保持在35%~40%。

1）液体的选择：等张晶体液如葡萄糖、生理盐水、乳酸林格液、平衡盐溶液；胶体液如成分血液、血清白蛋白（可有降低血钙，引发过敏，加重血清蛋白含量正常的ARDS患者肺的间质水肿的副作用）、右旋糖酐（24小时内一般不超过1000mL，有出血倾向及肾功能不全者慎用，目前已经少用）、羟乙基淀粉等。

2）扩容的目标：动脉血压接近正常低水平，脉压＞30mmHg，心率80~100次/分，尿量＞30mL/h，中心静脉压上升到6~10cmH$_2$O，微循环好转（胸骨部位皮肤指压时间＜2秒）。

（2）纠正酸中毒：纠正酸中毒需在补足血容量的基础上进行，根据血气分析及二氧化碳结合力补碱，使血浆二氧化碳结合力维持在18~20mmol/L。不宜一次完全纠正pH，主张宁酸勿碱。

（3）血管活性药物

1）收缩血管药：适用于高排低阻型休克（肢体暖、热，皮肤红、瘀）、血容量已补足的患者。

①去甲肾上腺素：初始剂量0.05μg/（kg·min），可增至1μg/（kg·min）。常用于血容量补足后，CVP 12~18cmH$_2$O，而平均动脉压仍低于60mmHg者。神经源性休克、过敏性休克、心源性休克以及感染性休克均可使用。

②肾上腺素：临床上常用于心搏骤停与过敏性休克的抢救。可气管内给药或皮下注射，紧急情况下可以稀释后缓慢静脉或骨髓腔内注射，或以2~30μg/（kg·min）速度缓慢静脉滴注。

③间羟胺：常用剂量为10~100mg加入250~300mL液体中静脉滴注，根据病情调整给药的浓度及速度。

④多巴胺：一般用1~8μg/（kg·min）的多巴胺，且联用α$_1$受体阻断药如酚妥拉明或乌拉地尔。

⑤多巴酚丁胺：常用于急性心肌梗死伴有泵衰竭的心源性休克患者。静脉剂量常用2.5~10μg/

（kg·min），联用 2.5 ~ 5μg/（kg·min）的低剂量多巴胺效果更好。

2）扩张血管药：适用于低排高阻型休克（肢体冷、凉、冰，皮肤白、发绀），或应用缩血管药物后血管高度痉挛者，或休克晚期体内儿茶酚胺浓度升高者，但低血容量、高排低阻型休克（肢体暖、热、皮肤红、瘀）、血容量未补充的患者不宜使用。

①硝酸酯类：硝普钠：静脉用剂量为 0.5 ~ 10μg/（kg·min），要避光、新鲜配制溶液，超过 72 小时应该停药而换成其他类药物，每 4 ~ 6 小时换瓶，以防止血氰氢酸盐浓度过高而中毒。硝酸甘油：常用剂量一般为 10 ~ 20mg，稀释后按 5 ~ 100μg/min 的速度静脉滴注。<u>不建议用于心源性休克</u>。

②酚妥拉明：剂量一般为每次 10 ~ 20mg，儿童 0.1 ~ 0.2mg/kg，稀释后按 20 ~ 80μg/（kg·min）的速度静脉滴注；也可先以小剂量静脉注射，再静脉滴注维持。

③<u>莨菪类：多用于感染性休克及伴有肺水肿的患者</u>。山莨菪碱或东莨菪碱 20 ~ 30mg 加入 250 ~ 500mL 的液体中静脉滴注；或山莨菪碱成人每次 10 ~ 20mg，儿童每次 0.3 ~ 2mg/kg，静脉注射或滴注，10 ~ 30 分钟重复一次，直到微循环改善；阿托品成人每次 0.3 ~ 0.5mg，儿童每次 0.03 ~ 0.05mg/kg。禁忌证：高热、烦躁不安、血容量不足、青光眼和前列腺肥大等。

（4）正性肌力药物：常用毛花苷丙 0.2 ~ 0.4mg 稀释后静脉注射。但对急性心肌梗死引起的心源性休克，通常认为其强心作用不如拟交感类药物容易控制，且在急性心肌梗死的早期，易诱发心律失常。一般在 24 小时后才使用，不宜常规应用，使用时应每次 0.2mg 给药，一天 2 次。其他有多巴酚丁胺、米力农等。

（5）糖皮质激素：用药原则为早期、大剂量、短疗程使用。

<u>对于过敏性休克的患者，伴有呼吸困难者立即首选使用肾上腺素 0.5 ~ 1mg 皮下注射或者静脉注射</u>，必要时重复使用，直到支气管痉挛缓解、血压上升；常规使用地塞米松 10 ~ 30mg/d，或甲泼尼龙 40 ~ 80mg/d，静脉滴注；连用 2 ~ 3 天后根据病情停药；常规使用其他抗过敏的药物如异丙嗪 25mg 肌内注射，或者苯海拉明 20mg 肌内注射，或者静脉注射 5% 葡萄糖酸钙（稀释后）。

对于脓毒性休克合并有多个器官功能损害的患者目前主张使用氢化可的松 200 ~ 300mg/d 或甲泼尼龙 40 ~ 80mg/d，静脉滴注，连用 5 ~ 7 天后停药。

<u>用糖皮质激素时要加用胃黏膜保护剂</u>，H_2 受体拮抗剂如法莫替丁、质子泵抑制剂如奥美拉唑等以防止其胃出血，还要注意其血糖、血压的检测。

4. 支持治疗 能进食者，可给予富含蛋白质、碳水化合物、维生素等易于消化吸收的食物，少量多餐。无法进食可予肠外营养。肠内营养首选，因其符合生理功能，保护肠黏膜屏障功能，防止或减少肠内毒素与细菌移位，减少并发症和提高治愈率，价格也较便宜。对容易造成休克的疾病，须加强监测，采取有效措施防止休克的发生。

三、转诊注意事项

患者一旦诊断休克，应尽快转诊到上级医院。转运之前及途中予以吸氧、快速补液扩容、纠正酸中毒、维持血压等对症治疗，保持呼吸道通畅，防止呕吐物窒息，尽量稳定患者生命体征。

【经典习题】

（1 ~ 2 题共用题干）

患者，男，24 岁。因右下肺炎来院诊治。患者无青霉素过敏史，青霉素皮试阴性，给予青霉素 400 万 +0.9% 氧化钠注射液 100mL，静脉滴注。滴注 2 分钟后患者出现哮喘症状，遂立即停药。

1. 该患者首选的抢救药物是
 A. 多巴胺　　　　　　　　B. 异丙嗪　　　　　　　　C. 地塞米松
 D. 肾上腺素　　　　　　　E. 去甲肾上腺素

2. 上述抢救药物的最佳给药途径是
 A. 口服　　　　　　　　　B. 肌内注射　　　　　　　C. 皮下注射
 D. 静脉泵入　　　　　　　E. 气管内吸入

答案：1.D；2.B。

第二节 自发性气胸

气胸	初步判断	★★★
	现场急救	★★★
	转诊注意事项	★★★

一、初步判断

自发性气胸是指因肺部疾病使肺组织和脏层胸膜破裂，或靠近肺表面的肺大疱、细小气肿疱破裂，使肺和支气管内空气逸入胸膜腔。根据脏层、壁层胸膜破口的情况及其发生后对胸腔内压力的影响，将气胸分为闭合性（单纯性）气胸、张力性（高压性）气胸及交通性气胸。

1. 临床表现

（1）原发病的表现：肺部基础病变如肺结核、慢性阻塞性肺疾病、肺癌、肺脓肿、弥漫性肺间质纤维化及肺大疱均可发生自发性气胸。

（2）诱因：常因抬举重物等用力动作，或用力咳嗽、喷嚏、屏气、用力大便、高喊、大笑、剧烈运动等诱发，在睡眠中发生者偶见。

（3）症状：突然一侧胸痛、气急、憋气，可有刺激性咳嗽、少痰。小量闭合性气胸可有气急，但数小时后逐渐平稳，若积气量较大或原有广泛肺部疾患，患者常不能平卧。张力性气胸患者表情紧张、胸闷，甚至心律失常，常挣扎坐起，烦躁不安，有发绀、冷汗，甚至昏迷。交通性气胸患者常在伤后迅速出现严重呼吸困难、心悸、血压下降，甚至休克，可见创口，并可听到空气随呼吸进出的"嘶嘶"声。

（4）体征：少量气胸时体征不明显；气胸量大时，气管向健侧移位，患侧胸廓膨隆、呼吸运动减弱、叩诊呈鼓音、呼吸音和语颤减弱或消失、心浊音界减少或消失、肝浊音界下移。

（5）胸部X线表现：典型X线片表现为肺向肺门萎陷，呈圆球形阴影，气胸线以外无肺纹理。局限性气胸需转动体位透视检查方能发现。

2. 诊断

（1）通常根据气胸的临床表现即可做出初步诊断，确诊需胸部X线检查。

（2）无法行X线检查又高度怀疑气胸时，可在患侧胸腔积气体征最明确处试穿，抽气测压，若为正压且能抽出气体则说明气胸存在。

（3）局限性气胸与肺大疱难以鉴别时考虑送上级医院行胸部CT检查。

3. 鉴别诊断

（1）支气管哮喘和慢性阻塞性肺气肿：如有明确诱因和呼吸困难突然加重伴胸痛，应考虑并发气胸，X线检查可确诊。

（2）急性心肌梗死：常有急性胸痛、胸闷，甚至呼吸困难、休克等临床表现，常有高血压、动脉粥样硬化、冠心病史。体征、心电图和心肌酶学测定有助于诊断。

（3）急性肺栓塞：突然胸痛、呼吸困难和发绀等，常伴有咯血、低热，有下肢或盆腔静脉血栓形成或下肢静脉瓣功能障碍、骨折、心房颤动、瘫痪、长期卧床、慢性阻塞性肺疾病、慢性充血性心力衰竭、长期使用免疫抑制剂和避孕药物、2型糖尿病等病史，体检和X线检查、心电图、超声心动图、D-二聚体测定、胸部增强CT等有助于确诊和鉴别。

（4）肺大疱：胸部CT检查有助于确诊和鉴别。

（5）其他：如胸膜炎和肺癌等，应做胸部X线检查鉴别，必要时行胸部CT检查。

二、现场急救

1. 治疗原则　排除胸腔气体，闭合漏口，促进患肺复张，消除病因及减少复发。

（1）保守治疗：如肺压缩＜15%，无呼吸困难，临床稳定可密切观察，12～48小时复查胸片，如气胸无明显加重，则绝大部分胸腔内气体可自行吸收。胸膜对于气体的吸收能力约每日吸收1.25%。吸氧可提高吸收率3～4倍。

（2）胸腔穿刺抽气：肺压缩＞15%，可行胸腔穿刺抽气。胸刺点常选在患侧胸部锁骨中线第2肋间的中间点，而局限性气胸应根据X线胸片定位选择最佳穿刺点。每次抽气不宜超过1000mL。

（3）胸腔闭式引流：最常用的治疗方法，适合于反复气胸、交通性气胸、张力性气胸和部分心肺功能差而症状较重的闭合性气胸者。插管部位通常在患侧胸部锁骨中线第2肋间或腋前线第4或第5肋间。水封瓶的玻璃管置于水面下1～2cm。如单纯负压排气无效或慢性气胸，可予持续负压引流，负压维持在8～12cmH_2O。宜连续使用吸引器，若再无气泡冒出，考虑肺已完全复张，可夹住引流管，停负压吸引，观察2～3天，胸片证实气胸未再复发，则可拔管。如负压吸引12小时肺仍不复张，应寻找原因。

2. 预防　治疗后3个月内应保持大便通畅，避免剧烈的运动、搬提重物、用力咳嗽、搭乘飞机等易引起气胸复发的因素。

三、转诊注意事项

1. 经社区积极治疗，效果不佳，气胸未消除。
2. 气胸原因需专科治疗，如手术治疗肺大疱等。
3. 吸氧下转诊。

【经典习题】

（3～4题共用题干）

患者，男性，17岁。打篮球时突感右胸部闷痛、气促1小时。查体：T 36.8℃，P 85次/分，R 22次/分，BP 125/75mmHg；右肺触觉语颤减弱、叩诊呈鼓音、呼吸音减弱，左肺叩诊呈清音、呼吸音增强，双肺均未闻及干湿啰音；心律齐，各瓣膜听诊区未闻及病理性杂音。

3. 最可能的诊断是
   A. 肺大疱　　　　　　B. 支气管哮喘　　　　　C. 急性肺栓塞
   D. 自发性气胸　　　　E. 急性心肌梗死

4. 为明确诊断需进行的检查是
   A. 心电图　　　　　　B. 胸部X线片　　　　　C. 超声心动图
   D. 动脉血气分析　　　E. 心肌坏死标志物

答案：3.D；4.B。

第三节　气道异物

气道异物	初步判断	★★★
	现场急救	★★★
	转诊指征	★★★

鼻腔异物

一、初步判断

1. 异物进入鼻腔史或鼻腔外伤史　鼻腔异物有内源性和外源性两大类。内源性异物如死骨、凝血块、鼻石等；外源性异物有植物性、动物性和非生物性等。其中植物性异物多见，如豆类、果核等，并在儿童中发病率较高。

2. 临床表现　因异物性质、大小、形状、所在部位、刺激性强弱和滞留时间的长短而表现不同的症状，一般可出现鼻出血、脓涕、头痛、神经痛、视力障碍等表现。儿童鼻腔异物多表现为单侧鼻阻塞、流黏脓涕、鼻出血或涕中带血以及呼气有臭味等。如为活的动物性异物常有虫爬感。

3. 鼻腔检查　鼻腔内可见异物。

4. 辅助检查　对透光性差的异物，可借助 X 线检查，必要时行 CT 检查定位。

二、现场急救

根据异物大小、形状、部位和性质的不同，采用不同的异物取出方法。

1. 儿童鼻腔异物　可用头端是钩状或环状的器械，从前鼻孔轻轻进入，绕至异物后方再向前钩出。切勿用镊子夹取，尤其是圆滑的异物。

2. 动物性异物　须先用 1% 丁卡因麻醉鼻腔黏膜，再用鼻钳取出。

3. 无症状的细小金属异物　若不在危险部位，可定期观察，不必急于取出。

三、转诊指征

1. 没有良好的照明设备及专用工具，或医护人员没有取鼻腔异物的经验。
2. 异物较大嵌顿、鼻腔后部异物估计取出时有可能落入咽部，有误入喉腔或气管的危险。
3. 鼻腔异物需手术取出者。

【经典习题】

5. 下列关于鼻腔异物的现场急救，描述错误的是

　　A. 可用头端是钩状或环状的器械，从前鼻孔轻轻进入，绕至异物后方再向前钩出

　　B. 可用镊子夹取异物

　　C. 动物性异物须先用 1% 丁卡因麻醉鼻腔黏膜，再用鼻钳取出

　　D. 无症状的细小金属异物若不在危险部位，可定期观察，不必急于取出

　　E. 可以根据异物大小、形状、部位和性质的不同，采用不同的异物取出方法

答案：B。

喉异物

一、初步判断

1. 喉异物吸入史　喉异物种类繁多，常见的尖锐异物包括果核、鱼骨、瓜子等；较大异物包括果冻、花生米等。多发生在 5 岁以下的幼儿。

2. 临床表现　异物进入喉腔立即引起剧烈咳嗽，伴有呼吸困难、发绀等症状。较大异物嵌在声门或声门下可在数分钟内引起窒息死亡。不完全堵塞的喉异物，剧烈咳嗽后伴有不同程度的呼吸困难、喉喘鸣等。

3. 喉镜检查 可发现喉部异物。声门下异物常呈前后位，与食管内异物呈冠状位不同。
4. 辅助检查 喉前后位和侧位 X 线摄片，或喉部 CT 扫描可见异物。

二、现场急救

1. 使用海姆利希（Heimlich）手法急救　婴幼儿喉异物伴呼吸困难又没有必要的抢救设备时，可试行站在患儿背后，双手有规律挤压患儿腹部或胸部，利用增强腹压或胸压排出异物。
2. 间接喉镜下异物取出术　适用于声门上区异物，成人或较大儿童能配合者。
3. 直接喉镜下异物取出术　适用于儿童及成人的各类异物。
4. 纤维喉镜下异物取出术　适用于小的喉异物。
5. 异物较大、气道阻塞严重、有呼吸困难的病例，估计难以迅速在直接喉镜下取出时，可先行气管切开术。

三、转诊指征

1. 喉刺激症状明显，引发呼吸困难、发绀等现象。
2. 尖锐异物刺伤出现发热、吞咽或呼吸困难等症状。
3. 医护人员不具备异物取出术的经验。

【经典习题】

6. 喉异物的临床表现是
   A. 较大异物在声门或声门下可在数分钟内引起窒息死亡
   B. 异物进入喉腔立即引起剧烈咳嗽，伴有呼吸困难、发绀等症状
   C. 常见的尖锐异物包括果核、鱼骨、瓜子等
   D. 不完全堵塞的喉异物，剧烈咳嗽后伴有不同程度的呼吸困难、喉喘鸣
   E. 以上都是
   答案：E。

气管、支气管异物

一、初步判断

1. 多具有典型的异物吸入史　气管、支气管异物有内源性及外源性两类。前者为呼吸道内的假膜、干痂、血凝块等；后者为外界物质误入气管、支气管内所致。通常所指的气管、支气管异物属外源性异物，常见的为瓜子仁、花生米、各种豆类、小的玩具、食物、呕吐物等异物。多发生于 5 岁以下的儿童。

2. 临床表现　先出现剧烈呛咳、面色青紫，随后出现阵发性咳嗽。气管异物在咳嗽或呼气末期闻及声门拍击声，听诊器可听到撞击声。支气管异物并发肺气肿、肺不张时患侧呼吸音减弱或消失；并发吸入性肺炎时，可有咳嗽、咳黄色痰、发热、呼吸困难、心悸、胸闷等，查体可闻及肺部干、湿性啰音，心率加快等。

3. X 线检查　金属等不透光的异物，胸片或胸透可以确定异物位置、大小和形状。可透光的异物可通过间接征象进行推断，如纵隔摆动、肺气肿、肺不张、肺部感染等。

二、现场急救

气管、支气管异物是危及患者生命的急重症，应尽早取出异物，保持呼吸道通畅。
1. 极少数患者自行咳出异物。
2. 经直接喉镜异物取出术适用于部分活动的气管异物。
3. 经支气管镜异物取出术适用于绝大多数气管、支气管异物，应在全身麻醉下进行。
4. 纤维支气管镜或电子支气管镜异物取出术适用于位于支气管深部小的异物。

三、转诊指征

1. 患儿呼吸困难严重，而内镜设备和技术条件有限者，应迅速转诊。
2. 巨大或形状特殊的异物，估计较难通过声门裂取出，需做气管切开或开胸手术取出的患者。
3. 3岁以下伴有严重喉水肿、气管支气管肺炎的患儿，应尽快转诊。

【经典习题】

7. 儿童，4岁。在进食瓜子时引起剧烈呛咳，阵发性咳嗽，发绀。可能的诊断为

    A. 喉异物   B. 鼻腔异物   C. 气管、支气管异物

    D. 吸入性肺炎   E. 肺炎

答案：C。

第四节　心脏骤停

0.25点	初步判断	★★★
	现场急救	★★★
	转诊指征及注意事项	★★★

一、初步诊断

心脏骤停的及时识别十分重要。心脏骤停绝大多数发生于器质性心脏病患者，包括冠心病（如心肌梗死）、梗阻性肥厚型心肌病、扩张型心肌病、急性重症心肌炎、严重心脏瓣膜病、遗传性心律失常（Brugada综合征、长QT综合征等）等。患者表现为突发意识丧失，大动脉搏动消失，血压测不出，心音消失；呼吸断续，呈叹息样，随后停止；皮肤苍白、发绀；瞳孔散大，无对光反射；可出现大小便失禁。

1. 意识判断　使患者平卧，用双手拍打患者双肩，同时在患者双耳附近呼唤患者，以判断是否有反应。

2. 呼吸的判断　如果患者没有呼吸动作或仅有濒死样喘息，则符合猝死的表现。

3. 大动脉搏动　单手示指和中指放在颈动脉搏动位置判断是否有动脉搏动。

上述三项总用时不超过10秒钟。

二、现场急救

现场及时并且高质量的心肺复苏是抢救成功的关键。基本生命支持的顺序为胸外按压—打开气道—人工呼吸，有条件电除颤的应尽早进行，尤其是存在心室颤动或无脉性室性心动过速（室颤或无脉室速），应尽早进行电除颤。

1. 胸外按压　患者去枕平卧，取其两乳头连线的中点或胸骨下段1/2，一只手掌根紧贴胸骨，另一只手重叠放置在这只手的手背上，手指不能触碰患者胸壁。以髋关节为支点，肩-肘-手掌连线与患者胸壁垂直，按压时肘关节保持固定伸直状态。

按压速率为100~120次/分，按压幅度为5~6cm。按压与人工呼吸比例为30∶2。

操作要点：垂直向下按压；下压和放松时间相等；放松时保证胸廓充分回弹，手掌不可离开患者胸壁；最大限度避免中断胸外按压；每2分钟更换胸外按压操作者。

2. 打开气道

（1）仰头举颏法：一手置于患者额部加压使其头后仰，另一手同时抬举患者下颌，尽量使其下颌角

与耳根连线与地面垂直，开放气道。

（2）推举下颌法：双手放置于患者头部两侧，肘部支撑在患者仰卧的平面上，四指上提患者下颌角，拇指向前推下颌。

注意事项：对怀疑有头、颈部创伤的患者用推举下颌法更安全；开放气道后及时清除口腔及气道异物。

3. 人工呼吸

（1）开放气道后立即开始2次人工呼吸。

（2）口对口人工呼吸：操作者用置于前额的拇指和示指捏住患者鼻孔，正常吸气后用口唇把患者口唇全部包住，匀速向患者口中吹气，每次吹气应持续1秒钟，确保有明显的胸廓起伏。患者被动呼气时，开放鼻道。禁用于开放性结核、艾滋病活动期患者。

（3）口对鼻人工呼吸：操作者用置于下颌的手指使患者口部闭合，正常吸气后，用口唇把患者鼻孔全部包住，匀速向患者鼻中吹气，每次吹气应持续1秒钟，确保有明显的胸廓起伏。患者被动呼气时，开放口部。禁用于开放性结核、艾滋病活动期患者。

（4）球囊面罩辅助呼吸：面罩完全覆盖患者口鼻，单人操作时操作者用一手拇指和示指固定，另外三指抬举下颌，另一只手挤压气囊。双人操作球囊面罩辅助通气时，一人双手拇指和示指固定面罩，双手另外三指抬举下颌。另一人单手挤压气囊进行通气。

注意事项：胸外按压与人工呼吸的比例为30∶2，避免过度通气。

4. 电除颤　如果存在室颤/无脉室速，应尽早进行电除颤。患者充分暴露前胸，将两个电极板均匀涂抹导电糊。打开除颤仪，选择"非同步"状态。单相除颤仪选择除颤能量为360J，如果为双相除颤仪则选择200J。充电完成后，将电极板置于心底（胸骨右缘第2、3肋间）以及心尖外侧腋中线水平，确保电流贯穿心脏。保证操作者自己身体远离病床和患者身体，并通知其他救护人员远离。将电极板紧压患者皮肤，双手同时按下放电按钮。

注意事项：单次除颤后立即开始心肺复苏术，5个循环的心肺复苏术（2分钟）后再判断心律是否需要再次电除颤。

5. 药物治疗

（1）肾上腺素：1次电除颤后仍为室颤/无脉室速，予1mg静脉推注，每3~5分钟可重复给药。

（2）胺碘酮：2次电除颤后仍为室颤，可予胺碘酮首剂300mg加入5%葡萄糖溶液20~30mL快速静脉推注，3~5分钟后可重复给予150mg加入5%葡萄糖溶液20~30mL快速静脉推注，维持量为1mg/（kg·min）。

6. 电机械分离　表现为心电图或心电监护上可见心电活动，但大动脉未触及搏动、未闻及心音。常见病因包括：心脏压塞、张力性气胸、心脏破裂、严重低氧血症、严重酸中毒、严重低血容量、严重低体温、肺栓塞等。应针对病因采取相应措施。

三、转诊指征及注意事项

所有心脏骤停的患者均需立即就地进行心肺复苏术。待患者恢复自主循环，病情较稳定后均需向上级医院转诊。转诊期间注意开放静脉、开放气道、心电监护，配备必要的急救药品和急救人员，随时密切观察患者生命体征的变化。

【经典习题】

8.胸外心脏按压时手掌放置的正确部位是

　　A.左锁骨中线第4肋间　　　　B.剑突与胸骨交界处　　　　C.剑突下

　　D.胸骨左缘第4肋间　　　　　E.胸骨下段1/2

9.心肺复苏时，胸外按压与人工呼吸的比例为

　　A.10∶1　　　　　　　　　　B.3∶2　　　　　　　　　　C.10∶2

　　D.15∶2　　　　　　　　　　E.30∶1

答案 8.E；9.B。

第五节 急性心肌梗死

急性心肌梗死	初步判断	★★★
	现场急救	★★★
	转诊注意事项	★★★

一、初步判断

1. 对于无诱因的突发胸骨后或心前区疼痛，憋闷或窒息感，持续时间长，含服硝酸甘油不能缓解者，尤其是中老年人，应首先考虑心肌梗死的可能。应立即检查心电图及血清心肌坏死标志物。

2. 急性心肌梗死的诊断 ①无诱因长时间的缺血性胸痛，含硝酸甘油不能缓解；②心电图 2 个以上相邻导联出现 ST 段单相曲线性抬高，或多个导联出现明显缺血性 ST 段下移及 T 波倒置，或新出现的完全性左束支传导阻滞；③血清心肌坏死标志物升高超过正常 3 倍以上并有动态改变。符合上述 3 条中 2 条即可诊断。

3. 急性心肌梗死应与心绞痛、主动脉夹层、急性肺栓塞、气胸、急性心包炎引起的急性胸痛进行鉴别（详见本部分第二章第十五节"胸痛"）。

（1）主动脉夹层：中年以上，有高血压、动脉硬化史，突然发生的撕裂样疼痛，放射至头、颈、上肢、腰背、中下腹甚至下肢，严重者可有休克征象，两上肢血压或上、下肢血压有明显差别；颈部血管或主动脉瓣区出现杂音；超声心动图可能看到升主动脉增宽、主动脉出现夹层；心电图缺乏心肌梗死的特异性变化。

（2）急性肺栓塞：有慢性血栓栓塞症的危险因素（静脉功能障碍如静脉曲张和血栓性静脉炎、既往有静脉血栓史、慢性阻塞性肺疾病、慢性充血性心力衰竭、慢性心房颤动、2 型糖尿病、长期使用免疫抑制剂、甲状腺功能减退、长期卧床、骨折尤其是骨盆骨折、风湿免疫性疾病、恶性肿瘤晚期、妊娠与长期服用避孕药等）；突然发生一侧胸痛、呼吸困难、发绀、咳嗽、咯血；肺动脉瓣区第二心音亢进；心电图出现 $S_ⅠQ_ⅢT_Ⅲ$ 改变，或右束支传导阻滞、电轴右偏、顺钟向转位；超声心动图肺动脉高压、三尖瓣关闭不全。CT 肺动脉造影（CTPA）可确诊。

（3）急性心包炎：多见于青壮年，急性或亚急性发病，先有呼吸道感染症状，持久性或间歇性胸痛，吸气与咳嗽可使疼痛加重，伴有发热、气短、心包摩擦音；心电图多导联 ST 轻度抬高；超声心动图提示心包积液。

（4）气胸：在持重物、深吸气、剧烈咳嗽后突然发病，一侧胸痛、呼吸困难、干咳；病侧肺部叩诊呈鼓音、呼吸音减低或消失；胸部 X 线检查示患侧肺压缩可见压缩线。

二、现场急救

1. 卧床，建立静脉通道，维持血压，持续心电监护。

2. 给氧 无并发症者鼻导管中到高流量给氧；有左心衰竭、肺水肿者面罩给氧。

3. 镇静 吗啡 2～4mg 静脉注射，必要时 10～15 分钟可重复，剂量可增加至 2～8mg，注意观察患者的呼吸变化。

4. 硝酸盐制剂 可口含硝酸甘油，有条件者静脉持续滴注；收缩压＜90mmHg 或心率＜50 次/分者禁用。

5. 抗血小板治疗 无禁忌证，应立即给予 300mg 肠溶阿司匹林咀嚼和 300mg 氯吡格雷咀嚼，同时给予低分子肝素钙或低分子肝素钠 1 支腹部皮下注射。

6. 随时做好心肺复苏术准备。

7. 立即联系专业救护人员转上级医院。

三、转诊注意事项

1. 对于急性 ST 段抬高型心肌梗死，及时再灌注治疗是挽救濒死心肌、改善预后最重要的治疗措施。应立即联系专业救护人员，吸氧下尽快将患者转送至有条件的医院，力争发病 90 分钟内得到血管再通手术治疗或溶栓治疗。

2. 急性非 ST 段抬高型心肌梗死，其治疗原则与不稳定型心绞痛相同，也应立即转上级医院进一步治疗。

【经典习题】

10. 患者，男性，70 岁。糖尿病 10 年，既往无心悸、胸痛史。今日早餐后 1 小时，突然胸闷明显，面色苍白，烦躁，出汗恐惧感，2 小时未缓解。体检：心率 100 次 / 分，血压 86/70mmHg。最可能的诊断为

　　A. 不典型心绞痛　　　　B. 低血糖　　　　　　C. 急性心肌梗死
　　D. 糖尿病酮症酸中毒　　E. 变异型心绞痛

答案：C。

第六节　高血压急症

高血压急症	初步判断	★★★
	现场急救	★★★
	转诊注意事项	★★★

一、初步判断

对所有突然出现头痛、恶心呕吐、喘憋、胸痛、身体感觉或运动障碍的患者均应立即测量血压，了解以往有无高血压病史。如果血压是短时间内突然和显著升高超过 180/120mmHg，可判断为高血压急症。如果上述症状不明显而仅仅是血压超过 180/120mmHg，则诊断为高血压亚急症。

二、现场急救

1. 高血压急症

（1）监测生命体征，保持患者所处环境安静，镇静吸氧，测量双侧上臂血压（必要时还需测量下肢血压）。

（2）迅速评价靶器官受累情况：询问有无胸痛及疼痛性质；查看患者意识是否清楚、对答是否确切、肢体活动是否良好；听诊心脏有无奔马律、双肺有无湿性啰音；记录心电图排除心肌缺血和心肌梗死的可能性。

（3）控制血压：首选使用静脉降压药物。注意降压速度和程度：最初数分钟至 1 小时内血压控制目标为平均动脉压降低幅度不超过治疗前水平的 25%，在 2～6 小时内逐步降至安全水平，一般为 160/100mmHg 左右；如果可以耐受该血压且病情稳定，在此后的 24～48 小时内，降压至正常水平；主动脉夹层患者，如能耐受，收缩压应降至 100～110mmHg。

（4）控制血压的同时，根据靶器官的受损情况给予相应的处理：如急性左心衰竭者可适当使用强心、利尿药；心绞痛者可使用硝酸酯类药物；心率快，无急性左心衰竭者可用 β 受体拮抗剂。

2. 高血压亚急症　24～48 小时内将血压缓慢降至 160/100mmHg 左右，后逐渐降至目标水平。

三、转诊注意事项

1. 高血压急症患者在紧急处理的同时，要尽快呼叫"120"联系转诊。
2. 等待转诊时应注意监测患者生命体征，做好各项急救措施。
3. 对于高血压急症患者，即使血压控制后也仍建议到上级医院进一步判断靶器官损害程度，并给予相应的治疗。

【经典习题】

11. 关于硝普钠治疗高血压急症的描述，错误的是
    A. 连续使用不宜超过3天
    B. 常用剂量为 3μg/（kg·min）
    C. 最大剂量不超过 10μg/（kg·min）
    D. 不良反应为心动过速、恶性、呕吐、肌颤
    E. 需在强光照射下使用

    答案：E。

第七节 糖尿病酮症酸中毒

糖尿病酮症酸中毒	初步判断	★★★
	现场急救	★★★
	转诊注意事项	★★★

一、初步判断

1. 诱因 糖尿病患者常见有感染、胰岛素治疗中断或不适当减量、饮食不当、创伤、手术及妊娠分娩，有时也可无明显诱因。

2. 临床表现 早期酸中毒代偿阶段，患者可表现多尿、口渴、多饮、腹痛；在酸中毒失代偿期则出现食欲减退、恶心、呕吐、常伴头痛、嗜睡、烦躁、呼吸深快、呼气中有烂苹果味（酮症酸中毒表现）；病情更恶化，会严重失水，脉搏细数，血压下降，反射消失，嗜睡以至昏迷。

3. 实验室检查 尿酮体强阳性，血糖明显升高达 16.7~33.3mmol/L（300~600mg/dL），二氧化碳结合力下降，血 pH<7.2。

二、现场急救

1. 注射普通胰岛素（RI） 为防止治疗过程中因血糖下降过快、酸中毒纠正过速，导致脑水肿甚而致死的恶果，可应用"小剂量胰岛素"治疗方案：初次 RI 静脉滴注（于生理盐水中），剂量成人按 5~7U/h 计算 [0.1U/（kg·h）]，同时肌内注射 10~20U。严密观察血糖情况；待血糖降至 3.9mmol/L（250mg/dL）时，胰岛素改为每2小时皮下注射一次，剂量按尿糖（++++）16U、（+++）12U、（++）8U、（+）4U。如果用胰岛素及液体治疗 2~3 小时后血糖仍不下降，则可能有胰岛素抵抗，应将每小时胰岛素剂量加倍。治疗中应避免胰岛素用量过大、操之过急而发生低血糖，或因血糖下降过速，导致脑水肿及低血钾。

2. 纠正失水、电解质紊乱、酸中毒

（1）补生理盐水：初 2~4 小时补液 2000mL，第一日共 4000mL 左右，根据脱水情况确定。年老人及心肾功能不全者补液不宜过快过多。至血糖下降至 13.9mmol/L（250mg/dL）以下，改用 5% 葡萄糖液，或 5% 葡萄糖液 4/5 份及生理盐水 1/5 份。当患者能进食时，鼓励进流食、半流食。

（2）及时补钾：如血钾低或正常（通常血钾低于 4.0mmol/L），尿量充分，于治疗开始即静脉滴注氯化

钾 1.0～1.5g/500mL，第一日可补钾 6～9g。治疗前有高血钾者，于治疗后 3～4 小时注意补钾。补钾时宜在心电监护下进行，或 2～3 小时测血钾，防止产生高血钾。当血钾在 5mmol/L 以上时，终止补钾。

（3）纠正酸中毒：血 pH＞7.15 时不用碱剂，pH＜7.0 时用 5% 碳酸氢钠 150mL，pH 7.0～7.15 时用半量。

3. 监测血糖下降情况及尿酮体是否转阴性。

三、转诊注意事项

1. 治疗及监测条件不够时，或病情不见好转时，应立刻转上级医院。
2. 转诊时应保持静脉通道开放和监测生命体征。

【经典习题】

12. 患者，男性，20 岁。既往患 1 型糖尿病。2 天来出现恶心，面潮红，呼吸深快，渐发生神志模糊甚至昏迷。最可能的诊断是
  A. 乳酸性酸中毒   B. 尿毒症酸中毒   C. 呼吸性酸中毒
  D. 糖尿病酮症酸中毒 E. 糖尿病高渗性昏迷

13. 糖尿病酮症酸中毒的临床表现是
  A. 原有症状加重或首次出现"三多"伴乏力
  B. 食欲减退，恶心，呕吐，极度口渴，尿量增多
  C. 有代谢性酸中毒症状
  D. 严重脱水伴循环衰竭体征
  E. 以上都是

答案：12.D；13.E。

第八节　低血糖症

低血糖症	初步判断	★★★
	现场急救	★★★
	转诊注意事项	★★★

一、初步判断

1. 低血糖是糖尿病治疗过程中可能发生的不良反应。糖尿病治疗过程中，可能发生药物性严重低血糖，会引发心脑血管病而死亡。
2. 糖尿病患者出现出汗、恶心、饥饿感、轻微颤动和焦虑，以及快速有力的心跳，为低血糖的警示症状。血糖持续下降，可能出现意识模糊、言语不清和类似醉态的动作不稳，乃至抽搐。
3. 糖尿病患者血糖≤3.9mmol/L（非糖尿病患者低血糖的标准为＜2.8mmol/L），就属于低血糖范畴。

二、现场急救

1. 轻、中度低血糖　口服糖水、含糖饮料，或进食糖果、饼干、面包、馒头等即可缓解。
2. 药物性低血糖　应及时停用相关药物。
3. 重者和疑似低血糖昏迷的患者　应及时测定毛细血管血糖，甚至无需血糖结果，及时给予 50% 葡萄糖液 40～60mL 静脉注射，继以 5%～10% 葡萄糖液静脉滴注。神志不清者，切忌喂食，以免呼吸道窒息，可插胃管给予。

三、转诊注意事项

1. 经急救处理未见好转，或持续性昏迷者，应立即转院。
2. 转诊时应保持静脉通道开放和监测生命体征。

【经典习题】

（14～15题共用题干）

患者，男，82岁。晚饭前已经服用磺脲类降糖药，晚饭后又误服该降糖药。末次服药1小时后出现出汗、恶心、饥饿感、焦虑、心悸，随即出现神志不清被送诊。既往有糖尿病病史30年，平时口服降糖药控制血糖；有缺血性脑血管病病史10年。

14. 可迅速确定病因的检查是
    A. 血糖　　　　　　　　B. 血常规　　　　　　　　C. 尿常规
    D. 粪常规　　　　　　　E. 心肌酶谱
15. 最恰当的急救处理是
    A. 持续吸氧　　　　　　B. 急诊溶栓治疗　　　　　C. 输注红细胞悬液
    D. H_2 受体拮抗剂静脉注射　　E. 50% 葡萄糖液 60mL 静脉注射

答案：14.A；15.E。

第九节　癫痫持续状态

癫痫持续状态	初步判断	★★★
	鉴别诊断	★★★
	现场急救	★★★
	转诊注意事项	★★★

一、初步判断

癫痫持续状态是指癫痫连续发作之间意识未完全恢复又频繁再发，或发作持续30分钟以上不自行停止。各种癫痫发作均可出现癫痫持续状态，但以全面性强直－阵挛性发作（GTCS）持续状态最为常见和危险。以下描述的即指此类型。

1. 病史　多有癫痫强直－阵挛性发作病史。

2. 临床表现　典型的持续全面性强直－阵挛性发作。即突然尖叫一声，跌倒在地，眼球向上凝视，瞳孔散大，全身肌肉强直，上肢伸直或屈曲，手握拳，下肢伸直，头转向一侧或后仰，口吐白沫，大小便失禁，不省人事等，抽搐停止后患者进入昏睡、昏迷状态。发作之间意识未完全恢复，或一次发作持续30分钟以上未能自行停止。

3. 脑电图表现　为特征性的持续痫样放电，如棘波、尖波、多棘波、棘－慢复合波、尖－慢复合波。

二、鉴别诊断

1. 短暂性脑缺血发作（TIA）　TIA可出现发作性半身麻木、无力等，一般无意识障碍，多见于中老年人，常伴高血压病、脑动脉硬化症等脑卒中危险因素。

2. 癔症　多有精神受刺激的诱因，发作时无明显阳性体征，瞳孔等大等圆，对光反射正常，而癫痫持续状态瞳孔散大，对光反射消失。

3. 器质性脑病 如颅内占位性病变、脑卒中等鉴别。器质性脑病多有相应的病史，头颅CT扫描和EEG是重要的鉴别依据。

三、现场急救

1. 合理放置患者 把患者放到安全的地方，采取侧卧或平卧位头偏向一侧，去除口腔分泌物及异物，保持呼吸道通畅，给予吸氧，防止舌、唇咬伤及避免强力按压致肢体骨折。

2. 开放静脉给药通路 以便快速给药控制发作。

3. 尽快终止癫痫发作 <u>地西泮（安定）为终止发作的首选药物</u>。常用剂量为10～20mg，静脉注射，每分钟2～4mg，单次最大剂量不超过20mg。为防止复发，应在用药15分钟后重复给药或用100～200mg溶于5%葡萄糖生理盐水或生理盐水500mL中，以每小时40mL的速度缓慢静脉滴注维持。此外，根据情况也可选择：氯硝西泮对各型癫痫状态均有效，无呼吸抑制；苯妥英钠对GTCS持续状态效果较好；利多卡因可用于安定注射无效者等。

4. 防治脑水肿 可用20%甘露醇快速静脉滴注，或地塞米松10～20mg静脉滴注。

5. 加强生命体征监护 严密监测呼吸、脉搏、血压、体温和意识、瞳孔变化等。

6. 及时转诊 现场初步处理后尽快将患者及时转到有条件的医院就诊，查明诱因和病因，针对性地对因治疗。

四、转诊注意事项

癫痫持续状态是癫痫最严重的发作表现，由于其病死率高，基层医院没有完善的抢救设备和条件，应及时转诊到上级医院救治。

转诊注意事项：①转诊过程中，要有专人护理，注意生命体征监测；②将患者平卧或侧卧，头部偏向一侧，防止口腔分泌物误吸；③取下义齿，放上牙垫，防止舌、唇自咬；④防止抽搐时强力按压致肢体骨折；⑤给予氧气吸入；⑥就近转入有条件的医院。

【经典习题】

16. 以下哪项符合癫痫转诊的注意事项
    A. 转诊过程中，要有专人护理，注意生命体征监测
    B. 将患者平卧或侧卧，头部偏向一侧，防止口腔分泌物误吸
    C. 防止抽搐时强力按压致肢体骨折
    D. 给予氧气吸入，就近转入有条件的医院
    E. 以上都正确
    答案：E。

第二单元 常见损伤与骨折

第一节 颅脑损伤

颅脑损伤	初步判断	★★
	现场急救	★★★
	转诊注意事项	★★★

头皮损伤

一、初步判断

1. 头皮擦伤 为不同深度的表皮脱落，有少量出血或血清渗出。

2. 头皮挫伤 除表面局限性擦伤外，还可见深层组织肿胀、瘀血及压痛等。

3. 头皮裂伤 头皮裂伤多由锐器或钝器致伤。如伤口深及帽状腱膜下层时，则伤口会裂开。裂口的大小及深度不一，创缘整齐或不整齐，有时伴有皮肤挫伤或缺损。由于头皮血管丰富，血管破裂后不易自行闭合，即使伤口小出血也较严重，甚至因此发生失血性休克。

4. 头皮撕脱伤 多因头皮受到强烈的牵扯，导致头皮部分或整块自帽状腱膜下层或自骨膜下撕脱。出血多，易发生失血性休克。

5. 头皮血肿 按其解剖部位可分为皮下、帽状腱膜下及骨膜下血肿三种。

（1）皮下血肿：因皮下组织与皮肤层和帽状腱膜层之间结构紧密，此层内的血肿多较小，不易扩散，范围较局限。血肿周围软组织肿胀，显得头皮增厚触之较硬，其中心部较软，故有凹陷感，易与凹陷性骨折相混淆。

（2）帽状腱膜下血肿：由该层内头皮小动脉或导血管破裂引起。帽状腱膜下层疏松，血肿易于扩散，甚至蔓延至整个帽状腱膜下层，出血量可多达数十至数百毫升。可并发休克。

（3）骨膜下血肿：多因颅骨发生变形或骨折引起。如婴幼儿乒乓球样凹陷骨折和成人颅骨线形骨折后常并发此类血肿。由于骨膜在颅缝处附着牢固，故骨膜下血肿范围常不超过颅缝。

二、现场急救（见本节"颅脑损伤"部分）

三、转诊注意事项（见本节"颅脑损伤"部分）

【经典习题】

1. 头皮损伤不包括
   A. 头皮擦伤　　　　　　B. 头皮挫伤　　　　　　C. 头皮裂伤
   D. 头皮血肿　　　　　　E. 硬膜外血肿
   答案：E。

颅脑损伤

一、初步判断

颅脑损伤在平时和战时是很常见的一种损伤，发生率占全身各处损伤的10%~15%，仅次于四肢伤而居第二位，但其死亡率却居首位。因此，重视颅脑损伤的及时诊断与治疗，对患者的预后有着重要意义。

一般颅脑损伤可分为闭合性与开放性损伤两大类。

1. 闭合性颅脑损伤

（1）概述：闭合性颅脑损伤是由于脑组织在颅腔内因加速、减速、旋转、扭曲、剪力等方式致伤，可同时发生多处颅脑损伤。此类损伤硬脑膜保持完整，脑组织与外界不相交通。在直接着力点处，发生的脑挫裂伤为直接伤；作用力相对应的部位发生的脑挫裂伤，为对冲性颅脑损伤。例如枕部着地所引起的颅脑损伤，常发生对冲部位的额颞叶脑挫裂伤或同时合并硬脑膜下、脑内血肿。这类损伤多数较为复杂和严重。

（2）分类及临床表现

1）原发性颅脑损伤

A. 脑震荡：脑组织无肉眼可见的病理改变，在光镜与电镜下可观察到细微的形态学改变，如点状出血和水肿等。其意识障碍的病理生理机制，为脑干网状结构损害所致。

脑震荡的临床表现：①意识障碍：伤后立即昏迷，一般不超过半小时，表现为神志恍惚或意识完全丧失。②逆行性遗忘：清醒后不能回忆受伤当时乃至伤前一段时间内的情况。③伤后短时间内表现面色苍白、出汗、血压下降、心动徐缓、呼吸浅慢、肌张力降低、各种生理反射迟钝或消失。此后有头痛、头昏、恶心、呕吐等，这些症状常在数日内好转或消失，部分患者症状延续较长。④神经系统检查一般无阳性体征，脑脊液压力正常或偏低，其成分化验正常。

B. 脑挫裂伤：病理特点为肉眼下可见到软脑膜下出血点，脑实质有大片出血，组织断裂及毁损，随之发生脑水肿。

脑挫裂伤的临床症状包括：①意识障碍较重，昏迷时间从数小时到数日、数周甚至更长。②颅内压增高症状，如头痛、恶心、呕吐等，多因脑出血、脑水肿引起，生命体征也出现相应变化，血压、脉搏和呼吸不稳定。如血压升高而呼吸深慢，脉搏缓慢有力，这反映颅内压增高已较严重，可能并发颅内血肿。闭合性颅脑损伤时，很少发生低血压，如患者血压低，多因合并身体其他部位严重损伤所致。③出现脑挫裂伤相应的神经系统体征，如一侧运动区损伤时有对侧偏瘫、锥体束征或癫痫。

C. 脑干损伤：暴力作用于头部造成的原发性脑干损伤占颅脑损伤的2%～5%。由于脑干内有重要的神经核团、传导束和呼吸、循环等生命中枢，故表现的症状较重。脑干损伤时常见有两侧瞳孔不等大或极度缩小，两眼球位置不一，眼球分离或同向偏斜，两侧锥体束征阳性，肢体阵发性痉挛及去大脑强直等症状。

D. 下丘脑损伤：主要症状有体温调节失衡及尿崩症等。

2）继发性颅脑损伤：颅内血肿是颅脑损伤的一类常见而严重的继发性病变，可分为硬膜外血肿和硬膜下血肿等。

A. 硬脑膜外血肿：可同时存在于各类型的颅脑损伤中，由于血肿部位不同而临床症状亦不相同，以典型的颞部硬脑膜外血肿为例：受伤当时有短暂的意识障碍，随即清醒或好转，继之因颅内出血而表现急性颅内压增高的症状，头痛进行性加重，烦躁不安，频繁呕吐并出现神经系统定位体征或昏迷。两次昏迷之间的间隔期称为"中间清醒期"或"意识好转期"。若中间清醒期短，表明血肿形成速度快。原发性颅脑损伤较轻者，伤后可无明显意识障碍，到血肿形成后才陷入昏迷。随着血肿量增大及颅内压增高，可逐渐出现脑疝症状。一般表现为意识障碍加重，血肿侧瞳孔先缩小，后散大，对光反应也随之减弱而消失，血肿对侧有明显的锥体束征及偏瘫。继之对侧瞳孔也散大，去大脑强直，如不积极救治，可发生中枢性衰竭而死亡。

B. 硬脑膜下血肿：血肿发生在硬脑膜下腔，按症状出现的时间可分为三种类型：

a. 急性硬脑膜下血肿：血肿因继发于脑挫裂伤，会使原来的神经症状加重，进而出现急性颅内压增高及脑疝征象。患者伤后意识障碍严重，常无中间清醒期或只表现意识短暂好转，继而迅速恶化。意识状况一般表现为持续性昏迷或意识障碍程度进行性加重。由于病情进展迅速，多很快出现血肿侧瞳孔散大，不久对侧瞳孔亦散大，肌张力增高，呈去大脑强直状态。

b. 亚急性硬脑膜下血肿：其形成机制与急性型相似，不同在于脑血管损伤较轻或出血速度较慢。症状与常见的急性型相似，但临床进展相对缓慢，经常是在脑挫裂伤的基础上，逐渐出现颅内压增高症状，表现有新的神经体征或原有体征加重，甚至出现脑疝。这类血肿要与脑挫裂伤继发脑水肿相鉴别。

c. 慢性硬脑膜下血肿：造成这类血肿的外力多较小，甚至有些伤员无明确的头部外伤史。多数患者的年龄较大，由于出血缓慢，在伤后较长时间内才形成血肿。此外，婴幼儿除产伤和一般外伤所致外，颅内低压、维生素C缺乏、营养不良和血小板减少性疾病等亦为致病诱因。慢性硬脑膜下血肿与其他血肿不同，除占位作用导致颅内压增高外，还可因脑组织长期受压，引起显著的脑萎缩，病史越长，这种现象越明显。

（3）辅助检查

1）颅骨X线平片：患者情况允许时应作为常规检查。颅骨X线平片检查可确定有无骨折及其类型，亦可根据骨折线的走行判断颅内结构可能出现的损伤情况，以利于进一步的检查和治疗。

颅盖骨折X线平片检查确诊率为95%～100%。骨折线经过脑膜中动脉沟、静脉窦走行区时，应注意有发生硬脑膜外血肿的可能。

颅底骨折经X线平片确诊率仅为50%左右。因此必须结合临床表现做出诊断，如有无脑神经损伤及脑脊液漏等。

2）头颅CT扫描：对颅脑损伤的诊断，是目前最理想的一项检查方法。可以准确地判断损伤的类型及血肿的大小、数量和位置，但要送上级医院进行。

3）头颅MRI扫描：一般较少用于急性颅脑损伤的诊断。头颅CT和MRI扫描对颅脑损伤的诊断各有优点，但要送上级医院进行。

（4）诊断

1）病史：颅脑损伤患者由于伤后意识障碍，常不能自己表达受伤的经过，需要向家属或陪送人员询问受伤原因及其经过。了解有无晕厥、高血压、妊娠、精神病、酗酒、中毒等病史及周身状况。注意伤后是否当即昏迷及昏迷时间长短，伤后有无中间清醒期，有无剧烈头痛、躁动不安、频繁呕吐等颅内血肿及颅内压增高的征象。除颅脑损伤外，尚须注意其他部位的伤情。

重要了解受伤时间、原因、头部外力作用的情况；伤后意识障碍变化情况；伤后做过何种处理；伤前健康状况：主要了解心血管、肾及肝脏重要疾患及有无妊娠。

2）体征：患者伤后出现明显的意识和生命体征改变、偏瘫、失语等，均属重型颅脑损伤。伤后有中间清醒期或好转期，呼吸、脉搏、血压的"两慢一高"改变，提示有颅内血肿。伤后高热是下丘脑损伤或颅内感染的表现。

体格检查：主要包括意识障碍的程度和变化，是判断病情的重要方面。头部检查：注意头皮损伤，口、耳、鼻出血及溢液情况。生命体征（呼吸、血压、脉搏和体温）要作为重点检查，以确定有无休克及颅内压增高等。瞳孔应注意对比双侧大小、形状和光反应情况。运动和反射变化。

3）辅助检查：伤情危重者，检查时需要有人陪护。已经出现呼吸困难或休克时，避免搬动患者，先采取应急治疗，改善呼吸与循环后再做检查。

A. CT和MRI检查：可迅速得出伤情结果，故可作为辅助检查的首选。初次CT检查未发现颅内血肿，以后又出现颅内压增高等迟发性血肿征象者，宜再次行CT复查。

B. 头颅X线平片：所有颅脑损伤患者，尤其是开放性损伤，应常规进行颅骨X线正、侧位平片检查。疑有颅骨凹陷骨折时应摄切线位，了解骨折凹陷的深度。对身体其他部位合并伤，宜有选择地进行X线平片检查或CT扫描。

2. 开放性颅脑损伤 锐器或钝器造成的头皮、颅骨、脑膜和深达脑组织的损伤，称为开放性颅脑损伤。此类损伤分火器伤与非火器伤两种，平时以后者为多见，如刀、斧砍伤等；战时由各种火器造成，两者处理原则基本一致。但火器性颅脑损伤的伤情一般更复杂，且严重。

（1）临床表现

1）意识障碍：初期多有昏迷，但也有不昏迷者。伤后出现中间清醒或好转期，或初期无昏迷，以后出现进行性意识障碍，再转入昏迷，多有颅内血肿形成。类似表现如出现在后期，应考虑脑脓肿的可能。长期昏迷者，多因广泛脑挫伤、脑干伤或脑缺氧致继发性脑损害。严重合并伤、多发伤、休克、呼吸道阻塞、缺氧、感染性中毒、全身衰竭等因素，均可使脑部伤情加重，以致昏迷程度加深。部分伤员尚可出现精神障碍。

2）生命体征：重伤员早期常出现呼吸障碍，表现为呼吸深慢、紧迫或间歇性呼吸。脉搏可徐缓或细数。有时心律不齐，血压可升高或下降。需要定时监测，注意脑受压引起的生命体征变化。颅脑火器伤时，除非有大量外出血，单纯因颅脑伤引起的休克较少见。如果出现严重休克应考虑有其他合并伤并存，尤其是胸、腹部脏器伤的可能性较大。伤道出血、脑脊液漏、周身脱水衰竭等，也可引起休克。伤员出现高热，除下丘脑损伤外，要警惕有颅内感染、肺炎和泌尿系炎症等并发症发生。伤员全身衰竭时，虽有上述病情，但体温不一定升高。

3）眼部征象：一侧幕上血肿常出现同侧瞳孔进行性散大。脑干损伤时瞳孔可缩小、扩大或多变。颅后凹血肿早期很少出现瞳孔改变而生命体征变化较明显。

4）运动、感觉与反射障碍：多取决于具体伤情。

5）颅内压增高：是常见症状，早期主要由于颅内血肿、急性脑水肿和颅内感染；晚期则主要由颅内脓肿所致。

6）脑膜刺激征：常因颅内出血、感染、颅内压增高等引起，也要注意可能合并有颈部伤。

（2）诊断

1）受伤部位和性质，并查明合并伤。

2）全身检查，包括各系统及生命体征。

3）神经系统检查，判断有无颅内压增高及脑受压。

4）辅助检查，常规拍颅骨X线正侧位片，以了解颅骨骨折情况、颅内有无碎骨片及异物等，必要时需拍颅基位片。对于复杂的脑穿透伤，头颅CT扫描能确诊颅内血肿及投射物在颅内的具体位置，并可显示子弹或弹片造成脑伤道直接破坏区及伤道周围区情况。对颅内有金属异物存留时不宜采用MRI检查。在野战条件下，早期尽量少采用腰椎穿刺作为诊断手段，在颅内压增高时尤其要慎重，但并发脑膜炎时，可通过腰椎穿刺作为诊治方法。

二、现场急救

1.保持呼吸道通畅 急性颅脑损伤的患者由于出现意识障碍而失去主动清除分泌物的能力，可因呕吐物或血液、脑脊液吸入气管二造成呼吸困难，甚至窒息。故应立即清除口、鼻腔的分泌物，调整头位为侧卧位或后仰，必要时就地气管内插管或气管切开，以保持呼吸道通畅。若呼吸停止或通气不足，应连接简易呼吸器做辅助呼吸。

2.制止活动性外出血 头皮血运极丰富，单纯头皮裂伤有时即可引起致死性外出血。开放性颅脑损伤可累及头皮的大小动脉，颅骨骨折可伤及颅内静脉窦，同时颅脑损伤往往合并有其他部位的复合伤，这些均可造成大出血而引起失血性休克，导致循环功能衰竭。因此，制止活动性外出血，维持循环功能极为重要。现场急救处理包括：

（1）对可见的较粗动脉的搏动性喷血可用止血钳将血管夹闭。

（2）对头皮裂伤的广泛出血可用绷带加压包扎暂时减少出血。在条件不允许时，可用粗丝线将头皮全层紧密缝合，到达医院后需进一步处理时再拆开。

（3）静脉窦出血现场处理比较困难，在情况许可时最好使伤员头高位或半坐位转送到医院再做进一步处理。

（4）对已暴露脑组织的开放性创面出血，可用吸收性明胶海绵贴附，再以干纱布覆盖，包扎不宜过紧，以免加重脑组织损伤。

3.维持有效的循环功能 单纯颅脑损伤的患者很少出现休克，往往是因为合并其他脏器的损伤、骨折、头皮裂伤等造成内出血或外出血而致失血性休克，引起循环功能衰竭。但在急性颅脑损伤时，为防止加重脑水肿而不宜补充大量液体或生理盐水，因此及时有效地止血、快速输血或血浆是防止休克、避免循环功能衰竭最有效的方法。

4.局部创面的处理 以防止伤口再污染、预防感染、减少或制止出血为原则，可在简单清除创面的异物后用生理盐水或凉开水冲洗，然后用无菌敷料覆盖包扎，并及早应用抗生素和破伤风抗毒素。

5.防止和处理脑疝 当患者出现昏迷及瞳孔不等大时，即是颅脑损伤严重的表现，瞳孔扩大侧通常是颅内血肿侧。应静脉推注或快速静脉滴注（15～30分钟内）20%甘露醇250mL，同时用呋塞米40mg静脉推注后立即转送上级医院救治，并注意用药后患者意识和瞳孔的变化。

三、转诊注意事项

1.凡是有颅脑损伤的患者要尽快送上级医院进行抢救治疗。转运之前或同时进行止血、包扎、固定、开放气道、输液、抽血配血等处理。

2. 对怀疑有颅脑损伤，尤其是有瞳孔不等大、呼吸深大、叹气样呼吸者，要快速静脉滴注 20% 甘露醇 250mL，加呋塞米 40mg 静脉推注，以减轻脑水肿，防止脑疝形成。

3. 所有颅脑损伤的患者均应尽快送往上级医院进行头颅 CT 或磁共振（MRI）检查以排除颅内损伤的可能。必要时同时检查其他部位有无损伤。

4. 转运途中要密切观察伤者的意识状态、呼吸、血压、脉搏（或心跳）、体温等生命体征，观察尿量。

5. 途中要开放气道，保持呼吸道通畅，随时准备行心肺脑复苏术。尽量减少路途中的颠簸，防治呕吐物的窒息。

6. 途中需要配备 20% 甘露醇、呋塞米、控制抽搐的药物和心肺脑复苏药物、球囊辅助呼吸器，有条件的配备气管插管的物品。

【经典习题】

2. 对颅脑损伤的诊断，目前最理想的一项检查方法是
   A. 颅骨 X 线平片　　　B. 头颅 CT 扫描　　　C. 头颅 MRI 扫描
   D. 脑脊液培养　　　　E. 血象检查

3. 下列不属于颅脑损伤现场急救处理的是
   A. 保持呼吸道通畅　　B. 制止活动性外出血　　C. 维持有效的循环功能
   D. 处理局部创面　　　E. 服用止痛药物

答案：2.B；3.E。

第二节　腹部损伤

腹部损伤	初步判断	★★
	现场急救	★★★
	转诊注意事项	★★★

一、初步判断

腹部损伤临床较为多见。根据是否有伤口直接和外界相通，分为开放性损伤和闭合性损伤。根据有无内脏损伤，分为单纯腹壁损伤和内脏损伤。内脏损伤又分为实质性脏器损伤（如肝、脾、肾等损伤）和空腔脏器损伤（如胃肠道、胆道、膀胱等损伤）。

由于致伤原因和伤情的不同，腹部损伤的临床表现可以有很大差异，从无明显的症状体征到出现休克甚至濒死状态。实质性脏器如肝、脾、胰、肾等或大血管损伤，主要是腹腔内出血的表现。患者可出现心慌、口渴、腹部持续性疼痛、面色苍白、脉率加快，还可出现血压下降和休克的表现。严重的损伤可使患者很快进入休克状态。腹部可以有压痛和反跳痛等腹膜刺激症状，但程度并不严重。出血量较大时，可出现腹部移动性浊音。空腔脏器如胃肠道、胆道、膀胱等破裂的主要临床表现是弥漫性腹膜炎的症状和体征，表现为弥漫性腹部疼痛、压痛、反跳痛和腹肌紧张。这是由于空腔脏器内容物漏出刺激腹膜所致。根据漏出物酸性和碱性化学物质的浓度不同，其刺激程度和由其引起的早期腹膜刺激征的严重程度也不同，通常是胃液、胆汁、胰液的刺激程度最强，上消化道漏出物刺激程度高于下消化道漏出物。多数患者有恶心、呕吐等胃肠道症状，部分患者出现呕血、便血。随着病情进展，腹腔内感染程度不断加重，患者逐渐出现全身中毒症状。

在腹部损伤的诊断中，仔细询问受伤史和详细而有重点的体格检查至关重要，但有时因为伤情紧急，

询问受伤史和体检要和一些必要的急救措施同时进行。对腹部损伤的初步诊断要尽可能地明确以下问题：

1. 有无内脏损伤 单纯腹壁损伤的症状体征多较轻，可表现为受伤部位的疼痛，局部腹壁肿胀、瘀斑和压痛等。有下列情况之一的，应考虑有内脏损伤：①早期出现休克征象者，尤其是失血性休克；②有持续性甚至进行性加重的腹痛，伴恶心呕吐等消化道症状者；③有明显腹膜刺激征者；④有气腹者；⑤腹部出现移动性浊音者；⑥有呕血、便血或血尿者；⑦直肠指检发现前壁有压痛或波动感，或指套染血者。

2. 是哪一类脏器损伤 对于初步判断有内脏损伤的患者，要进一步判断是哪一类脏器损伤及其程度。以下各项有一定的提示价值：①有恶心、呕吐、便血、气腹者多为胃肠道损伤；②有排尿困难、血尿、会阴部牵涉痛者，可考虑泌尿系损伤；③有膈面腹膜刺激表现者，提示有肝、脾等上腹部脏器损伤；④有下位肋骨骨折者，要注意肝、脾破裂的可能；⑤有骨盆骨折的，提示有直肠、膀胱、尿道等损伤的可能。

3. 是否有多发性损伤 因为造成腹部损伤的致伤因素多较为复杂，所以对于腹部损伤的诊断不能满足于发现某一个器官损伤，要进一步判断是否存在着复合伤和多发损伤。要注意发现以下几种情况：①腹内有一个以上器官损伤；②除腹部损伤外，尚有腹部以外的合并伤，尤其是要及时发现颅脑损伤、胸部损伤、脊椎骨折等可能危急患者生命的复合伤；③腹部以外损伤累及腹内脏器。

对于怀疑有腹部脏器损伤，又不能确诊的患者，可以行诊断性腹腔穿刺。穿刺点多选于脐和髂前上棘连线的中、外1/3交界处或经脐水平线与腋前线交汇处。可用粗针头直接穿刺抽吸或者经粗针头插入多孔细塑料管进行抽吸，抽到液体和气体均为阳性。

二、现场急救

1. 紧急处置 有腹腔脏器损伤的患者，往往因为出血和疼痛等原因而出现休克症状，所以紧急处理时应及时开放静脉输液通道，及时补充生理盐水、平衡盐等液体，以扩充血容量。对于腹痛患者，在诊断未完全明确、治疗方案没有确定之前，不宜使用强力镇痛药物，以免掩盖病情进展。所有诊断和怀疑腹部损伤的患者，初期处置一律禁饮食，以免加重腹腔污染和影响后续手术治疗。对于腹壁破裂导致腹腔内脏器脱出者，不能现场将脱出内脏放回腹腔，而应该用消毒碗覆盖脱出的脏器，转入医院后在手术室内消毒、检查、处置后还纳。

2. 观察和一般处置 对于暂时不能明确有无腹腔内脏器损伤而生命体征尚平稳的患者，要给予严密观察，随时监测病情变化，同时给予相应对症处理。措施包括：①每15～30分钟测定血压、脉搏和呼吸；②每30分钟检查一次腹部体征，注意腹膜刺激征程度和范围的变化；③每30～60分钟测定一次红细胞计数和血红蛋白含量；④必要时重复进行诊断性腹腔穿刺；⑤禁食补液；⑥注射广谱抗生素预防或治疗腹腔内感染；⑦疑有空腔脏器破裂或明显腹胀者，应进行胃肠减压。

三、转诊注意事项

腹部损伤患者如明确或怀疑有器官损伤，均应及时转院治疗。转院前根据条件采取前述的部分紧急处置措施，以提高转院过程中的安全性。转院过程中应注意：①严密观察病情变化，随时了解患者意识状态、腹痛程度和范围的变化，定时测定血压、脉搏和呼吸等生命体征；②患者采取垫高头部、下肢屈曲的仰卧位，以减轻腹痛；③保持静脉输液通道通畅，持续补液；④有四肢骨折者，简单固定。

【经典习题】

4. 针对腹部损伤现场急救处置的说法，错误的是
   A. 及时开放静脉输液通道
   B. 及时使用镇痛药物缓解疼痛
   C. 所有诊断和怀疑腹部损伤的患者，初期一律禁饮食
   D. 对于腹壁破裂导致腹腔内脏器脱出者，不能现场将脱出内脏放回腹腔
   E. 严密观察，监测病情，给予相应对症处理

答案：B。

第三节 常见的骨折

常见的骨折（肱骨干、桡骨远端、股骨颈、胫骨、脊柱、骨盆）	概念	★★
	临床表现	★★
	诊断	★★
	急救处理原则	★★★

肱骨干骨折

一、概念

肱骨外科颈远端1cm以下至肱骨髁部上方2cm以上为肱骨干。肱骨干骨折多见于青壮年，好发于中部，其次为下部，上部最少。中下1/3骨折易合并桡神经损伤，下1/3骨折易发生骨不连。

二、临床表现

骨折原因、类型与移位机制：

1. 直接暴力 常发生于交通及工伤事故，多见于中1/3处，多为粉碎或横行骨折。
2. 间接暴力 跌倒时因手掌或肘部着地所致，多见于下1/3处，骨折线为斜形或螺旋形。
3. 旋转暴力 常发生于新兵投掷训练中，好发于中下1/3处，骨折线为螺旋形。

三、诊断

1. 病史症状 明显外伤史，患肢疼痛，活动受限。
2. 查体 骨折局部肿胀，可有短缩、成角畸形，局部压痛剧烈，有异常活动及骨擦音，上肢活动受限。合并桡神经损伤时，出现腕下垂等症状。
3. 辅助检查 X线片可确定骨折部位及移位情况。

四、急救处理原则

确诊后应妥善固定骨折，可使用夹板或石膏外固定。若无固定材料，可就地取材，如树枝、木棍、木板等，也可将受伤的上肢绑在胸部。固定后及时转往上级医院进一步救治。

急救固定的目的：①避免骨折端活动，减轻疼痛；②避免转运过程中加重周围组织损伤；③便于运送。

桡骨远端骨折

一、概念

桡骨远端骨折极为常见，约占平时骨折的1/10。多见于老年妇女、儿童及青年。骨折发生在桡骨远端2～3cm范围内。常伴桡腕关节及下尺桡关节的损坏。

二、临床表现

骨折原因及类型：

1. 伸直型骨折（Colles骨折） 最常见，多为间接暴力致伤。跌倒时腕关节处于背伸及前臂旋前位、手掌着地，暴力集中于桡骨远端松质骨处而引起骨折。骨折远端向背侧及桡侧移位。儿童可为骨骺分离；

老年人由于骨质疏松，轻微外力即可造成骨折且常为粉碎骨折，骨折端因嵌压而短缩。粉碎骨折可累及关节面或合并尺骨茎突撕脱骨折及下尺桡关节脱位。

2. 屈曲型骨折（Smith 骨折）　较少见，骨折发生原因与伸直型骨折相反，故又称反 Colles 骨折。跌倒时手背着地，骨折远端向掌侧及尺侧移位。

3. 巴尔通骨折（Barton 骨折）　系指桡骨远端关节面纵斜型骨折，伴有腕关节脱位者。跌倒时手掌或手背着地，暴力向上传递，通过近排腕骨的撞击引起桡骨关节面骨折，在桡骨下端掌侧或背侧形成一带关节面软骨的骨折块，骨块常向近侧移位，并腕关节脱位或半脱位。

三、诊断

1. 病史症状　腕部外伤后剧痛，不敢活动。

2. 查体　腕部肿胀、压痛明显，手和腕部活动受限。伸直型骨折有典型的银叉状和刺刀样畸形，尺桡骨茎突在同一平面，直尺试验阳性。屈曲型骨折畸形与伸直型相反。注意正中神经有无损伤。

3. 辅助检查　X线片可清楚显示骨折及其类型。伸直型者桡骨骨折远端向背桡侧移位，关节面掌侧及尺侧倾斜角度变小、消失，甚至反向倾斜。桡骨远侧骨折端与近侧相嵌插，有的合并尺骨茎突骨折及下尺桡关节分离。屈曲型骨折桡骨远端向掌侧移位。对轻微外力致伤的老年患者，应做骨密度检查，以了解骨质疏松情况。

四、处理原则

1. 无移位的骨折用石膏四头带或小夹板固定腕关节于功能位 3～4 周。

2. 有移位的伸直型骨折或屈曲型骨折多可手法复位成功。伸直型骨折，非粉碎性未累及关节面者，常采用复位法。复位后，保持腕关节掌屈及尺偏位，石膏或外固定架固定 4 周。屈曲型骨折纵向牵引后复位方向相反，复位后，腕关节背屈和旋前位固定 4 周。固定后即拍 X 线片检查对位情况，1 周左右消肿后需拍片复查，如发生再移位应及时处理。

3. **转诊**　复位困难或复位后不易维持者（如巴尔通骨折），及时转往上级医院救治。

4. **功能锻炼**　骨折固定期间要注意肩、肘及手指的活动锻炼。尤其老年人，要防止肩关节僵硬。

5. 老年人应及时治疗及预防骨质疏松，避免跌倒。

股骨颈骨折

一、概念

股骨颈骨折常发生于老年人，随着人的寿命延长，其发病率日渐增高。其临床治疗中存在骨折不愈合和股骨头缺血坏死两个主要问题。造成老年人骨折有两个基本因素：一是骨强度下降；二是老年人髋周肌群退变，不能有效地抵消髋部有害应力。青壮年股骨颈骨折，往往由于严重损伤所致。

二、临床表现

股骨颈骨折按骨折线部位分为 3 类：①股骨头下骨折：股骨头的血液循环大部中断，股骨头易发生缺血坏死；②股骨颈中部骨折：骺外侧动脉、干骺端上及下侧动脉经滑膜进入股骨头，因此骨折尚能愈合；③股骨颈基底部骨折：骨折两端的血液循环良好，骨折容易愈合。

股骨颈骨折按骨折线的方向可分为 2 类：①股骨颈外展骨折：两折端之间呈外展关系，颈干角增大，骨端嵌插，位置稳定，骨折线的 Pauwel 角小于 30°，骨折易愈合；②股骨颈内收骨折：骨折线的 Pauwel 角大于 50°，骨折线之间剪力大，骨折不稳定，股骨头坏死率高。

患者外伤后感髋部疼痛，下肢活动受限，不能站立和行走。有时伤后并不立即出现活动障碍，仍能行走，但数天后，髋部疼痛加重，逐渐出现活动后疼痛加重，甚至不能行走，说明受伤时可能为稳定骨折，以后发展为不稳定骨折而出现功能障碍。

三、诊断

1. 有外伤史。
2. 检查时可发现患肢出现外旋畸形，一般在45°～60°。若外旋畸形达到90°，应注意是否合并转子间骨折。
3. X线平片检查可明确骨折的部位、类型、移位情况。

四、急诊处理原则

患者常为老年人，一方面要积极明确骨折情况，另一方面要注意患者生命体征是否稳定，是否合并其他损伤。确诊后尽快转往上级医院救治。中老年人应注意防治骨质疏松，防止跌倒。

【经典习题】

（5～6题共用题干）

患者，女，85岁。3小时前行走时不慎摔倒，右髋部疼痛，活动时加重。查体：右下肢短缩，外旋畸形约50°，右髋部叩击痛（+），活动障碍。

5. 最可能的诊断是

　A. 骨盆骨折　　　　　　B. 胫骨骨折　　　　　　C. 腓骨骨折
　D. 髋骨节脱位　　　　　E. 股骨颈骨折

6. 最适宜的治疗是

　A. 尽快转往上级医院治疗
　B. 局部理疗，适度推拿按摩
　C. 对症止痛，扶助行器适度下床活动
　D. 卧床休息2个月，患足穿"丁"字鞋防旋转
　E. 皮牵引2个月，坚持股四头肌收缩训练

答案：5.E；6.A。

胫骨骨折

一、概念

胫骨骨折原因有直接暴力与间接暴力。

（一）**直接暴力**

胫骨骨折以重物打击、踢伤、撞击伤或车轮碾轧伤等多见，暴力多来自小腿的外前侧。骨折线多呈横断型或短斜型。巨大暴力或交通事故伤多为粉碎性骨折。因胫骨前面位于皮下，所以骨折端穿破皮肤造成开放性骨折的可能性较大，肌肉被挫伤的机会较多。

（二）**间接暴力**

为由高处坠下骨折。

二、临床表现与诊断

胫骨骨折后小腿肿胀、疼痛，可有畸形和异常动度；X线片检查有助于骨折和骨折类型的诊断。此骨折应注意检查软组织损伤的范围和程度，以及有无神经、血管损伤；胫骨上段骨折和腓骨颈骨折，应注意腘动脉和腓总神经损伤的可能。

三、急救处理原则

确诊后应妥善固定骨折，可使用长腿石膏或支具外固定。若无固定材料，可就地取材，如树枝、木

棍、木板等，也可将受伤的下肢与健侧捆绑固定。固定后及时转往上级医院救治。若为开放性骨折，创口多有出血，可用绷带压迫包扎止血。有大血管出血时可使用止血带，应记录开始的时间。若骨折端已戳出创口，不应立即复位，以免将污物带进创口深处，可待清创后再复位。若在包扎时骨折端自行滑回创口内，应向接诊医师说明。

脊柱骨折

一、概念

脊柱骨折常发生于工矿、交通事故，战时和自然灾害时可成批发生。伤情严重复杂，多发伤、复合伤较多，并发症多，合并脊髓伤时预后差，甚至造成终身残疾或危及生命。

二、临床表现

1. 有严重外伤史，如高空落下、重物打击头颈或肩背部、塌方事故、交通事故等。
2. 患者感受伤局部疼痛，颈部活动障碍，腰背部肌肉痉挛，不能翻身起立。骨折局部可扪及局限性后突畸形。
3. 由于腹膜后血肿对自主神经刺激，肠蠕动减慢，常出现腹胀、腹痛等症状，有时需与腹腔脏器损伤相鉴别。
4. 合并脊髓和神经根损伤时可出现损伤平面以下的运动、感觉、反射及括约肌和自主神经功能损害，甚至出现脊髓休克。

三、诊断

1. 有外伤史。
2. 有上述临床表现。
3. 特殊检查

（1）X线检查：常规摄脊柱正侧位片，必要时摄斜位片。阅片时测量椎体前部和后部的高度与上、下邻椎相比较；测量椎弓根间距和椎体宽度；测量棘突间距及椎间盘间隙宽度并与上、下邻近椎间隙相比较。测量正侧位上椎弓根高度。X线片基本可确定骨折部位及类型。

（2）CT检查：有利于判定移位骨折块侵犯椎管程度和发现突入椎管的骨块或椎间盘。

（3）MRI（磁共振）检查：对判定脊髓损伤状况极有价值。

四、防治原则

（一）急救和搬运

1. 脊柱脊髓伤有时合并严重的颅脑损伤、胸部或腹部脏器损伤、四肢血管伤，危及伤员生命安全时应首先抢救。
2. 凡疑有脊柱骨折者，应使患者脊柱保持正常生理曲线。切忌使脊柱做过伸、过屈的搬运动作，应使脊柱在无旋转外力的情况下，三人用手同时平抬平放至木板上；人少时可用滚动法。对颈椎损伤的患者，要有专人扶托下颌和枕骨，沿纵轴略加牵引力，使颈部保持中立位，患者置木板上后用砂袋或折好的衣物放在头颈的两侧，防止头部转动，并保持呼吸道通畅。

（二）转诊

确诊后及时转往上级医院救治。

骨盆骨折

一、概念

骨盆骨折是一种较少见而死亡率较高的严重创伤，多由高速交通肇事、塌方挤压及高处坠落冲撞等强大的直接暴力所致。骨盆骨折常为多发伤中的一种，常同时合并广泛的软组织损伤、盆腔脏器损伤及其他骨骼和内脏损伤。损伤后早期的主要死亡原因是大出血、休克、多脏器功能衰竭及感染等。无合并伤的骨盆骨折，其死亡率约为10%；合并多发损伤的骨盆骨折，死亡率可高达30%。

二、临床表现及诊断

1. 病史症状 常有交通肇事、高处坠落、塌方砸压等严重外伤史，伤后骨盆局部疼痛。

2. 查体 发现局部皮肤擦伤、肿胀、淤血，压痛可累及髋部、腹股沟部、臀部、会阴部，骨盆移动、倾斜或受压时及移动下肢时可加重骨盆部疼痛。骨盆分离挤压试验阳性。不稳定骨折可见骨盆变形、耻骨联合间隙明显增宽或变形、因半骨盆移位而出现下肢短缩畸形或有明显的旋转畸形。应首先注意检查有无休克、大血管伤、神经伤及泌尿、生殖、肠管等脏器伤。

3. 辅助检查 骨盆正位X线片是最基本和重要的检查，大多数重要的不稳定骨折可明确诊断。

三、急救处理原则

骨盆骨折多为严重外伤导致，合并损伤常见，优先处理直接危及生命的外伤或并发症。通畅气道，控制出血，纠正休克，稳定生命体征，及时转往上级医院救治。

第四节 关节脱位

	病因与分类	★★
关节脱位（颞下颌、肩、肘、髋）	临床表现及诊断	★★★
	治疗与转诊	★★★

一、概念和分类

关节面失去正常的对合关系，称为关节脱位。部分失去正常的对合关系，称为半脱位。全身各大关节中以肩、肘关节脱位最常见，髋关节次之，膝、腕关节脱位较少见。

关节脱位方向的命名：关节脱位的方向均以关节远侧骨端的移位方向命名，如肘关节后脱位指尺骨鹰嘴移至肱骨髁的后方。关节脱位的分类如下：

1. 按脱位发生的原因 分为外伤性脱位、先天性脱位、病理性脱位、麻痹性脱位、习惯性脱位。

2. 按脱位程度分类 全脱位和半脱位。

3. 按远侧骨端移位方向分类 前脱位、后脱位、侧方脱位和中央脱位等。

4. 按脱位发生的时间分类 新鲜脱位（脱位未满3周）和陈旧性脱位（脱位超过3周）。

5. 按关节腔是否与外界相通分类 闭合脱位、开放性脱位。

二、临床表现

1. 一般症状

（1）疼痛：活动患肢时加重。

（2）肿胀：因出血、水肿使关节明显肿胀。

（3）功能障碍：关节脱位后失去正常对合关系，丧失正常活动功能。

2. 特殊表现

（1）畸形：关节脱位后，各个关节会有不同的畸形外现，正常骨性标志发生改变。

（2）弹性固定：关节脱位后，未撕裂的肌肉和韧带可使脱位的肢体保持在特殊的位置，被动活动时有抵抗并自动弹回。

（3）关节空虚：最初关节空虚较易触及，肿胀后较难触及。

颞下颌关节脱位

指大张口时,髁突与关节窝、关节结节或关节盘之间完全分离,不能自行回复到正常的位置。

一、病因

1. 急性前脱位 主要有内源性与外源性两种因素。内源性因素包括打呵欠、唱歌、大笑、大张口进食、长时间大张口进行牙科治疗等。外源性因素是指在开口状态下,下颌受到外力的打击;经口腔气管插管、进行喉镜和食管内镜检查、使用开口器、新生儿使用产钳等,用力不当使下颌开口过大,髁突越过关节结节不能自行回位;关节囊和关节韧带松弛、习惯性下颌运动过度、下颌快速运动可增加前脱位的危险。

2. 复发性脱位 急性前脱位若治疗不当,可出现反复性或习惯性脱位。其病理特征是关节囊、关节韧带以及关节盘附着明显松弛,因髁突反复撞击关节结节,使髁突与关节结节变平,关节窝变浅,咀嚼肌功能失调。

3. 陈旧性脱位 急性前脱位未及时治疗,长期处于下颌关节脱位状态。由于脱位的髁突及关节盘周围纤维结缔组织增生,关节窝内也可出现纤维结缔组织增生,使关节复位更加困难。

二、临床表现

1. 急性前脱位 好发于女性。患者表现为不能闭口,前牙开,下颌中线偏向健侧,后牙早接触。双侧脱位患者语言不清,唾液外流,面部下 1/3 变长。检查可见双侧髁突突出于关节结节前下方,喙突突出于颧骨之下。关节区与咀嚼肌疼痛,特别在复位时明显。

2. 复发性脱位 反复出现急性前脱位的症状,患者不敢张大口。复位较容易,患者可自行手法复位。

3. 陈旧性脱位 临床表现与急性前脱位相似,但颞下颌关节和咀嚼肌无明显疼痛,下颌有一定的活动度,可进行开闭口运动。

三、诊断

体格检查可见下颌运动异常,呈开口状态而不能闭合,下颌前伸,颏部下移,面形相应变长,触诊时耳屏前可扪到凹陷区,单侧前脱位时,下颌微向前伸,颏部中线偏向健侧。必要时做 X 线检查。急性前脱位很容易诊断,多出现在大张口运动或下颌在张口受到外伤时,关节囊明显松弛以及肌肉运动不协调也可出现。X 线片显示髁突位于关节结节前上方。

复发性脱位有反复发作的病史,老年人、重病患者更易发生。关节造影可见关节囊松弛,关节盘附着撕脱。关节 X 线片除表现为关节前脱位外,髁突、关节结节变平。

陈旧性脱位病程长,无牙颌患者、婴幼儿、重病患者易发生。关节 X 线片可见髁突位于关节结节前上方。

四、治疗

手法复位:向患者介绍手法复位的过程,以便配合治疗。

准备复位后固定的颌间结扎弓夹板或弹性颅颌绷带。手法复位患者体位为端坐位,头紧靠在椅背上,下颌平面应低于手术者的肘关节。复位时,手术者双手拇指缠以纱布,放置在患者两侧的下颌第二磨牙颌面上,其他手指固定下颌骨下缘、下颌角切迹之前。嘱患者放松,手术者将患者下颌后部下压并抬高颏部,使髁突向下达关节结节下方,然后向后推使髁突回到关节窝内。髁突回到关节窝内时可听到弹响声,同时患者升颌肌群自动收缩,上、下牙闭合,此时易咬伤手术者的拇指,故复位后拇指应立即滑向口腔前庭。

复位后立即用头颌绷带固定,限制张口活动 2 周左右。复位前应注意消除病员紧张情绪。有时可按摩颞肌及咬肌,或用 1%～2% 普鲁卡因做颞下三叉神经或关节周围封闭,以助复位。

五、转诊

陈旧性脱位、复发性脱位手法复位效果不佳者,转往上一级医院救治。

肩关节脱位

肩关节脱位最常见,约占全身关节脱位的 50%。

一、分类

肩关节脱位可以分前脱位、后脱位、下脱位、盂上脱位四型。各种脱位中,以前脱位最为多见。这与肩关节的解剖和生理特点有关,如肱骨头大,关节盂浅而小,关节囊松弛,其前下方组织薄弱,关节活动范围大,遭受外力的机会多等。

二、肩关节前脱位机制

喙突下脱位是最常见的肩关节前脱位。第一种是间接暴力,它是外展与外旋力量同时作用于肱骨头的结果,使肩关节前方关节囊出现破口,肱骨头滑出肩胛盂窝而位于喙突的下方;第二种是直接暴力,患者向后跌倒时,肱骨后方直接撞击于硬物上,所产生的向前暴力亦可形成前脱位。

三、临床表现与诊断

1. 病史 有外伤病史,或为倾跌,手掌撑地,肩部出现外展外旋;或为肩关节后方直接受到撞伤。轻微外伤不会产生创伤性肩关节脱位。

2. 症状 患处疼痛、肿胀,关节功能障碍,以健手托住患侧前臂,头部倾斜。

3. 方肩畸形 肱骨头脱至喙突下,肩部失去圆浑的轮廓而出现方肩畸形。触诊肩胛处有空虚。

4. Dugas 征 在正常情况下,将手搭到对侧肩部,其肘部可以贴近胸壁,称为 Dugas 征阴性。有脱位时,将患侧肘部紧贴胸壁时,手掌搭不到健侧肩部;或患侧手掌搭在健侧肩部时,肘部无法贴近胸壁,称为 Dugas 征阳性。Dugas 征还可用来判断复位是否成功。

5. X 线检查 主要用来了解有无合并骨折,最常见的为肱骨大结节骨折。还可了解脱位的类型。

四、治疗与转诊

确诊后注意脱位类型、是否合并骨折、有无腋神经和臂丛神经损伤,及时转送上级医院救治。

肘关节脱位

发生率仅次于肩关节脱位。发生后需及早复位,延迟复位会引起肘部长期肿胀和关节活动受限,还会因过度肿胀而减少前臂的血液循环而产生 Volkmann 挛缩,以及骨化性肌炎。

一、分类

按尺、桡骨近端移位的方向可分为后脱位、外侧方脱位、内侧方脱位及前脱位。以后脱位最为常见。

后脱位机制:患者跌倒时上臂伸直,手掌着地,暴力传递至尺、桡骨近端,尺骨鹰嘴突处产生杠杆作用,使尺、桡骨近端脱向肱骨远端的后方。肘关节的前半部关节囊通常是撕裂的,肱肌也有不同程度的撕裂,一般还伴有患侧副韧带损伤。重度向后移位,可有正中神经与尺神经过度牵拉损伤。

二、临床表现及诊断

1. 肘关节受伤史及局部症状。

2. 脱位的特殊表现 肘部明显畸形，肘窝部饱满，前臂外观变短，尺骨鹰嘴后突，肘后部空虚和凹陷。关节弹性固定于120°～140°，只有微小的被动活动度。肘后骨性标志关系改变。在正常情况下肘伸直位时，尺骨鹰嘴尖和肱骨内、外上髁三点呈一直线；屈肘时则呈一等腰三角形。脱位时上述关系被破坏，肱骨髁上骨折时三角关系保持正常，此征是鉴别二者的要点。

3. X线检查 可明确脱位情况，有无合并骨折。

三、治疗与转诊

确诊后及时转送上级医院救治。

【经典习题】

7.患者，女，40岁。摔倒后右肘部疼痛1小时。查体：右肘畸形，前臂变短，尺骨鹰嘴后突，肘关节于半屈曲位，不能活动。最可能的诊断是

A.前臂骨折　　　　　　B.肘关节后脱位　　　　　　C.肱骨髁上骨折

D.尺骨鹰嘴骨折　　　　E.肘部软组织损伤

答案：B。

髋关节脱位

髋关节是髋臼与股骨头两者形态上紧密配合而构成典型的杵臼关节，周围又有坚强的韧带与强壮的肌群，因此只有强大的暴力才会引起髋关节脱位。在车祸中，暴力往往是高速和高能量的，因此多发性创伤并不少见。

一、原因及类型

脱位分为前、后脱位和中心脱位三种类型，以后脱位最常见，占85%～90%。后脱位是由于髋关节在屈曲、内收位，受到来自股骨长轴方向的暴力，使韧带撕裂，股骨头向后突破关节囊而造成后脱位，多见于交通事故。外力亦可使髋臼顶部后缘骨折，股骨头向后脱位。如髋关节在中位或轻度外展位，暴力可引起髋臼骨折，股骨头沿骨折处向盆腔方向移位，叫作中心脱位，较少见。如髋关节处于外展位，股骨大粗隆与髋臼上缘相顶撞，以此为支点继续外展，暴力沿股骨头长轴冲击，可发生前脱位。股骨头可停留在闭孔或耻骨嵴处，亦称闭孔脱位。

二、临床表现与诊断

1.有明显外伤史，通常暴力很大。例如，乘车时一腿放在另一腿上，膝盖顶住前座椅背，突然刹车时，膝部受撞击而产生脱位。

2.有明显的疼痛，髋关节功能障碍。

3.患肢缩短，髋关节呈屈曲、内收、内旋畸形。

4.可在臀部摸到脱出的股骨头，大粗隆上移明显。

5.部分病例有坐骨神经损伤的表现，大都为挫伤，2～3个月后会自行恢复。神经损伤原因为股骨头压迫，持续受压使神经出现不可逆转的病理变化。

6.X线检查了解脱位情况以及有无骨折。

三、治疗与转诊

确诊后及时转送上级医院救治。

第三单元　意外

第一节　急性农药中毒

急性农药中毒（有机磷杀虫药、灭鼠药、百草枯）	初步判断	★★
	现场急救	★★★
	转诊及注意事项	★★★

有机磷杀虫药中毒

一、初步判断

1. 有机磷杀虫药接触史　有机磷杀虫药是目前应用最广泛的农药，品种达百余种，大多属剧毒或高毒类。

2. 临床表现

（1）毒蕈碱样症状：表现为平滑肌痉挛和腺体分泌增加，有恶心、呕吐、腹痛、腹泻、多汗、流涎、尿频、大小便失禁、心跳减慢、瞳孔缩小、呼吸困难、支气管分泌物增多，严重者出现肺水肿。

（2）烟碱样症状：骨骼肌兴奋出现肌纤维震颤、肌肉强直性痉挛，而后发生肌力减退和瘫痪。可因呼吸肌麻痹引起周围性呼吸衰竭而死亡。

（3）中枢神经系统症状：如头痛、头昏、乏力、共济失调、嗜睡、意识障碍、抽搐等，严重者可因中枢性呼吸衰竭而死亡。

（4）中间型综合征：少数病例在急性中毒症状缓解后和迟发性周围神经病变发生前，约在急性中毒后24～96小时，出现以部分脑神经支配的肌肉、屈颈肌肉、四肢近端肌肉和呼吸肌的肌力减退或麻痹为主要表现的综合征，严重者可突然死亡。

（5）内脏功能受损：可出现心、肺、肝、肾功能损害和急性胰腺炎等表现。

（6）迟发性周围神经病变：在急性症状消失后2～4周，出现进行性肢体麻木、刺痛，呈对称性手套和袜套型感觉异常，伴肢体肌肉萎缩无力。

3. 实验室检查

（1）全血胆碱酯酶活力是诊断有机磷杀虫药中毒的特异性实验指标。胆碱酯酶活力降至正常人均值的50%～70%为轻度中毒；30%～50%为中度中毒；30%以下为重度中毒。

（2）血、尿、胃内容物或洗胃液中检测出有机磷杀虫药，尿中有对硝基酚或三氯乙醇均有助于诊断。

4. 鉴别诊断　应与中暑、食物中毒、毒蕈中毒、脑炎等鉴别，还需与氨基甲酸酯类、拟除虫菊酯类中毒及其他杀虫剂中毒鉴别，拟除虫菊酯类中毒患者的口腔和胃液无特殊臭味，胆碱酯酶活力正常。

二、现场急救

1. 迅速清除毒物　立即离开现场，脱去污染的衣服，用肥皂水或清水彻底清洗污染的皮肤、毛发和指甲。口服中毒者无论时间长短、病情轻重、有无并发症或疑似中毒均应尽快洗胃，应用清水、生理盐水、2%碳酸氢钠（禁用于敌百虫中毒，因碱性溶液能使其转化成毒性更强的敌敌畏）或1∶5000高锰酸钾（硫化磷酸酯如对硫磷、马拉硫磷、乐果及内吸磷中毒时忌用）反复洗胃，每次灌洗300～500mL，直至洗出液清亮无味为止。然后再用硫酸钠20～40g，溶于100～200mL生理盐水中，口服或经胃管注入导泻。眼部污染可用2%碳酸氢钠溶液或生理盐水冲洗。

2. 特效解毒药 胆碱酯酶复能剂与阿托品两药合用，原则是早期、足量、联合、重复用药，尽快达到阿托品化。

（1）胆碱酯酶复能剂：常用解磷定、氯解磷定或双复磷。

（2）抗胆碱药：选用阿托品或长托宁，用药至毒蕈碱样症状明显好转或出现阿托品化表现（出现口干、皮肤黏膜干燥、心率90～100次/分）改为维持量，以后视病情变化随时酌情调整阿托品用量。

3. 中间型综合征的治疗 重用胆碱酯酶复能剂，及时行气管插管呼吸机机械通气。

4. 对症治疗 保持呼吸道通畅，吸氧，维持水、电解质、酸碱平衡，防治脑水肿、肺水肿和呼吸衰竭，积极预防感染。

三、转诊注意事项

1. 轻度中毒患者经过初步治疗后，生命体征稳定，但仍有中毒表现，基层无进一步救治条件。
2. 需要明确毒物性质或继续系统综合治疗。
3. 中、重度中毒患者，在基层医院治疗困难。
4. 需做特殊治疗，如高压氧、血液透析等治疗。
5. 对需要转院者在中途不要中断治疗，途中注意患者安全，或经抢救后病情稳定时再转院。

【经典习题】

1. 患者突然昏迷、抽搐、瞳孔缩小、皮肤湿冷、多汗、呼吸困难，下列哪种疾病的可能性大

　　A. CO中毒　　　　　　　　B. 巴比妥类药物中毒　　　　　　　C. 中暑
　　D. 阿托品中毒　　　　　　E. 有机磷杀虫药中毒

答案：E。

灭鼠药中毒

一、初步判断

1. 有杀鼠药接触史。

2. 临床表现

（1）抗凝血杀鼠药中毒早期出现恶心、呕吐、腹痛、头晕、乏力等症状，随着病情的发展，可出现皮肤、黏膜、内脏广泛性出血，贫血，严重者可因颅内出血或消化道出血死亡。

（2）磷化锌中毒有恶心、呕吐、呕血、呼吸困难、肌肉震颤、心律失常、休克、惊厥甚至昏迷。

（3）毒鼠强中毒表现为阵挛性惊厥、癫痫大发作。

（4）氟乙酰胺可导致昏迷、抽搐、心脏损害、呼吸和循环衰竭。

3. 实验室检查

（1）胃内容物检出杀鼠药，或者血和尿液检测到杀鼠药及其代谢产物。

（2）血液检查：凝血时间与凝血酶原时间延长，肝、肾功能异常。

4. 鉴别诊断 本病需要与有机磷杀虫药中毒鉴别，有机磷杀虫药中毒呼吸呈蒜臭味、血胆碱酯酶活力降低。

二、现场急救

1. 彻底清除毒物

（1）立即予以催吐、彻底清水洗胃，洗胃后可注入活性炭吸附毒物，或用20%～30%硫酸镁导泻

（磷化锌中毒者禁用），以减少毒物的吸收。

（2）大量补液，补充维生素 C，利尿，加速毒物的排出。

2. 特效拮抗剂

（1）及早使用维生素 K1 10～20mg 肌内注射或以葡萄糖稀释后缓慢静脉注射，每日 2～3 次（直至凝血酶原时间恢复正常）。

（2）有机氟杀鼠药中毒特效解毒剂为乙酰胺，成人每次 2.5～5g 肌内注射，每日 2～4 次（一般用药 3～7 天）。

3. 对症支持治疗

（1）出血倾向明显、病情较重者，可输入新鲜血液或血浆，补充凝血因子，凝血酶原复合物。

（2）重症者可应用血液灌流、血液透析治疗。

（3）酌情使用糖皮质激素、葡萄糖及能量合剂，改善中毒症状。

（4）控制抽搐，防治脑水肿，保护心脏、肝脏、肾脏功能。

三、转诊注意事项

1. 对急慢性中毒患者经过治疗，生命体征稳定，仍有中毒表现者。
2. 社区无诊治条件，在紧急对症治疗的同时，立即联系转诊上级医院。
3. 诊断不明确，需要明确毒物性质。
4. 中或重度中毒并有呼吸衰竭、循环衰竭、脑水肿、肾衰竭、肝衰竭、出凝血功能障碍等患者。

百草枯中毒

一、初步判断

1. 有百草枯接触史。

2. 临床表现

（1）消化系统：有口腔烧灼感，口腔、食管黏膜糜烂溃疡、恶心、呕吐、腹痛、腹泻，甚至呕血、便血，严重者并发胃穿孔、胰腺炎等；部分患者出现肝大、黄疸和肝功能异常，甚至肝功能衰竭。

（2）呼吸系统：肺损伤最为突出也最为严重，表现为咳嗽、胸闷、气短、发绀、呼吸困难，查体可发现呼吸音减低，两肺可闻及干、湿啰音。大量口服者，24小时内出现肺水肿、肺出血，常在数天内因严重呼吸窘迫死亡；非大量摄入者呈亚急性经过，多于 1 周左右出现胸闷、憋气，2～3 周呼吸困难达高峰，患者常死于呼吸衰竭。少数患者发生气胸、纵隔气肿、中毒性心肌炎、心包出血等并发症。

（3）神经系统：可有头晕、头痛，少数患者发生幻觉、恐惧、抽搐、昏迷等中枢神经系统症状。

（4）泌尿系统：肾损伤最常见，表现为血尿、蛋白尿、少尿，血尿素氮、肌酐升高，严重者发生急性肾衰竭。

（5）局部接触中毒：表现为接触性皮炎和黏膜化学烧伤，如皮肤红斑、水疱、溃疡等，眼结膜、角膜灼伤形成溃疡，甚至穿孔。长时间大量接触可出现全身性损害，甚至危及生命。

二、现场急救

1. 阻断毒物吸收 主要措施有催吐、洗胃与吸附、导泻、清洗等。

（1）催吐、洗胃与吸附：可刺激咽喉部催吐，争分夺秒洗胃（0.5～1 小时以内）。洗胃液首选清水，也可用肥皂水或 1%～2% 碳酸氢钠溶液。洗胃液不少于 5L，直到无色无味。上消化道出血可用去甲肾上腺素常温盐水洗胃。洗胃完毕注入吸附剂 15% 漂白土溶液。

（2）导泻：用 20% 甘露醇、硫酸钠或硫酸镁等导泻，促进肠道毒物排出，减少吸收。患者可连续口服漂白土或活性炭 2～3 天，也可试用中药（大黄、芒硝、甘草）导泻。

（3）清洗：皮肤接触者，立即脱去被百草枯污染或呕吐物污染的衣服，用清水和肥皂水彻底清洗皮肤、毛发，不要造成皮肤损伤，防止增加毒物的吸收。百草枯眼接触者需要用流动的清水冲洗15~20分钟，然后转眼科处理。

2. 促进毒物排出

（1）补液利尿：百草枯急性中毒者都存在脱水，适当补液联合静脉注射利尿剂有利于维持循环血量与尿量[1~2mL/(kg·h)]，对于肾功能的维护及百草枯的排泄都有益。需关注患者的心肺功能及尿量情况。

（2）血液净化：口服百草枯中毒后应尽快行血液灌流（HP），2~4小时内开展效果较好。根据血液毒物浓度或口服量决定一次使用一个或多个灌流器，再根据血液百草枯浓度决定是否再行HP。

3. 药物治疗 临床应用的药物主要是防治靶器官肺的损伤，常用药物包括糖皮质激素、免疫抑制剂、抗氧化剂等。早期联合应用糖皮质激素及环磷酰胺冲击治疗对中、重度急性百草枯中毒患者可能有益，可选用甲泼尼龙、氢化可的松、环磷酰胺。抗氧化剂可清除氧自由基，减轻肺损伤，可选用维生素C、维生素E、注射用还原型谷胱甘肽等。

三、转诊注意事项

1. 本病死亡率极高，基层进行急救处理后应立即转诊到有条件的医院。
2. 患者就诊时立即抽血送检百草枯浓度（以后每3天监测一次）。
3. 慎用或不用吸氧。

【经典习题】

（2~3题共用题干）

患者，女，51岁。与家人吵架后吞服百草枯10mL，2小时后出现头晕、头痛、咳嗽、胸闷、呼吸困难、发绀，吞咽时胸骨后烧灼感伴恶心、呕吐胃内容物、腹痛、尿少。

2. 最严重的损伤是
    A. 急性肾损伤　　　　　B. 急性肺损伤　　　　　C. 急性肝损伤
    D. 急性右心衰竭　　　　E. 接触部位溃疡
3. 正确的治疗措施是
    A. 后期给予糖皮质激素
    B. 洗胃后尽快转院进行血液净化治疗
    C. 用碳酸氢钠溶液洗胃，并加用抗菌药物
    D. 尽快用高锰酸钾溶液洗胃，直到无色无味
    E. 洗胃后连续服用15%白陶土悬液

答案：2.B；3.B。

第二节　急性一氧化碳中毒

急性一氧化碳中毒	初步判断	★★
	现场急救	★★★
	转诊及注意事项	★★★

一、初步判断

1. 病因 急性一氧化碳中毒是吸入较高浓度一氧化碳（CO）后引起的急性脑缺氧性疾病；少数患者可有迟发的神经精神症状；部分患者亦可有其他脏器的缺氧性改变。常因生活中使用煤气炉或燃气热水器，通风不良，北方燃煤炉烟囱堵塞，逸出的一氧化碳含量可达30%。或者冶金工业、化学工业、耐火

材料、玻璃、陶瓷、建筑材料等工业使用窑炉、煤气发生炉等。

人体吸入气体中一氧化碳含量超过0.01%，有急性中毒危险。一氧化碳经呼吸道进入肺泡，被吸入血液循环，其中90%以上一氧化碳与血红蛋白结合成碳氧血红蛋白（COHb），约7%的一氧化碳与肌红蛋白结合成碳氧肌红蛋白，仅少量与细胞色素结合。

2. 临床表现 一氧化碳中毒严重程度除与空气中的一氧化碳浓度和接触时间有密切关系外，还与个体因素、高温、高湿、低气压等因素有关。

吸入一定量的一氧化碳会出现头痛、头昏、心悸、恶心等症状，吸入新鲜空气之后症状可消失。量较大时可出现剧烈头痛、头晕、无力、恶心、呕吐、心悸及耳鸣等。中度中毒可表现为无力、意识模糊、嗜睡、大小便失禁，甚至昏迷，皮肤黏膜呈樱红色，呼吸脉搏增快，血压下降，心律失常，抽搐等；重度中毒可出现深度昏迷或去大脑皮质状态。急性一氧化碳中毒时还可出现脑外其他器官的异常，如皮肤红斑水疱，肌肉肿痛，心电图或肝、肾功能异常，视神经病或听觉前庭器官损害等。

3. 血中COHb测定 正常人血液中COHb可达5%~10%，轻度CO中毒者血中COHb可高于10%，中度中毒者可高于30%，严重中毒时可高于50%。脱离环境立即测COHb＞10%时有诊断意义。脱离CO接触8小时后COHb即可降至正常，吸烟人群可增高5%~13%。

4. 诊断及分级

（1）轻度中毒：具有以下任何一项表现者：①出现剧烈的头痛、头昏、四肢无力、恶心、呕吐，轻度至中度意识障碍，但无昏迷者；②血液碳氧血红蛋白浓度可高于10%。

（2）中度中毒：除有上述症状外，意识障碍表现为浅至中度昏迷，经抢救后恢复且无明显并发症者。血液碳氧血红蛋白浓度可高于30%。

（3）重度中毒：意识障碍程度达深昏迷或去大脑皮质状态；患者有意识障碍且有下列任何一项表现者：①脑水肿；②休克或严重的心肌损害；③肺水肿；④呼吸衰竭；⑤上消化道出血；⑥脑局灶损害如锥体系或锥体外系损害体征；⑦碳氧血红蛋白浓度可高于50%。

（4）急性一氧化碳中毒迟发脑病（神经精神后发症）：急性一氧化碳中毒意识障碍恢复后，经2~60天的"假愈期"，又出现下列临床表现之一者：①精神及意识障碍呈痴呆状态、谵妄状态或去大脑皮质状态；②锥体外系神经障碍出现帕金森综合征的表现；③锥体系神经损害（如偏瘫、病理反射阳性或小便失禁等）；④大脑皮质局灶性功能障碍如失语、失明等，或出现继发性癫痫。

二、现场急救

1. 现场急救 ①应尽快让患者离开中毒环境，流通空气；②患者应安静休息，避免活动后加重心、肺负担及增加氧的消耗量；③充分给予最高流量氧气吸入；④对于病情危重者及早建立静脉通道；⑤现场心肺复苏术。

2. 患者转运注意事项 ①心肺复苏尽量不中断；②对于危重患者应及时建立静脉通道；③转运到就近、有高压氧治疗的医院。

3. 氧疗 ①轻度中毒者，可给予氧气吸入及对症治疗。②中度及重度中毒者应积极给予常压口罩高流量吸氧治疗，有条件时应给予高压氧治疗。重度中毒者视病情应给予消除脑水肿、促进脑血液循环、维持呼吸循环功能及镇痉等对症及支持治疗。③加强护理，积极防治并发症及预防迟发脑病。

三、转诊注意事项

一旦确诊为中、重度一氧化碳中毒，要尽快转至有高压氧治疗的医院，转运途中给予最高流量的吸氧，保持呼吸道通畅。

【经典习题】

4. 下列哪项不是急性一氧化碳中毒的临床表现
   A. 昏迷　　　　　　　　B. 口唇黏膜呈樱桃红色　　　　　　　C. 抽搐
   D. 呼吸困难　　　　　　E. 贫血

5. 某地因工业事故，使多人一氧化碳中毒，其中昏迷者被送到医院。此时最有效的抢救措施是
   A. 鼻导管吸氧　　　　　　B. 20%甘露醇快速静脉滴入　　　C. 亚冬眠治疗
   D. 高压氧治疗　　　　　　E. 血液透析

答案：4.E；5.D。

第三节　急性酒精中毒

急性酒精中毒	初步判断	★★
	现场急救	★★★
	转诊及注意事项	★★★

一、初步判断

1. 临床表现　急性酒精中毒可引起中枢神经系统抑制，症状与饮酒量和血酒精浓度以及个人耐受性有关。临床上分为三期：

（1）兴奋期：血酒精浓度达到11mmol/L（50mg/dL）即感头痛、欣快、兴奋。血酒精浓度超过16mmol/L（75mg/dL），即健谈、饶舌、情绪不稳定、自负、易激惹，可有粗鲁行为或攻击行动，也可能沉默、孤僻。血酒精浓度达到22mmol/L（100mg/dL）时，驾车易发生车祸。

（2）共济失调期：血酒精浓度达到33mmol/L（150mg/dL），表现为肌肉运动不协调、行动笨拙、言语含糊不清、眼球震颤、视物模糊、复视、步态不稳，出现明显共济失调。浓度达到43mmol/L（200mg/dL），出现恶心、呕吐。

（3）昏迷期：血酒精浓度升至54mmol/L（250mg/dL），患者进入昏迷期，表现为昏睡、瞳孔散大、体温降低。血酒精浓度超过87mmol/L（400mg/dL），患者陷入深昏迷，心率快，血压下降，呼吸慢而有鼾音，可出现呼吸、循环抑制而危及生命。

2. 急性酒精中毒程度临床分级

（1）轻度：仅有情绪、语言兴奋状态的神经系统表现，如语无伦次但不具备攻击行为，能行走，但有轻度运动不协调，嗜睡能被唤醒，简单对答基本正确，神经反射正常存在。

（2）中度：具备下列之一者为中度酒精中毒：①处于昏睡或昏迷状态或Glasgow昏迷评分大于5分小于等于8分；②具有经语言或心理疏导不能缓解的躁狂或攻击行为；③意识不清伴神经反射减弱的严重共济失调状态；④具有错幻觉或惊厥发作；⑤血液生化检测有以下代谢紊乱的表现之一者，如酸中毒、低血钾、低血糖；⑥在轻度中毒基础上并发脏器功能明显受损表现，如与酒精中毒有关的心律失常（频发期前收缩、心房颤动或心房扑动等）、心肌损伤表现（ST-T异常、心肌酶学2倍以上升高）或上消化道出血、胰腺炎等。

（3）重度：具备下列之一者为重度酒精中毒：①处于昏迷状态Glasgow评分小于等于5分；②出现微循环灌注不足表现，如脸色苍白、皮肤湿冷、口唇微紫、心搏加快、脉搏细弱或不能触及、血压代偿性升高或下降（低于90/60mmHg或收缩压较基础血压下降30mmHg以上），昏迷伴有失代偿期临床表现的休克时也称为极重度；③出现代谢紊乱的严重表现如酸中毒（pH≤7.2）、低血钾（血清钾≤2.5mmol/L）、低血糖（血糖≤2.5mmol/L）之一者；④出现重要脏器如心、肝、肾、肺等急性功能不全表现。

需要与引起昏迷的其他疾病相鉴别，如镇静催眠药中毒、一氧化碳中毒、脑血管意外、低血糖昏迷、颅脑外伤等。病史、影像学检查等有助于鉴别。

二、现场急救

1. 单纯急性轻度酒精中毒不需治疗，居家观察；有肥胖、通气不良等基础疾病要嘱其保暖、侧卧位，

防止呕吐物误吸等并发症。停止饮酒，陪伴，多饮水，进食水果，冷水洗面；保持呼吸道通畅；防止跌伤，加强保暖。

2.陪聊天但不要激怒，离开不安全的饮酒场所，如大排档（因醉酒而大声喧闹惹怒邻桌而互砍的案例不少），不要驾车。

3.由于酒精吸收迅速，催吐、洗胃和药用炭等措施不适用于单纯酒精中毒患者，如怀疑合并催眠镇静药物使用的患者，仍建议进行洗胃。

4.药物治疗 ①确诊无糖尿病的急性酒精中毒患者，有条件的先给予50%葡萄糖40～60mL，加普通胰岛素3～4U或加呋塞米20mg静脉推注。然后持续静脉输入5%或10%的葡萄糖液，或5%的葡萄糖氯化钠液体，或复方乳酸林格液，或复方氯化钠液体500mL后。若无心肺疾病，其输液速度成人为40～60滴/分，小儿为20～40滴/分。补充维生素B_1、维生素B_6、维生素C有利于酒精氧化代谢。②纳洛酮有助于缩短昏迷时间，建议中度中毒首剂用0.4～0.8mg加生理盐水10～20mL，静脉推注，必要时加量重复；重度中毒时首剂用0.8～1.2mg加生理盐水20mL，静脉推注，用药后30分钟神志未恢复可重复1次，或2mg加入5%葡萄糖溶液或生理盐水500mL内，以0.4mg/h速度静脉滴注，直至神志清醒为止。③急性酒精中毒应慎用镇静剂，烦躁不安或过度兴奋特别有攻击行为可用地西泮，肌内注射比静脉注射安全，注意观察呼吸和血压。避免用氯丙嗪、吗啡、苯巴比妥类镇静剂。④H2受体拮抗剂或质子泵抑制剂可常规应用于重度中毒特别是消化道症状明显的患者。

5.严重急性中毒时可用血液透析促使体内乙醇排出。

6.对症与支持治疗 对昏睡及昏迷患者应评估其气道和通气功能，必要时气管插管，要做好患者的安全防护。维持水、电解质、酸碱平衡，纠正低血糖，脑水肿者给予脱水剂，中药醒脑静等可以应用。

三、转诊注意事项

急性酒精中毒临床分级为中到重度的患者；急性酒精中毒后再次服用其他药物和毒物的复合中毒患者；合并严重外伤者；急性酒精中毒使原有的基础疾病恶化，如诱发急性冠脉综合征、出血或缺血性脑卒中等，并发贲门黏膜撕裂症、上消化道出血、心律失常、急性胰腺炎、横纹肌溶解综合征、消化道穿孔、低体温、吸入性肺炎；跌倒后重要部位损伤等。具备以上情况应考虑转诊。

【经典习题】

6.患者，男性，38岁。因与朋友聚会饮酒后，被送入医院，昏睡，瞳孔散大，血乙醇浓度为54mmol/L（250mg/dL）。此时患者处于

A.嗜睡　　　　　　　B.戒断综合征　　　　　　C.共济失调期
D.昏迷期　　　　　　E.兴奋期

答案：D。

第四节　镇静催眠药中毒

镇静催眠药中毒	初步判断	★★
	现场急救	★★★
	转诊指征	★★★

一、初步判断

1.临床表现　有服用镇静催眠药物史，不同类的药物引起的临床表现也不同。

（1）巴比妥类中毒：常用药物包括苯巴比妥、戊巴比妥及硫喷妥等，一次性摄入大剂量巴比妥类可

引起中枢神经系统抑制，症状严重程度与剂量有关。

1）轻度中毒：嗜睡、情绪不稳定、注意力不集中、记忆力减退、共济失调、发音含糊不清、步态不稳和眼球震颤。

2）重度中毒：进行性中枢神经系统抑制，由嗜睡到深昏迷。呼吸抑制由呼吸浅而慢到呼吸停止。可发生低血压或休克。

（2）苯二氮䓬类中毒：常见药物包括地西泮（安定）、氟西泮（氟安定）、氯氮䓬、奥沙西泮和三唑仑等，中枢神经系统抑制较轻，主要症状是嗜睡、头晕、言语含糊不清、意识模糊和共济失调。

（3）非巴比妥、非苯二氮䓬类中毒：其症状虽与巴比妥类中毒相似，但各有其特点。

1）水合氯醛中毒：可有心律失常和肝肾功能损害。

2）格鲁米特中毒：意识障碍有周期性波动。有抗胆碱能神经症状，如瞳孔散大等。

3）甲喹酮中毒：可有明显的呼吸抑制，出现锥体束征（如肌张力增强、腱反射亢进、震颤和抽搐等）。

4）甲丙氨酯中毒：常有血压下降。

（4）吩噻嗪类中毒：常见药物有氯丙嗪、奋乃静等，最常见的为锥体外系反应，临床表现有以下四类：①帕金森病；②静坐不能；③急性肌张力障碍反应，例如斜颈、吞咽困难和牙关紧闭等；④体位性低血压、体温调节紊乱等。

2. 慢性中毒　长期滥用大量催眠药的患者可发生慢性中毒，除有轻度中毒症状外，常伴有精神症状，主要有以下三点：

（1）意识障碍和轻躁狂状态：出现一时性躁动不安或意识朦胧状态，言语兴奋，欣快，易疲乏，伴有震颤、咬字不清和步态不稳等。

（2）智能障碍：记忆力、计算力和理解力均有明显下降，工作、学习能力减退。

（3）人格变化：患者丧失进取心，对家庭和社会失去责任感。

3. 戒断综合征　长期服用大剂量镇静催眠药的患者，突然停药或迅速减少药量时，可发生戒断综合征。主要表现为自主神经兴奋性增高和轻重度神经和精神异常。

4. 诊断　根据患者服药史、现场环境调查发现药物等可以做出诊断，对血液、尿液及胃液中残留药物可通过成分分析以确认中毒药物，生化检查、血气分析等有助于评估病情。

5. 镇静催眠药中毒应与以下疾病鉴别

（1）急性中毒与其他疾病：询问有无原发性高血压、癫痫、糖尿病危象、肝病、肾病等既往史，以及一氧化碳、酒精、有机溶剂等毒物接触史。检查有无头部外伤、发热、脑膜刺激征、偏瘫、发绀等。再做必要的实验室检查，经综合分析可做出鉴别诊断。

（2）慢性中毒与躁郁病：慢性中毒轻躁狂状态患者易疲乏，可出现震颤和步态不稳等。结合用药史可资鉴别。

（3）戒断综合征与神经精神病：原发性癫痫既往有癫痫发作史。精神分裂症、酒精中毒均可有震颤和谵妄，但前者有既往史，后者有酗酒史。

二、现场急救

1. 急性中毒的急救

（1）维持昏迷患者重要器官功能：保持气道通畅，深昏迷患者应予气管插管；出现低血压多由于血管扩张所致，通过快速输液处理，如无效，可考虑给予适量多巴胺治疗；常规心电监护。

（2）促进意识恢复：给予葡萄糖、维生素 B1 和纳洛酮。纳洛酮每次 0.4～0.8mg 静脉注射，可根据病情间隔15分钟重复一次。

（3）清除毒物：洗胃、药用炭等均可采用；碱化尿液与利尿有助于清除长效巴比妥类中毒，但对吩噻嗪类中毒无效；血液透析、血液灌流对苯巴比妥和吩噻嗪类药物中毒有效，危重患者可考虑应用，但对苯二氮䓬类无效。

（4）特效解毒：巴比妥类中毒无特效解毒药。氟马西尼（flumazenil）是苯二氮䓬类拮抗剂，予以 0.2mg 静脉注射 30 秒以上，每分钟重复应用 0.3～0.5mg，通常有效治疗量为 0.6～2.5mg。此药禁用于已合用可致癫痫发作的药物，特别是三环类抗抑郁药，不用于对苯二氮䓬类已有躯体性依赖和为控制癫痫而用苯二氮䓬类药物的患者，亦不用于颅内压升高者。

（5）治疗并发症：处理合并的肝功能损害、肺炎、压疮、肾衰竭、呼吸心搏骤停等。

2. 慢性中毒的治疗原则　逐步缓慢减少药量，最终停用；请精神科医师会诊，进行心理治疗。

3. 戒断综合征　用足量镇静催眠药控制戒断症状，稳定后，逐渐减少药量以至停药。

三、转诊指征

诊断急性镇静催眠药中毒的患者，建议常规转诊至有条件进行血液净化治疗的医疗机构进一步处理。

【经典习题】

（7～8题共用备选答案）

　　A. 细胞色素 C　　　　　　　B. 纳洛酮　　　　　　　C. 甘露醇
　　D. 安易醒　　　　　　　　　E. 抗生素

7. 治疗急性酒精中度中毒选用
8. 治疗镇静催眠药物中毒选用

答案：7.B；8.D。

第五节　中暑

中暑	初步判断	★★★
	现场急救	★★★
	转诊注意事项	★★★

一、初步判断

（一）中暑的概念和病因

中暑是指在高温环境下人体体温调节功能紊乱而引起的中枢神经系统和循环系统障碍为主要表现的急性疾病。除了高温、烈日曝晒外，工作强度过大、时间过长、睡眠不足、过度疲劳等均为常见的中暑诱因。

（二）中暑的临床分类

根据临床表现的轻重，中暑可分为先兆中暑、轻症中暑和重症中暑，而它们之间的关系是渐进的。

1. 先兆中暑　高温环境下出现头痛、头晕、口渴、多汗、四肢无力发酸、注意力不集中、动作不协调等症状，体温一般正常或略有升高，如及时转移到阴凉通风处，补充水和盐分，短时间内即可恢复。

2. 轻症中暑　高温环境下出现头晕、口渴、面色潮红、大量出汗、皮肤灼热等表现，或出现四肢湿冷、面色苍白、血压下降、脉搏增快等表现，体温往往在 38℃以上，如及时处理，往往可于数小时内恢复，无生命危险。

3. 重症中暑　中暑中情况最严重的一种，如不及时救治将会危及生命。这类中暑又可分为四种类型。

（1）热痉挛：大量出汗及口渴，饮水多而盐分补充不足，肌肉发生阵发性痉挛疼痛。

（2）热衰竭：多出现在老人及一时未能适应高温的人，症状为头晕、头痛、心慌、口渴、恶心、呕吐、皮肤湿冷、血压下降、晕厥或神志模糊。此时的体温正常或稍微偏高。

（3）日射病：直接受烈日长久曝晒，日光穿透头部皮肤及颅骨引起脑细胞受损，进而造成脑组织的充血、水肿。症状为剧烈头痛、恶心呕吐、烦躁不安,继而可出现昏迷及抽搐。

（4）热射病：在高温环境中从事体力劳动的时间较长,身体产热过多,而散热不足,导致体温急剧升高,昏迷伴四肢抽搐；严重者可导致脑水肿、肺水肿、心力衰竭等。

二、现场急救

对于重症高热患者,降温速度决定预后,应在1小时内使直肠温度降至37.8～38.9℃。

1. 体外降温 将患者转移到通风良好的低温环境,脱去衣服,同时进行皮肤肌肉按摩,促进散热。对无循环虚脱的中暑患者,可用冷水擦浴或将躯体浸入27～30℃水中传导散热降温。对循环虚脱者可采用蒸发散热降温,如用15℃冷水反复擦拭皮肤或同时应用电风扇或空气调节器。有条件者,可将患者放置在特殊蒸发降温房间。

2. 体内降温 体外降温无效者,用冰盐水进行胃或直肠灌洗,也可用无菌生理盐水进行腹膜腔灌洗或血液透析,或将自体血液体外冷却后回输体内降温。

3. 药物降温 应用物理降温无效者,出现寒战时可应用氯丙嗪25～50mg,加入生理盐水500mL中静脉输注1～2小时,用药过程中应监测血压。

三、转诊注意事项

对于重症中暑患者需要及时转运到上级医院抢救治疗,转运途中应积极降温和补液治疗,注意保持呼吸道通畅及观察生命体征。

【经典习题】

9. 中暑的原因不包括
   A. 环境温度过高　　　　　B. 从事重体力劳动　　　　　C. 体型偏瘦
   D. 散热障碍　　　　　　　E. 汗腺功能障碍
   答案：C。

第六节　窒　息

窒息	初步判断	★★★
	现场急救	★★★
	转诊注意事项	★★★

一、初步判断

（一）窒息的概念和原因

1. 窒息的概念 人体的呼吸过程由于某种原因受阻或异常,所产生的全身各器官组织缺氧,二氧化碳潴留而引起的组织细胞代谢障碍、功能紊乱和形态结构损伤的病理状态称为窒息。当人体内严重缺氧时,器官和组织会因为缺氧而广泛损伤、坏死,尤其是大脑。

2. 窒息的常见原因

（1）机械性窒息：因机械作用引起呼吸障碍,如缢、绞、扼颈项部,用物堵塞呼吸孔道,压迫胸腹部以及患急性喉头水肿或食物吸入气管等造成的窒息。

（2）中毒性窒息：如一氧化碳中毒,大量的一氧化碳由呼吸道吸入肺,进入血液,与血红蛋白结合成碳氧血红蛋白,阻碍了氧与血红蛋白的结合与解离,导致组织缺氧造成的窒息。

（3）病理性窒息：如溺水和肺炎等引起的呼吸面积的丧失；脑循环障碍引起的中枢性呼吸停止；新生儿窒息及空气中缺氧的窒息（如关进箱、柜内,空气中的氧逐渐减少等）。

（二）机械性窒息的临床表现

机械性窒息的患者不会有强烈的咳嗽，不能说话或是呼吸，成人和儿童双手抵住喉部，脸会短时间内变成红色或青紫色。心跳加快而微弱，患者处于昏迷或者半昏迷状态，发绀明显，呼吸逐渐变慢而微弱，继而不规则，到呼吸停止，心跳随之减慢而停止。瞳孔散大，对光反射消失。

二、现场急救

（一）常规成人和儿童的 HeimLich 急救法

施救者站在患者身后，从背后抱住其腹部，双臂围绕其腰腹部，一手握拳，拳心向内按压于患儿肚脐和肋骨之间的部位；另一手捂按在拳头之上，双手急速用力向里向上挤压，反复实施数次，直至阻塞物吐出为止。

（二）1～5 岁儿童 HeimLich 急救法（坐位法）

施救者采取坐位，让儿童背靠施救者，坐在腿上，头略低，张开嘴，施救者以双手示指和中指放在患儿的上腹部，用力向后方冲击性地挤压，可反复有节奏地进行数次。

（三）婴儿机械性窒息急救法

掏出婴儿口中可见的异物，打开患儿口腔，掏出口中呕吐的奶液或其他食物残渣等。

背部拍击法：立即将患儿身体前屈倾斜 60°，使其俯伏于施救者前臂，并保持患儿头与颈部的位置稳定，同时用另一手叩击婴儿左右肩胛骨之间的背部数次，以促使异物的排出。

三、转诊注意事项

1. 经上述急救后仍不能缓解者，给予高流量吸氧同时尽快转上级医院抢救。
2. 虽经上述急救后气道通畅，仍需进一步治疗病因的患者。
3. 已经出现并发症者，如昏迷、肺水肿、吸入性肺炎、心肺复苏术后、颈部骨折、甲状腺及颈部血管损伤、一氧化碳中毒等患者，转运途中仍需给予高流量吸氧，保持呼吸道通畅，观察患者的生命体征。

【经典习题】

10. 下列不属于病理性窒息的是
    A. 脑循环障碍引起的中枢性呼吸停止
    B. 一氧化碳中毒导致组织缺氧造成的窒息
    C. 新生儿窒息
    D. 空气中缺氧的窒息
    E. 肺炎引起的呼吸面积的丧失

答案：B。

第七节 淹溺

	初步判断	★★★
淹溺	现场急救	★★★
	转诊注意事项	★★★

一、初步判断

（一）淹溺的概念

人浸没于水或其他液体后，液体充塞呼吸道及肺泡或反射性引起喉痉挛发生窒息和缺氧，处于临床死亡［呼吸和（或）心搏停止状态］称为淹溺。浸没后暂时性窒息，尚有大动脉搏动，经处理后至少存活24小时或浸没后经紧急心肺复苏存活者称近乎淹溺。淹溺后短暂恢复数分钟到数日，最终死于淹溺并发症者为继发性淹溺。浸没冰水后的猝死称为淹溺综合征。淹溺后综合征是ARDS的一种类型，继发于肺泡毛细血管内皮损伤和渗漏致肺部炎症反应，引起肺泡表面活性物质减少或灭活，见于72小时内近乎淹溺的患者。主要的病理生理改变为高碳酸血症和低氧血症。

淹溺分为：①湿性淹溺：喉部肌肉松弛，吸入大量水分（22mL/kg）充塞呼吸道和肺泡而发生窒息。大量水进入呼吸道数秒钟后神志丧失，继而发生呼吸和心跳停止。②干性淹溺：喉痉挛导致窒息，呼吸道和肺泡很少或无水吸入。湿性淹溺占淹溺者的80%～90%；干性淹溺占淹溺者的10%～20%。按溺水环境分为淡水淹溺和海水淹溺。

（二）临床表现

1. 淹溺患者多出现神志丧失、呼吸停止或大动脉搏动消失，处于临床死亡状态。
2. 近乎淹溺患者可有头痛或视觉障碍、剧烈咳嗽、胸痛、呼吸困难和咯粉红色泡沫痰。溺入海水者，口渴感明显，最初数小时可有寒战和发热。

二、现场急救

（一）迅速进行患者评估

1. 意识检查　通过观察并大声呼唤及拍打患者肩部的方法确认。

2. 呼吸、脉搏检查　用看、听、感觉的方法检查，如胸部无起伏，则应断定患者已经丧失呼吸。此时应该立即检查患者有无心跳，如颈动脉无搏动，则应认定患者已经发生了心脏停搏。此时应立即展开心肺复苏术。

3. 外伤检查　失足落水、遇到漩涡、跳水（如果头部先着地可造成颅脑、四肢、器官及脊柱损伤等）及水情复杂或有很多杂物的水域里淹溺，患者常常有外伤情况，故需要实施外伤检查。让患者采取平卧位，通过询问、观察及局部按压触摸的手法自上而下检查患者有无在水中受伤。

（二）对意识清醒患者的救援

保暖措施：除了炎热的夏季，在其他季节抢救溺水患者时都应采取保暖措施。

（三）对意识丧失但有呼吸心跳患者的现场急救

除保暖外，主要是供氧，最好使用呼吸机通过面罩高流量供氧。对于呼吸微弱同时有发绀表现的患者实施呼吸支持，如无呼吸机及面罩时，可采取口对口人工呼吸。对呼吸正常的患者要保持呼吸道通畅，同时应使患者保持侧卧位，这样可以防止患者因呕吐物造成呼吸道堵塞。抢救须坚持到确定临床死亡为止，不可中断。

（四）有心跳无呼吸患者的现场急救

最佳的方法是气管插管，如果能够及时地成功插管并使用气囊人工呼吸，可以起到立竿见影的效果。其他方法有口对口（或口鼻）人工呼吸、口对气管插管呼吸、压挤胸腔人工呼吸、抢臂人工呼吸等。

（五）无心搏患者的现场急救

应立即行心肺复苏术，不需要先控水。2015年《国际心肺复苏和心血管急救指南》指出："没有证据表明呼吸道的水与其他堵塞物相同，因此不要浪费时间去清除它。"

三、转诊注意事项

凡是淹溺患者在被现场急救后，均应尽快转上级医院进行住院进一步观察治疗。

【经典习题】

11. 对于发生淹溺但是没有心搏的患者应首先使用的现场急救措施是

　　A. 控水　　　　　　　　B. 保暖　　　　　　　　C. 心肺复苏术

　　D. 气管插管　　　　　　E. 面罩吸氧

答案：C。

第八节 热烧伤

	初步判断	★★
热烧伤（烫伤）	现场急救	★★★
	转诊注意事项	★★★

一、初步判断

（一）烧伤的概念

热烧伤主要是指由热力引起的皮肤及其深部组织的损伤。热液（包括热水、热汤、热油、炽热的铁水和钢水等）、水蒸气、火焰、高温气体、灼热固体等直接接触可引起皮肤烧伤。热蒸气、烟雾和一些化学毒性物质（包括化学战剂）的吸入可致吸入性损伤。此外，电（特别是高压电）、化学物质（酸、碱）和放射性物质所致皮肤损伤与热力所致损伤的病理变化极为相似，习惯上也把它们称为烧伤，也可根据病因分为酸烧伤、碱烧伤、电烧伤和放射烧伤等。

（二）烧伤伤情的判断

烧伤严重程度的判断，主要依据烧伤的面积、深度、部位、年龄、有无合并伤、伤前的体质强弱、有无内脏器质性疾患等因素综合判断。

1.临床表现 烧伤的病程经过及病情严重程度因烧伤面积的大小及烧伤程度的轻重而异。一般来讲，小面积烧伤表现为局部的病理变化，全身反应不明显。大面积烧伤、重度烧伤时局部变化与全身反应都很明显。

烧伤早期：局部变化一般表现为皮肤组织潮红、苍白和水肿，表皮脱落，大量浆液性渗出。全身变化表现为因渗出过多或疼痛所致的低血容量性休克，患者可出现血压下降、少尿或无尿、低蛋白血症、代谢性酸中毒等。一般来讲，烧伤面积越大，烧伤程度越重，休克出现的时间越早，病情越严重。

烧伤后期：可出现感染的表现。烧伤创面会有脓性分泌物，全身表现有体温升高、呼吸增快、心率增快，甚至出现脓毒血症的表现。烧伤越严重，感染发生率越高，发生时间越早，病程越长，合并其他脏器损伤的可能性越大。烧伤后创面的渗出在受伤后6~8小时最快，36~48小时渗出量最大。烧伤创面的水肿于烧伤后24~48小时达到最高峰。

2.烧伤面积的计算

（1）手掌法：<u>五指并拢，手掌面积即占全身体表面积的1%</u>。此法不论年龄大小与性别，均以伤员自己手掌面积的大小来估计。对小面积的烧伤直接以手掌法来计算，大面积烧伤则以手掌法减去未烧伤的面积，使用更为方便。

（2）新九分法

1）成人：头颈部9%；<u>发部、面部、颈部各占3%；双上肢9%×2，双手5%，双前臂6%，双上臂7%；躯干会阴占9%×3，躯干前后部各占13%，会阴部1%；双下肢及臀部9%×5+1%，臀部5%，双足7%，双小腿13%，双大腿21%。成人女性臀大足小，各占6%。小儿头大下肢小，双上肢及躯干与成人相同</u>。

2）儿童：小儿的躯干和上肢所占体表面积的百分率与成人相同，头大下肢小，并随着年龄增大而改变，可按下列简化公式计算：

<u>头面颈部面积%=9+（12-年龄）</u>
<u>臀部及双下肢面积%=46-（12-年龄）</u>

3.烧伤深度的识别（三度四分法）

（1）Ⅰ度烧伤：<u>称红斑性烧伤，仅伤及表皮浅层，生发层健在。局部发红、微肿、灼痛、无水疱</u>。

3~5天内痊愈、脱细屑、不留瘢痕。

（2）Ⅱ度烧伤：又称水疱性烧伤。

1）浅Ⅱ度：毁及部分生发层或真皮乳头层。伤区红、肿、剧痛，出现水疱或表皮与真皮分离，内含血浆样黄色液体，水疱去除后创面鲜红、湿润、疼痛更剧、渗出多。如无感染，8~14天愈合。愈合后短期内可见痕迹或色素沉着，但不留瘢痕。

2）深Ⅱ度：除表皮、全部真皮乳头层烧毁外，真皮网状层部分受累，位于真皮深层的毛囊及汗腺尚有活力。水疱皮破裂或去除腐皮后，创面呈白中透红、红白相间或可见细小栓塞的血管网，创面渗出多、水肿明显，痛觉迟钝，拔毛试验微痛。一般需要18~24天愈合，可遗留瘢痕增生及挛缩畸形。

（3）Ⅲ度烧伤：又称焦痂性烧伤。皮肤表皮及真皮全层被毁，深达皮下组织，甚至肌肉、骨骼亦损伤。创面上形成的一层坏死组织称为焦痂，呈苍白色、黄白色、焦黄或焦黑色，干燥坚硬的焦痂可呈皮革样，焦痂上可见到已栓塞的皮下静脉网呈树枝状，创面痛觉消失，拔毛试验易拔出而不感疼痛。在伤后2~4周焦痂溶解脱落，形成肉芽创面，面积较大的多需植皮方可愈合，且常遗留瘢痕挛缩畸形。

4. 烧伤分度

（1）轻度：成人Ⅱ度小于10%，小儿减半。

（2）中度：成人Ⅱ度11%~30%或Ⅲ度小于10%，小儿减半。

（3）重度：成人Ⅱ度31%~50%或Ⅲ度10%~20%，小儿减半。如烧伤面积小于30%，但合并有以下情况之一者，都属于重度：一般情况差或有休克者；合并严重创伤或化学中毒者；重度呼吸道烧伤者。

（4）特重：成人Ⅱ度大于50%或Ⅲ度大于20%者，小儿减半。特大面积烧伤指Ⅱ度大于80%或者Ⅲ度大于50%者。

二、现场急救

1. 灭"火" 要迅速采取有效措施尽快灭火，消除致伤原因。热力致伤者，可行"创面冷却疗法"。用清洁水（如自来水、清洁河水、井水等），水温5~20℃，最好为冲洗创面，如果水源有限可以冷敷或浸泡创面，但需要勤更换冷敷敷料或勤搅动浸泡的池水，需持续0.5~1小时，以取出后不痛或稍痛为止。适用于中、小面积烧伤，特别是头、面、四肢。

（1）一般火焰的灭火：保持镇静，忌奔跑，跑则风大加重燃烧。迅速脱去燃烧的衣服，或就地卧倒，缓慢打滚压灭火焰，或跳入附近水池、河沟内灭火。他救时，将伤员按倒，同时用就便的材料如棉被、雨衣、毯子、雪或砂土压灭火焰。

（2）凝固汽油燃烧的灭火：凝固汽油弹爆炸时，即用雨衣或他物遮盖身体，待油滴落下后抛掉遮盖物，离开燃烧区。灭火时忌直接用手去扑打，可用湿布或砂土覆盖，或跳入水中；如有浓烟，用湿布掩盖口鼻保护呼吸道。

（3）磷烧伤：磷的特点是在空气中自燃，在皮肤上越烧越深。磷可经创面吸收，造成肝、肾损害及中枢神经系统中毒症状。磷及磷的氧化物接触皮肤黏膜，均可造成烧伤。处理磷烧伤的创面宜用湿布覆盖浸入水中，用1%硫酸铜溶液浸洗后移除黑色磷化铜颗粒，并用2%~3%碳酸氢钠液中和磷酸。切忌将创面暴露于空气中，并忌用油膏包扎（磷溶于油脂类，溶解后被吸收）。用湿布掩盖口鼻能防止磷化物吸入呼吸道，如果用高锰酸钾液浸湿的布效果更好。

（4）化学烧伤的急救：各种强酸、强碱烧及皮肤，应立即用水反复冲洗干净，尽快缩短化学剂接触皮肤的时间。沥青烧及皮肤时，亦迅速用水冲洗冷却，然后结合清创术用甘油或汽油洗去沥青。

2. 保护创面 灭火后除必要时脱去衣服（或顺衣缝剪开）外，将伤员安置于担架或适当的地方，可用各种现成的敷料做初期包扎或清洁的衣服被单等覆盖创面，目的是保护创面，避免再污染或损伤，没有必要去做其他创面处理。

3. 止痛 烧伤后疼痛是很剧烈的，必须及时予止痛剂，如口服止痛片或注射哌替啶。合并呼吸道烧伤或颅脑损伤者忌用吗啡，以免抑制呼吸。

4. 补充液体 服淡盐水、淡盐茶或烧伤饮料。如病情严重，有条件时应及早静脉输液（如生理盐水、右旋糖酐、血浆等）。切忌口服大量无盐茶水或单纯输入大量5%葡萄糖溶液，以免加重组织水肿。烧伤饮料片（每片含食盐0.3g，碳酸氢钠0.15g，苯巴比妥0.005g，糖适量），溶于100mL水中即为烧伤饮料。

5. 其他措施 口服或注射抗菌药物，注意合并伤的处理。眼烧伤时应冲洗眼睛，涂抗生素眼膏。注射破伤风抗毒素1500单位。天冷时注意保暖。

6. 创面的基本处理原则

（1）Ⅰ度烧伤无须特殊处理。

（2）浅Ⅱ度烧伤采用包扎疗法，小水疱无须处理，大水疱可在低位剪破引流或用空针抽出疱液。磺胺嘧啶银（铈、锌）霜剂，糊剂涂布包扎。6~8天首次更换敷料，继续包扎10~14天，多可愈合。包扎时要注意肢体的功能位，覆盖的敷料要厚，要超出创缘5cm以上。

（3）深Ⅱ烧伤，取暴露疗法，外涂5%~10%磺胺嘧啶银洗必泰糊剂，每日1~2次，使坏死组织变成干痂，可最大限度地保留皮肤附件上皮，经3周左右可获痂下愈合。

（4）Ⅲ度烧伤，面积较大的需要移植自体皮片才能消灭创面。

三、转诊注意事项

当从现场抢救出大批烧伤伤员时，对中小面积烧伤原则上应就近组织抢救，以便及时治疗，减轻痛苦。对于大面积烧伤伤员，考虑转送到条件较好的医疗单位。转送伤员时，最好在伤后4小时内送达目的地。呼吸道烧伤，或面颈部深度烧伤后喉头水肿呼吸困难，应做气管切开给氧。如不能在此时间内送到，应就地抗休克，先输注晶体然后胶体，待休克已基本平稳后再转送。转送途中必要时应设法输液，给予镇静剂，尽量减少颠簸。

【经典习题】

12. 患者，男性，18岁。右足和右小腿被开水烫伤，有水疱，伴剧痛，创面基底部肿胀发红。该患者的烧伤面积和深度为

A.5% 深Ⅱ度　　　　　　B.10% 浅Ⅱ度　　　　　　C.15% 浅Ⅱ度

D.5% 浅Ⅱ度　　　　　　E.10% 深Ⅱ度

（13~15题共用备选答案）

A.Ⅰ度烧伤　　　　　　B.Ⅱ度烧伤　　　　　　C.Ⅲ度烧伤

D.重度烧伤　　　　　　E.极重度烧伤

13. 红斑性烧伤又称为

14. 水疱性烧伤又称为

15. 焦痂性烧伤又称为

答案：12.B；13.A；14.B；15.C。

第九节　冻　伤

冻伤	初步判断	★★★
	现场急救	★★★
	转诊注意事项	★★★

一、初步判断

（一）冻伤的概念和分类

低温寒冷引起机体的损伤，统称为冻伤。依损伤的性质，冻伤可分为冻结性损伤与非冻结性损伤两

类。非冻结性冷伤是在10℃以下、冰点以上，加上潮湿条件所致，如冻疮、战壕足、浸渍足等。冻结性冷伤是指短时间内暴露于极低温或长时间暴露于冰点以下低温所致，又称冻伤，分局部冻伤和全身冻伤。

（二）冻伤伤情的判断

非冻结性冷伤冻疮多发生在冬季或早春气温较低较潮湿的地区，长江流域多见。

（1）病理生理：机体局部皮肤暴露于冰点以下低温时，可引起血管收缩和血流滞缓，影响细胞代谢。当局部处于常温后，血管扩张，充血且有渗出，甚至可发生水疱，可发展为毛细血管、小动脉、小静脉受损而发生血栓，以致引起组织坏死。

（2）临床表现：外耳、手、足或鼻尖常是好发部位。发病往往不自觉，待局部出现红肿才开始发觉。温暖时局部肿、痒、刺痛，可起水疱，水疱去皮后创面发红、有渗液，可并发感染形成糜烂或溃疡。

（三）冻结性冷伤

局部冻伤和全身冻伤（冻僵）多发生在意外事故或战争时，如突然发生的暴风雪，陷入冰雪环境中等。

1. 病理生理 人体局部接触冰点以下低温时，发生强烈血管收缩反应。若接触时间稍久或温度过低，则细胞外液甚至连同细胞内液均可形成冰晶。冻融后，局部血管扩张、充血、渗出及血栓形成等；组织内冰晶融化后，可发生组织坏死，邻近组织炎症反应。全身受低温侵袭时，除了外周血管强烈收缩和寒战反应，体温由表及里降低，使心血管、脑及其他器官均受累。如不及时抢救，可直接致死。

2. 临床表现 冻伤后局部麻木刺痛、皮肤苍白发凉等。冻融后按其损伤程度分为四度。

Ⅰ度冻伤：伤及皮肤表层。局部轻度肿胀，红斑损害，稍有麻木痒痛。1周后脱屑愈合。

Ⅱ度冻伤：伤及皮肤真皮层。局部水肿，水疱损害，知觉迟钝。2~3周后，如无感染，可痂下愈合，少有瘢痕。

Ⅲ度冻伤：伤及皮肤全层及皮下组织。局部由苍白转为黑褐色，可出现血性水疱，知觉消失。4~6周后，坏死组织脱落形成肉芽创面，愈合缓慢，留有瘢痕。

Ⅳ度冻伤：伤及肌肉、骨骼等组织，甚至肢体干性坏疽。对复温无反应，感染后变成湿性坏疽，中毒症状严重。治愈后多留有功能障碍或残疾。

全身冻伤起始有寒战、苍白、发绀、疲乏、无力等表现，继而出现肢体僵硬、麻木、幻觉，继之神志模糊甚至昏迷。严重者可心律失常、心跳呼吸骤停。

二、现场急救

1. 急救 ①快速复温，使用38~42℃恒温水浸泡伤肢，冻僵者全身浸泡。15~30分钟后，使体温迅速提高而接近正常，指端甲床潮红且有温感。②如无复温条件，可利用常人腋窝、胸腹部。③快速复温后，应在22~25℃室内继续保暖，卧床休息。④不能口服者可静脉输入加温至37℃的葡萄糖液、能量合剂等，并防治休克。⑤对心跳、呼吸骤停要施行复苏术。

2. 局部创面处理 ①Ⅰ度冻伤：保持创面干燥，数日可愈；②Ⅱ度冻伤：复温后水疱无菌抽液，干敷料保暖性包扎，或外涂冻伤膏后暴露；③Ⅲ度、Ⅳ度冻伤：多采用暴露疗法，保持创面干燥，一般待坏死组织分界清楚行切除后再行植皮，并发湿性坏疽常需截肢。Ⅱ度和Ⅲ度分不清时均按Ⅲ度冻伤处理。

3. 全身治疗 对Ⅱ度以上冻伤需全身治疗，包括：①应用抗生素和破伤风抗毒素血清；②冻伤常继发肢体血液循环不良，可用低分子右旋糖酐、妥拉唑林（妥拉苏林）、罂粟碱等，也可用活血化瘀中药改善血液循环；③给予高热量、高蛋白、高维生素饮食；④冻僵者复温后应重点防治多系统器官衰竭。

4. 预防 寒冷环境中工作人员或部队，要做到"三防"，即防寒、防湿、防静（适当活动）。在进入低温工作环境前，可进适量高热量饮食，但不宜饮酒，因饮酒可能增加散热。预计可能遭遇酷寒的人员，应事先采取措施，如锻炼身体耐寒能力、保暖等。

三、转诊注意事项

1. 凡是Ⅲ度以上的冻伤均应转往上级医院处理。
2. 创面合并感染或合并全身症状体征的应转往上级医院处理。

3. 冻伤合并休克、心跳呼吸骤停者在积极急救的基础上尽快转往上级医院处理。
4. 对于创面出现明显瘀痕的情况，应转往上级医院处理。
5. 转运途中注意创面的保湿，不要弄破水疱；伴有休克、多系统器官衰竭者要在吸氧、补液、保持呼吸道通畅的基础上进行转诊。

【经典习题】

16. 下列属于Ⅱ度冻伤临床表现的是
    A. 损伤达皮肤全层
    B. 局部红肿，有血性水疱
    C. 知觉消失
    D. 若无感染，经2~3周可痂下愈合
    E. 治愈后多留有功能障碍或残疾
17. 冻伤人员的冻伤部位在解冻时，应该用
    A. 火烤
    B. 不低于50℃的热水浸泡
    C. 不超过30℃的水浸泡
    D. 使用38~42℃的恒温水浸泡
    E. 保持室内高温

答案：16.D；17.D。

第十节　坠　落　伤

坠落伤	初步判断	★★★
	现场急救	★★★
	转诊注意事项	★★★

一、初步判断

（一）坠落伤的概念

人体从高处以自由落体运动坠落，与地面或物体碰撞受到的损伤称为坠落伤。坠落伤的损伤程度受坠落高度、体重、坠落中有无阻挡物、人体着地方式、着地部位，以及接触地面与其他物体性状等因素的影响。

（二）坠落伤的临床表现

<u>损伤发生的部位常较广泛但内重外轻。无论人体哪一部位为着地点，一次外力往往在头、胸、腹、骨盆、脊柱及四肢同时发生损伤。体表损伤主要是大片状擦伤及挫伤，少有挫裂创面且多分布在裸露部位，而骨质和内脏损伤重，常伤及生命的重要器官，因此死亡率很高。坠落伤符合加速运动损伤的特点，既可见于人体着地部位，也可发生于远离着力点的部位。</u>

二、现场急救

（一）快速检查伤情

发生高空坠落后，首先要立即快速检查伤情，是否有头部损伤意识丧失，是否有呼吸、心跳停止，是否有四肢骨折、脊柱骨折及出血等。然后本着先救命后救伤的原则，根据具体伤情给予相应的现场急救。

（二）急救措施

1. 首先去除伤员身上的用具和口袋中的硬物。

2. 立即处理危及生命的问题，针对呼吸、心跳骤停及致命的外出血，给予心肺复苏术及恰当的止血方法救治。

3. 创伤局部妥善包扎，但对疑有颅底骨折和脑脊液漏患者切忌做填塞，因易导致颅内感染。

4. 颌面部伤员首先应保持呼吸道畅通，撤除义齿，清除移位的组织碎片、血凝块、口腔分泌物等，同时松解伤员的颈、胸部纽扣。若舌已后坠或口腔内异物无法清除时，可用12号粗针穿刺环甲膜，维持呼吸，尽可能早做气管切开。

5. 复合伤要求平仰卧位，保持呼吸道畅通，解开衣领扣。

6. 周围血管伤，压迫伤部以上动脉干。直接在伤口上放置厚敷料，绷带加压包扎以不出血和不影响肢体血液循环为宜。当上述方法无效时可慎用止血带，原则上尽量缩短使用时间，一般以不超过1小时为宜，做好标记，注明上止血带时间。

7. 有条件时迅速给予静脉补液，补充血容量。

三、转诊注意事项

快速平稳地将患者送到医院救治。在搬运和转送过程中，颈部和躯干不能前屈或扭转，而应使脊柱伸直。绝对禁止一个抬肩一个抬腿的搬法，以免发生或加重截瘫。

【经典习题】

18. 下列对于高空坠落伤的描述中错误的是
    A. 损伤既可见于着地部位，也可以见于远离着力点的部位
    B. 体表损伤轻，而内脏和骨质损伤重
    C. 一次外力往往在头、胸、腹、骨盆、脊柱及四肢同时发生损伤
    D. 坠落伤符合加速运动损伤的特点
    E. 损伤部位常较广泛，内外轻重一致

19. 对坠落伤的患者，现场救治中错误的是
    A. 去除伤员身上的用具和口袋中的硬物
    B. 创伤局部妥善包扎，疑有脑脊液漏的患者也应进行填塞
    C. 口腔异物无法清除的患者应行气管切开
    D. 平仰卧位，保持呼吸道通畅
    E. 有条件时应给予静脉补液

答案：18.E；19.B。

第十一节　电击伤

电击伤	初步判断	★★
	现场急救	★★★
	转诊及注意事项	★★★

一、初步判断

（一）电击伤的概念

电击伤俗称触电，是指电流通过人体时引起的组织损伤和功能障碍，重者发生心跳和呼吸骤停。电击伤可以是全身性损伤和局部损伤，后者又称电灼伤。220～380V低压交流电触电最为常见，可引起触电者因心室颤动而死亡。1000V以上的高压电可导致严重烧伤或引起呼吸暂停、窒息。雷击属于高压电

损伤范畴。

（二）电击伤的机制

电击对人体损伤的程度取决于电压、电流强度、电流种类、频率高低、通电时间、触电部位、电流方向、个人健康状态和所在环境的气象条件等因素。电压越高，触电后流经人体的电流量越大，对人体伤害也就越严重。交流电比直流电危险。通电时间越长，机体损害越重。人体不同组织的电阻是不一致的，因而电击后损伤的程度也不一样。电流由一手进入，另一手或另一足通出，电流通过心脏，则可立即引起心室颤动。

（三）电击伤伤情的判断

1. 全身表现

（1）轻症：出现头晕、心悸，皮肤、脸色苍白，口唇发绀，惊慌和四肢软弱，全身乏力等，并可有肌肉疼痛，甚至有短暂的抽搐和意识丧失。

（2）重症：出现持续抽搐与休克症状或昏迷不省人事。由低电压电流引起的心室颤动患者，皮色苍白，听不到心音和触不到大动脉搏动，很快出现呼吸停止。高压电流引起呼吸中枢麻痹时，患者昏迷、呼吸停止，但心跳仍存在，全身青紫，可于10分钟内心脏停搏。

（3）继发性损伤：接触高压电后被弹出，可有肢体骨折和内脏损伤等表现。

2. 局部表现　低压电灼伤局部表现常较轻微，仅表现为白色或黄色烧焦皮肤的斑点。高压电引起的电灼伤常表现为有一个进口和多个出口，组织烧伤可深及肌肉、神经、血管，甚至骨骼等，可在1周后由于血栓形成而造成局部组织坏死、出血，但一般不伤及内脏。

二、现场急救

1. 立即切断电源，或用不导电物体如干燥的木棍、竹棒或干布等物使伤员尽快脱离电源。急救者切勿直接接触触电的伤员，防止自身触电而影响抢救工作的进行。

2. 当伤员脱离电源后，应立即检查伤员全身情况，特别是呼吸和心跳。发现呼吸、心跳停止时，应立即就地抢救，进行心肺复苏术。

（1）轻症：即神志清醒，呼吸、心跳均自主者，伤员就地平卧，严密观察，暂时不要站立或走动，防止继发休克或心力衰竭。

（2）呼吸停止，心跳存在者，就地平卧解松衣扣，通畅气道，立即口对口人工呼吸；有条件的可气管插管，加压氧气人工呼吸。

（3）心跳停止，呼吸存在者，应立即做胸外心脏按压。

（4）呼吸、心跳均停止者，则应在胸外心脏按压的同时施行人工呼吸，以建立循环和呼吸，恢复全身器官的氧供应。抢救一定要坚持到确诊临床死亡为止。

（5）处理电击伤时，应注意有无其他损伤。如触电后弹离电源或自高空跌下，常并发颅脑外伤、血气胸、内脏破裂、四肢和骨盆骨折等。如有外伤、灼伤均需同时处理。

三、转诊注意事项

要尽快转往上级医院进行进一步救治，不要随意移动伤员，若确需移动时，抢救中断时间不应超过30秒。移动伤员或将其送医院，除使伤员平躺在担架上并在背部垫以平硬阔木板外，应继续抢救，心跳、呼吸停止者要继续人工呼吸和胸外心脏按压，在医院医务人员未接替前救治不能中止。

【经典习题】

20. 关于电击伤的叙述不正确的是
    A. 高压交流电损伤更为常见　　　　　　B. 交流电的危害性较直流电为大
    C. 电流引起肌肉强烈收缩　　　　　　　D. 电击伤引起心室颤动
    E. 电击伤累及脑干，呼吸、心跳迅速停止

答案：A。

第十二节 毒蛇咬伤

毒蛇咬伤	初步判断	★★
	现场急救	★★
	转诊注意事项	★★

一、初步判断

(一) 毒蛇与蛇毒的分类

毒蛇头部略成三角形,身上有色彩鲜明的花纹,上颌长有成对的毒牙,可与无毒蛇相区别。毒牙呈沟状或管状与毒腺相通,当包在腺体外的肌肉收缩时,将蛇毒经导管排于毒牙,注入被咬伤的人和动物体内(图3-5-1)。

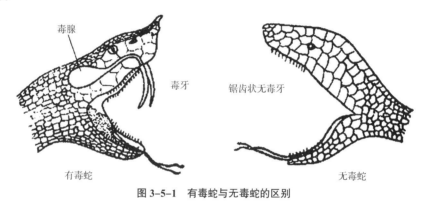

图 3-5-1 有毒蛇与无毒蛇的区别

毒蛇大致可分成三大类:

1. 以神经毒为主的毒蛇 有金环蛇、银环蛇及海蛇等,<u>毒液主要作用于神经系统,引起肌肉麻痹和呼吸肌麻痹</u>。

2. 以血液毒为主的毒蛇 有竹叶青、蝰蛇和龟壳花蛇等,<u>毒液主要影响血液及循环系统,引起溶血、出血、凝血及心脏衰弱</u>。

3. 兼有神经毒和血液毒的毒蛇 有蝮蛇、大眼镜蛇和眼镜蛇等,<u>其毒液具有神经毒和血液毒的两种特性</u>。

(二) 毒蛇咬伤的临床表现

被毒蛇咬伤后,患者出现症状的快慢及轻重与毒蛇种类、蛇毒的剂量与性质有明显的关系。

1. 神经毒致伤的表现 伤口局部出现麻木,知觉丧失,或仅有轻微痒感。伤口红肿不明显,出血不多,约在受伤半小时后,出现头昏、嗜睡、恶心、呕吐及乏力。重者出现吞咽困难、声嘶、失语、眼睑下垂及复视。最后可出现呼吸困难、血压下降及休克,致使机体缺氧、发绀、全身瘫痪。如抢救不及时则最后出现呼吸及循环衰竭,患者可迅速死亡。

2. 血液毒致伤的表现 咬伤的局部迅速肿胀,并不断向近侧发展,伤口剧痛,流血不止。伤口周围的皮肤常伴有水疱或血疱,皮下瘀斑,组织坏死。严重时全身广泛性出血,如结膜下淤血、鼻出血、呕血、咯血及尿血等。个别患者还会出现胸腔、腹腔出血及颅内出血,最后导致出血性休克。患者可伴头痛、恶心、呕吐及腹泻、关节疼痛及高热。

3. 混合毒致伤的表现 兼有神经毒及血液毒的症状。从局部伤口看类似血液毒致伤,如局部红肿、瘀斑、血疱、组织坏死及淋巴结炎等。从全身来看,又类似神经毒致伤。此类伤员死亡原因仍以神经毒为主。

二、现场急救

（一）是否为蛇咬伤

首先必须明确除外蛇咬伤的可能性，其他动物也能使人致伤，如蜈蚣咬伤、黄蜂蜇伤，毒蛇咬伤有蛇伤牙痕。

（二）是否为毒蛇咬伤

主要靠特殊的牙痕、局部伤情及全身表现来区别。毒蛇咬伤后，伤口局部常留有1对或3～4对毒牙痕迹；且伤口周围明显肿胀及疼痛或麻木感，局部有瘀斑、水疱或血疱，全身症状也较明显。无毒蛇咬伤伤后局部可留两排锯齿形牙痕。

（三）明确为毒蛇咬伤的救治

迅速排出毒并防止毒液的吸收与扩散。彻底清创，内服及外敷有效的蛇药片，抗蛇毒血清的应用及全身的支持疗法。

1. 阻止毒液吸收 被咬伤后，蛇毒在3～5分钟内就迅速进入体内，应尽早采取有效措施，防止毒液的吸收，如有毒牙，要先拔出毒牙。

（1）绑扎法：在被毒蛇咬伤后，立即用布条、手巾或绷带等物，在伤肢近侧5～10cm处或在伤指（趾）根部予以绑扎，在护送途中应每隔20分钟松绑一次，每次1～2分钟，以防止伤肢淤血及组织坏死。待伤口得到彻底清创处理和服用蛇药片3～4小时后，才能解除绑带。

（2）冰敷法：有条件时，在绑扎的同时用冰块敷于伤肢，使血管及淋巴管收缩，减慢蛇毒的吸收。也可将伤肢或伤指浸入4～7℃的冷水中，3～4小时后再改用冰袋冷敷，持续24～36小时即可，但局部降温的同时要注意全身的保暖。

（3）伤肢制动：受伤后走动要缓慢，不能奔跑，以减少毒素的吸收，最好是将伤肢临时制动后放于低位，送往医疗站。必要时可给予适量的镇静剂，使患者保持安静。

2. 促进蛇毒的排出及破坏 嘴吸吮，吸吮者口腔黏膜及唇部须无溃破之处，每吸一次后要用清水漱口；也可用吸乳器械、拔火罐等方法，吸出伤口内的蛇毒，效果也较满意。伤口较深并有污染者，将伤口做"+"或"++"形切开，向近侧皮下刺入1cm后，由近心端向远心端轻轻按摩，加速蛇毒的排出。还可用各种药物做局部湿敷或冲洗，以达到破坏或中和蛇毒的目的。常用的外敷药有30%盐水或明矾水，用于伤口冲洗的外用药有1∶5000的高锰酸钾溶液及5%～10%的盐水。也可用尿液冲洗伤口。

3. 抑制蛇毒作用 主要是内服和外敷有效的中草药和蛇药片。注射同种抗蛇毒血清效果最好。

4. 全身支持疗法 快速补液，补充B族维生素和维生素C，输注5%碳酸氢钠碱化尿液，密切监测患者的生命体征，及时进行抗休克、心肺复苏术。对于凝血毒素引起的弥散性血管内凝血患者禁用肝素或低分子肝素抗凝。

三、转诊注意事项

明确为毒蛇咬伤后，在立即进行急救处理的同时，尽快转往医院，途中需密切观察患者的呼吸、血压、脉搏（或心跳）及神志变化，保护呼吸道畅通，注意有无出血现象，不要过多地摇动患者，有抽搐者可肌内注射地西泮10mg或苯巴比妥100mg。

【经典习题】

21. 关于被毒蛇咬伤后的处理方法，不正确的是
    A. 需要近心端结扎，过一段时间需放松一下
    B. 必须及时火灼伤口
    C. 需要尽快吸出毒液
    D. 蛇药外敷
    E. 在绑扎的同时用冰块敷于伤肢

答案：B。

第十三节 蜂蜇伤

蜂蜇伤	初步判断	★★
	现场急救	★★
	转诊注意事项	★★

一、初步判断

蜂蜇伤分度 蜂蜇伤一般是指黄蜂、蜜蜂、马蜂、胡蜂等蜇伤。蜂毒成分为多种酶、多肽类、非酶类蛋白质、氨基酸和生物碱（如组胺）的混合物，呈碱性。

1. 轻度蜂蜇伤 仅表现为蜇伤局部红肿、疼痛、瘙痒，少数有水疱或皮肤坏死。一般来说，数小时后症状即可消失、自愈。

2. 重度蜇伤 重者可迅速出现全身中毒症状，有发热、头痛、呕吐、腹痛、腹泻、烦躁不安，以至肌肉痉挛、昏迷，甚至休克、肺水肿及急性肾衰竭，最后可因心脏、呼吸麻痹而死亡。

3. 蜂毒过敏 部分对蜂毒过敏的患者，在蜇伤后可立即出现荨麻疹、喉头水肿、哮喘，甚至支气管痉挛，重者可因过敏性休克、窒息而死亡。

二、现场急救

1. 拔出蜂针 用镊子或其他东西轻压蜂针附近部位，把皮肤稍微压下，使针露出较长部分，用镊子将它夹出来。野外如果找不到镊子，也可以用指甲剪小心将针取出。取下针之后，应先挤出毒血，再用肥皂水和清水冲洗伤口，必要时也可用尿液冲洗伤口。

2. 中和毒液 蜜蜂的毒液呈酸性，被蜜蜂蜇后，可迅速在伤处外敷弱碱液中和毒素。黄蜂的蜂毒为碱性，因此可在蜇伤部位用醋酸溶液或食醋等酸性液体涂抹，以中和毒液。如果身边没有酸性液体，也可用柠檬、橙子、橘子等酸性水果的汁液涂抹。无论被何种蜂蜇伤，都可用中药马齿苋、夏枯草或野菊花，捣烂敷患处。

3. 创伤处理 冰块冰敷，或用毛巾冷敷可减轻红肿。如果被蜇者觉得口渴，可以喝清凉的饮料或开水，但绝不能食用含酒精的食物或饮品，否则血液循环加速，毒性扩散得更快，危险性也会更高，有时还会引起心脏停搏，引发死亡。

4. 被蜂群严重蜇伤或者被蜇者对蜂毒过敏 成人应立即皮下注射1:1000肾上腺素0.3～0.5mL，还可选用氢化可的松或地塞米松静脉滴注，可酌情口服或肌内注射抗组胺药。

三、转诊注意事项

一旦蜂蜇伤为重度、蜂毒过敏者一定要分秒必争，尽快将患者送往医院抢救，稍有延迟，很可能有生命危险。转运中应注意对休克、血红蛋白尿、急性肾衰竭和呼吸循环衰竭的检测和对症处理。途中需密切观察患者的呼吸、血压、脉搏（或心率）、意识状况、尿量，保持呼吸道通畅，注意保暖。

【经典习题】

22. 某同学郊游时不慎被蜜蜂蜇伤，该同学随身携带的物品有苹果汁、酸橙汁、矿泉水、柠檬汁和香皂。为了减轻蜇伤处的疼痛，应涂抹

　　A. 苹果汁　　　　　　　B. 酸橙汁　　　　　　　C. 矿泉水
　　D. 柠檬汁　　　　　　　E. 香皂水
　　答案：E。

第六章　中医辨证施治和适宜技术应用

第一单元　中医学基本概念

中医学基本概念	整体观念	概念	★
	辨证论治	概念	★★
	阴阳	概念	★★

第一节　整体观念

整体，就是完整性和统一性。整体观念，是中医学关于人体自身的完整性及人与自然、社会环境的统一性的认识。

【经典习题】

1. 中医学的基本特点是
   A. 阴阳五行与藏象经络　　　　　　B. 整体观念与辨证论治
   C. 以五脏为主的整体观　　　　　　D. 望闻问切与辨证论治
   E. 辨证求因与审因论治
2. 中医学整体观念的内涵是
   A. 人体是一个整体，人与自然、社会相互统一
   B. 人体是一个有机整体
   C. 自然界是一个整体
   D. 人体三焦是一个整体
   E. 五脏与六腑是一个整体

答案：1.B；2.A。

第二节　辨证论治

中医学存在辨病论治、对症治疗和辨证论治三种诊治手段。所谓病，是指有特定病因、发病形式、病机、发展规律和转归的一种完整的过程，如感冒、痢疾、疟疾、麻疹、哮喘和中风等。所谓症，是指疾病的具体临床表现，即症状和体征，如发热、咳嗽、头痛、眩晕、腰酸和疲乏无力等。所谓证，是指在疾病发展过程中，某一阶段的病理概括，它包括病的原因（如风寒、风热、瘀血、痰饮等）、病的部位

（如表、里、某脏、某腑、某条经络等）、病的性质（如寒、热等）和邪正关系（如虚、实等），反映了疾病发展过程中，<u>该阶段病理变化的本质</u>。

辨证论治，也称辨证施治，分辨证和论治两个阶段。<u>辨证，就是将四诊（望、闻、问、切）所收集的资料（症状和体征），通过分析、综合，辨清疾病的原因、性质、部位，以及邪正之间的关系，概括、判断为某种性质的证候的过程</u>。论治，又称施治，是根据辨证的结果，确定相应的治疗原则和方法的过程。

<u>辨证是论治的前提和依据，论治是辨证的目的</u>。通过论治的效果，可以检验辨证是否正确。

【经典习题】

3. 根据辨证的结果，确定相应的治疗原则和方法的过程，称为
   A. 整体观念　　　　　B. 异病同治　　　　　C. 论治
   D. 因人治宜　　　　　E. 同病异治

4. 下列各项属于证候的是
   A. 头痛如劈　　　　　B. 阴虚火旺　　　　　C. 肢冷腰痛
   D. 感冒咽痛　　　　　E. 舌红发热

（5～6题共用备选答案）
   A. 疾病　　　　　　　B. 证候　　　　　　　C. 症状
   D. 病症　　　　　　　E. 体征

5. 机体阴阳失调后的一个完整的异常生命过程，指的是
6. 疾病过程中某一阶段或某一类型的病理概括，指的是

答案：3.C；4.B；5.A；6.B。

第三节　阴　阳

阴阳，是中国古代哲学的一对范畴，是对自然界相互关联的某些事物或现象对立双方属性的概括。它既可以代表<u>两个相互对立的事物</u>，也可以代表<u>同一事物内部所存在的相互对立的两个方面</u>。

阴阳最初的含义是非常朴素的，是指日光的向背，向日为阳，背日为阴。后来古代哲学家看到一切现象都有正反两方面，就用阴阳来解释自然界<u>两种对立和相互消长的物质势力</u>。一般地说，凡是运动的、外向的、上升的、弥散的、温热的、明亮的、兴奋的都<u>属于阳</u>；相对静止的、内守的、下降的、凝聚的、寒冷的、晦暗的、抑制的都<u>属于阴</u>。事物或现象的阴阳属性具有<u>普遍性</u>、<u>相关性</u>、<u>相对性</u>、<u>可分性</u>等特征。

【经典习题】

7. 事物或现象阴阳属性的征兆是
   A. 寒热　　　　　　　B. 上下　　　　　　　C. 水火
   D. 晦明　　　　　　　E. 动静

8. 下列属阳的事物是
   A. 青、白　　　　　　B. 晦暗　　　　　　　C. 黄、赤
   D. 呼吸微弱　　　　　E. 声音低怯

答案：7.C；8.C。

第二单元 诊法

诊法	望诊	面色（五色主病）	★★★
		舌（常见舌色、舌形、舌苔）	★★★
	闻诊	听声音（咳嗽、喘、哮、呕吐、嗳气）	★★★
		嗅气味（口气、二便、经带）	★★
	问诊	主要内容及临床意义（寒热、汗、疼痛、头身、耳目、睡眠、饮食与口味、口渴与饮水、二便、情志、经带）	★★★
	切诊	常见脉象及其临床意义（浮、沉、迟、数、滑、弦、细、虚、实）	★★★

第一节 望诊

一、面色

面部的病色可分为青、赤、黄、白、黑五种，分别见于不同的脏腑和不同性质的疾病。这种根据患者面部五色变化以诊察疾病的方法，称为五色主病，或称"五色诊"。

1. 青色 主寒证、气滞、血瘀、疼痛、惊风。

面色淡青或青黑者，属寒盛、痛剧。突见面色青灰、口唇青紫、肢凉脉微，多为心阳暴脱，心血瘀阻。久病面色与口唇青紫者，多属心气、心阳虚衰，血行瘀阻，或肺气闭塞，呼吸不利。面色青黄（即面色青黄相兼，又称苍黄）者，多为肝郁脾虚。小儿眉间、鼻柱、唇周发青者，多属惊风。

2. 赤色 主热证，亦可见于戴阳证。

满面通红者，属实热证。午后两颧潮红者，属阴虚证。久病重病面色苍白，却时而泛红如妆、游移不定者，属戴阳证，病重。

3. 黄色 主脾虚、湿证。

面色萎黄者，多属脾胃气虚。面黄虚浮者，属脾虚湿蕴。面目一身俱黄者，为黄疸。其中面黄鲜明如橘皮色者，属阳黄，乃湿热为患；面黄晦暗如烟熏色者，为阴黄，乃寒湿为患。

4. 白色 主虚证（包括血虚、气虚、阳虚）、寒证、失血证。

患者面色发白，多为气虚血少，或阳衰寒盛。面色淡白无华，唇舌色淡者，多属血虚证或失血证。面色㿠白者，多属阳虚证；若㿠白虚浮，则多属阳虚水泛。面色苍白者，多属亡阳、气血暴脱或阴寒内盛。

5. 黑色 主肾虚、寒证、水饮、血瘀、剧痛。

面黑暗淡或黧黑者，多属肾阳虚。面黑干焦者，多属肾阴虚。眼眶周围发黑者，多属肾虚水饮或寒湿带下。面色黧黑、肌肤甲错者，多由血瘀日久所致。

二、舌

正常舌象的主要特征是：舌体柔软灵活，舌色淡红明润，舌苔薄白均匀，苔质干湿适中。简称"淡红舌，薄白苔"。

1. 常见舌色 舌色，即舌质的颜色。一般分为淡红、淡白、红、绛、青紫五种。

（1）淡红舌

舌象特征：舌质淡红润泽。

临床意义：为气血调和的征象，常见于正常人。病中见之多属病轻。

外感病轻浅阶段，尚未伤及气血和内脏时，舌色仍可保持正常而呈现淡红；内伤杂病中，若舌色淡红明润，提示阴阳平和，气血充盈，病情尚轻，或为疾病转愈之佳兆。

（2）淡白舌

舌象特征：比正常舌色浅淡。舌色白，几无血色者，称为枯白舌。

临床意义：主气血两虚、阳虚。枯白舌主脱血夺气。

若淡白光莹，舌体瘦薄，属气血两虚；若淡白湿润，舌体胖嫩，多属阳虚水湿内停。脱血夺气，病情危重，舌无血气充养，则显枯白无华。

（3）红舌

舌象特征：较正常舌色红，甚至呈鲜红色。红舌可见于整个舌体，亦可只见于舌尖、舌边。

临床意义：主实热、阴虚。

舌色稍红，或仅舌边尖略红，多属外感风热表证初起。舌体不小，色鲜红，多属实热证。舌尖红，多为心火上炎；舌两边红，多为肝经有热。舌体小，舌鲜红少苔，或有裂纹，或红光无苔，为虚热证。

（4）绛舌

舌象特征：较红舌颜色更深，或略带暗红色。

临床意义：主里热亢盛、阴虚火旺。

舌绛有苔，多属温热病热入营血，或脏腑内热炽盛。绛色愈深，热邪愈甚。舌绛少苔或无苔，或有裂纹，多属久病阴虚火旺，或热病后期阴液耗损。

（5）青紫舌

舌象特征：全舌呈现紫色，或局部现青紫斑点，统称为青紫舌。舌淡而泛现青紫者，为淡紫舌；舌红而泛现紫色者，为紫红舌；舌绛而泛现紫色者，为绛紫舌；舌体局部出现青紫色斑点，大小不等，不高于舌面者，为斑点舌。

临床意义：主血气瘀滞。

全舌青紫者，其病多是全身性气血瘀滞；舌有紫色斑点者，可能是瘀血阻滞于某局部，或是局部血络损伤所致。舌色淡红中泛现青紫者，多因肺气壅滞，或肝郁血瘀，或气虚无力推动血液运行，使血流缓慢所致；亦可见于先天性心脏病，或某些药物、食物中毒等。舌淡紫而湿润，可由阴寒内盛，阳气被遏，血行凝滞；或阳气虚衰，气血运行不畅，血脉瘀滞所致。紫红舌、绛紫舌多为红绛舌的进一步发展，其舌紫红、绛紫而干枯少津，为热毒炽盛，内入营血。

2.常见舌形 舌形，即舌质的形状，包括老嫩、胖瘦、点刺、裂纹、齿痕等方面的特征。

（1）老、嫩舌

舌象特征：舌质纹理粗糙或皱缩，坚敛而不柔软，舌质暗红者，为苍老舌；舌质纹理细腻，浮胖娇嫩，舌色浅淡者，为娇嫩舌。

临床意义：老舌多见于实证；嫩舌多见于虚证。

实邪亢盛，充斥体内，而正气未衰，邪正交争，邪气壅滞于上，故舌质苍老；气血不足，舌体脉络不充，或阳气亏虚，运血无力，寒湿内生，以致舌嫩色淡白。

（2）胖、瘦舌

舌象特征：舌体比正常舌大而厚，伸舌满口，称为胖大舌；舌体肿大满嘴，甚至不能闭口，不能缩回，称为肿胀舌；舌体比正常舌瘦小而薄，称为瘦薄舌。

临床意义：胖大舌多主水湿内停、痰湿热毒上泛。瘦薄舌多主气血两虚、阴虚火旺。

舌淡胖大者，多为脾肾阳虚，津液输布障碍，水湿之邪停滞于体内的表现。舌红胖大者，多属脾胃湿热或痰热内蕴，或平素嗜酒，湿热酒毒上泛所致。舌肿胀色红绛者，多见于心脾热盛，热毒上壅。舌体瘦薄而色淡者，多是气血两虚；舌体瘦薄而色红绛干燥者，多见于阴虚火旺，津液耗伤。

（3）点、刺舌

舌象特征：点，指突起于舌面的红色或紫红色星点。大者为星，称红星舌；小者为点，称红点舌。刺，指舌乳头突起如刺，摸之棘手的红色或黄黑色点刺，称为芒刺舌。点和刺相似，时常并见，故可合称点刺舌。点刺多见于舌尖部。

临床意义：提示脏腑热极，或为血分热盛。一般点刺越多，邪热越重。

舌红而生芒刺，多为气分热盛。点刺色鲜红，多为血热内盛，或阴虚火旺。点刺色绛紫，为热入营血而气血壅滞。舌尖生点刺，多为心火亢盛。舌边有点刺，多属肝胆火盛。舌中生点刺，多为胃肠热盛。

（4）裂纹舌

舌象特征：舌面上出现各种形状的裂纹、裂沟，沟裂中并无舌苔覆盖。舌上裂纹可多少不等、深浅不一，可见于全舌，亦可见于舌前部或舌尖、舌边等处。裂纹可呈现"人""川""爻"等形状，严重者可如脑回状、卵石状，或如刀割、剪碎一样。

临床意义：多由邪热炽盛、阴液亏虚、血虚不润、脾虚湿侵所致。

舌红绛而有裂纹，多属热盛伤津或阴液亏虚；舌淡白而有裂纹，多为血虚不润；舌淡白胖嫩，边有齿痕又兼见裂纹者，则多属脾虚湿侵。

（5）齿痕舌

舌象特征：舌体边缘有牙齿压迫的痕迹。

临床意义：主脾虚或水湿内盛。

舌淡胖大而润，舌边有齿痕者，多属寒湿壅盛，或阳虚水湿内停；舌质淡红而舌边有齿痕者，多为脾虚或气虚；舌红而肿胀满口，舌有齿痕者，为内有湿热痰浊壅滞。

附：望舌下络脉

舌下络脉异常及其临床意义：舌下络脉短而细，周围小络脉不明显，舌色偏淡者，多属气血不足，脉络不充；舌下络脉粗胀，或呈青紫、绛、绛紫、紫黑色，或舌下细小络脉呈暗红色或紫色网络，或舌下络脉曲张如紫色珠子状大小不等的结节等改变，皆为血瘀的征象。

3. 望舌苔 望舌苔主要通过对舌苔颜色、质地进行观察，以了解疾病变化情况。

（1）望苔色

1）白苔

舌象特征：舌面上附着的苔垢呈现白色。白苔有厚薄之分，苔白而薄，透过舌苔可看到舌体者，是薄白苔；苔白而厚，不能透过舌苔见到舌体者，是厚白苔。

临床意义：可为正常舌苔，病中多主表证、寒证、湿证，亦可见于热证。

苔薄白而润，可为正常舌象，或为表证初起，或是里证病轻，或是阳虚内寒。苔薄白而滑，多为外感寒湿，或脾肾阳虚，水湿内停。苔薄白而干，多由外感风热所致。

苔白厚腻，多为湿浊内停，或为痰饮、食积。苔白厚而干，主痰浊湿热内蕴。苔白如积粉，扪之不燥者，称为积粉苔，常见于瘟疫或内痈等病，系秽浊湿邪与热毒相结而成。苔白而燥裂，粗糙如砂石，提示燥热伤津，阴液亏损。

2）黄苔

舌象特征：舌苔呈现黄色。根据苔黄的程度，有淡黄、深黄、焦黄之分。淡黄苔又称微黄苔，苔呈浅黄色，多由薄白苔转化而来；深黄苔又称正黄苔，苔色黄而深厚；焦黄苔又称老黄苔，是正黄色中夹有灰黑色苔。黄苔还有厚薄、润燥、腐腻等苔质变化。黄苔多分布于舌中，亦可布满全舌。黄苔多与红绛舌同时出现。

临床意义：主热证、里证。

一般来说，苔色愈黄，说明热邪愈甚。淡黄苔为热轻，深黄苔为热甚，焦黄苔为热极。舌尖苔黄，为热在上焦；舌中苔黄，为热在胃肠；舌根苔黄，为热在下焦；舌边苔黄，为肝胆有热。

舌苔由白转黄，或呈黄白相兼，为外感表证处于化热入里，表里相兼的阶段。

薄黄苔提示热势轻浅，多见于风热表证，或风寒化热入里。苔淡黄而润滑多津者，称为黄滑苔，多为阳虚寒湿之体，痰饮聚久化热；或为气血亏虚，复感湿热之邪所致。

苔黄而干燥，甚至苔干而硬，颗粒粗大，扪之糙手者，称黄糙苔；苔黄而干涩，中有裂纹如花瓣状，称黄瓣苔；黄黑相兼，如烧焦的锅巴，称焦黄苔。均主邪热伤津，燥结腑实之证。苔黄而质腻者，称黄腻苔，主湿热或痰热内蕴，或为食积化腐。

3）灰黑苔

舌象特征：苔色浅黑，称为灰苔；苔色深灰，称为黑苔。灰苔与黑苔只是颜色浅深之差别，故常并称为灰黑苔。灰黑苔的分布，在人字界沟附近苔黑较深，越近舌尖，灰黑色渐浅。灰黑苔多由白苔或黄苔转化而成，多在疾病持续一定时日、发展到相当程度后才出现。

临床意义：主阴寒内盛，或里热炽盛等。

灰黑苔可见于热性病中，亦可见于寒湿病中，但无论寒热均属重证，黑色越深，病情越重。苔质的润燥是辨别灰黑苔寒热属性的重要指征。在寒湿病中出现灰黑苔，其舌苔灰黑必湿润多津；在热性病中出现，其舌苔灰黑必干燥无津液。

（2）望苔质

1）薄、厚苔

舌象特征：舌苔的厚薄，以"见底"和"不见底"作为衡量标准。透过舌苔能隐隐见到舌体者，称为薄苔，又称见底苔；不能透过舌苔见到舌体者，称为厚苔，又称不见底苔。

临床意义：主要反映邪正的盛衰和邪气之深浅。

外感疾病初起在表，病情轻浅，或内伤疾病病情较轻，胃气未伤，可见到薄苔。舌苔厚或舌中根部尤著者，多提示外感病邪气已入里，或胃肠内有宿食，或痰浊停滞，病情较重。舌苔由薄转厚，提示邪气渐盛，主病进；舌苔由厚转薄，或舌上复生薄白新苔，提示正气胜邪，主病退。如薄苔突然增厚，提示邪气极盛，迅速入里；苔骤然消退，舌上无新生舌苔，为正不胜邪，或胃气暴绝。

2）润、燥苔

舌象特征：舌苔润泽有津，干湿适中，不滑不燥，称为润苔。舌面水分过多，伸舌欲滴，扪之湿滑，称为滑苔。舌苔干燥，扪之无津，甚则舌苔干裂，称为燥苔。苔质粗糙，扪之碍手，称为糙苔。

临床意义：主要反映体内津液的盈亏和输布情况。

润苔表明津液未伤；滑苔为水湿之邪内聚的表现，主痰饮、水湿。燥苔提示体内津液已伤，如高热、大汗、吐泻后，或过服温燥药物等，导致津液不足；亦有因痰饮、瘀血内阻，阳气被遏，不能上蒸津液濡润舌苔而见燥苔，属津液输布障碍。糙苔可由燥苔进一步发展而成，多见于热盛伤津之重证。

3）腻、腐苔

舌象特征：苔质致密，颗粒细小，融合成片，如涂有油腻之状，中间厚边周薄，紧贴舌面，揩之不去，刮之不脱，称为腻苔。苔质疏松，颗粒粗大，形如豆腐渣堆积舌面，边中皆厚，揩之易去，称为腐苔。若舌上黏厚一层，有如疮脓，则称脓腐苔。

临床意义：皆主痰浊、食积；脓腐苔主内痈。

舌苔薄腻，或腻而不板滞者，多为食积，或脾虚湿困。舌苔白腻而滑者，为痰浊、寒湿内阻。舌苔黏腻而厚，口中发甜，是脾胃湿热。舌苔黄腻而厚，为痰热、湿热、暑湿等邪内蕴。

腐苔多因阳热有余，蒸腾胃中秽浊之邪上泛，聚积舌面，主食积胃肠，或痰浊内蕴。脓腐苔，多见于内痈或邪毒内结，是邪盛病重的表现。病中腐苔渐退，续生薄白新苔，为正气胜邪之象，是病邪消散；若腐苔脱落，不能续生新苔者，为病久胃气衰败，属于无根苔。

4）剥（落）苔

舌象特征：舌面本有舌苔，疾病过程中舌苔全部或部分脱落，脱落处光滑无苔而可见舌质。舌前半部苔剥脱者，称前剥苔；舌中部苔剥脱者，称中剥苔；舌根部苔剥脱者，称根剥苔。舌苔多处剥脱，舌面仅斑驳残存少量舌苔者，称花剥苔。舌苔全部剥脱，舌面光洁如镜者，称为镜面舌。舌苔不规则地剥脱，边缘凸起，界限清楚，形似地图，部位时有转移者，称地图舌。舌苔剥脱处，舌面不光滑，仍有新生苔质颗粒，或舌乳头可见者，称为类剥苔。

临床意义：一般主胃气不足，胃阴枯竭，或气血两虚，亦是全身虚弱的一种征象。

舌红苔剥多为阴虚；前剥苔多为肺阴不足，中剥苔多为胃阴不足，根剥苔多为肾阴枯竭。舌淡苔剥或类剥苔，多为血虚或气血两虚。镜面舌色红绛者，为胃阴枯竭；舌色㿠白如镜，甚则毫无血色者，主营血大虚，阳气虚衰，病重难治；舌苔部分脱落，未剥脱处仍有腻苔者，多为正气亏虚，痰浊未化。

5) 真、假苔

舌象特征：舌苔紧贴于舌面，刮之难去，刮后仍留有苔迹，不露舌质，舌苔像从舌体上长出者，称为有根苔，此属真苔。若舌苔不紧贴舌面，不像舌所自生而似涂于舌面，苔易刮脱，刮后无垢而舌质光洁者，称为无根苔，即是假苔。

临床意义：对辨别疾病的轻重、预后有重要意义。

病之初期、中期，舌见真苔且厚，为胃气壅实，病较深重；久病见真苔，说明胃气尚存。新病出现假苔，乃邪浊渐聚，病情较轻；久病出现假苔，是胃气匮乏，病情危重。

【经典习题】

1. 主血虚证的面色为
   A. 赤色　　　　　　　　B. 黄色　　　　　　　　C. 白色
   D. 黑色　　　　　　　　E. 青色
2. 舌边有点刺，多属
   A. 胃肠热盛　　　　　　B. 气分热盛　　　　　　C. 肝胆火盛
   D. 心火亢盛　　　　　　E. 气血壅滞
3. 可以作为判断邪正盛衰和邪气深浅的是
   A. 厚薄苔　　　　　　　B. 润燥苔　　　　　　　C. 真假苔
   D. 剥落苔　　　　　　　E. 腻腐苔

答案：1.C；2.C；3.A。

第二节　闻　诊

一、听声音

1. 咳嗽

咳声重浊沉闷，多属实证，是寒痰湿浊停聚于肺，肺失肃降所致。

咳声轻清低微，多属虚证，多因久病肺气虚损，失于宣降所致。

咳声不扬，痰稠色黄，不易咳出，多属热证，因热邪犯肺，肺津被灼所致。

咳有痰声，痰多易咳，多属痰湿阻肺所致。

干咳无痰或少痰，多属燥邪犯肺，或阴虚肺燥所致。

咳声短促，呈阵发性、痉挛性，连续不断，咳后有鸡鸣样回声，并反复发作者，称为顿咳（百日咳），多因风邪与痰热搏结所致，常见于小儿。

咳声如犬吠，伴有声音嘶哑，吸气困难，是肺肾阴虚，疫毒攻喉所致，多见于白喉。

2. 喘

喘即气喘，指呼吸困难、急迫，张口抬肩，甚至鼻翼扇动，难以平卧。喘有虚实之分。发作急骤，呼吸深长，息粗声高，唯以呼出为快者，为实喘，多为风寒袭肺或痰热壅肺，痰饮停肺，肺失宣肃，或水气凌心所致。病势徐缓，呼吸短浅，急促难续，息微声低，唯以深吸为快，动则喘甚者，为虚喘，是肺肾亏虚，气失摄纳，或心阳气虚所致。

3. 哮

哮指呼吸急促似喘，喉间有哮鸣音的症状。多因痰饮内伏，复感外邪诱发，或因久居寒湿之地，或过食酸咸生冷所诱发。

喘不必兼哮，但哮必兼喘。喘以气息急迫、呼吸困难为主，哮以喉间哮鸣音为特征。临床上哮与喘常同时出现，所以常并称哮喘。

4. 呕吐

吐势徐缓，声音微弱，呕吐物清稀者，属虚寒证，多为脾胃阳虚，胃气上逆所致。

吐势较猛，声音壮厉，呕吐出黏稠黄水，或酸或苦者，属实热证，常因热伤胃津，胃失濡养所致。

呕吐呈喷射状者，多为热扰神明，或因头颅外伤，颅内有瘀血，或有肿瘤等。

呕吐酸腐味的食糜，多因暴饮暴食，或过食肥甘厚味，以致食滞胃脘，胃气上逆所致。

朝食暮吐、暮食朝吐者，为胃反，多属脾胃阳虚。

口干欲饮，饮后则吐者，称为水逆，因饮邪停胃，胃气上逆所致。

5. 嗳气

嗳气酸腐，兼脘腹胀满者，多因宿食内停，属于实证。

嗳气频作而响亮，嗳气后脘腹胀减，嗳气发作因情志变化而增减者，多为肝气犯胃，属于实证。

嗳气频作，兼脘腹冷痛，得温症减者，多为寒邪犯胃，或为胃阳亏虚。

嗳声低沉断续，无酸腐气味，兼见纳呆食少者，为胃虚气逆，属虚证。多见于老年人或体虚之人。

二、嗅气味

1. 口气

口气是指从口中散发的异常气味。正常人呼吸或说话时，口中无异常气味散出。

口中散发出臭气，称为口臭，多与口腔不洁、龋齿、便秘或消化不良有关。

口气酸臭，并伴食欲不振、脘腹胀满者，多属食积胃肠。

口气臭秽者，多属胃热。

口气腐臭，或兼咳吐脓血者，多是内有溃腐脓疡。

口气臭秽难闻、牙龈腐烂者，为牙疳。

2. 二便

大便酸臭难闻者，多为肠中郁热。大便溏泄而腥者，多为脾胃虚寒。大便泄泻臭如败卵，或夹未消化食物，矢气酸臭者，多为伤食。

小便臊臭，黄赤混浊者，多属膀胱湿热。尿甜并散发烂苹果气味者，为消渴。

3. 经带

月经臭秽者，多为热证；月经气腥者，多为寒证。

带下臭秽而黄稠者，多属湿热；带下腥而清稀者，多属寒湿；带下奇臭，并见异常颜色，常见于癌病。

【经典习题】

4. 患者，女，30岁。近1周来，呼吸急促似喘，张口抬肩，甚至鼻翼扇动，难以平卧，喉间有哮鸣音。其诊断是

　　A. 咳嗽　　　　　　　　B. 喘　　　　　　　　　C. 哮
　　D. 呕吐　　　　　　　　E. 嗳气

5. 咳声短促，连续不断，咳后有鸡鸣样回声，称为

　　A. 顿咳　　　　　　　　B. 肺痨　　　　　　　　C. 肺痈
　　D. 肺痿　　　　　　　　E. 白喉

6. 水逆呕吐的特点是

　　A. 吐势徐缓，吐物清稀　　B. 呕吐黏稠苦水　　　　C. 口干欲饮，饮后则吐
　　D. 喷射状呕吐　　　　　　E. 朝食暮吐，暮食朝吐

7. 尿液散发烂苹果味多见于

A. 消渴   B. 失血   C. 脏腑败坏
D. 瘟疫   E. 水肿病晚期

答案：4.C；5.A；6.C；7.A。

第三节 问 诊

一、问寒热的临床意义

1. 恶寒发热 指恶寒与发热同时出现，是表证的特征证候。

（1）恶寒重发热轻：感觉怕冷明显，并有轻微发热的症状，是风寒表证的特征。

（2）发热轻而恶风：自觉有轻微发热，并有遇风觉冷、避之可缓的症状，是伤风表证的特征。

（3）发热重恶寒轻：自觉发热较重，同时又有轻微的怕冷症状，是风热表证的特征。

2. 但寒不热 指只感寒冷而不发热的症状，是寒证的特征证候。

（1）新病恶寒：突然感觉怕冷，且体温不高的症状。并有四肢不温，或有脘腹、肢体冷痛，或呕吐泄泻，或咳喘痰鸣，脉沉紧等症。主要见于里实寒证。

（2）久病畏寒：经常怕冷，四肢凉，得温可缓的症状。常兼面色㿠白、舌淡胖嫩、脉弱等症。主要见于里虚寒证。

3. 但热不寒 指只发热，而无怕冷之感的症状，多系阳盛或阴虚所致，是里热证的特征证候。

（1）壮热：高热（体温在39℃以上）持续不退，不恶寒只恶热的症状，属里实热证。

（2）潮热：按时发热，或按时热势加重，如潮汐之有定时的症状。

下午3~5时（即申时）热势较高者，称为日晡潮热，常见于阳明腑实证，故亦称阳明潮热。由于胃肠燥热内结，阳明经气旺于申时，正邪斗争剧烈，故在此时热势加重。

午后和夜间有低热者，称为午后或夜间潮热。有热自骨内向外透发的感觉者，称为骨蒸潮热，多属阴虚火旺所致。

午后热甚，身热不扬（肌肤初扪之不甚热，但扪之稍久即感灼手），兼见头身困重、胸脘满闷、舌苔黄腻等，称为湿温潮热，属湿温病。

（3）微热：发热不高，一般不超过38℃，或体温正常仅自觉发热。

长期微热，劳累则甚，兼疲乏、少气、自汗等症者，多属气虚发热。

时有低热，兼面白、头晕、舌淡、脉细等症者，多属血虚发热。

长期低热，兼颧红、五心烦热等症者，多属阴虚发热。

每因情志不舒而时有微热，兼胸闷、急躁易怒等症者，多属气郁发热，亦称郁热。

小儿于夏季气候炎热时长期发热，兼有烦渴、多尿、无汗等症，至秋凉自愈者，多属气阴两虚发热。

4. 寒热往来 指自觉恶寒与发热交替发作的症状，是正邪相争，互为进退的病理反映，为半表半里证寒热的特征证候。临床常见以下两种类型。

（1）寒热往来无定时：自觉时冷时热，一日多次发作而无时间规律的症状，多见于少阳病，为半表半里证。

（2）寒热往来有定时：恶寒战栗与高热交替发作，每日或二三日发作一次，发有定时的症状，兼有剧烈头痛、口渴、多汗等症，常见于疟疾。

二、问汗的临床意义

1. 有汗无汗

（1）无汗：表证无汗，多属风寒表证；里证无汗，多因津血不足，或阳气亏虚。

（2）有汗：表证有汗，多见于风邪犯表证和风热表证；里证有汗，多见于里热证，或阳气亏虚，或阴虚内热。

2. 特殊汗出

（1）自汗：醒时经常汗出，活动尤甚的症状，多见于气虚证和阳虚证。

（2）盗汗：睡则汗出，醒则汗止的症状，多见于阴虚证。

（3）绝汗：在病情危重的情况下，出现大汗不止的症状，常是亡阴或亡阳的表现。

（4）战汗：先恶寒战栗而后汗出的症状。因邪盛正馁，邪伏不去，一旦正气来复，正邪剧争所致。常见于温病或伤寒邪正剧烈斗争的阶段，是病变发展的转折点。若汗出热退，脉静身凉，提示邪去正复，疾病向愈；若汗出而身热不退，烦躁不安，脉来急疾，提示邪盛正衰，病情恶化。

3. 局部汗出

（1）头汗：又称但头汗出。指汗出仅见于头部，或头颈部汗出量多的症状。可因上焦热盛；中焦湿热蕴结；元气将脱，虚阳上越；进食辛辣、热汤或饮酒，热蒸于头等导致。

（2）半身汗：仅一侧身体汗出的症状。汗出常见于健侧，无汗的半身常是病变的部位，多见于痿证、中风及截瘫患者。

（3）手足心汗：手足心汗出的症状。手足心汗出量多，可因阴经郁热熏蒸；阳明燥热内结，热蒸迫津外泄；脾虚运化失常，津液旁达四肢而引起。

三、问疼痛的临床意义

1. 疼痛的性质

（1）胀痛：疼痛兼有胀感的症状，是气滞作痛的特点。但头目胀痛，则多因肝火上炎或肝阳上亢所致。

（2）刺痛：疼痛如针刺之状的症状，是瘀血致痛的特点。如胸、胁、脘、腹等部位刺痛，多是瘀血阻滞，血行不畅所致。

（3）冷痛：疼痛有冷感而喜暖的症状，常见于腰脊、脘腹、四肢关节等处。寒邪阻滞经络所致者，为实证；阳气亏虚，脏腑经脉失于温煦所致者，为虚证。

（4）灼痛：疼痛有灼热感而喜凉的症状。火邪窜络所致者，为实证；阴虚火旺所致者，为虚证。

（5）重痛：疼痛兼有沉重感的症状，多因湿邪困阻气机所致。

（6）酸痛：疼痛兼有酸软感的症状，多因湿邪侵袭肌肉关节，气血运行不畅所致；亦可因肾虚骨髓失养引起。

（7）绞痛：痛势剧烈，如刀绞割的症状，多因有形实邪阻闭气机，或寒邪凝滞气机所致。

（8）空痛：疼痛兼有空虚感的症状，多因气血亏虚，阴精不足，脏腑经脉失养所致。

（9）隐痛：疼痛不剧烈，尚可忍耐，但绵绵不休的症状，多因阳气精血亏虚，脏腑经脉失养所致。常见于头、胸、脘、腹等部位。

（10）走窜痛：疼痛部位游走不定，或走窜攻冲作痛的症状。若胸胁脘腹疼痛而走窜不定，称为窜痛，多因气滞所致；四肢关节疼痛而游走不定，多见于痹病，因风邪偏盛所致。

（11）掣痛：抽掣牵引作痛，由一处连及他处的症状，亦称"引痛""彻痛"。多因筋脉失养，或筋脉阻滞不通所致。

一般而言，新病疼痛，痛势剧烈，持续不解，或痛而拒按，多属实证；久病疼痛，痛势较轻，时痛时止，或痛而喜按，多属虚证。

2. 疼痛的部位

（1）头痛：阳明经与任脉行于头前，故前额连眉棱骨痛，病在阳明经；太阳经与督脉行于头后，故后头连项痛，病太阳经；少阳经行于头两侧，故头两侧痛，病在少阳经；足厥阴经系目系达颠顶，故颠顶痛，病在厥阴经等。

（2）胸痛：胸痛多与心肺病变有关。

左胸心前区憋闷作痛，时痛时止者，多因痰、瘀等邪阻滞心脉所致，可见于胸痹等病。

胸痛剧烈，面色青灰，手足青冷者，多因心脉急骤闭塞所致，可见于厥心痛（真心痛）等病。

胸痛，颧赤盗汗，午后潮热者，多因肺阴亏虚，虚火灼络所致，可见于肺痨等病。

胸痛，咳喘气粗，壮热面赤者，多因热邪壅肺，肺络不利所致，可见于肺热病等病。

胸痛，壮热，咳吐脓血腥臭痰者，多因痰热阻肺，热壅血瘀所致，可见于肺痈等病。

（3）胁痛：胁痛多与肝胆病变有关。肝郁气滞、肝胆湿热、肝胆火盛、肝阴亏虚及饮停胸胁，均可导致胁痛。

（4）胃脘痛：因寒、热、气滞、瘀血和食积所致者，属实证；因胃阴虚或胃阳不足，胃失所养引起者，属虚证。实证多在进食后疼痛加剧，虚证多在进食后疼痛缓解。胃脘剧痛暴作，出现压痛及反跳痛者，多因胃脘穿孔所致。胃脘疼痛无规律，痛无休止而明显消瘦者，应考虑胃癌的可能。

（5）腹痛：因寒、热、寒湿、湿热、气滞、瘀血、结石、虫积和食积等所致者，多属实证；因气虚、血虚、阳虚、阴虚所致者，多属虚证。但某些外科、妇科疾病所出现的疼痛，不能单纯以虚实概括之。

腹部持续性疼痛，阵发性加剧，伴腹胀、呕吐、便闭者，多见于肠痹或肠结，因肠道麻痹、梗阻、扭转或套叠，气机闭塞不通所致。

全腹痛，有压痛及反跳痛者，多因腹部脏器穿孔或热毒弥漫所致。

脐外侧及下腹部突然剧烈绞痛，向大腿内侧及会阴部放射，尿血者，多系结石所致。

腹部脏器破裂，或癥瘕亦可引起腹痛，疼痛部位多是破裂脏器或癥瘕所在部位。

妇女小腹及少腹部疼痛，常见于痛经、异位妊娠破裂等病。

另外，某些心肺病变可引起上腹部疼痛。如肠痈、脂膜痈等病，可致全腹、脐周或右少腹疼痛。

（6）腰痛：腰部经常酸软而痛，多因肾虚所致；腰部冷痛沉重，阴雨天加重，多因寒湿所致；腰部刺痛，或痛连下肢者，多因瘀血阻络或腰椎病变所致；腰部突然剧痛，向少腹部放射，尿血者，多因结石阻滞所致；腰痛连腹，绕如带状，多因带脉损伤所致。

四、问头身的临床意义

1. 头晕

头晕胀痛，口苦，易怒，脉弦数者，多因肝火上炎、肝阳上亢，脑神被扰所致。

头晕面白，神疲乏力，舌淡脉弱者，多因气血亏虚，脑失充养所致。

头晕而重，如物缠裹，痰多苔腻者，多因痰湿内阻，清阳不升所致。

头晕耳鸣，腰酸遗精者，多因肾虚精亏，髓海失养所致。

外伤后头晕刺痛者，多因瘀血阻滞脑络所致。

2. 身重

身重，脘闷苔腻者，多因湿困脾阳，阻滞经络所致。

身重，浮肿，系水湿泛溢肌肤所致。

身重，嗜卧，疲乏者，多因脾气虚，不能运化精微布达四肢、肌肉所致。

热病后期见身重乏力，多系邪热耗伤气阴，形体失养所致。

3. 麻木　自觉皮肤发麻，或肌肤感觉减退，甚至消失的症状，亦称不仁。麻木可因气血亏虚，风寒入络，肝风内动，风痰阻络，痰湿或瘀血阻络，肌肤、筋脉失养所致。

五、问耳目的临床意义

1. 问耳

（1）耳鸣：自觉耳内鸣响的症状。有虚实之分：耳鸣声大，按之更甚属实证，多因肝胆火盛所致；耳鸣声小，按之可减属虚证，多因肝肾阴亏所致。

（2）耳聋：听力减退，甚至听觉完全丧失的症状。一般暴病耳聋多属实证，与肝胆火盛有关；久病耳聋、老年耳聋多属虚证，为肾精亏虚所致。

（3）重听：听力减退，听音不清，声音重复的症状。日久渐发之重听为虚证，与肾精亏虚有关；骤发之重听为实证，多是痰浊上蒙，或风邪上扰所致。

2. 问目

（1）目昏：视物昏暗，模糊不清的症状。多为肝肾亏虚，精血不足，目失所养而致。常见于年老、体弱或久病之人。

（2）目眩：自觉视物旋转动荡，如在舟车之上，或眼前如有蚊蝇飞动的症状。由肝阳上亢、肝火上炎、肝阳化风及痰湿上蒙清窍所致者，多为实证，或本虚标实证；由气虚、血亏、阴精不足，目失所养引起者，多为虚证。

（3）目痒：自觉眼睑、眦内或目珠瘙痒的症状，轻者揉拭则止，重者极痒难忍。两目痒甚如虫行，伴有畏光流泪、灼热者，多属实证，因肝火上炎或风热上袭等所致。目微痒而势缓，多属虚证，因血虚、目失濡养所致，亦可见于实证目痒初起或剧痒渐愈，邪退正复之时。

（4）目痛：自觉单目或双目疼痛的症状。一般痛剧者，多属实证；痛微者，多属虚证。目剧痛难忍，面红目赤者，多因肝火上炎所致；目赤肿痛，羞明多眵者，多因风热上袭所致；目微痛微赤，时痛时止而干涩者，多因阴虚火旺所致。

（5）雀盲：白昼视力正常，每至黄昏以后视力减退、视物不清的症状。多因肝肾亏虚，精血不足，目失所养引起。常见于年老、体弱或久病之人。

六、问睡眠的临床意义

1. 失眠 又称不寐或不得眠，指经常不易入睡，或睡而易醒，难以复睡，或时时惊醒，睡不安宁，甚至彻夜不眠的症状。营血亏虚，或阴虚火旺，心神失养，或心胆气虚，心神不安所致者，为虚证；火邪、痰热内扰心神，心神不安，或食积胃脘所致者，为实证。

2. 嗜睡 亦称多寐、多眠睡，指精神疲倦，睡意很浓，经常不自主地入睡的症状。

困倦嗜睡，头目昏沉，胸闷脘痞，肢体困重者，多是痰湿困脾，清阳不升所致。饭后困倦嗜睡，纳呆腹胀，少气懒言者，多因脾失健运，清阳不升所致。精神极度疲惫，神识朦胧，困倦易睡，肢冷脉微者，多因心肾阳虚，神失温养所致。大病之后，神疲嗜睡，乃正气未复的表现。

嗜睡伴轻度意识障碍，叫醒后不能正确回答问题者，多因邪闭心神所致。其病邪以热邪、痰热、湿浊为多见。此种嗜睡常是昏睡、昏迷的前期表现。邪闭心神的嗜睡，伴有轻度意识障碍，而上述各种嗜睡尽管睡意很浓，但神志正常。

嗜睡与昏睡、昏迷不同，后者难以唤醒，强行唤醒而仍神志模糊，甚至呼之不醒。

七、问饮食与口味的临床意义

1. 饮食 饮食主要指食欲与食量。食欲即对进食的要求和进食的欣快感觉。食量是指进食的实际数量。

（1）食欲减退：进食的欲望减退，甚至不想进食的症状，又称不欲食、食欲不振、纳呆。新病食欲减退，一般是邪气影响脾胃功能，正气抗邪的保护性反应；久病食欲减退，兼面色萎黄、食后腹胀、疲倦者，多为脾胃虚弱，腐熟运化无力所致；纳呆少食、脘闷腹胀、头身困重、苔腻脉濡者，多因湿邪困脾，运化机能障碍所致；纳呆少食、脘腹胀闷、嗳腐食臭者，多为食滞胃脘，腐熟不及引起。

（2）厌食：厌恶食物，甚至恶闻食臭的症状。厌食，兼脘腹胀痛、嗳腐食臭、舌苔厚腻者，为食滞胃脘。厌食油腻、脘闷呕恶、便溏不爽、肢体困重者，为湿热蕴脾。厌食油腻、胁肋灼热胀痛、口苦泛恶者，为肝胆湿热；孕妇厌食，伴有严重恶心呕吐者，谓之妊娠恶阻。

（3）消谷善饥：食欲过于旺盛，进食量多，但食后不久即感饥饿的症状，亦称多食易饥。消谷善饥，兼多饮多尿、形体消瘦者，多见于消渴，属胃火炽盛。消谷善饥，兼大便溏泄者，属胃强脾弱。

（4）饥不欲食：虽有饥饿感，但不想进食，勉强进食，量亦很少的症状。饥不欲食，兼脘痞、干呕呃逆者，多属胃阴虚证。

（5）偏嗜食物或异物：嗜食生米、泥土等的症状，多为虫积。孕妇偏食酸辣等食物，为生理现象。

2. 口味

（1）口淡：味觉渐退，口中乏味，甚至无味的症状，多见于脾胃虚弱、寒湿中阻及寒邪犯胃。

（2）口甜：自觉口中有甜味的症状，多因湿热蕴结于脾。口甜而少食、神疲乏力者，多属脾气亏虚。

（3）口黏腻：自觉口中黏腻不爽的症状，常见于痰热内盛、湿热中阻及寒湿困脾。

（4）口酸：自觉口中有酸味，或泛酸，甚至闻之有酸腐气味的症状，多见于伤食、肝胃郁热等。

（5）口苦：自觉口中有苦味的症状，多见于心火上炎或肝胆火热之证。
（6）口涩：自觉口有涩味，如食生柿子的症状，多与舌燥同时出现，为燥热伤津，或脏腑热盛，气火上逆所致。
（7）口咸：自觉口中有咸味的症状，多认为是肾病及寒水上泛之故。

八、问口渴与饮水的临床意义

口渴即口中干渴的感觉。饮水是指实际饮水量的多少。

1. 口不渴饮　指口不渴，亦不欲饮。提示津液未伤，多见于寒证、湿证。

2. 口渴欲饮　指口干，欲饮水，饮水则舒的症状。

口渴咽干，鼻干唇燥，发于秋季者，多因燥邪伤津所致。口干微渴，发热，脉浮数者，多见于温热病初期，邪热伤津不甚。

大渴喜冷饮，壮热，大汗出者，为里热炽盛，津液大伤的表现。严重腹泻，或汗、吐、下及利尿太过，耗伤津液，均可导致大渴引饮。

口渴咽干，夜间尤甚，颧赤盗汗，五心烦热者，是阴虚津亏，虚火内炽的表现。

口渴而多饮，小便量多，形体消瘦者，属消渴。小儿夏季见之，且无汗或少汗、发热者，为夏季热。

渴不多饮，兼身热不扬，心中烦闷，苔黄腻者，属湿热证；因邪热伤津则口渴，体内有湿故不多饮。

渴不多饮，兼身热夜甚，心烦不寐，舌红绛者，属温病营分证。因邪热耗伤阴津，故口渴，但热邪又能蒸腾营阴上呈于口，故不多饮。

渴喜热饮而量不多，或水入即吐者，多由痰饮内停所致。因痰饮内阻，津液不能气化上承于口，故口渴，但体内有饮邪，故不多饮，或水入即吐。

口干，但欲漱水不欲咽，兼面色黧黑，或肌肤甲错者，为有瘀血的表现。

九、问二便的临床意义

1. 大便

（1）便次异常

1）便秘：又称大便难，指大便燥结，排便时间延长，便次减少，或时间虽不延长但排便困难的症状。多因胃肠积热，或阳虚寒凝，或气血阴津亏损，或腹内癥块阻结等，导致肠道燥化太过，肠失濡润；或推动无力，传导迟缓，气机阻滞而成便秘。

2）泄泻：又称腹泻，指大便次数增多，粪质稀薄不成形，甚至呈水样的症状。外感风寒湿热疫毒之邪，或饮食所伤，食物中毒，痨虫或寄生虫积于肠道，或情志失调，肝气郁滞，或久病脾肾阳气亏虚等，均可导致。

（2）便质异常

1）完谷不化：大便中含有较多未消化食物的症状。病久体弱者见之，多为脾肾阳虚；新起者多为食滞胃肠。

2）溏结不调：大便时干时稀的症状。多因肝郁脾虚，肝脾不调所致；若大便先干后稀，多为脾虚。

3）脓血便：又称大便脓血，指大便中含有脓血黏液。多见于痢疾或肠癌。

4）便血：血自肛门排出，包括血随便出，或便黑如柏油状，或单纯下血的症状。多因脾胃虚弱，气不统血，或胃肠积热、湿热蕴结、气血瘀滞等所致。若血色暗红或紫黑，或大便色黑如柏油状者，谓之远血，多见于胃脘等部位出血。若便血鲜红，血附在大便表面或于排便前后滴出者，谓之近血，多见于内痔、肛裂、息肉及锁肛痔（直肠癌）等肛门部的病变。

（3）排便感异常

1）肛门灼热：排便时自觉肛门灼热的症状。多因大肠湿热，或热结旁流，热迫直肠所致。

2）里急后重：便前腹痛，急迫欲便，便时窘迫不畅，肛门重坠，便意频数的症状。常见于湿热痢疾。

3）排便不爽：排便不通畅，有涩滞难尽之感的症状。泻下如黄糜而黏滞不爽者，多因湿热蕴结大肠；腹痛欲便而排出不爽，抑郁易怒者，多因肝郁脾虚；腹泻不爽，大便酸腐臭秽者，多因食积化腐，肠道气机不畅所致。

4）大便失禁：大便不能随意控制，滑出不禁，甚至便出而不自知的症状。常因督脉损伤、年老体衰、久病正虚、久泻不愈、脾虚气陷、肠道湿热瘀阻等，引起脾肾虚损所致。多见于脊柱外伤、久泻、休息痢、脱肛、肛门及肠道癌瘤、高年体衰及久病虚损等病。

5）肛门气坠：肛门有下坠感觉的症状，常于劳累或排便后加重。多因脾虚中气下陷所致。常见于久泻久痢或体弱患者。

2. 小便

（1）尿次异常

1）小便频数：排尿次数增多，时欲小便的症状。新病尿频，尿急，尿痛，小便短赤者，多为湿热蕴结膀胱；久病尿频，色清量多，夜间明显者，多为肾阳虚或肾气不固。

2）癃闭：小便不畅，点滴而出为癃；小便不通，点滴不出为闭，合称癃闭。实性癃闭多由瘀血、结石或湿热、败精阻滞、阴部手术等所致。虚性癃闭，多因久病或年老气虚、阳虚所致。

（2）尿量异常

1）尿量增多：尿次、尿量皆明显超过正常量次的症状。小便清长量多者，属虚寒证。多饮、多尿而形体消瘦者，属消渴。

2）尿量减少：尿次、尿量皆明显少于正常量次的症状。多由热盛伤津、腹泻伤津、汗吐下伤津，小便化源不足；或心阳衰竭及脾、肺、肾功能失常，气化不利，水液内停；或湿热蕴结，或尿路损伤、阻塞等，水道不利所致。

（3）排尿感异常

1）尿道涩痛：排尿时自觉尿道灼热疼痛，小便涩滞不畅的症状。可因湿热内蕴、热灼津伤、结石或瘀血阻塞、肝郁气滞、阴虚火旺等所致。

2）余溺不尽：小便之后仍有余溺点滴不净的症状。多因病久体弱、肾阳亏虚，肾气不固，湿热邪气留著于尿路等所致。

3）小便失禁：小便不能随意控制而自行溢出的症状。多因肾气亏虚，下元不固，膀胱失约，或脾虚气陷及膀胱虚寒，不能约摄尿液所致。尿路损伤，或湿热瘀血阻滞，使尿路失约，气机失常，亦可见小便失禁。若神昏而小便失禁，多为邪闭心包，心神失去主宰作用所致。

4）遗尿：成人或3岁以上小儿于睡眠中经常不自主地排尿的症状。多因禀赋不足，肾气亏虚；或脾虚气陷、膀胱虚寒所致；亦可因肝经湿热，下迫膀胱引起。

十、问情志的临床意义

1. 七情与七情内伤的概念 七情，即喜、怒、忧、思、悲、恐、惊七种正常的情志活动，是人体的生理和心理活动对外界环境变化产生的情志反应。正常情况下不会使人致病。只有突然、强烈或长期持久的情志刺激，超过了人体生理和心理的适应和调节能力，损伤脏腑精气，导致机能失调，或人体正气虚弱，脏腑精气虚衰，对情志刺激的适应和调节能力低下，引发或诱发疾病时，七情成为病因而称之为"七情内伤"。

2. 七情内伤的致病特点

（1）直接伤及内脏：①七情损伤相应之脏。怒伤肝，喜伤心，悲忧伤肺，思伤脾，惊恐伤肾。②七情首先影响心神。七情过激伤人发病，首先作用于心神，产生异常的心理反应和精神状态。③数情交织，多伤心、肝、脾。情志所伤，以心、肝、脾三脏和气血失调为多见。④易损伤潜病之脏腑。

（2）影响脏腑气机

1）怒则气上：过怒导致肝气疏泄太过，气机上逆，甚则血随气逆，并走于上的病机变化。临床可见头胀头痛、面红目赤、呕血，甚则昏厥猝倒等症。

2）喜则气缓：过度喜乐伤心，导致心气涣散不收，重者心气暴脱或神不守舍的病机变化。临床可见精神不能集中，甚则神志失常、狂乱，或见心气暴脱的大汗淋漓、气息微弱、脉微欲绝等症。

3）悲（忧）则气消：过度悲忧伤肺，导致肺失宣降及肺气耗伤的病机变化。临床可见意志消沉、精神不振、气短胸闷、乏力懒言等症。

4）恐则气下：过度恐惧伤肾，致使肾气失固，气陷于下的病机变化。临床可见二便失禁，甚则遗精等症。

5）惊则气乱：猝然受惊伤心，导致心神不定，气机逆乱的病机变化。临床可见惊悸不安、慌乱失措，甚则神志错乱等症。

6）思则气结：过度思虑伤脾，导致脾气郁滞，运化失职的病机变化。临床可见不思饮食、腹胀纳呆、便秘或便溏等症。

（3）多发为情志病证：情志病，系指其发病与情志刺激有关，并具有情志异常表现的病证。①因情志刺激而发病，如郁证、癫狂等；②因情志刺激而诱发，如胸痹、真心痛、眩晕等身心疾病；③其他原因所致，但具有情志异常表现的病证，如消渴、恶性肿瘤、慢性肝胆疾病等。

（4）七情变化影响病情：一是有利于疾病康复。情绪积极乐观，七情反应适当，当怒则怒，当悲则悲，怒而不过，悲而不消沉，有利于病情的好转乃至痊愈。二是诱发疾病发作或加重病情。情绪消沉，悲观失望，或七情异常波动，可诱发疾病发作或使病情加重或恶化。

十一、问经带的临床意义

1. 月经

（1）经期异常

1）月经先期：连续2个月经周期出现月经提前7天以上的症状。多因脾气亏虚、肾气不足，冲任不固；或因阳盛血热、肝郁化热、阴虚火旺、热扰冲任所致。

2）月经后期：连续2个月经周期出现月经延后7天以上的症状。多因营血亏损、肾精不足，或因阳气虚衰，无以化血所致；亦可因气滞血瘀、寒凝血瘀、痰湿阻滞、冲任不畅所致。

3）月经先后无定期：月经周期时而提前，时而延后达7天以上的症状，亦称经期错乱。多因肝气郁滞，气机逆乱；或脾肾虚损，冲任失调所致。

（2）经量异常

1）月经过多：月经血量较常量明显增多的症状。多因血热内扰，迫血妄行；或因气虚，冲任不固，经血失约；或因瘀血阻滞冲任，血不归经所致。

2）月经过少：月经血量较常量明显减少，甚至点滴即净的症状。多因营血不足，或肾气亏虚，精血不足，血海不盈；或因寒凝、血瘀、痰湿阻滞，血行不畅所致。

3）崩漏：非正常行经期间阴道出血的症状。若来势迅猛，出血量多者，谓之崩（中）；势缓而量少，淋漓不断者，谓之漏（下），合称崩漏。崩漏形成的原因主要是热伤冲任，迫血妄行；或瘀血阻滞，血不循经；或脾气亏虚，血失统摄；或肾阳虚衰，冲任不固；或肾阴不足，阴虚火旺，虚火迫血妄行所致。

4）闭经：女子年逾18周岁，月经尚未来潮，或已行经，未受孕、不在哺乳期，而停经3个月以上的症状。多因肝肾不足，气血亏虚，阴虚血燥，血海空虚；或因痨虫侵及胞宫，或气滞血瘀、阳虚寒凝、痰湿阻滞胞脉，冲任不通所致。

（3）经色、经质异常：经色淡红质稀，为血少不荣；经色深红质稠，乃血热内炽；经色紫暗，夹有血块，兼小腹冷痛，属寒凝血瘀。

（4）痛经：又称经行腹痛，指在行经时，或行经前后，周期性出现小腹疼痛，或痛引腰骶，甚至剧痛难忍的症状。若经前或经期小腹胀痛或刺痛拒按，多属气滞或血瘀；小腹灼痛拒按，平素带下黄稠臭秽，多属湿热蕴结；小腹冷痛，得温痛减者，多属寒凝或阳虚；月经后期或行经后小腹隐痛、空痛，多属气血两虚，或肾精不足，胞脉失养所致。

2. 带下

（1）白带：带下色白量多，质稀如涕，淋漓不绝而无臭味的症状。多因脾肾阳虚，寒湿下注所致。

（2）黄带：带下色黄，质黏臭秽的症状。多因湿热下注或湿毒蕴结所致。

（3）赤白带：白带中混有血液，赤白杂见的症状。多因肝经郁热，或湿毒蕴结所致。若绝经后仍见赤白带淋漓不断者，可能由癌瘤引起。

【经典习题】

8. 午后热甚，身热不扬，兼头身困重、胸脘满闷，舌苔黄腻。其临床意义是
   A. 阳明腑实　　　　　　B. 阴虚火旺　　　　　　C. 湿温潮热
   D. 气虚发热　　　　　　E. 半表半里

9. 血虚发热的特点是
   A. 夜间发热，口干不多饮，面色萎黄，舌暗脉弦
   B. 热势较低，神倦乏力，面白心悸，舌淡脉细
   C. 发热肢冷，少气懒言，面白纳少，舌淡胖脉细
   D. 热势较低，气短乏力，自汗易感，舌淡脉弱
   E. 热势不高，精神抑郁，口干而苦，舌红脉弦

10. 患者，女，18岁。近2个月来月经后期，常感少腹冷痛，按压疼痛加重，喜暖，口淡不渴，舌淡，苔白而润，脉紧。其临床意义是
    A. 寒凝　　　　　　　　B. 痰湿　　　　　　　　C. 肝郁
    D. 肾虚　　　　　　　　E. 阳虚

11. 前额头痛连及眉棱骨属于
    A. 阳明头痛　　　　　　B. 少阳头痛　　　　　　C. 厥阴头痛
    D. 太阳头痛　　　　　　E. 太阴头痛

答案：8.C；9.B；10.A；11.A。

第四节　切　诊

常见脉象及临床意义如下：

一、浮脉

【脉象特征】轻取即得，重按稍减而不空，举之有余，按之不足。
【临床意义】一般见于表证。

二、沉脉

【脉象特征】轻取不应，重按始得，举之不足，按之有余。
【临床意义】多见于里证。有力为里实，无力为里虚。亦可见于正常人。

三、迟脉

【脉象特征】脉来迟慢，一息不足四至（相当于每分钟脉搏在60次以下）。
【临床意义】多见于寒证。有力为实寒，无力为虚寒。亦见于邪热结聚之实热证。

四、数脉

【脉象特征】脉来急促，一息五至以上而不满七至（每分钟脉搏在90～120次之间）。
【临床意义】多见于热证，亦见于里虚证。

五、滑脉

【脉象特征】往来流利，应指圆滑，如盘走珠。
【临床意义】多见于痰湿、食积和实热等病证，亦是青壮年的常脉、妇女的孕脉。

六、弦脉

【脉象特征】端直以长,如按琴弦。
【临床意义】多见于肝胆病、疼痛、痰饮等,或为胃气衰败者,亦见于老年健康者。

七、细脉

【脉象特征】脉细如线,但应指明显。
【临床意义】多见于气血两虚、湿邪为病。

八、虚脉

【脉象特征】三部脉举之无力,按之空虚,应指松软,亦是无力脉象的总称。
【临床意义】见于虚证,多为气血两虚。

九、实脉

【脉象特征】三部脉充实有力,其势来去皆盛,应指幅幅,亦为有力脉象的总称。
【临床意义】见于实证,亦见于正常人。

【经典习题】

12.患者,男,22岁。近2天来,恶风寒,鼻塞流清涕,头身疼痛,喷嚏频发,舌淡红,苔薄。其最可能出现的脉象是

A. 虚脉 B. 弦脉 C. 沉脉
D. 细脉 E. 浮脉

13.迟脉的临床意义是

A. 表证 B. 里证 C. 食积
D. 疼痛 E. 寒证

答案:12.E;13.E。

第三单元 八纲辨证

		概念	★★★
八纲辨证	表里辨证	临床表现	★★★
		鉴别要点	★★★
	寒热辨证	概念	★★★
		临床表现	★★★
		鉴别要点	★★★
	虚实辨证	概念	★★
		临床表现	★★
		鉴别要点	★★
	阴阳辨证	概念	★
		临床表现	★★
		鉴别要点	★★

第一节 表里辨证

一、概念

1. 表证 指六淫、疫疠等邪气,经皮毛、口鼻侵入机体的初期阶段,正(卫)气抗邪于肤表浅层,以新起恶寒发热为主要表现的轻浅证候。

2. 里证 指病变部位在内,脏腑、气血、骨髓等受病所反映的证候。

3. 半表半里证 指病变既非完全在表,又未完全入里,病位处于表里进退变化之中,以寒热往来等为主要表现的证候。

二、临床表现

1. 表证

临床表现:新起恶风寒,或恶寒发热,头身疼痛,喷嚏,鼻塞,流涕,咽喉痒痛,微有咳嗽、气喘,舌淡红,苔薄,脉浮。

表证见于外感病初期,具有起病急、病位浅、病程短的特点。表证是正气抗邪于外的表现,故不能简单地将表证理解为就是皮肤等浅表部位的病变,也不能机械地以为皮毛的病变就一定是表证。

2. 里证

临床表现:里证的范围极为广泛,其表现多种多样。概而言之,凡非表证(及半表半里证)的特定证候,一般都属于里证的范畴,即所谓"非表即里"。其证候特征是无新起恶寒发热并见,以脏腑症状为主要表现。

里证可见于外感疾病的中、后期,或为内伤疾病。不同的里证,可表现为不同的证候,故很难用几个症状全面概括,但其基本特征是一般病情较重、病位较深、病程较长。

3. 半表半里证

临床表现:寒热往来,胸胁苦满,心烦喜呕,默默不欲饮食,口苦,咽干,目眩,脉弦。

三、鉴别要点

1. 外感病中,发热恶寒同时并见者属表证;但热不寒或但寒不热者属里证;寒热往来者属半表半里证。

2. 表证以头身疼痛、鼻塞或喷嚏等为常见症状,内脏证候不明显;里证以内脏证候,如咳喘、心悸、腹痛、呕泻之类表现为主症,鼻塞、头身痛等非其常见症状;半表半里证则有胸胁苦满等特有表现。

3. 表证及半表半里证舌苔变化不明显,里证舌苔多有变化;表证多见浮脉,里证多见沉脉或其他多种脉象。

此外,辨表里证尚应参考起病的缓急、病情的轻重、病程的长短等。

【经典习题】

1. 表证与里证最主要的鉴别点是
   A. 寒热是否并见   B. 是否有汗   C. 舌苔是黄是白
   D. 是否头身疼痛   E. 是否咳嗽有痰

2. 下列不属于半表半里证临床表现的是
   A. 寒热往来   B. 胸胁苦满   C. 默默不欲饮食
   D. 口苦咽干   E. 浮脉

答案:1.A;2.E。

第二节 寒热辨证

一、概念

1. 寒证 指感受寒邪,或阳虚阴盛,导致机体功能活动衰退所表现的具有<u>冷、凉</u>特点的证候。

2. 热证 指感受热邪,或脏腑阳气亢盛,或阴虚阳亢,导致机体机能活动亢进所表现的具有<u>温、热特点</u>的证候。

二、临床表现

1. 寒证

临床表现:常见恶寒,畏寒,冷痛,喜暖,<u>口淡不渴</u>,肢冷蜷卧,痰、涎、涕清稀,小便清长,大便稀溏,面色白,舌淡,苔白而润,脉紧或迟等。

2. 热证

临床表现:常见发热,恶热喜冷,<u>口渴欲饮</u>,面赤,烦躁不宁,痰、涕黄稠,小便短黄,大便干结,舌红,苔黄燥少津,脉数等。

三、鉴别要点(表 3-6-1)

表 3-6-1 寒证与热证的鉴别

鉴别要点	寒证	热证
寒热喜恶	恶寒喜温	恶热喜凉
口渴	不渴	渴喜冷饮
面色	白	红
四肢	冷	热
大便	稀溏	秘结
小便	清长	短赤
舌象	舌淡苔白润	舌红苔黄
脉象	迟或紧	数

【经典习题】

3. 下列各项,属寒证症状的是
   A. 但热不寒　　　　　B. 恶热喜冷　　　　　C. 口淡不渴
   D. 烦躁不宁　　　　　E. 小便短赤
4. 下列哪项不是鉴别寒证与热证的要点
   A. 身热与身冷　　　　B. 面赤与面白　　　　C. 口渴与不渴
   D. 舌苔黄与白　　　　E. 头痛与不痛

答案:3.C;4.E。

第三节 虚实辨证

一、概念

1. 虚证 指人体阴阳、气血、津液、精髓等正气亏虚，而邪气不著，表现为<u>不足、松弛、衰退</u>特征的各种证候。

2. 实证 指人体感受外邪，或疾病过程中阴阳气血失调，体内病理产物蓄积，以邪气盛、正气不虚为基本病理，表现为<u>有余、亢盛、停聚</u>特征的各种证候。

二、临床表现

1. 虚证

临床表现：各种虚证的表现极不一致，各脏腑虚证的表现更是各不相同，所以很难用几个症状全面概括。临床一般以久病、势缓者多虚证，耗损过多者多虚证，体质素弱者多虚证。

2. 实证

临床表现：由于感邪性质的差异，致病的病理因素不同，以及病邪侵袭、停积部位的差别，因而证候表现各不相同，所以很难以哪几个症状来作为实证的代表。临床一般是新起、暴病者多实证，病情急剧者多实证，体质壮实者多实证。

三、鉴别要点（表3-6-2）

表3-6-2 虚证与实证的鉴别

鉴别要点	虚证	实证
病程	长（久病）	短（新病）
体质	多虚弱	多壮实
精神	萎靡	兴奋
声息	声低息微	声高气粗
疼痛	喜按	拒按
胸腹胀满	按之不痛，胀满时减	按之疼痛，胀满不减
发热	五心烦热，午后微热	蒸蒸壮热
恶寒	畏寒，得衣近火则减	恶寒，添衣加被不减
舌象	质嫩，苔少或无苔	质老，苔厚腻
脉象	无力	有力

【经典习题】

5. 下列关于实证和虚证的鉴别，错误的是
   A. 实证疼痛拒按，虚证疼痛喜按   B. 实证多发热，虚证多恶寒
   C. 实证声高气粗，虚证声低息微   D. 实证舌质老，虚证舌质嫩
   E. 实证脉有力，虚证脉无力
6. 下列不属于实证临床表现的是

A. 五心烦热 B. 大便秘结 C. 小便短赤
D. 痰涎壅盛 E. 腹痛拒按

答案：5.B；6.A。

第四节 阴阳辨证

一、概念

1. 阴证 凡见抑制、沉静、衰退、晦暗等表现的里证、寒证、虚证，以及症状表现于内的、向下的、不易发现的，或病邪性质为阴邪致病、病情变化较慢等，均属阴证范畴。

2. 阳证 凡见兴奋、躁动、亢进、明亮等表现的表证、热证、实证，以及症状表现于外的、向上的、容易发现的，或病邪性质为阳邪致病、病情变化较快等，均属阳证范畴。

二、临床表现

1. 阴证

临床表现：不同的疾病，表现出的阴证证候不尽相同，各有侧重。其特征性表现主要有：

面色㿠白或暗淡，精神萎靡，身重蜷卧，畏冷肢凉，倦怠无力，语声低怯，纳差，口淡不渴，小便清长或短少，大便稀溏，舌淡胖嫩，脉沉迟、微弱、细。

2. 阳证

临床表现：不同的疾病，表现出的阳证证候不尽相同，各有侧重。其特征性表现主要有：面色赤，恶寒发热，肌肤灼热，烦躁不安，语声高亢，呼吸气粗，喘促痰鸣，口干渴饮，小便短赤涩痛，大便秘结奇臭，舌红绛，苔黄黑生芒刺，脉浮数、洪大、滑实。

三、鉴别要点（表3-6-3）

表3-6-3 阴证与阳证的鉴别

鉴别要点	阴证	阳证
问	恶寒畏冷，喜温，食少乏味，不渴或喜热饮，小便清长或短小，大便溏泄气腥	身热恶热，喜凉，恶食，心烦，口干渴引饮，小便短赤涩痛，大便干硬或秘结不通，或有奇臭
望	面色苍白或暗淡，身重蜷卧，倦怠无力，精神萎靡，舌淡胖嫩，舌苔润滑	面色潮红或通红，狂躁不安，口唇爆裂，舌红绛，苔黄燥或黑而生芒刺
闻	语声低微，静而少言，呼吸怯弱，气短	语声壮厉，烦而多言，呼吸气粗，喘促痰鸣
切	腹痛喜按，肢凉，脉沉、细、迟、无力等	腹痛拒按，肌肤灼热，脉浮、洪、数、大、滑、有力等

【经典习题】

7.患者，男，35岁。近2天来发热，口渴欲饮，面赤，烦躁不宁，大便干结，舌红，苔黄燥，脉数。其临床意义是

A. 阳虚阴盛 B. 感受湿邪 C. 肝气郁结
D. 阳气亢盛 E. 气血亏虚

答案：D。

第四单元 脏腑辨证

脏腑辨证	肝与胆病辨证	概念	★★
		临床表现	★★★
		鉴别要点	★★
	心与小肠辨证	概念	★★
		临床表现	★★★
		鉴别要点	★★
	脾与胃辨证	概念	★★
		临床表现	★★★
		鉴别要点	★★
	肺与大肠辨证	概念	★★
		临床表现	★★★
		鉴别要点	★★
	肾与膀胱辨证	概念	★★
		临床表现	★★★
		鉴别要点	★★

第一节 肝与胆病辨证

一、肝血虚证

肝血虚证指血液亏损，肝失濡养，以眩晕、视力减退、经少、肢麻手颤等及血虚症状为主要表现的虚弱证候。

临床表现：头晕眼花，视力减退或夜盲，或肢体麻木，关节拘急，手足震颤，肌肉瞤动，月经量少、色淡，甚则闭经，爪甲不荣，面白无华，舌淡，脉细。

本证以眩晕、视力减退、经少、肢麻手颤等与血虚症状共见为辨证的主要依据。

二、肝阴虚证

肝阴虚证指阴液亏损，肝失濡润，阴不制阳，虚热内扰，以头晕、目涩、胁痛、烦热等为主要表现的虚热证候，又名肝虚热证。

临床表现：头晕眼花，两目干涩，视力减退，或胁肋隐隐灼痛，面部烘热或两颧潮红，或手足蠕动，口咽干燥，五心烦热，潮热盗汗，舌红少苔乏津，脉弦细数。

本证以头晕、目涩、胁痛等与虚热症状共见为辨证的主要依据。

肝血虚、肝阴虚的鉴别要点

两者均属肝的虚证，均有头晕等表现，但前者为血虚，无热象，常见眩晕、视物模糊、经少、肢麻手颤等症；后者为阴虚，虚热表现明显，常见眼干涩、潮热、颧红、手足蠕动等症。

三、肝郁气滞证

肝郁气滞证指肝失疏泄，气机郁滞，以情志抑郁、胸胁或少腹胀痛等为主要表现的证候，又名肝气郁结证，简称肝郁证。

临床表现：情志抑郁，善太息，胸胁、少腹胀满疼痛，走窜不定，或咽部异物感，或颈部瘿瘤、瘰疬，或胁下肿块，妇女可见乳房作胀疼痛、月经不调、痛经，舌苔薄白，脉弦。病情轻重与情绪变化关系密切。

本证多与情志因素有关，以情志抑郁、胸胁或少腹胀痛等为辨证的主要依据。

四、肝火炽盛证

肝火炽盛证指火热炽盛，内扰于肝，气火上逆，以头痛、烦躁、耳鸣、胁痛等及火热症状为主要表现的实热证候，又名肝火上炎证、肝经实火证，简称肝火（热）证。

临床表现：头晕胀痛，痛如刀劈，面红目赤，口苦口干，急躁易怒，耳鸣如潮，甚或突发耳聋，失眠，噩梦纷纭，或胁肋灼痛，吐血、衄血，小便短黄，大便秘结，舌红苔黄，脉弦数。

本证以头痛、烦躁、耳鸣、胁痛等与火热症状共见为辨证的主要依据。

五、肝阳上亢证

肝阳上亢证指肝阳亢扰于上，肝肾阴亏于下，以眩晕耳鸣、头目胀痛、面红、烦躁、腰膝酸软等为主要表现的证候。

临床表现：眩晕耳鸣，头目胀痛，面红目赤，急躁易怒，失眠多梦，头重脚轻，腰膝酸软，舌红少津，脉弦有力或弦细数。

本证以眩晕耳鸣、头目胀痛、面红、烦躁、腰膝酸软等为辨证的主要依据。

肝火炽盛、肝阳上亢的鉴别要点

两证的共同表现：头晕胀痛，面红目赤，口苦口干，急躁易怒，耳鸣，失眠。但前者属火热过盛的实证，以目赤头痛、胁肋灼痛、口苦口渴、便秘尿黄等火热症状为主，阴虚证候不突出，病程较短，病势较急。后者属上实下虚，虚实夹杂，系肝肾阴虚阳亢所致，以眩晕、头目胀痛、头重脚轻等上亢症状为主，且见腰膝酸软、耳鸣等下虚症状，阴虚证候明显，病程较长。

六、肝风内动证

（一）肝阳化风证

肝阳化风证指肝阳上亢，亢则化风，肝风内动，以眩晕、肢麻震颤、头胀痛、面赤，甚至突然昏仆、口眼㖞斜、半身不遂等为主要表现的证候。

临床表现：眩晕欲仆，步履不稳，头胀头痛，急躁易怒，耳鸣，项强，头摇，肢体震颤，手足麻木，语言謇涩，面赤，舌红，或有苔腻，脉弦细有力，甚至突然昏仆，口眼㖞斜，半身不遂，舌强语謇。

本证以眩晕、肢麻震颤、头胀痛、面赤，甚至突然昏仆、口眼㖞斜、半身不遂等为辨证的主要依据。

（二）热极生风证

热极生风证指邪热炽盛，热极动风，以高热、神昏、抽搐为主要表现的证候。本证在卫气营血辨证中归属血分证。

临床表现：高热口渴，烦躁谵语或神昏，颈项强直，两目上视，手足抽搐，角弓反张，牙关紧闭，舌质红绛，苔黄燥，脉弦数。

本证以高热、神昏、抽搐为辨证的主要依据。

（三）阴虚动风证

阴虚动风证指肝阴亏虚，虚风内动，以眩晕，手足震颤、蠕动，或肢体抽搐等及阴虚症状为主要表现的证候。

临床表现：手足震颤、蠕动，或肢体抽搐，眩晕耳鸣，口燥咽干，形体消瘦，五心烦热，潮热颧红，舌红少津，脉弦细数。

本证以眩晕,手足震颤、蠕动与阴虚内热症状共见为辨证的主要依据。

(四)血虚生风证

血虚生风证指肝血亏虚,虚风内动,以眩晕、肢体震颤、麻木、拘急、瞤动、瘙痒等及血虚症状为主要表现的证候。

临床表现:眩晕,肢体震颤、麻木,手足拘急,肌肉瞤动,皮肤瘙痒,爪甲不荣,面白无华,舌质淡白,脉细或弱。

本证以眩晕、肢麻、震颤、瘙痒、拘急、瞤动等与血虚症状共见为辨证的主要依据。

肝风内动四证的鉴别要点(表3-6-4)

肝风内动四证的成因与证候有别。肝阳化风证为阳亢阴虚,上盛下虚,表现为眩晕欲仆、头胀痛、头摇、肢麻震颤、步履不稳等;热极生风证为火热炽盛所致,病势急而重,表现为高热、神昏、抽搐;阴虚动风证多见于热病后期,阴液亏损,表现为眩晕,手足震颤、蠕动及虚热证候;血虚生风证多见于慢性久病,血虚失养,表现为眩晕、肢麻、震颤、拘急、面白舌淡等。

表3-6-4 肝风内动四证的鉴别

证候	性质	主症	兼症	舌象	脉象
肝阳化风证	上实下虚证	眩晕欲仆,头摇肢颤,言语謇涩或舌强不语	手足麻木,步履不正	舌红,苔白或腻	弦而有力
热极生风证	实热证	手足抽搐,颈项强直,两目上视,牙关紧闭,角弓反张	高热神昏,燥热如狂	舌质红绛	弦数
阴虚动风证	虚证	手足蠕动	午后潮热,五心烦热,口咽干燥,形体消瘦	舌红少津	弦细数
血虚生风证	虚证	手足震颤,肌肉瞤动,关节拘急不利,肢体麻木	眩晕耳鸣,面白无华	舌淡,苔白	细

七、寒滞肝脉证

寒滞肝脉证指寒邪侵袭,凝滞肝经,以少腹、前阴、颠顶等肝经经脉循行部位冷痛为主要表现的实寒证候,又名寒凝肝经证、肝寒证、肝经实寒证。

临床表现:少腹冷痛,阴部坠胀作痛,或阴器收缩引痛,或颠顶冷痛,得温则减,遇寒痛增,恶寒肢冷,舌淡,苔白润,脉沉紧或弦紧。

本证以少腹、前阴、颠顶冷痛与实寒症状共见为辨证的主要依据。

八、肝胆湿热证

肝胆湿热证指湿热内蕴,肝胆疏泄失常,以身目发黄、胁肋胀痛等及湿热症状为主要表现的证候。以阴痒、带下黄臭等为主要表现者,称肝经湿热(下注)证。

临床表现:身目发黄,胁肋胀痛,或胁下有痞块,纳呆,厌油腻,泛恶欲呕,腹胀,大便不调,小便短赤,发热或寒热往来,口苦口干,舌红,苔黄腻,脉弦滑数。或为阴部潮湿、瘙痒、湿疹,阴器肿痛,带下黄稠臭秽等。

本证以胁肋胀痛、身目发黄,或阴部瘙痒、带下黄臭等与湿热症状共见为辨证的主要依据。

九、胆郁痰扰证

胆郁痰扰证指痰浊或痰热内扰,胆郁失宣,以胆怯、惊悸、烦躁、失眠、眩晕、呕恶等为主要表现的证候。

临床表现:胆怯易惊,惊悸不宁,失眠多梦,烦躁不安,胸胁胀闷,善太息,头晕目眩,口苦呕恶,舌淡红或红,苔白腻或黄滑,脉弦缓或弦数。

本证以胆怯、惊悸、烦躁、失眠、眩晕、呕恶等为辨证的主要依据。

【经典习题】

1. 患者，女，43岁。近来失眠多梦，胆怯易惊，惊悸不宁，胸胁闷胀，善太息，口苦，舌红苔白腻，脉弦缓。其证候是

　　A. 肝郁气滞证　　　　B. 肝血虚证　　　　C. 胆郁痰扰证
　　D. 肝风内动证　　　　E. 肝火炽盛证

（2～3题共用备选答案）
　　A. 手足抽搐，角弓反张，牙关紧闭
　　B. 眩晕欲仆，肢麻震颤，语言謇涩
　　C. 手足蠕动，五心烦热，眩晕耳鸣
　　D. 手足震颤，关节拘急，肢体麻木
　　E. 眩晕耳鸣，面红目赤，头重脚轻

2. 属于肝阳化风证的临床表现是
3. 属于热极生风证的临床表现是

答案：1.C；2.B；3.A。

第二节　心与小肠病辨证

一、心气虚证

心气虚证指心气不足，鼓动无力，以心悸、神疲及气虚症状为主要表现的虚弱证候。

临床表现：心悸，胸闷，气短，精神疲倦，或有自汗，活动后诸症加重，面色淡白，舌质淡，脉虚。

本证以心悸、神疲与气虚症状共见为辨证的主要依据。

二、心阳虚证

心阳虚证指心阳虚衰，温运失司，鼓动无力，虚寒内生，以心悸怔忡、心胸憋闷及阳虚症状为主要表现的虚寒证候。

临床表现：心悸怔忡，心胸憋闷或痛，气短，自汗，畏冷肢凉，神疲乏力，面色㿠白，或面唇青紫，舌质淡胖或紫暗，苔白滑，脉弱或结或代。

本证以心悸怔忡、心胸憋闷与阳虚症状共见为辨证的主要依据。

心气虚与心阳虚的鉴别要点

心气虚证与心阳虚证均可见心悸、胸闷、气短等症，但心阳虚证有畏冷肢凉等表现，心气虚证无寒象、疲乏等症表现明显。

三、心血虚证

心血虚证指血液亏虚，心与心神失于濡养，以心悸、失眠、多梦及血虚症状为主要表现的虚弱证候。

临床表现：心悸，头晕眼花，失眠，多梦，健忘，面色淡白或萎黄，舌色淡，脉细无力。

本证多有久病、失血等病史，以心悸、失眠、多梦与血虚症状共见为辨证的主要依据。

四、心阴虚证

心阴虚证指阴液亏损，心与心神失养，虚热内扰，以心烦、心悸、失眠及阴虚症状为主要表现的虚热证候。

临床表现：心烦，心悸，失眠，多梦，口燥咽干，形体消瘦，或见手足心热，潮热盗汗，两颧潮红，舌红少苔乏津，脉细数。

本证以心烦、心悸、失眠与阴虚症状共见为辨证的主要依据。

心血虚与心阴虚的鉴别要点（表 3-6-5）

心血虚与心阴虚虽均可见心悸、失眠、多梦等症，但血虚以"色白"为特征而无热象，阴虚以"色赤"为特征而有明显热象。

表 3-6-5 心血虚证与心阴虚证的鉴别

证候	相同症状	不同症状
心血虚证	心失所养	有血虚表现——面色淡白或萎黄，唇舌色淡，脉细无力
心阴虚证	心神不安 心悸失眠多梦	有阴虚表现——口燥咽干，形体消瘦，五心烦热，潮热盗汗，两颧潮红，舌红少苔乏津，脉细数

五、心脉痹阻证

心脉痹阻证指瘀血、痰浊、阴寒、气滞等因素痹阻心脉，以心悸怔忡、胸闷、心痛为主要表现的证候，又名心血（脉）瘀阻证。由于诱因的不同，临床又有瘀阻心脉证、痰阻心脉证、寒凝心脉证、气滞心脉证之分。

临床表现：心悸怔忡，心胸憋闷疼痛，痛引肩背内臂，时作时止；或以刺痛为主，舌质晦暗或有青紫斑点，脉细、涩、结、代；或以心胸憋闷为主，体胖痰多，身重困倦，舌苔白腻，脉沉滑或沉涩；或以遇寒痛剧为主，得温痛减，畏寒肢冷，舌淡苔白，脉沉迟或沉紧；或以胀痛为主，与情志变化有关，喜太息，舌淡红，脉弦。

本证以心悸怔忡、心胸憋闷疼痛与瘀血症状共见为辨证的主要依据。

1. 瘀阻心脉 以刺痛为特点，伴见舌暗，或有青紫色斑点，脉细涩或结或代等瘀血内阻的症状。
2. 痰阻心脉 以闷痛为特点，多伴体胖痰多，身重困倦，苔白腻，脉沉滑或沉涩等痰浊内盛的症状。
3. 寒凝心脉 以痛势剧烈、突然发作、遇寒加剧、得温痛减为特点，伴见畏寒肢冷，舌淡苔白，脉沉迟或沉紧等寒邪内盛的症状。
4. 气滞心脉 以胀痛为特点，其发作往往与精神因素有关，常伴见胁胀，善太息，脉弦等气机郁滞的症状。

瘀阻心脉、痰阻心脉、寒凝心脉、气滞心脉四证的鉴别要点

心脉痹阻只是病理结果，导致心脉不通的原因主要有瘀血、痰浊、阴寒、气滞几个方面。心脉痹阻证以心悸怔忡、心胸憋闷疼痛、痛引肩背内臂、时作时止为主症。但由于导致心脉痹阻的原因不同，临床必须辨证求因。心脉痹阻证辨证的鉴别见表3-6-6。

表 3-6-6 心脉痹阻证的鉴别

主症		辨证求因
心悸怔忡，心胸憋闷作痛，痛引肩背内臂，时作时止	瘀阻心脉	心胸刺痛，舌暗或有青紫斑点，脉细涩或结代
	痰阻心脉	心胸闷痛，体胖痰多，身重困倦，苔白腻，脉沉滑或沉涩
	寒凝心脉	心胸剧痛，遇寒加重，得温痛减，形寒肢冷，舌淡苔白，脉沉迟或沉紧
	气滞心脉	心胸胀痛，胁胀善太息，舌淡红，脉弦

六、痰蒙心神证

痰蒙心神证指痰浊蒙蔽心神，以神志抑郁、错乱、痴呆、昏迷为主要表现的证候，又名痰迷心窍证。

临床表现：神情痴呆，意识模糊，甚则昏不知人，或神情抑郁，表情淡漠，喃喃独语，举止失常；或突然昏仆，不省人事，口吐涎沫，喉有痰声，并见面色晦暗，胸闷，呕恶，舌苔白腻，脉滑。

本证以神志抑郁、错乱、痴呆、昏迷与痰浊症状共见为辨证的主要依据。

七、痰火扰神证

痰火扰神证指火热痰浊交结，扰闭心神，以狂躁、神昏及痰热症状为主要表现的证候，又名痰火扰心（窍闭）证。

临床表现：发热，口渴，胸闷，气粗，咳吐黄痰，喉间痰鸣，心烦，失眠，甚则神昏谵语，或狂躁妄动，打人毁物，不避亲疏，胡言乱语，哭笑无常，面赤，舌质红，苔黄腻，脉滑数。

本证以神志狂躁、神昏谵语与痰热症状共见为辨证的主要依据。

痰蒙心神与痰火扰神的鉴别要点

痰蒙心神与痰火扰神均有神志异常的表现，均可或见神昏，但痰蒙心神证为痰浊，其症以抑郁、痴呆、错乱为主，有痰无火，无热证表现；痰火扰神证则为痰热，其症以神志狂躁、神昏谵语为主，既有痰又有火。

八、心火亢盛证

心火亢盛证指火热内炽，扰乱心神，迫血妄行，上炎口舌，热邪下移，以发热、心烦、吐衄、舌赤生疮、尿赤涩灼痛等为主要表现的实热证候。

临床表现：发热，口渴，心烦，失眠，便秘，尿黄，面红，舌尖红绛，苔黄，脉数有力，甚或口舌生疮、溃烂疼痛；或见小便短赤、灼热涩痛；或见吐血、衄血；或见狂躁谵语、神志不清。

1. 以口舌生疮、赤烂疼痛为主者，称为心火上炎证。
2. 兼小便赤、涩、灼、痛者，称为心火下移证，习称为心移热于小肠。
3. 吐血、衄血表现突出者，称为心火迫血妄行证。
4. 以狂躁谵语、神志不清为主症者，称为热扰心神证或热闭心神证。

本证以发热、心烦、吐衄、舌赤生疮、尿赤涩灼痛等症为辨证的主要依据。

九、瘀阻脑络证

瘀阻脑络证指瘀血犯头，阻滞脑络，以头痛、头晕及瘀血症状为主要表现的证候。

临床表现：头晕、头痛经久不愈，痛如锥刺，痛处固定，或健忘、失眠、心悸，或头部外伤后昏不知人，面色晦暗，舌质紫暗或有斑点，脉细涩。

本证以头痛、头晕与瘀血症状共见为辨证的主要依据。

十、小肠实热证

小肠实热证指心火下移小肠，致小肠里热炽盛为主要表现的证候。

临床表现：心烦失眠，面赤口渴，口舌生疮，溃烂灼痛，小便赤涩，尿道灼痛，尿血，舌红苔黄，脉数。

本证以小便赤涩灼痛与心火炽盛症状共见为辨证的主要依据。

【经典习题】

4. 心气虚证除心悸、气短外，还具有的临床表现是
   A. 面色苍白　　　　　B. 眩晕健忘　　　　　C. 胸闷自汗
   D. 失眠多梦　　　　　E. 头晕头痛
5. 下列哪项是心热下移小肠最主要的表现
   A. 面赤口渴　　　　　B. 口舌生疮　　　　　C. 小便赤涩灼痛
   D. 心烦失眠　　　　　E. 大便秘结
   答案：4.C；5.C。

第三节　脾与胃病辨证

一、脾气虚证

脾气虚证指脾气不足，运化失职，以食少、腹胀、便溏及气虚症状为主要表现的虚弱证候。

临床表现：不欲食，纳少，脘腹胀满，食后胀甚，或饥时饱胀，大便溏稀，肢体倦怠，神疲乏力，少气懒言，形体消瘦，或肥胖、浮肿，面色淡黄或萎黄，舌淡苔白，脉缓或弱。

本证以食少、腹胀、便溏与气虚症状共见为辨证的主要依据。

二、脾阳虚证

脾阳虚证指脾阳虚衰，失于温运，阴寒内重，以食少、腹胀腹痛、便溏等为主要表现的虚寒证候，又名脾虚寒证。

临床表现：食少，腹胀，腹痛绵绵，喜温喜按，畏寒怕冷，四肢不温，面白少华或虚浮，口淡不渴，大便稀溏，甚至完谷不化，或肢体浮肿，小便短少，或白带清稀量多，舌质淡胖或有齿痕，舌苔白滑，脉沉迟无力。

本证以食少、腹胀腹痛、便溏与虚寒症状共见为辨证的主要依据。

三、脾虚气陷证

脾虚气陷证指脾气虚弱，中气下陷，以脘腹重坠、内脏下垂及气虚症状为主要表现的虚弱证候，又名脾（中）气下陷证。

临床表现：脘腹重坠作胀，食后益甚，或便意频数，肛门重坠，或久泻不止，甚或脱肛，或小便浑浊如米泔，或内脏、子宫下垂，气短懒言，神疲乏力，头晕目眩，面白无华，食少，便溏，舌淡苔白，脉缓或弱。

本证以脘腹重坠、内脏下垂与气虚症状共见为辨证的主要依据。

四、脾不统血证

脾不统血证指脾气虚弱，不能统摄血行，以各种慢性出血为主要表现的虚弱证候，又名脾（气）不摄血证。

临床表现：各种慢性出血，如便血、尿血、吐血、鼻衄、紫斑，妇女月经过多、崩漏，食少便溏，神疲乏力，气短懒言，面色萎黄，舌淡，脉细无力。

本证以各种慢性出血与气血两虚症状共见为辨证的主要依据。

脾气虚、脾阳虚、脾虚气陷、脾不统血证的鉴别要点

四证均以脾气虚为病理基础，但因各证的病机不尽相同，故临床表现各有特点（表3-6-7）。

脾气虚证以脾气亏虚，失于健运为主要病机，以食少、腹胀、便溏，兼神疲乏力等气虚表现为特征。脾阳虚证是在脾气虚基础上，阳虚生寒所致，以腹部冷痛绵绵、喜温喜按、形寒肢冷等虚寒证候与脾气虚证并见为特征。脾虚气陷证是因脾气亏虚，升举无力而清阳下陷所致，以脘腹坠胀，或内脏下垂等下陷证候与脾气虚证并见为特征。脾不统血证因脾气亏虚，统血无权而致，以各种慢性出血（便血、尿血、吐血、肌衄，或月经过多、崩漏）与脾气虚证并见为特征。

表 3-6-7 脾气虚证与脾阳虚证、脾虚气陷证、脾不统血证的鉴别

证候	病机	相同症状	不同症状	舌象	脉象
脾气虚证	脾气亏虚，运化失职	纳呆腹胀，食后尤甚，便溏肢倦，食少懒言，神疲乏力，面色萎黄	或浮肿，或消瘦	舌质淡或胖嫩有齿痕，苔白润	脉缓弱或沉细弱或虚大
脾阳虚证	脾阳虚衰，失于温运，阴寒内生		腹痛喜温喜按，肢冷，尿少等	舌质淡胖或边有齿痕，苔白滑	脉沉迟无力
中气下陷证	脾气亏虚，升举无力而反下陷		脘腹坠胀，或便意频数，肛门坠重，甚则脱肛，或子宫下垂等脏器脱垂表现	舌质淡，苔薄	脉缓弱
脾不统血证	脾气虚弱，不能统摄血液		便血，尿血，鼻衄，或妇女月经过多、崩漏等各种出血证	舌淡苔白	脉细弱

五、湿热蕴脾证

湿热蕴脾证指湿热内蕴，脾失健运，以腹胀、纳呆、发热、身重、便溏不爽等为主要表现的湿热证候，又名中焦湿热证、脾经湿热证。

临床表现：脘腹胀闷，纳呆，恶心欲呕，口中黏腻，渴不多饮，便溏不爽，小便短黄，肢体困重，或身热不扬，汗出热不解，或见面目发黄鲜明，或皮肤发痒，舌质红，苔黄腻，脉濡数或滑数。

本证以腹胀、纳呆、发热、身重、便溏不爽、苔黄腻等为辨证的主要依据。

六、寒湿困脾证

寒湿困脾证指寒湿内盛，困阻脾阳，脾失温运，以纳呆、腹胀、便溏、身重等为主要表现的寒湿证候，又名湿困脾阳证、寒湿中阻证、太阴寒湿证。

临床表现：脘腹胀闷，口腻纳呆，泛恶欲呕，口淡不渴，腹痛便溏，头身困重，或小便短少，肢体肿胀，或身目发黄，面色晦暗不泽，或妇女白带量多，舌体淡胖，舌苔白滑或白腻，脉濡缓或沉细。

本证以纳呆、腹胀、便溏、身重、苔白腻等为辨证的主要依据。

湿热蕴脾、寒湿困脾证的鉴别要点（见表3-6-8）

两证均因湿邪困脾，脾胃纳运失职所致，可见脘腹痞闷、纳呆呕恶、便溏、肢体困重、面目发黄、苔腻、脉濡等。区别在于兼热、兼寒之不同。前者病性属湿热，故有舌质红苔黄腻、身热不扬、阳黄、脉濡数等湿热内蕴表现；后者病性属寒湿，故见舌淡苔腻白滑、腹痛喜暖、口淡不渴、带下量多清稀、阴黄、脉濡缓等寒湿内停表现。

表3-6-8 湿热蕴脾证与寒湿困脾证的鉴别

证候	相同症状	不同症状	舌象	脉象
湿热蕴脾证	脘腹痞闷，纳呆，恶心呕吐，便溏，肢体困重	身热起伏，汗出热不解，肌肤发黄、色泽鲜明，皮肤发痒，小便赤	舌红苔黄腻	濡数
寒湿困脾证		口淡不渴，肢体浮肿，小便不利	舌淡苔白腻	濡缓

七、胃气虚证

胃气虚证指胃气虚弱，胃失和降，以胃脘隐痛或痞胀、喜按、食少等为主要表现的虚弱证候。

临床表现：胃脘隐痛或痞胀，按之觉舒，食欲不振，或得食痛缓，食后胀甚，嗳气，口淡不渴，面色萎黄，气短懒言，神疲倦怠，舌质淡，苔薄白，脉弱。

本证以胃脘痞满、隐痛喜按、食少与气虚症状共见为辨证的主要依据。

八、胃阳虚证

胃阳虚证指阳气不足，胃失温煦，以胃脘冷痛、喜温喜按、畏冷、肢凉等为主要表现的虚寒证候，又名胃虚寒证。

临床表现：胃脘冷痛，绵绵不已，时发时止，喜温喜按，食后缓解，泛吐清水或夹有不消化食物，食少脘痞，口淡不渴，倦怠乏力，畏寒肢冷，舌淡胖嫩，脉沉迟无力。

本证以胃脘冷痛、喜温喜按，畏冷肢凉为辨证的主要依据。

九、胃阴虚证

胃阴虚证指阴液亏虚，胃失濡润、和降，以胃脘嘈杂、饥不欲食、脘腹痞胀、灼痛等为主要表现的虚热证候，又名胃虚热证。虚热证不明显者，则称胃燥津亏证。

临床表现：胃脘嘈杂，饥不欲食，或痞胀不舒，隐隐灼痛，干呕，呃逆，口燥咽干，大便干结，小便短少，舌红少苔乏津，脉细数。

本证以胃脘嘈杂、灼痛、饥不欲食与虚热症状共见为辨证的主要依据。

胃气虚、胃阳虚、胃阴虚证的鉴别要点（表3-6-9）

表3-6-9 胃气虚证与胃阳虚证、胃阴虚证的鉴别

证候	病机	相同症状	不同症状	舌象	脉象
胃气虚证	胃气亏虚，胃失和降	胃痛痞胀	胃部按之觉舒，气短懒言，神疲乏力	舌质淡，苔薄白	脉弱
胃阳虚证	胃阳不足，胃失温煦		胃脘冷痛，喜温喜按，畏寒肢冷	舌淡胖嫩	脉沉迟无力
胃阴虚证	胃阴亏虚，胃失濡润		胃脘嘈杂，饥不择食，或痞胀不舒，隐隐灼痛，干呕，呃逆，口燥咽干	舌红少苔乏津	脉细数

十、胃热炽盛证

胃热炽盛证指火热壅滞于胃，胃失和降，以胃脘灼痛、消谷善饥等为主要表现的实热证候，又名胃（实）热（火）证。

临床表现：胃脘灼痛、拒按，渴喜冷饮，或消谷善饥，或口臭，牙龈肿痛溃烂，齿衄，小便短黄，大便秘结，舌红苔黄，脉滑数。

本证以胃脘灼痛、消谷善饥等与实火症状共见为辨证的主要依据。

十一、寒饮停胃证

寒饮停胃证指寒饮停积于胃，胃失和降，以脘腹痞胀、胃中有振水声、呕吐清水等为主要表现的证候。

临床表现：脘腹痞胀，胃中有振水声，呕吐清水痰涎，口淡不渴，眩晕，舌苔白滑，脉沉弦。

本证以脘腹痞胀、胃中有振水声、呕吐清水等为辨证的主要依据。

胃热炽盛、寒饮停胃证的鉴别要点（表3-6-10）

表3-6-10 胃热炽盛证与寒饮停胃证的鉴别

证候	病机	相同症状	不同症状	舌象	脉象
胃热炽盛证	火热壅滞于胃，胃失和降	胃痛痞胀	胃部灼痛，渴喜冷饮，口臭，牙龈肿痛溃烂	舌红苔黄	脉滑数
寒饮停胃证	寒饮停积于胃，胃失和降		胃脘痞胀，呕吐清水痰涎，口淡不渴	舌苔白滑	脉沉弦

十二、寒滞胃肠证

寒滞胃肠证指寒邪侵袭胃肠，阻滞气机，以胃脘、腹部冷痛，痛势急剧等为主要表现的实寒证候，又名中焦实寒证。

临床表现：胃脘、腹部冷痛，痛势急暴，遇寒加剧，得温则减，恶心呕吐，吐后痛缓，口淡不渴，或口泛清水，腹泻清稀，或腹胀便秘，面白或青，恶寒肢冷，舌苔白润，脉弦紧或沉紧。

本证多有寒冷刺激的诱因，以胃脘、腹部冷痛，痛势急剧等为辨证的主要依据。

十三、食滞胃肠证

食滞胃肠证指饮食停积胃肠，以脘腹痞胀疼痛、呕泻酸馊腐臭食物等为主要表现的证候。又名食滞胃脘证。

临床表现：脘腹胀满疼痛、拒按，厌食，嗳腐吞酸，呕吐酸馊食物，吐后胀痛得减，或腹痛，肠鸣，矢气臭如败卵，泻下不爽，大便酸腐臭秽，舌苔厚腻，脉滑或沉实。

本证多有伤食病史，以脘腹痞胀疼痛、呕泻酸馊腐臭等为辨证的主要依据。

寒滞肠胃证、食滞胃肠证与胃肠气滞证的鉴别要点（表3-6-11）

表 3-6-11　寒滞肠胃证与食滞胃肠证、胃肠气滞证的鉴别

证候	病机	相同症状	不同症状	舌象	脉象
寒滞肠胃证	寒邪侵犯肠胃，阻滞气机	胃脘疼痛痞胀	胃脘部冷痛，痛势剧烈，得温则减	舌苔白润	脉弦紧或沉紧
食滞胃肠证	饮食阻滞肠胃，气机受阻		脘腹痞胀疼痛，呕泻酸馊酸腐臭	舌苔厚腻	脉滑或沉实

【经典习题】

6. 患者，男，65岁。近半年来，纳呆少食，脘闷，头身困重，苔腻，脉濡。其临床意义是
 A. 食滞胃脘　　　　B. 胃火炽盛　　　　C. 胃阴亏虚
 D. 脾胃虚弱　　　　E. 湿邪困脾

7. 胃阳虚证与胃阴虚证均会出现的症状是
 A. 饥不欲食　　　　B. 胃脘嘈杂　　　　C. 胃痛痞胀
 D. 干呕呃逆　　　　E. 畏寒肢冷

答案：6.E；7.C。

第四节　肺与大肠病辨证

一、肺气虚证

肺气虚证指肺气虚弱，呼吸无力，卫外不固，以咳嗽无力、气短而喘、自汗等为主要表现的虚弱证候。

临床表现：咳嗽无力，气短而喘，动则尤甚，咳痰清稀，声低懒言，或有自汗、畏风，易于感冒，神疲体倦，面色淡白，舌淡苔白，脉弱。

本证以咳嗽无力、气短而喘、自汗与气虚症状共见为辨证的主要依据。

二、肺阴虚证

肺阴虚证指肺阴亏虚，虚热内扰，以干咳少痰、潮热、盗汗等为主要表现的虚热证候，又名肺虚热证。

临床表现：干咳无痰，或痰少而黏，不易咳出，或痰中带血，声音嘶哑，口燥咽干，形体消瘦，五心烦热，潮热盗汗，两颧潮红，舌红少苔乏津，脉细数。

本证以干咳、痰少难咳、潮热、盗汗等为辨证的主要依据。

肺气虚、肺阴虚证的鉴别要点（表3-6-12）

表 3-6-12　肺气虚证与肺阴虚证的鉴别

证候	相同症状	不同症状
肺气虚证	咳嗽	有气虚表现——咳嗽无力，气短而喘，伴有气虚症状
肺阴虚证		有阴虚表现——干咳少痰，伴有虚热内扰、潮湿盗汗等阴虚症状

三、风寒犯肺证

风寒犯肺证指风寒侵袭，肺卫失宣，以咳嗽、咳稀白痰、恶风寒等为主要表现的证候。

临床表现：咳嗽，咳少量稀白痰，气喘，微有恶寒发热，鼻塞，流清涕，喉痒，或见身痛无汗，舌苔薄白，脉浮紧。

本证多有外感风寒的病史，以咳嗽、咳稀白痰与风寒表证共见为辨证的主要依据。

四、寒痰阻肺证

寒痰阻肺证指寒饮或痰浊停聚于肺，肺失宣降，以咳喘、痰白量多易咳等为主要表现的证候，又名寒饮停肺证、痰浊阻肺证。

临床表现：咳嗽，痰多色白，质稠或清稀，易咳，胸闷，气喘，或喉间有哮鸣声，恶寒，肢冷，舌质淡，苔白腻或白滑，脉弦或滑。

本证以咳喘、痰白量多易咳等为辨证的主要依据。痰稀者为寒饮停肺证；痰稠者为寒痰阻肺证。

五、饮停胸胁证

饮停胸胁证指水饮停于胸腔，阻碍气机，以胸廓饱满、胸胁胀闷或痛等为主要表现的证候。

临床表现：胸廓饱满，胸胁部胀闷或痛，咳嗽，气喘，呼吸、咳嗽或身体转侧时牵引胁痛，或有头目晕眩，舌苔白滑，脉沉弦。

本证以胸廓饱满、胸胁胀闷或痛等为辨证的主要依据。

风寒犯肺、寒痰阻肺、饮停胸胁证的鉴别要点（表3-6-13）

表3-6-13 风寒犯肺证与寒痰阻肺证、饮停胸胁证的鉴别

证候	相同症状	不同症状
风寒犯肺证	咳嗽，咳痰，痰色白	多为风寒侵袭，伴有风寒表证，舌苔薄白，脉浮紧
寒痰阻肺证		寒饮或痰浊停聚于肺，伴有寒象，舌质淡，苔白腻或白滑，脉弦或滑
饮停胸胁证		水饮停于胸胁，伴有胸廓饱满、胸胁胀闷或痛，舌苔白滑，脉沉弦

六、风热犯肺证

风热犯肺证指风热侵袭，肺卫失宣，以咳嗽、发热恶风等为主要表现的证候。本证在三焦辨证中属上焦病证，在卫气营血辨证中属卫分证。

临床表现：咳嗽，痰少而黄，气喘，鼻塞，流浊涕，咽喉肿痛，发热，微恶风寒，口微渴，舌尖红，苔薄黄，脉浮数。

本证多有感受风热的病史，以咳嗽、痰少色黄与风热表证共见为辨证的主要依据。

七、肺热炽盛证

肺热炽盛证指火热炽盛，壅积于肺，肺失清肃，以咳喘气粗、鼻翼扇动等为主要表现的实热证候，简称肺热证或肺火证。本证在卫气营血辨证中属气分证，在三焦辨证中属上焦病证。

临床表现：发热，口渴，咳嗽，气粗而喘，甚则鼻翼扇动，鼻息灼热，胸痛，或有咽喉红肿疼痛，小便短黄，大便秘结，舌红苔黄，脉洪数。

本证以新病势急，咳喘气粗、鼻翼扇动与火热症状共见为辨证的主要依据。

八、痰热壅肺证

痰热壅肺证指痰热交结，壅滞于肺，肺失清肃，以发热、咳喘、痰多黄稠等为主要表现的证候。

临床表现：咳嗽，咳痰黄稠而量多，胸闷，气喘息粗，甚则鼻翼扇动，喉中痰鸣，或咳吐脓血腥臭痰，胸痛，发热口渴，烦躁不安，小便短黄，大便秘结，舌红苔黄腻，脉滑数。

本证以发热、咳喘、痰多黄稠等为辨证的主要依据。

九、燥邪犯肺证

燥邪犯肺证指外感燥邪，肺失宣降，以干咳痰少、鼻咽口舌干燥等为主要表现的证候，简称肺燥证。燥邪有偏寒、偏热的不同，而有温燥袭肺证和凉燥袭肺证之分。

临床表现：干咳无痰，或痰少而黏，不易咳出，甚则胸痛，痰中带血，或见鼻衄，口、唇、鼻、咽、皮肤干燥，尿少，大便干结，舌苔薄而干燥少津；或微有发热恶风寒，无汗或少汗，脉浮数或浮紧。

本证与气候干燥有关，以干咳痰少、鼻咽口舌干燥等为辨证的主要依据。

风热犯肺、肺热炽盛、痰热壅肺、燥邪犯肺证的鉴别要点（表3-6-14）

表3-6-14 风热犯肺证与肺热炽盛证、痰热壅肺证、燥邪犯肺证的鉴别

证候	病机	辨证要点	临床表现
风热犯肺证	风热犯肺，肺卫失宣	咳嗽，痰黄稠及风热表证	咳嗽痰稠色黄，恶寒轻发热重，鼻塞流黄浊涕，身热恶风，口干咽痛，舌尖红苔薄黄，脉浮数
肺热炽盛证	火热炽盛，壅积于肺	咳喘气粗，鼻翼扇动及实热症状	发热，口渴，咳嗽，气粗而喘，甚至鼻翼扇动，鼻息灼热，咽喉红肿，小便短黄，舌红苔黄，脉洪数
痰热壅肺证	痰热交结，壅滞于肺	发热，咳喘，痰多黄稠	咳嗽，咳痰黄稠而量多，胸闷，气喘息粗，发热口渴，烦躁不安，舌红苔黄腻，脉滑数
燥邪犯肺证	燥邪犯肺，肺卫失宣	干咳，痰少，质黏及燥邪表证	干咳痰少质黏，口、舌、咽喉干燥，恶寒发热，无汗或少汗，舌苔薄而干燥，舌苔薄白，脉浮偏数

十、肠道湿热证

肠道湿热证指湿热内蕴，阻滞肠道，以腹痛、暴泻如水、下痢脓血、大便黄稠秽臭及湿热症状为主要表现的证候，又名大肠湿热证。

临床表现：身热口渴，腹痛腹胀，下痢脓血，里急后重，或暴泻如水，或腹泻不爽，粪质黄稠秽臭，肛门灼热，小便短黄，舌质红，苔黄腻，脉滑数。

本证以腹痛、暴泻如水、下痢脓血、大便黄稠秽臭等与湿热症状共见为辨证的主要依据。

十一、肠热腑实证

肠热腑实证指里热炽盛，腑气不通，以发热、大便秘结、腹满硬痛为主要表现的实热证候，又名大肠热结证、大肠实热证。本证在六经辨证中称为阳明腑证，卫气营血辨证中属气分证，三焦辨证中属中焦证。

临床表现：高热或日晡潮热，汗多，口渴，脐腹胀满硬痛、拒按，大便秘结，或热结旁流，大便恶臭，小便短黄，甚则神昏谵语、狂乱，舌质红，苔黄厚而燥，或焦黑起刺，脉沉数或迟有力。

本证以发热、大便秘结、腹满硬痛为辨证的主要依据。

十二、肠燥津亏证

肠燥津亏证指津液亏损，肠失濡润，传导失职，以大便燥结、排便困难及津亏症状为主要表现的证候。

临床表现：大便干燥如羊屎，艰涩难下，数日一行，腹胀作痛，或可于左少腹触及包块，口干，或口臭，或头晕，舌红少津，苔黄燥，脉细涩。

本证多属病久而势缓，以大便燥结、排便困难与津亏症状共见为辨证的主要依据。

肠道湿热、肠热腑实、肠燥津亏证的鉴别要点（表3-6-15）

表 3-6-15 肠道湿热证与肠热腑实证、肠燥津亏证的鉴别

证型	病机	辨证要点	临床表现
肠道湿热证	湿热内蕴，阻滞肠道	腹痛，暴泻如水，下痢脓血，大便黄稠秽臭	身热口渴，下痢脓血，里急后重，或暴泻如水，或腹泻不爽，粪质黄稠秽臭，肛门灼热，小便短黄，舌质红，苔黄腻，脉滑数
肠热腑实证	里热炽盛，腑气不通	发热，大便干结，腹满硬痛	高热或日晡潮热，汗多，口渴，脐腹胀满硬痛、拒按，大便秘结，或热结旁流，大便恶臭，小便短黄，甚则神昏谵语、狂乱，舌质红，苔黄厚而燥，或焦黑起刺，脉沉数或迟有力
肠燥津亏证	津液亏损，肠失濡润	大便干结，排便困难与津亏症状	大便干结如羊屎，艰涩难下，数日一行，腹胀作痛，或可于左少腹触及包块，口干，或口臭，或头晕，舌红少津，苔黄燥，脉细涩

【经典习题】

8.患者日晡潮热，汗多，口渴，腹满拒按，大便臭秽秘结，小便短黄，舌红苔黄厚，脉数有力。其临床意义为

  A.肠燥精亏   B.肠道湿热   C.肠热腑实
  D.小肠实热   E.胃肠气滞

（9～10题共用备选答案）

  A.发热咳喘，痰多黄稠 B.咳嗽痰白，恶寒发热 C.干咳无痰，鼻燥咽干
  D.咳嗽痰多，色白质稠 E.干咳少痰，颧红潮热

9.痰热壅肺证的常见症状是

10.寒痰阻肺证的常见症状是

答案：8.C；9.A；10.D。

第五节 肾与膀胱病辨证

一、肾阳虚证

肾阳虚证指肾阳亏虚，机体失于温煦，以腰膝酸冷、性欲减退、夜尿多为主要表现的虚寒证候，又名元阳亏虚证、命门火衰证。

临床表现：头目眩晕，面色㿠白或黧黑，腰膝酸冷疼痛，畏冷肢凉，下肢尤甚，精神萎靡，性欲减退；男子阳痿早泄、滑精精冷，女子宫寒不孕；或久泻不止，完谷不化，五更泄泻；或小便频数清长，夜尿频多，舌淡，苔白，脉沉细无力，尺脉尤甚。

本证以腰膝酸冷、性欲减退、夜尿多与虚寒症状共见为辨证的主要依据。

二、肾阴虚证

肾阴虚证指肾阴亏损，失于滋养，虚热内扰，以腰酸而痛、遗精、经少、头晕耳鸣等为主要表现的虚热证候，又名真阴（肾水）亏虚证。

临床表现：腰膝酸软而痛，头晕，耳鸣，齿松，发脱，男子阳强易举、遗精、早泄，女子经少或经闭、崩漏，失眠，健忘，口咽干燥，形体消瘦，五心烦热，潮热盗汗，骨蒸发热，午后颧红，小便短黄，舌红少津，少苔或无苔，脉细数。

本证以腰酸而痛、遗精、经少、头晕耳鸣等与虚热症状共见为辨证的主要依据。

三、肾精不足证

肾精不足证指肾精亏损，脑与骨髓失充，以生长发育迟缓、早衰、生育机能低下等为主要表现的虚

弱证候。

临床表现：小儿生长发育迟缓，身体矮小，囟门迟闭，智力低下，骨骼痿软；男子精少不育，女子经闭不孕，性欲减退，成人早衰，腰膝酸软，耳鸣耳聋，发脱齿松，健忘恍惚，神情呆钝，两足痿软，动作迟缓，舌淡，脉弱。

本证多与先天不足有关，以生长发育迟缓、早衰、生育机能低下等为辨证的主要依据。

四、肾气不固证

肾气不固证指肾气亏虚，失于封藏、固摄，以腰膝酸软，小便、精液、经带、胎气不固等为主要表现的虚弱证候。

临床表现：腰膝酸软，神疲乏力，耳鸣失聪；小便频数而清，或尿后余沥不尽，或遗尿，或夜尿频多，或小便失禁；男子滑精、早泄；女子月经淋漓不尽，或带下清稀量多，或胎动易滑，舌淡，苔白，脉弱。

本证以腰膝酸软，小便、精液、经带、胎气不固与气虚症状共见为辨证的主要依据。

五、肾虚水泛证

肾虚水泛证指肾的阳气亏虚，气化无权，水液泛溢，以水肿下肢为甚、尿少、畏冷肢凉等为主要表现的证候。

临床表现：腰膝酸软，耳鸣，身体浮肿，腰以下尤甚，按之没指，小便短少，畏冷肢凉，腹部胀满，或见心悸，气短，咳喘痰鸣，舌质淡胖，苔白滑，脉沉迟无力。

本证以水肿下肢为甚、尿少、畏冷肢凉等为辨证的主要依据。

肾阳虚证与肾虚水泛证的鉴别要点（表3-6-16）

两者均以肾阳亏虚为病理基础，都有畏寒肢冷、腰膝酸冷、面白神疲等虚寒之象。但前者以温煦失职，生殖机能减退为主；后者以气化无权，水湿泛滥之水肿、尿少为主要表现。

表3-6-16　肾阳虚证与肾虚水泛证的鉴别

证型	病机	辨证要点	临床表现	舌象	脉象
肾阳虚证	命门火衰，温煦失职，火不暖土，气化不行	腰膝酸冷，性欲减退，夜尿频多等与虚寒症状共见	头晕目眩，面色㿠白或黧黑，腰膝酸冷疼痛，畏寒肢冷，下肢尤甚，精神萎靡，性欲减退，男子阳痿早泄、滑精精冷，女子宫寒不孕，或久泻不止，完谷不化，五更泄泻，或小便频数清长，夜尿频多	舌淡苔白	沉细无力，尺部尤甚
肾虚水乏证	肾阳虚弱，气化无权，水液泛滥	水肿下肢为甚，尿少与畏凉肢冷共见	腰膝酸软，耳鸣，身体浮肿，腰以下为甚，按之没指，小便短少	舌质淡胖苔白滑	沉迟无力

肾阴虚证与肾精不足证的鉴别要点（表3-6-17）

两者皆属肾虚证，均可见腰膝酸软、头晕耳鸣、齿松发脱等症。但前者有阴虚内热的表现，性欲偏亢，梦遗，经少；后者主要为生长发育迟缓，早衰，生育机能低下，无虚热表现。

表3-6-17　肾阴虚证与肾精不足证的鉴别

证候	相同症状	不同症状	舌象	脉象
肾阴虚证	腰膝酸软	失眠多梦，阳强易举，遗精早泄，潮热盗汗，咽干颧红，溲黄便干	舌红少津	细数
肾精不足证		成人精少，经闭，发脱齿摇，健忘耳聋，动作迟缓，足痿无力，精神呆钝	舌淡红苔白	沉细

六、膀胱湿热证

膀胱湿热证指湿热侵袭，蕴结膀胱，以小便频急、灼涩疼痛及湿热症状为主要表现的证候。

临床表现：小便频数，排尿灼热涩痛，小便短赤，尿血或有砂石，小腹胀痛，腰痛，发热口渴，舌红苔黄腻，脉濡数。

本证属新病势急，以小便频急、灼涩疼痛等与湿热症状共见为辨证的主要依据。

【经典习题】

11. 下列不属于肾气不固证临床表现的是
    A. 神疲，耳鸣　　　　B. 腰膝酸软　　　　C. 小便频数而痛
    D. 尿后余沥不尽　　　E. 胎动易滑

12. 下列不属于膀胱湿热证临床表现的是
    A. 尿频　　　　　　　B. 尿急　　　　　　C. 尿痛
    D. 遗尿　　　　　　　E. 尿黄赤

答案：11.C；12.D。

第五单元　经络腧穴、刺灸法总论

经络腧穴、刺灸法总论	经络腧穴总论	十二经脉在四肢部的分布规律	★★
		腧穴的主治特点	★★★
		骨度分寸定位法	★★★
	刺法灸法总论	刺法的种类、适用范围及注意事项	★★★
		灸法种类、艾灸法的作用及注意事项	★★★

第一节　经络腧穴总论

一、十二经脉在四肢部的分布规律

十二经脉在四肢部的分布规律是：上肢分布的是手三阴经、手三阳经；下肢分布的是足三阴经、足三阳经。阴经行于内侧面，阳经行于外侧面。上肢内侧为手太阴肺经在前，手厥阴心包经在中，手少阴心经在后；上肢外侧为手阳明大肠经在前，手少阳三焦经在中，手太阳小肠经在后。下肢内侧，内踝尖上八寸以下为足厥阴肝经在前，足太阴脾经在中，足少阴肾经在后；内踝尖上八寸以上则为足太阴脾经在前，足厥阴肝经在中，足少阴肾经在后。下肢外侧为足阳明胃经在前，足少阳胆经在中，足太阳膀胱经在后。

二、腧穴的主治特点

1. 近治作用　近治作用是指腧穴均具有治疗其所在部位局部及邻近组织、器官病证的作用。这是一切腧穴主治作用所具有的共同的和最基本的特点，是"腧穴所在，主治所在"规律的体现。如眼区周围的睛明、承泣、攒竹、瞳子髎等均能治疗眼疾；胃脘部周围的中脘、建里、梁门等均能治疗胃痛；膝关节周围的鹤顶、膝眼等均能治疗膝关节疼痛；阿是穴可治疗所在部位的病痛等。

2. 远治作用　远治作用是指腧穴具有治疗其远隔部位的脏腑、组织器官病证的作用。腧穴不仅能治疗局部病证，而且还有远治作用。十四经穴，尤其是十二经脉中位于四肢肘膝关节以下的经穴，远治作用尤为突出，如合谷穴不仅能治疗手部的局部病证，还能治疗本经循行所过的颈部和头面部的病证，这

是"经脉所过，主治所及"规律的反映。

3. 特殊作用 特殊作用是指某些腧穴具有双向的良性调整作用和相对的特异治疗作用。所谓双向的良性调整作用，是指同一腧穴对机体不同的病理状态，可以起到两种相反而有效的治疗作用。如腹泻时针天枢穴可止泻，便秘时针天枢穴可以通便；内关可治心动过缓，又可治疗心动过速。所谓相对的特异治疗作用，指某些腧穴的治疗作用具有相对特异性，如大椎穴退热、至阴穴矫正胎位、阑尾治疗阑尾炎等。

三、骨度分寸定位法

骨度分寸定位法，是指以患者体表骨节为主要标志测量周身各部的长度和宽度，定出分寸，用于腧穴定位的方法。不论男女、老少、高矮、胖瘦，均可按一定的骨度分寸在其自身测量。常用的骨度分寸见表3-6-18。

表3-6-18 常用骨度分寸表

部位	起止部位	骨度（寸）	度量法
头面部	前发际正中至后发际正中	12	直寸
	眉间（印堂）至前发际正中	3	直寸
	第7颈椎棘突下（大椎）至后发际正中	3	直寸
	眉间（印堂）至后发际正中第7颈椎棘突下（大椎）	18	直寸
	前额两发角（头维）之间	9	横寸
	耳后两乳突（完骨）之间	9	横寸
胸腹胁部	胸骨上窝（天突）至胸剑联合中点（歧骨）	9	直寸
	胸剑联合中点（歧骨）至脐中	8	直寸
	脐中至耻骨联合上缘（曲骨）	5	直寸
	两乳头之间	8	横寸
	腋窝顶点至第11肋游离端（章门）	12	直寸
背腰部	肩胛骨内缘（近脊柱侧点）至后正中线	3	横寸
	尖峰缘至后正中线	8	横寸
上肢部	腋前、后纹头至肘横纹（平肘尖）	9	直寸
	肘横纹（平肘尖）至腕掌（背）侧横纹	12	直寸
下肢部	耻骨联合上缘至股骨内上髁上缘	18	直寸
	胫骨内侧髁下方至内踝尖	13	直寸
	股骨大转子至腘横纹	19	直寸
	腘横纹至外踝尖	16	直寸

【经典习题】

1. 肘横纹（平肘尖）至腕掌（背）侧横纹的骨度分寸是
A.6寸 B.8寸 C.9寸
D.12寸 E.13寸

（2～3题共用备选答案）
A. 睛明治疗眼病 B. 下脘治疗胃痛 C. 大椎退热
D. 合谷治疗五官病 E. 听宫治疗耳鸣

2. 属于腧穴特殊作用的是

3. 属于腧穴远治作用的是
（4～5题共用备选答案）
  A. 下肢外侧后缘   B. 上肢内侧中线   C. 下肢外侧前缘
  D. 上肢外侧中线   E. 上肢内侧后缘
4. 患者疼痛沿三焦经放散，其病变部位在
5. 患者病发心绞痛，沿手少阴经放散，其病变部位在
答案：1.D；2.C；3.D；4.D；5.E。

第二节　刺法灸法总论

一、刺法的种类、适用范围及注意事项

（一）刺法的种类

刺法根据不同针具和操作技术的运用分为毫针刺法、三棱针法、火针法、皮肤针法、皮内针法、电针法、头针法、耳针法、穴位注射法、穴位埋线法等。其中毫针刺法是最主要的针刺技术。

（二）刺法的适应范围

在此主要介绍毫针刺法、三棱针法、皮肤针法、火针法、皮内针法的适用范围。

毫针是古今针灸临床最常用的一种针具。毫针刺法是各种针法的基础，适用于临床大多数病症。

三棱针法具有通经活络、开窍泄热、调和气血、消肿止痛等作用。临床上适用范围较为广泛，多用于实证、热证、瘀血、疼痛等，如高热、中暑、中风闭证、咽喉肿痛、目赤肿痛、顽癣、痈疖初起、扭挫伤、痔证、痔疮、顽痹、头痛、丹毒、指（趾）麻木等。

皮肤针法临床适用范围很广，尤其对疼痛、麻木、皮肤病、目疾、胃肠病有较好疗效，如腰痛、肌肤麻木、牛皮癣、斑秃、近视眼、视神经萎缩、感冒、咳嗽、头痛、失眠、痛经等，也可用于高血压、中风后遗症等。对畏针者及小儿更为适合。

火针法具有温经散寒、活血化瘀、软坚散结、祛腐生肌、止痛缓急、清热解毒等作用。适应范围较为广泛，主要用于治疗疼痛类疾病，如风寒湿痹、颈痹、漏肩风、腰痛、膝痛、软组织扭伤；皮外科疾病，如蛇串疮、湿疹、神经性皮炎、痈疽、疮疡、瘘、痔、瘰疬等；也可用于胃下垂、泄泻、痢疾、脱肛、痛经、阳痿、小儿疳积、扁平疣、痣等疾病。

皮内针法适用于经常发作的疼痛性疾病，如偏头痛、三叉神经痛、牙痛、胃痛、胆绞痛、肋间神经痛、关节炎、痛经等；慢性顽固性疾病，如高血压、神经衰弱、失眠、面肌抽搐、咳喘、遗尿、月经不调等。

（三）毫针刺法的注意事项

1. 患者在过于饥饿、疲劳、精神过度紧张时，不宜立即进行针刺。对身体瘦弱，气虚血亏的患者，进行针刺时手法不宜过强，并应尽量选用卧位。

2. 妇女怀孕3个月以内者，不宜针刺小腹部的腧穴。若怀孕3个月以上者，腹部、腰骶部腧穴也不宜针刺。三阴交、合谷、昆仑、至阴等通经活血的腧穴，在怀孕期应予禁刺。如妇女行经时，若非为了调经，亦慎用针刺。

3. 小儿囟门未合时，头顶部的腧穴不宜针刺。

4. 常有自发性出血或损伤后出血不止的患者，不宜针刺。

5. 皮肤有感染、溃疡、瘢痕或肿瘤的部位，不宜针刺。

6. 对胸、胁、腰、背脏腑所居之处的腧穴，不宜直刺、深刺。肝肿大、脾肿大、心脏扩大、肺气肿患者更应注意。

7. 针刺眼区和项部的风府、哑门等穴以及脊椎部的腧穴，要注意掌握一定的角度，不宜大幅度的提插、捻转和长时间的留针，以免伤及重要组织器官，产生严重的不良后果。

8. 对于尿潴留等患者，在针刺小腹部的腧穴时，也应掌握适当的针刺方向、角度、深度等，以免误伤膀胱等器官而出现意外事故。

二、灸法种类、艾灸法的作用及注意事项

(一) 常用灸法的种类

灸法的种类很多，常用灸法见图 3-6-2。

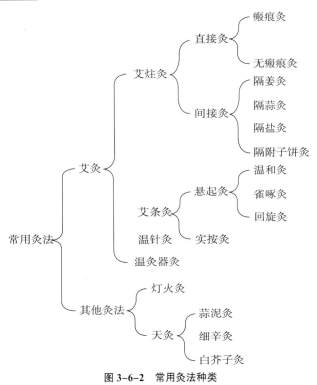

图 3-6-2 常用灸法种类

(二) 艾灸法的作用

1. 温经散寒 艾灸具有温通经络、驱散寒邪的作用，常用于治疗寒凝血滞、经络痹阻所引起的寒湿痹痛、痛经、经闭、胃脘痛、寒疝腹痛、泄泻、痢疾等。

2. 扶阳固脱 艾灸具有扶助阳气、举陷固脱的作用，多用于治疗脱证和阳气下陷、中气亏虚而引起的遗尿、脱肛、阴挺、崩漏、带下、久泻、久痢等。

3. 消瘀散结 艾灸具有行气活血、消瘀散结的作用，常用于治疗气血凝滞之疾，如乳痈初起、瘰疬、瘿瘤等。

4. 引热外行 艾火的温热能使皮肤腠理开放，毛窍通畅，引热外行，故灸法可用于治疗某些实热病证，如疖肿、带状疱疹、丹毒、甲沟炎等。对于阴虚发热也可用灸法治疗，如虚痨咳嗽、骨蒸潮热等，但施灸量不宜过大。

5. 防病保健 艾灸可以激发人体正气，增强抗病能力，无病施灸可以使人精力充沛、长寿不衰。

(三) 艾灸法的注意事项

1. 施灸的先后顺序 施灸应先灸阳经，后灸阴经；先灸上部，再灸下部；先灸少而后灸多。但临床上需结合病情，灵活应用，不能拘执不变。

2. 施灸的禁忌

（1）面部穴位、乳头、大血管等处均不宜使用直接灸，以免烫伤形成瘢痕。关节活动部位亦不适宜用化脓灸，以免化脓溃破，不易愈合，甚至影响功能活动。

（2）一般空腹、过饱、极度疲劳和对灸法恐惧者，应慎施灸。对于体弱患者，灸治时艾炷不宜过大，刺激量不可过强，以防晕灸。一旦发生晕灸，应立即停止施灸，并做出及时处理，其方法参考晕针的处理。

（3）孕妇的腹部和腰骶部不宜施灸。

（4）施灸过程要防止燃烧的艾绒脱落烧伤皮肤和衣物；施灸应注意在通风环境中进行。

3. 灸后的处理 施灸过量，时间过长，局部可出现水疱。小疱只要不擦破，可任其自然吸收；如水疱较大，可用消毒毫针刺破水疱，放出水液，再涂以烫伤油或消炎药膏等。瘢痕灸者，在灸疮化脓期间，疮面局部勿用手搔，要注意保护痂皮，保持清洁，防止感染；若灸疮脓液呈黄绿色或有渗血现象，可以用消炎药膏和玉红膏涂敷。

【经典习题】

6. 下列关于针刺注意事项的描述，正确的是
 A. 对于身体瘦弱，气虚血亏的患者不宜行针
 B. 皮肤瘢痕部位可以针刺
 C. 对于尿潴留患者，行针小腹部应注意深度
 D. 缺盆部位可以深刺
 E. 哑门穴可以大幅度提插

7. 老年患者，症见排尿无力，甚则点滴不出，小腹胀满，精神不振，面色㿠白，少气懒言，舌淡脉细缓。治疗宜采用
 A. 毫针深刺 B. 温灸疗法 C. 放血疗法
 D. 电针疗法 E. 叩刺疗法

答案：6.C；7.B。

第六单元 常见病、多发病

第一节 感冒

感冒	概述	★
	辨证论治：风寒感冒、风热感冒、暑湿感冒证的主症、治法、常用中成药及其他适宜治疗技术	★★★

一、概述

感冒是感受触冒风邪，邪犯卫表而导致的常见外感疾病。临床表现以鼻塞、流涕、喷嚏、咳嗽、头痛、恶寒、发热、全身不适、脉浮为其特征。

凡普通感冒（伤风）、流行性感冒（时行感冒）及其他上呼吸道感染而表现感冒特征者，皆可参照本节内容进行辨证论治。

二、辨证论治（表3-6-19）

表3-6-19 感冒的辨证论治

常见证型	主要症状	治法	常用中成药
风寒感冒	恶寒发热，无汗，头痛身痛，鼻塞流清涕。舌淡，苔薄白，脉浮紧	辛温解表，宣肺散寒	感冒清热颗粒 正柴胡饮颗粒
风热感冒	发热，恶风，头胀痛，鼻塞流浊涕，眼红肿痛，咳嗽。舌边尖红，苔白或微黄，脉浮数	辛凉解表，宣肺清热	银翘解毒丸 双黄连合剂
暑湿感冒	发汗，汗出不解，鼻塞流浊涕，头昏胀痛，身重倦怠，心烦口渴，胸闷欲呕。苔黄腻，脉濡数	清暑祛湿解表	藿香正气水/丸/胶囊 保济丸

三、适宜治疗技术

1. 拔罐法 取大椎、大杼、肺俞。行留罐操作，留罐 10～15 分钟。或用闪罐法。

2. 刮痧法 首先采用轻刮法刮拭背部督脉循行区域，主要从大椎刮至至阳，10～15 次。然后采用重刮法刮拭背部两侧足太阳膀胱经循行区域，从大杼、肺俞刮至膈俞，每侧刮拭 20～30 次。

【经典习题】

1. 患者昨日受凉后出现恶寒，发热，头痛，肢节酸痛，鼻塞声重，流清涕，口不渴，舌苔薄白，脉浮紧。治疗应首选的中成药是

    A. 藿香正气胶囊　　　　　B. 正柴胡饮颗粒　　　　　C. 疏风解毒胶囊

    D. 银翘解毒丸　　　　　　E. 连花清瘟胶囊

（2～3 题共用备选答案）

    A. 感冒清热颗粒　　　　　B. 银翘解毒丸　　　　　　C. 藿香正气水

    D. 参苏饮　　　　　　　　E. 午时茶颗粒

2. 暑湿感冒的代表方宜首选

3. 风热感冒的代表方宜首选

答案：1.B；2.C；3.B。

第二节　咳　嗽

	概述	★
咳嗽	辨证论治：风寒咳嗽、风热咳嗽、痰湿咳嗽、痰热咳嗽、阴虚咳嗽证的主症、治法、常用中成药及其他适宜治疗技术	★★★

一、概述

咳嗽是指由于肺失宣降，肺气上逆，引起发出咳声或咳吐痰液的一种肺系病证，分别言之，有声无痰为咳，有痰无声为嗽，一般多为痰声并见，难以截然分开，故以咳嗽并称。

西医学中急慢性支气管炎、部分支气管扩张症、慢性咽炎等以咳嗽为主要表现者可参考本节辨证论治。

二、辨证论治（表 3-6-20）

表 3-6-20　咳嗽的辨证论治

常见证型	主要症状	治法	常用中成药
风寒咳嗽	咳嗽痰稀薄色白，咽痒，常伴鼻塞，恶寒，发热。苔薄白，脉浮紧	疏风散寒，宣肺止咳	通宣理肺丸 桂龙咳喘宁胶囊
风热咳嗽	咳嗽痰黏稠，色白或黄，常伴咽痛，涕黄，发热。苔薄白或薄黄，脉浮数	疏风清热，肃肺化痰	急支糖浆 连花清瘟胶囊
痰湿咳嗽	反复咳嗽，痰多色白，胸脘作闷，食少便溏。苔白腻，脉滑	燥湿化痰，理气止咳	橘红痰咳液 半夏糖浆
痰热咳嗽	咳嗽气粗，痰黄黏稠，胸闷口干，大便秘结。苔黄腻，脉滑数	清热肃肺，豁痰止咳	橘红丸 金荞麦片
阴虚咳嗽	干咳，咳声短促，痰少黏白，或痰中带血丝，或声音逐渐嘶哑，口干咽燥，或午后潮热，颧红，盗汗，日渐消瘦，神疲。舌质红少苔，脉细数	滋阴润肺，化咳止咳	养阴清肺丸 强力枇杷露

三、适宜治疗技术

1. 推拿法 按揉肺俞、风门、大椎、合谷各 2 分钟，以酸胀为度；擦两侧膀胱经皮部 2~3 分钟，以微痛为度。

2. 刮痧法 首先采用直线刮法刮拭背部足太阳膀胱经循行区域，主要从风门刮至膈俞，每侧刮 20~30 次，点压按揉肺俞 3~5 次。然后采用轻刮法刮拭胸部正中任脉区，从天突向下刮至剑突处，刮拭 10~20 次为宜。之后采用轻刮法、角刮法由内向外刮拭胸部两侧，每一肋间隙刮拭 10~20 次为宜，从上向下依次刮至乳上。

【经典习题】

4. 下列各项，不属于痰湿咳嗽主症的是
   A. 反复咳嗽，痰多色白　　B. 胸脘作闷　　C. 食少便溏
   D. 咽痛，涕黄　　　　　　E. 苔白腻，脉滑数

5. 患者咳嗽，气息粗促，痰多色黄质黏稠，咳吐不爽，胸胁胀满，口干欲饮，大便秘结，舌苔黄腻，脉滑数。其治法是
   A. 疏风散寒，宣肺止咳　　B. 清热肃肺，豁痰止咳　　C. 滋阴润肺，化痰止咳
   D. 燥湿化痰，理气止咳　　E. 疏风清热，肃肺化痰

6. 患者，男，30 岁。咳嗽 1 周，痰多色黄而黏稠，口干胸闷，舌红苔黄腻，脉滑数。其诊治是
   A. 风寒咳嗽，玉屏风颗粒　　B. 风热咳嗽，橘红丸　　C. 肺热咳嗽，急支糖浆
   D. 痰湿咳嗽，急支糖浆　　　E. 痰热咳嗽，橘红丸

答案：4.D；5.B；6.E。

第三节　胸痹

胸痹	概述	★★
	辨证论治：气滞胸痹、血瘀胸痹、痰浊胸痹证的主症、治法、常用中成药及其他适宜治疗技术	★★★

一、概述

胸痹是指以**胸部闷痛，甚则胸痛彻背**，喘息不得卧为主症的一种疾病，轻者仅感胸闷如窒，呼吸欠畅，重者则有胸痛，严重者心痛彻背，背痛彻心。

根据本证的临床特点，主要与西医学所指的冠状动脉粥样硬化性心脏病（心绞痛、心肌梗死）关系密切，其他如心包炎、二尖瓣脱垂综合征、病毒性心肌炎、心肌病、慢性阻塞性肺气肿、慢性胃炎等，出现胸闷、心痛彻背、短气、喘不得卧等症状者，亦可参照本节内容辨证论治。

二、辨证论治（表 3-6-21）

表 3-6-21　胸痹的辨证论治

常见证型	主要症状	治法	常用中成药
气滞胸痹	心胸满闷，隐痛阵发，痛无定处，时欲太息，或兼有脘腹胀闷。苔薄或薄腻，脉细弦	疏肝理气，活血通络	柴胡疏肝丸 复方丹参滴丸
血瘀胸痹	胸痛部位固定不移，入夜尤甚，伴胸闷心悸、面色晦暗。舌紫暗或有瘀斑，舌下络脉青紫，脉沉涩结代	活血化瘀，通脉止痛	通心络胶囊 血府逐瘀丸/胶囊/口服液
痰浊胸痹	心胸窒闷，气短喘促，形体肥胖，肢体沉重，脘痞，痰多口黏。苔浊腻，脉滑	通阳泄浊，豁痰宣痹	丹蒌片 苏合香丸

三、适宜治疗技术

推拿法 按压膻中、内关、足三里,每穴按压3~5分钟,以较强的膨胀感为度。

四、急性发作时处理

舌下含服麝香保心丸,每次1~2粒;或速效救心丸,每次10~15粒。

【经典习题】

7. 气滞胸痹的治法是
   A. 疏肝理气,活血通络 B. 疏肝理气,化瘀止痛 C. 疏肝理气,通阳散结
   D. 活血化瘀,通脉止痛 E. 通阳泄浊,豁痰宣痹

8. 患者胸痛部位固定不移,入夜尤甚,伴胸闷心悸、面色晦暗,舌紫暗,脉沉涩结代。证属
   A. 痰浊痹阻 B. 寒凝心脉 C. 气滞心胸
   D. 心血瘀阻 E. 心阳不振

答案:7.A;8.D。

第四节 不寐

不寐	概述	★
	辨证论治:肝火扰心、心脾两虚、心肾不交、心胆气虚证的主症、治法、常用中成药及其他适宜治疗技术	★★★

一、概述

不寐是以经常不能获得正常睡眠为特征的一类病证,主要表现为睡眠时间、深度的不足,轻者入睡困难,或寐而不酣,时寐时醒,或醒后不能再寐,重则彻夜不寐,常影响人们的正常工作、生活、学习和健康。

西医学的神经症、围绝经期综合征、慢性消化不良、贫血、动脉粥样硬化症等以不寐为主要临床表现时,可参考本节内容辨证论治。

二、辨证论治(表3-6-22)

表3-6-22 不寐的辨证论治

常见证型	主要症状	治法	常用中成药
肝火扰心	不寐多梦,甚则彻夜不眠,急躁易怒,伴头晕头胀,目赤耳鸣,便秘溲赤。舌红苔黄,脉弦数	疏肝泻火,镇心安神	龙胆泻肝丸
心脾两虚	多梦易醒,心悸健忘,头晕目眩,神疲食少,面色少华。舌淡红,苔薄白,脉细	补益心脾,养血安神	归脾丸 柏子养心丸
心肾不交	心烦不寐,头晕目眩,耳鸣,腰酸梦遗,五心烦热。舌红,少苔,脉细数	滋阴降火,交通心肾	天王补心丹 乌灵胶囊
心胆气虚	虚烦不寐,触事易惊,胆怯心悸,伴气短自汗,倦怠乏力。舌淡,脉弦细	益气镇惊,安神定志	复方枣仁胶囊

三、适宜治疗技术

1. 推拿法 按揉印堂、安眠、照海、申脉、四神聪各2~3分钟,动作宜舒缓,20~30次/分;沿

督脉、手少阴心经、阴维脉,顺经行擦法3~5遍,以患者舒适为度。

2.药枕法 川芎300g,当归300g,丹皮300g,白芷150g,菊花300g。用布缝制一枕袋,装入上药,做枕头用。

【经典习题】

9.患者失眠多梦,易醒,胆怯心悸,遇事易惊,气短自汗,倦怠乏力,小便清长,舌质淡,脉弦细。治疗应选用的中成药是

A.龙胆泻肝丸　　　　　B.归脾丸　　　　　C.天王补心丹
D.复方枣仁胶囊　　　　E.柴胡疏肝丸

10.不寐之心脾两虚证的主治中成药是

A.归脾丸　　　　　　　B.参苓白术丸　　　C.八珍颗粒
D.天王补心丹　　　　　E.酸枣仁汤

答案:9.D;10.A。

第五节　中　风

中风	概述	★★
	辨证论治:中风恢复期气虚血瘀、阴虚瘀阻证的主症、治法、常用中成药及其他适宜治疗技术	★★★

一、概述

中风是以猝然昏仆、不省人事、半身不遂、口眼歪斜、语言不利为主症的病证,病轻者可无昏仆而仅见半身不遂及口眼歪斜等症状。

根据中风的临床表现特征,西医学中的急性脑血管疾病与之相近,包括缺血性中风和出血性中风,如短暂性脑缺血发作、局限性脑梗死、原发性脑出血和蛛网膜下腔出血等,均可参照本节进行辨证论治。

二、辨证论治(表3-6-23)

表3-6-23　中风恢复期的辨证论治

常见证型	主要症状	治法	常用中成药
气虚血瘀	肢体偏枯不用,肢软无力,面色萎黄,舌质淡紫或有瘀斑。苔薄白,脉细涩或细弱	益气养血,化瘀通络	华佗再造丸 脑安胶囊
阴虚瘀阻	半身不遂,患肢僵硬,拘挛变形,舌强不语,或偏瘫,肢体肌肉萎缩。舌红脉细,或舌淡红,脉沉细	滋养肝肾,化瘀通络	通塞脉片 杞菊地黄丸合血府逐瘀胶囊

三、适宜治疗技术

1.推拿法 治疗中风后半身不遂的常用手法有推、按、捻、搓、拿、擦等。以患侧颜面部、背部、肢体为重点,常用穴有上肢的风池、肩井、天宗、肩髃、曲池、手三里、合谷等,下肢的环跳、阳陵泉、委中、承山等,沿手三阳经、足三阳经顺经拿捏3~5遍,牵抖患肢3~5下。

2.拔罐法 治疗中风恢复期,取肩髃、曲池、合谷、环跳、伏兔、阳陵泉、足三里。口眼歪斜配地仓、颊车。病程日久者,上肢配肩髎、肩外俞;下肢配腰阳关、白环俞;肘部拘挛配曲泽;膝部拘挛配曲泉;语言謇涩配廉泉。患者取适当体位,选用大小适宜的火罐,行留罐操作,留罐15分钟,每日1次。

【经典习题】

11. 下列各项，不属于中风发病病因或诱因的是
    A. 情志失调　　　　　　B. 久居潮湿之所　　　　　C. 劳逸失度
    D. 饮食不当　　　　　　E. 饮酒失当
12. 下列各项，不属于中风发病特点的是
    A. 具有突然昏仆、不省人事、半身不遂、口舌㖞斜等临床表现
    B. 多慢性起病，好发于60岁以上
    C. 轻证仅见眩晕、偏身麻木等临床表现
    D. 常有眩晕、头痛、心悸等病史
    E. 病发多有情志失调、饮食不当或劳累等
13. 患者中风5个月，现遗留语言謇涩。拔罐法治疗时除常用的主穴外，应加用的配穴是
    A. 大陵　　　　　　　　B. 曲泉　　　　　　　　　C. 太溪
    D. 廉泉　　　　　　　　E. 曲池

答案：11.B；12.B；13.D。

第六节　头　痛

	概述	★
头痛	辨证论治：风寒头痛、肝阳头痛证的主症、治法、常用中成药及其他适宜治疗技术	★★★

一、概述

头痛是临床常见的自觉症状，可单独出现，亦可见于多种疾病过程中。本节所讨论的头痛，是指因外感六淫、内伤杂病而引起的以头痛为主要表现的一类病证。

头痛可见于西医学内科、外科、神经科、精神科、五官科等各科疾病中。本节所讨论的主要为内科常见的头痛，如血管性头痛、紧张性头痛、三叉神经痛、外伤后头痛、部分颅内疾病、神经症及某些感染性疾病、五官科疾病的头痛等，均可参照本节内容辨证施治。

二、辨证论治（表3-6-24）

表3-6-24　头痛的辨证论治

常见证型	主要症状	治法	常用中成药
风寒头痛	头痛连及项背，常有拘急收紧感，或伴恶风畏寒，遇风尤甚。舌淡红，苔薄，脉浮紧	疏风散寒止痛	川芎茶调丸
肝阳头痛	头昏胀痛，两侧为重，心烦易怒，夜寐不宁，口苦面红，或兼胁痛。舌红苔黄，脉弦数	平肝潜阳息风	天麻钩藤颗粒

三、适宜治疗技术

1. 推拿法　按揉百会、合谷、太阳、太冲、风池各2～3分钟，以酸胀感为度，并沿着疼痛部位所在经络逆经推按3～5遍。

2. 刮痧法　先刮头部两侧胆经循行区域，从头前侧太阳附近向风池方向刮拭，然后刮拭头顶部督脉及膀胱经循行区域，从百会向前额方向刮拭，之后从头顶部向后刮痧，从头顶部的百会向头后部至颈项方向刮拭，每个部位刮拭10～20次为宜；或者以梳刮法从前向后梳头；或以百会为中心，向四周散

射刮头，每个方向刮拭10～20次，重点刮拭百会、风池，可用短距离直线刮法，也可点压按揉3～5分钟。

3. 耳针法 取额、枕、神门、皮质下、枕小神经，采用耳穴压丸法，嘱每天自行按揉3～4次。

【经典习题】

14. 患者头痛连及项背，常有拘急性紧张，舌淡红，苔薄，脉浮紧。治疗应选用的中成药是
    A. 天麻钩藤颗粒　　　　B. 归脾丸　　　　　　C. 逍遥丸
    D. 川芎茶调散　　　　　E. 苏合香丸
15. 按摩法治疗头痛，后头痛常选用的穴位是
    A. 风池　　　　　　　　B. 大椎　　　　　　　C. 风府
    D. 天柱　　　　　　　　E. 翳风

答案：14.D；15.A。

第七节　眩晕

眩晕	概述	★
	辨证论治：肝阳上亢、气血亏虚证的主症、治法、常用中成药及其他适宜治疗技术	★★★

一、概述

眩是指眼花或眼前发黑；晕是指头晕甚或感觉自身或外界景物旋转，二者常同时并见，故统称为"眩晕"。轻者闭目即止；重者如坐车船，旋转不定，不能站立，或伴有恶心、呕吐、汗出，甚则昏倒等症状。

眩晕是临床常见症状，可见于西医的多种疾病。凡梅尼埃病、高血压、低血压、脑动脉硬化、椎-基底动脉供血不足、贫血、神经衰弱等，临床表现以眩晕为主症者，均可参考本节有关内容辨证论治。

二、辨证论治（表3-6-25）

表3-6-25　眩晕的辨证论治

常见证型	主要症状	治法	常用中成药
肝阳上亢	眩晕欲仆，耳鸣，头痛且胀，每因烦劳或恼怒头晕加剧，面红，急躁易怒。舌红苔薄，脉弦	平肝潜阳，清火息风	天麻钩藤颗粒 养血清脑颗粒
气血亏虚	眩晕绵绵，动则加剧，劳累则发，面色少华，神疲懒言。舌淡，边有齿印，脉细	补益气血，调养心脾	归脾丸

三、适宜治疗技术

1. 穴位贴敷法　将吴茱萸20g、肉桂2g共研细末，米醋调匀，捏成饼状，于睡前贴敷于双侧涌泉，次晨取下，连续贴敷3～5天。或取吴茱萸适量，研为细末，用米醋或凡士林适量调为膏糊状，外敷双侧涌泉，每日更换1次，连续治疗10～15天。适用于眩晕耳鸣、烦躁多梦、颜面潮红者。

2. 刮痧法　首先刮头部，先刮头部两侧胆经循行区域，从头前侧太阳附近向风池方向刮拭；然后刮拭头顶部督脉及膀胱经循行区域，从百会向前额方向刮拭；之后从头顶部向后刮痧，从头顶部的百会向头后部至颈项方向刮拭，每个部位刮拭10～20次为宜。点压揉按百会、太阳、风池，各10～20次。

注意头部不强求出痧。用弧线刮法刮拭肩部胆经循行区域，从风池到肩井、肩峰一线，每侧各刮20～30次。用直线刮法刮拭前臂大肠经、肺经循行区域，每侧刮拭20～30次，重点刮拭合谷和内关，可用点压法、按揉法。

【经典习题】

16. 患者突发头晕，耳鸣，头目胀痛，口苦，失眠多梦，遇烦劳、郁怒而加重，甚则仆倒，面色潮红，急躁易怒，舌红苔薄黄，脉弦。其治法为

　　A. 疏风清热，和络止痛　　　　　　B. 平肝潜阳，清火息风
　　C. 养阴柔肝，潜阳息风　　　　　　D. 健脾燥湿，化痰降逆
　　E. 清肝泻肺，豁痰开窍

17. 治疗眩晕耳鸣、烦躁多梦、颜面潮红等症的适宜技术是

　　A. 吴茱萸、肉桂适量研末敷涌泉法　　B. 黄芪、五味子研末填脐疗法
　　C. 大椎、肺俞刮痧疗法　　　　　　　D. 足三里、百会灸疗法
　　E. 环跳、阳陵泉拔罐法

答案：16.B；17.A。

第八节　胁　痛

胁痛	概述	★
	辨证论治：肝郁气滞、瘀血阻络、肝络失养证的主症、治法、常用中成药及其他适宜治疗技术	★★★

一、概述

胁痛是指以一侧或两侧胁肋部疼痛为主要表现的病证，是临床上比较多见的一种自觉症状。胁，指侧胸部，为腋以下至第12肋骨部的总称。

胁痛是临床的常见病证，可见于西医学的多种疾病之中，如急慢性肝炎、胆囊炎、胆系结石、胆道蛔虫、肋间神经痛等。凡上述疾病中以胁痛为主要表现者，均可参考本节辨证论治。

二、辨证论治（表3-6-26）

表3-6-26　胁痛的辨证论治

常见证型	主要症状	治法	常用中成药
肝郁气滞	胁肋胀痛，走窜不定，疼痛每因情志变化而增减。苔薄白，脉弦	疏肝理气	逍遥丸
瘀血阻络	胁肋刺痛，痛有定处，痛处拒按，入夜尤甚，胁肋下或有癥块。舌紫暗，脉沉涩	祛瘀通络	血府逐瘀胶囊
肝络失养	胁肋隐痛，悠悠不休，遇劳加重，口干咽燥，心中烦热，头晕目眩。舌红少苔，脉细弦数	养阴柔肝	六味地黄丸

三、适宜治疗技术

1. 推拿法

（1）治疗慢性胆囊炎引起的胁痛，在耳穴胆区找压痛点，按揉3分钟。按揉肝俞、胆俞各2分钟，摩揉右上腹2分钟，点按三阴交、胆囊各2分钟。

（2）治疗胆石症引起的胁痛，在脚全息穴肝、胆区找压痛点，按揉3～5分钟。按揉胆俞、中脘、阳陵泉各2分钟。在耳穴胰、胆区找压痛点，用王不留行籽贴压。

2. 刮痧法 首先刮两胸胁部，采用轻刮法、角刮法由内向外刮拭，每一肋间隙刮拭10～20次为宜，从上向下依次刮至乳根，乳头部位跳过。然后刮背部，用直线泻刮法，沿膀胱经循行线刮拭脊柱两侧，从肝俞至胆俞，每侧各刮10～20次。点压按揉太冲10～20次。

【经典习题】

18.患者，男，55岁。3个月前因胸胁部撞伤后出现胁肋刺痛，痛有定处，入夜痛甚，舌质紫暗，脉沉涩。治疗应首选

　　A.血府逐瘀胶囊　　　　B.少腹逐瘀汤　　　　C.膈下逐瘀汤
　　D.调营饮　　　　　　　E.香附旋覆花汤

19.患者胁肋隐痛，遇劳加重，口干咽燥，心中烦热，头晕目眩，舌红少苔，脉弦细数。治疗应选用的中成药是

　　A.逍遥丸　　　　　　　B.六味地黄丸　　　　C.血府逐瘀胶囊
　　D.归脾丸　　　　　　　E.天王补心丹

答案：18.A；19.B。

第九节　胃　痛

胃痛	概述	★
	辨证论治：寒邪客胃、肝气犯胃、食滞胃脘证的主症、治法、常用中成药及其他适宜治疗技术	★★★

一、概述

胃痛，又称胃脘痛，是以上腹胃脘部近心窝处疼痛为主症的病证。

现代西医学中急性胃炎、慢性胃炎、胃溃疡、十二指肠溃疡、功能性消化不良、胃黏膜脱垂等病以上腹部疼痛为主要症状者，属于中医学胃痛范畴，均可参考本节进行辨证论治。

二、辨证论治（表3-6-27）

表3-6-27　胃痛的辨证论治

常见证型	主要症状	治法	常用中成药
寒邪客胃	胃痛暴作，恶寒喜暖，得温痛减，遇寒加剧。口淡不渴。苔薄白，脉弦紧	温胃散寒，行气止痛	良附丸 附子理中丸
肝气犯胃	胃脘胀痛，攻撑作痛，脘痛连胁，胸闷嗳气，喜叹息，大便不畅，得嗳气、矢气则舒，遇烦恼则痛作或痛甚。苔薄白，脉弦	疏肝解郁，理气止痛	胃苏颗粒 气滞胃痛颗粒
食滞胃脘	胃脘疼痛，胀满拒按，嗳腐吞酸，或呕吐不消化食物，其味腐臭，吐后痛减，不思饮食，大便不爽。苔厚腻，脉滑	消食导滞，和胃止痛	保和丸

三、适宜治疗技术

1.推拿法

（1）按内关、外关：将中指和拇指分别放在患者的外关和内关上，二指对合用力按压0.5～1分钟，以明显的酸困胀痛感为度。

（2）点按足三里：将双手拇指放在足三里上，其余四指附在小腿后侧，适当用力点按0.5～1分钟。

（3）对急性胃痛可在背部的脾俞、胃俞周围寻找压痛点，每个压痛点用力按揉2～3分钟。

2. 外敷法 食盐（以粗盐为好）500g，大葱白（切段）200g。共炒至食盐呈黄色时，倒入布袋内，敷患处，上盖棉被保温，一般15～30分钟即可止痛。

3. 灸法 取中脘、足三里、内关，急性胃痛加梁丘。用艾条温和灸，每穴15分钟。

【经典习题】

20. 下列对胃痛和胁痛的鉴别诊断，最有价值的是
  A. 疼痛的部位　　　　　　B. 疼痛的性质　　　　　　C. 疼痛的持续时间
  D. 疼痛的兼症　　　　　　E. 疼痛的诱因

21. 患者生气后感胃脘胀痛，痛连两胁，恼怒痛甚，嗳气则痛减，胸闷，喜长叹息，大便不畅，舌苔薄白，脉弦。治疗应首选的中成药是
  A. 良附丸　　　　　　　　B. 胃苏颗粒　　　　　　　C. 保和丸
  D. 藿香正气丸　　　　　　E. 温胃舒颗粒

答案：20.A；21.B。

第十节　呕　吐

呕吐	概述	★
	辨证论治：外邪犯胃、肝气犯胃、食滞胃脘证的主症、治法、常用中成药及其他适宜治疗技术	★★★

一、概述

呕吐是指胃失和降，气逆于上，迫使胃中之物从口中吐出的一种病证。一般以有物有声谓之呕，有物无声谓之吐，无物有声谓之干呕，临床中呕与吐常同时发生，故合称为呕吐。

根据本病的临床表现，呕吐可以出现于西医学的多种疾病之中，如神经性呕吐、急性胃炎、胃黏膜脱垂、幽门痉挛、幽门梗阻、贲门痉挛、十二指肠淤积症等。其他如肠梗阻、急性胰腺炎、急性胆囊炎、尿毒症、心源性呕吐、颅脑疾病，表现以呕吐为主症时，亦可参考本节辨证论治，同时结合辨病处理。

二、辨证论治（表3-6-28）

表3-6-28　呕吐的辨证论治

常见证型	主要症状	治法	常用中成药
外邪犯胃	突然呕吐，起病较急，常伴有发热恶寒、头身疼痛，胸脘满闷，不思饮食。舌苔白，脉濡缓	疏邪解表，化浊和中	藿香正气丸/软胶囊/水
肝气犯胃	呕吐吞酸，嗳气频作，胸胁胀满，烦闷不舒，每因情志不遂而呕吐、吐酸加重。舌边红，苔薄腻，脉弦	疏肝理气，和胃降逆	加味左金丸
食滞胃脘	呕吐酸腐，脘腹胀满，嗳气厌食，得食愈甚，吐后反快，大便或溏或结，气味臭秽。苔厚腻，脉滑实	消食化滞，和胃降逆	保和丸

三、适宜治疗技术

毫针刺法　取中脘、胃俞、内关、足三里。寒吐配上脘、公孙；热吐配商阳、内庭，并可用金津、玉液点刺出血；食滞配梁门、天枢；肝气犯胃配肝俞、太冲。足三里用平补平泻法，内关、中脘用泻法，配穴按虚补实泻法操作。呕吐发作时，可在内关行强刺激并持续运针1～3分钟。

【经典习题】

22. 患者呕吐腐酸，脘腹胀满，嗳气厌食，吐后反快，大便溏，气味臭秽，苔厚腻，脉滑。治疗应首选的中成药是

　　A. 附子理中丸　　　　B. 左金丸　　　　C. 藿香正气液
　　D. 人参健脾丸　　　　E. 保和丸

（23～25题共用备选答案）

　　A. 中脘、胃俞、内关、足三里　　B. 梁门、天枢　　　　C. 肝俞、太冲
　　D. 上脘、公孙　　　　E. 商阳、内庭

23. 针灸治疗呕吐，常用的穴位是
24. 食滞胃脘所致呕吐，配穴有
25. 肝气犯胃所致呕吐，配穴有

答案：22.E；23.A；24.B；25.C。

第十一节　泄泻

泄泻	概述	★
	辨证论治：食滞肠胃、寒湿内盛、湿热伤中、脾肾阳虚证的主症、治法、常用中成药及其他适宜治疗技术	★★★

一、概述

泄泻是以排便次数增多，粪质稀溏或完谷不化，甚至泻出如水样为主症的病证。古有将大便溏薄而势缓者称为泄，大便清稀如水而势急者称为泻，现临床一般统称为泄泻。

泄泻可见于多种疾病，凡属消化器官发生功能或器质性病变导致的腹泻，如急性肠炎、炎症性肠病、肠易激综合征、吸收不良综合征、肠道肿瘤、肠结核等，或其他脏器病变影响消化吸收功能以泄泻为主症者，均可参照本节进行辨证论治。

二、辨证论治（表3-6-29）

表3-6-29　泄泻的辨证论治

常见证型	主要症状	治法	常用中成药
食滞肠胃	腹痛肠鸣，泻下粪便臭如败卵，并夹有完谷，泻后痛减，脘腹胀满，嗳腐酸臭，不思饮食。舌苔垢浊或厚腻，脉滑	消食导滞，和中止泻	保和丸
寒湿内盛	泄泻清稀，甚如水样，脘闷food少，腹痛肠鸣，苔白腻，脉濡缓。若兼外感风寒，则泄泻暴起，恶寒发热，头痛，肢体酸痛。苔白薄，脉浮	芳香化湿，解表散寒	藿香正气水/胶囊
湿热伤中	泄泻腹痛，泻下急迫，或泻而不爽，粪色黄褐，气味臭秽，肛门灼热，烦热口渴，小便短黄。舌质红，苔黄腻，脉滑数或濡数	清热燥湿，分利止泻	香连丸 复方黄连素片
脾肾阳虚	黎明前脐腹作痛，肠鸣即泻，完谷不化，腹部喜暖，泻后则安，形寒肢冷，腰膝酸软。舌淡苔白，脉沉细	温肾健脾，固涩止泻	四神丸

三、适宜治疗技术

1. 刮痧法　首先刮背部，用直线补刮法刮拭背部脊柱两侧膀胱经第一侧线，主要从脾俞刮至大肠俞，

每侧各刮 10~20 次。然后刮拭腹部正中任脉循行区域，从上脘刮至下脘，从气海刮至关元，从上向下刮拭，中间绕开肚脐，刮拭 20~30 次为宜。之后用边刮法、重刮法短距离直线刮拭腹部两侧天枢区域，也可点压按揉 20~30 次，逆时针方向绕脐用摩擦法刮 5~10 圈。刮拭下肢胃经循行区域，从足三里至丰隆，每侧各刮 10~20 次。

2. 留罐法 取天枢、足三里、脾俞、关元、大肠俞。选用大小适宜的火罐，行留罐操作，留罐 15 分钟。

【经典习题】

26. 治疗泄泻寒湿内盛证，应首选
    A. 补中益气汤　　　　　B. 小建中汤　　　　　C. 藿香正气水
    D. 参苓白术散　　　　　E. 痛泻要方

27. 患者腹泻 2 天，泻下急迫，大便黄褐，气味臭秽，烦热口渴，小便短黄，舌红苔黄腻，脉滑数。其证候是
    A. 食滞肠胃　　　　　　B. 湿热伤中　　　　　C. 寒湿内盛
    D. 脾肾阴虚　　　　　　E. 肝气乘脾

答案：26.C；27.B。

第十二节　便秘

便秘	概述	★
	辨证论治：热秘、气虚秘证的主症、治法、常用中成药及其他适宜治疗技术	★★★

一、概述

便秘是指粪便在肠内滞留过久，秘结不通，排便周期延长；或周期不长，但粪质干结，排出艰难；或粪质不硬，虽有便意，但便而不畅的病证。

本节所论是以便秘为主要症状的辨证论治，类似于西医学的功能性便秘。肠道激惹综合征、肠炎恢复期肠蠕动减弱引起的便秘，直肠及肛门疾患引起的便秘，药物性便秘，内分泌及代谢性疾病的便秘，以及肌力减退所致的排便困难等，可参照本节内容，并结合辨病处理。

二、辨证论治（表 3-6-30）

表 3-6-30　便秘的辨证论治

常见证型	主要症状	治法	常用中成药
热秘	大便干结，小便短赤，身热面赤，口干口臭，胀而腹痛。舌红苔黄燥，脉滑数	泄热导滞，润肠通便	麻仁润肠丸
气虚秘	大便并不干硬，虽有便意，但排便困难，用力努挣则汗出短气，便后乏力，面白神疲，肢倦懒言。舌淡苔白，脉弱	益气润肠	补中益气丸

三、适宜治疗技术

毫针刺法　取大肠俞、天枢、归来、支沟、上巨虚。热秘配合谷、内庭；气虚秘配脾俞、气海。主穴用毫针泻法，配穴按虚补实泻法操作。

515

【经典习题】

28. 热秘的特征为
    A. 大便干结，小便短赤　　　　　　　B. 大便秘结，欲便不得
    C. 虽有便意，努挣乏力　　　　　　　D. 大便艰涩，排出困难
    E. 大便不干，小便清长

29. 老年患者，大便干结，腹中胀满，口干口臭，面红身热，心烦不安，多汗，时欲饮冷，小便短赤，舌红，苔黄燥，脉滑数。针灸治疗除主穴外，还应选取的配穴是
    A. 梁门、公孙　　　　　B. 合谷、内庭　　　　　C. 脾俞、气海
    D. 肝俞、太冲　　　　　E. 上脘、外关

答案：28.A；29.B。

第十三节　内伤发热

	概述	★
内伤发热	辨证论治：血虚发热、阴虚发热、气虚发热、阳虚发热、气郁发热、血瘀发热证的主症、治法、常用中成药及其他适宜治疗技术	★★★

一、概述

内伤发热是指以内伤为病因，脏腑功能失调，气、血、阴、阳失衡为基本病机，以发热为主要临床表现的病证。一般起病较缓，病程较长，热势轻重不一，但以低热为多，或自觉发热而体温并不升高。

凡是不因感受外邪所导致的发热，均属内伤发热的范畴。西医学所称的功能性低热、肿瘤、血液病、结缔组织病、内分泌疾病及部分慢性感染性疾病所引起的发热，以及某些原因不明的发热，具有内伤发热的临床表现时，均可参照本节辨证论治。

二、辨证论治（表3-6-31）

表3-6-31　内伤发热的辨证论治

常见证型	主要症状	治法	常用中成药
血虚发热	发热，热势多为低热，头晕眼花，身倦乏力，心悸不宁，面白少华，唇甲色淡。舌质淡，脉细弱	益气养血	归脾丸
阴虚发热	午后潮热，或夜间发热，不欲近衣，手足心热，烦躁，少寐多梦，盗汗，口干咽燥。舌质红，或有裂纹，苔少甚至无苔，脉细数	滋阴清热	知柏地黄丸
气虚发热	发热，热势或高或低，常在劳累后发作或加剧，倦怠乏力，气短懒言，自汗，易于感冒，食少便溏。舌质淡，苔薄白，脉细弱	益气健脾，甘温除热	补中益气丸
阳虚发热	发热而欲近衣，形寒怯冷，四肢不温，少气懒言，头晕嗜卧，腰膝酸软，纳少便溏，面色㿠白。舌质淡胖，或有齿痕，苔白润，脉沉细无力	温补阳气，引火归原	金匮肾气丸
气郁发热	发热多为低热或潮热，热势常随情绪波动起伏，精神抑郁，胁肋胀满，烦躁易怒，口干而苦，纳food减少。舌红，苔黄，脉弦数	疏肝理气，解郁泄热	丹栀逍遥丸
血瘀发热	午后或夜晚发热，或自觉身体某些部位发热，口燥咽干，但不多饮，肢体或躯干有固定痛处或肿块，面色萎黄或晦暗。舌质青紫或有瘀点、瘀斑，脉弦或涩	活血化瘀	血府逐瘀胶囊/口服液

三、适宜治疗技术

针灸治疗

（1）取大椎、内关、间使，或加灸气海、关元、百会、神阙、足三里，行毫针补法操作。用于治疗气虚发热。

（2）取期门、行间、三阴交，行毫针泻法操作。用于治疗气郁发热。

【经典习题】

30.治疗内伤发热之阴虚发热证的最佳选方为
  A.一贯煎　　　　　　　B.麦味地黄丸　　　　　C.知柏地黄丸
  D.当归六黄丸　　　　　E.左归丸

31.患者常在劳累之后低热，伴有头晕乏力，气短懒言，食少纳呆，大便溏薄，舌淡苔白，脉细弱。其治法是
  A.滋阴清热　　　　　　B.活血化瘀　　　　　　C.清肝泄热
  D.甘温除热　　　　　　E.益气养血

答案：30.C；31.D。

第十四节　腰　痛

腰痛	概述	★
	辨证论治：寒湿腰痛、湿热腰痛、瘀血腰痛、肾虚腰痛证的主症、治法、常用中成药及其他适宜治疗技术	★★★

一、概述

腰痛又称"腰脊痛"，是指因外感、内伤或挫闪导致腰部气血运行不畅，或失于濡养，引起腰脊或脊旁部位疼痛为主要症状的一种病证。

西医学的腰肌纤维炎、强直性脊柱炎、腰椎骨质增生、腰椎间盘病变、腰肌劳损等腰部病变以及某些内脏疾病，凡以腰痛为主要症状者，可参考本节辨证论治。

二、辨证论治（表3-6-32）

表3-6-32　腰痛的辨证论治

常见证型	主要症状		治法	常用中成药
寒湿腰痛	腰部冷痛重着，转侧不利，逐渐加重，静卧病痛不减，寒冷或阴雨天则加重。舌淡，苔白腻，脉沉而迟缓		散寒行湿，温经通络	小活络丸
湿热腰痛	腰部疼痛，重着而热，暑湿阴雨天气加重，活动后可减轻，身体困重，小便短赤。苔黄腻，脉濡数或弦		清热利湿，舒筋止痛	四妙丸
瘀血腰痛	腰痛如刺，痛有定处，痛处拒按，日轻夜重，轻者俯仰不便，重则不能转侧。舌质紫暗或有瘀斑，脉涩		活血化瘀，通络止痛	舒筋活血片
肾虚腰痛	腰痛以酸软为主，喜按喜揉，腰膝无力，遇劳更甚，卧则减轻，常反复发作	偏阳虚者，伴有面色㿠白，手足不温，少气乏力。舌淡，脉沉细	补肾壮阳，温煦经脉	右归丸
		偏阴虚者，伴心烦失眠，口燥咽干，面色潮红，手足心热。舌红少苔，脉细数	滋补肾阴，濡养经脉	左归丸

三、适宜治疗技术

1. 针灸治疗 取阿是穴、大肠俞、委中。寒湿腰痛配腰阳关；瘀血腰痛配膈俞；肾虚腰痛配肾俞。腰脊中线痛配腰夹脊、后溪；腰脊两侧痛配志室、昆仑；腰骶部痛配次髎、腰俞；腰眼部痛配腰眼。主穴均采用泻法，寒湿证加艾灸；瘀血证加刺络拔罐；肾虚证配穴用毫针补法；肾阳虚证加灸法。

2. 推拿法

（1）患者俯卧，分别用滚法、掌根推法、掌擦法在患侧沿足太阳经按摩3～5遍，以背腰部肌肉放松、皮肤微红为度。

（2）按揉肾俞、腰阳关、八髎、环跳、委中、承山各2～3分钟，以酸胀为度。

（3）患者取侧卧位，用推、拉、压、扳行腰椎复位，先复患侧，后复健侧。

3. 刮痧法 先刮腰部督脉循行区域，采用轻刮法，刮拭10～20次为宜。身体消瘦、椎体棘突明显突出者，宜用刮痧板的边角，由上向下依次点压按揉每一个椎间隙3～5次，以局部有酸胀感为宜。再刮背腰部脊柱两侧膀胱经第一、第二侧线之间的区域。从上向下采用直线重刮法刮拭，每侧刮拭20～30次为宜。然后刮下肢后侧，用直线刮法，刮拭下肢后侧膀胱经，从殷门到委中，从委中到承山。委中可用点压按揉法，也可用拍打法。

【经典习题】

32.患者腰部隐痛反复发作3年，酸软无力，伴心烦失眠，口燥咽干，面色潮红，手足心热，舌红少苔，脉细数。其辨证属

　　A.肾阴虚腰痛　　B.肾阳虚腰痛　　C.寒湿腰痛

　　D.湿热腰痛　　E.瘀血腰痛

33.针灸治疗腰痛的常用穴位是

　　A.阿是穴、大肠俞、委中　　B.期门、行间、三阴交

　　C.大肠俞、天枢、归来　　D.支沟、上巨虚

　　E.天枢、足三里、脾俞

答案：32.A；33.A。

第十五节　痹　证

腰痛	概述	★★
	辨证论治：行痹、痛痹、着痹证的主症、治法、常用中成药及其他适宜治疗技术	★★★

一、概述

痹证是由于风、寒、湿、热等邪气闭阻经络，影响气血运行，导致肢体筋骨、关节、肌肉等处发生疼痛、重着、酸楚、麻木，或关节屈伸不利、僵硬、肿大、变形等症状的一种疾病。轻者病在四肢关节肌肉，重者可内舍于脏。

西医学中风湿性关节炎、类风湿关节炎、反应性关节炎、肌纤维炎、强直性脊柱炎、痛风、增生性骨关节炎等，均可参考本节内容辨证论治。

二、辨证论治（表 3-6-33）

表 3-6-33 痹证的辨证论治

常见证型	主要症状	治法	常用中成药
行痹	肢体关节、肌肉疼痛酸楚，屈伸不利，可涉及肢体多个关节，疼痛呈游走性，初起可见恶风、发热等表证。苔薄白，脉浮或浮缓	祛风通络，散寒除湿	九味羌活丸 祖师麻片
痛痹	肢体关节疼痛，痛势较剧，部位固定，遇寒则痛甚，得热则痛缓，关节屈伸不利，局部皮肤或有寒冷感。舌质淡，苔薄白，脉弦紧	散寒通络，祛风除湿	小活络丸
着痹	肢体关节、肌肉酸楚、重着、疼痛，肿胀散漫，关节活动不利，肌肤麻木不仁。舌质淡，苔白腻，脉濡缓	除湿通络，祛风散寒	木瓜丸 正清风痛宁片

三、适宜治疗技术

1. 推拿法
（1）局部擦法 5 分钟，以局部皮肤微红为度。
（2）局部取穴，每穴点按 3～5 分钟，以酸胀为度。
（3）肌肉丰厚处可用拿法 3 分钟（背部配合弹拨法，四肢可配合拿捏法），以患者能耐受为度。
2. 外敷法 食盐 500g、小茴香 120g，研末，共炒热，用布包熨痛处。

【经典习题】

34. 痹证治疗的基本原则是
　　A. 健脾益气　　　　B. 养血活血　　　　C. 祛邪通络
　　D. 温阳补火　　　　E. 化痰祛瘀

35. 患者长期居住在地下室，1 个月前出现肢体关节漫肿、疼痛，肌肉酸楚、重着，关节活动不利，皮肤麻木不仁，舌质淡，苔白腻，脉濡缓。其治法是
　　A. 除湿通络，祛风散寒　　　　B. 散寒行湿，温经通络
　　C. 清热通路，祛风除湿　　　　D. 温经散寒，通脉止痛
　　E. 祛风散寒，解肌通络

答案：34.C；35.A。

第十六节　疖

疖	概述	★★
	辨证论治：热毒蕴结、暑热浸淫、阴虚内热、脾胃虚弱证的主症、治法、常用中成药及外治法	★★★

一、概述

疖是指发生在肌肤浅表部位、范围较小的急性化脓性疾病。其特点是肿势局限，范围多小于 3cm，突起根浅、色红、灼热、疼痛，易脓、易溃、易敛。发于暑天的又称"暑疖"或"热疖"。初起分有头疖和无头疖两种，有头疖又称石疖，相当于西医学的毛囊炎；无头疖又称软疖，相当于西医学的汗腺炎。患疖后若处理不当，疮口过小引起脓毒潴留，或搔抓染毒，致脓毒旁窜，在头顶皮肉较薄处易蔓延、窜空而成蝼蛄疖，相当于西医学的头皮穿凿性脓肿。疖病则指多个疖在一定部位或身体各处反复发作，此愈彼起，缠绵不愈。疖病好发于项后发际、背部、臀部。消渴、习惯性便秘或营养不良者易患。

二、辨证论治（表 3-6-34）

表 3-6-34 疖的辨证论治

常见证型	主要症状	治法	常用中成药
热毒蕴结证	常见于气实火盛患者，好发于项后发际、背部、臀部。轻者疖肿只有一两个，多则可散发全身，或簇集一处，或此愈彼起。伴发热、口渴、溲赤、便秘。苔黄，脉数	清热解毒	连翘败毒丸
暑热浸淫证	发于夏秋季节，以小儿、产妇多见。局部皮肤红肿结块，灼热疼痛，根脚很浅，范围局限。可伴发热、口干、便秘、溲赤等。舌苔薄腻，脉滑数	清暑祛湿解毒	六神丸
阴虚内热证	疖肿常此愈彼起，不断发生，或散发全身各处，或固定一处，疖肿较大，易转变成有头疽。常伴口干唇燥。舌质红苔薄，脉细数	养阴清热解毒	防风通圣丸
脾胃虚弱证	疖肿泛发全身各处，成脓、收口时间较长，浓水稀薄。常伴有面色萎黄、神疲乏力、纳少便溏。舌质淡或边有齿痕，苔薄，脉濡	健脾和胃，清热化湿	参苓白术丸

三、外治法

1. 初起小者用千捶膏盖贴或三黄洗剂外搽；大者用金黄散或玉露散，以金银花露或菊花露调成糊状敷于患处，或紫金锭水调外敷；也可用鲜野菊花叶、蒲公英、芙蓉叶、龙葵、败酱草、丝瓜叶取其一种，洗净捣烂敷于患处，每天1~2次，或煎后每日外洗2次。

2. 脓成宜切开排脓，掺九一丹、太乙膏盖贴；深者可用药线引流。脓尽用生肌散掺白玉膏收口。

3. 蝼蛄疖宜做"十"字形剪开，如遇出血，可用棉垫加多头带缚扎以压迫止血。若有死骨，待松动时用镊子钳出。可配合垫棉法，使皮肉粘连而愈合。

【经典习题】

36. 患者有糖尿病病史4年。昨日臀部发现1个约3cm大小的肿块，上有黄白色脓头，周围色红而硬，根脚浅，范围局限，灼热疼痛，伴发热、口干、小便黄、大便干，舌质红，苔薄黄，脉滑数。其外治法是

　　A. 太乙膏盖贴　　　　B. 棉垫加压　　　　C. 切开排脓
　　D. 药线引流　　　　　E. 金黄散外敷

37. 8月上旬，一男童前额部出现2个红肿结块，约2cm×2cm大小，中央有一个脓头未溃，疼痛拒按，伴口渴便秘、尿短赤，舌苔薄腻。应选用

　　A. 清热解毒丸　　　　B. 仙方活命饮　　　　C. 六神丸
　　D. 防风通圣丸　　　　E. 黄连解毒丸

答案：36.A；37.C。

第十七节　痔

痔	概述（内痔、外痔、混合痔概念）	★★
	辨证论治：风热肠燥、湿热下注、气滞血瘀、脾虚气陷证的主症、治法、常用中成药及外治法	★★★

一、概述

痔是直肠末端黏膜下和肛管皮下的静脉丛发生扩大曲张所形成的柔软静脉团或肛管下端皮下血栓形成或增生的结缔组织，俗称痔疮。是临床常见病、多发病，故民间有"十人九痔"之说。本病好发于20

岁以上的成年人，儿童很少发生。

根据发病部位的不同，分为内痔、外痔和混合痔。内痔是指肛门齿状线以上，直肠末端黏膜下的痔内静脉丛扩大曲张和充血所形成的柔软静脉团，是肛门直肠病中最常见的疾病。好发于截石位的 3、7、11 点处，又称为母痔区；其余部位发生的内痔，均称为子痔。其特点是便血，痔核脱出，肛门不适感。外痔发生于齿状线以下，是由痔外静脉丛扩大曲张或痔外静脉丛破裂或反复发炎纤维增生而成的疾病。其表面被皮肤覆盖，不易出血。其特点是自觉肛门坠胀、疼痛，有异物感。

由于临床症状和病理特点及其过程的不同，可分为静脉曲张性外痔、血栓性外痔和结缔组织外痔等。混合痔是指同一方位的内、外痔静脉丛曲张，相互沟通吻合，使内痔部分和外痔部分形成一个整体者。多发于截石位 3、7、11 点处，以 11 点处最为多见。兼有内痔、外痔的双重症状。

二、辨证论治（表 3-6-35）

表 3-6-35 痔的辨证论治

常见证型	主要症状	治法	常用中成药
风热肠燥证	大便带血，滴血或喷射状出血，血色鲜红，大便秘结或有肛门瘙痒。舌质红，苔黄腻，脉弦数	清热凉血祛风	地榆槐角丸
湿热下注证	便血色鲜、量较多，肛门肿物外脱，可自行回纳，肛门灼热，重坠不适。苔黄腻，脉弦数	清热利湿止血	痔康片
气滞血瘀证	肛内肿物脱出，甚或嵌顿，肛管紧缩，坠胀疼痛，甚则内有血栓形成，肛缘水肿，触痛明显。舌质红，苔白，脉弦细涩	清热利湿，行气活血	痔速宁片
脾虚气陷证	肛门松弛，内痔脱出不能自行回纳，需用手还纳。便血色鲜或淡，伴头晕、气短、面色少华、神疲自汗、纳少、便溏等。舌淡，苔薄白，脉细弱	补中益气，升阳举陷	补中益气丸

三、外治法

1. 熏洗法 以药物加水煮沸，先熏后洗，或用毛巾蘸药液做湿热敷，具有活血止痛、收敛消肿等作用。常用五倍子汤、苦参汤等。

2. 外敷法 将药物敷于患处，具有消肿止痛、收敛止血、祛腐生肌等作用。应根据不同症状选用油膏、散剂，如麝香痔疮膏、肛泰膏、九华膏、五倍子散等。

3. 塞药法 将药物制成栓剂，塞入肛内，具有消肿、止痛、止血等作用，如化痔栓、麝香痔疮栓等。

4. 注射法 适用于各期内痔及混合痔的内痔部分。禁忌证包括外痔、内痔伴肛门周围急慢性炎症或腹泻；内痔伴有严重肺结核或高血压、肝肾疾病或血液病患者；因腹腔肿瘤引起的内痔和临产期孕妇。

5. 手术疗法 对于保守治疗无效的痔可考虑手术治疗。内痔可采用结扎疗法，包括贯穿结扎法和胶圈套扎法；结缔组织外痔采用外痔切除术；静脉曲张性外痔采用静脉丛剥离术；血栓外痔采用血栓外痔剥离术；混合痔采用外痔剥离内痔结扎术。

手术疗法禁忌证包括肛门周围有急性脓肿或湿疮者；内痔伴有痢疾或腹泻患者，因腹腔肿瘤引起的内痔；内痔伴有严重肺结核，高血压，肝脏、肾脏疾患或血液病患者；临产期孕妇等。

【经典习题】

38. 下列关于混合痔的叙述，正确的是
　　A. 痔与瘘同时存在
　　B. 肛门齿状线以上，直肠末端黏膜下的痔
　　C. 两个以上的内痔
　　D. 内外痔静脉丛曲张，彼此相通所形成的痔
　　E. 内痔和外痔分别在不同位置

39. 患者有痔疮病史10余年，大便后经常有异物脱出肛外。昨日腹泻后，有物卡在肛门口，出血鲜红并污及内裤，继而肛门肿胀、疼痛。肛门视诊：内痔嵌顿并发肛门水肿。舌质红，苔黄腻，脉弦细涩。其内治法是

  A. 清热凉血，祛风止血 B. 健脾和胃，清化湿热

  C. 补中益气，升阳举陷 D. 清热利湿，行气活血

  E. 养阴清热，解毒止血

答案：38.D；39.D。

第十八节 湿疮

湿疮	概述	★★
	辨证论治：湿热蕴肤、血虚风燥证的主症、治法、常用中成药及外治法	★★★

一、概述

湿疮是一种过敏性炎症性皮肤病，相当于西医的湿疹。其特点是：皮损对称分布，多形损害，剧烈瘙痒，有渗出倾向，反复发作，易成慢性等。

根据病程可分为急性、亚急性、慢性三类。急性湿疮以丘疱疹为主，炎症明显，易渗出；慢性湿疮以苔藓样变为主，易反复发作。

本病男女老幼皆可发病，但以先天禀赋不耐者为多，无明显季节性，但冬季常复发。根据皮损形态不同，名称各异，如浸淫全身，滋水较多者，称为浸淫疮；以丘疹为主者，称为血风疮或粟疮。

根据发病部位的不同，其名称也不同，如发于耳部者，称为旋耳疮；发于阴囊部者，称为肾囊风；发于脐部者，称为脐疮；发于肘、膝弯曲部者，称为四弯风；发于乳头者，称为乳头风。

二、辨证论治（表3-6-36）

表3-6-36 湿疮的辨证论治

常见证型	主要症状	治法	常用中成药
湿热蕴肤证	发病快，病程短，皮损有潮红、丘疱疹，灼热瘙痒无休，抓破渗液流脂水，伴心烦口渴、身热不扬、大便干、小便短赤。舌红，苔薄白或黄，脉滑或数	清热利湿止痒	二妙丸 龙胆泻肝丸
血虚风燥证	病程久，反复发作，皮损色暗或色素沉着，或皮损粗糙肥厚，剧痒难忍，遇热或肥皂水后瘙痒加重，伴有口干不欲饮、纳差、腹胀。舌淡，苔白，脉弦细	养血润肤，祛风止痒	皮肤病血毒丸

三、外治法

1. 急性湿疮 初起仅有潮红、丘疹，或少数水疱而无渗液时，外治宜清热安抚，避免刺激，可选用清热止痒的中药苦参、黄柏、地肤子、荆芥等煎汤湿敷，或用三黄洗剂、炉甘石洗剂外搽。若水疱糜烂、渗出明显时，外治宜收敛、消炎、促进表皮恢复，可选用黄柏、生地榆、马齿苋、野菊花等煎汤，或用10%黄柏溶液，或2%～3%硼酸水冷敷，再用青黛散麻油调搽。

2. 亚急性湿疮 外治原则为消炎、止痒、干燥、收敛，选用青黛膏、3%黑豆馏油或5%黑豆馏油软膏外搽。

3. 慢性湿疮 可选用各种软膏剂、乳剂，一般可外搽湿疹膏、5%硫黄软膏、5%～10%复方松馏油软膏、10%～20%黑豆馏油软膏。

【经典习题】

40.患者两腿腘窝皮疹瘙痒3年，反复发作。现两腿各有一元硬币大小皮损，肥厚，暗红，界清，有少量糜烂、渗出和抓痕，舌淡，苔白，脉弦细。其证候是

　　A.风热肠燥　　　　　　B.脾胃虚弱　　　　　　C.湿热蕴肤

　　D.血虚风燥　　　　　　E.阴虚内热

41.湿疮根据发病部位不同名称也不同，但不包括

　　A.脐疮　　　　　　　　B.肾囊风　　　　　　　C.四弯风

　　D.乳头风　　　　　　　E.粟疮

答案：40.D；41.E。

第十九节　痛　经

痛经	概述	★★★
	辨证论治：气滞血瘀、寒凝血瘀证的主症、治法、常用中成药及其他适宜治疗技术	★★★

一、概述

痛经是指妇女<u>正值经期</u>或<u>经行前后</u>出现<u>周期性小腹疼痛或痛引腰骶</u>，甚至<u>剧痛晕厥</u>者，又称"<u>经行腹痛</u>"。

西医妇产科学将痛经分为<u>原发性痛经</u>和<u>继发性痛经</u>。原发性痛经又称功能性痛经，是指生殖器官无器质性病变者。由于盆腔器质性疾病如子宫内膜异位症、子宫腺肌病、盆腔炎或宫颈狭窄等所引起的属继发性痛经。原发性痛经以青少年女性多见，继发性痛经则常见于育龄期妇女。

二、辨证论治（表3-6-37）

表3-6-37　痛经的辨证论治

常见证型	主要症状	治法	常用中成药
气滞血瘀证	经前或经期小腹胀痛拒按，经血量少，行而不畅，<u>血色紫暗有块，块下痛减</u>；乳房胀痛，胸闷不舒。舌质紫暗或有瘀点，脉弦	理气行滞，化瘀止痛	血府逐瘀胶囊/口服液
寒凝血瘀证	经前或经期小腹冷痛拒按，得热痛减；月经有或推后，量少，经色暗而有瘀块；面色青白，肢冷畏寒。舌暗，苔白，脉沉紧	温经散寒，化瘀止痛	少腹逐瘀颗粒　痛经丸

三、适宜治疗技术

1.推拿法

（1）摩法：双手重叠放在小腹上，以10次/分的频率做顺时针按摩，以小腹内有热度为宜，3~5分钟。

（2）擦法：斜擦小腹两侧，双掌分置于小腹两侧（脐外侧三横指处），方向由上稍斜向下，不往返，20次。

（3）点揉子宫、血海、三阴交、太冲，左右各1~2分钟，以患者可耐受为度；患者俯卧，点按肾俞、肝俞、脾俞、八髎各2~3分钟，以酸胀为度

2.留罐法　取<u>次髎、三阴交</u>，行留罐法操作，留罐10分钟。适用于痛经实证。

3.灸法　取<u>关元、三阴交</u>，采用隔姜灸法。适用于痛经虚证和寒凝血瘀证。

4. 刮痧法 先刮腹部正中任脉循行区域，从气海刮至关元，用直线刮法沿膀胱经循行线刮拭脊柱两侧，从肝俞刮至肾俞，从肾俞刮至八髎，每部位各刮 20～30 次。用直线刮法刮拭下肢内侧足太阴脾经循行区域，从阴陵泉经地机到三阴交，每侧各刮 10～20 次。点压、按揉血海、三阴交、太冲，各 10～20 次。

5. 穴位贴敷法 取肚脐或腹痛部位。将香附 30g、延胡索 15g、当归 45g、片姜黄 10g 研成细末，用布包裹后外敷。适用于痛经气滞血瘀证。若属寒凝血瘀者，可加入吴茱萸 30g。

【经典习题】

42. 患者经期小腹冷痛，得热痛减，月经推后，量少，色暗有块，面色青白，肢冷畏寒，舌暗苔白，脉沉紧。采用灸法治疗时，应选取的腧穴是
 A. 合谷、血海 　　　　　B. 次髎、三阴交 　　　　　C. 太冲、关元
 D. 关元、三阴交 　　　　E. 肝俞、肾俞

43. 寒凝血瘀型痛经首选
 A. 膈下逐瘀汤 　　　　　B. 少腹逐瘀颗粒 　　　　　C. 血府逐瘀胶囊
 D. 金匮温经汤 　　　　　E. 胶艾四物汤

答案：42.D；43.B。

第二十节　月经先后无定期

月经先后无定期	概述	★★★
	辨证论治：肝郁证、肾虚证的主症、治法、常用中成药及其他适宜治疗技术	★★★

一、概述

月经先后无定期又称"经水先后无定期""月经愆期""经乱"等，是指月经周期时或提前时或延后 7 天以上，连续三个周期以上者。本病以月经周期紊乱为特征。

二、辨证论治（表 3-6-38）

表 3-6-38　月经先后无定期的辨证论治

常见证型	主要症状	治法	常用中成药
肝郁证	经来先后无定，经量或多或少，色暗红或紫红，或有血块，或经行不畅；胸胁、乳房、少腹胀痛，脘闷不舒；时叹息，嗳气食少。苔薄白或薄黄，脉弦	疏肝理气调经	逍遥丸
肾虚证	经行或先或后，量少，色淡暗，质清；或腰骶酸痛，或头晕耳鸣。舌淡，苔白，脉细弱	补肾调经	左归丸

三、适宜治疗技术

1. 拔罐法 取穴：①八髎、膈俞、期门、关元；②三阴交、肝俞、脾俞、肾俞。两组交替使用，行留罐法操作，留罐 10～15 分钟。

2. 刮痧法 先刮背部，用直线刮法刮拭脊柱两侧膀胱经第一侧线，从肝俞到小肠俞，每侧刮拭 20～30 次。再刮腹部，用边刮法、重刮法刮拭腹部正中任脉，从气海刮至关元。用轻刮法短距离刮拭奇穴子宫穴区，或点压按揉 20～30 次。用轻刮法刮拭小腿内侧肾经循行区域，从三阴交刮至太溪，每侧刮拭 10～20 次。

【经典习题】

44. 符合月经先后无定期肾虚证特点的是
    A. 经量多，色紫红，少腹胀满　　　　　　B. 经量少，色淡暗，腰骶酸痛
    C. 经量少，色暗有瘀块，肢冷畏寒　　　　D. 经量少，行而不畅，胸闷不舒
    E. 经量多，有血块，嗳气食少

45. 患者月经先后无定期，经量时多时少，色暗红，经行乳房胀痛，脘闷不舒，嗳气食少，舌淡苔白，脉弦。其治法是
    A. 补肾活血调经　　　　B. 疏肝健脾调经　　　　C. 疏肝理气调经
    D. 益气活血调经　　　　E. 补血活血调经

答案：44.B；45.C。

第二十一节　带下病

带下病	概述	★
	辨证论治：湿热下注、肾阳虚证的主症、治法、常用中成药及其他适宜治疗技术	★

一、概述

带下病是指带下量明显增多或减少，色、质、气味发生异常，或伴有全身或局部症状者。带下明显增多者称为带下过多；带下明显减少者称为带下过少。在某些生理情况下也可出现带下量增多或减少，如妇女在月经期前后、排卵期、妊娠期其带下量增多而无其他不适者，为生理性带下；绝经前后白带减少而无明显不适者，也为生理现象，均不作病论。

带下病分带下过多、带下过少两种。本节所论仅为带下过多。

二、辨证论治（表 3-6-39）

表 3-6-39　带下病的辨证论治

常见证型	主要症状	治法	常用中成药
湿热下注证	带下量多，色黄或呈脓性，质黏稠，有臭气，或带下色白质黏，呈豆渣样，外阴瘙痒；小腹作痛，口苦口腻，胸闷纳呆，小便短赤。舌红，苔黄腻，脉滑数	清利湿热，佐以解毒杀虫	妇科千金片 花红颗粒/片
肾阳虚证	带下量多，绵绵不断，质清稀如水；腰酸如折，畏寒肢冷，小腹冷感，面色晦暗，小便清长，或夜尿多，大便溏薄。舌质淡，苔白润，脉沉迟	温肾培元，固涩止带	艾附暖宫丸

三、适宜治疗技术

灸法　取神阙、中极、气海、阴陵泉、肝俞、脾俞、八髎，用温灸盒灸，每次 15~20 分钟。

【经典习题】

46. 患者带下量多，色白质黏，呈豆腐渣样，小腹作痛，小便黄，舌红，苔黄腻，脉滑数。治疗应首选的中成药是
    A. 左归丸　　　　　　B. 丹栀逍遥丸　　　　　　C. 知柏地黄丸
    D. 艾附暖宫丸　　　　E. 妇科千金片

47. 带下量多，色黄，质黏稠，有臭气，胸闷口腻，纳差，舌苔黄腻，脉濡数。其治法为

A. 清热解毒止带　　　　　　　　　　B. 滋阴清热，除湿止带

C. 清热利湿，佐以解毒杀虫　　　　　D. 益肾滋阴，清热止带

E. 健脾益气，升阳除湿

答案：46.E；47.C。

第二十二节　肺炎喘嗽（小儿咳嗽）

肺炎喘嗽	概述	★
	辨证论治：风寒闭肺、风热闭肺、痰热闭肺证的主症、治法、常用中成药及其他适宜治疗技术	★★★

一、概述

咳嗽是小儿常见的一种肺系病证。有声无痰为咳，有痰无声为嗽，有声有痰谓之咳嗽。小儿咳嗽有外感和内伤之分，临床上小儿外感咳嗽多于内伤咳嗽。

本节所论是以咳嗽为主症的病证，相当于西医学所称的气管炎、支气管炎。其他各种疾病引起的咳嗽症状皆可参考本节内容进行辨证论治。

二、辨证论治（表3-6-40）

表3-6-40　肺炎喘嗽的辨证论治

常见证型	主要症状	治法	常用中成药
风寒闭肺	咳嗽频作，咽痒声重，痰白清稀，鼻流清涕，或恶寒无汗，发热头痛。舌淡红，苔薄白，脉浮紧或指纹浮红	疏风散寒，宣肺止咳	通宣理肺丸
风热闭肺	咳嗽不爽，痰黄黏稠，不宜咳出，咽痛，鼻流浊涕，伴有发热恶风，头痛。舌红，苔薄黄，脉浮数或指纹浮紫	疏风解表，宣肺止咳	小儿咳喘灵口服液/颗粒　清宣止咳颗粒
痰热闭肺	咳嗽痰多，色黄黏稠，难以咳出，甚则喉间痰鸣，或伴发热口渴，烦躁不安，小便黄少，大便干结。舌质红，苔黄腻，脉滑数或指纹青紫	清热化痰，宣肺止咳	清金化痰丸

三、适宜治疗技术

1.留罐法　取大椎、风门、肺俞，选择大小适宜的火罐，行留罐法操作，留罐10分钟；或沿上背部督脉、膀胱经行闪罐法操作至皮肤潮红，再于大椎、风门、肺俞留罐5分钟。

2.刮痧法　用轻刮法逆刮前臂肺经、心经循行区域，即从肘横纹刮至腕横纹，刮至皮肤潮红，或者皮肤出现粟粒状斑点。用轻刮法刮背部肺俞穴区20～30次。小儿出痧宜轻。

【经典习题】

48.清宣止咳颗粒治疗小儿肺炎咳嗽的适宜证候是

A. 风寒闭肺　　　　　　B. 痰湿阻肺　　　　　　C. 痰热闭肺

D. 风热闭肺　　　　　　E. 阴虚肺热

49.患儿，10个月。高热烦躁，气急鼻扇，张口抬肩，喉中痰鸣，声如拽锯，口唇发绀，舌红，苔黄腻，指纹青紫。其治法是

A. 清热化痰，宣肺止咳　　　　　　B. 清热解毒，止咳化痰

C. 辛凉开肺，清热化痰 D. 清热活血，泻肺化痰
E. 泻肺镇咳，清热化痰

答案：48.D；49.A。

第二十三节　小儿泄泻

小儿泄泻	概述	★
	辨证论治：风寒泄泻、湿热泄泻、伤食泄泻、脾虚泄泻证的主症、治法、常用中成药及其他适宜治疗技术	★★★

一、概述

泄泻是婴幼儿时期最常见的疾病之一，可由多种原因引起，以大便次数增多、粪质稀薄或如水样为特征。本病相当于西医学的小儿腹泻。

二、辨证论治（表 3-6-41）

表 3-6-41　小儿泄泻的辨证论治

常见证型	主要症状	治法	常用中成药
风寒泄泻	大便清稀，夹有泡沫，臭气不甚，肠鸣腹痛，或伴恶寒发热，鼻流清涕，咳嗽咽痒。舌质淡，苔薄白，脉浮紧或指纹淡红	疏风散寒，燥湿止泻	藿香正气液
湿热泄泻	大便泻下急迫，量多次频，呈黄褐稀水或蛋花汤样，或夹少许黏液，气味臭秽，腹痛阵作，发热烦躁，口渴，肢倦乏力，小便短黄，肛门红赤。舌质红，苔黄腻，脉滑数或指纹紫	清热解毒，利湿止泻	葛根芩连微丸
伤食泄泻	脘腹胀满，腹痛即泻，泻后痛减，粪便酸臭，或如败卵，嗳气腐浊，不思饮食，夜卧不安。舌苔厚腻或微黄，脉滑实或指纹淡紫	消食化滞，运脾和胃	小儿化食丸
脾虚泄泻	大便稀溏，多于食后作泻，色淡不臭，时轻时重，面色萎黄，形体消瘦，神疲倦怠。舌淡苔白，脉缓弱或指纹淡	健脾益气，升提止泻	健脾八珍糕

三、适宜治疗技术

1. 推拿法
（1）湿热泻：清补脾土，清大肠，清小肠，退六腑。
（2）风寒泻：揉外劳宫，推三关，摩腹，揉龟尾。
（3）伤食泻：推板门，清大肠，补脾土，摩腹，逆运外八卦。
（4）脾虚泻：推三关，补脾土，补大肠，摩腹，推上七节骨，捏脊。

2. 穴位贴敷法　吴茱萸30g、丁香2g、胡椒30粒，共研细末，每次取1～3g，黄酒调成糊状，贴敷脐部，每日1次。适用于风寒泄泻、脾虚泄泻。

【经典习题】

50.患儿，5岁。昨日晚餐进食过饱，夜间出现脘腹胀痛，泻下酸臭粪便3次，泻后腹痛减轻，夜卧不安。今晨不思饮食，舌淡，苔微黄。治疗应首选的中成药是
A. 健脾八珍糕　　　　　B. 小儿化食丸　　　　　C. 参苓白术颗粒
D. 藿香正气液　　　　　E. 葛根芩连微丸

51. 患儿，11个月。2天前鼻塞流涕。今日大便清稀，中多泡沫，腹痛肠鸣，舌淡，苔薄白，指纹淡红。其应采用的推拿治疗方法是

　　A. 清补脾土，清大肠，清小肠，退六腑

　　B. 揉外劳宫，推三关，摩腹，揉龟尾

　　C. 推板门，清大肠，补脾土，摩腹，逆运外八卦

　　D. 清脾，推四横纹，清天河水，按压太冲

　　E. 推三关，补脾土，补大肠，摩腹，推上七节骨，捏脊

答案：50.B；51.B。

第二十四节　面瘫

面瘫	概述	★★
	针灸治疗	★★★

一、概述

面瘫是以口角向一侧歪斜、眼睑闭合不全为主症的病证，又称为"口眼㖞斜"。若病久不愈，则可致口眼歪斜难以恢复而至"倒错"。

西医学中，本病多指周围性面瘫，最常见于贝尔麻痹，也可见于亨特（Hunt）综合征等。

二、针灸治疗

1. 基本治疗

治法：祛风通络，疏调经筋。治疗以局部穴和手足阳明经穴为主。

主穴：阳白、颧髎、颊车、地仓、翳风、合谷。

配穴：风寒证配风池、列缺；风热证配外关、曲池；气血不足证配足三里、气海。人中沟歪斜配水沟；鼻唇沟浅配迎香。

操作：在急性期，面部腧穴手法不宜过重，针刺宜浅，取穴宜少，肢体远端的腧穴手法宜重；在恢复期，可加灸法。

2. 其他治疗

（1）皮肤针法：取阳白、颧髎、地仓、颊车。用梅花针叩刺，以局部潮红为度，每日或隔日1次。适用于恢复期。

（2）拔罐法：取阳白、颧髎、地仓、颊车。用三棱针点刺后再加拔火罐，每周2次。适用于恢复期。

（3）电针法：取太阳、阳白、地仓、颊车。接通电针仪，选断续波，通电10~20分钟，强度以患者面部肌肉微见跳动而能耐受为度。如通电后，见牙齿咬嚼者，为针刺过深，刺中咬肌所致，应调整针刺的深度。适用于恢复期。

（4）穴位贴敷法：取太阳、阳白、颧髎、地仓、颊车。将马钱子锉成粉末，取1~2分，撒于胶布上，然后贴于穴位处，5~7日换药1次。或用蓖麻仁捣烂加少许麝香，取绿豆粒大小，贴敷穴位上，每隔3~5日更换1次。或用白附子研细末，加少许冰片做成面饼，贴敷穴位，每日1次。

3. 中药外洗　以牵正散加减，或用治疗本病的口服中药汤剂的药渣，趁热外敷患侧面部及耳后、颈项等部位，每日1次。

【经典习题】

52. 患者，男，33岁。口角㖞斜2天。现症见口角左㖞，右侧眼睑闭合不全，右侧额纹消失，右口角漏水，纳食可，二便调，舌质淡红，苔薄白，脉缓。中药热敷的部位是
    A. 前额及头顶部　　　　B. 左侧面部　　　　　C. 后背及颈部
    D. 右侧肩颈部　　　　　E. 右侧面部及耳后

（53～55题共用备选答案）
    A. 风池、列缺　　　　　B. 外关、曲池　　　　C. 足三里、气海
    D. 水沟、迎香　　　　　E. 翳风、合谷

53. 针灸治疗面瘫风热证，常用配穴有
54. 针灸治疗面瘫风寒证，常用配穴有
55. 针灸治疗面瘫气血不足证，常用配穴有

答案：52.E；53.B；54.A；55.C。

第二十五节　漏肩风

漏肩风	概述	★★
	针灸治疗	★★★
	推拿治疗	★★

一、概述

漏肩风是以肩部持续疼痛、活动受限为主症的疾病，又称"五十肩"。后期常出现肩关节的粘连和肌肉萎缩，肩部活动明显受限，故称"肩凝症""冻结肩"等。

本病相当于西医学的肩关节周围炎，是软组织退行性、炎症性病变。

二、针灸治疗

1. 基本治疗

治法：通经活络，祛风止痛。以局部阿是穴为主，配合循经远端取穴。

主穴：肩前、肩髃、肩髎、肩贞、阿是穴、阳陵泉、条口透承山。

配穴：手太阳经证（以肩后侧疼痛为主，肩内收时疼痛加剧）配后溪；手阳明经证（以肩前区疼痛为主，肩内收时疼痛加剧）配合谷；手少阳经证（以肩外侧疼痛为主，外展时疼痛加剧）配外关；手太阴经证（以肩前近腋窝部疼痛为主且压痛明显）配列缺。

操作：先刺远端穴，做较长时间的手法，行针后令患者运动肩关节。肩部穴位要求有强烈的针感，可加灸法。

2. 其他治疗

（1）刺络拔罐法：用皮肤针在肩部压痛点叩刺，使少量出血，加拔罐。

（2）刮痧法

1）刮肩上部：从后发际两侧凹陷处的风池向肩井、肩髃方向刮拭，每侧刮拭20～30次为宜。风池、肩井可采用点压法、按揉法。

2）刮肩胛内侧：沿肩胛内侧膀胱经循行区域，从后发际天柱向大杼、膈俞方向刮拭，宜用直线刮

法、重手法刮拭，每侧刮拭 20 ~ 30 次为宜。

3）刮肩后部：先用直线轻刮法由内向外刮拭肩胛冈上下，然后用弧线刮法刮拭肩关节后缘的腋后线，每一部位刮拭 20 ~ 30 次为宜。

4）刮肩前部：采用弧线刮法刮拭腋前线，每侧从上向下刮拭 20 ~ 30 次为宜。

5）刮肩外侧：术者一手握住患者前臂手腕处，使上肢外展 45°，刮拭肩关节外侧的三角肌正中及两侧缘，用重刮法、直线刮法刮拭，每侧刮拭 10 ~ 20 次为宜。

三、推拿治疗

1. 治法 活血化瘀，舒筋活络，松解粘连。

2. 取穴 肩井、肩髃、肩髎、肩贞、曲池、臂臑、天宗。

3. 操作

（1）患者取坐位，医生用一手托患肢手臂约成 60°，用按、揉、摩或一指禅推法在肩前部、肩外侧、肩后部、上臂部往返治疗。配合患肢外展、后伸和旋转等被动活动，约 5 分钟。

（2）按揉肩井、肩髃、肩髎、肩贞、曲池、臂臑、天宗，每穴 1 分钟。同时在肩前部、肱二头肌短头腱处、冈下肌、大圆肌、小圆肌处用按、揉、点、弹、拨手法治疗，手法宜深沉缓和，约 2 分钟。

（3）在肩胛部、肩背部用按、揉、点、拨法等交替治疗；捏、拿、按、揉肩井、三角肌部，约 5 分钟。

（4）医生一手扶住患者肩部，另一手托住其肘部，做肩关节环旋摇动，幅度由小至大，或用大幅度摇肩法，约 1 分钟。

（5）医生立于患肩背后侧，以一手前臂置于患肩腋下，另一手托其肘部并使肘关节屈曲，利用杠杆原理，一手向上抬，另一手将肘部向内推，以松解关节内粘连，增加关节活动度。

（6）最后在肩关节周围施擦法，以透热为度，并做肩部至前臂搓法，往返搓动 3 ~ 5 次。然后将患肩外展 60°，抖动肩部。

【经典习题】

56.患者，女，54 岁。肩关节活动受限，主动和被动外展、后伸、上举等功能明显受限，常因感受风寒而加重。应用刺络拔罐法治疗，下列说法正确的是

A. 用皮肤针在肩部压痛点叩刺，使大量出血，加拔罐

B. 用三棱针在肩部压痛点叩刺，使少量出血，加拔罐

C. 用皮肤针在肩部压痛点叩刺，使少量出血，加拔罐

D. 用皮肤针在肩部针刺，使少量出血，加拔罐

E. 用三棱针在肩部压痛点叩刺，使大量出血，加拔罐

57.患者，女，53 岁。肩关节主动和被动外展、后伸、上举等功能明显受限 5 年，肩部肌肉已经出现萎缩。推拿治疗应选取

A. 肩井、肩髃、肩髎、肩贞、天宗、臂臑、曲池

B. 肩前、肩井、臂臑、肩贞、天宗、曲池、内关

C. 肩前、极泉、肩髎、肩贞、阳池、曲池、天宗

D. 肩前、肩髎、风池、肩贞、天宗、曲池、列缺

E. 肩前、肩髎、臂臑、肩贞、阳溪、曲池、偏历

答案：56.C；57.A。

第七单元　中成药应用

中成药应用	应用禁忌	中成药与西药的配伍禁忌	★★★
		中成药的用药禁忌	★★★
		影响中成药的安全因素及控制措施	★★★
	用法	内服药用法	★
		外用药用法	★
	肺系病证常用中成药	感冒清热颗粒、通宣理肺丸、银翘解毒丸、连花清瘟胶囊、双黄连合剂、板蓝根颗粒、藿香正气水（胶囊）、防风通圣丸（颗粒）、玉屏风颗粒、橘红丸、急支糖浆、养阴清肺丸等的功用、适应证及使用注意	★★★
	心脑系病证常用中成药	速效救心丸、复方丹参滴丸（片）、血府逐瘀丸（胶囊、口服液）、麝香保心丸、清开灵口服液、安宫牛黄丸、苏合香丸、川芎茶调丸、华佗再造丸、天王补心丸、地奥心血康胶囊、生脉饮、血栓通注射液、丹参注射液等的功用、适应证及使用注意	★★★
	脾胃系病证常用中成药	补中益气丸、参苓白术丸、归脾丸、附子理中丸、香砂养胃丸、气滞胃痛颗粒、保和丸、麻仁润肠丸、复方黄连素片、四神丸等的功用、适应证及使用注意	★★★
	肝胆系病证常用中成药	逍遥丸、茵栀黄颗粒、消炎利胆片、护肝片等的功能、适应证及使用注意	★★★
	肾系病证常用中成药	六味地黄丸、金匮肾气丸、知柏地黄丸、杞菊地黄丸、五苓散、排石颗粒等的功能、适应证及使用注意	★★★
	其他病证常用中成药	小活络丸、尪痹颗粒、消渴丸等的功能、适应证及使用注意	★★★
	调经类常用中成药	乌鸡白凤丸、艾附暖宫丸、益母草膏（颗粒）、更年安片、桂枝茯苓丸等的功能、适应证及使用注意	★★★
	止带类常用中成药	妇科千金片、花红颗粒（片）等的功能、适应证及使用注意	★★★
	小儿肺系病证常用中成药	小儿肺咳颗粒的功能、适应证及使用注意	★★★
	小儿脾胃系病证常用中成药	小儿化食丸、健儿消食口服液、小儿泻速停颗粒等的功能、适应证及使用注意	★★★
	皮肤与外科常用中成药	连翘败毒丸、防风通圣丸（散）、京万红、马应龙麝香痔疮膏等的功能、适应证及使用注意	★★★
	骨伤科常用中成药	七里散、跌打丸、云南白药等的功能、适应证及使用注意	★★★
	五官科常用中成药	明目地黄丸、鼻炎康片、黄氏响声丸、口腔溃疡散等的功能、适应证及使用注意	★★★

第一节　应用禁忌

中成药历史悠久，应用广泛，正确合理的使用，疗效可靠，安全性高。合理使用包括正确的辨证选药、用法用量、使用疗程、禁忌证、合并用药等多方面，是中成药应用安全的重要保证。

一、中成药与西药的配伍禁忌

一般应尽量避免配伍使用，若必须合用，建议间隔使用，同时注意药物的相互作用，避免发生不良反应。中成药与西药的联合使用可能会出现的不良反应有：

1. 降低药物的疗效　含麻黄碱的中成药，如麻杏止咳露、止咳定喘丸、防风通圣丸等与降压药不宜合用，因为麻黄碱可使血管收缩，可能会降低降压药的作用。含酸性药物的中成药，如六味地黄丸与西药氢氧化铝凝胶、氨茶碱、碳酸氢钠、复方氢氧化铝片（胃舒平）不宜同时服用，因后四种西药为碱性药物，同时服用则会发生酸碱中和，使中药、西药均失去治疗作用。含多种金属元素，如钙、镁、铁等矿物质成分的中药（石膏、石决明、瓦楞子、龙骨、牡蛎等）及中成药（止咳定喘丸、龙牡壮骨冲剂等）不宜与四环素类、大环内酯类、异烟肼、利福平等配伍，因为多价金属离子能与上述药物分子内的酰胺基和酚羟基结合，生成难溶性的化合物或络合物而影响吸收，降低药效。含有鞣质的中药（如五倍子、石榴皮、山茱萸、虎杖、大黄等）以及中成药（黄连上清丸、牛黄解毒片、七厘散等）不宜与四环素类、红霉素、克林霉素等同服，因这些中药中所含的鞣质可与这些抗生素在胃肠道结合产生沉淀，降低生物利用度。

2. 影响体内酶代谢或破坏酶的作用 含雄黄的中成药（如牛黄解毒丸、六神丸等）不宜与酶制剂合用，因为雄黄的主要成分为硫化砷，砷可与酶蛋白、氨基酸分子结构上的酸性基团形成不溶性沉淀，从而抑制酶的活性，降低疗效。以大黄为主要成分的中成药（如牛黄解毒片、麻仁丸、解暑片等）不能与胰酶、胃蛋白酶等合用，因为大黄的主要成分大黄酚可抑制酶类的消化作用。含黄连成分的中成药不宜与乳酶生合用，因为前者能使乳酶菌活力丧失，导致乳酶生失去助消化的功能。

3. 增加药物的毒副作用 使用麻黄时，忌与氨茶碱同服，否则二者的药效不仅减低，且能使毒性增加1~3倍，引起恶心、呕吐、心动过速、头痛、头晕、心律失常、震颤等。含莨菪烷类生物碱的中药及制剂（如华山参、洋金花、颠茄合剂等）也不宜与强心苷类药物配伍。因其具有松弛平滑肌、减慢胃肠蠕动的作用，使机体对强心苷类药物的吸收和蓄积增加，易引起中毒反应。小活络丹、香连丸、贝母枇杷糖浆中分别含有乌头碱、黄连碱、贝母碱，若与西药阿托品、咖啡因、氨茶碱同服，很容易增加毒性，出现药物中毒。

4. 加重或诱发并发症 中药桃仁、白果、杏仁等不能与催眠镇静药（如氯氮平、地西泮等）合用，因为它们会抑制呼吸中枢，损害肝功能。六神丸、麝香保心丸、益心丹等中成药与普罗帕酮（心律平）、奎尼丁同服，可导致心搏骤停而出现危险。富含钾的中药（如夏枯草、白茅根）不宜与保钾利尿药合用，否则可产生高血钾，引起血压升高。银杏叶制剂与阿司匹林合用可增加血小板功能的抑制，造成出血现象；与对乙酰氨基酚、麦角胺或咖啡因等成分的药物同服会引起硬膜下血肿；与噻嗪类利尿剂同服会引起血压升高。

5. 药物作用相互拮抗 药效拮抗会使药物作用降低或丧失。如麻黄碱具有中枢兴奋作用，如与镇静催眠药氯丙嗪、苯巴比妥等同用则会产生药效的拮抗。枳实抗休克的有效成分N-甲基酰胺对羟福林主要作用于α受体，当与α受体阻断药酚妥拉明同用，会使药效降低。中药鹿茸中含糖皮质激素，使血糖升高，故不宜与降糖药同用。含糖皮质激素样物质的中药（如鹿茸、何首乌、甘草、人参等）不能与降糖药（如甲苯磺丁脲、苯乙双胍、胰岛素等）同用，因前者能使氨基酸、蛋白质从骨骼肌中转移到肝脏，在相关酶的作用下使葡萄糖和糖原的产生增加，引起血糖升高，若与降糖药物合用会产生药理拮抗作用。

6. 引起沉淀或过敏反应 复方丹参注射液不宜与低分子右旋糖酐注射液混合静脉滴注，因低分子右旋糖酐本身是一种抗原，易与丹参等形成络合物。二者共同作用的结果可导致过敏性休克或严重的过敏症。对于高敏体质的患者，庆大霉素应避免与柴胡注射液混合使用，因有引起过敏性休克的报道。

7. 影响药物排泄 尿液的酸碱度会影响肾脏对弱酸性或弱碱性药物的排泄。如山楂、乌梅等能酸化尿液，使利福平、阿司匹林等酸性药物吸收增加，加重肾脏的毒性反应；而与碱性药物四环素、红霉素同用，使其排泄增加，疗效降低；其与磺胺类药物同用，使乙酰化后磺胺溶解度降低，易在肾小管析出结晶，引起血尿、尿闭等症状。

二、中成药的用药禁忌

（一）证候禁忌

中医强调辨证论治，只有对证治疗才能达到最佳疗效。每种中成药都有其特定的功效和适用范围，对于临床证候都有所禁忌，称为证候禁忌。如安宫牛黄丸，功能清热解毒、豁痰开窍，属于凉开宣窍、醒神救急之品，主治中风、热厥、小儿急惊风等证，用于心肝有热、风痰阻窍所致高热烦躁、面赤气粗、舌绛脉数、两拳固握、牙关紧闭的热闭神昏证。若见面青身凉、苔白脉迟、寒闭神昏者，则当禁用本药，应选用温开宣窍之苏合香丸。因此，临床医生要充分了解药物的组成、功能主治，审因论治，辨证用药。

（二）配伍禁忌

1. 中成药之间的配伍　中成药使用时也要注意其配伍禁忌。如两个具有相似功效的中成药合并使用，可能出现某种成分重复使用，若是毒性药材或药性猛烈之品，则易发生毒副作用，如附子理中丸与金匮肾气丸均含有附子，二者配合应用，相当于增加了附子的用量，可能引起毒副作用。历代药典一直明确规定避免含相畏、相反成分的中成药合用，把"十八反""十九畏"作为配伍禁忌。两个含有"十八反""十九畏"药对的中成药同用，可能出现不良反应。因此在没有充分科学依据的情况下，应持审慎态度，遵从古训。

2. 中成药与西药配伍　前文已述，参见"中成药与西药的配伍禁忌"。

（三）妊娠禁忌

某些中药具有损害母体及胎元，以致引起堕胎的副作用，所以应该作为妊娠禁忌使用的药物。根据药物对母体及胎元损害的程度不同，可分为禁用药与慎用药两类。凡禁用药妊娠期间绝对不能使用，慎用药可根据孕妇体质及病情需要审慎使用。

禁用药多是大毒的药物、引产堕胎药、破血消癥药、峻下逐水药，如砒霜、雄黄、轻粉、斑蝥、蟾酥、麝香、马钱子、乌头、附子、土鳖虫、水蛭、虻虫、三棱、莪术、商陆、甘遂、大戟、芫花、牵牛子、巴豆等。慎用药包括有通经祛瘀类的桃仁、红花、牛膝、蒲黄、五灵脂、穿山甲、王不留行、凌霄花、虎杖、卷柏、三七等；行气破滞类的枳实、大黄、芒硝、番泻叶、郁李仁等；辛热燥烈类的干姜、肉桂等；滑利通窍类的冬葵子、瞿麦、木通、漏芦等。含有上述成分的中成药，也就相应被视为妊娠禁用药和妊娠慎用药。

（四）饮食禁忌

在服药期间对某些饮食要有所禁忌，简称食忌，又叫忌口。在古代文献中曾记载有"甘草忌猪肉、菘菜、海菜；薄荷忌鳖肉；麦冬忌鲫鱼；常山忌生葱、生菜；鳖甲忌苋菜；牡丹忌蒜、胡荽；丹参、茯苓、茯神忌醋及一切酸；威灵仙、土茯苓忌面汤、茶"等。这说明在服用某些药物时，要忌食某些食物，以免降低、破坏药效，或发生不良反应。另外，在服药期间，一般忌食生冷、腥膻、油腻等不易消化及有刺激性的食物。

（五）特殊人群禁忌

中成药的使用注意事项还包括除孕妇外的一些特殊人群，如儿童、老年人、运动员等用药时的注意事项。其中儿童应根据体重或年龄计算用药剂量和给药途径；避免滥用滋补类药物和注射液；尽量避免使用含有毒性较大成分的中成药；尽量缩短儿童用药疗程，及时减量或停药。老人因机体器官组织衰老，对药物的吸收、代谢速度减慢，避免使用对心脏、肝脏、肾脏、血管等组织有损害的药物。运动员因其职业特殊性，应避免使用含有兴奋性成分的药物。国家食品药品监督管理局2009年公布了"含兴奋剂目录所列物质的中药品种名单"，含有相应物质的中成药品种的说明书中均已标明"运动员慎用"的警示语，对这些中成药品种应避免使用。

三、影响中成药的安全因素及控制措施

（一）与药品相关的安全性风险因素

1. 中成药本身存在毒性　中成药是根据中医药理论，针对某些特定病证而制成的单方或复方制剂。当组成中成药的处方含有带毒性的中药材时（如牛黄解毒片中含有毒性的雄黄），尽管经过配伍可以在一定程度上减低其毒性，但如果缺乏相关中医理论的指导，长期大量服用也会损害身体健康。

2. 中药饮片质量存在差异　饮片优劣是保证中成药质量的前提，如果中药饮片质量差异很大，就难以保证所制成的中成药质量不受影响。中药饮片质量的差异，在某种程度上增加了中成药的用药风险。

3. 中成药制备工艺存在差异　中成药大多是复方制剂，合理、稳定、规范的生产流程和制作工艺是

中成药质量安全的重要保证。如随意修改制作工艺和生产流程，会导致中成药质量不稳定，给临床用药带来较大风险。

4. 中成药说明书安全信息缺乏 药品说明书是药品临床安全有效、合理使用的重要保证。某些药品说明书内容简单，不仅药动学、药效学、毒理学内容空缺，甚至连用药疗程、不良反应、用药禁忌、注意事项、特殊人群用药等重要安全性信息也只标注"尚不明确"或"没有参考文献"。缺少用药风险提示的药品，客观上造成临床不良反应事件多发的后果，也使一些本应规避使用该药品的患者得不到应有的用药提示，增加了临床应用中成药的风险。

（二）与临床应用相关的风险因素

中成药使用中出现的不良反应有多种类型，临床可见以消化系统症状、皮肤黏膜系统症状、泌尿系统症状、神经系统症状、循环系统症状、呼吸系统症状、血液系统症状、精神症状或过敏性休克等为主要表现的不良反应，可表现为其中一种或几种症状。中成药使用中出现不良反应的主要原因：

1. 中药自身的药理作用或所含毒性成分引起的不良反应。
2. 特异性体质对某些药物的不耐受、过敏等。
3. 方药证候不符，如辨证不当或适应证把握不准确。
4. 长期或超剂量用药，特别是含有毒性中药材的中成药，如朱砂、雄黄、蟾酥、附子、川乌、草乌、北豆根等，过量服用即可中毒。
5. 不适当的中药或中西药的联合应用。

【经典习题】

1. 患者，52岁。因心律失常服用心律平片（普罗帕酮）控制，近因心前区时作疼痛，遂找出家中的麝香保心丸拟自服用。若心律平片与麝香保心丸同时服用，易出现的不良反应是

　　A. 心搏骤停　　　　　　B. 血压升高　　　　　　C. 血糖升高
　　D. 出血现象　　　　　　E. 皮肤过敏

2. 复方丹参注射液和低分子右旋糖酐注射液混合静脉滴注，易导致的不良反应是

　　A. 降低药效　　　　　　B. 中毒反应　　　　　　C. 过敏反应
　　D. 诱发并发症　　　　　E. 影响药物排泄

3. 属于妊娠禁用的中药是

　　A. 商陆　　　　　　　　B. 艾叶　　　　　　　　C. 牛黄
　　D. 牛膝　　　　　　　　E. 常山

答案：1.A；2.C；3.A。

第二节　用法

一、内服药用法

中成药内服剂占绝大多数，但由于剂型、药性、功效、主治的不同，具体的内服方法也各异。

1. 直接吞服法 中成药中的露剂、合剂、乳剂、酒剂、酊剂、糖浆剂、流浸膏剂等液体制剂，均可采用直接吞服的服用方法。

2. 开水送服法 中成药中的蜜丸剂、水丸剂、糊丸剂、蜡丸剂、浓缩丸剂、滴丸剂、散剂、丹剂、片剂等多种固体制剂，均可采用温开水或凉开水送服的方法。

3. 沸水冲服法 中成药中的茶剂、饮剂均须用沸水泡汁，频服代茶饮；冲服剂（颗粒散）、膏滋剂或流浸膏剂也须用沸水冲泡溶化稀释后服用。

4. 药汁送服法 中成药中的一些丸剂、散剂、丹剂、片剂等还须用药汁送服。如用盐水、醋、黄酒、白酒、蜜水、竹沥汁、姜汁等送服。

5. 煎服法　茶剂中的午时茶等还须用水煎煮去滓取汁服用,实际上可视为固定处方的汤剂。

6. 舔服法　中成药中温胃止痛的散剂。如胃活散,不须用水送服,而直接舔服法服用,以使药物在胃部多停留一些时间而发挥治疗作用。一般服后1小时再饮水为宜。

7. 调服法　这是儿童常用的服药法,即用乳汁或糖水将散剂调成稀糊状喂服的一种服法,这样既可矫味又不致呛喉。此法也可用于吞咽困难者。丸剂也可掰开加水研成稀糊状服用,与调服法相似,但习惯称研服法。

8. 含化法　是将药物含于口中缓缓溶解,再慢慢咽下,使其在口腔局部发挥治疗作用,多用治咽痛、喉痹、乳蛾、口糜、齿痛等疾患,如六神丸、喉症丸等。

9. 炖服法　中成药中的胶剂如鹿角胶、龟板胶、鳖甲胶、阿胶等单服时均可加黄酒或糖、水,隔水加热使之溶化(又称烊化)后服下。

10. 吸入法　中成药中的气雾剂,就是将药物雾化后,让患者直接吸入的给药方法。此外,一些开窍醒神,辟秽化浊的散剂,如通关散、避瘟散等也可直接吸入鼻窍中给药;一些止咳平喘的烟剂如定喘烟,辟秽解毒的香剂如苍术艾叶香等也都是燃后取烟吸入用药的。

11. 鼻饲法　是指对一些神志昏迷或因口腔疾患不能口服的患者,采用将药物稀释后通过鼻饲管注入胃中的一种给药方法。如常用治中风痰迷、热病神昏、小儿惊风等急重病证的安宫牛黄丸、紫雪散、局方至宝丹等可用鼻饲法给药。

一般内服的中成药,宜空腹服用,但特殊疾病应特殊对待,需根据病情而定。如补养类中成药宜饭前服,对胃肠有刺激的饭后服为宜,驱虫药最好清晨空腹服,安神药睡前服效果佳,呕吐者应少量多次服用,调经药宜在临近经期前数日服用。对于急性病,须遵医嘱,视病情及药物特点决定用法。

二、外用药用法

绝大多数外用药均不能内服,尤其外用药含有汞、铅、砷等有毒成分时。同样,因剂型、药性、功效、主治的不同,采用的外用法也不同。常用的外用法有:

1. 撒敷法　外用散剂多采用此法,即将药粉直接均匀地撒布患处,可用消毒敷料或外贴朱砂膏固定,以奏消肿解毒、提腐拔脓、生肌敛疮之效,如生肌散、提毒散、珍珠散等。

2. 调敷法　将外用散剂或锭剂用适当的液体调成或研成糊状,敷于患处的一种常用的外治法。如用茶水调服如意金黄散,取茶叶解毒消肿之效;醋研紫金锭,取醋干燥止痛之功;黄酒或白酒调敷七厘散、九分散、五虎丹等,取酒活血通经、疗伤止痛之效;花椒油调敷青蛤散,以取花椒燥湿止痒之功;也有用香油或蛋清调敷的,则取其有润肤的保护作用。

3. 涂敷法　中成药外用的油膏剂、水剂等多采用将药物直接涂敷于患处的方法,如紫草膏、生肌玉红膏、擦癣药水等。

4. 吹敷法　是指将一些外用中成药散剂装入硬纸筒中,吹到患处的治疗方法。如用锡类散吹喉治咽喉肿痛;用冰硼散吹敷治口腔糜烂、牙痛龈肿;用红棉散吹耳治耳道流脓。为五官科常用的治疗方法。

5. 点入法　是指将中成药眼用散剂用原所附的消毒玻璃棒蘸水点于眼角内,如拨云散;还可用眼用锭剂蘸水点于眼角内,如瓜子眼药;眼膏剂则可用点眼棒直接将药物点于眼内,如明目眼药膏。滴眼剂又称眼药水,是专供直接点入眼内的制剂,治疗各种眼科疾患,和眼膏剂一样亦为眼科最常用的点入法剂型。此外,耳鼻喉科所用的滴鼻剂、滴耳剂也是点入法的常用制剂。

6. 贴敷法　是指将中成药外用黑膏药加热烘软后贴敷患处的方法,如狗皮膏;橡胶膏剂则不用加温烘软可直接贴敷患处。中成药膜剂可用于贴敷口腔黏膜、眼结膜、阴道黏膜等患处表面,如养阴生肌散膜等,是贴敷法的新剂型。

此外,洗擦剂为煎汤熏洗患处,如骨伤科洗药;栓剂、坐药为将药物置于肛门或阴道中,待药物融化吸收后,发挥治疗作用,如苦参栓、野菊花栓等;线剂为结扎痔核瘘管时用的剂型;条剂用于痈疽化脓引流;钉剂插入痔核枯痔,属肛肠科外用法的给药形式。

【经典习题】

4. 下列需用茶水调敷的是
   A. 七厘散　　　　　B. 九分散　　　　　C. 五虎丹
   D. 青蛤散　　　　　E. 如意金黄散

5. 阿胶单服时的服用方法为
   A. 调服法　　　　　B. 煎服法　　　　　C. 舔服法
   D. 含化法　　　　　E. 炖服法

答案：4.E；5.E。

第三节　肺系病证常用中成药

一、感冒清热颗粒

【药物组成】
荆芥穗　薄荷　防风　柴胡　紫苏叶　葛根　桔梗　苦杏仁　白芷　苦地丁　芦根

【功效主治】
<u>疏风散寒，解表清热。</u>用于风寒感冒，症见头痛发热、恶寒身痛、鼻流清涕、咳嗽咽干。

【用法用量】
开水冲服。一次1袋，一日2次。

【注意事项】
1. 表虚自汗、风热外感、阴虚盗汗及虚喘者慎用。
2. 不宜在服药期间同时服用滋补性中成药。
3. 忌烟、酒及辛辣、生冷、油腻食物。

二、通宣理肺丸

【药物组成】
紫苏叶　前胡　桔梗　苦杏仁　麻黄　甘草　茯苓　枳壳（炒）　黄芩　陈皮　半夏（制）

【功效主治】
<u>解表散寒，宣肺止嗽</u>。用于风寒束表、肺气不宣所致的感冒咳嗽，症见发热、恶寒、咳嗽、鼻塞流涕、头痛、无汗、肢体酸痛。

【用法用量】
口服。水蜜丸一次7g，大蜜丸一次2丸，一日2～3次。

【注意事项】
1. 风热或痰热咳嗽、阴虚干咳者不适用。
2. 过敏体质者慎用。
3. 忌烟、酒及辛辣、生冷、油腻食物。

三、银翘解毒丸

【药物组成】
金银花　薄荷　淡豆豉　桔梗　甘草　连翘　荆芥　牛蒡子（炒）　淡竹叶

【功效主治】
<u>疏风解表，清热解毒</u>。用于风热感冒，症见发热头痛、咳嗽口干、咽喉疼痛。

【用法用量】
用芦根汤或温开水送服。一次1丸，一日3次。
【注意事项】
1. 风寒感冒者不宜用。
2. 孕妇慎用。
3. 忌烟、酒及辛辣、生冷、油腻食物。
4. 不宜在服药期间同时服用滋补性中成药。

四、连花清瘟胶囊
【药物组成】
连翘　金银花　炙麻黄　炒苦杏仁　石膏　板蓝根　绵马贯众　鱼腥草　广藿香　大黄　红景天　薄荷脑　甘草
【功效主治】
清瘟解毒，宣肺泄热。用于治疗流行性感冒属热毒袭肺证，症见发热或高热、恶寒、肌肉酸痛、鼻塞流涕、咳嗽、头痛、咽干咽痛、舌偏红、苔黄或黄腻等。
【用法用量】
口服。一次4粒，一日3次。
【注意事项】
1. 忌烟、酒及辛辣、生冷、油腻食物。
2. 不宜在服药期间同时服用滋补性中成药。
3. 风寒感冒者不适用。

五、双黄连合剂
【药物组成】
金银花　黄芩　连翘
【功效主治】
疏风解表，清热解毒。用于外感风热所致的感冒，症见发热、咳嗽、咽痛。
【用法用量】
口服。一次20mL，一日3次；小儿酌减或遵医嘱。
【注意事项】
1. 本品苦寒，易伤胃气，脾胃虚寒者慎服。
2. 风寒感冒者不宜用。
3. 过敏体质者慎用。
4. 忌烟、酒及辛辣、生冷、油腻食物。

六、板蓝根颗粒
【药物组成】
板蓝根
【功效主治】
清热解毒，凉血利咽。用于肺胃热盛所致的咽喉肿痛、口咽干燥、腮部肿胀；急性扁桃体炎、腮腺炎见上述证候者。
【用法用量】
开水冲服。一次5~10g或一次1~2袋，一日3~4次。
【注意事项】
1. 风寒感冒者不宜用。

2. 阴虚火旺之喉痹、乳蛾者不宜用。
3. 忌烟、酒及辛辣、生冷、油腻食物。

七、藿香正气水（胶囊）

【药物组成】
苍术　陈皮　厚朴（姜制）　白芷　茯苓　大腹皮　生半夏　甘草浸膏　广藿香油　紫苏叶油

【功效主治】
<u>解表化湿，理气和中</u>。用于外感风寒、内伤湿滞或夏伤暑湿所致的感冒，症见头痛昏重、胸膈痞闷、脘腹胀痛、呕吐泄泻；<u>胃肠型感冒</u>见上述证候者。

【用法用量】
藿香正气水：口服。一次5～10mL，一日2次，用时摇匀。胶囊：口服。一次2～4粒，一日2次。

【注意事项】
1. 外感风热所致的感冒不宜用。
2. 阴虚火旺者不宜用。
3. 饮食宜清淡。
4. 不宜在服药期间同时服用滋补性中成药。

八、防风通圣丸（颗粒）

【药物组成】
防风　薄荷　大黄　栀子　桔梗　川芎　白芍　连翘　白术（炒）　荆芥穗　麻黄　芒硝　滑石　石膏　当归　黄芩　甘草

【功效主治】
<u>解表通里，清热解毒</u>。用于外寒内热，表里俱实，症见恶寒壮热、头痛咽干、小便短赤、大便秘结、<u>瘰疬初起、风疹湿疮</u>。

【用法用量】
口服。一次6g，一日2次。

【注意事项】
1. 孕妇慎用。
2. 本品解表通里、清热解毒，虚寒证者不宜用。
3. 不宜久服。
4. 服药期间宜食清淡、易消化食物，忌油腻、鱼虾海鲜类食物。

九、玉屏风颗粒

【药物组成】
黄芪　白术　防风

【功效主治】
<u>益气，固表，止汗</u>。用于表虚不固，自汗恶风，<u>症见面色㿠白，或体虚易感风邪者</u>。

【用法用量】
<u>开水冲服</u>。一次1袋，一日3次。

【注意事项】
1. <u>宜饭前服用</u>。
2. 热病汗出不宜服用。
3. 阴虚盗汗者慎用。
4. 服药期间饮食宜选清淡之品，忌油腻食物。

十、橘红丸

【药物组成】

化橘红　半夏（制）　甘草　苦杏仁　紫菀　瓜蒌皮　地黄　石膏　陈皮　茯苓　桔梗　炒紫苏子　款冬花　浙贝母　麦冬

【功效主治】

清肺，化痰，止咳。用于痰热咳嗽，症见痰多、色黄黏稠、胸闷口干。

【用法用量】

口服。水蜜丸一次 7.2g，小蜜丸一次 12g，大蜜丸一次 2 丸（每丸重 6g）或 4 丸（每丸重 3g），一日 2 次。

【注意事项】

1. 本品清化痰热，气虚喘咳及阴虚燥咳者不宜用。
2. 脾胃虚寒之腹痛、喜暖、泄泻者慎用。

十一、急支糖浆

【药物组成】

鱼腥草　金荞麦　四季青　麻黄　紫菀　前胡　枳壳　甘草

【功效主治】

清热化痰，宣肺止咳。用于外感风热所致的咳嗽，症见发热、恶寒、胸膈满闷、咳嗽咽痛；急性支气管炎、慢性支气管炎急性发作见上述证候者。

【用法用量】

口服。一次 20～30mL，一日 3～4 次；儿童 1 岁以内一次 5mL，1 岁至 3 岁一次 7mL，3 岁至 7 岁一次 10mL，7 岁以上一次 15mL，一日 3～4 次。

【注意事项】

1. 忌烟、酒及辛辣、生冷、油腻食物。
2. 不宜在服药期间同时服用滋补性中成药。

十二、养阴清肺丸

【药物组成】

地黄　麦冬　玄参　川贝母　白芍　牡丹皮　薄荷　甘草

【功效主治】

养阴润燥，清肺利咽。用于阴虚肺燥，症见咽喉干痛、干咳少痰或痰中带血。

【用法用量】

口服。水蜜丸一次 6g，大蜜丸一次 1 丸，一日 2 次。

【注意事项】

1. 孕妇慎用。
2. 过敏体质者慎用。
3. 忌烟、酒及辛辣、生冷、油腻食物。

【经典习题】

6. 患者，男，23 岁。高热恶寒，鼻塞流涕，咽干痛，咳嗽，头痛，肌肉酸痛，舌偏红，苔黄。其诊治是

　　A. 风寒感冒，感冒清热颗粒

　　B. 外寒内热感冒，防风通圣丸

　　C. 暑湿感冒，藿香正气胶囊

D. 流行性感冒，连花清瘟胶囊

E. 外寒内热感冒，双黄连合剂

7. 板蓝根颗粒的功效是

A. 疏风解表，清热解毒　　B. 辛凉解毒，清热解毒

C. 清瘟解毒，宣肺泄热　　D. 清热解毒，凉血利咽

E. 清热解毒，散结利咽

答案：6.D；7.D。

第四节　心脑系病证常用中成药

一、速效救心丸

【药物组成】

川芎　冰片

【功效主治】

行气活血，祛瘀止痛，增加冠脉血流量，缓解心绞痛。用于气滞血瘀型冠心病、心绞痛。

【用法用量】

含服。一次4～6丸，一日3次；急性发作时，一次10～15丸。

【注意事项】

1. 孕妇禁用。

2. 寒凝血瘀、阴虚血瘀胸痹心痛不宜单用。

3. 伴有中、重度心力衰竭的心肌缺血者慎用。

4. 在治疗期间，心绞痛持续发作，宜加用硝酸酯类药。如果出现剧烈心绞痛、心肌梗死等，应及时救治。

二、复方丹参滴丸（片）

【药物组成】

丹参　三七　冰片

【功效主治】

活血化瘀，理气止痛。用于气滞血瘀所致的胸痹，症见胸闷、心前区刺痛；冠心病心绞痛见上述证候者。

【用法用量】

吞服或舌下含服。一次10丸，一日3次，28天为一个疗程；或遵医嘱。

【注意事项】

1. 孕妇慎用。

2. 在治疗期间，心绞痛持续发作，宜加用硝酸酯类药。如果出现剧烈心绞痛、心肌梗死等，应及时救治。

三、血府逐瘀丸（胶囊、口服液）

【药物组成】

柴胡　地黄　红花　麸炒枳壳　川芎　桔梗　当归　赤芍　桃仁　甘草　牛膝

【功效主治】

活血祛瘀，行气止痛。用于气滞血瘀所致的胸痛、头痛日久、痛如针刺而有定处、内热烦闷、心悸失眠、急躁易怒。

【用法用量】
1. 丸剂　空腹，用红糖水送服。一次1~2丸，一日2次。
2. 胶囊剂　口服。一次6粒，一日2次，1个月为一疗程。
3. 口服液　空腹服。一次20mL，一日3次。

【注意事项】
1. 忌食辛冷食物。
2. 孕妇禁用。
3. 在治疗期间，心绞痛持续发作，宜加用硝酸酯类药。如果出现剧烈心绞痛、心肌梗死等，应及时救治。

四、麝香保心丸

【药物组成】
人工麝香　人参提取物　人工牛黄　肉桂　苏合香　蟾酥　冰片

【功效主治】
芳香温通，益气强心。用于气滞血瘀所致的胸痹，症见心前区疼痛、固定不移；心肌缺血所致的心绞痛、心肌梗死见上述证候者。

【用法用量】
口服。一次1~2丸，一日3次；或症状发作时服用。

【注意事项】
1. 孕妇禁用。
2. 本品具有强心作用，不宜与洋地黄类药物同用。
3. 心绞痛持续发作，服药后不能缓解时，应加用硝酸甘油等药物。如果出现剧烈心绞痛、心肌梗死，应及时急诊救治。

五、清开灵口服液

【药物组成】
胆酸　珍珠母　猪去氧胆酸　栀子　水牛角　板蓝根　黄芩苷　金银花

【功效主治】
清热解毒，镇静安神。用于外感风热时毒，火毒内盛所致的高热不退、烦躁不安、咽喉肿痛、舌质红绛、苔黄、脉数者；上呼吸道感染、病毒性感冒、急性化脓性扁桃体炎、急性咽炎、急性气管炎、高热等见上述证候者。

【用法用量】
口服。一次20~30mL，一日2次；儿童酌减。

【注意事项】
1. 久病体虚患者如出现腹泻时慎用。风寒感冒者不适用。
2. 忌烟、酒及辛辣、生冷、油腻食物。
3. 不宜在服药期间同时服用滋补性中药。

六、安宫牛黄丸

【药物组成】
牛黄　麝香或人工麝香　朱砂　黄连　栀子　冰片　水牛角浓缩粉　珍珠　雄黄　黄芩　郁金

【功效主治】
清热解毒，镇惊开窍。用于热病邪入心包之高热惊厥、神昏谵语；中风昏迷及脑炎、脑膜炎、中毒性脑病、脑出血、败血症见上述证候者。

【用法用量】

口服。一次 1 丸，一日 1 次；小儿三岁以内一次 1/4 丸，四岁至六岁一次 1/2 丸，一日 1 次；或遵医嘱。

【注意事项】

1. 孕妇慎用。

2. 本品含朱砂、雄黄，不宜过量久服，神志清醒后当停用。

3. 本品含有雄黄，不宜与硝酸盐、硫酸盐类同服。

4. 肝肾功能不全者慎用。

5. 服药期间饮食宜清淡，忌食辛辣油腻之品。

6. 在治疗过程中如出现肢寒畏冷、面色苍白、冷汗不止、脉微欲绝，由闭证变为脱证时，应立即停药。

7. 高热神昏、中风昏迷等口服本品困难者，当鼻饲给药。

8. 中风脱证神昏、舌苔白腻、寒痰阻窍者不宜用。

七、苏合香丸

【药物组成】

苏合香　冰片　人工麝香　沉香　香附　乳香（制）　白术　朱砂　安息香　水牛角浓缩粉　檀香　丁香　木香　荜茇　诃子肉

【功效主治】

芳香开窍，行气止痛。用于痰迷心窍所致的痰厥昏迷、中风偏瘫、肢体不利，以及中暑、心胃气痛。

【用法用量】

口服。一次 1 丸，一日 1~2 次。

【注意事项】

1. 孕妇禁用。

2. 中风正气不足者慎用，或配合扶正中药服用。

3. 服药期间饮食宜清淡，忌辛辣、油腻食物。

4. 本品香燥药物过多，易耗散正气，故不宜久服。

5. 热病、阳闭、脱证不宜用。

6. 对中风昏迷者，应鼻饲给药。

八、川芎茶调丸

【药物组成】

川芎　白芷　羌活　细辛　防风　荆芥　薄荷　甘草

【功效主治】

疏风止痛。用于外感风邪所致的头痛，或有恶寒、发热、鼻塞。

【用法与用量】

饭后清茶送服。一次 3~6g，一日 2 次。

【注意事项】

1. 久病气虚、血虚，或因肝肾不足，肝阳上亢之头痛不宜用。

2. 方中含有辛香走窜之品，有碍胎气，孕妇慎服。

3. 本品药性发散，易伤正气，中病即止，不可多服、久服。

4. 服药期间饮食宜清淡，忌辛辣、油腻之物。

九、华佗再造丸

【药物组成】

川芎　吴茱萸　冰片等

【功效主治】

活血化瘀，化痰通络，行气止痛。用于痰瘀阻络之中风恢复期和后遗症期，症见半身不遂、拘挛麻木、口眼歪斜、言语不清。

【用法用量】

口服。一次 4～8g，一日 2～3 次；重症一次 8～16g；或遵医嘱。

【注意事项】

1. 中风痰热壅盛证，表现为面红目赤、大便秘结者不宜用。

2. 平素大便干燥者慎服。

3. 服药期间，忌辛辣、生冷、油腻食物。

十、天王补心丸

【药物组成】

丹参　当归　石菖蒲　党参　茯苓　五味子　麦冬　天冬　地黄　玄参　制远志　炒酸枣仁　柏子仁　桔梗　甘草　朱砂

【功效主治】

滋阴养血，补心安神。用于心阴不足之心悸健忘、失眠多梦、大便干燥。

【用法用量】

口服。水蜜丸一次 6g，小蜜丸一次 9g，大蜜丸一次 1 丸，一日 2 次。

【注意事项】

1. 脾胃虚寒者不宜用。

2. 本品含朱砂，不宜长期服用，不可与含溴化物、碘化物的药物同用。

3. 睡前不宜饮用浓茶、咖啡等刺激性饮品。

4. 严重心律失常者、冠心病发病严重者、心肌炎发作急性期者，当及时做心电图或动态心电图，或采取妥善的救治措施。

十一、地奥心血康胶囊

【药物组成】

薯蓣科植物黄山药或穿龙薯蓣的根茎提取物。

【功效主治】

活血化瘀，行气止痛，扩张冠脉血管，改善心肌缺血。用于预防和治疗冠心病、心绞痛以及瘀血内阻之胸痹、眩晕、气短、心悸、胸闷或痛。

【用法用量】

口服。一次 1～2 粒，一日 3 次。

【注意事项】

1. 月经期妇女及有出血倾向者慎用。

2. 在治疗期间，心绞痛持续发作，宜加用硝酸酯类药。若出现剧烈心绞痛、心肌梗死，应及时急诊救治。

十二、生脉饮

【药物组成】

红参　麦冬　五味子

【功效主治】

益气复脉，养阴生津。用于气阴两亏之心悸气短、脉微自汗。

【用法用量】

口服。一次 10mL，一日 3 次。

【注意事项】
1. 脾胃虚弱、呕吐泄泻、腹胀便溏、咳嗽痰多者慎用。
2. 感冒患者不宜用。
3. 服用本品时，<u>不宜同时服用藜芦、五灵脂、皂荚或其制剂</u>。
4. 宜饭前服用。
5. 服药期间饮食宜清淡，忌辛辣、油腻食物。
6. 在治疗期间，心绞痛持续发作，宜加用硝酸酯类药。若出现剧烈心绞痛，心肌梗死，见有气促、汗出、面色苍白者，应及时急诊救治。

十三、血栓通注射液

【药物组成】
三七总皂苷　氯化钠

【功效主治】
<u>活血祛瘀；扩张血管，改善血液循环。用于视网膜中央静脉阻塞、脑血管病后遗症、内眼病、眼前房出血等</u>。

【用法用量】
1. <u>静脉注射</u>。一次 2～5mL（用氯化钠注射液 20～40mL 稀释后使用），一日 1～2 次。
2. <u>静脉滴注</u>。一次 2～5mL（用 10% 葡萄糖注射液 250～500mL 稀释后使用），一日 1～2 次。
3. <u>肌内注射</u>。一次 2～5mL，一日 1～2 次。理疗：一次 2mL，加注射用水 3mL，从负极导入。

【注意事项】
1. <u>大剂量使用时，需观察血压变化，低血压者慎用。不推荐本品与其他药物在同一容器内混合使用</u>。
2. 个别患者在使用中可能会出现局部皮肤轻度红肿，可采取冷敷患处，不必终止使用。
3. 输注过快可致个别患者出现胸闷、恶心，调慢滴速即可缓解。
4. 本品遇冷可能析出结晶，可置于 50～80℃ 热水中溶解，放冷至室温即可使用。

十四、丹参注射液

【药物组成】
丹参

【功效主治】
<u>活血化瘀，通脉养心</u>。用于冠心病胸闷、心绞痛。

【用法用量】
1. <u>肌内注射</u>。一次 2～4mL，一日 1～2 次。
2. <u>静脉注射</u>。一次 4mL（用 50% 葡萄糖注射液 20mL 稀释后使用），一日 1～2 次。
3. <u>静脉滴注</u>。一次 10～20mL（用 5% 葡萄糖注射液 100～500mL 稀释后使用），一日 1 次；或遵医嘱。

【注意事项】
1. 本品不宜与其他药物在同一容器中混用。
2. <u>本品是纯中药制剂，保存不当可能影响产品质量，所以使用前必须对光检查，发现药液出现混浊、沉淀、变色、漏气等现象时不能使用</u>。

【经典习题】

8. 患者，男，64 岁。近 2 年来经常心悸，容易疲劳，自汗、盗汗，劳累后症状较明显，舌淡红，边有齿痕，脉沉细。其诊治是

  A. 气虚血瘀，补中益气丸　　　　B. 气滞血瘀，复方丹参滴丸

C. 气滞血瘀，归脾丸　　　　　D. 气阴两亏，生脉饮
E. 气血两虚，四神丸

9. 治疗视网膜中央静脉阻塞、脑血管病后遗症、内眼病、眼前房出血，用
A. 地奥心血康胶囊　　　　B. 血栓通注射液　　　　C. 华佗再造丸
D. 丹参注射液　　　　　　E. 天王补心丹

答案：8.D；9.B。

第五节　脾胃系病证常用中成药

一、补中益气丸

【药物组成】
炙黄芪　炙甘草　当归　柴胡　党参　炒白术　升麻　陈皮

【功效主治】
<u>补中益气，升阳举陷</u>。用于脾胃虚弱，中气下陷所致的泄泻、脱肛、阴挺，症见体倦乏力、食少腹胀、便溏久泻、肛门下坠或脱肛、子宫脱垂。

【用法用量】
口服。小蜜丸一次9g，大蜜丸一次1丸，一日2～3次。

【注意事项】
1. 有恶寒发热表证时不宜用。
2. 宜空腹或饭前服，亦可在进食时同服。
3. 服药期间忌生冷、油腻食物。
4. 高血压患者慎服。

二、参苓白术丸

【药物组成】
人参　茯苓　麸炒白术　山药　炒白扁豆　莲子　麸炒薏苡仁　砂仁　桔梗　甘草

【功效主治】
<u>补脾胃，益肺气</u>。用于脾胃虚弱、食少便溏、气短咳嗽、肢倦乏力。

【用法用量】
口服。一次6g，一日3次。

【注意事项】
1. 湿热内蕴所致泄泻、厌食、水肿及痰火咳嗽者不宜用。
2. 泄泻兼有大便不畅者不宜用。
3. 孕妇慎用。
4. 本品宜饭前服用或进食时同服。
5. 服药期间忌食荤腥油腻食物。

三、归脾丸

【药物组成】
党参　炒白术　炙黄芪　炙甘草　茯苓　制远志　炒酸枣仁　龙眼肉　当归　木香　大枣（去核）

【功效主治】
<u>益气健脾，养血安神</u>。用于<u>心脾两虚</u>，症见气短心悸、失眠多梦、头昏头晕、肢倦乏力；食欲不振、崩漏便血。

【用法用量】
用温开水或生姜汤送服。水蜜丸一次6g，小蜜丸一次9g，大蜜丸一次1丸；一日3次。
【注意事项】
1. 外感或实热内盛者不宜用。
2. 阴虚火旺者不宜用。
3. 宜饭前服用。
4. 服药期间饮食宜清淡，忌辛辣、生冷、油腻食物。

四、附子理中丸
【药物组成】
附子（制） 党参 炒白术 干姜 甘草
【功效主治】
温中健脾。用于脾胃虚寒之脘腹冷痛、呕吐泄泻、手足不温。
【用法用量】
口服。水蜜丸一次6g，小蜜丸一次9g，大蜜丸一次1丸，一日2~3次。
【注意事项】
1. 大肠湿热泄泻者不宜用。
2. 急性肠胃炎，泄泻兼有大便不畅、肛门灼热者不宜用。
3. 孕妇慎用。
4. 服药期间忌生冷、油腻之品。
5. 本品中有附子，服药后如有血压升高、头痛、心悸等症状，应立即停药，去医院就诊。
6. 小儿应在医师指导下服用。

五、香砂养胃丸
【药物组成】
木香 白术 茯苓 醋香附 豆蔻（去壳） 广藿香 砂仁 陈皮 半夏（制） 枳实（炒） 姜厚朴 甘草
【功效主治】
温中和胃。用于胃阳不足，湿阻气滞所致的胃痛、痞满，症见胃痛隐隐、脘闷不舒、呕吐酸水、嘈杂不适、不思饮食、四肢倦怠。
【用法用量】
口服。一次9g，一日2次。
【注意事项】
1. 胃阴虚，表现为口干欲饮、大便干结、小便短少者不宜用。
2. 湿热中阻所致的痞满、胃痛、呕吐者慎用。
3. 孕妇慎用。
4. 过敏体质者慎用。
5. 饮食宜清淡，忌烟、酒及辛辣、生冷、油腻食物。

六、气滞胃痛颗粒
【药物组成】
柴胡 醋延胡索 枳壳 醋香附 白芍 炙甘草
【功效主治】
疏肝理气，和胃止痛。用于肝郁气滞之胸痞胀满、胃脘疼痛。

【用法用量】
开水冲服。一次 1 袋，一日 3 次。
【注意事项】
1. 肝胃郁火、胃阴不足所致胃痛者慎用。
2. 本品含活血行气之品，孕妇慎用。
3. 服药期间忌辛辣、油炸食物。
4. 服药期间宜保持心情舒畅。

七、保和丸
【药物组成】
焦山楂　半夏（制）　陈皮　炒莱菔子　六神曲（炒）　茯苓　连翘　炒麦芽
【功效主治】
消食，导滞，和胃。用于食积停滞之脘腹胀满、嗳腐吞酸、不欲饮食。
【用法用量】
口服。小蜜丸一次 9~18g，大蜜丸一次 1~2 丸，一日 2 次；小儿酌减。
【注意事项】
1. 哺乳期妇女慎用。
2. 身体虚弱或老年人不宜长期服用。
3. 因肝病或心肾功能不全所致之不欲饮食、脘腹胀满者不宜用。
4. 服药期间饮食宜清淡，忌生冷、油腻食物。

八、麻仁润肠丸
【药物组成】
火麻仁　炒苦杏仁　大黄　木香　陈皮　白芍
【功效主治】
润肠通便。用于肠胃积热之胸腹胀满、大便秘结。
【用法与用量】
口服。一次 1~2 丸，一日 2 次。
【注意事项】
1. 孕妇忌服。
2. 严重器质性病变引起的排便困难，如结肠癌、严重的肠道憩室、肠梗阻及炎症性肠病等禁用。

九、复方黄连素片
【药物组成】
盐酸小檗碱　木香　吴茱萸　白芍
【功效主治】
清热燥湿，行气止痛，止痢止泻。用于大肠湿热之赤白下痢、里急后重或暴注下泻、肛门灼热；肠炎、痢疾见上述证候者。
【用法用量】
口服。一次 4 片，一日 3 次。
【注意事项】
1. 本品苦寒，虚寒性泻痢者慎用。
2. 妊娠期慎用。
3. 本品不可过服、久服。
4. 服药期间饮食宜清淡，忌食辛辣、油腻之品。

5. 含鞣质的中药与盐酸小檗碱合用后，生成难溶性鞣酸盐沉淀而降低疗效。
6. 严重脱水者，则应采取相应的治疗措施。

十、四神丸

【药物组成】

肉豆蔻（煨） 补骨脂（盐炒） 五味子（醋制） 吴茱萸（制） 大枣（去核）

【功效主治】

温肾散寒，涩肠止泻。用于肾阳不足所致的泄泻，症见肠鸣腹泻、五更溏泄、食少不化、久泻不止、面黄肢冷。

【用法用量】

口服。一次 9g，一日 1~2 次。

【注意事项】

1. 湿热痢疾、湿热泄泻者不宜用。
2. 服药期间饮食宜清淡，忌生冷、油腻之品。

【经典习题】

10. 具有益气健脾、养血安神功效的中成药是
    A. 补中益气丸　　　　B. 归脾丸　　　　C. 玉屏风颗粒
    D. 四神丸　　　　　　E. 逍遥丸

11. 患者，男，35 岁。胃脘隐隐作痛，脘闷嘈杂，泛酸纳少，气短懒言，便溏肠鸣。宜选用的中成药是
    A. 香砂养胃丸　　　　B. 气滞胃痛颗粒　　C. 保和丸
    D. 附子理中丸　　　　E. 金匮肾气丸

12. 患者，男，34 岁。下痢 1 周，大便为脓血便，里急后重，肛门灼热。某医院诊断为细菌性痢疾。宜选用的中成药是
    A. 复方黄连素片　　　B. 归脾丸　　　　C. 四神丸
    D. 六味地黄丸　　　　E. 补中益气丸

答案：10.B；11.A；12.A。

第六节　肝胆系病证常用中成药

一、逍遥丸

【药物组成】

柴胡　白芍　茯苓　当归　炒白术　炙甘草　薄荷

【功效主治】

疏肝健脾，养血调经。用于肝郁脾虚所致的郁闷不舒、胸胁胀痛、头晕目眩、食欲减退、月经不调。

【用法用量】

口服。小蜜丸一次 9g，大蜜丸一次 1 丸，一日 2 次。

【注意事项】

1. 感冒时不宜用。
2. 胁痛属湿热毒瘀所致的肝胆病，如急、慢性肝炎，急性胆囊炎症见口苦、发热，舌苔黄厚腻者不宜用。
3. 胁肋隐痛属慢性肝病（如肝硬化），症见咽干口燥、烦躁易怒、劳累加重、舌红少津者慎用。肝肾阴虚，久而化火者不宜用。

4. 平素月经正常，突然出现月经量少，或月经错后，或阴道不规则出血应去医院妇科就诊。

二、茵栀黄颗粒
【药物组成】
茵陈（绵茵陈）提取物　栀子提取物　黄芩提取物（以黄芩苷计）　金银花提取物
【功效主治】
清热解毒，利湿退黄。用于肝胆湿热所致的黄疸，症见面目悉黄、胸胁胀痛、恶心呕吐、小便黄赤；急、慢性肝炎见上述证候者。
【用法用量】
开水冲服。一次2袋，一日3次。
【注意事项】
1. 寒湿所发黄疸，症见黄色晦暗、肢凉怕冷、大便溏泄者不宜用。
2. 本品不宜用于肝衰竭的黄疸、梗阻性黄疸以及残留黄疸。
3. 自身免疫性肝炎、原发性胆汁性肝硬化和原发性硬化性胆管炎的黄疸应慎用。
4. 妊娠及哺乳期妇女慎用。

三、消炎利胆片
【药物组成】
穿心莲　溪黄草　苦木
【功效主治】
清热，祛湿，利胆。用于肝胆湿热所致的胁痛、口苦；急性胆囊炎、胆管炎见上述证候者。
【用法用量】
口服。一次6片（小片）或3片（大片），一日3次。
【注意事项】
1. 服药期间饮食宜清淡，忌烟、酒及油腻食物。
2. 孕妇慎用。
3. 慢性胆囊炎及胆石症不属急性发作期慎用。
4. 本品药性苦寒，脾胃虚寒者慎用。
5. 本品所含苦木有一定毒性，不宜过量、久服。
6. 用于治疗急性胆囊炎时，应密切观察病情变化，若发热、黄疸、上腹痛等症状加重时，应及时请外科处理。

四、护肝片
【药物组成】
柴胡　板蓝根　猪胆粉　茵陈　五味子　绿豆
【功效主治】
疏肝理气，健脾消食；具有降低转氨酶的作用。用于慢性肝炎及早期肝硬化。
【用法用量】
口服。一次4片，一日3次。
【注意事项】
1. 本品药性偏寒，脾胃虚寒者不宜用。
2. 本品降酶时，一般疗程为一个月，在血清丙氨酸氨基转移酶（ALT）[又称谷丙转氨酶（GPT）]指标下降时，应注意血清天冬氨酸氨基转移酶（AST）[又称谷草转氨酶（GOT）]是否下降，并全面观察肝功能及相应体征是否好转，以免延误病情。
3. 如果肝功能全面好转，需停用本药品时应递减剂量，不宜骤停，以免ALT反跳。

4. 重症肝炎、肝衰竭及肝硬化失代偿期患者不宜用。
5. 服药期间应绝对戒酒。

【经典习题】

（13～14题共用备选答案）

  A. 疏肝健脾，养血调经   B. 清热解毒，利湿退黄   C. 清热，祛湿，利胆

  D. 疏肝理气，健脾消食   E. 滋补肝肾

13. 茵栀黄颗粒的功效是

14. 消炎利胆片的功效是

15. 患者，男，55岁。为降转氨酶，服用护肝片治疗。疗程结束时，正确的停药方法是

  A. 谷丙转氨酶指标下降了，递减剂量

  B. 谷丙转氨酶指标正常了，即可停药

  C. 肝功能全面好转了，即可停药

  D. 肝功能全面好转了，递减剂量

  E. 肝功能全面好转了，原量服药

答案：13.B；14.C；15.D。

第七节　肾系病证常用中成药

一、六味地黄丸

【药物组成】

熟地黄　酒萸肉　牡丹皮　山药　茯苓　泽泻

【功效主治】

滋阴补肾。用于肾阴亏损所致的头晕耳鸣、腰膝酸软、骨蒸潮热、盗汗遗精、消渴。

【用法用量】

口服。水丸一次5g，水蜜丸一次6g，小蜜丸一次9g，大蜜丸一次1丸，一日2次。

【注意事项】

1. 脾虚、气滞、食少纳呆者慎用。
2. 感冒者慎用。
3. 服药期间饮食宜清淡，忌辛辣、油腻之品。

二、金匮肾气丸

【药物组成】

附子（炙）　桂枝　牛膝（去头）　地黄　山茱萸（酒炙）　山药　茯苓　泽泻　车前子（盐炙）　牡丹皮

【功效主治】

温补肾阳，化气行水。用于肾虚水肿，症见腰膝酸软、小便不利、畏寒肢冷。

【用法用量】

口服。水蜜丸一次4～5g，大蜜丸一次1丸，一日2次。

【注意事项】

1. 湿热壅盛，风水泛溢之水肿者不宜用。
2. 本品含附子，不可过服、久服。
3. 服药期间饮食宜清淡，宜低盐饮食。

三、知柏地黄丸

【药物组成】

知母　黄柏　熟地黄　山茱萸（制）　牡丹皮　山药　茯苓　泽泻

【功效主治】

滋阴降火。用于阴虚火旺，症见潮热盗汗、口干咽痛、耳鸣遗精、小便短赤。

【用法用量】

口服。水蜜丸一次 6g，小蜜丸一次 9g，大蜜丸一次 1 丸，一日 2 次。

【注意事项】

1. 气虚发热及实热者不宜用。
2. 脾虚便溏、气滞中满者不宜用。
3. 感冒者慎用。
4. 服药期间饮食宜清淡，忌辛辣、油腻之品。

四、杞菊地黄丸

【药物组成】

枸杞子　菊花　熟地黄　酒萸肉　牡丹皮　山药　茯苓　泽泻

【功效主治】

滋肾养肝。用于肝肾阴亏，症见眩晕耳鸣、羞明畏光、迎风流泪、视物昏花。

【用法用量】

口服。水蜜丸一次 6g，小蜜丸一次 9g，大蜜丸一次 1 丸，一日 2 次。

【注意事项】

1. 实火亢盛所致的头晕、耳鸣慎用。
2. 脾胃虚寒、大便稀溏者慎用。
3. 服药期间忌酸冷食物。

五、五苓散

【药物组成】

茯苓　泽泻　猪苓　肉桂　炒白术

【功效主治】

温阳化气，利湿行水。用于阳不化气，水湿内停所致的水肿，症见小便不利、水肿腹胀、呕逆泄泻、渴不思饮。

【用法用量】

口服。一次 6~9g，一日 2 次。

【注意事项】

1. 湿热下注，气滞水停，风水泛溢所致的水肿不宜用。
2. 阴虚津液不足之口渴、小便不利者不宜用。
3. 痰热犯肺，气喘咳嗽者不宜用。
4. 湿热下注，伤食所致的泄泻不宜用。
5. 本品含温热及渗利药物，孕妇慎用。
6. 服药期间饮食宜清淡，忌辛辣、油腻和煎炸类食物。

六、排石颗粒

【药物组成】

连钱草　木通　石韦　滑石　苘麻子　盐车前子　徐长卿　忍冬藤　瞿麦　甘草

【功效主治】

清热利水，通淋排石。用于下焦湿热所致的石淋，症见腰腹疼痛、排尿不畅或伴有血尿；泌尿系结石见上述证候者。

【用法用量】

开水冲服。一次1袋，一日3次；或遵医嘱。

【注意事项】

1. 孕妇忌服，体虚者慎用。

2. 服药期间应多饮水并适当活动，忌油腻食物。

【经典习题】

16. 杞菊地黄丸的主治及功效是

　　A. 肝肾阴亏，视物昏花　　　B. 阴虚火旺，口干咽痛　　　C. 肾虚水肿，小便不利

　　D. 肾阴亏虚，腰膝酸软　　　E. 阳不化气，渴不思饮

17. 因水饮内停，气化失职所致的水肿，症见小便不利、头痛发热、口渴欲饮、苔白脉浮者，治宜选用

　　A. 十枣汤　　　　　　　　　B. 五苓散　　　　　　　　　C. 真武汤

　　D. 实脾散　　　　　　　　　E. 猪苓汤

答案：16.A；17.B。

第八节　其他病证常用中成药

一、小活络丸

【药物组成】

制川乌　制草乌　地龙　乳香（制）　没药（制）　胆南星

【功效主治】

祛风散寒，化痰除湿，活血止痛。用于风寒湿邪闭阻，痰瘀阻络所致的痹证，症见肢体关节疼痛，或冷痛，或刺痛，或疼痛夜甚、关节屈伸不利、麻木拘挛。

【用法用量】

温黄酒或温开水送服。一次1丸，一日2次。

【注意事项】

孕妇忌服。

二、尪痹颗粒

【药物组成】

地黄　熟地黄　续断　附片（黑顺片）　独活　骨碎补　桂枝　淫羊藿　防风　威灵仙　皂角刺　羊骨　白芍　狗脊（制）　知母　伸筋草　红花

【功效主治】

补肝肾，强筋骨，祛风湿，通经络。用于肝肾不足，风湿阻络所致的尪痹，症见肌肉、关节疼痛，局部肿大，僵硬畸形，屈伸不利，腰膝酸软，畏寒乏力；类风湿关节炎见上述证候者。

【用法用量】

开水冲服。一次6g，一日3次。

【注意事项】

1. 孕妇禁用。

2. 湿热实证慎用。

3. 服药期间忌生冷、油腻食物。
4. 有高血压、心脏病、肝病、肾病等慢性病严重患者应在医师指导下服用。

三、消渴丸
【药物组成】
葛根 黄芪 玉米须 山药 地黄 天花粉 南五味子 格列本脲
【功效主治】
<u>滋肾养阴，益气生津</u>。用于气阴两虚所致的消渴，症见多饮、多尿、多食、消瘦、体倦乏力、眠差、腰痛；2型糖尿病见上述证候者。
【用法用量】
口服。一次5～10丸，一日2～3次。饭前用温开水送服，或遵医嘱。
【注意事项】
<u>本品含格列本脲，应严格按处方药使用，并注意监测血糖</u>。

【经典习题】
18. 消渴丸的功效
　　A. 温阳化气，利湿行水　　B. 滋肾养阴，益气生津　　C. 解表化湿，理气和中
　　D. 发汗解表，兼清里热　　E. 舒筋活络，散风止痛
（19～20题共用备选答案）
　　A. 复方小活络丸　　B. 尪痹颗粒　　C. 消渴丸
　　D. 六味地黄丸　　E. 金匮肾气丸
19. 治疗风、寒、湿邪引起的风寒湿痹，症见肢节疼痛、麻木拘挛、半身不遂、行步艰难，选用
20. 治疗肝肾不足，风湿阻络所致的尪痹，选用
答案：18.B；19.A；20.B。

第九节　调经类常用中成药

一、乌鸡白凤丸
【药物组成】
乌鸡（去毛爪肠） 醋鳖甲 桑螵蛸 黄芪 白芍 天冬 地黄 川芎 丹参 芡实（炒） 鹿角胶 煅牡蛎 人参 当归 醋香附 甘草 熟地黄 银柴胡 山药 鹿角霜
【功效主治】
<u>补气养血，调经止带</u>。用于气血两虚，症见身体瘦弱、腰膝酸软、月经不调、崩漏带下。
【用法用量】
口服。水蜜丸一次6g，小蜜丸一次9g，大蜜丸一次1丸，一日2次。
【注意事项】
1. 孕妇禁用。
2. 气滞血瘀或血热实证引起的月经不调或崩漏不宜用。
3. 经行有块伴腹痛拒按或胸胁胀痛者不宜用。
4. 感冒时不宜用。
5. 服本品时<u>不宜同时服用藜芦、五灵脂、皂荚及其制剂</u>。
6. 服药期间忌食辛辣、生冷食物。
7. 过敏体质者慎用。

二、艾附暖宫丸

【药物组成】

艾叶　醋香附　制吴茱萸　肉桂　当归　川芎　白芍（酒炒）　地黄　炙黄芪　续断

【功效主治】

理气养血，暖宫调经。用于血虚气滞，下焦虚寒所致的月经不调、痛经，症见行经后错、经量少、有血块、小腹疼痛、经行小腹冷痛喜热、腰膝酸痛。

【用法用量】

口服。小蜜丸一次 9g，大蜜丸一次 1 丸，一日 2～3 次。

【注意事项】

1. 热证、实证者不宜用。
2. 经行有块伴腹痛拒按或胸胁胀痛者不宜用。
3. 治疗痛经，宜在经前 3～5 天开始服药，连服 1 周。如有生育要求应在医师指导下服用。
4. 感冒时不宜用。
5. 服药期间忌食寒凉之品。
6. 过敏体质者慎用。

三、益母草膏（颗粒）

【药物组成】

益母草

【功效主治】

活血调经。用于血瘀所致的月经不调、产后恶露不绝，症见月经量少、淋沥不净、产后出血时间过长；产后子宫复旧不全见上述证候者。

【用法用量】

1. 膏剂　口服。一次 10g，一日 1～2 次。
2. 颗粒剂　开水冲服。一次 1 袋，一日 2 次。

【注意事项】

1. 孕妇禁用。
2. 服药期间饮食宜清淡，忌生冷、油腻食物。
3. 青春期少女及更年期妇女应在医师指导下服药。
4. 过敏体质者慎用。
5. 气血两虚引起的月经量少、色淡质稀、头晕心悸、疲乏无力不宜用。

四、更年安片

【药物组成】

地黄　泽泻　麦冬　熟地黄　玄参　茯苓　仙茅　磁石　牡丹皮　珍珠母　五味子　首乌藤　制何首乌　浮小麦　钩藤

【功效主治】

滋阴清热，除烦安神。用于肾阴虚所致的绝经前后诸证，症见烦热出汗、眩晕耳鸣、手足心热、烦躁不安；围绝经期综合征见上述证候者。

【用法用量】

口服。一次 6 片，一日 2～3 次。

【注意事项】

1. 脾肾阳虚者不宜用。
2. 感冒时不宜用。

3. 服药期间忌辛辣、油腻食物。
4. 过敏体质者慎用。

五、桂枝茯苓丸
【药物组成】
桂枝　茯苓　牡丹皮　赤芍　桃仁
【功效主治】
活血，化瘀，消癥。用于妇人宿有癥块，或血瘀经闭，行经腹痛，产后恶露不尽。
【用法用量】
口服。一次1丸，一日1~2次。
【注意事项】
1. 孕妇忌用，或遵医嘱。
2. 经期停服。

【经典习题】

21. 患者，女，24岁。每月均痛经，诊断为下焦虚寒痛经，服用艾附暖宫丸。正确的服药法是
　　A. 大蜜丸一次1丸，一日2~3次，连服3个月
　　B. 痛经发作时服药，大蜜丸一次1丸，一日2~3次，连服1周
　　C. 经前10~14天开始服药，大蜜丸一次1丸，一日2~3次，连服2周
　　D. 经前3~5天开始服药，大蜜丸一次1丸，一日2~3次，连服1周
　　E. 经后5~7天开始服药，大蜜丸一次1丸，一日2~3次，连服2周

（22~23题共用备选答案）
　　A. 补气养血，调经止带　　　B. 理气养血，暖宫调经　　　C. 活血调经
　　D. 滋阴清热，除烦安神　　　E. 活血，化瘀，消癥
22. 益母草膏的功效是
23. 桂枝茯苓丸的功效是
答案：21.D；22.C；23.E。

第十节　止带类常用中成药

一、妇科千金片
【药物组成】
千斤拔　金樱根　穿心莲　功劳木　单面针　当归　鸡血藤　党参
【功效主治】
清热除湿，益气化瘀。用于湿热瘀阻所致的带下病、腹痛，症见带下量多、色黄质稠、臭秽、小腹疼痛、腰骶酸痛、神疲乏力；慢性盆腔炎、子宫内膜炎、慢性宫颈炎见上述证候者。
【用法用量】
口服。一次6片，一日3次。
【注意事项】
1. 气滞血瘀证、寒凝血瘀证者不宜用。
2. 糖尿病患者慎用。
3. 饮食宜清淡，忌辛辣、厚味之品。
4. 青春期少女、哺乳期妇女应在医师指导下服用。
5. 过敏体质者慎用。

二、花红颗粒（片）

【药物组成】
一点红　白花蛇舌草　鸡血藤　桃金娘根　白背叶根　地桃花　菥蓂

【功效主治】
清热解毒，燥湿止带，祛瘀止痛。用于湿热瘀滞所致的带下病、月经不调，症见带下量多、色黄质稠、小腹隐痛、腰骶酸痛、经行腹痛；慢性盆腔炎、附件炎、子宫内膜炎见上述证候者。

【用法用量】
颗粒剂：开水冲服，一次1袋；片剂：口服，一次4～5片。一日3次，7天为一疗程，必要时可连服2～3个疗程，每疗程之间停药3天。

【注意事项】
1. 忌食辛辣、生冷、油腻食物。
2. 妇女经期、哺乳期慎用。月经过多者慎用。

【经典习题】

24. 花红颗粒的功效是
    A. 清热除湿，益气化瘀
    B. 滋阴清热，除烦安神
    C. 理气养血，暖宫调经
    D. 补气养血，调经止带
    E. 清热解毒，燥湿止带，祛瘀止痛

25. 下列关于妇科千金片用药注意事项的描述，错误的是
    A. 过敏体质者慎用　　B. 气滞血瘀者不宜用　　C. 寒凝血瘀者不宜用
    D. 湿热瘀滞者不宜用　E. 糖尿病患者慎用

答案：24.E；25.D。

第十一节　小儿肺系病证常用中成药

小儿肺咳颗粒

【药物组成】
人参　茯苓　白术　陈皮　鸡内金　大黄（酒炙）　鳖甲　地骨皮　北沙参　炙甘草　青蒿　麦冬　桂枝　干姜　附子（制）　瓜蒌　桑白皮　款冬花　紫菀　黄芪　胆南星　枸杞子

【功效主治】
健脾益肺，止咳平喘。用于肺脾不足，痰湿内壅所致的咳嗽或痰多稠黄，咳吐不爽，症见气短、喘促、动辄汗出、食少纳呆、周身乏力、舌红苔厚；小儿支气管炎见上述证候者。

【用法用量】
开水冲服。1岁以下一次2g，1～4岁一次3g，5～8岁一次6g，一日3次。

【注意事项】
高热咳嗽者慎用。

【经典习题】

26. 小儿肺咳颗粒的功效是
    A. 健脾益肺，止咳平喘　　B. 疏风散寒，解表清热　　C. 解表散寒，宣肺止嗽
    D. 疏风解表，清热解毒　　E. 疏风解表，止咳平喘

答案：A。

第十二节 小儿脾胃系病证常用中成药

一、小儿化食丸
【药物组成】
六神曲（炒焦） 焦山楂 焦麦芽 焦槟榔 醋莪术 三棱（制） 牵牛子（炒焦） 大黄
【功效主治】
消食化滞，泻火通便。用于食滞化热所致的积滞，症见厌食、烦躁、恶心呕吐、口渴、脘腹胀满、大便干燥。
【用法用量】
口服。周岁以内一次 1 丸，周岁以上一次 2 丸，一日 2 次。
【注意事项】
1. 忌食辛辣、油腻食物。
2. 服用前应除去蜡皮、塑料球壳。本品可嚼服，也可分份吞服。

二、健儿消食口服液
【药物组成】
黄芪 炒白术 陈皮 麦冬 黄芩 炒山楂 炒莱菔子
【功效主治】
健脾益胃，理气消食。用于小儿饮食不节损伤脾胃引起的纳呆食少，脘胀腹满，手足心热，自汗乏力，大便不调，以致厌食、恶食。
【用法用量】
口服。3 岁以内一次 5～10mL，3 岁以上一次 10～20mL，一日 2 次，用时摇匀。
【注意事项】
1. 患儿平时应少吃巧克力及带颜色的饮料和油腻厚味等不易消化的食品。
2. 过敏体质者慎用。
3. 本品性状发生改变时禁止使用。

三、小儿泻速停颗粒
【药物组成】
地锦草 儿茶 乌梅 山楂（炒焦） 茯苓 白芍 甘草
【功效主治】
清热利湿，健脾止泻，缓急止痛。治疗小儿泄泻、腹痛、纳差（尤适用秋季腹泻及迁延性、慢性腹泻）。
【用法用量】
开水冲服。1 岁以内一次 1.5～3g，1～3 岁一次 3～6g，3～7 岁一次 6～9g，一日 3～4 次。
【注意事项】
1. 服药期间忌食生冷、油腻及不易消化的食品。
2. 对本品过敏者禁用，过敏体质者慎用。
3. 按照用法用量服用，用药 1～2 天症状无改善或用药期间症状加重者，应及时就医。

【经典习题】
27. 小儿泻速停颗粒的功效是
　　A. 消食化滞，泻火通便　　　　B. 健脾益胃，理气消食　　　　C. 补中益气，升阳举陷

D. 益气复脉，养阴生津　　　E. 清热利湿，健脾止泻，缓急止痛

（28～29题共用备选答案）

A. 小儿化食丸　　　　　　B. 健儿消食口服液　　　　C. 补中益气丸

D. 参苓白术丸　　　　　　E. 附子理中丸

28. 治疗食滞化热所致的积滞，宜选用
29. 治疗小儿饮食不节损伤脾胃引起的纳呆食少、脘胀腹满，宜选用

答案：27.E；28.A；29.B。

第十三节　皮肤与外科常用中成药

一、连翘败毒丸

【药物组成】

金银花　连翘　蒲公英　紫花地丁　大黄　栀子　黄芩　黄连　黄柏　苦参　白鲜皮　木通　防风　白芷　蝉蜕　荆芥穗　羌活　麻黄　薄荷　柴胡　天花粉　玄参　浙贝母　桔梗　赤芍　当归　甘草

【功效主治】

清热解毒，消肿止痛。用于热毒蕴结肌肤所致的疮疡，症见局部红肿热痛、未溃破者。

【用法用量】

口服。一次6g，一日2次。

【注意事项】

1. 孕妇禁用。
2. 疮疡阴证者慎用。
3. 忌食辛辣、油腻、海鲜之品。

二、防风通圣丸（散）

详见本章第三节"防风通圣丸（颗粒）"。

三、京万红软膏

【药物组成】

地榆　地黄　当归　桃仁　黄连　木鳖子　罂粟壳　血余炭　棕榈　半边莲　土鳖虫　白蔹　黄柏　紫草　金银花　红花　大黄　苦参　五倍子　槐米　木瓜　苍术　白芷　赤芍　黄芩　胡黄连　川芎　栀子　乌梅　冰片　血竭　乳香　没药等

【功效主治】

活血解毒，消肿止痛，去腐生肌。用于轻度水火烫伤、疮疡肿痛、创面溃烂。

【用法用量】

生理盐水清理创面，涂敷本品或将本品涂于消毒纱布上，敷盖创面，消毒纱布包扎，每日换药一次。

【注意事项】

本品为外用药，不可内服。孕妇慎用。

四、马应龙麝香痔疮膏

【药物组成】

人工麝香　人工牛黄　珍珠　煅炉甘石粉　硼砂　冰片　琥珀

【功效主治】

清热燥湿，活血消肿，去腐生肌。用于湿热瘀阻所致的各类痔疮、肛裂，症见大便出血，或疼痛、

有下坠感；亦用于肛周湿疹。

【用法用量】

外用，涂擦患处。

【注意事项】

1. 忌食辛辣、油腻之品。

2. 孕妇慎用，或遵医嘱。

3. 用于痔疮便血肿痛时应将备用的注入管轻轻插入肛门内，挤入2g左右药膏；用于肛裂时，把药膏敷于裂口内，敷药前应将肛门洗净。

4. 本品为外用药，不可内服。

【经典习题】

30. 患者，女，29岁。患热毒蕴结肌肤所致的疮疡，欲使用连翘败毒丸治疗，下列说法错误的是

　　A. 问诊清楚，孕妇禁用　　　　　　　B. 忌食辛辣、油腻之品

　　C. 疮疡阴证者慎用　　　　　　　　　D. 红肿热痛、溃脓稠厚者可用

　　E. 红肿发硬、灼热疼痛者可用

31. 治疗湿热瘀阻所致的痔疮，常用

　　A. 连翘败毒丸　　　　B. 防风通圣丸　　　　C. 京万红软膏

　　D. 马应龙麝香痔疮膏　　E. 紫草膏

答案：30.D；31.D。

第十四节　骨伤科常用中成药

一、七厘散

【药物组成】

血竭　乳香（制）　没药（制）　红花　儿茶　冰片　人工麝香　朱砂

【功效主治】

化瘀消肿，止痛止血。用于跌仆损伤、血瘀疼痛、外伤出血。

【用法用量】

口服。一次1~1.5g，一日1~3次。外用，调敷患处。

【注意事项】

孕妇禁用。

二、跌打丸

【药物组成】

三七　当归　白芍　赤芍　桃仁　红花　血竭　北刘寄奴　骨碎补（烫）　续断　苏木　牡丹皮　乳香（制）　没药（制）　姜黄　三棱（醋制）　防风　甜瓜子　枳实（炒）　桔梗　甘草　关木通　自然铜（煅）　土鳖虫

【功效主治】

活血散瘀，消肿止痛。用于跌打损伤、筋断骨折、瘀血肿痛、闪腰岔气。

【用法用量】

口服。一次1丸，一日2次。

【注意事项】

孕妇禁用。

三、云南白药

【药物组成】

云南白药

【功效主治】

化瘀止血，活血止痛，解毒消肿。用于跌打损伤、瘀血肿痛、吐血、咳血、便血、痔血、崩漏下血、手术出血、疮疡肿毒及软组织挫伤、闭合性骨折、支气管扩张及肺结核咳血、溃疡病出血，以及皮肤感染性疾病。

【用法用量】

刀、枪、跌打诸伤，无论轻重，出血者用温开水送服；瘀血肿痛与未流血者用酒送服；妇科各症用酒送服；但月经过多、红崩，用温水送服。毒疮初起，服 0.25g，另取药粉，用酒调匀，敷患处；如已化脓，只需内服。其他内出血各症均可内服。

口服。一次 0.25～0.5g，一日 4 次（2～5 岁按 1/4 剂量服用，6～12 岁按 1/2 剂量服用）。

凡遇较重的跌打损伤可先服保险子一粒，轻伤及其他病症不必服。

【注意事项】

1. 孕妇忌用。

2. 服药 1 日内，忌食蚕豆、鱼类及酸冷食物。

【经典习题】

32. 跌打损伤，闪腰岔气，筋伤骨折，瘀血肿痛，宜选用的中成药是
    A. 七厘散　　　　　　B. 跌打丸　　　　　　C. 大活络丹
    D. 连翘败毒丸　　　　E. 京万红软膏

33. 云南白药的功效是
    A. 化瘀止血，活血止痛，解毒消肿　　B. 清热解毒，宣肺通窍，消肿止痛
    C. 疏风清热，化痰散结，利咽开音　　D. 清热，消肿，止痛
    E. 化瘀利水，消肿止痛

    答案：32.B；33.A。

第十五节　五官科常用中成药

一、明目地黄丸

【药物组成】

熟地黄　牡丹皮　茯苓　枸杞子　当归　蒺藜　酒萸肉　山药　泽泻　菊花　白芍　煅石决明

【功效主治】

滋肾，养肝，明目。用于肝肾阴虚，症见目涩畏光、视物模糊、迎风流泪。

【用法用量】

口服。水蜜丸一次 6g，小蜜丸一次 9g，大蜜丸一次 1 丸，一日 2 次。

【注意事项】

1. 肝经风热、肝火上扰者不宜用。

2. 脾胃虚弱、运化失调者宜慎用。

3. 服药期间忌辛辣、油腻食物。

4. 如有迎风流泪，又有视力急剧下降，应去医院就诊。

二、鼻炎康片

【药物组成】
广藿香　鹅不食草　野菊花　黄芩　薄荷油　苍耳子　麻黄　当归　猪胆粉　马来酸氯苯那敏

【功效主治】
清热解毒，宣肺通窍，消肿止痛。用于风邪蕴肺所致的急、慢性鼻炎，过敏性鼻炎。

【用法用量】
口服。一次4片，一日3次。

【注意事项】
1. 肺脾气虚或气滞血瘀者慎用。
2. 过敏性鼻炎属虚寒证者慎用。
3. 孕妇慎用。
4. 不宜过量、长期服用。
5. 服药期间忌辛辣、油腻食物。
6. 高血压、心脏病等慢性病者，应在医师指导下服用。
7. 用药期间不宜驾驶车辆、管理机械及高空作业。

三、黄氏响声丸

【药物组成】
薄荷　连翘　胖大海　川芎　桔梗　甘草　浙贝母　蝉蜕　酒大黄　儿茶　诃子肉　薄荷脑

【功效主治】
疏风清热，化痰散结，利咽开音。用于风热外束，痰热内盛所致的急、慢性喉瘖，症见声音嘶哑、咽喉肿痛、咽干灼热、咽中有痰，或寒热头痛，或便秘尿赤；急、慢性喉炎及声带小结、声带息肉初起见上述证候者。

【用法用量】
口服。一次6丸（每丸重0.133g），一日3次，饭后服用；儿童减半。

【注意事项】
1. 阴虚火旺所致的急、慢性喉瘖者慎用。
2. 声嘶、咽痛，兼见恶寒发热、鼻流清涕等外感风寒者慎用。
3. 胃寒便溏者慎用。
4. 孕妇慎用。
5. 服药期间饮食宜清淡，忌辛辣、油腻食物，戒烟、酒。
6. 不宜在服药期间同时服用温补性中成药。

四、口腔溃疡散

【药物组成】
青黛　枯矾　冰片

【功效主治】
清热，消肿，止痛。用于火热内蕴所致的口舌生疮、黏膜破溃、红肿灼痛；复发性口疮、急性口炎见上述证候者。

【用法用量】
用消毒棉球蘸药擦患处。一日2～3次。

【注意事项】
1. 本品不可内服。
2. 对本品过敏者禁用，过敏体质者慎用。

【经典习题】

34. 患者,男,63岁。因目涩畏光,视物模糊,迎风流泪,服用明目地黄丸。本品的主治证是
   A. 肝经风热   B. 肝火上扰   C. 肝阳上亢
   D. 肝血不足   E. 肝肾阴虚

35. 鼻炎康片的功效是
   A. 化瘀止血,活血止痛,解毒消肿   B. 清热解毒,宣肺通窍,消肿止痛
   C. 疏风清热,化痰散结,利咽开音   D. 清热,消肿,止痛
   E. 化瘀利水,消肿止痛

答案:34.E;35.B。